Practical Cardiology

Evaluation and Treatment of Common Cardiovascular Disorders

心脏病学实践

常见心血管疾病的评估与治疗

3rd Edition
原书第 3 版

原著　[美] Ragavendra R. Baliga

　　　[美] Kim A. Eagle

主译　刘　健

中国科学技术出版社
·北 京·

图书在版编目（CIP）数据

心脏病学实践：常见心血管疾病的评估与治疗：原书第 3 版 /（美）拉加文德拉·R. 巴里加 (Ragavendra R. Baliga)，（美）基姆·A. 伊格尔 (Kim A. Eagle) 原著；刘健主译 . — 北京：中国科学技术出版社 , 2022.3

书名原文：Practical Cardiology：Evaluation and Treatment of Common Cardiovascular Disorders, 3e

ISBN 978-7-5046-9227-6

Ⅰ . ①心… Ⅱ . ①拉… ②基… ③刘… Ⅲ . ①心脏病学 Ⅳ . ① R541

中国版本图书馆 CIP 数据核字 (2021) 第 199403 号

著作权合同登记号：01-2021-4962

策划编辑	池晓宇　焦健姿	
责任编辑	史慧勤	
装帧设计	佳木水轩	
责任印制	徐　飞	

出　　版	中国科学技术出版社
发　　行	中国科学技术出版社有限公司发行部
地　　址	北京市海淀区中关村南大街 16 号
邮　　编	100081
发行电话	010-62173865
传　　真	010-62179148
网　　址	http://www.cspbooks.com.cn

开　　本	889mm×1194mm　1/16
字　　数	826 千字
印　　张	31.5
版　　次	2022 年 3 月第 1 版
印　　次	2022 年 3 月第 1 次印刷
印　　刷	天津翔远印刷有限公司
书　　号	ISBN 978-7-5046-9227-6 / R·2830
定　　价	298.00 元

译者名单

主 译　刘　健

译校者　（以姓氏笔画为序）

卢亚辉	北京大学人民医院
刘　存	青海省心脑血管病专科医院
刘　健	北京大学人民医院
刘大伟	唐山市工人医院
孙宇彤	北京大学人民医院
孙浩宁	北京大学人民医院
杨霖健	北京大学人民医院
林海淼	北京大学人民医院
周　沛	浙江大学医学院附属第一医院
侯　昌	北京大学人民医院
聂文畅	北京大学人民医院
特日格乐	北京大学人民医院
郭　萌	北京大学人民医院
彭　欣	北京大学人民医院
薛子璇	北京大学人民医院

内容提要

本书引进自以出版学术性读物而知名于世的 Springer 出版社，由美国俄亥俄州立大学韦克斯纳医学中心心血管病学教授 Ragavendra R. Baliga 博士及密歇根大学医学院心脏中心 Kim A. Eagle 博士倾力打造。目前本书已更新至第 3 版，一直在心脏医学领域广受好评。本书著者查阅了大量文献并紧跟临床试验的新进展，将心血管疾病按照症状及预防综述、疾病分述、疗法概述的思路进行了完整的梳理，涉猎广泛的同时兼具专业深度和广度，对读者了解心血管系统疾病的基础病理生理机制，理解其相关的外化表现，进行准确诊断及鉴别，给予合理治疗和干预的临床思路有一定的指引作用，适合广大心脏医学领域医务工作者阅读参考。

主译简介

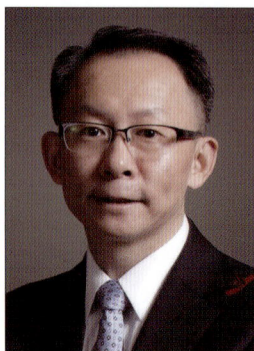

刘 健

医学博士，主任医师、教授，博士研究生导师，美国哥伦比亚大学医学中心/美国心血管研究基金会血管内超声博士后，北京大学人民医院心血管内科副主任。

美国心脏病学院（FACC）、欧洲心脏病学协会（FESC）、美国心血管造影及介入协会（SCAI）等国际学会专家会员，中国研究型医院学会心血管循证及精准医学专委会副主任委员兼秘书长，海峡两岸医药卫生交流协会心血管专业委员会副主任委员，中华医学会心血管病学分会冠脉腔内影像及生理学组副组长，《中华心血管病杂志》等多种国内核心期刊编委。

专业特长为冠心病的诊断和综合性治疗，包括冠状动脉介入性治疗，特别是针对高龄且合并复杂疾病的高危冠状动脉介入治疗、急性心肌梗死的治疗及冠心病的二级预防等。致力于冠状动脉病变的影像学和血管生理学研究（血管内超声、光学相干成像和血流储备分数）、胸痛中心的建设，以及急性胸痛的诊断和治疗。

作为课题负责人获国家自然科学基金重点项目、国家自然科学基金面上项目、北京自然科学基金面上项目、首都卫生发展科研基金等国家及省部级基金支持。参与国内多部临床指南的撰写，主译《轻松掌握血管内超声》《介入心脏病学》等著作，发表SCI收录文章及国内核心期刊文章100余篇。

中文版序

  2020 年底，世界卫生组织（WHO）发布了《2020 世界卫生统计报告》（World Health Statistics 2020），2000—2016 年全球预期寿命增加了 5.5 年，从 66.5 岁增长到 72.0 岁，这主要源于经济、文化的迅猛发展和医疗卫生事业的长足进步。而与此同时，包括缺血性心脏病和卒中在内的心脑血管疾病仍稳居全球主要死亡原因的首位，占全部死亡原因的 31%。因此，推动心脑血管疾病防治规范化仍为医疗卫生工作的重中之重。

  心血管疾病种类繁多，病因复杂，一直是临床诊疗的重点与难点。近年来，经导管人工瓣膜置换等多种介入器械的研发与应用，使更多的心血管疾病患者有机会接受微创治疗；诸如沙库巴曲缬沙坦、达格列净等新型药物临床适应证的进一步拓宽，改变了终末期心力衰竭的治疗方案，并且心肾同治、心脑同治的诊疗思维也在心血管领域进一步深化。对于各级医疗单位的心内科医师来说，以学科基础为出发点，纵向深耕行业内的学术技术进展，横向拓宽多学科的联合治疗都是大势所趋。因此，一部系统介绍心血管疾病相关症状，同时汇集各类心脏病特点的临床工具书对广大心血管领域，乃至内科学领域的医师都是十分有价值的。

  Ragavendra R. Baliga 和 Kim A. Eagle 两位主编在心血管疾病诊疗领域有着丰富的临床经验和深厚的学术造诣，与多位著名心血管专家联合编写本书，并已更新至第 3 版。他们参阅了大量的国内外文献，按照由基础至临床，由总论到个案的层次进行编排，帮助读者对各类心血管疾病了然于胸。北京大学人民医院心血管内科的刘健教授接受过北京大学医学部系统的住院医师及专科培训，在心脏病诊断和治疗一线勤勉工作 28 年余，始终致力于心脏疾病的临床教学工作，在冠心病介入治疗领域锐意进取。刘健教授带领年轻医生对本书进行了认真翻译，在保证言辞科学严谨的同时贴近国内医师的思维习惯，将书中内容翔实展现在读者面前。本书内容丰富、层次清楚，贴近临床实际，是一部不可多得的实用参考书。相信本书的出版能够深化我国临床医师对心血管疾病的认知，提升心血管疾病诊疗规范化和合理化，进一步提高我国心血管疾病的整体诊疗水平。

中国工程院院士

中华医学会心血管病学分会主任委员

北部战区总医院全军心血管病研究所所长兼心血管内科主任

译者前言

目前，我国心血管病患病率处于持续上升阶段。据 2020 年 10 月发布的《中国心血管健康与疾病报告 2019》推算，我国心血管病现患人数达 3.3 亿，其中冠心病 1100 万、肺源性心脏病 500 万、心力衰竭 890 万、风湿性心脏病 250 万、先天性心脏病 200 万、高血压 2.45 亿。心血管疾病的患病率及死亡率稳居高位，其发病分布呈现"向乡村蔓延、向低龄扩散"的趋势，这使得心脏疾病管理更加困难，同时也给社会及家庭带来了极为沉重的负担。因此，对心脏病学深化理解、规范诊治是亟待完善的现实问题。

心脏病学是一门体系庞大、机制错综复杂的学科，是现代医学体系的主要领域之一，其理论发展和临床实践的完善和规范在医学及社会体量中的影响占比极高。本书是一部包含理论及实践，且较为全面、翔实的心脏病学实用工具书。全书共 35 章，从心血管疾病的症状总论及疾病各论进行论述，形成较为科学的学科架构。本书目前已更新至第 3 版，主编 Ragavendra R. Baliga 教授和 Kim A. Eagle 博士是在心血管领域深耕的权威学者，全新版本在扎实理论体系基础上增添了革新与进展，使本书保持了较高的临床实用性和时代适用性。

在本书翻译过程中，各位译者及校者都付出了巨大努力，在繁忙的工作之余抽出宝贵的时间对书中的语言词汇反复斟酌，并多次核对知识要点。正是大家辛勤的付出，才使得本书顺利出版面世，在此深表感谢。

由于各位译者对临床的体会存在一定差异，经中文转化后的表述可能存在一些欠妥及疏漏之处，恳请各位学界前辈、同仁和读者批评指正！

北京大学人民医院

目　录

第 1 章 胸 痛
Chest Pain

Sharon Roble　**著**

林海淼　**译**

卢亚辉　**校**

一、定义和范围

胸痛是一个比较宽泛的概念，可以定义为上腹部以上、下颌骨以下部位的胸前区不适。有时，心源性疼痛还会放射至手臂或下颌部。在 2004 年间就诊于美国医院急诊科的 1.1 亿患者中，超过 600 万的患者由于胸痛综合征而就诊[1]。

二、主要病因

胸痛的主要病因可以分为致死性与非致死性两大类（表 1-1）。其中致死性病因主要包括急性冠脉综合征、主动脉夹层、肺栓塞和食管穿孔。非致死性病因包括稳定型心绞痛、心包炎、胃食管反流病（gastrointestinal reflux disease，GERD）、食管痉挛、肌肉骨骼疾病、瓣膜性心脏病和肥厚型心肌病。当胸痛患者到达医疗机构时，医疗人员需要及时对患者的病情进行评估，并选择适当的治疗方案。

急性冠脉综合征的临床表现十分广泛，它既会表现为急性心肌梗死伴心源性休克，也会表现为风险相对较低的不稳定型心绞痛。其常见的病理生理机制为心肌细胞的氧供需失衡。这可能是在冠状动脉粥样硬化的基础上，发现斑块破裂、血小板聚集、凝血级联反应激活，从而导致血管内血栓形成或出现进行性狭窄甚至闭塞。因此，

表 1-1　胸痛的主要病因

致命性病因	非致命性病因
急性冠脉综合征	稳定型心绞痛 心包炎
主动脉夹层	GERD、食管痉挛
肺栓塞	肌肉骨骼疾病
食管破裂	瓣膜性心脏病
	肥厚型心肌病

GERD. 胃食管反流病

针对急性冠脉综合征患者的治疗和管理策略往往是相似的。

（一）病史

询问病史是评估胸痛时最重要的部分。在大多数情况下，医生可以迅速采集到患者的病史，以确定下一步的诊断性检查项目。除了需要详细询问胸痛的性质外，医生还应关注患者既往有无心肌梗死、冠状动脉重建术［冠状动脉旁路移植术（coronary artery bypass graft，CABG）或经皮冠状动脉血管成形术（percutaneous transluminal coronary angioplasty，PTCA）］，以及充血性心力衰竭（congestive heart failure，CHF）的相关病史。同时，一些常见的心血管危险因素［高血压、糖尿病、吸烟、高胆固醇血症、早发冠心病（coronary artery disease，CAD）］、家族史及周围

血管疾病的病史或症状也十分重要。另外，年轻人服用可卡因等违禁药物引起胸痛和心肌梗死的情况也较常见，需要引起医生足够的重视。除此之外，医生还应询问患者有无呼吸困难、出汗、恶心的症状，以及对硝酸甘油的反应情况。由于食管痉挛等病理状态引发的胸痛也可能在服用硝酸甘油后得到缓解，因此需要进一步鉴别。

在胸痛方面，医生应了解疼痛的部位、诱因、持续时间、性质、强度和放射痛的部位。医生在询问病史过程中应该使用"胸部不适"代替"胸痛"一词，因为很多患者会否认自己出现过"疼痛"，并且会特意强调这种不适并不是一种"疼痛"。为了方便接下来的讨论，本章将保留传统说法"胸痛"。

（二）心源性疾病

从病因学的角度来看，心源性胸痛也可称为心绞痛。心绞痛是一组以"胸部、颈部、肩背部或手臂部位出现不适"为特征的临床综合征[2, 3]，多在劳力或精神紧张时诱发，经休息或服用硝酸甘油后方可缓解。患者通常会使用"发沉""钝痛""压迫感""窒息感""挤压感"或者"像一块大石头压在我的胸口上"这样的短语来描述这种疼痛。心绞痛主要发生在胸骨下，有时也可放射至手臂、肩膀、颈部、下颌部或上背部。但出现在下颌骨以上、上腹部以下，范围只局限于一个指尖大小甚至更小的心绞痛；或者放射至下肢的心绞痛是非常少见的。心绞痛通常会持续数分钟，并在服用硝酸甘油后 5min 之内或更短的时间内得到缓解。当疼痛持续时间达到几个小时或只持续几秒钟时，可除外心绞痛诊断。一般来说，心绞痛不会因为患者的呼吸、体位改变或医生触诊而改变。

当心绞痛仅由刺激诱发，且症状保持稳定至少两个月时，可以称为稳定型心绞痛。依据加拿大心血管学会分级（CCSC）系统[4]，我们可以按照病史对心绞痛进行分级（表 1-2）。I 级是指在进行强度较大的体力活动后发作心绞痛；II 级

是指体力活动轻度受限，且在中度强度运动后出现心绞痛发作；III 级心绞痛是指日常体力活动明显受限，且在轻度强度运动后出现心绞痛发作；IV 级心绞痛是指日常生活受限，休息时即可出现心绞痛发作。

表 1-2　心绞痛的加拿大心血管学会分级

分级	心绞痛对体力活动的影响
I 级	一般日常活动（如步行或上楼）不引起心绞痛，但可发生于剧烈、速度快或长时间的体力活动或运动时
II 级	日常活动轻度受限；心绞痛发生于快速步行或上楼、步行爬坡、餐后步行或上楼、寒冷、顶风逆行、情绪激动、醒后的几小时内
III 级	日常活动明显受限；在正常情况下，以一般速度在平地行走 1~2 个街区（200~400m）或爬 1 层楼梯后可发作心绞痛
IV 级	即使无不适也不能进行任何体力活动——在休息时即可出现心绞痛症状

改编自 Campeau[4]

不稳定型心绞痛属于急性冠脉综合征的一种，包括静息心绞痛、初发型心绞痛和恶化型心绞痛[5]（表 1-3）。静息心绞痛是指心绞痛发生于无刺激下的休息状态，并在出现心绞痛症状的 1 周内，单次发作的持续时间超过 20min。初发型心绞痛是指在 2 个月内首次发作的心绞痛，且严重程度至少达到 CCS III 级。恶化型心绞痛是指心绞痛的发作频率增加、持续时间延长、诱发症状的活动阈值降低或者心绞痛的程度加重。

表 1-3　不稳定型心绞痛的主要表现

分类	主要表现
静息心绞痛	心绞痛发生在休息状态，在出现心绞痛症状的 1 周内，单次发作的持续时间超过 20min
初发型心绞痛	心绞痛至少为 CCSC III 级并在 2 个月内首次发作
恶化型心绞痛	曾经确诊过的心绞痛发作频率增加、持续时间延长、诱发症状的活动阈值降低（即在首次出现后的 2 个月内 CCSC 加重 1 级以上并达到至少 CCSC III 级）

CCSC. 加拿大心血管学会分级系统

心肌梗死所致的心绞痛经常被描述为一种"挤压感"或者"仿佛有一头大象站在我的胸口上"的感觉。这种心绞痛通常比较严重并且很难得到缓解。对于很多心肌梗死患者来说，这正是他们胸痛发作的表现，但也有部分患者可能在前 2 个月内有过稳定型心绞痛病史、不稳定型心绞痛病史或两者均有。此外，患者经常在心肌梗死后几天出现 CHF 的症状或发生梗死后心绞痛的情况。但也有些患者甚至完全没有症状，或者只能想起发病时出现轻微的"胀痛感"。

心源性疼痛并不是经常表现为典型的心绞痛症状，特别是对于女性、老年人和糖尿病患者来说。有些患者可能会表现为肩部、手臂、喉部或颈部的疼痛。急性冠脉综合征患者还会出现出汗、呼吸急促或恶心、呕吐等胃肠道等症状（胃肠道症状常见于下壁梗死）。

冠心病会导致心肌供血量减少，而这正是心绞痛最常见的病因。另外，如高血压、主动脉瓣狭窄、肥厚型心肌病、心动过速、贫血或急性失血等其他全身性疾病，以及败血症等导致心排血量增加的疾病也会增加心肌对血液的需求量，从而诱发心绞痛。严重的心脏瓣膜病或肥厚型心肌病也会表现为胸痛，这既可能是冠状动脉血流供需失衡导致心肌缺血所诱发的典型心绞痛，也可能是左心房压升高或容量超负荷导致肺淤血所诱发的胸部不适。这些症状通常是慢性的，可能与 CHF 的症状（呼吸困难、疲劳、端坐呼吸、水肿）同时出现。如果怀疑患者有心脏瓣膜病或肥厚型心肌病，应了解患者有无晕厥史、心源性猝死生还史或心源性猝死家族史。另外，风湿热还会增加患者患风湿性瓣膜病的可能性。

以上情况均可以通过体格检查和其他辅助检查加以鉴别。

（三）心包炎

急性心包炎患者的主诉通常为胸痛。这种疼痛一般出现在心前区，并可放射至斜方肌及颈部，多表现为锐痛或刀割样疼痛，常因呼吸运动及胸廓运动而加重。急性心包炎患者的胸痛还将受到体位改变的影响，前倾位时疼痛可以得到缓解，卧位时疼痛则会加重。这种胸痛与活动无关，症状可以持续数小时。患者经常有呼吸困难的主诉，并会采取浅快呼吸以避免胸膜炎带来的疼痛。心包炎多见于男性患者与年轻患者，如果患者在运动时出现了呼吸困难和其他充血性心力衰竭的症状，接诊医生应高度怀疑患者并发心肌炎的可能。

（四）主动脉夹层

主动脉夹层的特征是主动脉的内膜和中膜发生分离并形成夹层，夹层会因血液流动而进一步向远端剥离。这可导致包括冠状动脉在内的，所有主动脉的分支出现缺血。虽然主动脉夹层不如急性冠脉综合征常见，但是其短期死亡率极高、治疗方法也不尽相同，因此在接诊胸痛患者时应尽早考虑此种疾病。主动脉夹层的疼痛通常被描述为突然发作的、严重的胸背部撕裂样疼痛，还会有转移性放射痛的表现[6]。一项纳入了 500 余例急性主动脉夹层患者的多中心注册研究显示，主动脉夹层的疼痛较为尖锐，突然发作且疼痛十分严重。由于主动脉夹层患者的临床表现差异很大，因此医生在诊断此病时要高度谨慎。

（五）肺栓塞

肺栓塞（pulmonary embolus，PE）是一种常见的死因，通常为下肢和盆部深静脉的血栓脱落导致动脉栓塞。血栓可以阻塞肺动脉的所有分支，并导致患者出现缺氧、肺梗死和急性右心室功能障碍。由于反复发作的肺栓塞可能具有致死性，因此医生在早期评估胸痛时需考虑此诊断。

PE 患者可能表现为胸膜炎性疼痛，并与突然发作的呼吸困难和焦虑相关。许多受累患者均有 PE 的风险因素，包括既往深静脉血栓形成、近期手术、长期制动、恶性肿瘤、高凝综合征、高龄、充血性心力衰竭、使用口服避孕药及妊娠。

肺栓塞、胸膜与肺部感染或炎症、气胸所导

致的胸痛，均可表现为胸膜炎性疼痛。如果是肺炎导致的胸痛，还会伴有咳嗽、咳痰及发热。

（六）胃肠道疾病

GERD 和食管炎所致的胸痛多表现为烧灼感，通俗来说就是"烧心"。这种疼痛好发于餐后或卧位时，多始于上腹部，也会出现于胸骨后，并可向上放射至整个胸部，通常不放射至手臂。此类患者可能会以声音嘶哑为主诉，需要反复清嗓，部分患者还会感觉到喉部受压严重。如果患者具有反酸史或胃灼热史也支持此诊断。另外，如弯腰、下蹲和咳嗽等增加腹内压的动作将加重 GERD 导致的胸痛。许多患者具有 GERD 的风险因素，如过量摄入咖啡因、过量饮酒、吸烟和大量进食。如果患者出现食管痉挛，疼痛可能非常剧烈，并会持续数秒至数小时，甚至放射至背部，故通常难以与心绞痛鉴别。此时需要询问患者是否吞咽困难、体重下降或呕血的症状。值得注意的是，硝酸甘油不仅可以缓解心绞痛，对于食管痉挛或食管炎所诱发的胸痛也有效。

胆囊炎可能表现为放射至前胸部的疼痛。这种疼痛通常会伴有恶心、呕吐和右季肋部压痛的表现。

（七）肌肉骨骼疾病

肌肉骨骼疾病导致的胸痛通常与咳嗽、严重创伤、损伤或剧烈肌肉活动史相关。这种疼痛可能会随体位改变，也会因为特定的胸部运动或四肢活动而加重。其胸痛的程度通常较轻微，并可持续数小时或数天。

胸痛可以根据以下三种特征分为典型或非典型胸痛：①疼痛位于胸骨后；②劳力或情绪应激时可诱发；③含服硝酸甘油或休息后可以缓解。如果以上三个特征都存在，就称为典型心绞痛；如果同时存在两个特征称为非典型心绞痛；如果只有其中一个特征，可认为是非心源性胸痛。

虽然肌肉骨骼疾病诱发的胸痛多无致死性，但早期识别这些患者对提供有效治疗、减轻患者

的顾虑、合理利用医疗保健资源十分重要。

三、体格检查

为了排除致死性胸痛，接诊医生应迅速对患者进行重点的体格检查。对于所有急性胸痛患者来说，最好要测量双侧上肢血压、心率、呼吸频率及氧饱和度。

对于急性冠脉综合征患者来说，体格检查十分重要。心肌梗死及不稳定型心绞痛均会导致严重的心肌缺血，表现为急性左心室功能不全。此时患者可出现心排血量降低（如低血压、心动过速、尿量少、精神状态改变、四肢厥冷）、急性肺水肿（呼吸急促、缺氧、啰音、颈静脉压升高），或者同时出现以上两种情况。心脏查体可出现第一心音（S_1）低钝、第三心音（S_3）奔马律或者心尖搏动移位和（或）搏动范围扩大。而心排血量降低及肺水肿均会显著增加急性冠状动脉综合征患者的短期死亡率，因此患者的即刻查体结果对于后续治疗来说十分重要。

主动脉夹层的典型表现包括高血压、脉搏短绌及主动脉瓣关闭不全的相关杂音。然而，只有少数患者会有这种典型表现，通常情况下体格检查对主动脉夹层的诊断帮助不大[7]。主动脉瓣关闭不全的杂音最容易在胸骨左侧下缘处所闻及，并于直立前倾位深呼气时更加清晰。与此同时，还应对此类患者的外周脉搏进行评估和记录。

PE 患者最常见的体征为呼吸急促（每分钟呼吸次数超过 16 次），可见于 90% 以上的患者[8]。当肺栓塞的栓子较大时，患者可表现为急性肺心病（急性低血压、第二心音（S_2）的肺动脉瓣成分增强、颈静脉压升高和右心室抬高）。此时肺部听诊可闻及啰音，并有肺实变或胸腔积液等相关体征。与主动脉夹层相似，体格检查对肺栓塞的提示意义不大；因此只有在临床高度怀疑时才能够做出此诊断。

慢性稳定型心绞痛患者的典型查体结果通常是阴性的，没有特异度表现。但是，一旦发现外

周脉搏减弱或颈动脉杂音、股动脉杂音，CAD 的可能性就会大大增加。在急性缺血发作的患者中，可以发现 S_1 减弱及二尖瓣反流的杂音，这种表现可能为冠状动脉一过性缺血诱发左心室功能不全所致。如果患者为慢性 CAD 伴左心室收缩功能不全，或者为近期未经治疗的心肌梗死患者，查体时还发现患者的心尖搏动移位及范围扩大、颈静脉压升高、S_1 减弱或 S_3 出现。

心包炎的特殊体征为心包摩擦音。这种典型的摩擦音与心脏运动相关，呈抓刮样三相音（但通常只有 1～2 个成分），在患者直立坐位深呼气时最明显。这种摩擦音非常短暂，而且在每次检查时都有所变化。心包炎在体格检查中最常见的表现为心动过速。如果患者同时存在心包积液，还会表现为心音遥远或低钝。如果患者出现明显的呼吸困难并表现得十分痛苦，应考虑存在心脏压塞，此时应测量颈静脉压，并关注患者有无奇脉。

GERD 或食管痉挛患者不会出现明显异常的相关体征。具有硬皮病的患者可能表现为钙质沉着、指端硬化和毛细血管扩张。通常可以依靠病史或抗酸治疗的效果考虑此诊断。

肌肉骨骼疾病导致的胸痛会被触诊、胸部运动或四肢运动诱发，还可能出现肋软骨关节的压痛或肿胀。另外，带状疱疹也会引起剧烈的胸痛，很难与心绞痛相鉴别，但这种疼痛多沿皮肤呈节段性分布且疼痛性质恒定。

体格检查对心脏瓣膜病或肥厚型心肌病的胸痛患者意义最大。主动脉瓣狭窄的典型体征为响亮的递增递减型收缩期喷射性杂音，于心底处明显，可放射至颈部或颈动脉。有时可闻及 S_4。由于 A_2 消失或逆分裂，S_2 可能是单发。颈动脉搏动可缓慢且振幅较小（小脉和迟脉）[9]。肥厚型心肌病也可表现为收缩期杂音和 S_4 的出现。杂音的性质通常较为粗糙，在胸骨左缘与心尖部之间最为明显，不向颈动脉放射，主要出现在胸骨左缘的收缩中期和心尖的全收缩期（伴随二尖瓣反流）。与主动脉狭窄相反，肥厚型心肌病的杂音

会随着 Valsalva 动作（用力期间）以及从蹲位到站立位（和其他降低前负荷的动作）而增强，颈动脉搏动明显，S_2 正常[10]。

四、诊断性检查

如果怀疑患者为心脏原因所诱发的胸痛，应进行 12 导联心电图检查（electrocardiogram，ECG）。在出现胸痛后的 5～10min 内心电图可能会提示急性缺血或损伤、既往心肌梗死、左心室肥大、左束支传导阻滞、心包炎、急性右心室劳损或其他疾病。

（一）急性冠脉综合征

如果怀疑患者的胸痛为心外膜 CAD 所致时，应确定患者是否患有急性冠脉综合征伴有心肌缺血。此时应将心电图与之前无胸痛发作时的心电图进行比较。如果心电图有明显变化［ST 段抬高 / 压低（图 1-1 和图 1-2）、T 波异常、Q 波、新发左束支传导阻滞］，则可提示心肌缺血。但是，如果心电图正常或心电图无明显变化，也不能排除急性冠脉综合征的可能。

胸部 X 线片通常不是心肌缺血时必须进行的检查项目。但是如果患者感到呼吸困难或发现肺部检查异常，应进行 X 线检查。有时，胸部 X 线片能够发现不常见的胸痛病因，如气胸或胸部肿块。

如果要更加谨慎地做出诊断，医师可以尝试一些简单的床旁操作，例如口服硝酸甘油。心绞痛患者通常能够在含服硝酸甘油后的 5min 内得到完全缓解。而食管痉挛和食管炎所导致的疼痛虽能有所缓解，但不能完全缓解。与缺血性胸痛的患者相比，患有食管疾病的患者在服用硝酸甘油后仍可有心前区疼痛发作。而胃肠道（gastrointestinal，GI）疾病使用的"鸡尾酒"疗法，即联合使用抗酸药和利多卡因凝胶，经常用于诊断此病。但是，由于"鸡尾酒疗法"所使用的药物种类众多，缺血性胸痛具有自发发作、随

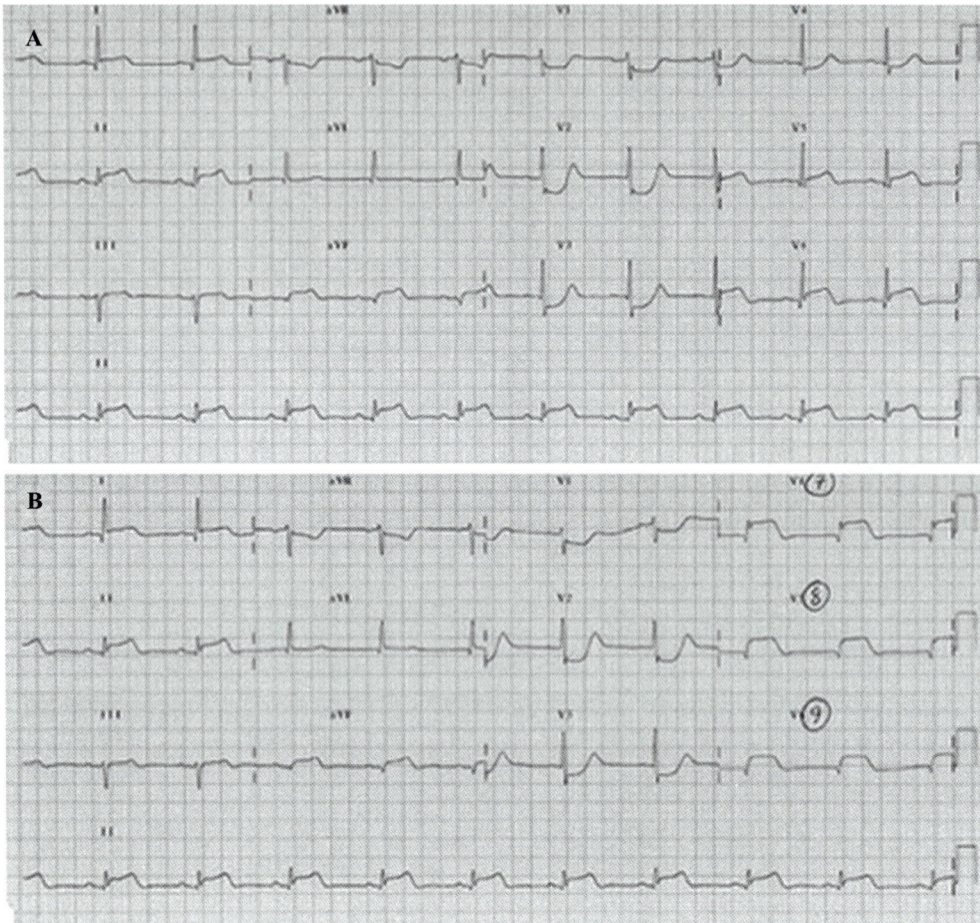

◀ 图 1-1　A. 心电图提示为急性胸痛患者发生后壁 STEMI，注意 $V_1 \sim V_3$ 导联 ST 段压低，伴显性 R 波；B. 将 $V_4 \sim V_6$ 导联放置于后壁（$V_7 \sim V_9$ 导联处）显示 ST 段抬高

经许可引自 Zacharias 与 Makan[25]

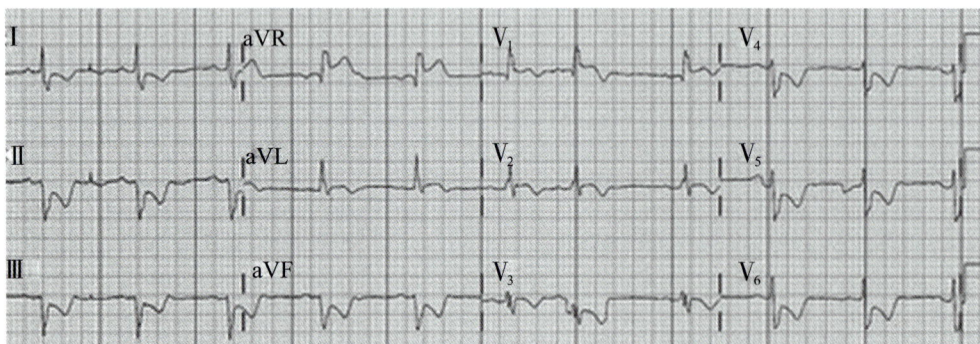

◀ 图 1-2　心电图显示 aVR 导联 ST 段抬高，伴心前区导联 ST 段压低，提示左主干缺血

经许可引自 Zacharias 与 Makan[25]

机缓解的特点，同时缺乏良好的数据支持，因此并不建议将"鸡尾酒疗法"作为胸痛的常规评估方法。然而，如果患者具有明显提示胃肠道起源的症状，并且在服用抗酸药或使用"GI 鸡尾酒疗法"后疼痛能够得到缓解，那么则支持其相应的临床诊断。

心肌损伤标志物可用于诊断急性心肌梗死并判断不稳定型心绞痛的预后[11]。常用的心肌标志物是肌酸激酶（CK）及其心肌型同工酶（MB）、肌红蛋白和肌钙蛋白 I 或 T（TnI 或 TnT）。急性冠脉综合征发生后最先升高的酶为肌红蛋白，其水平在 4～6h 内达到峰值，并在 24h 内恢复正常，但其特异度不强。诊断心肌梗死的传统指标为 CK-MB，在梗死后 12h 内升高，24h 达到峰值，72h 恢复正常。然而，在正常个体及严重骨骼肌损伤的患者中也可观察到 CK-MB 水平升高。

肌钙蛋白在 6～12h 内升高，48h 后达到峰值，并可在初始事件后 10～14d 内维持在较高水平。由于肌钙蛋白的心肌特异度高，已成为诊断急性心肌梗死的首选心肌损伤标志物。但是，肌钙蛋白升高也可能提示患者在前 14d 内发生过心脏事件，此次综合肌红蛋白的水平进行判断。当两者同时升高时，更可能为近期发生了心脏事件；但是肌钙蛋白正常并不能排除胸痛患者发生不良心脏事件的可能性。心肌损伤标志物正常多提示未发生心肌损伤或心肌坏死，但是可能存在心肌缺血。当怀疑急性冠脉综合征时，应通过连续检测肌钙蛋白或 CK-MB 以排除急性心肌梗死。首次肌钙蛋白检测应于初次就诊时进行，第二次检测应在原始症状发作后 8～12h 重复进行。如果患者在初次发作后再发胸痛，或者前两次肌钙蛋白测量结果不确定，应该考虑进一步急查心肌酶。最近，对 "δ 肌钙蛋白" 或肌钙蛋白的认识产生了变化，当肌钙蛋白维持在正常范围内的较高水平时，也可能存在心肌缺血，但是这个结论还需要得到更多临床评估的支持。

（二）主动脉夹层

当怀疑主动脉夹层时，应立即进行诊断性影像学检查。主动脉夹层无特异的 ECG 结果。其 ECG 可能正常，或者显示非特异度的 ST 段或 T 波变化。如果夹层累及冠状动脉，则会出现急性心肌缺血证据。胸部 X 线检查对主动脉夹层的敏感性较低，至少 20% 的疑似患者未见纵隔增宽或主动脉轮廓改变[7]。

主动脉夹层最常用、最可靠的成像方法是对比增强计算机断层扫描（computed tomography，CT）和 经 食 管 超 声 心 动 图（transesophageal echocardiography，TEE）。CT 可以显示完整的主动脉，并提供主动脉外等结构信息，并且通常比 TEE 的应用更加广泛。CT 应根据特定的主动脉夹层方案进行，包括使用更薄的断层成像切片，并提高图像分辨率，增加静脉对比剂的滴注速度，而不是通过缓慢输注使主动脉显影。TEE

可以在床旁快速进行，对患者的风险极小，因此也可作为首选。总体而言，这两种检查的灵敏度和特异度相差不大，多根据检查的可行性与当地专家的意见进行选择。如果在相关检查结果阴性后仍强烈怀疑主动脉夹层时，则应采用另一种检查方法。钆增强磁共振成像（magnetic resonance imaging，MRI）是一种很好针对主动脉夹层的检查方法；但是，目前使用该检查进行紧急诊断的中心较少。

（三）肺栓塞

ECG 对 PE 的诊断价值不高，多无异常或非特异性的改变。但如果出现特异性的 ECG 表现将对 PE 具有很大的提示意义，包括一过性右束支传导阻滞、S1Q3T3 图形、电轴右偏或 V_1～V_3 导联 T 波倒置[12]。胸部 X 线检查通常显示非特异性改变，很少具有特异性的表现。

大多数 PE 患者会出现动脉血氧分压降低和（或）肺泡 - 动脉氧分压梯度升高；但是，不能依据这种非特异性的表现启动相关治疗。

肺栓塞 CT（CTPE）检查是 PE 患者最常使用且最广泛应用的初始检查方法。如果患者因各种原因无法接受 CT，可以选择肺通气 / 灌注（ventilation/perfusion，V/Q）显像。CTPE 在诊断肺动脉亚段水平的急性肺栓塞时具有高度特异度和灵敏度，已成为诊断急性肺栓塞的金标准。CTPE 检查快速，但需要向患者的外周静脉中注射静脉对比剂。由于 V/Q 显像多需要其他检查辅助判断，现在很少选择这种检查。V/Q 显像结果一般描述为正常、不除外、低度可能、中度可能或高度可能。如果结果正常，基本可以排除 PE。如果为高度可能，则证实此诊断。中度可能或者不除外的患者、低度可能患者和临床高度怀疑患者应接受肺动脉造影或 CT 肺血管造影以除外诊断。

目前研究已证实 PE 患者体内 D- 二聚体水平升高，并且可以通过酶联免疫吸附试验（ELISA）实现快速检测。有综述[13]显示，ELISA 检测

D- 二聚体的总体灵敏度为 90%～95%。虽然 D- 二聚体对诊断 PE 没有特异性，但是其阴性结果可用于除外临床低度怀疑为 PE 且病情稳定的门诊患者[14]。

虽然超声心动图对于诊断肺栓塞没有意义，但是可以判断是否存在右心室劳损，而右心室劳损正是经评估行导管溶栓治疗的一个指标。这是一项相对较新的技术，通过直接对血凝块进行溶栓治疗，减少血凝块的负荷，降低出血风险。

（四）稳定型心绞痛

当病史及查体结果均提示患者的临床状况稳定，且急性冠脉综合征的可能性不大时，应考虑慢性心外膜 CAD 的可能。慢性稳定型心绞痛患者的 ECG 结果可能正常，也可能出现陈旧性心梗的表现或非特异的 ST 段与 T 波改变。胸部 X 线片通常无法或者很少显示冠状动脉钙化病变。冠状动脉造影是诊断心外膜冠状动脉狭窄的"金标准"。但由于受成本和安全性所限，无法对所有的胸痛患者及疑似 CAD 患者进行该检查。

在评估胸痛患者患严重冠状动脉疾病的概率时，应常规进行负荷试验[15]。此时，贝叶斯定理对于试验结果的解读十分重要[16]。简单来说，CAD 的检验后概率是验前概率的函数。对于 CAD 验前概率极低患者来说，其负荷试验结果既可能为假阳性，也可能为真阳性。同样，负荷试验的阴性结果不能排除验前概率极高的患者患有

CAD 的可能。由于阳性或阴性结果将导致负荷试验概率与验前概率显著不同，因此 CAD 预实验概率中等的患者在负荷试验中获益最大。

Diamond 和 Forrester[17] 在一项具有里程碑意义的研究中发现，可以根据患者的年龄、性别和胸痛类型（非心源性、非典型和典型）预测 CAD 的概率（表 1-4）[表中数据另外整合了冠状动脉手术研究（Coronary Artery Surgery Study, CASS）的结果[18]]。根据预测概率和所采用的负荷试验的灵敏度和特异度，可以较为准确地判断 CAD 的负荷试验概率。

负荷试验可以通过运动或药物进行，试验中均需进行心电监测，或者同时行超声心动图或核素显像进行心肌成像。表 1-5 总结了各种负荷试验的特点。

因为运动符合生理特点，还可以为评估预后提供重要信息，因此运动试验通常优于药物负荷试验（如多巴酚丁胺、腺苷、双嘧达莫）。而且运动试验还可以客观证明胸痛是否为运动所诱发，以及在何种劳力水平时可以诱发。在运动试验中，患者需要达到 6 个代谢当量耗氧量（metabolic equivalents of oxygen consumption, METS）及最大年龄预测心率的 85% 才能满足该实验诊断 CAD 的灵敏度。另外，运动试验还可以进一步分为非成像平板运动试验（exercise treadmill testing, ETT）和平板运动试验联合影像学检查（ETT- 超声心动图、ETT- 核显像、

表 1–4 根据年龄和性别预测有症状患者中 CAD 的可能性 a（结合 Diamond/Forrester[17] 及 CASS[18] 数据）

年龄（岁）	非心绞痛胸痛		非典型心绞痛		典型心绞痛	
	男	女	男	女	男	女
30—39	4	2	34	12	76	26
40—49	13	3	51	22	87	55
50—59	20	7	65	31	93	73
60—69	27	14	72	51	94	86

CAD. 冠心病；CASS. 冠状动脉手术研究
a. 每个数值代表导管检查时 CAD 所占百分比

表 1-5 各种负荷试验的相关特征

试 验	灵敏度 (%)	特异度 (%)	诊断单支血管疾病的灵敏度	诊断多支血管疾病的灵敏度	相对成本	评估 LV 射血分数	评估心脏解剖及功能	门诊患者可行性	肥胖患者可行性	严重肺部疾病患者可行性	女性患者准确度	高血压患者准确度	是否适用于基线 ECG 异常的患者	是否适用于合并地高辛治疗的患者
ETT	67	72	+	++	+++	否	否	+++	+++	+++	+	+	否	否
ETT SPECT	89	76	++++	+++	-	是 a	否	+	+++	+++	++	++	是	是
腺苷 SPECT	90	70	++++	+++	-	是 a	否	+	+++	++	++	++	是	是
ETT 超声心动图	85	86	+++	++++	++	是	是	+++	+	+	+++	+++	是	是
多巴胺超声心动图	82	85	+++	++++	++	是	是	++	++	++	+++	+++	是	是

ECG. 超声心动图；ETT. 平板运动试验；LV. 左心室；SPECT. 单光子发射计算机断层扫描
a. 仅适用于可行心电门控采集时

ETT–MRI）两种。通常在患者存在基线 ECG 异常［静息 ST 段压低、左束支传导阻滞、预激、起搏节律和（或）左心室肥大］、正在服用地高辛或有既往冠状动脉血运重建史时进行运动负荷联合影像学检查。

药物负荷试验适用于无法承受足够运动负荷的胸痛患者。我们可以选择多巴酚丁胺负荷下超声心动图、血管扩张药（腺苷或双嘧达莫）负荷下核闪烁显像这两种方法。如果操作人员经验丰富，这两种检查方法的灵敏度和特异度之间不会有明显差异，因此目前多根据医生的偏好进行选择（超声心动图 vs. 核素显像）；但是，每项检查都有其优缺点。超声心动图对高血压患者的特异度高，对女性患者的灵敏度高，而且成本较低，在门诊进行的可行性高，速度快，无辐射，能够同时获得心血管的解剖结构及血流动力学信息。但是超声心动图在肥胖及患有肺部疾病的患者中成像质量差，可行性不高且敏感性差。而且超声心动图对左回旋支病变的敏感性较差。核素显像在预测冠状动脉狭窄部位方面具有高分辨率、高可用性及证据较多的优势，但是对于左主干冠状动脉疾病来说，其诊断的特异度与灵敏度较低，辐射大，特别是在女性患者群体中。综上所述，应该综合当地专家的意见、操作的可行性及患者特征选择合适的负荷成像试验（超声心动图 vs. 核素显像）。

在利用负荷试验评价胸痛时，需要结合 CAD 预测概率进行判断。不能仅凭负荷试验的阴性结果得出 CAD 预测概率高的患者无 CAD 的结论，此时应考虑进行其他负荷试验或心脏导管介入操作。同样，对于负荷试验结果为阳性的 CAD 患者，如果其 CAD 验前概率低，应综合该负荷试验的缺点和患者的总体心血管状态进行分析。

冠状动脉 CT 血管造影是一种较新的成像模式，采用心电门控螺旋 CT 对冠状动脉进行无创化解剖学评价。CT 冠状动脉造影有很高的阴性预测价值，也就是说对于排除冠心病很有帮助，但是与负荷试验一样无法提供任何功能数据。

（五）心包炎

对于心包炎来说，最重要的诊断试验是 ECG。其典型演变可分为四期：Ⅰ期，除 V_1 和 aV_R 外所有导联的 ST 段抬高（图 1-3），凹面向上，T 波通常直立。急性心包炎不同于急性心肌梗死，患者的 ST 段抬高呈凹面向上，其导联分布与冠状动脉及其分支的对应无关，并且不表现为相应的 ST 段压低。Ⅰ期通常持续数天。Ⅱ期，ST 段恢复至基线，T 波变平。与急性心肌梗死相反，ST 段在 T 波变平前已恢复至基线。Ⅲ期出现 T 波倒置，Ⅳ期 T 波正常化。除这些改变外，心包炎还表现为 PR 段压低，可见于Ⅰ期、Ⅱ期。但是这种经典的演变模式只出现在不到 50% 的患者中，大多数患者会与经典模型有所不同。

心包炎患者的胸部 X 线片通常无明显变化。如果存在大量的心包积液，可能出现心脏扩大和"烧瓶心"的表现。此时需行超声心动图评估心包积液的含量，以排除心脏压塞，并评估合并的心肌炎情况。但是没有心包积液也不能排除心包炎的可能。

实验室检查可用于确诊心包炎并判断病因。急性心包炎时，红细胞沉降率（ESR）通常升高。心肌酶水平通常正常，肌钙蛋白水平升高提示心肌炎。为进一步明确心包炎的具体病因，建议完善以下相关疾病的对应检查：系统性红斑狼疮［抗核抗体（anti-nuclear antibodies，ANA）、补体和抗双链 DNA 抗体］、尿毒症［血尿素氮（blood urea nitrogen，BUN）］和结核病［结核纯蛋白衍生物（purified protein derivative，PPD）试验］。

（六）GERD 和食管痉挛

对于没有并发症的 GERD 或食管痉挛（无吞咽困难、体重减轻或呕血）患者，多以经验性治疗作为诊断方式，包括行为改变（避免饮酒、吸烟、咖啡因、巧克力、大量进食或睡前几小时内进食）和药物治疗（H_2 受体拮抗药或质子泵抑制药）。如果患者病情复杂、严重或为无反应性

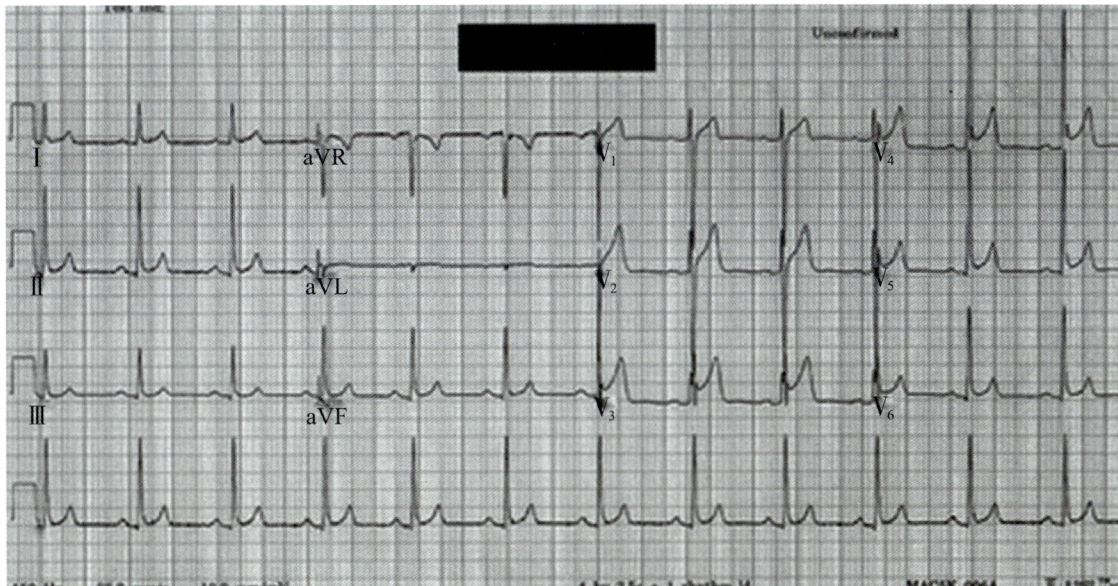

▲ 图 1-3　ECG 显示年轻的心包炎患者广泛鞍形 ST 段抬高

经许可引自 Zacharias 和 Makan [25]

GERD，应转诊至胃肠专科医生处 [19]。

（七）肌肉骨骼疾病

诊断性检查对于此类患者通常没有帮助。如果怀疑有外伤，应考虑拍摄损伤部位（如肋骨骨折）的特定 X 线片。

（八）心脏瓣膜病和肥厚型心肌病

主动脉瓣狭窄或肥厚型心肌病患者的 ECG 很可能提示左心室肥大。胸部 X 线片意义不大。所有患者均应接受经胸超声心动图联合多普勒检查。

对于主动脉瓣狭窄的患者，行超声心动图可以对瓣膜进行解剖学评估，可能提示主动脉瓣狭窄为老年性、钙化性、先天性或二叶式。可以通过多普勒超声心动图评估主动脉瓣的峰值瞬时和平均压差。经证明，多普勒平均梯度与有创性测量结果具有极好的相关性 [20, 21]，但是多普勒超声心动图测量轻度主动脉瓣狭窄时的瓣膜面积结果偏低 [22]。两种技术的峰值梯度不同，因为超声心动图测量的是通过主动脉瓣的峰值瞬时梯度，而心脏导管插入术测量的是"峰–峰"梯度。超声心动图也可用于评价合并的瓣膜疾病、左心室收缩功能及左心肥大。瓣膜面积是通过连续性方程计算得到的。如果通过经胸成像无法显示主动脉瓣，可采用经食管超声心动图，通过面积测量和多普勒梯度获取主动脉瓣口面积。

超声心动图可能有助于诊断肥厚型心肌病，可以发现引起流出道动力性梗阻的二尖瓣前叶通过收缩期前向运动进入左心室流出道，由此产生不对称性或向心性左心室肥大或者二尖瓣反流。但是，没有肥厚型心肌病的特征性超声心动图表现时不能排除该诊断。ECG 的典型表现为左心室肥大。心脏磁共振成像能够准确测量壁厚度、心肌质量及心肌纤维化这些肥厚型心肌病的特征指标，可用于诊断肥厚型心肌病。

五、早期治疗方案

由于胸痛的病因较多，且需要排除致死性病因，所以胸痛管理非常复杂。医生需要制订一个全面有效的评估方案。图 1-1 为推荐的胸痛评估方案，但不够具体。关于不稳定型心绞痛、稳定型心绞痛、急性心肌梗死、主动脉夹层、心包炎和心脏瓣膜病更详细的管理策略会在后续章节中进一步讨论。

评估胸痛患者的第一步是尽快采集病史，进行重点体格检查，并进行 ECG 检查。如果怀疑为致死性病因（如 PE、主动脉夹层或急性冠脉综合征），应将患者转至急诊，进行心脏监护及初步实验室检查（包括心肌酶的检测）。

可根据上述步骤评价胸痛患者发生急性冠脉综合征（ACS）的可能性（表 1-6）。

目前已经成功开发并发表了评估和治疗 ACS 患者的算法[11]。可及时根据新获取的临床信息进行算法的更新，此算法可用于急诊科初始评估以识别高死亡风险的患者或非致死性心血管事件的患者[23]（表 1-7）。

如果怀疑为急性冠脉综合征，而且没有阿司匹林禁忌证时，应给予阿司匹林，并根据美国心脏病学会 / 美国心脏协会不稳定型心绞痛管理指南进行初步风险评估[11]。

根据胸痛的可能原因，应安排合适的检查，例如，如果怀疑患者存在 PE，应进行 D- 二聚体和（或）CTPE 检查。对于怀疑患有主动脉夹层的患者，需要紧急进行必要的诊断性检查并推迟抗凝血治疗的时间。对于可能出现急性冠脉综合征的患者，需要根据查体或辅助检查的结果及

时调整患者的风险分层（高、中、低风险类别），此内容将在后面章节中进一步详细讨论。

如果可通过病史、体格检查和 ECG 确定胸痛为非致死性的病因，即可开始进行适当的评估及治疗。根据病因，可对非心源性胸痛患者进行保守观察。对于心包炎患者，可进行动态 ECG 检查（数天和数周）以观察 ECG 变化，并进行初步实验室检查（如红细胞沉降率、肌钙蛋白）。当超声心动图或心肌酶升高提示心肌炎时，应考虑住院。伴有心脏瓣膜病（如主动脉瓣狭窄）的患者应接受超声心动图检查，以评估解剖结构、疾病严重程度、心腔大小和心室功能。稳定型心绞痛及近期未发作的不稳定型心绞痛患者也可进行选择性治疗。如果 CAD 的验前概率较高并且无须进行评估风险或预后，则可开始经验性 CAD 治疗，此时不需要进行负荷试验。否则，应选择性进行负荷试验，以明确 CAD 诊断或进行风险评估。

初步评估提示，致死性病因可能不大的患者与通过病史、体格检查和 ECG 未确诊的患者对于门诊医师的挑战性较大。这组患者可能占到接受胸痛评估的绝大部分患者。医生此时必须警惕漏诊急性心肌梗死、PE 或主动脉夹层的可能，

表 1-6　继发于 CAD 的 ACS 可能的表现和症状

特　征	极有可能 下列任何一种情况	中等可能性 不存在高可能性特征，但存在以下任何一种情况	低可能性 无高或中等可能性特征，但患者可能具有
病史	- 既往出现并复发的心绞痛，主要症状为胸部或左臂疼痛或不适 - 已知 CAD 史，包括 MI	- 胸部或左臂疼痛或不适为主要症状 - 年龄＞ 70 岁 - 男性 - 糖尿病	- 不存在任何中等可能性特征的疑似缺血性症状 - 近期使用可卡因
检查	一过性二尖瓣反流杂音、低血压、出汗、肺水肿或啰音	心外膜冠脉疾病	触诊诱发胸部不适
ECG	多个胸前导联出现新发或可能新发的一过性 ST 段偏移（≥ 1mm）或 T 波倒置	- 固定性 Q 波 - ST 段压低 0.5~1mm 或 T 波倒置＞ 1mm	- 导联中 T 波低平或倒置＜ 1mm，且 R 波占优势 - ECG 正常
心肌标志物	心肌 TnI、TnT 或 CK-MB 升高	正常	正常

表 1-7　不稳定型心绞痛 / 非 ST 段抬高心肌梗死的 TIMI 危险评分

TIMI 危险评分	随机化后 14d 内的全因死亡率、新发或复发性 MI，或需要紧急血运重建的重度复发性缺血（%）
0 ~ 1	4.7
2	8.3
3	13.2
4	19.9
5	26.2
6 ~ 7	40.9

TIMI 危险评分通过入院时存在的 7 个变量总和确定；以下变量各给出 1 分：年龄 65 岁或以上；至少 3 个 CAD 风险因素；既往冠状动脉狭窄 50% 或以上；ECG 显示 ST 段偏移；24h 前至少 2 次心绞痛事件；7d 前使用阿司匹林；血清心肌生化标志物升高；既往冠状动脉狭窄 ≥ 50% 对缺失信息相对不敏感，仍是事件的重要预测因素

CAD. 冠心病；ECG. 心电图；MI. 心肌梗死

并且避免对不良结局综合风险较低的患者过度使用医疗保健资源。美国心脏协会已发表了在胸痛中心进行运动 ECG 检查的指南 [24]。指南要点总结见表 1-8，一般情况下，无任何心脏危险因素，以及无法根据病史、体格检查、心电图等明确胸痛原因的患者，发生心血管不良结局的风险低，可以接受保守治疗。

总之，胸痛患者的初始治疗包括排除致死性病因、确定初步诊断、评估预后并确定哪些患者需要进行 CAD 评价。为了避免漏诊致死性疾病，

并有效利用重要医疗保健资源，采取系统化评估方法是非常必要的。尽管已经针对胸痛管理制订了许多临床指南，但是针对患者的个体化治疗始终是最为重要的。

实践要点

- 许多患者在初次询问时否认有"胸痛"，但在进一步询问时承认有"胸部不适"。
- 对于胸痛急性发作的患者，应在 5~10h 内进行评估，且入院后至少需要进行 12 导联 ECG 检查。
- 胸痛主要的致死性病因是急性冠脉综合征、主动脉夹层、PE 和食管破裂。
- 胸痛主要的非致死性病因是稳定型心绞痛、心包炎、GERD、食管痉挛、肌肉骨骼疾病、心脏瓣膜病和肥厚型心肌病。
- 急性胸痛的初步管理包括获取重点病史和体格检查结果、进行 ECG 检查、确定患者是否为致死性病因，并评估患者的高危特征。
- 急性冠脉综合征的胸痛与非致死性病因的胸痛有很多共同点。
- 主动脉夹层患者最常见的胸痛特点为发作突然。
- 主动脉夹层的死亡率极高，当临床高度怀疑时才可进行诊断。
- 在 CAD 预测概率较低的患者中，阳性的负荷试验结果既可能为真阳性，也可能为假阳性。

表 1-8　胸痛中心运动试验要点及建议

哪些患者	当患者被确定为患有"低风险 / 低可能性"急性冠脉综合征（根据 Goldman 标准）时，为胸痛中心可接受的安全性
临床方案	必须包括持续的临床评估，每 4 小时采集两次阴性心肌酶，进行静息 ECG 检查
ECG	当静息 ECG 正常且患者未接受地高辛治疗时，运动 ECG 检测可用作一线无创性检测
设备要求	应遵守美国心脏协会的指南；运动试验可由经过培训的护士、运动生理学家、物理治疗师或在经过培训的医生监督下工作的医疗技术人员进行检查

（续表）

哪些患者	当患者被确定为患有"低风险 / 低可能性"急性冠脉综合征（根据 Goldman 标准）时，为胸痛中心可接受的安全性
监督管理	应在附近安排经过培训的医生，为紧急情况做好准备。对于高风险患者，运动试验应由医生直接监督
运动方案	可使用 Bruce 跑步机方案；老年或功能失调的患者可采用强度稍低的方案进行检测，如 Cornell、Naughton、ACIP、Balke 和斜坡方案
运动负荷充分	患者应达到最大年龄预测心率的 85%，并应完成至少 6 个 MET 的运动负荷（对于 > 75 岁的患者，4~5 个 MET 是可接受的）
预后	运动测试阴性结果将表明，在最初测试前患病概率较低的患者中，患病概率较低且 30d 结局良好
限制性	即使运动试验结果为阴性，少数低中度风险的患者会在接下来的 30d 内发生急性心肌梗死或需要冠状动脉血运重建

ACIP. 免疫实践咨询委员会；ECG. 心电图；MET. 代谢当量（耗氧量）
改编自 Fletcher 等 [24]

参考文献

[1] McCaig LF, Nawar EN. National Hospital Ambulatory Medical Care Survey: 2004 emergency department summary: Advance data no. 374. National Center for Health Statistics: Hyattsville, MD; 2006.

[2] Gibbons RJ, Chatterjee K, Daley J, et al. ACC/AHA/ACP- ASIM guidelines for the management of patients with chronic stable angina: executive summary and recommendations. A Report of the American College of Cardiology/American Heart Association Task Force on Practice Guidelines (Committee on Management of Patients with Chronic Stable Angina). Circulation. 1999;99:2829–48.

[3] Gibbons RJ, Abrams J, Chatterjee K, et al. ACA/AHA 2002 guideline update for the management of patients with chronic stable angina: a report of the American College of Cardiology/ American Heart Association Task Force on practice guidelines (Committee on the Management of Patients With Chronic Stable Angina). http:// www.acc.org/qualityandscience

[4] Campeau L. Letter: grading of angina pectoris. Circulation. 1976;54:522–3.

[5] Braunwald E, Jones RH, Mark DB, et al. Diagnosing and managing unstable angina. Agency for Health Care Policy and Research. Circulation. 1994;90:613–22.

[6] Slater EE, DeSanctis RW. The clinical recognition of dissecting aortic aneurysm. Am J Med. 1976;60:625–33.

[7] Hagan PG, Nienaber CA, Isselbacher EM, et al. The International Registry of Acute Aortic Dissection (IRAD): new insights into an old disease. JAMA. 2000;283:897–903.

[8] Bell WR, Simon TL, DeMets DL. The clinical features of submassive and massive pulmonary emboli. Am J Med. 1977;62:355–60.

[9] Braunwald E. Valvular heart disease. In: Braunwald E, editor. Heart disease: a textbook of cardiovascular medicine. 5th ed. Philadelphia: WB Saunders; 1997. p. 1007–76.

[10] Wynne J, Braunwald E. The cardiomyopathies and myocarditides. In: Braunwald E, editor. Heart disease: a textbook of cardiovascular medicine. 5th ed. Philadelphia: WB Saunders; 1997. p. 1404–63.

[11] Anderson JL, et al. ACC/AHA 2007 Guidelines for the Management of Patients With Unstable Angina/Non–ST- Elevation Myocardial Infarction. A Report of the American College of Cardiology/ American Heart Association Task Force on Practice Guidelines (Writing Committee to Revise the 2002 Guidelines for the Management of Patients With Unstable Angina/Non–ST-Elevation Myocardial Infarction). Circulation. 2007;116:e148–304.

[12] Nielsen TT, Lund O, Ronne K, et al. Changing electrocardiographic findings in pulmonary embolism in relation to vascular obstruction. Cardiology. 1989;76:274–84.

[13] Grifoni S, Olivotto I, Cecchini P, et al. Short-term clinical outcome of patients with acute pulmonary embolism, normal blood pressure, and echocardiographic right ventricular dysfunction. Circulation. 2000;101:2817–22.

[14] Indik JH, Alpert JS. Detection of pulmonary embolism by D-dimer assay, spiral computed tomography, and magnetic resonance imaging. Prog Cardiovasc Dis. 2000;42:261–72.

[15] Amsterdam EA, Kirk JD, Diercks DB, Lewis WR, Turnipseed SD. Immediate exercise testing to evaluate low-risk patients presenting to the emergency department with chest pain. J Am Coll Cardiol. 2002;40:251–6.

[16] Todhunter I. A history of the mathematical theory of

probability. London: Macmillan; 1865.

[17] Diamond GA, Forrester JS. Analysis of probability as an aid in the clinical diagnosis of coronary-artery disease. N Engl J Med. 1979;300:1350–8.

[18] Chaitman BR, Bourassa MG, Davis K, et al. Angiographic prevalence of high-risk coronary artery disease in patient subsets (CASS). Circulation. 1981;64:360–7.

[19] Fass R, Dickman R. Non-cardiac chest pain: an update. Neurogastroenterol Motil. 2006;18:408–17.

[20] Danielsen R, Nordrehaug JE, Vik-Mo H. Factors affecting Doppler echocardiographic valve area assessment in aortic stenosis. Am J Cardiol. 1989;63:1107–11.

[21] Oh JK, Taliercio CP, Holmes DR, et al. Prediction of the severity of aortic stenosis by Doppler aortic valve area determination: prospective Doppler-catheterization correlation in 100 patients. J Am Coll Cardiol. 1988;11:1227–34.

[22] Motoyama S, Kondo T, Sarai M, Sugiura A, Harigaya H, Sato T, Inoue K, Okumura M, Ishii J, Anno H, et al. Multislice computed tomographic characteristics of coronary lesions in acute coronary syndromes. JACC. 2007;50:319–26.

[23] McCabe EMA, Horacek T, Cohen M, Bernink PJLM, Carolyn H, Papuchis G, Mautner B, Corbalan R, Radley D, Braunwald E. The TIMI risk score for unstable angina/non–ST elevation MI: a method for prognostication and therapeutic decision making. JAMA. 2000;284:835–42.

[24] Fletcher GF, Balady GJ, Amsterdam EA, et al. Exercise standards for testing and training: a statement for healthcare professionals from the American Heart Association. Circulation. 2001;104:1694–740.

[25] Zacharias K, Makan J. Chest pain. In: Kaski J, Papadakis M, Raju H, editors. Investigating and managing common cardiovascular conditions. London: Springer; 2015.

第 2 章 呼吸困难

Dyspnea

Fernando J. Martinez　Mei Lan K. Han　Keith D. Aaronson　**著**

林海淼　**译**

杨霖健　**校**

一、定义

呼吸困难是指呼吸急促、呼吸障碍或呼吸不适的感觉。美国胸腰椎协会将呼吸困难定义为"……一个描述患者出现呼吸不畅的主观感受的术语，这种感觉的性质不定、强度不一。"它可能是生理、心理、社会和环境多种因素的共同作用所致，并会继发一系列的生理和行为反应[1]。在海拔较高的地区或剧烈运动时出现呼吸困难是正常的，但一般普通人不会在正常的活动水平和环境条件下出现呼吸困难或窒息的情况。呼吸困难的严重程度会受到不同运动量及所在地区大气压力水平的影响，同时也与个人体能有关。

呼吸困难是一种非常常见的症状。一项针对门诊患者进行的大型研究中发现，呼吸困难是仅次于疲劳和背痛的第三大主诉[2]。呼吸困难在美国多见于最常见的几种慢性疾病患者，如慢性阻塞性肺病（1400 万人）、哮喘（1000 万人）和心力衰竭（500 万人）。几乎在所有肺部疾病中，呼吸困难都是最为突出的症状。另外，冠状动脉疾病的患者也可能会表现出呼吸困难。

二、常见病因

呼吸困难可分为急性呼吸困难和慢性呼吸困难，大多数由心源性或呼吸性原因所引起

（图 2-1）。急性呼吸困难可以持续几分钟到几天不等，通常是由于急性心血管疾病或肺部疾病所致，因此需要紧急进行诊断评估和治疗。可引起急性呼吸困难的心血管疾病包括心肌或瓣膜疾病（如心肌缺血或梗死、急性二尖瓣或主动脉瓣反流）、高血压急症或次急症、心脏压塞和肺动脉血栓栓塞症。肺部异常包括肺炎、哮喘或其他反应性呼吸道疾病、气胸、上呼吸道阻塞或全身炎症反应综合征导致的弥漫性肺损伤。另外，过量服用阿司匹林或乙二醇会直接刺激呼吸中枢从而导致呼吸困难。急性呼吸困难的病因通常可以根据患者的病史、体格检查、基本的实验室检查、胸部 X 线片、心电图及其他辅助检查来确定（例如通过心肌酶水平鉴别心肌梗死，通过通气 / 血流肺成像鉴别肺栓塞，通过经食管超声鉴别近端主动脉夹层合并主动脉瓣闭锁不全，通过峰值流速鉴别急性呼吸道疾病[3, 4]）（图 2-2A 和 B）。当怀疑患者有心力衰竭可能时，应对其进行美国纽约心脏病协会心功能分级评定（表 2-1）。

利尿钠肽是由心肌细胞产生并释放的一种多肽[5]，在评估急性呼吸困难中正逐渐发挥越来越重要的作用。脑利尿钠肽（B-type natriuretic peptide，BNP）几乎全部由心室肌产生并释放，以应对心脏在舒张末期时出现压力及容量升高的情况[6]。循环中的利尿钠肽前体会被切割为具有生物活性的片段和 N- 脑利尿钠肽原（N-terminal

◀ 图 2-1 呼吸困难的不同诊断

改编自 Millar 和 Sharma[67]

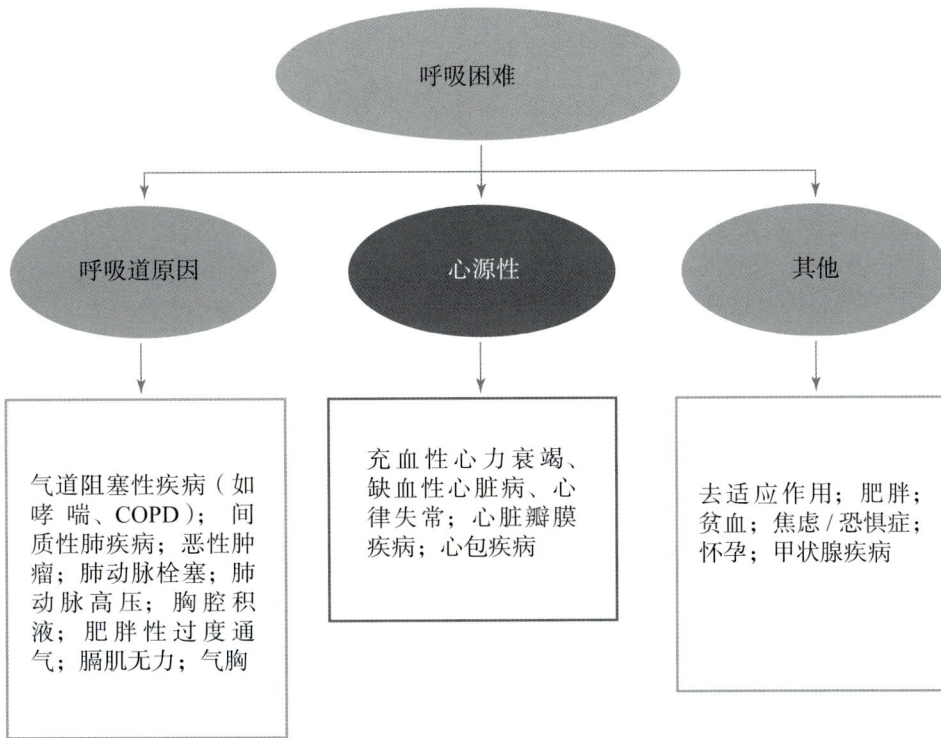

呼吸困难

呼吸道原因　　　心源性　　　其他

气道阻塞性疾病（如哮喘、COPD）；间质性肺疾病；恶性肿瘤；肺动脉栓塞；肺动脉高压；胸腔积液；肥胖性过度通气；膈肌无力；气胸

充血性心力衰竭、缺血性心脏病、心律失常；心脏瓣膜疾病；心包疾病

去适应作用；肥胖；贫血；焦虑 / 恐惧症；怀孕；甲状腺疾病

◀ 图 2-2 呼吸困难患者的评估

改编自 Martinez[68]

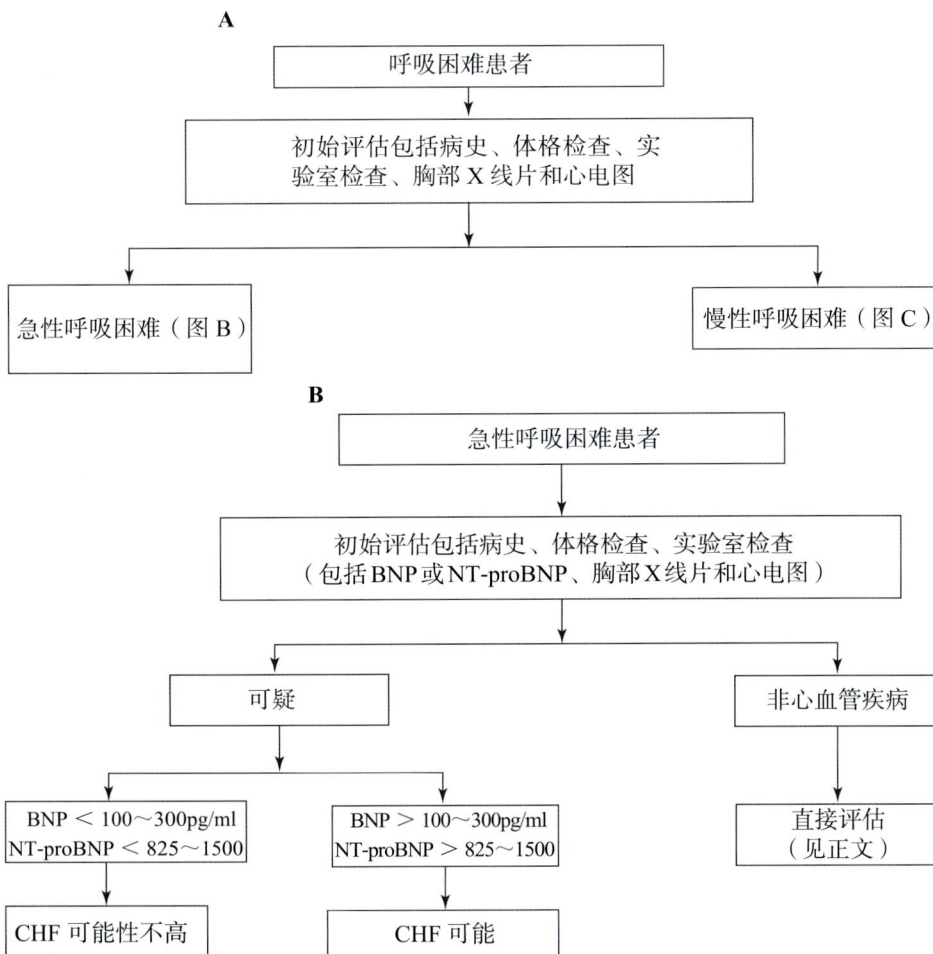

A

呼吸困难患者

初始评估包括病史、体格检查、实验室检查、胸部 X 线片和心电图

急性呼吸困难（图 B）　　　　慢性呼吸困难（图 C）

B

急性呼吸困难患者

初始评估包括病史、体格检查、实验室检查
（包括 BNP 或 NT-proBNP、胸部 X 线片和心电图）

可疑　　　　非心血管疾病

BNP < 100～300pg/ml
NT-proBNP < 825～1500

BNP > 100～300pg/ml
NT-proBNP > 825～1500

直接评估
（见正文）

CHF 可能性不高　　　　CHF 可能

C

```
                        慢性呼吸困难患者
```

高度怀疑：心血管疾病 → 体表心电图与多普勒 **
- 结果正常 → 多巴胺 → 结果正常时，评估呼吸道疾病 / 可诱导的室壁异常提示 CAD
- 心肌病、心脏瓣膜病或心包疾病
- 局部室壁运动异常提示 CAD → 冠状动脉 → 结果正常时，评估呼吸道疾病 / CAD

高度怀疑：呼吸道疾病 → 肺活量、MVV、DLCO、口腔部位呼吸压力、动脉血气
- 肺功能检查正常见图 D
- 肺功能检查异常参见图 E

不确定：心血管疾病呼吸道疾病 → 见正文

** 高度怀疑冠状动脉疾病时，首先进行多巴胺负荷心电图检查

D

```
              肺功能检查正常
                  ↓
      考虑行支气管激发试验或心脏检查
```

- 结果正常 → 运动心肺功能测试
  - 结果正常 → 安抚患者并紧密随访
  - 结果与诊断相对应，如肺部疾病、心脏病 / 缺血性、心脏病 / 去适应 / 代谢性肌病、肥胖、过度通气 / 精神相关疾病
- 结果异常 → 根据情况进一步进行检查或治疗

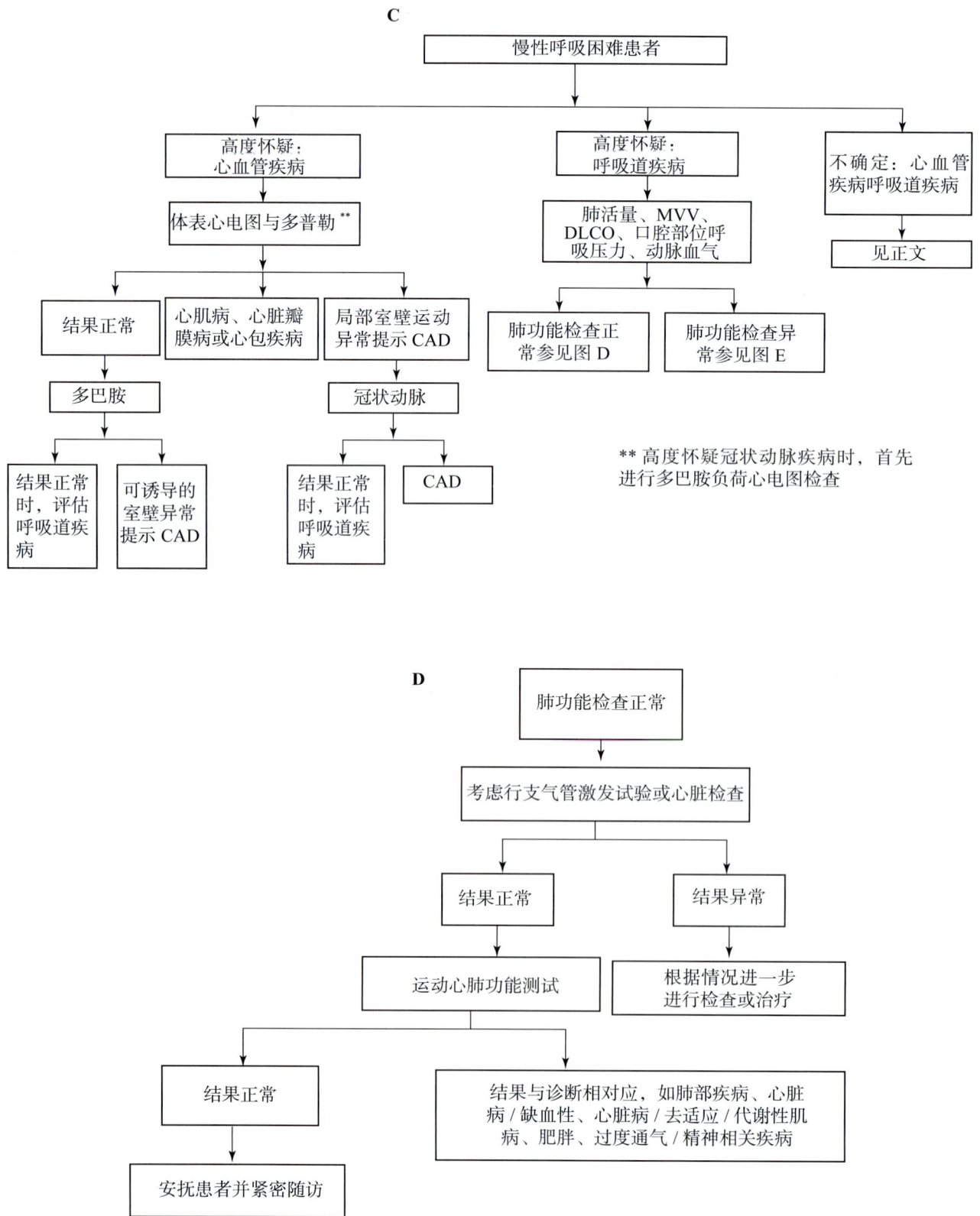

▲ 图 2-2（续） 呼吸困难患者的评估
改编自 Martinez[68]

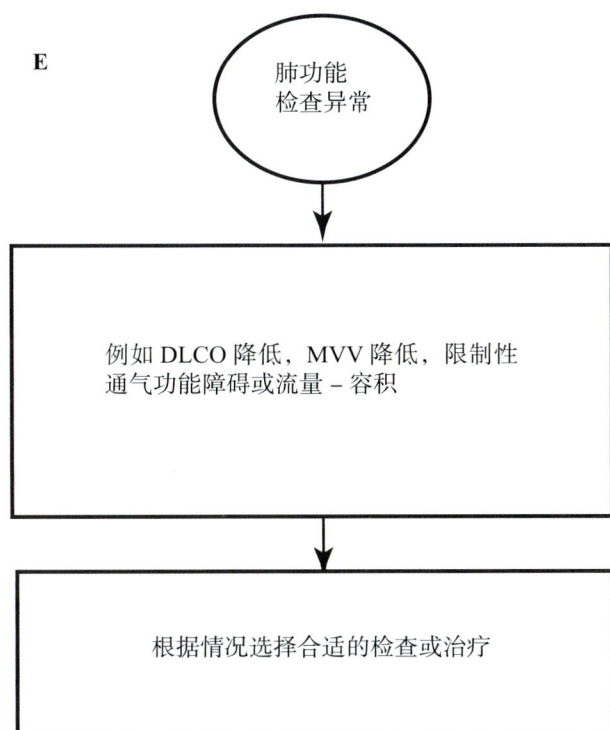

E

```
┌─────────────────┐
│      肺功能        │
│     检查异常       │
└─────────────────┘
         │
         ▼
┌───────────────────────────────┐
│                               │
│  例如 DLCO 降低，MVV 降低，限制性   │
│  通气功能障碍或流量 - 容积         │
│                               │
└───────────────────────────────┘
         │
         ▼
┌───────────────────────────────┐
│                               │
│  根据情况选择合适的检查或治疗       │
│                               │
└───────────────────────────────┘
```

▲ 图 2-2（续）　呼吸困难患者的评估

改编自 Martinez [68]

表 2-1　美国纽约心脏病协会心功能分级

I 级	心脏病患者体力活动不受限；日常活动无乏力、心悸、呼吸困难或心绞痛
II 级	心脏病患者体力活动轻度受限，休息时无症状；日常活动时有乏力、心悸、呼吸困难或心绞痛
III 级	心脏病患者体力活动明显受限，休息时无症状；低于日常活动可以引起乏力、心悸、呼吸困难或心绞痛
IV 级	心脏病患者体力活动完全受限，不能从事任何体力活动；休息时存在心力衰竭症状或心绞痛症状，体力活动后症状加重

改编自纽约心脏协会委员会标准 [70]

pro-B-type natriuretic peptide，NT-proBNP）[7]。虽然在呼吸困难的患者中 BNP 与 NT-proBNP 密切相关 [9]，但两者却有着不同的代谢特点 [7, 8]。NT-proBNP 的血浆半衰期更长 [7]、浓度更高。值得注意的是，正常受试者和心力衰竭患者的个体间变异度为 24%～77%，这种变异度在稳定的患者中通常较低。另外，血浆 BNP 和 NT-proBNP 的水平会因为年龄增长、女性 [10, 11]、肾功能不全、

高血压的原因而升高 [12, 13]。目前，许多研究者发现可以通过利尿钠肽浓度将急性呼吸困难的病因诊断为心力衰竭。一项大型、多中心、以急诊患者为基础的研究 [4] 对 1586 名急性呼吸困难患者测定了利尿钠肽水平，该研究证实了此种检查的作用。另外，有研究发现 BNP 或 NT-proBNP 水平在不同年龄、不同性别的急性呼吸困难患者中有所不同 [14-17]。在这些研究中，正常值范围会因检测方法和研究对象而有所差异；一般来说，BNP 正常值为 100～300，NT-proBNP 正常值为 825～1500。通过利尿钠肽水平鉴别急性呼吸困难患者 [18] 是否存在心力衰竭病因的准确度最高。最近一项针对急诊就医的呼吸困难患者进行的随机研究发现，根据 BNP 水平进行临床决策可以降低住院率（由 85% 降至 75%）、重症监护率（由 24% 降至 15%）并缩短住院时间（由 11d 缩短至 8d）[19]。而且 BNP 管理组的平均总治疗费用较低。

慢性呼吸困难（症状至少持续 1 个月）通常更难诊断，也是本章接下来的重点。表 2-2 从病理生理学角度总结了慢性呼吸困难的病因，并进行了举例说明。这些病因可以简单地分为心血管功能受损、肺功能受损、中枢通气动力改变或感知异常。评价结果见图 2-2C 和 E。

（一）心血管功能受损

左心房压升高会导致肺静脉压升高，并伴有血管充血及肺顺应性下降。左心室舒张末期压力升高的患者会出现左心房压升高，而左心室舒张末期压力升高可能由以下机制导致：心脏收缩功能障碍（如缺血性或非缺血性心肌病），舒张功能不全（如高血压心脏病合并左心室肥大、肥厚型心肌病或限制性心肌病），阻碍左心房排空的疾病（如二尖瓣狭窄）。肺静脉压严重升高或急性升高会导致肺泡充盈、气体交换受损及低氧血症。在这种情况下可能会出现支气管高反应性（即 "心源性哮喘"）。如果在运动中心排血量的负荷能力降低（如左心室收缩功能障碍、主动脉狭窄），会使供氧功能受损，导致乳酸性酸中毒。

表 2-2　慢性呼吸困难的病生理框架及举例说明

（续表）

分　类	举　例
心血管功能受损	
心肌病	
收缩功能障碍	缺血性心肌病
非缺血性心肌病	
射血分数保留性心力衰竭	高血压心脏病
冠心病	
肥厚型心肌病	
限制性心肌病	
心脏瓣膜疾病	主动脉瓣反流或二尖瓣反流
主动脉瓣狭窄或二尖瓣狭窄	
心包疾病	缩窄性心包炎
肺血管疾病	肺血栓栓塞症
原发性肺动脉高压	
先天畸形	发绀型先天性心脏病（右向左分流）
肺功能受损	
气流阻塞	
弥漫性	哮喘
局灶性	声带功能异常或瘫痪
	气管狭窄
	支气管内肿瘤
呼吸力学受限	
间质性肺疾病	特发性肺纤维化
尘肺病	
癌性淋巴管炎	
肺外胸廓受限	脊柱后凸侧弯
胸腔积液或胸膜纤维化	
神经肌肉无力	膈神经瘫痪
	脊髓损伤
	肌萎缩侧索硬化
气体交换异常	

分　类	举　例
肺泡毛细血管交界面异常	嗜酸性粒细胞性肺炎
右向左分流	肺动静脉畸形
中枢通气动力改变或感知异常	
系统性疾病或代谢性疾病	
代谢需求增加	甲状腺功能亢进
肥胖	
携氧能力降低	贫血
代谢性酸中毒	肾衰竭
线粒体肌病	
呼吸中枢的直接刺激	阿司匹林或乙二醇过量
导致呼吸困难的生理性状态	
剧烈运动	
怀孕	
高海拔缺氧性呼吸	
去适应作用	

COPD. 慢性阻塞性肺疾病
改编自 Sietsema [69]

即使在没有肺淤血的情况下，此时机体也必须通过增加通气以消除过量的酸，而这种过度通气可能会导致呼吸困难。

冠状动脉疾病（coronary artery disease，CAD）是左心室收缩功能正常的患者出现静息呼吸困难的一个重要原因，但却往往被忽视。这类患者（如糖尿病患者）可能没有胸痛，对于他们来说，呼吸困难就是"心绞痛"。心脏的代谢需求增加、冠状动脉张力升高或冠状动脉微血栓引起短暂缺血可导致乳头肌功能障碍，伴有急性二尖瓣反流、收缩功能障碍或舒张功能障碍。

即使是在氧合和肺功能正常的情况下，呼吸困难也是心包疾病和肺血管疾病患者的突出症状。此时发生呼吸困难的机制可能与中央循环中的牵拉感受器或压力感受器的激活有关。

先天性心脏异常也可表现为呼吸困难。心脏

的解剖学异常会导致右向左分流从而引起低氧血症，刺激动脉化学感受器，进而激活呼吸中枢以增加通气。如果左向右分流量较大，会导致左心室容量超负荷及进行性收缩功能障碍。部分患者可能会因肺血管血流增加出现不良的肺血管重塑及肺动脉高压。

（二）肺功能受损

无论是弥漫性疾病［如哮喘、慢性阻塞性肺疾病（chronic obstructive pulmonary disease，COPD）］或是局灶性疾病（如声带麻痹、气管狭窄、支气管内肿瘤），只要可导致气道阻塞的疾病，都可以表现为呼吸困难。此时，呼吸做功会明显增加。当气流不均匀减少时，还会发生局部通气/灌注不匹配，从而导致低氧血症，且增加机体的通气需求。但是，通气性肌肉疲劳和空气滞留肺内会使通气量降低。

呼吸力学受限可由肺实质异常（如特发性肺纤维化）、胸膜疾病、骨骼异常（如脊柱后凸畸形）或神经肌肉疾病引起。通气/灌注不匹配导致的通气需求增加，可能会进一步加重通气量的降低。气体交换异常可由肺泡/毛细血管表面物质的异常或肺右向左分流引起。

（三）中枢通气动力改变或感知异常

甲状腺功能亢进患者和肥胖患者的代谢需求增加，因此呼吸动力增加。贫血患者的携氧能力降低，严重时呼吸频率升高。乳酸酸中毒同时伴有肾衰竭和线粒体肌病可导致代偿性呼吸性碱中毒。阿司匹林可以直接刺激呼吸中枢，以代偿阿司匹林中毒导致的代谢性酸中毒。

在接受呼吸困难评估的患者中，上述疾病的患病率可能会受到患者样本、医生类型和临床环境的影响。已有三项研究[20-22]对慢性呼吸困难的病因及患病率进行了研究（表2-3）。显然，大多数病例为呼吸道疾病，如哮喘或慢性阻塞性肺疾病，其次是心脏病、间质性肺疾病、去适应作用、心理障碍、胃食管反流、神经肌肉疾病和肺

血管疾病。这些研究很可能会受到转诊偏倚的影响，因为这些研究都来源于呼吸专科诊所。而在心脏病学家的实践过程中，他们接诊的心血管疾病患者更多。澳大利亚的一项报告显示，在主诉为急性和慢性"呼吸急促"的患者中，最常见的诊断为哮喘、慢性阻塞性肺疾病、心力衰竭、急性支气管炎、高血压、缺血性心脏病、焦虑和上呼吸道感染[24]。

表2-3　导致慢性呼吸困难的病因（在三级呼吸科诊所进行的三项研究）

研　究	患者数量及百分比（%）
Pratter 等[22]	
哮喘	25（29）
COPD	12（14）
间质性肺疾病	12（14）
心肌病	9（11）
上呼吸道疾病	7（8）
精神障碍	4（5）
去适应作用	4（5）
胃食管反流	3（4）
肺外疾病	3（4）
混杂因素	5（6）
DePaso 等[20]	
哮喘	12（17）
间质性肺疾病	2（3）
慢性阻塞性疾病	3（4）
肺血管疾病	4（6）
神经肌肉疾病	3（4）
心脏病	10（14）
过度通气综合征	14（19）
甲状腺疾病	2（3）
胃食管反流	3（4）
去适应作用	2（3）
上呼吸道疾病	2（3）

（续表）

研　究	患者数量及百分比（%）
混杂因素	1（1）
无法解释的因素	14（19）
Martinez 等[21]	
哮喘	12（24）
间质性肺疾病	4（8）
心脏病	7（14）
去适应作用	14（28）
精神障碍	9（18）
胃食管反流	1（2）
无法解释的因素	7（14）
混杂因素	1（2）
Huang 等[23]	
射血分数保留性心力衰竭	99（19）
骨折	
运动性肺动脉高压	88（17）
家族性自主神经功能异常	112（21）
氧化应激性肌病	130（25）
过度通气	43（8）
其他	58（11）

COPD. 慢性阻塞性肺疾病

三、病史要点

接诊医师在评估患者病情时，应首先从症状出现的时间开始，详细地询问患者病史。呼吸困难表现为急性阵发性发作可提示为支气管狭窄、肺栓塞、心肌缺血、异物或分泌物引起的气道阻塞。与之相反，慢性呼吸困难更可能提示为进展缓慢的疾病，如 COPD、充血性心力衰竭（congestive heart failure，CHF）或间质性肺疾病。

诱发因素也可能会为诊断提供线索，如诱发劳力性呼吸困难的活动类型。这种患者的活动水平大多会随病情的加重而降低，因此了解患者过去及现在的活动水平十分重要。体位性呼吸困难也可能是一个有用的病史要点。端坐呼吸（仰卧位呼吸困难）最常见于 CHF、严重 COPD、腹水、肥胖、前纵隔肿物及呼吸肌无力的患者中。单侧肺部疾病、单侧胸腔积液和单侧气道阻塞的患者，其呼吸困难只出现于一侧，而不出现于另一侧。如果患者患有心内分流、肺实质分流或肝肺综合征，会表现为直立位呼吸困难，卧位可缓解。

与呼吸困难相关的症状可为鉴别诊断提供信息，如咳嗽或哮喘。咳嗽可能有助于诊断呼吸道疾病、间质性肺疾病、胃食管反流病或 CHF。同样，哮喘可能提示为呼吸道疾病、COPD 或 CHF。此时需要进一步了解患者的既往史、合并症状、手术史、社会信息（包括吸烟史、之前与现在的职业、家庭或生活状况）及用药史。有报道显示，服用替格瑞洛也可能会导致呼吸急促。

另外，接诊医生也需要询问患者呼吸不适的程度。研究表明，虽然存在文化、种族和语言的差异，但是不同心肺疾病的患者对呼吸困难有不同的描述[25-27]。表 2-4 整理了此类研究中对于不同心肺疾病的描述[27]。一份关于 11 名患者的初步报道肯定了这种描述模型对确定呼吸困难病因的有效性[28]；但是，这种评估形式的价值还需要进一步的前瞻性验证。

四、体格检查

应该对呼吸困难的患者在指导下进行详细的体格检查，特别需要关注心血管系统和呼吸系统。应先评估患者呼吸窘迫的程度（如呼吸急促、利用辅助呼吸肌呼吸、疲劳）。另外，生命体征也能为诊断提供线索，如气道阻塞和心脏压塞可以出现奇脉，脉搏微弱或交替脉提示严重的心力衰竭，脉压增大伴水冲脉通常与主动脉瓣关闭不全有关，而双峰脉则与梗阻性肥厚型心肌病有关。

　　接诊医生应检查患者的颈静脉，包括颈静脉压的升高（如心力衰竭、心包疾病）、颈静脉的轮廓（如三尖瓣反流 V 波），以及其与呼吸的关系（如库斯莫尔征出现于缩窄性心包炎、心脏压塞或右心衰竭）。颈动脉杂音可能提示 CAD。应检查呼吸运动的对称性与充分性。呼吸浅而急可能提示为间质性肺疾病或神经肌肉疾病。近期行冠状动脉旁路移植手术的患者如果出现了固定水平的不对称浊音伴有呼吸音减弱，则提示为膈神经损伤或术后持续存在胸腔积液。除此之外，听诊还可以发现湿啰音（如 CHF）或干啰音（如间质性肺疾病）、哮鸣音（如胸腔内气道阻塞）或喘鸣（如胸腔外气道阻塞）。

　　在对患者进行心脏检查时，应该首先确定患者是否存在左心室或右心室肥大。虽然重度 COPD 患者（影响右心）常常表现为心房早搏综合征和多源性房性心动过速，但是心律失常更可能为心脏疾病所致。除此之外还需关注 S_2 的强

表 2–4　呼吸困难的描述与病因之间的关系

描　述	病理情况
我需要用力呼吸	
我感觉呼吸沉重	
我呼吸的时候需要特别努力	
我想大口喘气	
我觉得喘不过气来	
我得不到足够的空气	
我感觉透不过气来	COPD
我需要特别用力才能呼吸	
我想大口喘气	
我觉得喘不过气	
我无法得到足够的空气	
我觉得自己透不过气来	
我感觉呼吸不畅	哮喘

（续表）

描　述	病理情况
我需要用力呼吸	
我喘不上气来	
我需要用力呼吸	
我觉得自己透不过气来	
我的呼吸很浅	间质性肺疾病
我需要用力呼吸	
我感觉呼吸很沉重	
我想呼吸更多的空气	
我喘不上气来，我感觉气不够用	
我觉得要窒息了	
我觉得呼吸困难	
我的呼吸很急促	充血性心力衰竭
我感觉呼吸不畅	
我需要用力呼吸	
我的呼吸很沉重，喘不过气来	
我需要更加努力才能呼吸	
我的呼吸很浅	神经肌肉疾病
我感觉呼吸不畅	
我感觉自己喘气很急	肺血管疾病
我想大口喘气	去适应作用

COPD. 慢性阻塞性肺疾病
数据来自 Simon 等 [27]

度：如果在左胸骨下缘表现为 $S_2 > S_1$，则提示肺动脉收缩压至少为 45mmHg；如果在左心室心尖表现为 $S_2 > S_1$，则肺动脉收缩压压力至少为 60mmHg。第四心音的出现可能提示高血压性心脏病患者的心脏舒张功能不全。我们通常可以通过触诊和听诊发现严重心力衰竭的患者的 S_3，但 S_3 很少出现在轻度或中度心力衰竭患者中。关于心脏瓣膜疾病的听诊杂音将在相关章节中进行讨论。另外，还需要按照上述要求对其他与病史相关的器官系统进行详细检查。

五、有效的诊断性检查

（一）血清学检查

简单的血清学检查有助于评估与呼吸困难相关的基本系统疾病，包括生化、全血细胞计数和甲状腺功能检查。全血细胞计数用以鉴别贫血。如果存在肾功能不全，应立即考虑影响肺部与肾脏的结缔组织疾病和血管炎。甲状腺功能检查可发现甲状腺功能亢进或减退。甲状腺功能亢进者可能在运动时出现过度通气[29]，甲状腺功能减退者可能会出现可逆的膈肌功能障碍[30]，上述两种情况都可能使心肌收缩力降低；而且，在所有甲状腺疾病中都可以出现呼吸困难。相比之下，根据 BNP 水平评估慢性呼吸困难的数据更为有限。有研究显示，与 COPD 患者相比，慢性舒张性心力衰竭患者的 BNP 水平较高[31]。在一项对 345 名由全科医生转诊到医院亚专科诊室的患者进行的前瞻性研究中，NT-proBNP 可以更加有效地排除心力衰竭[32]。另一项随机设计的独立研究也表明，NT-proBNP 提高了全科医师临床评价的阴性预测值[33]；BNP 组的诊断准确率比对照组提高了 21%。

（二）胸部 X 线摄影

胸部 X 线摄影是患者最开始需要进行检查的项目。它可以显示气胸、肺气肿、间质纤维化和肺水肿，还可以显示心脏增大、肺动脉增宽（如肺动脉高压）和单侧膈肌抬高（如呼吸肌无力或膈神经麻痹）。但是，这种方法并不十分灵敏。例如，肺纤维化疾病在胸部 X 线片上可能没有明显表现，但前者在肺功能检查和高分辨率 CT 时表现得十分明显[34, 35]。因此，不能单独根据胸部 X 线片排除疾病。最近，美国放射学会发表了各种影像学方法在评估慢性呼吸困难时的适用标准[36a]。

（三）进一步的诊断性检查

呼吸困难常见于呼吸系统疾病的患者。因此

限制性肺功能检查[例如在呼吸困难的评估中，使用流量—容积环进行肺活量测定并测量弥散能力（diffusion capacity，DLCO）]具有重要作用。由于呼吸系统疾病在所有已发表病例中占主导地位，因此大多数人认为这项检查对于所有呼吸困难患者都是必要的。但是这些病例都来源于肺部转诊中心，具有明显的转诊偏倚，因此我们对这一建议进行了调整。当高度怀疑患者患有心脏疾病时（例如老年患者伴有 CAD 的危险因素、劳力性胸痛，以及具有急性或慢性冠状动脉疾病的心电图证据或具有心力衰竭的体格检查表现），可以针对相应表现进行检查及治疗性试验。如果无法根据检查结果得出结论且治疗性试验的证据不足，此时应进行肺功能检查。如果心脏疾病的可能性较小，或者怀疑为肺部疾病时，也应进行肺功能检查。

（四）高度怀疑心血管疾病应进行的检查

体表超声心动图与多普勒检查可用于评估可疑收缩期或舒张期心力衰竭、心脏瓣膜疾病或心包疾病（图 2-2C）。总体来看，这项检查优于放射性核素显像（提供更多关于瓣膜、心包及舒张异常的信息）和单光子发射计算机断层成像（radionuclide single photon emission computerized tomography，SPECT）灌注成像（见后面的讨论）。

如果怀疑患者可能患有 CAD 时，需要进行负荷试验。非成像的运动负荷试验可以发现早期的劳力性呼吸困难。但许多患者不能达到目标心率［即（收缩压峰值 × 最大心率）/100］，此时该试验的敏感度和特异度无法满足 CAD 的诊断。因此，大多数怀疑为 CAD 导致呼吸困难的患者，需要在超声心动图或放射性核素灌注成像的检测下行药物负荷试验。如果在经验丰富的实验室进行试验，那么这两种成像技术对大多数患者都有极好的敏感度和特异度，因此通常由当地专家进行选择。超声心动图可同时评估左心室功能、瓣膜异常、肺动脉高压及心包疾病，并对左束支传导阻滞的患者意义更大。利用锝进行放射性核素显像（而非铊显像）也可用于评价左心室功能（即门控 SPECT），在超声心动图成像质量较差的患者（如严重肥胖患者）中更有优势。

当高度怀疑冠心病可能时，超声心动图联合多巴酚丁胺显像可作为评价冠心病是否存在收缩期或舒张期功能障碍的初步检查。另外，冠状动脉疾病患者或行心脏 MRI 联合踏车负荷试验的患者还可以选择体表超声心动图与冠状动脉造影，或者冠状动脉造影联合左心室增强造影。

需要知道的是，老年人患心力衰竭的概率较高。在教学医院全科医学系的门诊和住院患者中，CHF 的患病率随年龄增加而增加[36b]，其中 74% 的患者年龄超过 65 岁。有趣的是，这其中有 40% 的心力衰竭患者并没有收缩功能障碍，而这部分人大多为女性。在高血压、糖尿病、肥胖或瓣膜病的患者中，舒张性心力衰竭尤其多见[37]。因此，对于老年患者来说，在评估早期即进行特定的心脏功能可能是最好的选择。

关于有无运动负荷或药物负荷时行超声心动图或放射性核素显像的优缺点及介绍将在其他章节进行说明。

（五）其他患者应进行的检查

肺功能检查是大多数不明原因呼吸困难的患者需要进行的下一步检查。呼吸描记图需要符合美国胸科学会"可接受性"和"可重复性"的建议标准[38]，否则将导致诊断错误或增加不必要的辅助检查。肺活量测定可用于确定呼吸异常的功能类型。如果一秒用力呼气容积（FEV_1）与用力肺活量（FVC）的比值降低，可确诊气流阻塞，该病一经确诊无须立即进行进一步的诊断评估。肺活量测定可以用于阻塞性肺疾病治疗过程中的疗效评估。如果对治疗有反应却仍然存在呼吸困难，或者治疗没有达到客观缓解，此时则需要进行进一步的诊断评估。如果 FVC 降低、FEV_1/FVC 值正常，则提示为限制性肺疾病。但并不能进行诊断。需要通过测量肺体积进一步明确[39]。

流量—容积曲线也可以提供重要信息。例如

在上气道阻塞时，流量－容积曲线的吸气相、呼气相或双相会变平。而且，流量－容积曲线还可以辅助确定患者在检查过程中的努力程度及意愿情况。流量－容积环与容积－时间曲线的某些变化（如呼气时间短或呼气环路不稳定）可能提示配合不佳或非疾病状态。

测量 DL_{CO} 是为了评估肺泡—动脉交界面运输气体的能力[40]。DL_{CO} 的降低可提示肺实质的破坏、继发交界面纤维化或炎症发生、肺血管区丧失或贫血。升高则提示肺泡出血、红细胞增多或海拔适应。如果单纯 DL_{CO} 降低，可能为呼吸困难提供一些可能的病因[41]。

在肺功能检查中，测量最大吸气和呼气压力对于筛查呼吸肌的功能十分有用。在神经肌肉疾病患者中，最早的生理性异常是口腔内呼吸压力的下降[42, 43]。可用上述简单的检查方法发现呼吸肌无力综合征。但是在呼吸困难的情况下，这种方法的敏感度和特异度未知。最大自主通气量可作为呼吸肌功能受损的替代指标[42]。一些研究者认为，与预期测得的 FEV_1 相比，单独的最大通气量（maximal ventilatory volume，MVV）降低可以鉴别诊断线粒体肌病[44]。然而，MVV 测量依赖于患者的配合度，这限制了这项诊断研究的诊断准确度。

1. 随后的辅助检查

根据初始评估可能无法对呼吸困难患者得出某一具体诊断，但可以为下一步的评估提供指导。图 2-1A 显示了呼吸困难患者可能需要进行的后续治疗方法。如果初始评估提示为心脏原因，则需要进一步的心脏检查。同样，如果初始评估提示肺部异常，则需要进行肺功能检查（图 2-1E）。例如，MVV 降低时应考虑上呼吸道异常[45]及潜在的神经肌肉疾病[42]。肺活量受限时最好通过人体体积描记法或气体稀释技术进一步评估肺活量[39]。这些方法还可以明确评估呼吸困难的严重程度。

当单独出现 DL_{CO} 降低的情况时，可进行心脏检查（超声心动图检查肺动脉高压）[46]、肺实质疾病的影像学检查（高分辨率 CT 检查纤维化或肺气肿性肺部疾病）[47, 48] 或复发性肺栓塞的影像学检查；而哪种诊断方法最合适是有争议的，需要根据评估机构的专业知识进行调整。

如果初始评估未提示心脏或呼吸系统疾病，医师则需要进行进一步检查，此时可以根据临床情况进行肺功能检查或特定的心血管检查。例如，当年轻患者出现间歇性呼吸困难但初始肺功能检查结果正常时（图 2-1D），支气管激发试验（broncho-provocation challenge，BPC）可能是最好的方法，能够提高气道高反应性疾病的检出率[20]。气道高反应性疾病对 BPC 非常敏感，但 BPC 不是特异性的诊断哮喘的指标[49]；鼻窦炎、近期病毒性或肺部感染等疾病也可导致乙酰胆碱激发试验阳性[50, 51]。Martinez 等[21] 在系列研究中发现，BPC 检测有助于识别中位年龄为 54 岁的患者的气道高反应性；但是仍然需要进一步的研究，以明确 BPC 在评估不明原因呼吸困难患者的作用。

2. 心肺运动功能测试（cardiopulmonary exercise testing，CPET）

心肺运动功能测试是一种诊断方法，指的是在进行最大极限症状限制性运动耐量试验时，测量患者的摄氧量、二氧化碳输出量与每分通气量，并同时监测患者的心电图、血氧饱和度及症状[52]，根据患者的反应可能提示相关疾病，但关于结果解读部分不属于本章内容，读者可自行参阅有关该主题的相关资料[53, 54]。如果心肺运动测试的结果显示完全正常也不能排除早期疾病，但可以提示存在严重疾病的可能性不大。

大多数心源性呼吸困难的患者在运动时可无异常，有时也可能表现出通气困难的情况[55]；另外，CPET 也可能提示过度通气综合征[56]，但一般情况不优先考虑这种诊断。异常的心电图表现可以提示缺血性心脏病，但是 CPET 的其他发现不具有特异性。一项前瞻性研究发现，去适应性呼吸困难患者及非缺血性心脏病患者在试验中反应相似[21]。其他数据也提示，经组织学或酶学证实的线粒体疾病患者也具有相似的高动力及高通气反应[57, 58]。

CPET 可用于诊断呼吸困难患者潜在的肺部疾病。动脉血气可以为鉴别肺实质疾病［PaO_2 和 P（A-a）O_2 改变］[59, 60] 和肺血管疾病［无效腔（V_D/V_T）异常］提供重要信息。DL_{CO} 降低可能提示患者在 CPET 过程中出现了异常的气体交换[41]，可以通过在运动试验中采集动脉血样进行更好的评估。

在 CPET 的测试过程中或测试结束后采集到的其他数据也能够提供有价值的信息。例如，胸膜腔压力与横膈压可能提示一些非预期的呼吸肌功能障碍[61]。虽然运动激发试验的敏感度显著低于其他形式的支气管激发试验[62]，但是在运动后连续测量肺活量可以发现由运动诱发支气管痉挛的患者。由于这种操作简单可行，因此应在负荷量运动实验后常规进行肺活量测定。虽然目前没有具体的证据，但是增加对流量—容积环的分析可能提高诊断的准确度[63]。通过在运动过程中检查患者声带功能、在运动时和运动后检查流量—容积环可以确定患者是否存在声带功能障碍。有研究发现，在 33 名劳力性呼吸困难的年轻军人中有 5 人出现了声带功能障碍[64]。许多呼吸困难的患者可能具有多种病因，但可以根据 CPET 确定患者的主要病因[21, 65, 66]。近期有研究发现，在 CPET 中增加有创性的心血管系统监测手段可以更好地识别射血分数保留性心力衰竭、运动性肺动脉高压、自主神经功能异常、氧化性肌病及过度通气[23]。

六、何时转诊

家庭医生、内科医生、呼吸科医生或心脏病医生可以按照本章概述的方法对呼吸困难患者进行初始评估及辅助检查。但是，通常需要肺部疾病或心脏病学方面的专门知识才可以行进一步的辅助检查。目前，大学医学中心开设了越来越多可以对不明原因呼吸困难患者进行评估的多学科专科诊所。

七、结论

呼吸困难是一种常见的诊断难题，在评估时也十分具有挑战性。虽然大多数患者可以按照合理有序的诊断方法得到诊断，但是为了更好地对这种常见主诉进行评估，仍然需要通过进一步的研究以建立最有效的诊断方法。

实践要点

- 个体在某一特定活动中表现出呼吸困难的严重程度可能与该活动所需的通气水平有关，而这种通气能力与个人体质有关。
- 冠心病是左心室收缩功能正常的患者出现静息时呼吸困难的重要原因，但此点经常被忽视。
- 应在指导下对呼吸困难的患者进行详细的体格检查，特别需要关注心血管系统和呼吸系统。
- 在评估呼吸困难时，需要注意胸部 X 线片的敏感度不高。例如，肺纤维化疾病在胸部 X 线片上可能没有明显表现，但在肺功能检查和高分辨率 CT 时表现得十分明显。
- 值得注意的是，老年人心力衰竭的发病率较高。舒张期心力衰竭极易出现在高血压、糖尿病、肥胖或瓣膜病患者中。
- 呼吸困难的初始评估可能无法用以诊断某个特定疾病，但是可以为进一步的评估提供指导。
- 心肺运动试验完全正常并不能排除早期心肺系统疾病，只能解释为目前存在这种疾病的可能性较小。
- 呼吸困难可能与替格瑞洛、胺碘酮等药物有关。
- 大多数心因性呼吸困难的患者在心肺运动试验中对运动的反应表现为正常，但是可能有通气模式不稳。

参考文献

[1] Society AT. Dyspnea. Mechanisms, assessment, and management: a consensus statement. American Thoracic Society. Am J Respir Crit Care Med. 1999;159(1):321–40.

[2] Kroenke K, Arrington ME, Mangelsdorff AD. The prevalence of symptoms in medical outpatients and the adequacy of therapy [see comments]. Arch Intern Med. 1990;150(8):1685–9.

[3] Ailani RK, Ravakhah K, DiGiovine B, Jacobsen G, Tun T, Epstein D, West BC. Dyspnea differentiation index: a new method for the rapid separation of cardiac vs pulmonary dyspnea. Chest. 1999;116(4):1100–4.

[4] Maisel A, Krishaswamy P, Nowak R, McCord J, Hollander J, Duc P, Omland T, Storrow A, Abraham W, Wu A, Clopton P, Steg P, Westheim A, Knudsen C, Perez A, Kazanegra R, Herrmann H, McCullough P, B. N. P. M. S. Investigators. Rapid measurement of B-type natriuretic peptide in the emergency diagnosis of heart failure. N Engl J Med. 2002;347(3):161–7.

[5] Burke M, Cotts W. Interpretation of B-type natriuretic peptide in cardiac disease and other comorbid conditions. Heart Fail Rev. 2007;12:23–6.

[6] Baughman K. B-type natriuretic peptide—a window to the heart. N Engl J Med. 2002;347(3):158–9.

[7] Rodeheffer R. Measuring plasma B-type natriuretic peptide in heart failure. J Am Coll Cardiol. 2004;44(4):740–9.

[8] Hammerer-Lercher A, Ludwig W, Falkensammer G, Muller S, Neubauer E, Puschendorf B, Pachinger O, Mair J. Natriuretic peptides as markers of mild forms of left ventricular dysfunction: effects of assays on diagnostic performance of markers. Clin Chem. 2004;50(7):1174–83.

[9] Alibay Y, Beauchet A, Mahmoud R, Brun-Ney D, Alexandre J, Benoit M, Dubourg O, Aegerter P, Boileau C, Jondeau G, Puy H. Analytical correlation between plasma N-terminal pro-brain natriuretic peptide and brain natriuretic peptide in patients presenting with dyspnea. Clin Biochem. 2004;37:933–6.

[10] Redfield M, Rodeheffer R, Jacobsen S, Mahoney D, Bailey K, Burnett J Jr. Plasma barin natriuretic peptide concentration: impact of age and gender. J Am Coll Cardiol. 2002;40:976–82.

[11] Loke I, Squire I, Davies J, Ng L. Reference ranges for natriuretic peptides for diagnostic use are depending on age, gender and heart rate. Eur J Heart Fail. 2003;5:599–606.

[12] Cataliotti A, Mallatino L, Jougasaki M, al e. Circulating natriuretic peptide concentration in patients with end-stage renal disease: role of natriuretic peptide as a biomarker for

ventricular remodelling. Mayo Clin Proc. 2001;76:1111–9.

[13] Akiba T, Tachibana K, Togashi K, Hiroe M, Marumo F. Plasma human brain natriuretic peptide in chronic renal failure. Clin Nephrol. 1995;44:S61–4.

[14] Knudsen C, Riis J, Finsen A, Eikvar L, Muller C, Westheim A, Omland T. Diagnostic value of a rapid test for B-type natriuretic peptide in patients presenting with acute dyspnoe: effect of age and gender. Eur J Heart Fail. 2004;6:55–62.

[15] Mueller C, Laule-Kilian K, Frana B, Rodriguez D, Rudez J, Scholer A, Buser P, Pfisterer M, Perruchoud A. The use of B-type natriuretic peptide in the management of elderly patients with acute dyspnoea. J Intern Med. 2005;258:77–85.

[16] Mueller C, Laule-Kilian K, Scholer A, Frana B, Rodriguez D, Schindler C, Marsch S, Perruchoud A. Use of B-type natriuretic peptide for the management of women with dyspnea. Am J Cardiol. 2004;94:1510–4.

[17] Mueller T, Gegenhuber A, Poelsz W, Haltmayer M. Diagnostic accuracy of B type natriuretic peptide and amino terminal proBNP in the emergency diagnosis of heart failure. Heart. 2005;91:606–12.

[18] Januzzi J Jr, Camargo C, Anwaruddin S, Baggish A, Chen A, Krauser D, Tung R, Cameron R, Nagurney J, Chae C, Lloyd-Jones D, Brown D, Foran-Melanson S, Sluss P, Lee-Lewandrowski E, Lewandrowski K. The N-terminal Pro-BNP investigation of dyspnea in the emergency department (PRIDE) study. Am J Cardiol. 2005;95:948–54.

[19] Mueller C, Scholer A, Laule-Kilian K, Martina B, Schindler C, Buser P, Pfisterer M, Perruchoud A. Use of B-type natriuretic peptide in the evaluation and management of acute dyspnea. N Engl J Med. 2004;350:647–54.

[20] DePaso W, Winterbauer R, Lusk J, Dreis D, Springmeyer S. Chronic dyspnea unexplained by history, physical examination, chest roentgenogram, and spirometry. Analysis of a seven-year experience. Chest. 1991;100:1293–9.

[21] Martinez FJ, Stanopoulos I, Acero R, Becker FS, Pickering R, Beamis JF. Graded comprehensive cardiopulmonary exercise testing in the evaluation of dyspnea unexplained by routine evaluation. Chest. 1994;105(1):168–74.

[22] Pratter MR, Curley FJ, Dubois J, Irwin RS. Cause and evaluation of chronic dyspnea in a pulmonary disease clinic. Arch Intern Med. 1989;149(10):2277–82.

[23] Huang W, Resch S, Oliverira RKF, Cockrill BA, Systrom DM, Waxman AB. Invasive cardiopulmonary exercise testing in the evaluation of unexplained dyspnea: Insights from a multidisciplinary dyspnea center. Eur J Prev Cardiol. 2017;24(11):1190–9.

[24] Charles J, Ng A, Britt H. Presentations of shortness of breath in Austria general practice. Aust Fam Phys. 2005;34(7):520–1.

[25] Ambrosino N, Serradori M. Determining the cause of dyspnoea: linguistic and biological descriptors. Chron Respir Dis. 2006;3(3):117–22.

[26] Elliott M, Adams L, Cockcroft A, Macrae K, Murphy K, Guz A. The language of breathlessness. Use of verbal descriptions by patients with cardiopulmonary disease. Am Rev Respir Dis. 1991;144:826–32.

[27] Simon PM, Schwartzstein RM, Weiss JW, Fencl V, Teghtsoonian M, Weinberger SE. Distinguishable types of dyspnea in patients with shortness of breath [see comments]. Am Rev Respir Dis. 1990;142(5):1009–14.

[28] Scott JA, Mahler DA. Prospective evaluation of a descriptor model to diagnose the etiology of dyspnea. Chest. 1995:188S.

[29] Small D, Gibbons W, Levy R, de Lucas P, Gregory W, Cosio M. Exertional dyspnea and ventilation in hyperthyroidism. Chest. 1992;101(5):1268–73.

[30] Martinez FJ, Bermudez-Gomez M, Celli BR. Hypothyroidism. A reversible cause of diaphragmatic dysfunction. Chest. 1989;96(5):1059–63.

[31] Cabanes L, Richaud-Thiriez B, Fulla Y, Heloire F, Vuillemard C, Weber S, Dusser D. Brain natriuretic peptide blood levels in the differential diagnosis of dyspnea. Chest. 2001;120: 2047–50.

[32] Nielsen L, Svanegaard J, Klitgaard N, Egeblad H. N-terminal probrain natriuretic peptide for discriminating between cardiac and non-cardiac dyspnea. Eur J Heart Fail. 2004;6:63–70.

[33] Wright S, Doughty R, Pearl A, Gamble G, Whalley G, Walsh H, Gordon G, Bagg W, Oxenham H, Yandle T, Richards M, Sharpe N. Plasma amino-terminal pro-brain natriuretic peptide and accuracy of heart-faiulre diagnosis in primary care. A randomized, controlled trial. J Am Coll Cardiol. 2003;42(10):1793–800.

[34] Epler GR, McLoud TC, Gaensler EA, Mikus JP, Carrington CB. Normal chest roentgenograms in chronic diffuse infiltrative lung disease. N Engl J Med. 1978;298(17):934–9.

[35] Orens J, Kazerooni E, Martinez F, Curtis J, Gross B, Flint A, III LJ. The sensitivity of high-resolution CTin detecting idiopathic pulmonary fibrosis proved by open lung biopsy: A prospective study. Chest. 1995;108:190–15.

[36a] Diller P, Smucker D, David B, Graham R. Congestive heart failure due to diastolic or systolic dysfunction: frequency and patient characteristis in an ambulatory setting. Arch Fam Med. 1999;8(5):414–20.

[36b] McComb BL, Ravenel JG, Steiner RM, Chung JH, Ackman JB, Carter B, Colletti PM, Crabtree TD, de Groot PM, Iannettoni MD, Jokerst C, Maldonado F, Kanne JP. ACR Appropriateness Criteria Chronic Dyspnea-Noncardiovascular Origin. J Am Coll Cardiol. 2018;15:S291–S301.

[37] Vasan R, Benjamin E, Levy RD. Prevalance, clinical features and prognosis of diastolic heart failure: an epidemiologic prespective. J Am Coll Cardiol. 1995;26:1565–76.

[38] Miller M, Hankinson J, Brusasco V, Burgos F, Casaburi R, Coates A, Crapo R, Enright P, van der Grinten C, Gustafsson P, Jensen R, Johnson D, MacIntyre N, McKay R, Navajas D, Pedersen O, Pellegrino R, Viegi G, Wanger J. Standardisation of spirometry. Eur Respir J. 2005;26:319–38.

[39] Irvin C. Lung volumes. Sem Respir Med. 1998;19(4):325–34.

[40] MacIntyre N, Crapo R, Viegi G, Johnson D, van der Grinten C, Brusasco V, Burgos F, Casaburi R, Coates A, Enright P, Gustafsson P, Hankinson J, Jensen R, McKay R, Miller M,

Navajas D, Pedersen O, Pellegrino R, Wanger J. Standardisation of the single-breath determination of carbon monoxide uptake in the lung. Eur Respir J. 2005;26:720–35.

[41] Mohsenifar Z, Collier J, Belman MJ, Koerner SK. Isolated reduction in single-breath diffusing capacity in the evaluation of exertional dyspnea. Chest. 1992;101(4):965–9.

[42] Celli BR, Grassino A. Respiratory muscles: functional evaluation. Sem Respir Med. 1998;19(4):367–82.

[43] Demedts M, Beckers J, Rochette F, Bulcke J. Pulmonary function in moderate neuromuscular disease without respiratory complaints. Eur J Respir Dis. 1982;63:62–7.

[44] Flaherty K, Wald J, Weisman K, Zeballos R, Schork A, Blaivas M, Rubenfire M, Martinez F. Unexplained exertional limitation: characterization of patients with a mitochondrial myopathy. Am J Respir Crit Care Med. 2001;164:425–32.

[45] Martinez FJ. Pulmonary function testing in the evaluation of upper airway obstruction. In: Norton M, editor. Atlas of the difficult airway. St. Louis: Mosby; 1996. p. 125–33.

[46] Rubin L, Badesch D. Evaluation and management of the patient with pulmonary arterial hypertension. Ann Intern Med. 2005;143:282–92.

[47] Hansell D. High-resolution computed tomography in the evaluation of fibrosing alveolitis. Clin Chest Med. 1999;20:739–60.

[48] Klein JS, Gamsu G, Webb WR, Golden JA, Müller NL. High-resolution CT diagnosis of emphysema in symptomatic patients with normal chest radiographs and isolated low diffusing capacity. Radiology. 1992;182(3):817–21.

[49] Sterk P. Bronchoprovocation testing. Sem Respir Med. 1998;19(4):317–24.

[50] Boldy D, Skidmore S, Ayres J. Acute bronchitis in the community: clinical features, infective factors, changes in pulmonary function and bronchial reactivity to histamine. Respir Med. 1990;84:377–85.

[51] Hallett J, Jacobs R. Recurrent acute bronchitis: the association with undiagnosed bronchial asthma. Ann Allergy. 1985;55:568–70.

[52] Wasserman K, Hansen J, Sue D, Casaburi R, Whipp B. Principles of exercise testing & interpretation. including pathophysiology and clinical applications. Philadelphia: Lippincott Williams & Wilkins; 1999.

[53] American Thoracic Society, and American College of Chest Physicians. ATS/ACCP statement on cardiopulmonary exercise testing. Am J Respir Crit Care Med. 2003;167:211–77.

[54] Weisman I, Zeballos R. A step approach to the evaluation of unexplained dyspnea: the role of cardiopulmonary exercise testing. Pulm Perspect. 1998;15:8–11.

[55] Weisman I, Zeballos R. Clinical evaluation of unexplained dyspnea. Cardiologia. 1996;41(7):621–34.

[56] Gardner W. The pathophysiology of hyperventilation disorders. Chest. 1996;109(2):516–34.

[57] Flaherty K, Weisman I, Zeballos R, Martinez F. The role of cardiopulmonary exercise testing for patients with suspected metabolic myopathies and other neuromuscular disorders. In: Weisman I, Zeballos R, editors. Clinical exercise testing. Basel: Karger; 2002. p. 242–53.

[58] Hooper R, Thomas A, Kearl R. Mitochondrial enzyme deficiency causing exercise limitation in normal- appearing adults. Chest. 1995;107(2):317–22.

[59] Keogh B, Lakatos E, Price D, Crystal R. Importance of the lower respiratory tract in oxygen transfer. Exercise testing in patients with interstitial and destructive lung diseases. Am Rev Respir Dis. 1984;129(Suppl):S76–80.

[60] Risk C, Epler G, Gaensler E. Exercise alveolar-arterial oxygen pressure difference in interstitial lung disease. Chest. 1984;85(1):69–74.

[61] Knobil K, Becker F, Harper P, Graf L, Wolf G, Martinez F. Dyspnea in a patient years after severe poliomyelitis. The role of cardiopulmonary exercise testing. Chest. 1994;105(3):777–81.

[62] Eliasson A, Phillips Y, Rajagopal K. Sensitivity and specificity of bronchial provocation testing. An evaluation of four techniques in exercise-induced bronchospasm. Chest. 1992;102:347–55.

[63] Johnson BD, Weisman IM, Zeballos RJ, Beck KC. Emerging concepts in the evaluation of ventilatory limitation during exercise: the exercise tidal flow-volume loop. Chest. 1999;116(2):488–503.

[64] Morris MJ, Deal LE, Bean DR, Grbach VX, Morgan JA. Vocal cord dysfunction in patients with exertional dyspnea. Chest. 1999;116(6):1676–82.

[65] Messner-Pellenc P, Ximenes C, Brasileiro CF, Mercier J, Grolleau R, Prefaut CG. Cardiopulmonary exercise testing. Determinants of dyspnea due to cardiac or pulmonary limitation. Chest. 1994;106(2):354–60.

[66] Palange P, Carlone S, Forte S, Galassetti P, Serra P. Cardiopulmonary exercise testing in the evaluation of patients with ventilatory vs circulatory causes of reduced exercise tolerance. Chest. 1994;105(4):1122–6.

[67] Millar L, Sharma S. Dyspnoea: focus on heart failure. In: Kaski J, Papadakis M, Raju H, editors. Investigating and managing common cardiovascular conditions. London: Springer; 2015.

[68] Martinez F. Evaluation of dyspnea. Educational review manual in pulmonary diseasee. New York: Castle Connolly Graduate Medical Publishing, Ltd.; 2003.

[69] Sietsema K. Approach to the patient with dyspnea. In: Humes HD, editor. Kelley's textbook of medicine. 4th ed. Philadelphia: Lippincott Williams & Wilkins; 2000.

[70] The Criteria Committee of the New York Heart Association. Nomenclature and criteria for diagnosis of diseases of the heart and great vessels. 9th ed. Boston: Little Brown; 1994. p. 253–6.

第 3 章　心　悸
Palpitations

Ruchika D. Husa　著

薛子璇　译

林海森　校

一、定义

心悸（palpitations）是指患者自觉心脏跳动的一种不愉快的感觉，常伴有不规则、加速或有力的心跳感。患者常使用多种术语来描述症状，如漏跳、心脏扑动、胸内翻转感、胸部或颈部的撞击感等。心悸是相当常见的症状，据报道，在一般人群中心悸的患病率约为 15%[1]。在门诊以心悸为主诉的患者十分常见，据报道，心悸是普通内科门诊患者最常见的 10 个主诉症状之一[2]。然而，如果患者心悸的时间特别长，或伴有恐惧感、头晕、胸痛或呼吸短促等其他症状时，需要寻求急诊治疗。

二、主要病因

心悸鉴别诊断的范围很广泛，全面的病史询问对于区分心脏和非心脏病因的心悸很重要，可以减少不适当且昂贵的检查。一项研究对 190 例以心悸为主诉的患者进行了分析，发现 84% 的患者有确定的病因[3]。其中，43% 的病因是心脏疾病，31% 是精神性疾病，10% 是其他原因（如药物诱导、甲状腺毒症、咖啡因、可卡因、贫血、苯丙胺、肥大细胞增多症）。

心悸的心脏原因通常包括房性或室性早搏，但也包括非持续性或持续性的室上性心动过速，较少见的是室性心动过速。许多心律失常［如室性期前收缩和房室（atrioventricular, AV）结性折返性阵发性室上性心动过速（paroxysmal supraventricular tachycardias, PSVT）］产生的共同机制是正常房室机械收缩顺序的改变，即心房与心室同时收缩，或心房收缩发生在心室收缩后不久。在这些情况下，由于心室内压力较大，房室瓣膜无法打开。因此，血液从心房反流到中心静脉和肺静脉，从而产生颈静脉巨大 A 波（canon A wave）。当这种现象与心动过速同时发生时，可引起呼吸困难或（和）颈部撞击感。

心悸症状产生的另一种机制与期前收缩后的心跳暂停（代偿间歇）有关。这种机制与是否存在早搏相关的房室收缩顺序改变无关，尤其是与收缩期外搏动可能伴随的每搏输出量减少（反映心室充盈时间减少）相反，收缩期外心室收缩会导致相关的肌力增强，有助于感知间歇性心跳或心脏撞击感。类似的机制还可能存在于二度房室传导阻滞相关的心悸中，但不常见。在高心排血量状态下，心室收缩力增加及其伴随的窦性心动过速也会造成心悸的主观感受。

患者还可能出现头晕、无力，以及接近晕厥或晕厥的症状，这取决于心律失常期间可能发生的心排血量减少的程度。这种心排血量减少在器质性心脏病患者中可能更明显。房室运动不同步也可能导致胸痛症状出现，在很少一部分患者中还可能导致咳嗽。

三、病史中的关键点

（一）心悸的特征

除了记录患者对其症状的描述外，医生识别心悸的特征性表现也很重要。

1. 症状持续时间

慢性（数周、数月或数年）还是急性或亚急性（数小时或数天）？前者提示慢性复发性的原发性心律失常，后者需考虑活动性心肺疾病的可能。

2. 发病时的情况

静息还是体力活动时发病？后者需考虑儿茶酚胺诱发的心律失常。当儿茶酚胺骤减时，迷走神经张力激增，可在运动过程中或运动终止时诱发室上性心动过速及心房颤动（atrial fibrillation，AF）。这种迷走神经介导的心房颤动在 20—60 岁的运动员男性中尤其常见[4]。心悸会在 24h 内的某一段时间内集中出现，患者通常会在睡前感觉到异常的心脏搏动，因为在试图入睡时很少有外界刺激分散他的注意力。多于半夜发生、使得睡眠中断的心动过速也可能代表迷走神经介导的心房颤动发作[5]。直立位长期复发的心悸提示窦性心动过速，这种现象是一种自主神经异常反应，通常见于年轻（通常为女性）患者，常继发于"体位性直立性心动过速综合征"[6]。情绪变化诱发的心律失常可见于长 Q-T 间期综合征患者（较少见），特别是先天性 1 型或 2 型，其特征是，在剧烈运动或情绪应激期间出现心悸；其机制通常为多形性室性心动过速（ventricular tachycardia，VT），也被称为尖端扭转型室性心动过速。最后，异常的窦性心动过速是一种罕见的疾病，表现为轻度运动或情绪紧张时出现心悸。这种心律失常的特征是窦性心率的异常增加，最常见于年轻女性，可能是对 β 肾上腺素能刺激过敏所致。

3. 发作/缓解方式

病理性心动过速常表现为突然发作和突然终止，逐渐加速和逐渐减速是窦性心动过速的典型特征。两种类型的心动过速的发作/缓解方式之间可能存在重叠。例如，阵发性室上性心动过速（PSVT）可能突然发生，但这种心动过速的突然终止，在一定程度上，可能会被儿茶酚胺激增相关的窦性心动过速所掩盖。

4. 心律规则与否

医生可以要求患者敲出心跳节律，这不仅可以协助了解心律的不规则性，还可以了解心律失常的发生率。如果患者描述或敲出相当不规则的节律，医生需要考虑频繁发作的室上性或室性心律，或者是伴有不规则心室反应的房性心动过速。

5. 发作持续时间

心悸发作是持续数秒、数分钟还是数小时？短暂的症状不太需要考虑治疗，尤其是在不伴有器质性心脏病的情况下。另外，伴有快速心室律的、持续数周至数月的室上性心动过速可能导致心动过速介导的心肌病。

6. 症状频率

确定症状是数小时至数天发作，还是数周至数月发作非常重要。除与临床相关外，该信息还可以协助确定最适合的诊断方式，从而检测出罪犯心律失常。

(1) 伴随症状：心悸可能伴随头晕、先兆晕厥或晕厥，这提示我们，应该去寻找有显著的潜在血流动力学意义且重症的可能性更大的心律失常，这之中最重要的是室性心动过速（VT）。大约 15% 的室上性心动过速（supraventricular tachycardia，SVT）患者存在晕厥症状。晕厥症状通常在快速 SVT 开始后立即发生，或与心动过速突然终止后的较长的代偿间歇时发生。晕厥可能与伴房室旁路快速传导路径的心房颤动有关，也可能提示存在器质性心脏病，如主动脉瓣狭窄、肥厚型心肌病或脑血管疾病[7]。另外，在心绞痛或呼吸困难症状之前发生的心悸可以提示我们，心律失常或窦性心动过速可能继发于局部缺血、左心衰竭、肺动脉高压或肺栓塞。

(2) 用药和个人史：使用拟交感神经药、血管扩张药、抗胆碱能药可能会加重心悸症状。医生应仔细核对患者的药物清单，以确定是否使用心脏性或非心脏性的可导致 Q-T 间期延长的药物；还需考虑非法药物使用（如可卡因或苯丙胺）、酗酒及咖啡因摄入过量与心悸之间的时间关系。

（二）心脏病史

心悸患者评估和管理的关键是确定是否存在潜在的心脏病。评估从询问病史开始，需询问患者是否存在任何当前或既往已知的心脏疾病。缺血性心脏病或充血性心力衰竭的存在提示我们，患者很可能有室性早搏或室性心动过速。心脏瓣膜病（包括风湿性心脏病或二尖瓣反流）可增加房性心律失常的患病概率。

（三）心律失常病史

如果已知患者有某种心律失常病史，则患者由于相同病因导致症状复发的可能性更大。当然，医生必须始终考虑新的心律失常出现的可能［例如，患有左心室收缩功能障碍且既往有室性早搏复合波（premature ventricular complexes，PVC）的患者发生阵发性心房颤动］。对于近期（几周至几个月内）有过射频消融史的患者，应考虑术后心动过速复发。即使在成功的手术后，这种情况也很常见[8]。

确定患者是否植入起搏器或心律转复除颤器（ICD）也很重要。询问此类装置的植入史可以协助我们对某些心律失常进行诊断和治疗。这两种装置触发的心室起搏都能够引起心室期前收缩（premature ventricular contraction，PVC）样症状，尤其是存在 1∶1 逆行（室房）传导时；伴随的心悸和反映房室搏动顺序颠倒的其他症状统称为起搏器综合征。在植入了双腔起搏器或除颤器的患者中，心悸可能是发生起搏器诱发的"连续回路心动过速（endless-loop tachycardias）"的信号。当医生通过这些装置的内部传感器调节起搏频率时，在最小活动期间过度敏感的速率反应性心室起搏可能使患者产生异常的心脏快速跳动的感觉。

（四）家族史

对于有猝死家族史的患者，医生应高度怀疑心悸是由遗传性致心律失常疾病引起的可能，如长 Q-T 间期综合征（第 16 章）、Brugada 综合征（第 16 章）或家族性儿茶酚胺介导的多形性室性心动过速[9]。在这些情况下，心悸可能反映非持续性室性心动过速的发生。在临床上，应更多地关注那些存在头晕、先兆晕厥或晕厥等伴随症状的患者。目前，越来越多的人认识到，某些家族具有心房颤动遗传易感性[10]，询问类似的家族史会给诊治疾病提供有用的信息。

（五）可能存在的内分泌疾病

甲状腺功能亢进（内源性或医源性）样症状可能提示心悸是由窦性心动过速或阵发性心房颤动导致的。窦性心动过速继发心悸需考虑嗜铬细胞瘤可能。当心悸伴有头痛、出汗和面色苍白等相关症状时，需考虑此诊断。

四、体格检查中的有用体征

在心悸患者中，体格检查应主要关注器质性心脏病的相关证据，如高血压、充血性心力衰竭特征（啰音、颈静脉压升高或肝颈静脉反流征阳性、心尖最大搏动点移位、S_3 奔马律和四肢水肿）及心脏杂音（可能提示瓣膜性或先天性心脏病，或梗阻性肥厚型心肌病）。慢性阻塞性肺疾病或阻塞性睡眠呼吸暂停提示了罪犯病变导致的房性心动过速存在的可能；Graves 病的周围性红斑也是如此。然而，尤其是在年轻人中，通过体格检查可以获得的关于心悸病因的信息并不丰富。

五、诊断性检查

用于评估心悸患者的检查类型很多，每种都有一定的优点和局限性，了解这些测试有助于医生选择最适合于患者的检查。

（一）静息心电图

应对所有的心悸患者进行这项检查。显然，在短暂的心电图（ECG）记录期间几乎不可能"捕捉"到心悸；但是静息 ECG 为是否存在基础结构性心脏病提供了重要线索，还可为心律失常的存在提供基础性证据。ECG 正常不能排除冠状动脉疾病，但往往意味着左心室收缩功能的保留[11]。左束支传导阻滞、非特异性心室内传导阻滞或既往心肌梗死的中老年患者的左心室收缩功能受损的可能性很大。无论是否伴有左心室收缩功能异常，ECG 提示的左心室肥大都增加了室性早搏和房性心动过速的发生率（继发于平均左心房充盈压升高）。I、aVL、V₄~V₆中明显的左心室肥大伴间隔深 Q 波，提示了梗阻性肥厚型心肌病的存在，这可能是心房颤动形成的基础。如果心电图显示右心房和（或）左心房增大，并且患者有慢性阻塞性肺疾病或二尖瓣狭窄的体征，需怀疑其对房性心动过速的易感性增加。

即使在无器质性心脏病表现的情况下，医生也应仔细检查 ECG 中是否存在 δ 波（QRS 上升波模糊不清，伴短 PR 间期）。δ 波是心室预激（Wolff-Parkinson-White 综合征）的典型心电图表现，提示心悸可能是由房室折返性心动过速和（或）经旁路快速传导的阵发性心房颤动引起的[12]（图 3-1）。在这方面需要注意的是，在左侧旁路患者中，δ 波可能相当细微（有时伴随 P-R 间期大于 0.12s），这是因为，与通过正常房室传导系统传到心室的窦性冲动相比，从窦房结到旁路的心房内传导时间较长。

还应检查心电图是否存在校正心率后的 Q-T 间期延长（男性长于 0.45s，女性长于 0.46s）和（或）"裂"或"切迹"形 T 波或其他 ST-T 波形态异常，这可能提示长 Q-T 间期综合征[13]（图 3-2）。右侧心前区导联"凹"型 ST 段抬高，伴 T 波倒置，常伴有不完全或完全的束支传导阻滞，提示 Brugada 综合征（第 16 章：图 16-1）[14]。最后，在右侧心前区导联 ST 段早期出现低幅度切迹，并伴有 T 波倒置，提示致为心律失常性右心室发育不良这一诊断[14]（图 3-3）。

（二）超声心动图

当病史、体格检查或心电图与心脏病理学的一致性存疑时，超声心动图对于诊断或排除明显的器质性心脏病非常有用，如左心室收缩功能不全、心房扩大、瓣膜病或不太常见的先天性心脏病。几十年来，人们普遍认为二尖瓣脱垂与各种心脏症状（包括心悸）之间存在某种关联。然而，根据最近的超声心动图观察结果，这种瓣膜异常在社区人群中的患病率很低（1%~2%），这类人群中各种心脏症状和心律失常的发生率与无二尖瓣脱垂的患者无差异[15]。因此，除了可能有严重二尖瓣反流的患者，二尖瓣脱垂本身并不太可能

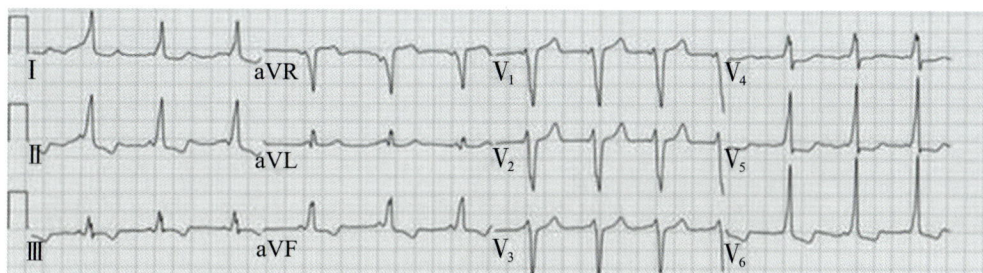

▲ 图 3-1 典型的 WPW 心电图模式，表现为短 PR 间期和 QRS 波前有 δ 波

经许可，引自 Rodriquez[32]

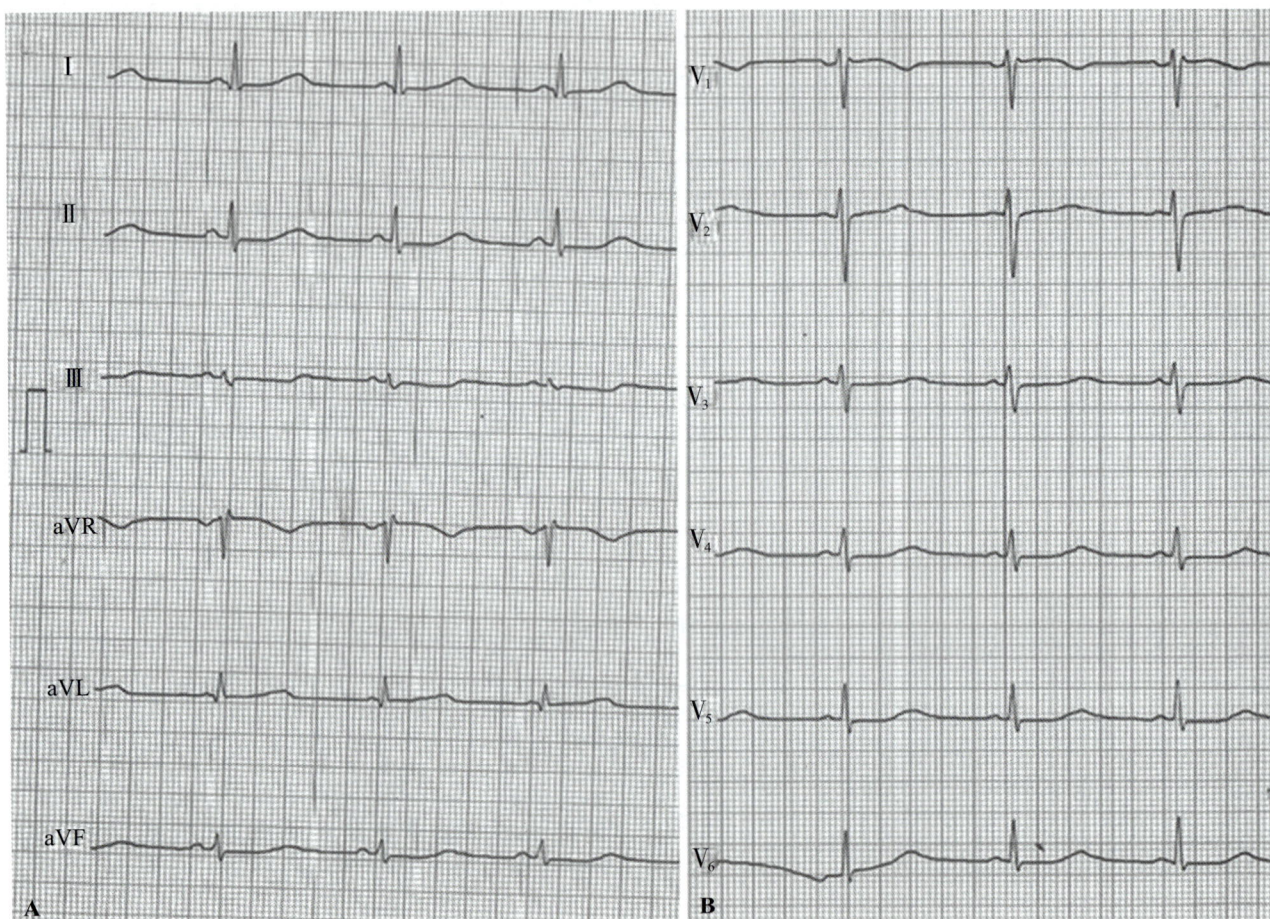

▲ 图 3-2　长 Q-T 间期综合征 3 型心电图；可见明显的 Q-T 间期延长伴晚高峰 T 波

经许可，引自 Matassini 和 Maolo [33]

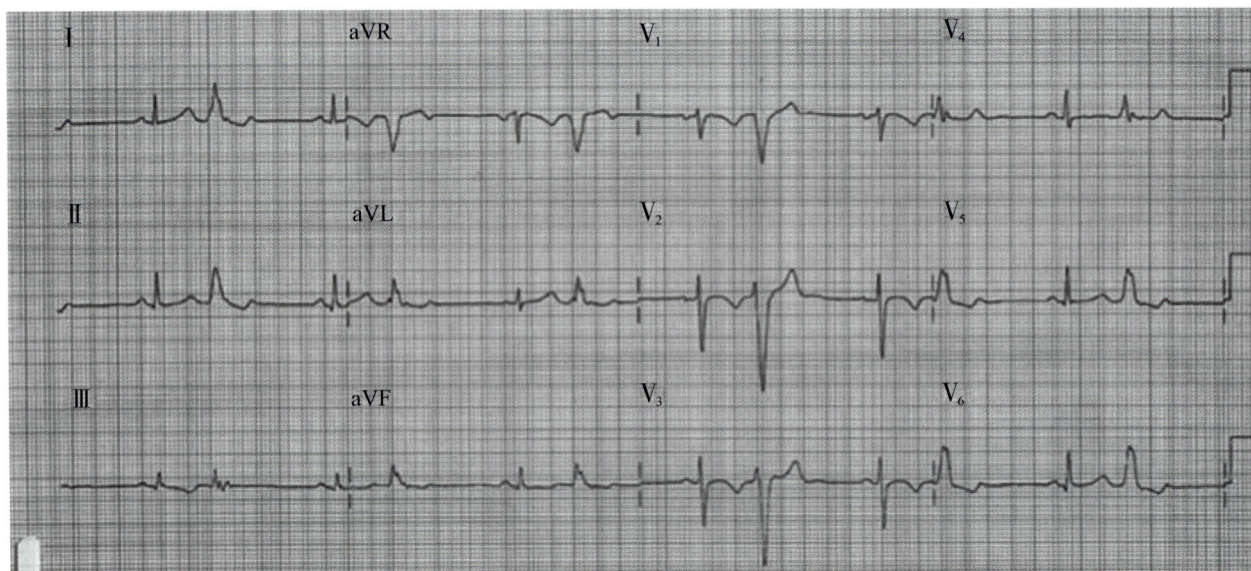

▲ 图 3-3　致心律失常性右心室心肌病 / 发育不良患者的标准 12 导联心电图；右心前区导联呈负向 T 波，左束支传导阻滞呈室性早搏形态

经许可，引自 Wojciech 等 [34]

导致心悸。

（三）运动试验

运动试验的诊断效果较差，除非患者病史提示存在缺血性心脏病导致的心律失常，或患者经常因运动诱发心悸。对于无器质性心脏病但存在运动相关性心悸的患者，运动试验可能有助于诱发及诊断频发性室性早搏、阵发性室上性心动过速、右心室流出道心动过速，或在没有 Q-T 间期延长的情况下，诱发多形性（在某些情况下为双向）室性心动过速。这可能是一种遗传性基础疾病的标志性心电图，这类疾病的存在会增加晕厥和心源性猝死的风险[9]。

（四）24h 动态心电（Holter）监测

对于每天至少发生一次（理想情况下用于监测多次发作的）心悸的患者，Holter 监测仪有助于识别病理性心律失常。监测仪通过胸部电极，在两个或多个通道上连续记录 ECG 信号，这有助于识别 P 波，鉴别室上性与室性起源的宽 QRS 波群。由技术人员通过计算机交互式程序扫描心电图记录，将每次心跳分类为室上性或室性类别；然后在总结报告中列出这些类别中的心跳次数和心动过速发作的特征（频率和持续时间）。

在 24h 记录期间，医生还向患者提供一个日记本，指导其记录各种症状和症状发生时间。因为 Holter 记录仪有一个实时通道，可以确定心悸（或其他症状）与 Holter 记录上同时检测到的特定心律失常之间的对应关系（图 3-4）。

（五）事件监测器 ECG

当心悸发生频率较低时，Holter 监测仪对诊断帮助不大。对于这种常见情况，最合适的诊断方式是事件监视器，它允许在患者需要的时候采集动态心电图，且与患者症状同步。事件监视器一次可佩戴数周（也可根据患者偏好定期取出），能通过心电图捕捉心律失常。一般而言，该方法在检测和诊断心悸的心律失常病因方面比 Holter

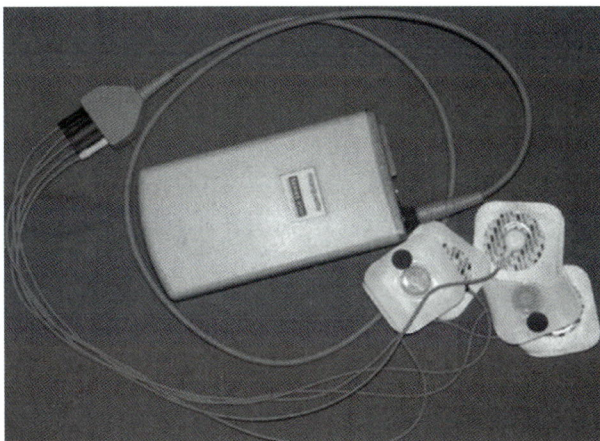

▲ 图 3-4 Holter 监测仪

患者通过肩带或皮带环佩戴记录装置，装置与 3～5 个皮肤电极相连，以进行持续监测；在出现症状时，按下位于设备顶部的按钮，以标记记录（经许可，引自 Subbiah 等[35]）

监测的成功率更高[16, 17]。此外，连续循环记录仪在评估心悸方面比动态心电图监测仪更具成本效益[18]。

事件监视器使用了两种可记录基本事件的心电图存储系统。第一种被称为记忆循环事件记录仪，该记录仪中有一个缓冲存储器，不断更新来自两个胸部电极的单通道心电信号。在心悸或其他心脏相关症状出现时，患者可以按下腰部佩戴设备上的方块大小的"记录"按钮，用于冻结缓冲区内存中前 30～60s 的 ECG 信号（可持续编程时间），以及随后的持续 30s 左右的可编程 ECG 信号。目前的事件记录仪能够存储数个此类事件。患者通过手动触发记录的事件存储信号将直接显示在心电图记录通道上（图 3-5 和图 3-6）。循环记录仪最适合症状短暂的患者，因为缓冲内存为患者提供了足够的时间来记录相应的 ECG 信号。

另一种为非循环记忆事件记录仪。在心悸持续时间较长（持续至少 1～2min）的患者中，非循环记忆的事件记录仪非常适用。这种类型的装置仅从患者激活开始记录心电信号。它可以避免连续佩戴胸部电极带来的不便，因为只有在症状发作时才需要使用电极。实现这一点的一种方法是将带有暴露的电极触点的小型手持式记录仪直接放在于胸部。更常用的非循环记忆型事件记录

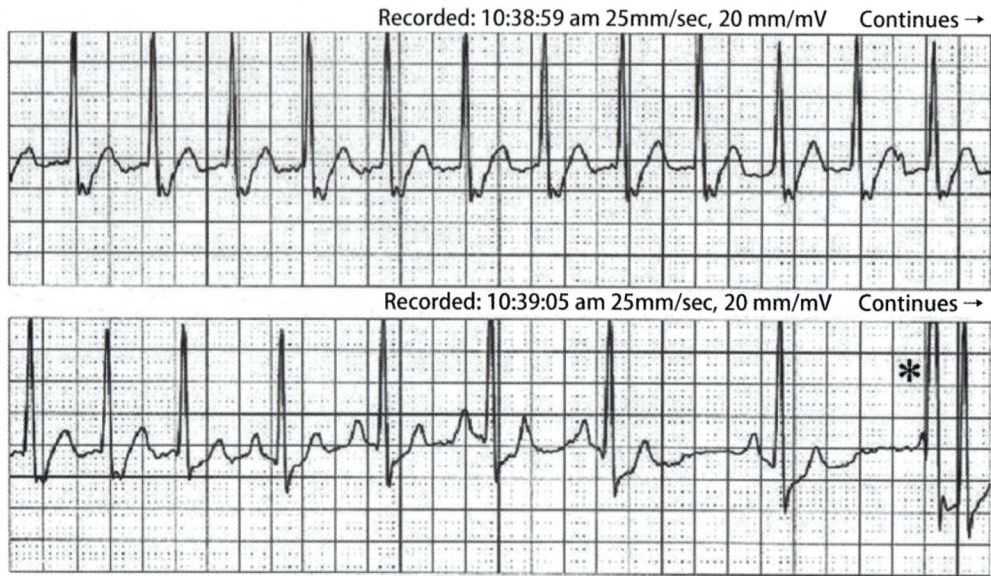

Recorded: 10:38:59 am 25mm/sec, 20 mm/mV　　Continues →

Recorded: 10:39:05 am 25mm/sec, 20 mm/mV　　Continues →

▲ 图 3-5　循环记忆的事件记录仪捕捉到的室上性心动过速的片段；星号表示刺激信号，表示心跳加速症状出现时，人为激活"记录"功能；注意，心动过速在底部条带的第三个 QRS 波后终止；尽管这种异常节律在患者激活记录功能之前就开始和停止了，但这些信号是可以从事件监视器的缓冲记忆中恢复

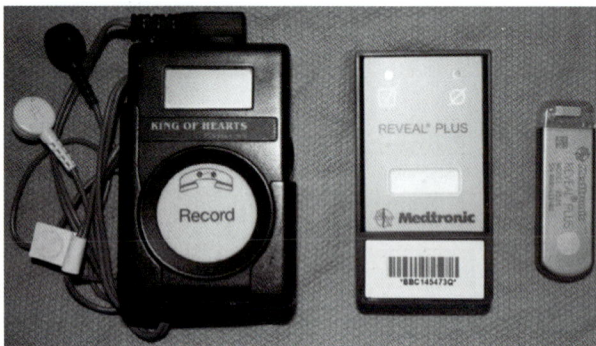

▲ 图 3-6　循环记忆的事件记录仪
分别为外部循环记录器（左边）带有连接在患者身上的电缆，植入式循环记录器（中间）和患者触发的激活器（右边）（经许可，引自 Subbiah 等[35]）

仪是佩戴在手腕上的。这种手腕记录仪的底面有一个电极，与皮肤接触。当患者出现心悸或相关症状时，他 / 她可以通过将另一只手的拇指和示指压在记录设备的两个相对的电极上，开始记录心律。在这个动作下，电极接触点仅跨越双上肢；因此，这种腕部装置本质上是记录肢体导联 I 的心电图信号。

无论使用哪种类型的事件记录仪，所有这些设备都具有向中央监测站传输存储的心电信号的能力。中心监测站配有技术人员或护士，每天 24h、每周 7d 对传输的节律做出初步分析，并在观察到具有潜在临床意义的心动过速或心动过缓（根据预先规定的标准定义）时通知转诊医生。随后可由转诊医生或监测公司雇佣的心脏病专家对传输的心电图记录进行最终通读和正式分析。

（六）电生理试验

通过心内电生理（electrophysiologic，EP）试验，电起搏技术可以诱发快速心律失常，从而有助于诊断。在心悸患者中，这种有创性操作通常只有在一项无创试验检测心动过速无效后才进行（表 3-1）；但对于高风险职业的个体，如竞技运动员、飞机飞行员或巴士司机，或者出现严重心律失常的可能性很高的人（特别是有潜在心脏病的患者）可以例外。

（七）植入式循环记录仪

对于使用事件记录仪也难以监测的心悸，可在锁骨下区域的皮下植入小型连续记录装置。该装置能够存储 ECG 信号，通常一次存储 10min（激活前 8min 和激活后 2min）；信号的存储可以由患者启动（通过使用磁铁），也可以通过使用

表 3-1 **ACC/AHA 对不明原因心悸患者进行电生理研究的建议**

分　类	适应证
第 I 类：有证据和（或）普遍认为 EP 试验是有用和有效的	医务人员记录的脉搏过快且心电图记录不能查明原因的心悸患者 晕厥发作前有心悸的患者
第 II 类：关于 EP 试验的有用性 / 有效性存在相互矛盾的证据和（或）意见分歧	临床上有明显心悸、怀疑为心源性心悸的患者，且症状是散发性的、无法记录；EP 研究旨在确定心律失常的机制，指导治疗及评估预后
第 III 类：有证据和（或）普遍认为 EP 试验是没有用的，在某些情况下可能是有害的	已证明心悸是由心脏外原因（如甲状腺功能亢进）引起的患者

ACC/AHA. 美国心脏病学院 / 美国心脏协会；改编自 Zipes 等[19]

预先设定的速率限制参数自动完成（另见第 5 章）；然而，这种诊断方式通常只适用于晕厥患者（图 3-6）。

（八）应用 Holter/ 事件监测仪的数据：解释问题

1. 心律失常与症状相关性

确认再次出现的心悸症状与已发现的心律失常相一致是非常重要的，这是确定导致心悸的病因是心律失常的先决条件。在普通人群中，房性或室性早搏的患病率较高，而复杂室性早搏（如多发性、双室性或长周期早搏）的发生率较低，因此此类评估是必要的（见后面的讨论）。另外，如果记录的症状与心律失常之间始终缺乏相关性，特别是在没有记录到与心悸有关的心律失常时，这有助于排除导致患者症状的心律失常的病因。

2. 室性早搏复合波

动态心电图和事件监测记录中检测到的室性心律失常，即使无症状，也仍然令医生们担心。一旦患者感觉到医生的高度关注，他们的室性早搏症状通常会加重，这可能会导致他们对这些心律失常可能导致的"心脏病发作"恐惧。如果医

生了解一般人群中室性早搏的发病率和复杂性，则可将此类担心降至最低。

表 3-2 总结了 9 项 Holter 研究的室性早搏相关观察结果，涉及 962 例健康青壮年[20-26] 和 156 例健康老年个体（75 岁或以上）[27, 28]。在设定的 24h 内，平均而言，上述人群样本中的 57% 至少记录到一次室性早搏；室性早搏患病率随年龄增加而增加，但性别无显著差异。在大约 95% 的正常人中，年轻人平均每 24 小时会出现 65 次室性早搏，中年人平均每 24 小时 300 次室性早搏，约 5% 的健康非老年受试者可能表现出更频繁的室性早搏（每 24 小时高达 1000 次或更多）。另外，复杂室性早搏并不罕见：在健康非老年人中，平均 9.7% 个体可见多形性室性早搏，2.4% 可见室性早搏二联律，1.3% 可见室性心动过速。通常在给定的 24h 内观察到室性心动过速不超过一次，而且不会持续很久，由 3～8 个连续室性早搏组成，心率通常低于每分钟 200 次（很少达到 300 次）。老年人的室性早搏往往更频繁和复杂。

目前关于心脏结构正常的患者室性早搏的频率及其复杂程度与临床预后的关系仍存在许多互相矛盾的证据。目前认为，在无器质性心脏病或遗传性致心律失常疾病的情况下，频繁或复杂的室性早搏可能不会增加危及生命的持续性室性心动过速或猝死的风险[29]。

3. 窦性心动过速

唯一与症状相关的心律失常是窦性心动过速，这并不罕见。当然，检查者必须明确这是在没有外部来源的物理或情绪压力的情况下，在休息时发生的。在这种情况下，可以通过动态心电图或事件监测器观察到窦性心动过速，心率通常为 100～120/min，有时也会观察到高达 140～150/min 的心率。当医生未能发现更严重的心律失常时，就会自然地认为监测试验是"阴性的"，并将症状归因于"焦虑"，特别是在没有潜在器质性心脏病的年轻或中年患者中（通常是女性）。这些病例的一个共同特点是很可能存在焦

表 3–2　普通成年人的 24h 动态心电图显示的早搏患病率 [a]

研　究	受试者数量	男　性	年龄 [范围（平均值）]	至少一次 PVC	受试人群的 PVC 频率 ≈ 95%（次数 /24 小时）	"复杂" PVC		
						多发性	双室性	室性心动过速
年轻人								
Brodsky 等 [20]	50	100%	23—27（NA）	50%	≤ 30	12%	2%	2%
Sobotka 等 [21]	50	0%	22—28（NA）	54%	≤ 100	10%	0%	2%
中年人								
Kostis 等 [22]	101	50%	16—68（49）	39%	≤ 500	4%	0%	0%
Bjerregaard 等 [23]	260	65%	40—79（54）	69%	≤ 200	23%	8%	2%
Bethge 等 [24]	170	69%	18—70（42）	41%	≤ 240[b]	10%	3%	2%
Rasmussen 等 [25]	111	51%	20—79（50）	61%	≤ 500	NA	2%	1%
Takada 等 [26]	220	69%	20—79（47）	44%	≤ 50[c]	9%	2%	0%
老年人								
Camm 等 [27]	106	NA	75—95（NA）	69%	≤ 2400[d]	22%	4%	4%
Kantelip 等 [28]	50	12%	81—100（NA）	96%	≤ 2400	18%	8%	2%

NA. 信息不可用；PVC. 室性早搏复合波；VT. 室性心动过速（≥ 3 次连续室性心动过速，心率＞ 100/min）
a. 除了 Camm 等 [27] 的研究对象的一个亚组是不完全健康但有活力的老年人外，所有人（根据病史、体格检查和 12 导联心电图）都被认为是"健康人"
b. 适用于 90% 的受试人群
c. 适用于 93% 的受试人群
d. 适用于 88% 的受试人群

虑症；但是医生也应注意，心悸合并窦性心动过速的患者可能患有某种类型的自主神经功能失调或窦房结功能固有性紊乱。排除急性或亚急性失血的情况后，如果患者从仰卧位变为站立位 5min 内，每分钟心率增快 30 次以上（无显著低血压），可以怀疑患者有体位性心动过速综合征 [4]。排除内分泌疾病后，在 24h 动态心电图记录显示平均心率超过 90/min 的患者应考虑异常的窦性心动过速。异常的窦性心动过速的潜在病理基础可能是多因素的，目前主要提出了两种机制：窦房结自律性增强和窦房结自主神经调节异常，伴随交感神经活动过度和副交感神经张力降低 [30]。异常的窦性心动过速患者中，有一大部分是医疗保健专业人员，约 90% 为女性，平均就诊年龄为（38 ± 12）岁 [31]。

六、治疗注意事项

本文总结了心悸患者的整体诊断方法。在评估过程中，任何时候的各种发现都可能会导致将患者被转诊至急诊室（表 3-3）或心脏病专家处（表 3-4）。

确定患者是否患有器质性心脏病非常重要，因为该因素对预后和治疗决策有重大影响。除了从病史和体格检查中收集的信息外，无创检查（特别是超声心动图）对于确定是否存在潜在的器质性心脏病非常有帮助。行心导管检查术通常不能仅凭心悸主诉为依据，而应基于这种有创性手术的常规适应证。治疗方案必须根据患者心律失常的类型和心血管疾病的诊断量身定制。

对于大多数患者而言，如果心悸发生在无

表 3-3　心悸：什么时候去急诊室

主要症状	伴随症状
心悸	最近诊断为晕厥 新发或加重的胸痛和呼吸困难
近期出现心悸（特别是伴有任何头晕的迹象）	可能是药物诱发的长 Q-T 间期综合征 已知或家族史的长 Q-T 间期综合征，Brugada 综合征 儿茶酚胺诱导的多形性 VT 致心律失常性右心室发育不良
持续规律性 SVT	特别是伴有低血压、头晕、胸痛或呼吸困难
心房颤动或扑动	低血压、头晕、胸痛或呼吸困难 平均心室率 > 120/min 如果可以肯定是在 48h 内发病，无论发病率如何，都有可能导致心脏复律 发病时间不确定，但有 TIA、脑卒中或其他血栓栓塞事件的患者，目前没有接受抗凝血治疗
持续的 VT	无
非持续性 VT	伴不明原因晕厥、新发或恶化的胸痛或呼吸困难，特别是已知器质性心脏病患者
无症状多形 VT	潜在器质性心脏病 Q-T 间期延长 Brugada 综合征 运动后诱发 心率 ≥ 120/min

SVT. 室上性心动过速；TIA. 短暂性脑缺血发作；VT. 室性心动过速

表 3-4　心悸：什么时候需要在心脏病专家处就诊

主要症状	伴随症状
Wolff-Parkinson-White 综合征患者	心房颤动或心房扑动或其他 SVT
心房颤动、心房扑动或常规 SVT 患者	晕厥 左心室收缩功能受损 肥厚型心肌病 对房室结阻断药反应不佳或耐受不良 严重瓣膜病
非持续性室性心动过速	器质性心脏病
频繁的、有症状的 PAC 或 PVC	对受体拮抗药或钙通道阻滞药无反应
慢性心悸	有长期 Q-T 间期综合征、Brugada 综合征、儿茶酚胺诱发的多形性室性心动过速或致心律失常性右心室发育不良家族史

AV. 房室；PAC. 房性早搏；PVC. 室性早搏；SVT. 室上性心动过速；VT. 室性心动过速

器质性心脏病的情况下，而不伴有晕厥或先兆晕厥、室性早搏、短阵性非持续性室性心动过速，我们通常认为其预后良好[27]，因此患者可以不用担心。这对于检出房性早搏（包括短阵性）的患者同样适用。应检查并消除诱发早搏的因素，例如过量摄入咖啡因、酒精、尼古丁、消遣性药物（毒品）或甲状腺功能亢进。不鼓励在这些情况下使用药物治疗，除非患者在完全理解疾病的良性性质后仍有较明显的症状。对于此类个体，考虑到其他抗心律失常药的严重不良反应（尤其是致心律失常作用），经验性治疗通常仅限于使用 β

肾上腺素能受体拮抗药或钙通道阻滞药。

我们必须排除其他导致持续性或异常的窦性心动过速的病因，如贫血、肺部疾病、身体营养状况不良或内分泌失调。此种疾病的保守治疗包括增加液体和盐摄入量（无心力衰竭情况下），运动耐力锻炼也是值得推荐的。如果患者仍然存在持续性症状，β 受体拮抗药或非二氢吡啶类钙通道阻滞药可能有用。对于异常的窦性心动过速和心脏功能低下患者，在没有典型的左心室功能障碍风险因素的情况下，可考虑进行电生理学评估。

当心悸伴有晕厥、先兆晕厥或其他心脏功能受损的表现时，或在器质性心脏病的情况下发现心律失常时，需要采取更积极的治疗措施。这包括对心房颤动或心房扑动患者使用口服抗凝血药和阻断房室结的药物，以及对各种有持续性症状的室上性心动过速患者进行射频消融术（第 14 章和 15 章）。射频消融也可用于治疗某些持续性室性心动过速、各种心肌病疾病以及有症状的原发性室性心动过速的高危患者（如长 Q-T 间期综合征和 Brugada 综合征）。

实践要点

- 在病史中，描述心悸的持续时间、发生时周围的情况、发作 / 终止的快慢、规律还是不规律、发作时间和频率。
- 阵发性室上性心动过速可能被误认为是"惊恐发作"，导致误诊。
- 通过病史、体格检查、心电图和无创检查（如有指征）寻找器质性心脏病的证据。
- 在没有明显二尖瓣反流的情况下，二尖瓣脱垂不能合理解释心悸的病因。
- 心电图可能提示心律失常的病因（如预激综合征）。
- Holter 监测仪的 24h 记录仅在症状至少每天都发生时有用。
- 用连续佩戴数天至数周的事件监视器（带有循环记忆功能）记录的动态心电图检测心悸相关心律失常是更高效的。
- 无论是 Holter 还是事件监测记录，心律失常必须与心悸密切相关时才能被视为是病因。
- 室性早搏复合波在一般人群中相当常见，只有伴有器质性心脏病和(或)晕厥时才应关注其预后。
- 心悸期间记录的窦性心动过速——在不"费力"的情况下——不应被假定为"阴性"结果（或自动归因于"焦虑"）；患者可能患有体位性直立性心动过速综合征或异常的窦性心动过速。
- 心悸的处理应依据所发现心律失常的性质、相关症状（如晕厥）的严重程度以及潜在心脏病的存在和程度来指导。

参考文献

[1] Lochen M-L, Snaprud T, Zhang W, et al. Arrhythmias in subjects with and without a history of palpitations: the Tromso study. Eur Heart J. 1994;15:345–9.

[2] Kroenke LTCK, Arrington ME, Mangelsdorff AD. The prevalence of symptoms in medical outpatients and the adequacy of therapy. Arch Intern Med. 1990;150:1685–9.

[3] Weber BE, Kapoor WN. Evaluation and outcomes of patients with palpitations. Am J Med. 1996;100:138.

[4] Coumel P. Autonomic influences in atrial tachyarrhythmias. J Cardiovasc Electrophysiol. 1996;7:999.

[5] Coumel P. Neural aspects of paroxysmal atrial fibrillation. In: Falk RH, Podrid PJ, editors. Atrial fibrillation: mechanism and management. New York: Raven Press; 1992. p. 109–25.

[6] Sandroni P, Opfer-Gehrking TL, McPhee BR, et al. Postural tachycardia syndrome: clinical features and follow-up study. Mayo Clin Proc. 1999;74:1106–10.

[7] Wu EB, Chia HM, Gill JS. Reversible cardiomyopathy after radiofrequency ablation of lateral free- wall pathway-mediated inces sant supraventricular tachycardia. Pacing Clin Electrophysiol. 2000;23:1308–10.

[8] De M, Kelly PA, Adler SW, et al. Palpitations occur frequently following radiofrequency catheter ablation for supraventricular tachycardia, but do not predict pathway recurrence. Pacing Clin Electrophysiol. 1993;16:1645–9.

[9] Francis J, Sankar V, Nair VK, et al. Catecholaminergic polymorphic ventricular tachycardia. Heart Rhythm. 2005;2:550–4.

[10] Brugada R, Tapscott T, Czernuszewicz GZ, et al. Identification of a genetic locus for familial atrial fibrillation. N Engl J Med. 1997;336:905–11.

[11] O'Keefe JH Jr, Zinsmeister AR, Gibbons RJ. Value of normal electrocardiographic findings in predicting resting left ventricular function in patients with chest pain and suspected coronary artery disease. Am J Med. 1989;86:658–62.

[12] Lessmeier TJ, Gamperling D, Johnson-Liddon V, et al. Unrecognized paroxysmal supraventricular tachycardia: potential for misdiagnosis as panic disorder. Arch Intern Med. 1997;157:537–43.

[13] Zhang L, Timothy KW, Vincent GM, et al. Spectrum of ST–T- wave patterns and repolarization parameters in congenital long-QT syndrome: ECG findings identify genotypes. Circulation. 2000;102:2849–55.

[14] Marcus FI. Electrocardiographic features of inherited diseases that predispose to the development of cardiac arrhythmias, long QT syndrome, arrhythmogenic right ventricular cardiomyopathy/dysplasia, and Brugada syndrome. J Electrocardiol. 2000;33(Suppl):1–10.

[15] Freed LA, Levy D, Levine RA, et al. Prevalence and clinical

outcome of mitral valve prolapse. N Engl J Med. 1999; 341:1–7.

[16] Kinlay S, Leitch JW, Neil A, et al. Cardiac event recorders yield more diagnoses and are more cost-effective than 48-hour Holter monitoring in patients with palpitations: a controlled clinical trial. Ann Intern Med. 1996;124:16–20.

[17] Zimetbaum PJ, Josephson ME. The evolving role of ambulatory arrhythmia monitoring in general clinical practice. Ann Intern Med. 1999;130:848–56.

[18] Fogel RI, Evans JJ, Prystowsky EN. Utility and cost of event recorders in the diagnosis of palpitations, presyncope, and syncope. Am J Cardiol. 1997;79:207.

[19] Zipes DP, DiMarco JP, Gillette PC, et al. Guidelines for clinical intracardiac electrophysiological and catheter ablation procedures. J Am Coll Cardiol. 1995;26:555–73.

[20] Brodsky M, Wu D, Denes P, et al. Arrhythmias documented by 2. hour continuous electrocardiographic monitoring in 50 male medical students without apparent heart disease. Am J Cardiol. 1977;39:390–5.

[21] Sobotka PA, Mayer JH, Bauernfeind RA, et al. Arrhythmias documented by 24-hour continuous ambulatory electrocardiographic monitoring in young women without apparent heart disease. Am Heart J. 1981;101:753–9.

[22] Kostis JB, McCrone K, Moreyra AE, et al. Premature ventricular complexes in the absence of identifiable heart disease. Circulation. 1981;63:1351–6.

[23] Bjerregaard P. Premature beats in healthy subjects 40–79 years of age. Eur Heart J. 1982;3:493–503.

[24] Bethge KP, Bethge D, Meiners G, et al. Incidence and prognostic significance of ventricular arrhythmias in individuals without detectable heart disease. Eur Heart J. 1983;4:338–46.

[25] Rasmussen V, Jensen G, Schnohr P, et al. Premature ventricular beats in healthy adult subjects 20 to 79 years of age. Eur Heart J. 1985;6:335–41.

[26] Takada H, Mikawa T, Murayama M, et al. Range of ventricular ectopic complexes in healthy subjects studied with repeated ambulatory electrocardiographic recordings. Am J Cardiol. 1989;63:184–6.

[27] Camm AJ, Evans KE, Ward DE, et al. The rhythm of the heart in active elderly subjects. Am Heart J. 1980;99:598–603.

[28] Kantelip JP, Sage E, Duchene-Marullaz P. Findings on ambulatory electrocardiographic monitoring in subjects older than 80 years. Am J Cardiol. 1986;57:398–401.

[29] Kennedy HL, Whitlock JA, Sprague MK, et al. Long-term follow- up of asymptomatic healthy subjects with frequent and complex ventricular ectopy. N Engl J Med. 1985;312:193–7.

[30] Sato T, Mitamura H, Murata M. Electrophysiologic findings of a patient with inappropriate sinus tachycardia cured by selective radiofrequency catheter ablation. J Electrocardiol. 2000;33:381–6.

[31] Blomström-Lundqvist C, Scheinman M, Aliot E, et al. ACC/ AHA/ ESC guidelines for the management of patients with supraventricular arrhythmias*—Executive summary: a report of the American college of cardiology/American heart association task force on practice guidelines and the European society of cardiology committee for practice guidelines (writing committee to develop guidelines for the management of patients with supraventricular arrhythmias) Developed in Collaboration with NASPE-Heart Rhythm Society. J Am Coll Cardiol. 2003;42(8):1493–531. https://doi.org/10.1016/j.jacc.2003.08.013.

[32] Rodriguez AP. The electrocardiogram. In: Hendel R, Kimmelstiel C, editors. Cardiology procedures. London: Springer; 2017.

[33] Matassini MV, Maolo A. Long QT syndrome. In: Capucci A, editor. Clinical cases in cardiology. Cham: Springer; 2015.

[34] Wojciech Z, Piotrowicz K, Turrini P. Electrocardiographic manifestations. In: Marcus F, Nava A, Thiene G, editors. Arrhythmogenic RV cardiomyopathy/dysplasia. Milano: Springer-Verlag; 2007. p. 121–8.

[35] Subbiah RN, et al. Ambulatory monitoring: (Holter, event recorders, external, and implantable loop recorders and wireless technology). In: Gussak I, Antzelevitch C, editors. Electrical diseases of the heart. London: Springer; 2013.

第 4 章 水 肿
Edema

Mashhood A. Kakroo   Peter V. Vaitkevicius   Ragavendra R. Baliga   著

薛子璇　译

林海淼　校

一、定义

水肿（edema）指的是组织液容量的异常增加，其通常首发在下肢。水肿是一系列临床疾病的非特异性表现，如果不清楚水肿形成的发病机制，不将其与潜在的病因联系起来的话可能对临床医生造成一些诊断及治疗的挑战。水肿可能是局部的或弥漫性的，这取决于水肿潜在的病因和影响到的组织液的范围。凹陷性水肿是临床实践中最常见的水肿，是由于流体重力的作用而引起特定部位的积液。它通常首先出现在足部和踝关节，但在卧床患者中，因首先出现在骶骨上而经常被遗漏。全身水肿或浮肿被定义为组织液大量且弥漫性积蓄。根据潜在机制，全身水肿和少量下肢水肿均可能与浆膜腔液体积聚有关。这可以表现为腹水（腹腔积液）或胸膜腔积液。在临床检查中，通过对骨表面（如胫骨、腓骨或骶骨）的皮肤施加压力可明确水肿的存在。释放压力后，如果压痕持续存在，称为凹陷性水肿。非凹陷性水肿常见于慢性淋巴水肿。肌肉硬性水肿（Brawny edema）是皮下组织纤维增厚的非凹陷性水肿，由慢性组织肿胀所致 [1]。

二、水肿形成原理（Starling 力）

一般成年男性中，总体重的 60% 是由水组成的。这部分水约 2/3 分布于细胞内，1/3 分布于细胞外（图 4-1）。血浆容量占细胞外液总容量的 25%，而其余 75% 则由组织液组成。由于水肿是因为组织液容量增加导致的，所以在发生水肿之前，通常需要超过 4kg 以上的过量体液。在微循环中，静水压的作用是在组织水平保持液体平衡。水肿是这些力量不平衡的结果 [2, 3]。血管内的静水压和组织间液内的胶体渗透压促进液体从血管流入血管外间隙。组织张力（血浆胶体渗透压和组织静水压）促进液体从血管外间隙进入血管内。不能通过静脉回流的大分子和蛋白质通过淋巴系统回流到血浆中。此外，血管通透程度是水肿发病的另一个重要因素。

毛细血管压力的增加可能是由静脉压力升高引起的。静脉压升高可以是全身性的，如充血性心力衰竭（CHF），也可能是局部的，如肿块（肿瘤）或深静脉血栓形成（deep venous thrombosis，DVT）引起的外源性物理压迫 [4]。营养不良、肝病、尿蛋白丢失或重度分解代谢状态引起的低白蛋白血症可改变血浆胶体渗透压。胶体渗透压的降低使得组织液进入血管的量减少。

心排血量下降，如充血性心脏病，会降低有效动脉血容量和收缩压（低血压）、减少肾血流量。代偿性激活交感神经系统和肾素 – 血管紧张素系统，可促进肾血管收缩，减少肾脏盐和水排泄，以及扩大细胞外液容量，形成水肿。此外，

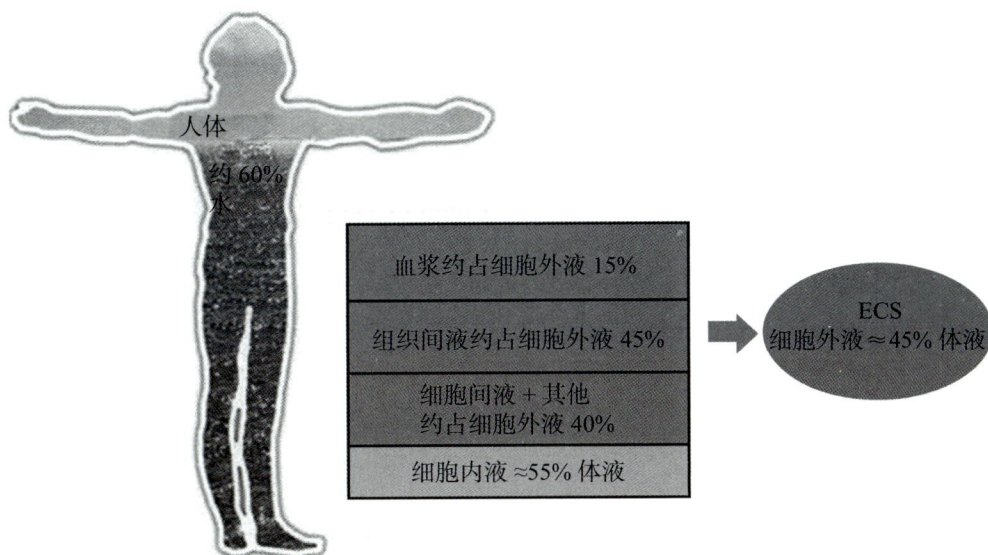

◀ 图 4-1　体液分布

经许可，引自 Agrò 和 Vennari [27]

上述系统还会激活负责维持正常血浆渗透压的系统，让患者感到口渴并促进抗利尿激素的分泌。如果体内盐和水的总量增加不足以恢复和维持适当的有效动脉容量，那么促进肾脏水盐潴留的刺激就不会停止，水肿的严重程度就会进行性加重。

肾病综合征和肝硬化会导致蛋白质丢失增加或蛋白质合成减少，从而使得血清白蛋白严重降低。血浆胶体渗透压的降低减少了血浆容量和有效动脉血容量，进一步促进了肾脏盐和水的重吸收 [5]。

毛细血管内皮损伤可增加血管通透性，以及增加液体和蛋白质进入组织间隙。血管损伤通常是感染、药物、超敏反应、热损伤或机械损伤的结果。这种血管损伤方式通常导致非凹陷性水肿并伴随局部炎症。此外，特定部位的淋巴引流阻塞会导致水肿。

三、临床评估的关键

（一）分布

单侧水肿（表 4-1）是一种常见的临床症状，尤其是下肢水肿。大多数单侧下肢水肿的患者应接受深静脉血栓形成评价。利用 Well 标准进行概率预测已经得到了很好的验证。如果预测概率为低至中等，随后应考虑进行 D- 二聚体检测，如果预测概率为较高，无论其是否与疼痛相关都应该使用静脉彩超进行检测（第 30 章）[6-10]。

表 4-1　单侧水肿形成原因

- 深静脉血栓形成
- 静脉炎后综合征
- Baker 囊肿破裂
- 腓肠肌破裂
- 蜂窝织炎
- 创伤
- 昆虫叮咬
- 静脉功能不全
- 静脉曲张
- 淋巴回流障碍
- 术后腹股沟血肿
- 术后动静脉瘘
- 使用加压装置可导致近端深部静脉血栓形成

除深静脉血栓形成以外，单侧水肿疼痛的机制还可能包括以下内容。静脉炎后综合征通常发生在深静脉血栓形成之后 [11]。腘窝（Baker）囊肿破裂会导致膝关节后部压痛，偶尔也会出现瘀点，在临床上类似于深静脉血栓 [12]。腓肠肌撕裂或破裂通常是急性的，可能与深静脉血栓混淆 [13]。软组织感染（蜂窝织炎和筋膜炎）在出现红斑或发热之前，最初可表现为肿胀和疼痛。腰大肌血肿或脓肿也可引起单侧水肿，并可能与侧腹部或臀部疼痛及抬腿试验阳性（疼痛、腰大肌征）有关。

双侧下肢或全身水肿（表 4-2）主要有三种机制：①中心静脉压升高，如肺动脉高压；②肾水钠潴留，如原发性肾病；③由于交感神经系统和肾素 - 血管紧张素系统的激活，心排血量减少，如充血性心力衰竭（congestive heart failure, CHF）。水肿的分布受流体的重力作用（依赖性水肿）及静脉和淋巴回流的限制影响，在肥胖患者中，水肿通常聚集在如阴囊或下腹部松弛结构中。胸部肿瘤所导致的感染、皮肤刺激、上腔静脉及纵隔血管的压迫或阻塞可产生局限在膈肌以上的全身性水肿[14]。

慢性右心室衰竭可能是左心室功能不全、肺动脉高压、睡眠呼吸暂停或慢性肺疾病的结果。中心静脉压升高会引起明显的双下肢水肿，常伴有腹水。大片肺动脉栓塞或心肌梗死继发的急性右心衰竭也会引起中心静脉压升高，但在急性发作时水肿可能不存在。在评估全身性水肿时，应仔细回顾病史，以寻求胸痛伴心绞痛或既往心脏病史（心肌梗死或心绞痛）的证据。由左心室收缩期或舒张期功能障碍引起的充血性心力衰竭是双侧水肿最常见的机制之一，并且此病常伴有胸腔积液或腹水。肝硬化是慢性肝病（如病毒性肝炎、酒精性肝病）的终点。肝源性水肿主要发生在下肢和腹腔，与门静脉压升高正相关。尿频、血尿或泡沫尿的出现支持肾源性水肿。肾病综合征相关的水肿由血清白蛋白显著降低（尿蛋白丢失超过 3.0g/d）引起，其产生的高凝血状态也会导致静脉血栓形成，从而加重水肿。微小病变、膜性肾小球病变、糖尿病肾病、人类免疫缺陷病毒感染、肾小球硬化和骨髓瘤肾损伤是肾病综合征的常见原因[15]。

特发性体循环水肿是一种发作性肿胀，常伴有腹胀，本病主要见于女性，与月经周期无关，此病患者过去可能广泛使用各种利尿药。运动性水肿一般会表现为面部和踝关节水肿，此种情况出现在经常剧烈运动的健康人中。高原水肿是一种下肢和面部水肿，通常见于在海拔 2400m 以上徒步旅行的人群，它随高盐饮食的强化并随着回到低海拔地区而消退。热带水肿是一种出现在踝关节的凹陷性水肿，通常在正常成年人从温带旅行到热带后 48h 内突然发生，在适应环境的几天内会自行消退。癌症，尤其是宫颈癌、结直肠癌、前列腺癌或淋巴瘤，会导致静脉和淋巴引流的局部扩张和阻塞而导致水肿。

淋巴水肿（表 4-3）有多种原因[16]。在出生时或出生后不久出现的原发性或先天性淋巴水肿较罕见。大多数原发性淋巴水肿发生在青春期后，伴有下肢水肿，多见于女性。继发性淋巴水肿表

表 4-2　全身性水肿形成原因

- 深静脉血栓形成
- 左心室收缩和舒张功能不全
- 心脏瓣膜病
- 右心室容量和压力超负荷
  - 慢性肺疾病
  - 睡眠呼吸暂停综合征
  - 肺栓塞
  - 原发性肺动脉高压
- 肝脏功能障碍
- 肾脏疾病
- 静脉功能不全 / 静脉曲张
- 绞窄性心包疾病
- 药物诱导
- 由于缺乏运动而导致静脉张力丧失
- 高通量心力衰竭
  - 甲状腺毒症、脚气病、AV 畸形
- 甲状腺功能减退
- 特发性循环水肿
- 运动水肿
- 高原水肿
- 热带水肿
- 淋巴水肿
- 营养不良
- Milroy 病：遗传性淋巴水肿
- Meige 病：遗传性 Ⅱ 型淋巴水肿
- Kippel-Trenaunay 综合征：毛细血管、静脉和淋巴的异常

AV. 动静脉

现为单肢肿胀发作，提示近端淋巴阻塞。在评估
下肢水肿时应寻找盆腔内静脉或淋巴阻塞的原因，
如肿瘤或血栓形成。如乳腺癌淋巴结清扫术或放
射治疗等癌症治疗病史是此种水肿的常见原因。
当在癌症治疗后发现肢体水肿时，应考虑肿瘤复
发。此外，丝虫病是全世界范围内淋巴水肿的第
二重要原因，如果患者曾在此病流行地区旅行或
居住，应考虑丝虫病。丝虫病典型的皮肤变化是
皮下水肿、变薄、角化过度，偶见象皮病。

表 4-3　淋巴水肿形成原因

- 转移癌或淋巴瘤
- 放射治疗或化学治疗
- 腹膜纤维化
- 结节病
- 丝虫病
- Milroy 病
- Meige 综合征
- Klippel-Trenaunay 综合征

（二）与水肿相关的药物

　　回顾患者的用药史可以为判断水肿的病因
提供重要的意见。而停用导致水肿的相关药物
可能是治疗过程中最重要的一步。非甾体抗炎
药（NSAID）是药物相关下肢肿胀极其常见的一
种[17]（表 4-4），其可通过收缩肾脏微血管和降
低肾小球滤过率促进水钠潴留，导致水肿。同
时，这些药物可能限制抗高血压药和利尿药的治
疗作用。在充血性心力衰竭等情况下，这些药物
可能会加重患者容量管理的难度。环加氧酶 -2
（COX-2）抑制药也与水肿形成有关。当使用动
脉或小动脉扩张剂类抗高血压药时发生水肿的概
率较高。α 肾上腺素受体拮抗药因其能减轻前列
腺梗阻症状而成为前列腺增生的常用药物，其也
会引起下肢水肿。钙通道阻滞药是另一类常用的
降血压药，具有类似产生水肿的不良反应。肾上
腺皮质类固醇和雌激素主要会对肾单位皮质集合
管中醛固酮敏感的钠通道起作用，从而引起水钠
潴留，导致水肿。糖皮质激素有时会引起代谢性

碱中毒和轻度低钾血症。

表 4-4　与水肿有关的药物

NSAID 和 COX 2 抑制药	
降血压药	• 米诺地尔 • 肼屈嗪 • 可乐定 • 甲基多巴 • 胍乙啶 • 钙通道阻滞药 • α 肾上腺素受体拮抗药
类固醇	• 糖皮质激素 • 合成代谢类固醇 • 雌激素 • 黄体酮
环孢素	
生长激素	
免疫疗法	• IL-2 • OKT3

COX-2. 环加氧酶 -2；IL-2. 白介素 -2；NSAID. 非甾体抗炎药；
OKT3. 抗 CD3 单克隆抗体

（三）体格检查中有意义的体征

　　应仔细评估水肿的物理特征，以便了解水肿
的形成过程。皮肤变化有助于确定水肿机制和急
慢性病程，如红斑和发白通常与感染相关，而红
肿（皮肤含铁血黄素染色）通常表示静脉功能不
全。对于单侧下肢水肿，一开始最好的评估方法
是在髌骨下同一高度用卷尺环绕分别测量双侧小
腿周长。应回顾支持深静脉血栓的临床体征，如
Homans 征（小腿疼痛伴足背屈）。应对患者进行
局部淋巴结触诊。肌肉断裂通常伴有局部压痛和
运动时疼痛。还应评估患者有无甲状腺功能亢进
和甲状腺功能减退等相关甲状腺疾病的临床体征。

　　在评估水肿的心源性机制时，体格检查应重
点关注以下内容。颈静脉压是一种直接测量中心
静脉压的方法，评估颈静脉压升高的最佳方法是
仰卧位，头部抬高至 30°～45°，观察患者是否
仍出现颈静脉充盈。检测到右心室隆起表明存在
压力或容量超负荷。左心室扩张伴心尖搏动移位
最好通过触诊前胸进行评估。应对患者进行心脏

听诊，并注意有无显著瓣膜病的杂音、左心室充血的奔马律（S_3）及心包摩擦音或叩击音。胸部查体还应重点评估是否存在吸气相啰音（提示充血性心力衰竭）或慢性肺部疾病，如前后径增大、横膈扁平、空气运动不良、呼气延长、哮鸣、粗啰音或干啰音。

肝脏疾病所导致的水肿通常有以下体格检查结果，即腹围增大、移动性浊音、水坑征或液波震颤，提示腹水的存在。原发性肝脏疾病时，颈静脉压正常或较低，但总容积可能存在扩张。如果合并心功能障碍，则颈静脉压可能升高。慢性肝病的体征包括黄疸、手掌红斑、蜘蛛痣、男性乳腺发育、睾丸萎缩、"海蛇头"征、扑翼样震颤、肝大、小结节性肝脏和肝性脑病的中枢神经系统变化等。

由肾脏疾病引起的水肿通常与全身性高血压、糖尿病终末器官疾病（视网膜病变或神经病变）和尿毒症的体征（呼吸恶臭、眶周水肿、心包摩擦音）相关。

（四）对诊断有帮助的检查

评估深静脉血栓的临床概率一般采用 Well 评分，它是指导是否对患者进行深静脉血栓的进一步评估的最佳指南。如果 Well 评分提示深静脉血栓的概率为低至中等，D- 二聚体检查因为有较高的阴性预测值则最佳。如果概率较高，则最好通过静脉多普勒进行评估。如果静脉多普勒阴性，但临床上仍严重怀疑，应考虑进行磁共振静脉造影以检查盆腔静脉（第 30 章）。应通过适当的检查鉴别静脉炎后综合征与急性深静脉血栓。腘窝囊肿破裂的最佳评估方法是超声检查、磁共振成像（MRI）或膝关节造影。腓肠肌破裂最好使用 MRI 评估。蜂窝织炎是通过测量白细胞计数、培养物和其他炎症标志物来评估的。

测量血清钠、钾、血尿素氮（BUN）、肌酐、尿素氮 / 肌酐值、尿酸、肝酶、血清白蛋白和胆固醇有助于评估特定器官功能。应根据病史和体格检查结果选择适当的检查。低钠血症可伴发充

血性心力衰竭、肝硬化或甲状腺功能减退。肝脏疾病最好通过测量肝酶和胆红素进行评估。当存在显著肝损伤时，其实验室检查结果可能会提示低钾血症、低白蛋白血症、呼吸性碱中毒、低镁和低磷水平、存在乙醇、大红细胞症和低血清叶酸水平。肾脏疾病的标志包括肌酐和 BUN 水平升高、高钾血症、代谢性酸中毒、高磷血症、低钙血症、典型的正常红细胞性贫血、活动性尿沉渣、低血清白蛋白水平（肾病综合征患者低于 20g/L）和蛋白尿（试纸检测通常超过 3+ 或 24h 尿液采集中超过 500mg/dl）。必要时应复查促甲状腺激素和甲状腺激素水平。

通常需要进行下述无创检查。二维心脏超声心动图对于评估左心室功能、瓣膜病非常有用，血流多普勒可用于评估左右两侧充盈压、肺动脉压和任何显著的心包疾病。右心室功能（射血分数）通常最好通过心室核素显像进行评估。肝脏超声检查可快速评估结节或明显肝硬化。肾脏超声检查有助于测量肾脏的大小并筛查有无尿路梗阻（肾盂积水）。

淋巴显像是一种寻找淋巴水肿原因的方法。在足背注射放射性标记胶体后，在一定时间间隔内评估淋巴结内的示踪剂摄取情况，可区分淋巴水肿和非淋巴源性水肿。示踪剂出现在主要淋巴通路外，特别是皮肤，提示有淋巴反流，并表明近端梗阻。同位素从注射部位转运不良提示淋巴管发育不全。淋巴管造影将示踪剂直接注入外周淋巴管（通常在足背），是诊断梗阻的一种手段。计算机断层扫描（CT）或磁共振成像（MRI）可用于检测皮下组织中的特征性蜂窝组织，这在其他水肿原因中是看不到的。深静脉血栓形成时筋膜深处的肌肉腔室扩大，但淋巴水肿时无变化。

四、治疗

在未解决潜在病因的情况下，仅仅通过调整生活方式和利尿治疗水肿是不够的（图 4-2）。不管水肿的原因如何，饮食干预，尤其是限制钠盐

病史	肝脏疾病 酒精摄入 肝炎 静脉曲张	心脏病 端坐呼吸 阵发性夜间呼吸困难	肾脏疾病 泡沫尿 高血压	无
体格检查	蜘蛛痣 "海蛇头"征 低白蛋白血症	第三心音 颈静脉扩张 正常血清	依赖性水肿 全身水肿 指缘色素带 低蛋白血症	无
实验室检查	肝功能 凝血酶原时间 血氨 肝组织活检	血清白蛋白 胸部 X 线片 超声心动图	尿蛋白 肾功能 肾组织活检	无
治疗	螺内酯 腹腔分流术 浸没疗法	地高辛 血管紧张素转化酶抑制药	免疫抑制药 血管紧张素转化酶抑制药	询问利尿药滥用 询问腔静脉堵塞

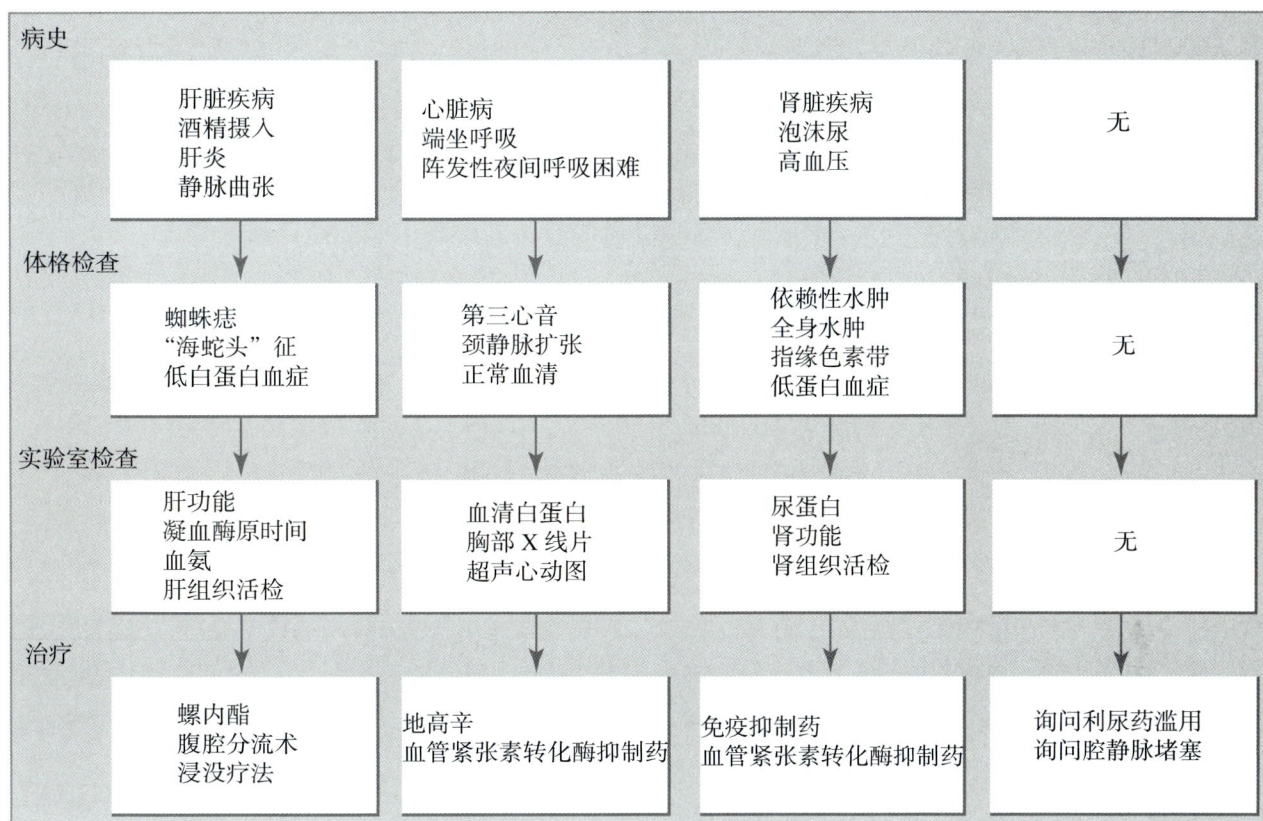

▲ 图 4-2　水肿的诊断和治疗算法

经许可，引自 Diskin 等 [14]

摄入，都是成功处理过多组织液的关键。通常情况下，将钠摄入量限制在每天 3g 以下是第一个目标，通过避免在熟食中添加盐很容易实现。在食物制备过程中避免添加盐、避免吃罐头和加工食品，可以进一步将钠摄入量减少到每天约 15g，这是第二步目标。限制水的摄入通常仅限于患有严重疾病并导致水肿的患者，尤其是充血性心力衰竭和肝硬化患者。将饮水量限制在每天 2L，可以通过对患者进行适当的教育来实现。更严格的限制（即每天约 1L）在门诊患者中难以实现。

利尿治疗是通过肾脏减少过量体液的主要手段。这些药物主要分为三类（表 4-5）。噻嗪类吸收良好，起效和达到高峰较晚，每天服用 1 次。噻嗪类的主要作用部位是远端肾小管。它们对肾功能不全患者的疗效较差，并与低钠血症相关。襻利尿药抑制髓襻升支对钠的重吸收。它们可以

口服或静脉给药，通常起效快，作用强；然而，其作用持续时间较短，可能需要每日 2 次给药。当存在肾损害时，它们比噻嗪类更有效。当患者的病情变的使其难以起效时，加用远端小管药物可协同促进更积极的利尿。

保钾利尿药也作用于远端肾小管，是一类弱效利尿药。它们在慢性利尿治疗过程中减少钾流失的能力使它们在慢性疾病（如充血性心力衰竭）的治疗中很有用。螺内酯是一种醛固酮敏感性钠转运抑制药，已被证明对症状明显的充血性心力衰竭患者具有显著的死亡率获益 [18]。首次开处方时，应以较低剂量给药，并逐渐增加剂量，以降低发生显著高钾血症的可能性。

在特定个体中经常观察到对利尿药治疗的反应不佳。利尿药抵抗的机制包括以下方面：①膳食钠摄入过多；②长期使用襻利尿药会导致远端肾单位发生肥大，也促进肾钠潴留；③有效动脉

表 4-5　利尿药疗法

利尿药种类	名　称	剂量范围（mg）	半衰期	效　价	阶级效应和不良反应
噻嗪类	氯噻酮	50～100	约 3d	++	低钾血症、低镁血症、高钙血症、低钠血症、高尿酸血症、血糖和血脂水平升高
	氢氯噻嗪	25～200	10～12h	++	
	美托拉宗	2.5～20	8～14h	+++	
髓襻利尿药	布美他尼	0.5～2	1～1.5h	+++	低钾血症，低镁血症，低氯血症，代谢性碱中毒，低钙血症，高尿酸血症，血糖和血脂水平升高
	依他尼酸	25～100	1.4h	+++	
	呋塞米	20～100	1h	+++	
	托拉塞米	5～100	＞3h	+++	
保钾利尿药	阿米洛利	25～20	6～9h	+	高钾血症、代谢性酸中毒；螺内酯：抗雄激素 / 男性乳腺发育
	螺内酯	12.5～100	1～1.5h	+	
	氨苯蝶啶	50～100	1～6h	+	

血容量损失（充血性心力衰竭、肝硬化）或进行性动脉闭塞继发严重的肾动脉血液灌注不足；④由于进行性肠壁水肿，药物经胃肠道吸收减少[19]。这些患者通常在静脉给予利尿药以减轻肠壁水肿，一个疗程后得到改善，口服药物也同样会对其起到改善作用。在急性失代偿性心力衰竭患者中，与静脉注射治疗相比，持续输注襻利尿药无显著临床获益[20]。对利尿治疗无效或肾功能恶化的心力衰竭患者，尽管有充血的临床症状，可能需要静脉滴注正性肌力药物来改善肾灌注，产生更有效的利尿作用[21]。

低白蛋白血症的存在和非甾体抗炎药（包括较新的 COX-2 抑制药）与类固醇（如泼尼松）的使用将导致利尿药抵抗。将阿米洛利、螺内酯、氢氯噻嗪、氯噻酮或美托拉宗与襻利尿药联用可促进组织液容量减少，但会增加低钾血症风险[22]。

应定期监测电解质和酸碱状态。随着使用螺内酯治疗充血性心力衰竭的增加，症状性高钾血症的发生率也在增加。持续静脉滴注襻利尿药或正性肌力药仅限于难治性充血性心力衰竭和晚期肾功能衰竭患者，如果处理得当，它是一种有效的减容手段。对于肾病综合征或肝硬化患者，血清白蛋白和血浆胶体渗透压严重降低，既往认

为给白蛋白可改善利尿作用，但在近期研究中，25% 的患者并没有显著的临床获益[23]。

淋巴水肿的治疗包括以下方面：①运动促进肌肉动态收缩，可主动或被动地增加淋巴引流；②弹力加压袜拥有对抗肌肉收缩的力量，可以产生更大的间质压力；③按摩可以刺激淋巴液流动，手动进行淋巴引流可能对更近端（通常是正常引流淋巴的区域）有效；④多层包扎、充气加压、抬高肢体、良好的皮肤护理、良好的卫生以及微小伤口消毒时的敷料对淋巴水肿有辅助作用（预防感染）。利尿药的益处有限，如果淋巴水肿的肢体重量（过大）限制了它的使用，有时需要手术，目的是去除过多的组织或绕过局部淋巴缺陷[24]。

五、何时转诊

大多数水肿患者可在门诊初级保健环境中进行治疗，几乎没有困难或风险。当促进液体聚集的基础疾病严重或不清楚时应转诊。充血性心力衰竭患者需要对其发病机制和严重程度进行系统评价，并努力寻找药物或手术治疗的潜在手段。这种综合方法可能包括有创血流动力学监测、静

脉正性肌力药物支持、基于设备的治疗和机械循环支持的决策，这些都可以有益地影响心力衰竭发病率和死亡率，通常最好由心脏病专家指导。肾衰竭或肾病综合征的发展也应考虑为适当的会诊指征。此外，引起全身性水肿的肝功能障碍，治疗也通常需要咨询专家。

深静脉血栓患者通常不需要转诊，除非与凝血酶原状态相关（蛋白 C 或 S 缺乏、抗凝血酶Ⅲ缺乏、狼疮抗凝物或凝血因子 V Leiden 突变）。在这种情况下，应由血液科医生进行复查。最后，当恶性肿瘤及其复发被认为在其中起作用时，肿瘤学专家的建议至关重要。

六、何时入院

静脉血栓栓塞的传统治疗是在住院患者中静脉注射肝素合并维生素 K 拮抗药。最近，低分子肝素和一些新型口服抗凝血药在深静脉血栓门诊治疗中的安全性已经被证实，并被指南推荐[25, 26]。但作为一个整体，这些患者应首选住院治疗，特别是当他们处于高风险时（第 30 章）。

住院治疗的益处更多地与促发水肿的基础疾病的严重程度和症状有关。最常见的住院原因是需要静脉给药，如蜂窝织炎、利尿药抵抗，或者迫切需要心脏药物。

心源性水肿患者住院的常见原因包括症状性心力衰竭、不稳定型心绞痛、潜在心肌梗死、晕厥，需要清除大量液体，对最大剂量口服利尿药反应差，充血性心力衰竭的相关代谢并发症（低钠血症、低钾血症、进行性肾功能不全），需要

正性肌力药物支持，以及需要清除胸膜腔或腹腔内的液体等。

肾衰竭相关水肿患者住院的常见原因有，尿毒症症状、需要透析、高钾血症、重度高血压、容量超负荷、显著代谢性酸中毒，以及需要有创性检查来诊断或治疗肾衰竭原发病因等。

肝源性水肿患者住院的常见原因有，肝性脑病、凝血功能障碍、全身水肿、明显腹水、疑似亚急性细菌性腹膜炎、消化道出血和严重贫血等。

实践要点
- 大多数单侧下肢水肿患者应评估深静脉血栓形成的概率，并根据其概率通过 D- 二聚体或静脉多普勒进行适当检查。
- 双下肢或全身水肿主要有三种机制：中心静脉压升高（如肺动脉高压）、肾水钠潴留（如原发性肾病）和心排血量减少。
- 非甾体抗炎药是导致药物相关下肢水肿的一种极为常见的机制。
- 支持深静脉血栓的临床症状不一致。
- 无论水肿的原因如何，饮食干预，特别是限制钠摄入量，对于成功管理过量组织液至关重要。而需要利尿药治疗的心力衰竭患者液体摄入量推荐限制为 2L/d。
- 大多数水肿患者可在门诊初级护理环境中进行治疗，几乎没有困难或风险。当促进液体聚积的基础疾病严重或不清楚时，应转诊。

参考文献

[1] Braunwald E. Edema. In: Fauci AS, Braunwald E, Isselbacher KJ, et al., editors. Harrison's principles of internal medicine, vol. 212. 14th ed. New York: McGraw-Hill; 1998.
[2] Starling EH. Physiologic forces involved in the causation of dropsy. Lancet. 1896;1:267–70.
[3] Hammel HT. Role of colloid proteins in Starling's hypothesis and in returning interstitial fluid to the vasa recta. Am J Physiol. 1995;268:H2133–44.
[4] Gorman WP, Davis KR, Connelly R. ABC of arterial and venous disease: swollen lower limbs—2: general assessment and deep vein thrombosis. BMJ. 2000;320:1453–6.
[5] Schrier RW. Pathogenesis of sodium and water retention in high-

output and low-output cardiac failure, nephrotic syndrome, cirrhosis and pregnancy. N Engl J Med. 1989;319:1127–34.

[6] Kearon C, Julian JA, Math M, et al. Non-invasive diagnosis of deep venous thrombosis. Ann Intern Med. 1998;128:663–77.

[7] Lensing WA, Prandoni P, Prins MH, et al. Deep vein thrombosis. Lancet. 1999;353:479–85.

[8] Merlin GJ, Spandorfer J. The outpatient with unilateral leg swelling. Med Clin North Am. 1995;79:435–77.

[9] Wells PS, Anderson DR, Bormanis J, Guy F, Mitchell M, Gray L, Clement C, Robinson KS, Lewandowski B. Value of assessment of pretest probability of deep-vein thrombosis in clinical management. Lancet. 1997;350:1795–8.

[10] Wells PS, Owen C, Doucette S, Fergusson D, Tran H. Does this patient have deep vein thrombosis? JAMA. 2006;295(2):199–207.

[11] Johnson BF, Manes RA, Bergen RO, et al. Relationship between changes in the deep venous system and the development of the post-thrombotic syndrome after an acute episode of lower limb deep vein thrombosis: a one to six year follow-up study. J Vasc Surg. 1995;21:307–13.

[12] Brady HR, Quigley CL, Stafford FJ, et al. Popliteal cyst rupture and the pseudothrombophlebitis syndrome. Ann Emerg Med. 1987;16:1151–4.

[13] McLure J. Gastrocnemius musculotendinous rupture: a condition confused with thrombophlebitis. South Med J. 1984;77:1143–5.

[14] Diskin CJ, Stokes TJ, Dansby LM, et al. Education and debate: towards an understanding of oedema. BMJ. 1999;318:1610–3.

[15] Cannann-Kuhl S, Venkatramen ES, Ernst SI, et al. Relationships among proteins and albumin concentration in nephrotic plasma. Am J Physiol. 1993;264:F1052–9.

[16] Mortimer PP. ABC of arterial and venous disease: swollen lower limb—2: lymphoedema. BMJ. 2000;320:1527–9.

[17] Pope JE, Anderson JJ, Felson DT. A meta-analysis of the effects of nonsteroidal anti-inflammatory drugs on blood pressure. Arch Intern Med. 1993;153:477–84.

[18] Pitt B, Zannad F, Remme WJ, et al. The effect of spironolactone on morbidity and mortality in patients with severe heart failure. N Engl J Med. 1999;341:709–17.

[19] Inoue M, Okajima K, Itoh K, et al. Mechanism of furosemide resistance in analbuminemic rats and hypoalbuminemic patients. Kidney Int. 1987;32:198–203.

[20] Felker GM, Lee KL, Bull DA, Redfield MM, Stevenson LW, Goldsmith SR, LeWinter MM, Deswal A, Rouleau JL, Ofili EO, Anstrom KJ, Hernandez AF, McNulty SE, Velazquez EJ, Kfoury AG, Chen HH, Givertz MM, Semigran MJ, Bart BA, Mascette AM, Braunwald E, O'Connor CM, NHLBI Heart Failure Clinical Research Network. Diuretic strategies in patients with acute decompensated heart failure. N Engl J Med. 2011;364(9):797–805.

[21] Heywood JT, Khan TA. The use of vasoactive therapy for acute decompensated heart failure:hemodynamic and renal considerations. Rev Cardiovasc Med. 2007;8(Suppl 5):S22–9.

[22] Black WD, Shiner PT, Roman J. Severe electrolyte disturbances with metolazone and furosemide. South Med J. 1978;71:380–1.

[23] Doungngern T, Huckleberry Y, Bloom JW, Erstad B. Effect of albumin on diuretic response to Furosemide in patients with hypoalbuminemia. Am J Crit Care. 2012;21(4):280–6.

[24] Ko DA, Lerner R, Klose G, et al. Effective treatment of lymphedema of the extremities. Arch Surg. 1998;133:452–8.

[25] Spyropoulos AC, Hurley JS, Ciesla GN, de Lissovoy G. Management of acute proximal deep vein thrombosis: pharmacoeconomic evaluation of outpatient treatment with enoxaparin vs inpatient treatment with unfractionated heparin. Chest. 2002;122(1):108–14.

[26] Robertson L, Kesteven P, McCaslin JE. Oral direct thrombin inhibitors or oral factor Xa inhibitors for the treatment of deep vein thrombosis. Cochrane Database Syst Rev. 2015;(6):CD010956.

[27] Agrò FE, Vennari M. Physiology of body fluid compartments and body fluid movements. In: Agrò FE, editor. Body fluid management—from physiology to therapy. 1st ed. Milan: Springer; 2013. p. 1–26.

第 5 章 晕 厥
Syncope

Ragavendra R. Baliga   Michael Lehmann   Ruchika D. Husa **著**

薛子璇 **译**

林海森 **校**

一、定义

晕厥，Syncope（来源于希腊语中的 Syn 和 koptein，意思是切断），是指突然、短暂的意识丧失和随后自发恢复的状态。晕厥前，患者可能会有各种先兆症状，典型的包括意识到即将晕倒。如果潜在的病理生理障碍（可能最终导致晕厥）消失（要么是自发的，要么是通过反作用，如仰卧位），晕厥前或先兆晕厥状态不一定会进展为完全的意识丧失。伴有脑灌注不足的低血压可将真晕厥与其他综合征（如低血糖）区分开来，而低血压可与其他综合征混淆。晕厥也不应与心搏骤停相混淆。心搏骤停的人会突然失去意识，如果不立即接受治疗就会死亡。然而，晕厥患者恢复得很快，几乎无须治疗。虽然如此，晕厥发作时仍然可能会造成损伤，其反复发作依旧是令人担忧的。

大多数发生"普通晕厥"（血管迷走性晕厥，见后文描述）的患者并未就医，因此晕厥的患病率很难确定。大约 1/3 的成年人在一生中至少经历过一次晕厥，在美国，晕厥患者约占急诊患者的 3%，占住院患者的 6%[1]。3 年随访复发率高达 34%[2]。

晕厥的预后范围很广，因此临床医生的主要任务是确定患者晕厥的病因是良性的还是危及生命的[3, 4]。医生必须考虑到晕厥实际上是猝死生还的可能性，很有可能在下次出现时带来灾难性后果。然而，即使晕厥不是猝死的预兆，它也可能会引起严重的继发性创伤性疾病。

对于晕厥患者，需要牢记的是要认识到真实晕厥事件的发生和消失，让医生"重建"晕厥事件发生经过。即使在各种诊断过程中发现异常，也不是医生确定真正病因的直接证据。医生必须整合所有可用信息，有重点地使用诊断试验，然后运用谨慎的临床判断，来得出最合理的有效诊断，从而指导治疗方案的选择。通常情况下，只有随着时间的推移，我们才能证明（相应措施避免了进一步事件的发生）或推翻（晕厥复发）假设的病因。在后者这种情况下，我们需要重新进行诊断性评估。

二、主要病因

表 5-1 列举了晕厥的主要原因。

（一）神经介导性晕厥

这些疾病的患者的共同特点是周围血管舒张、心动过缓发作，或者两者都有，这反映了交感神经的张力不足和迷走神经过度紧张[5]。

血管迷走神经性、血管抑制性或神经心源性晕厥，也称为"普通晕厥"，通常由下列诱发事件引起，即长时间站立、血容量不足（通常为脱

表 5-1 晕厥的主要原因

神经介导性晕厥	血管迷走神经性 情境性 颈动脉窦刺激
直立性晕厥	药物 自主神经功能不全 血容量不足
心源性晕厥	心律失常 器质性
代谢紊乱	
神经性疾病、精神性疾病	
原因不明的病因	

水）、恐惧、剧烈疼痛、暴露于过热环境、见血、强烈情绪变化或器械植入。然而，也可能在无明显原因的情况下发生。在普通晕厥典型发作时，患者可能有一些前驱症状，如感觉不稳定、感觉"不妙"、意识模糊、打哈欠，或出现耳鸣、视觉障碍（昏暗、模糊或看到斑点）。患者常伴有发热和恶心，有时还伴有呕吐，面色苍白和出汗是常见的。这些晕厥前特征（通常持续 30~60s）并非见于所有患者；晕厥可能突然发生而没有任何征兆，因此患者没有时间进行预防。晕厥发作时有低血压，常伴有心动过缓（但不一定）。如出现持续性低血压，可伴有癫痫样活动（不自主肌肉抽搐）。晕厥恢复时，随着意识恢复，面部颜色恢复，血压升高，心动过缓消退。典型的情况是，尽管通常有事后疲劳的感觉，当患者改为仰卧位后，意识会迅速恢复。对于有轻微晕厥前驱症状的患者来说，有时只有在恢复期，血管迷走神经性晕厥的症状和体征才变得明显，这些症状体征包括恶心、发热、发汗和面色苍白等。神经心源性晕厥的长期预后通常良好；然而，在相当一部分患者中，复发频繁是就医的主要原因。

情境性或反射性晕厥是在咳嗽、排尿、吞咽、排便期间或之后立即发生的意识丧失。酒精与排尿相关的晕厥有关。

颈动脉窦性晕厥由颈动脉窦受到刺激引起的，表现为低血压、心动过缓或两者兼有。敏感

个体通常是老年男性，对于他们来说，穿衣领较紧的衬衫或剃须刺激到颈部都可能诱发颈动脉窦性晕厥。

（二）直立性晕厥

这种类型的晕厥是由直立性低血压引起的，根据文献，患者在处于直立位后的最初 5min 内收缩压下降 20mmHg 或以上可以诊断；相关的心率要么保持不变，要么增加（与血管迷走性晕厥相反）。直立性低血压是老年人晕厥的常见原因，药物可加重直立性低血压（讨论见后文）。发生直立性低血压时应先检查是否有体液丢失和失血，特别是新发晕厥时。严重的腹腔内出血（如胃肠道破裂或异位妊娠）可在明显的出血体征出现之前引起晕厥。自主神经功能不全是糖尿病患者、帕金森病患者和老年人发生直立性低血压的原因。

（三）心源性晕厥

约 1/5 的患者是由心脏原因引起的晕厥。与无潜在器质性心脏病的情况相比，心血管疾病相关的晕厥预示着更高的死亡风险。心源性晕厥患者在 1~6 个月内死亡风险最高[6]。与非心源性晕厥（0%~12%）或无病因晕厥（6%）相比，心源性晕厥的 1 年死亡率为 18%~33%[7]。心源性猝死的发生率显著高于其他两组。由心脏原因引起的晕厥有以下几种。

心动过速（室性或室上性）和心动过缓都会引起心律失常性晕厥，具体包括窦性停搏、预激综合征（Wolff-Parkinson-White syndrome）、伴有经旁路迅速传导的心房颤动，以及持续性单形性室性心动过速（VT）。完全性心传导阻滞的患者可能由于短暂性停搏或室性快速心律失常（Stokes-Adams 发作）而发展为自限性晕厥发作，无有效心排血量。

尖端扭转型室性心动过速是一种多形性室性心动过速，发生于心室复极化延长的患者［长 Q-T 间期综合征（long QT syndrome，LQTS）］。LQTS 可能是先天性的，也可能是获得性的（例

如，低钾血症或暴露于某些药物，如下所述）。尖端扭转型室性心动过速很容易进展为心室颤动。因此，LQTS 个体不仅存在晕厥风险，还有因短暂性脑缺氧引起的癫痫发作和猝死的风险。其他可能致死的先天性心律失常包括 Brugada 综合征（胸前 V_1、V_2 和 V_3 导联 ST 段抬高，通常伴有完全性或不完全性右束支传导阻滞）[8]、家族性儿茶酚胺能多形性室性心动过速[9]和致心律失常性右心室发育不良伴相关室性心律失常[10]。在肥厚型心肌病的一些变型中，患者如有心肌肥大，则可能表现轻微心肌肥大，但受影响的个体易发生猝死，推测是由于持续性室性心动过速。肥厚型心肌病患者发生晕厥的另一种可能原因是心室内存在明显的压力梯度，导致梗阻性晕厥。

心脏起搏器和植入式心脏除颤器（implantable cardiac defibrillator，ICD）发生故障可能导致使用这些设备的患者发生晕厥。即使 ICD 可以成功治疗快速室性心动过速；但是，受到心动过速终止前持续低血压的影响，患者仍然可能发生晕厥。ICD 事件回顾可以提供与晕厥事件一致的有关快速心律失常的发作以及对治疗有提示的信息。

器质性晕厥是由瓣膜狭窄（主动脉瓣、二尖瓣、肺动脉瓣）、人工瓣膜功能障碍或血栓形成、肥厚型心肌病、肺栓塞、肺动脉高压、心脏压塞和冠状动脉起源异常引起的。主动脉狭窄的患者多在用力时发生晕厥。固定的瓣膜梗阻会妨碍心排血量的增加，导致运动时进入骨骼肌内扩张血管的血液减少。这种晕厥可在运动时或运动结束时即刻发生。当阵发性心动过速或缓慢性心律失合并主动脉瓣狭窄时，在静息状态下也可发生晕厥。主动脉夹层、锁骨下动脉盗血综合征、严重左心功能不全、心肌梗死是其他导致心源性晕厥的重要原因。在老年患者中，晕厥可能是急性心肌梗死的特征性表现[11]。当有左心房黏液瘤或球瓣血栓在舒张期落入二尖瓣时可导致心室充盈受阻和晕厥的发生。

最后，患有神经肌肉疾病的患者应排除心脏受累的情况，如进行性假肥大性肌营养不良（Duchenne 肌营养不良）。由于心脏受累，这些患者可能发生心肌病、完全性房室传导阻滞、室性心动过速或心室颤动，从而导致晕厥。

（四）代谢紊乱

低血糖引起的晕厥是指血糖水平 < 400mg/L 时出现意识丧失，伴有震颤、意识模糊、流涎、肾上腺素能亢进状态和饥饿。如果是服用胰岛素或口服降血糖药的糖尿病患者，应考虑低血糖性晕厥。与真性晕厥相反，低血糖引起的意识丧失通常在血糖水平恢复正常后才会消退，与低血压无关，即使患者处于仰卧位也会持续存在。肾上腺功能减退症可因皮质醇分泌不足而引起直立性低血压，是引起晕厥的另一个重要且可治疗的原因。尽管这种情况并不常见，但在长期接受类固醇治疗后突然停药或有其他肾上腺功能不全的特征（如皮肤红斑）时，应怀疑肾上腺功能减退症的可能。

（五）神经系统疾病

神经系统疾病可引起意识障碍或意识丧失的晕厥样表现，这些疾病包括短暂性脑缺血（通常在椎基底动脉区域）、偏头痛（基底动脉区域）、颞叶癫痫、弛缓性癫痫发作和无目击者的癫痫大发作。类似晕厥但无意识丧失的疾病包括跌倒发作（突然丧失姿势性肌张力）、猝倒和颈动脉源性短暂性脑缺血发作。在伴有剧烈疼痛的神经系统疾病中，如三叉神经痛或舌咽神经痛，通常是由血管迷走神经性晕厥引起了意识丧失。

（六）精神疾病

与精神疾病相关的晕厥或晕厥样综合征不会增加死亡率，但其 1 年复发率高达 50%[12]。晕厥和精神疾病之间的关联十分复杂。首先，精神疾病可能是晕厥的合并症状，不导致晕厥的发生。其次，精神疾病可能引起晕厥样状态，常涉及转换反应。与晕厥相关的精神疾病包括广泛性焦虑和惊恐障碍（过度通气导致脑血管收缩和可能的意识丧失）、重度抑郁、酒精和药物滥用及躯体化障碍。最后，复发性晕厥本身可能引起精神疾病，如焦虑和惊恐发作。由精神疾病引起的晕厥通常是在排除器质性原因后才能做出诊断。当患者同时患有器质性和精神性癫痫发作时，诊断较为困难。

（七）病因不明

早期的研究报道发现，约一半的晕厥患者无法确定其病因。然而，随着倾斜试验、事件监测、电生理研究的广泛应用，以及对老年患者和疑似精神病患者进行更积极的研究，能够确定病因的晕厥病例比例有所增加。

三、病史关键点

详细的病史记录对评估晕厥起着关键的作用。对于新发晕厥，检查者的重点主要是排除潜在的器质性心脏病和其他危及生命的疾病，如急性心肌梗死和卒中，这需要在急诊科进行评估。相比之下，复发性晕厥的诊断评估（图 5-1 和图 5-2）涉及的病因更广泛，通常需要在门诊进行。依据病史和体格检查可以确定约 45% 患者晕厥的原因[13]。对于基本要素进行医学评估可以识别以下类型的疾病：①缺血性心脏病，如心力衰竭、主动脉瓣狭窄、肥厚型心肌病和肺栓塞；②神经系统疾病，如癫痫发作和锁骨下动脉盗血综合征；③家族性疾病，如长 Q-T 间期综合征。应重点关注晕厥事件的周围情况、前驱症状和相关症状的性质、恢复期特征、药物治疗、心脏病史、家族史（如心肌病或 LQTS）和精神病史。目击者或家庭成员对患者晕厥发作时的描述是有用

的。在记录病史时，检查者应重点关注晕厥事件与姿势、发力、心悸的关系。检查者应确定先兆晕厥和晕厥发作的次数和持续时间；后者可能比全面晕厥事件更频繁（尽管持续时间更短），并为通过心电图监测捕获临床相关事件进行诊断提供机会。此外，还应询问患者是否遭受过与症状相关的任何创伤；严重的继发性损伤需要更加积极地进行诊断和治疗，旨在预防患者再次发病。

（一）发作时的周围环境

应特别注意症状的时间顺序：无前驱症状突然发作的晕厥可能提示心律失常，与诱发因素相关的长期自主神经症状（脸色苍白、出汗、恶心）则提示血管迷走性晕厥；长时间站立后意识丧失提示血管迷走性晕厥，而站立时立即发生的晕厥则是由直立性低血压引起。在吞咽、咳嗽、排便和排尿期间或之后立即发生的是情境性晕厥。酒精摄入可能是排尿性晕厥最重要的诱发因素。约 10% 的年轻人发生晕厥与酒精摄入有关，多是由于血管收缩功能减退导致的直立位应激[14]。当人扣紧衣领旋转头部时偶尔会发生颈动脉窦性晕厥。劳力性晕厥提示可能存在器质性心脏病，如主动脉瓣狭窄、肥厚型心肌病或运动性心动过速。在高竞技性运动员中，病史记录和仰头倾斜试验的结果表明了血管迷走神经性晕厥多发生在活动性脑缺血期间和缺血发作之后[15]。晕厥同时伴有手臂运动是锁骨动脉盗血综合征的一个特征。青少年或年轻成人有劳力性胸痛和劳力性晕厥病史，可能是冠状动脉起源异常引起[16]。LQTS 患者的晕厥可能与强体力活动（尤其是游泳）、情绪紧

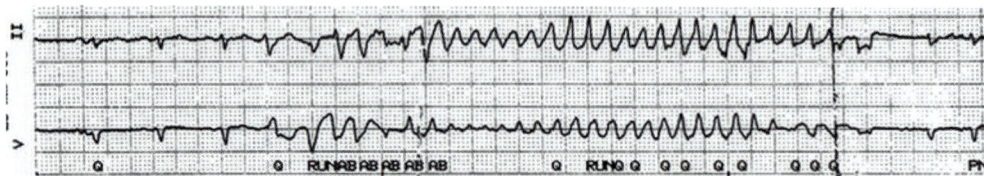

▲ 图 5-1　心电图监测显示为一名复发性晕厥患者的非持续性多形性室性心动过速。虽然心动过速类似于尖端扭转，但患者没有明显的 LQTS，且起病不是"长－短"型；通过纠正电解质紊乱（明显的低钾血症）似乎可以解决这个问题，但也在患者体内植入了 ICD

经许可，引自 Puppala 等[44]

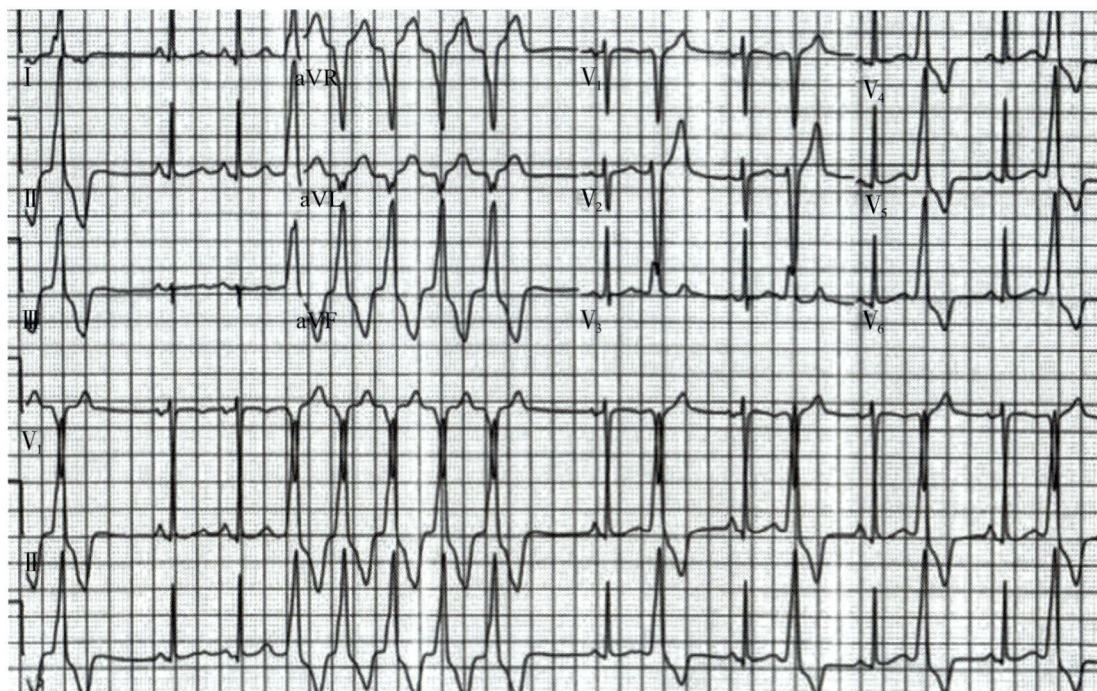

▲ 图 5-2 一名评估为复发性晕厥但心脏检查正常的 36 岁男性的心电图记录。动态心电图显示为频繁的室性异搏和非持续性室性心动过速，这与其症状密切相关；这些心室异位搏动在 12 导联心电图上的形态与右心室流出道（RVOT）的起源一致；患者接受了电生理检查，经过消融治疗解决了室性心律失常

经许可，引自 Puppala 等 [44]

张或对突然的非预期声刺激（如闹钟或电话的声音）的反应有关 [17]。晕厥前的心悸，尤其是意识到心脏的快速跳动，通常提示为心律失常性晕厥——尽管心动过速性晕厥不一定伴有此类前驱症状。神经性晕厥的特征包括脑干表现（眩晕、构音障碍、共济失调、视觉障碍），而晕厥事件后意识模糊更可能由癫痫发作引起。与头痛相关的意识丧失提示偏头痛或癫痫发作，而与咽喉或面部疼痛相关的意识丧失提示舌咽神经痛或三叉神经痛。

（二）发作时的姿势

血管抑制性晕厥通常发生在直立位，水平位可以逆转自主神经的紊乱。在某些情况下，如果患者过早恢复直立位，可能会再次出现晕厥。由心律失常导致的晕厥和由其他意识丧失原因导致的近乎晕厥，如低血糖和换气过度，它们的发生与姿势无关。此外，由疼痛引起的晕厥或与情绪相关的血管迷走性晕厥（例如，针刺后或看到血

液或损伤后），不会在直立位时发生。

（三）晕厥与癫痫发作的鉴别

在临床上鉴别晕厥与癫痫发作的挑战性较大（表 5-2），通过目击者的叙述通常有助于对这两种情况进行鉴别。这两种现象都会涉及意识丧失。另外，由于肌阵挛性抽搐也可能发生在继发于短暂性脑缺氧的真性晕厥过程中，会使两者混淆 [18]。晕厥和癫痫发作的最佳区别特征是发作后患者的感觉与患者的年龄。当 45 岁以上患者在发作后出现定向障碍时，癫痫发作的可能性是晕厥的 5 倍 [19]。因此，如果老年人在意识丧失发作后长期出现定向障碍，则更有可能为癫痫发作。但例外的是，心律失常性晕厥伴低血压发作延长也可能继发引起一过性脑缺氧损伤和事件后定向障碍。此外，提示癫痫发作的其他临床特征还包括发作期间面部发绀而非苍白、口吐白沫、意识不清持续 5min 以上，发作后感觉困倦、肌肉酸

痛，沿舌侧面咬舌等。事件发生前的先兆、事件发生期间的水平眼球运动和事件发生后的头痛也提示癫痫发作。大便和尿失禁均可发生于晕厥和癫痫发作，但更常见于癫痫发作。颞叶癫痫发作很容易被误认为晕厥，因为它们通常缺乏强直阵挛性运动，并与面色潮红、意识水平波动改变等自主神经变化有关。

表 5-2 晕厥和癫痫发作的特征

临床特征	晕 厥	癫 痫
因疼痛、排尿、运动、疼痛、排便或压力事件而引起的意识丧失	+	-
在事件前或事件中出现出汗或恶心	+	-
先兆	-	+
咬舌	-	+
痉挛或肌阵挛性抽搐或有节奏的动作	+/-	++
事件发生后定向障碍	-	+
恢复意识缓慢	-	+
失去意识＞ 5min	-	+

（四）发病年龄

在年轻个体（年龄＜ 30 岁）中，晕厥常见原因（表 5-3）包括神经介导的反射性晕厥、未确诊的癫痫发作、预激综合征和其他室上性心动过速、肥厚型心肌病、LQTS，以及其他遗传性心律失常类疾病及先天性冠状动脉异常[16]。

在中年（30—65 岁）个体中，晕厥的典型原因是神经介导和心源性晕厥（心律失常性、机械性 / 梗阻性）。

在老年（65 岁以上）个体中晕厥可能被忽视[4]，因为晕厥后的逆行性失忆症导致晕厥事件经常被患者简单描述为"跌倒"。老年人晕厥的原因通常是多因素的，倾向于发生了严重的心律失常（心肌病背景下的持续性室性心动过速）、直立性低血压或与脑缺血有关的神经系统疾病[3]。老年患者还易发生明确因素诱导下的神经介导性晕

厥，如排尿、排便、咳嗽、大笑、吞咽、进食等。餐后低血压（继发于内脏血管容量变化）可导致餐中或餐后晕厥。该年龄段的另一个影响因素是多种药物治疗，许多治疗剂量的药物可引起直立性低血压。另外，主动脉瓣狭窄、心肌梗死和颈动脉窦超敏反应也是老年人易出现晕厥的原因。有人认为颈动脉窦过敏是老年人晕厥或"跌倒"的原因[4]。由于老年人晕厥具有多因素性，因此有必要采取多种同时纠正这些因素的治疗方法。

表 5-3 与年龄有关的晕厥原因

年 龄	病 因

年轻人（< 30 岁）	• 神经介导性晕厥
	• 情境性晕厥
	• 酒精性晕厥
	• 未确诊的癫痫
	• 心源性晕厥
	  - 肥厚型心肌病
	  - 冠状动脉异常
	  - WPW 综合征，其他室上性心动过速
	  - 长 Q-T 间期综合征和其他遗传性心律失常

中年人（30—65 岁）	• 神经介导的晕厥 • 心源性（心律失常性，机械性 / 梗阻性）晕厥
老年人（> 65 岁）	• 神经介导性晕厥 • 心源性（心律失常性，机械性 / 梗阻性）晕厥 • 药物：抗高血压药、抗抑郁药等（清单见正文） • 直立性低血压

（五）其他病史线索

器质性心脏病，特别是缺血性心脏病伴左心功能不全的患者，必须考虑为心源性晕厥。猝死（包括意外溺水）或癫痫发作家族史是肥厚型心肌病、致心律失常性右心室发育不良、LQTS、Brugada 综合征和儿茶酚胺能多形性室性心动过速的特征。LQTS 病史在药物诱发的晕厥中尤为重要（待描述）。

提示为室性心动过速（VT）或房室（atrioventricular, AV）传导阻滞引起的晕厥（比值比＞ 5）的病史特征：①男性；②年龄＞ 54 岁；③ 3 次或少于 3 次的晕厥发作；④晕厥前警告持续时间为

6s 或 6s 以下[20]。

（六）药物

药物经常会引起晕厥，尤其是对于老年人来说。抗高血压和抗抑郁药是最常涉及的药物，易引起晕厥的抗高血压药包括多沙唑嗪、可乐定、肼屈嗪、哌唑嗪、血管紧张素转化酶抑制药和血管紧张素 Ⅱ 受体拮抗药。其他与晕厥相关的药物有吗啡、硝酸甘油、吩噻嗪、围术期胺碘酮、钙通道阻滞药（如硝苯地平）、枸橼酸化血液、积极的利尿药治疗、白细胞介素 –2、鱼精蛋白和奎尼丁。可能需要动态监测血压以记录药物性晕厥。

对于疑似患有 LQTS 的晕厥患者，用药史十分重要。在暴露于延长心室复极化的药物后，即使是以前无症状的携带者也可能突然发生由尖端扭转型室性心动过速引起的晕厥或心搏骤停。Q–T 间期延长药的详细列表见 *www.qtdrugs.org*。已知可促发尖端扭转型室性心动过速引起晕厥的药物的部分列表包括两类：①心脏类药物，如奎尼丁、普鲁卡因胺、索他洛尔、丙吡胺、胺碘酮和多非利特；②非心脏类药物，如大环内酯类抗生素、三环类抗抑郁药、吩噻嗪类、美沙酮、一些抗组胺药和西沙必利。值得注意的是，Q–T 间期延长药在女性中诱发尖端扭转型室性心动过速的频率高于男性[21, 22]。

（七）妊娠

妊娠合并晕厥比较常见[3]，但其确切机制及预后仍不清楚。在妊娠晚期，由于增大的子宫压迫腹主动脉和下腔静脉，即使在仰卧位也可发生晕厥。对于已知患有心脏疾病、心悸或心律失常、劳力性晕厥或心脏有病理性杂音的孕妇需要进行进一步的评估。

四、体格检查中有意义体征

晕厥的临床体征不明显，其典型体征取决于晕厥的根本原因。临床检查应有针对性，以便从病史中确定潜在的病因。体格检查在诊断直立性低血压、心血管疾病和神经系统疾病引起的晕厥方面价值最大。初步评估应包括以下内容。

1. 记录心率

严重心动过缓可能提示二度或三度心脏传导阻滞，而心动过速则应检查室性或室上性心动过速。"直立性心动过速综合征"伴类似晕厥的相关症状，可能与血管迷走性晕厥的临床表现相同[23]。5min 以内的站立导致心率增加 30/min，同时伴有直立不耐受症状（头晕目眩、头晕、近乎晕厥）时，应怀疑直立性心动过速。

2. 记录直立性低血压患者的仰卧位和直立位血压

直立位血压应在患者直立至少 3min 后记录。当患者直立后 5min 内收缩压下降 20mmHg 或舒张压下降 10mmHg 时，应怀疑直立性低血压。自主神经功能不全患者通常代偿性窦性心动过速。

3. 脉搏

当怀疑主动脉夹层时，需要评估手臂是否存在脉搏短绌并测量上肢血压。

4. 心脏听诊

主动脉瓣狭窄和肥厚型心肌病可以表现为喷射性收缩期杂音及奔马律。

5. 肺部查体

肺部检查包括呼吸频率的测量与其他检查，以排除张力性气胸、充血性心力衰竭和慢性阻塞性肺疾病。

6. 颈动脉窦按摩

颈动脉窦按摩对疑似颈动脉窦性晕厥的老年患者有效，最好同时使用心脏监护仪；但对于具有颈动脉杂音、近期心肌梗死、卒中、短暂性脑缺血发作或有室性心动过速病史的患者，应推迟进行颈动脉窦按摩。医生应确保没有颈动脉杂音后，再进行单侧按摩，每次按摩时长为 5s。按摩应在患者仰卧和直立时进行。异常的试验结果与大于 3s 的停顿伴随或不伴随长时间的低血压有关。如果患者晕厥前期症状重现，则试验结果更有意义。当患者在仰卧位和直立位（通常使用倾斜台）引起症状时，试验的重现性增强。

7. 其他

当怀疑卒中或局灶性神经功能障碍时，应进行神经系统检查和颈动脉杂音听诊。

五、诊断性检查

晕厥的研究受到以下事实的限制：没有可用于评估晕厥病因的诊断金标准。例如，在晕厥患者中检测到冠状动脉疾病并不一定意味着该病是晕厥的原因。

1. 常规实验室检查

不需要进行常规的实验室检查，只有当病史或临床检查结果建议时才进行这些检查。有用的测量包括通过检测血糖排除低血糖，通过测量血细胞比容排除失血。如果心电图观察到 Q-T 间期延长，应排除低钾血症和低镁血症。育龄妇女应考虑妊娠试验，特别是在进行直立倾斜试验或电生理试验之前。

2. 12 导联心电图（ECG）

应对所有晕厥患者进行 12 导联 ECG 检查，并应对医护人员记录的心律进行复查。虽然 ECG 的诊断成功率较低，但没有风险，并且相对便宜。此外，既往心肌梗死、非持续性室性心动过速或束支传导阻滞等病史可指导晕厥的进一步评估。然而，这些发现并不一定具有特异性。例如，双束支传导阻滞和既往心肌梗死的患者晕厥的原因更可能为室性心动过速而不是房室传导阻滞[4]。左心室肥大可能提示潜在的心肌病。完全正常的 ECG 意味着预后良好，并倾向于降低（但不能绝对排除）室性心动过速起源的可能性。ECG 有利于识别的疾病包括急性缺血、窦房传导障碍、束支 / 双束支传导阻滞、二度或三度心脏传导阻滞、室上性心动过速、非持续性室性心动过速、心室预激的旁路［如预激综合征，伴有短 P-R 间期和 QRS 升支模糊（"δ 波"）]、Q-T 间期延长、右胸导联 ST 段抬高（V_1、V_2 和 V_3）伴有不完全性 /

完全性右束支传导阻滞（Brugada 综合征，第 16 章），以及偶尔出现致心律失常性右心室发育不良的 "ε 波" 伴有在右胸导联的 T 波倒置。

3. 心率矫正后 Q-T 间期（rate-corrected QT，QTc）

Q-T 间期延长多被定义为（在无束支传导阻滞的情况下）心率校正后 Q-T 间期（QTc）超过 0.44s。但是，在正常人中，QTc 的 95% 置信区间上限：女性为 0.46s，男性为 0.45s[24]。因此，虽然 QTc 较长很可能为异常，但 0.42~0.46s 的 QTc 值对于诊断的意义并不明确，因为 *LQTS* 基因携带者和非携带者都可能表现出正常 / 临界范围内的 QTc[25]。QTc 的计算公式为 $Q\text{-}T/\sqrt{R\text{-}R}$，其中 Q-T（通常在 II 导联中测量）和 R-R 间期的测量以秒为单位。由于计算机的 ECG 测量可靠性有限，建议对晕厥患者的 QTc 进行人工评估。在测量 Q-T 间期时应注意避免纳入 U 波[26]。即使 QTc 处于正常或临界，LQTS 患者也可能存在某些异常 T 波形态学特征，特别是 "切迹" 或 "隆起"[26, 27]。

4. 运动负荷试验

当怀疑缺血是致心律失常性晕厥的原因时，运动负荷试验可用于诊断潜在的心肌缺血；此外，它还可用于检测频率依赖性房室传导阻滞、运动诱发的心动过速（如家族性儿茶酚胺能多态性室性心动过速[9]）或运动相关性晕厥[15]。运动试验前，所有劳力性晕厥患者必须进行超声心动图检查，以排除主动脉瓣狭窄或肥厚型心肌病。在年轻患者和运动员中，也应在运动试验前考虑先天性冠状动脉异常。

5. 超声心动图

当怀疑有器质性心脏病，如主动脉瓣狭窄、肥厚型心肌病、左心室功能障碍、右心室发育不良或肺动脉高压时，超声心动图的价值极大[28]（表 5-4）。当检查者试图通过超声心动图排除右心室发育不良时，应明确评估右心室壁的运动和功能；如果诊断仍不明确，应考虑行计算机断层扫描和（或）心脏磁共振成像。

表 5-4 ACC/AHA 对超声心动图的建议

分 类	适应证
I类：有证据和（或）普遍同意超声心动图是有用和有效的	临床怀疑有心脏病的患者发生晕厥
	劳力性晕厥
IIa类：有证据 / 意见倾向于有用 / 有效	高危职业（如飞行员）患者发生晕厥
IIb类：效用 / 有效性的证据 / 观点尚不充分	病因不明的晕厥，病史或体格检查未见心脏疾病
III类：有证据和（或）普遍认为超声心动图没有用处，在某些情况下可能有害	复发性晕厥，并且既往超声心动图或其他检查已被证实为晕厥的原因
	无心脏病可能的患者发生晕厥
	经典的神经源性晕厥

ACC/AHA. 美国心脏病学院 / 美国心脏协会；改编自 Cheitlin 等[28]

6. 直立倾斜试验

直立倾斜试验可用于怀疑患有神经介导性晕厥和心源性晕厥的患者（表 5-5）。根据使用的方案，患者需要被动倾斜 60°～70° 持续 20～45min，并进行频繁或连续的生命体征监测。当初始结果为阴性时，可使用激发剂以增加试验的敏感性，如异丙肾上腺素或硝酸甘油。人们普遍认为，在直立倾斜试验时，低血压（血管抑制反应）的发生常常伴随着心动过缓（心脏抑制反应），但不绝对，这类似于自发性血管迷走神经性晕厥。

约半数不明原因晕厥患者直立倾斜试验结果为阳性，服用异丙肾上腺素后，总体阳性率可以提高至 64%[29]。异丙肾上腺素增强反应的确切机制仍有待确定，但可能与血管扩张及刺激传入心肌的机械感受器有关。倾斜试验的敏感性为 32%～85%，而总体特异性约为 90%[1]。请注意，即使存在明显的神经介导性晕厥病例，倾斜试验也可能发生"阴性"，当晕厥明显是由于其他原因引起时，也可能发生"阳性"试验[1]。

该试验不适用于孕妇、肥厚型心肌病患者、主动脉瓣狭窄患者与老年人，因为低血压对这些患者尤其不利。该试验不适用于有过一次晕厥发

表 5-5 ACC 对直立倾斜测试的建议

分 类	适应证
I类：有必要进行直立倾斜测试	无论病史是否提示神经介导，高危患者复发性晕厥或首次晕厥发作
	没有器质性或心血管疾病的证据
	有器质性心血管疾病，但适当的测试排除了晕厥的其他原因
	对病因明确（如心搏停止、房室传导阻滞）但神经介导性晕厥易感性的患者进行进一步评估，将影响治疗计划
	部分评估运动诱发或运动相关晕厥
II类：对直立倾斜测试存在合理意见分歧的情况	鉴别惊厥性晕厥和癫痫发作
	评估复发性不明原因跌倒（特别是老年人）
	评估复发性头晕或晕厥先兆
	评估周围神经病变或自主神经功能异常情况下的不明原因晕厥
	随访评估神经介导性晕厥的治疗效果
III类：不允许进行直立倾斜测试的情况	单次晕厥发作，无损伤且不处于高危环境，具有明确的血管迷走神经临床特征
	已经确定了另一种特殊原因的晕厥，神经介导的敏感性的进一步证明不会改变治疗计划
直立倾斜实验的相对禁忌证	晕厥合并临床严重左心室流出梗阻
	晕厥合并严重二尖瓣狭窄
	晕厥合并严重的近端冠状动脉狭窄
	晕厥合并已知的危急脑血管狭窄

ACC. 美国心脏病学院；改编自 Benditt 等[1]

作（血管迷走性晕厥的特征）且在此期间未持续受到损伤的个体。对于无心脏原因的复发性晕厥患者，建议进行直立倾斜试验。

7. 24～48h 动态心电图（Holter）监测

动态心电图（Holter）监测（表 5-6）可用于判断心律失常性晕厥的原因[30]。如果在晕厥发作期间能够获得记录（一种罕见的偶然事件），此项检查的诊断率则会提高。目前。监测的最佳持续时间尚不清楚；然而，一些研究表明，监测时间超过 48h 并不划算[30]。一般而言，易引起晕厥

的心动过速或心动过缓是偶发性和短暂性的，因此连续的动态记录通常没有价值。尽管如此，对于有较高可能发生心律失常，如器质性心脏病、ECG 异常、无前驱症状的短暂的意识丧失、心悸伴晕厥，建议进行动态心电图监测。Holter 监测最有可能为频繁发作（几乎每天）晕厥前驱症状的患者提供信息。在动态心电图监测过程中发现的非诊断性心律失常（即与晕厥前期或晕厥症状无关的心律失常）通常不需要治疗。这一问题经常发生在室性早搏复合波中，在正常人群中很常见（见第 3 章）。

表 5-6　ACC/AHA 对动态心电图的建议

分　类	适应证
Ⅰ类：有证据和（或）普遍认为动态心电图是有用和有效的	原因不明的晕厥、先兆晕厥或阵发性头晕患者
Ⅱ类：效用 / 有效性的证据 / 观点尚不充分	有晕厥、先兆晕厥、阵发性头晕或心悸等症状的患者，其可能原因并非心律失常，但经治疗后症状依然存在
Ⅲ类：有证据和（或）普遍认为，动态心电图没有用处，在某些情况下可能有害	有晕厥、先兆晕厥、阵发性头晕或心悸等症状的患者，其病史、体格检查或实验室检查已查明其他原因

ACC/AHA. 美国心脏病学院 / 美国心脏协会；改编自 Crawford 等[30]

8. 事件监测器

当患者每隔几天至几周出现晕厥前驱症状时，事件监视器（见第 3 章）是有用的。该设备通常利用"记忆回路"来存储正在进行的 ECG 信号，这些信号可以通过患者的激活（对症状的反应）"冻结"到记忆中，随后用于检索、经媒体传输和分析。事件监视器通常每次可以使用 2～4 周，因而比 Holter 监视器更有可能捕获心律失常。循环式监视器对于检测短暂的心律失常更有价值。在 8%～20% 的患者中，事件监测器可检测到有症状的心律失常；在另外 27% 的患者中，可检测到无症状的心律失常[31]。使用事件监视器的患者通常需要能够激活设备并进行媒体传输，当使用具有预先指定心率标准的"自动触发"

装置时，不需要前者。当晕厥伴有前驱心悸或头晕时，或当有先兆晕厥发作时，患者激活事件监测是一种特别有用的诊断方式。然而，对于突然发生的晕厥，患者不太可能有时间发出信号，在这些情况下，"自动触发"装置是首选的事件监测器类型。

9. 植入式循环记录仪（implantable loop recorder, ILR）

植入式循环记录仪对初步检查（如 Holter 监测和电生理检查）后仍未确诊的复发性晕厥有帮助[32]。这些皮下植入式记录仪可以进行长达 18 个月的心电图监测。该设备是单导联 ECG 系统，当被患者激活时，可以存储仪器激活前后数分钟记录的心电图。新一代设备可以根据预先规定的上限和下限频率阈值，通过编程自动记录节律。与心脏起搏器和 ICD 一样，存储的记录可以通过基于无线电遥测的仪器查询检索。更重要的是，植入式循环记录可以得出相对正确的诊断，从而避免错误的定向治疗。

2009 年欧洲心脏病学会晕厥指南包括以下使用 ILR 的建议：①对于来源不明、无高危标准、在设备电池寿命内复发可能性高的复发性晕厥患者，ILR 用于早期评估；②对于具有高危特征的患者，如果综合评估未证实晕厥原因或无法得到特定治疗方案，建议进行 ILR；③对于疑似或确定反射性晕厥并伴有频繁或创伤性晕厥发作的患者，在开始心脏起搏前，应考虑 ILR 来评估心动过缓的影响[33]。

10. 信号平均心电图

在对这种诊断方式的效用进行进一步的研究之前，不建议常规使用信号平均心电图。

11. 电生理检查（electrophysiologic, EP）

电生理测试（表 5-7）有助于发现尚未证实的可能引起晕厥的心律失常[34]。EP 试验包括心内电刺激和电生理参数监测，以测试心动过缓和心动过速。大多数诱导心动过速的方案需要在心室的 1～2 个部位提供最多 3 个外源电刺激。异丙肾上腺素可以提高检测心动过速的敏感性，但会降低特异性。通常评估的指标包括窦房结功能、房室传导、室上性和室性心律失常的可诱导性。持续性室性心动过速是晕厥和器质性心脏病患者中发现的一种重要异常表现[35]。其他可检测到的异常表现包括希氏-浦肯野传导阻滞和窦房结功能障碍。相比之下，此方法对于诱导非持续性室性心动过速、多形性室性心动过速和心室颤动的帮助较小，因为这些发现可能是非特异性的，可能代表非临床反应。在器质性心脏病患者中，如冠状动脉疾病、心肌梗死，以及瓣膜性或先天性心脏病，该方法的诊断率高达 50%；而在无器质性心脏病的情况下，诊断率约为 10%[36]。

表 5-7　ACC/AHA 对电生理检查的建议

分类	适应证
Ⅰ类：有证据和（或）普遍同意电生理检查是有用和有效的	经适当评估仍无法解释的疑似器质性心脏病和晕厥的患者
Ⅱ类：关于电生理测试的有用性 / 有效性存在相互矛盾的证据和（或）意见分歧	晕厥复发原因不明、无器质性心脏病，直立倾斜试验阴性的患者
Ⅲ类：有证据和（或）普遍同意，电生理检查是没有用的，在某些情况下可能是有害的	已知晕厥原因的患者，指导治疗不用进行电生理检查

ACC/AHA. 美国心脏病学院 / 美国心脏协会；改编自 Zipes 等[34]

电生理检查的局限性包括以下方面：①可能无法识别心律失常原因；②并不具备所有患者的信息，在左心室功能降低患者中的阴性预测值较差[37]；③可能检测到多种异常，难以确定晕厥的病因。EP 试验阴性结果（未诱发持续性 VT 或心室颤动）通常预示猝死风险较低[38]。然而，尽管 EP 试验结果为阴性，非缺血性扩张型心肌病患者不明原因的晕厥仍可能是室性心动过速的隐匿性发作。事实上，已证明预防性植入式除颤器可降低这种情况下的死亡率[39, 40]。

在体格检查、心电图和超声心动图心脏都表现正常的患者，不建议进行 EP 检测，而有器质性心脏病（如心肌梗死或充血性心力衰竭）或其他解剖异常易诱发心律失常性晕厥的患者（如预激综合征），应考虑在诊断早期进行 EP 检测。EP 检查在晕厥评估中相对安全，只有不到 3% 的患者可能发生严重疾病，包括心脏穿孔、动静脉瘘、肺栓塞和心肌梗死[36]。

12. 起搏器和植入式心脏除颤器检查

当怀疑设备出现故障时，必须对这些设备进行测试。

13. 常规非选择性神经系统检查

这些类型的检查，如头部计算机断层扫描、脑电图和颈动脉多普勒检查，都是常规例行做的检查。这些实验室评估很少能够为诊断提供信息，除非临床特征提示为神经系统疾病；因此，应根据临床数据的指导选择性进行。

14. 精神系统疾病的评估

通常是在其他检查排除器质性心脏病后才进行精神病评估。在这种情况下，过度换气动作（张口深呼吸 2～3min，可能诱发晕厥）和其他精神障碍筛查仪器可能有用[41]。

六、何时入院、何时转诊，以及收入者

晕厥患者的入院门槛相对较低（表 5-8），所有首次发生晕厥的患者均可，但不包括血管迷走性晕厥的典型病例。没有任何获得性或家族性心脏病史、体格检查结果为阴性且 ECG 正常的年轻患者，应排除如前所述的危及生命的疾病。复发性晕厥的患者也可能因为以下多种原因需要住院治疗：①既往的晕厥没有经过评估或治疗，特别是怀疑有心肺疾病或未治疗的心律失常原因；②有猝死家族史；③存在可能继发损伤的病史；④近期临床事件表明晕厥治疗失败（尤其是心源性晕厥）；⑤怀疑起搏器或 ICD 故障[4]。初次医学评估后仍无法解释的复发性晕厥以及已知或疑似心源性晕厥的患者，应转诊至心脏病专家或电生理学家，以帮助诊断和治疗疾病。

表 5–8　ACP 对晕厥患者住院的指征

特殊指征（与心肌梗死、卒中或心律失常等不良结局相关）	冠状动脉疾病、充血性心力衰竭或室性心律失常既往史
	伴有胸痛的症状
	严重瓣膜病、充血性心力衰竭、卒中或局灶性神经紊乱的体征
	心电图表现：局部缺血、心律失常（严重心动过缓或心动过速）、Q–T 间期延长或束支传导阻滞
一般指征	突然失去意识并损伤，心脏快速活动或劳力性晕厥
	频繁发作，怀疑冠状动脉疾病或心律失常（例如，使用与尖端扭转型室性心动过速相关的药物）
	中度至重度低血压
	年龄在 70 岁以上

ACP. 美国医师协会；改编自 Linzer 等 [36]

七、晕厥和驾驶

　　尽管与晕厥相关的机动车事故的发生率较低 [4, 41]，但晕厥可能对患者和参与此类事故的其他人产生严重后果。因此，当晕厥患者接受评估时，无论患者是站起还是坐下时发生晕厥，以及是否存在前驱症状（可能为患者提供避免损伤的时间），医生必须认真考虑其对于驾驶限制的影响、国家的相关法律及复发性晕厥的可能性。如果有限制驾驶时间的指南，可向患者提供有关规定及建议 [42]。

八、结论

　　晕厥的诊疗要求将医学的科学性和艺术性结合在一起。评估晕厥的主要困难之一在于，这是一种短暂发作的症状，而不是一种疾病，其病因从良性到危及生命严重程度不等。而且，在诊断评估过程中很少有机会能够成功捕获到晕厥的自发发作，也没有确定诊断的金标准。另外，老年晕厥常由多种因素引发，因此在诊治时尤为困难。但随着对病史、体征和诊断试验的合理使用（图 5–3），对于危及生命的晕厥患者鉴别的准确率较高，总体上约 75% 的晕厥患者可明确诊断 [43]，并开始适当的治疗。对于那些在没有明确病因的情况下晕厥复发的患者，特别是在基于全面评估确定最初治疗是适当的治疗后，随着时间的推移，进一步的观察和研究（例如，通过使用植入式循环事件记录仪）可能揭示潜在的原因。

实践要点

- 首次发生晕厥的患者应评估是否有危及其生命的情况。
- 老年人晕厥的多因素病因导致其往往需要同时纠正大部分病因的治疗方法。
- 初始评价期间的关键问题：①意识丧失是由晕厥所致还是其他原因所致？②是否存在心脏疾病？③病史中是否有提示诊断的线索？（Brignole 等，2004 [4]）
- 意识恢复后，晕厥的规律是感觉系统快速恢复正常，而持续的意识混乱（超过 5min）则提示癫痫发作。
- 有基础器质性心脏病，特别是心室受累的患者应怀疑室性心律失常。
- 提示心律失常原因引起晕厥的心电图结果：①窦房功能障碍；②二度或三度房室传导阻滞；③双束支传导阻滞；④ Q 波（既往心肌梗死）；⑤δ波；⑥ QTc 延长；⑦ Brugada 征；⑧右心前区 T 波倒置伴ε波（ARVD）。
- LQTS 评估应包括人工测量 QTc 和寻找 T 波形态异常（例如左心前区或肢体导联的切迹，或两者都有）。
- 在鉴别近乎晕厥可能的心律失常原因方面，事件监视器比动态心电图监视器诊断准确率更高。
- 对于临床表现提示神经系统病因的晕厥病例，应保留脑电图、头部计算机断层扫描和颈动脉超声检查结果。

- 临床心脏查体、心电图和超声心动图都正常的患者不建议行电生理检查，而患有器质性心脏病的患者如心肌梗死、充血性心力衰竭或心室预激，应考虑在诊断早期进行电生理检查。
- 复发频发性晕厥不能通过初步检查确诊，初步检查包括动态心电图监测和电生理检查；此时，植入式循环记录仪有助于记录其发生。

致谢

感谢 Michael H. Lehmann 博士，对本章上一版的早期版本做出的巨大贡献。我们使用了该章的材料，因此对当前版本中的错误承担全部责任。如果没有他的贡献，我们就不可能完成本章的写作。

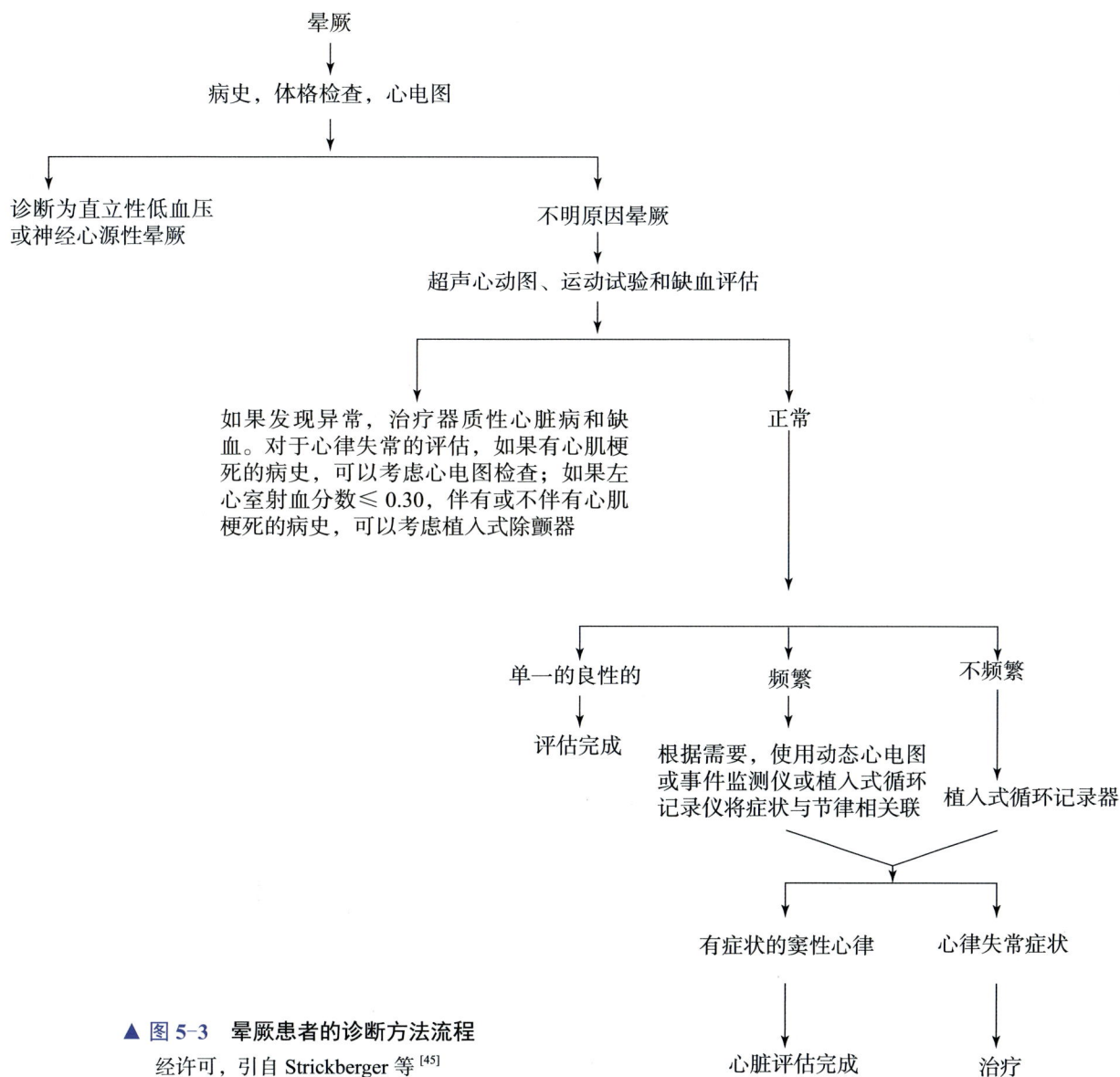

晕厥
↓
病史，体格检查，心电图
↓
诊断为直立性低血压或神经心源性晕厥　　　　不明原因晕厥
↓
超声心动图、运动试验和缺血评估
↓
如果发现异常，治疗器质性心脏病和缺血。对于心律失常的评估，如果有心肌梗死的病史，可以考虑心电图检查；如果左心室射血分数≤ 0.30，伴有或不伴有心肌梗死的病史，可以考虑植入式除颤器　　　　正常
↓
单一的良性的　　　　频繁　　　　不频繁
↓
评估完成　　　根据需要，使用动态心电图或事件监测仪或植入式循环记录仪将症状与节律相关联　　　植入式循环记录器
↓
有症状的窦性心律　　　　心律失常症状
↓
心脏评估完成　　　　治疗

▲ 图 5-3　晕厥患者的诊断方法流程
经许可，引自 Strickberger 等 [45]

参考文献

[1] Benditt DG, Ferguson DW, Grubb BP, et al. Tilt table testing for assessing syncope: ACC expert consensus document. J Am Coll Cardiol. 1996;28:263–75.

[2] Kapoor WN, Peterson JR, Wieand HS, et al. The diagnostic and prognostic implications of recurrences in patients with syncope. Am J Med. 1987;83:700–8.

[3] Linzer M, Yang EH, Estes M, et al. Diagnosing syncope: part 1: value of history, physical examination and electrocardiography. Ann Intern Med. 1997;126:989–96.

[4] Brignole M, Alboni P, Benditt D, et al. Guidelines on management (diagnosis and treatment) of syncope - update 2004. Eur Heart J. 2004;25:2054–72.

[5] Grubb BP. Neurocardiogenic syncope and related disorders of orthostatic intolerance. Circulation. 2005;111:2997–3006.

[6] Eagle KA, Black HR, Cook EF, et al. Evaluation of prognostic classifications for patients with syncope. Am J Med. 1985;79:455–60.

[7] Kapoor W. Evaluation and outcome of patients with syncope. Medicine. 1990;69:160–75.

[8] Antzelevitch C, Brugada P, Borggrefe M, et al. Brugada syndrome: report of the second consensus conference: endorsed by the Heart Rhythm Society and the European Heart Rhythm Association. Circulation. 2005;111:659–70.

[9] Francis J, Sankar V, Nair VK, et al. Catecholaminergic polymorphic ventricular tachycardia. Heart Rhythm. 2005;2: 550–4.

[10] Indik JH, Marcus FI. Arrhythmogenic right ventricular cardiomyopathy/dysplasia. Indian Pacing Electrophysiol J. 2003;3:148–56. (www.ipej.org/0303/indik.htm).

[11] Uretsky BF, Farquhar DS, Berezin AF, et al. Symptomatic myocardial infarction without chest pain: prevalence and clinical course. Am J Cardiol. 1977;40:498–503.

[12] Kapoor WN, Fortunato M, Hanusa BH, et al. Psychiatric illnesses in patients with syncope. Am J Med. 1995;99:505–12.

[13] Eagle KA, Black HR. The impact of diagnostic tests in evaluating patients with syncope. Yale J Biol Med. 1983; 56:1–8.

[14] Narkiewicz K, Cooley RL, Somers VK. Alcohol potentiates orthostatic hypotension. Circulation. 2000;101:398–402.

[15] Calkins H, Seifert M, Morady F. Clinical presentation and long-term follow-up of athletes with exercise-induced vasodepressor syncope. Am Heart J. 1995;129:1159–64.

[16] Basso C, Maron BJ, Corrado D, et al. Clinical profile of congenital coronary artery anomalies with origin from the wrong aortic sinus leading to sudden death in young competitive athletes. J Am Coll Cardiol. 2000;35:1493–501.

[17] Schwartz PJ, Priori SG, Spazzolini C, et al. Genotype-phenotype correlation in the long-QT syndrome: gene-specific triggers for life-threatening arrhythmias. Circulation. 2001;103:89–95.

[18] Lempert T, Bauer M, Schmidt D. Syncope: a videometric analysis of 56 episodes of transient cerebral hypoxia. Ann Neurol. 1994;36:233–7.

[19] Hoefnagels WAJ, Padberg GW, Overweg J, et al. Transient loss of consciousness: the value of history for distinguishing seizure from syncope . J Neurol. 1991;238:39–43.

[20] Calkins H, Shyr Y, Frumin H, et al. The value of clinical history in the differentiation of syncope due to ventricular tachycardia, atrioventricular block and neurocardiogenic syncope. Am J Med. 1995;98:365–73.

[21] Makkar RR, Fromm BS, Steinman RT, et al. Female gender as a risk factor for torsade de pointes associated with cardiovascular drugs. JAMA. 1993;270:2590–7.

[22] Lehmann MH, Hardy S, Archibald D, et al. Sex difference in risk of torsade de pointes with d,l-sotalol. Circulation. 1996;94:2535–41.

[23] Schondorf R, Low PA. Idiopathic postural orthostatic tachycardia syndrome: an attenuated form of acute pandysautonomia? Neurology. 1993;43:132–7.

[24] Moss AJ, Robinson J. Clinical features of the idiopathic long QT syndrome. Circulation. 1992;85(Suppl I):I-140–4.

[25] Vincent GM, Timothy KW, Leppert M, et al. The spectrum and QT intervals in carriers of the gene for the long QT syndrome. N Engl J Med. 1992;327:846–52.

[26] Lehmann MH, Suzuki F, Fromm BS, et al. T wave "humps" as a potential electrocardiographic marker of the long QT syndrome. J Am Coll Cardiol. 1994;24:746–54.

[27] Zhang L, Timothy KW, Vincent GM, et al. Spectrum of ST–T-wave patterns and repolarization parameters in congenital long-QT syndrome: ECG findings identify genotypes. Circulation. 2000;102:2849–55.

[28] Cheitlin MD, Alpert JS, Armstrong WF, et al. ACC/AHA guidelines for the clinical application of echocardiography. Circulation. 1997;95:1686–744.

[29] Kapoor WN, Smith M, Miller NL. Upright tilt testing in evaluating syncope: a comprehensive literature review. Am J Med. 1994;97:78–88.

[30] Crawford MH, Bernstein SJ, Deedwania PC, et al. ACC/AHA guidelines for ambulatory electrocardiography. Circulation. 1999;100:886–93.

[31] Linzer M, Pritchett ELC, Pontinen M, et al. Incremental diagnostic yield of loop electrocardiographic recorders in unexplained syncope. Am J Cardiol. 1990;66:214–9.

[32] Krahn AD, Klein GJ, Yee R, et al. Randomized assessment of syncope trial: conventional diagnostic testing versus a prolonged monitoring strategy. Circulation. 2001;104:46–51.

[33] Task Force for the Diagnosis and Management of Syncope, European Society of Cardiology (ESC), European Heart

Rhythm Association (EHRA), et al. Guidelines for the diagnosis and management of syncope (version 2009). Eur Heart J. 2009;30:2631.

[34] Zipes DP, DiMarco JP, Gillette PC, et al. Guidelines on clinical intracardiac electrophysiologic and catheter ablation procedures. J Am Cardiol. 1995;26:555–73.

[35] Militianu A, Salacata A, Seibert K, et al. Implantable cardioverter defibrillator utilization among device recipients presenting exclusively with syncope or near-syncope. J Cardiovasc Electrophysiol. 1997;8:1087–97.

[36] Linzer M, Yang EH, Estes M, et al. Diagnosing syncope: part 2: unexplained syncope. Ann Intern Med. 1997;127:76–86.

[37] Middlekauff HR, Stevenson WWG, Saxon LA. Prognosis after syncope: impact of left ventricular function. Am Heart J. 1993;125:121–7.

[38] Kushner HA, Kou WH, Kadish AH, et al. Natural history of patient with unexplained syncope and a non-diagnostic electrophysiologic study. J Am Coll Cardiol. 1989;14:391–6.

[39] Knight BP, Goyal R, Pelosi F, et al. Outcome of patients with nonischemic dilated cardiomyopathy and unexplained syncope treated with an implantable defibrillator. J Am Coll Cardiol. 1999;33:1964–70.

[40] Fonarow GC, Feliciano Z, Boyle NG, et al. Improved survival in patients with nonischemic advanced heart failure and syncope treated with an implantable cardioverter-defibrillator. Am J Cardiol. 2000;85:981–5.

[41] Spitzer RL, Williams JB, Kroenke K, et al. Utility of a new procedure for diagnosing mental disorders in primary care. The PRIME-MD 1000 study. JAMA. 1994;272:1749–56.

[42] Epstein AE, Miles WM, Beniditt DG. Personal and public safety issues related to arrhythmias that may affect consciousness: implications for regulation and physician recommendations. Circulation. 1996;94:1147–66.

[43] Calkins H. Syncope. In: Zipes DP, Jalife J, editors. Cardiac electro- physiology. 3rd ed. Philadelphia: WB Saunders; 2000. p. 873–81.

[44] Puppala VK, Sakaguchi S, Dickinson O, Benditt DG. Syncope. In: Rosendorff C, editor. Essential cardiology. New York: Springer; 2013. p. 307–26.

[45] Strickberger SA, Benson DW, Biaggioni I, et al. AHA/ACCF Scientific statement on the evaluation of syncope. Circulation. 2006;113:316–27.

第 6 章　冠状动脉疾病的一级预防
Primary Prevention of Coronary Artery Disease

Kavita Sharma　Melvyn Rubenfire　Eric R. Bates　著

杨霖健　译

聂文畅　校

在检测和管理心血管疾病（cardiovascular diseases，CVD）方面取得的进展使得美国 2001—2011 年 CVD 死亡率下降了 31%[1]。冠状动脉性心脏病（coronary heart disease，CHD）或缺血性心脏病是 CVD 患者死亡的最主要因素。尽管 CHD 造成的死亡人数在人群中有所下降[2]，因 CVD 和 CHD 死亡的人数仍占美国总死亡人数的 31.3%[1]。有 8600 万美国人患有 CVD[1]。在美国，2011 年有将近 80 万人死于 CVD[1]。每年约有 60 万人经历首次心肌梗死（myocardial infarction，MI），还有约 80 万人罹患脑卒中[1]。除此之外，CVD 也是全球范围内的首要死因，在 2012 年，大约有 1750 万人死于此类疾病，并且预计到 2030 年死亡人数将会上升至 2220 万[3]。

一系列观察性研究及随机临床试验表明，生活方式的改变及药物疗法能够减少冠状动脉相关事件、脑卒中和无症状人群的死亡率[4]。显然，如果我们能在临床前阶段筛查出 CHD，并通过危险分层识别出急性事件的高危患者，那么就能预防很大一部分与此相关的伤残及死亡事件发生。冠状动脉疾病的有效预防要求包括以下五个主要步骤：①社会可以承担预防疾病带来的相关费用；②准确掌握动脉粥样硬化的病理学知识；③对促进疾病发生的危险因素和危险标志物有一定的认识；④具有可靠的危险分层及早期检查方法；⑤对危险因素及临床前疾病有安全、有效的处理方法。

一、动脉粥样硬化的病理学

动脉粥样硬化是一种全身系统性的血管病变，累及主动脉、冠状动脉、颈动脉，以及其他外周血管。它是对一个或多个危险因素引起的内皮损伤的炎症反应应答，如高血压、氧化型低密度脂蛋白（oxidized low-density lipoprotein，ox-LDL）、吸烟、感染等[5]。动脉粥样硬化最早期的损伤性表现是脂纹，可在一些儿童及 15—34 岁非心源性死亡人群的动脉中检查出来[6, 7]。在尸检或通过血管内超声显像进行检查时，有 25%～50% 的年轻人存在弥漫性非阻塞性冠状动脉斑块。脂纹和斑块的数量与经典的冠状动脉危险因素相关[6]。

在动脉粥样硬化斑块（粥样斑块）的发展过程中，至少包含六个主要过程，均可作为潜在的治疗靶点：①血管内皮受损，促进单核细胞进入内膜，以及血小板、微血栓黏附并释放生长因子；②LDL 和极低密度脂蛋白（very low density lipoprotein，VLDL）主动或被动进入管壁内膜，并发生氧化修饰；③单核细胞转化成巨噬细胞，吞噬 ox-LDL 继而转化为充满脂质的泡沫细胞，泡沫细胞聚集在一起形成脂纹；④炎性 T 细胞对上述过程中的炎症因子等应答并释放细胞因子及趋化蛋白，刺激平滑肌细胞向内膜迁移并增殖，且功能从收缩转变为分泌；⑤平滑肌细胞及成纤维细胞分泌胶原、纤维蛋白原并导致钙化等成为斑块基质；⑥泡沫细胞自发性死亡或消化，其中的胆固醇和其他脂质释放出来，形成脂质池[5, 8]。

组织学证据表明，斑块可随时间逐渐增长，亦可在周期性地斑块内出血、修复的过程中呈爆发式生长。个体的主要斑块类型是其发生急性冠状动脉事件风险的主要决定因素[8, 9]，两种截然不同的斑块特征可有不同的急性冠状动脉事件表现。纤维钙化斑块由大量平滑肌、纤维组织构成，有时也可伴有少量脂质蓄积。其通常造成血管部分狭窄、血流受限，表现为稳定的冠状动脉狭窄，引起心绞痛和心脏负荷增高导致的心肌缺血。临床和病理的相关证据都表明，大多数急性冠状动脉事件是由在非闭塞冠状动脉节段的易损斑块处完全闭塞或部分闭塞血管的血栓造成的[9]。易损斑块中有大量的脂质蓄积，其纤维帽较薄且易破裂，常出现在斑块与正常血管壁的交界处，可导致不稳定型心绞痛、心肌梗死和猝死[9]。

钙化一般从 10—30 岁开始出现，在早期和成熟的斑块中均可发生[10]。与骨内的钙一样，斑块中的钙以羟基磷灰石的形式出现。经组织学的测定表明，钙化斑块的面积和动脉粥样硬化斑块面积密切相关。在处于破裂和修复过程中的复杂斑块上，钙质沉积更为常见[11]。正如与动脉粥样硬化及损伤应答假说相关的其他因素一样，钙化斑块的数量很可能受到几个相关或不相关基因的调控或影响。

动脉内皮提供了一层保护性的血管屏障，并能够产生多种多肽参与调节血管紧张度、血栓形成，以及细胞黏附、迁移、生长。一氧化氮（nitric oxide，NO）和前列环素在血管壁剪切应力和自主神经张力的作用下被释放。前列环素通过环磷腺苷（adenosine monophosphate，AMP）通路发挥作用，NO 则通过环鸟苷酸通路发挥作用。它们都是具有抗血栓、抗血小板、抗细胞增殖及抗氧化功能的血管扩张药。在冠状动脉粥样硬化的所有阶段，无论是有无斑块的心外膜血管还是心内膜阻力血管，内皮细胞生成和释放前列环素及 NO 的功能都出现受损。

二、危险因素和危险标志物

冠状动脉危险因素（coronary risk factors，CRF）被定义为，与未来可能会发生的疾病具有相关性或会增加该疾病发生概率的相关因素[12]。测试一个给定因素是否为独立于其他因素的致病因素需要进行量反应（如 LDL 胆固醇的水平、烟草），时间暴露（数十年），以及安慰剂对照试验中对治疗的反应（高血压、胆固醇）；但对照试验并不总是可行和必要的，观察性研究能够提供足够的证据说明戒烟、运动和控制体重的益处。一项名为 INTERHEART 的大型国际性研究（将近 30 000 例病例和对照）发现，与心肌梗死相关的潜在可干预的危险因素并不因种族、国家的区别而不同，发生急性心肌梗死的人群归因危险度有 90% 是跟以下九项容易测量的、并且可能可逆的危险因素相关：吸烟、血脂、高血压、糖尿病、肥胖、饮食、体育活动、酒精摄入及心理社会因素[13]。

家族遗传史是早发 CHD 的一个主要危险因素，但其机制通常不明，并且与多因素相关。75% 家族史相关的 CHD 风险与生活方式相关，包括吸烟、饮食、肥胖、缺乏体育锻炼等。也有证据表明，与生活方式相关的风险与基因多态性有强关联性。

危险因素主要可分为三类：①有因果关联的；②条件性的；③倾向性的。

有因果关联的危险因素包括吸烟、高血压、糖尿病和升高的 LDL。上述危险因素可为定量相关：从正常值起风险逐级叠加（例如，血压从低于 140/90mmHg 开始，每升高一个等级，患病风险都会逐渐增加）；亦可为定性相关（例如，吸烟与否），或是通过一个临界值来定义（例如，血压高于 140/90mmHg）。这些危险因素的存在会大幅增加患 CVD 的风险。CLRPP 项目包含 18 个队列研究，整合了 257 384 名黑种人和白种人的数据，发现上述指标正常的人群与具有 1 个主要危险因素的人群相比，患 CVD 的终身风险明显减低（男性：1.4% vs. 39.6%；女性：4.1% vs. 20.2%）[14]。具有 2 个及 2 个以上主要危险因素的人群终身患病风险显著上升，男性达 49.5%，女性达 30.7%。糖尿病在相关危险因素尤为重要，这可能归因于它与其他危险因素（如高血压、低 HDL、小 LDL 颗粒尺寸及甘油三酯水平升高）有关联。糖尿病人群患 CVD 的绝对风险是非糖尿病人群的 2 倍[15]。

条件性危险因素［如社会心理因素（抑郁、压力、低心理控制源）、同型半胱氨酸、C 反应蛋白、脂蛋白（a）］与 CHD 罹患风险升高有关，但其与 CHD 的因果联系还不确定。这种不确定性可能源自于它们相对于主要危险因素而言影响较小，且发生频率更低，或者经由其他未明因素发挥作用。

倾向性危险因素通常能够强化有因果关联的危险因素或条件性危险因素，可独立或与其他因素关联出现，但具体原因尚不明确（如家族史、婚姻状况、种族、教育水平及其他社会经济学因素）。

三、危险分层

采取预防性措施的强度取决于个人患 CVD 的风险大小，这是先前多版 CVD 预防指南的基础。在 2013 年，美国心脏病学会 / 美国心脏协会（American college of cardiology/American heart association，ACC/AHA）同时发布了 ACC/AHA 心血管病风险评估指南及 ACC/AHA 成人血脂管理降低动脉粥样硬化性心血管风险指南，前者描述了可以用来评估心血管风险的汇集队列方程，而其在后者中得到应用[16, 17]。汇集队列方程是一种用于评估一级预防人群中动脉粥样硬化性心血管疾病（atherosclerotic cardiovascular disease，

ASCVD）风险的新方法。工作组在 ASCVD 风险评分的发表时声明，风险评分没有在以 CVD 事件为结果的随机对照试验中得到正式验证；然而，他们认为这一方法反而提供了一个框架来平衡个人从治疗方法中可能获得的利与弊。

此前，主要应用改良的 Framingham 10 年心血管疾病风险评分进行风险评估，这一方法在美国国家胆固醇教育计划关于诊断、评估、治疗成人高胆固醇血症专家组第 3 次报告（NCEP-ATP Ⅲ）中被推荐使用。但 2013 年 ACC/AHA 心血管风险评估指南的作者却没有选择沿用这一方法，主要是考虑这一评分的推导人群仅为白种人，且结果范围有限（仅局限于 CHD）。相反，他们选择了美国的白种人和黑种人都具有广泛代表性的基于社区队列人群的新方程，并着力于对首次严重 ASCVD 事件（定义为首次出现的非致死性心肌梗死、CHD 死亡、致死或非致死性卒中）的风险评估。最终的汇集队列包括了来自多个大型的、不同人种及地域的、美国国家心肺血液研究所资助的现代队列研究，包括动脉粥样硬化的社区风险（Atherosclerosis Risk in Communities，ARIC）研究、心血管健康研究，以及整合了 Framingham 研究初始受试者及其后代队列适用数据的年轻成人中冠状动脉风险发展（Coronary Artery Risk Development in Young Adults，CARDIA）研究。汇集队列方程使用了统计方法来进行推导和内部验证，提供了 40—79 岁的美国黑种人和白种人性别和种族特异性的 10 年 ASCVD 风险估算。与方程具有统计学意义上相关联的变量是，年龄、总胆固醇及 HDL- 胆固醇、收缩压、糖尿病和目前吸烟的状态。目前有一系列可下载的电子表格、网络计算器，以及为智能手机设计的"APP"可供使用，使得应用风险方程更加简便。2013 年 ACC/AHA 心血管风险评估指南的作者还意识到，将这些方程对非西班牙裔白种人和亚裔美国人进行外推还未得到验证，未来需要进一步为这些人群设计风险预测方程。可联合 2013 年 ACC/AHA 心血管风险评估

指南和 2013 年 ACC/AHA 血胆固醇指南以决定个体的血脂管理方案。

美国国家脂质协会（national lipid association，NLA）在以患者为中心的一系列血脂异常管理相关建议中提倡了一种不同的危险评估方法[18]。在这些指南中，个体患者的危险因素数量是不确定的，而风险因素的增加与风险程度的增加是成正比的。除此之外，ATP Ⅲ Framingham 风险评分及 2013 年汇集 ASCVD 风险方程也被推荐用于危险评估。

四、危险标志物

2013 年 ACC/AHA 心血管风险指南提出了新的危险标志物[16]，包括几种血样和尿样检测指标（超敏 C 反应蛋白（high sensitivity C-reactive protein，hsCRP）、载脂蛋白 B（apolipoprotein B，ApoB）、肌酐［或估算肾小球滤过率（estimated glomerular filtration rate，eGFR）和尿微量白蛋白］，一些检测亚临床心血管疾病的评估方法［钙化积分、颈动脉内—中膜厚度（carotid intima media thickness，CIMT）、踝肱指数］，家族史和心肺适能。该指南作者认为，有限的数据表明，对早发 CVD 家族史的评估、对 hsCRP 的检测、钙化积分（calcium score，CAC）及踝肱指数（ankle brachial index，ABI）展示出了新型危险指标应用于临床的前景。需要注意的是，ApoB 检测、蛋白尿、GFR 或心肺适能的价值暂不确定。CIMT 应用于常规临床实践也尚未得到推荐。

（一）C 反应蛋白

超敏 C 反应蛋白的水平与冠状动脉疾病风险具有相关性[19, 20]。HsCRP 是一种在肝脏合成的、对炎症细胞因子白介素 1（IL-1）、IL-6 及肿瘤坏死因子进行应答的急性期反应物，也是一定时间范围内系统性炎症的标志，如同预报天气的"晴雨表"。它的水平会受到急性或慢性感染的影响，但在健康人群中，hsCRP 的水平是长年相对稳定的[20]。普通 CRP 的检测不能用于区分冠状

动脉事件的风险。而超敏方法（hsCRP）提升了实验室的检查标准，它有正常值（0.1～8mg/L；中位数 1.6mg/L；第 55 百分位值 2.1mg/L；第 75 百分位值 3.75mg/L），并且在世界范围内不同种族人群中其测量值都是相似的[19, 21]。HsCRP 的值在女性、抽烟、肥胖、糖尿病人群中更高，雌激素及任何感染或炎症（包括牙齿方面）都会使其水平升高。JUPITER 试验将 LDL ＜ 130mg/dl 和 hsCRP ≥ 2mg/L 的患者随机分为治疗组和对照组，分别给予瑞舒伐他汀 20mg 或安慰剂，结果显示治疗组临床结局更好[22]。2013 年 ACC/AHA 心血管风险指南认为，当个体 hsCRP 数值≥ 2mg/L 时应当修改上调其风险估值。

（二）踝肱指数

踝肱指数（ABI）是能有效地用于诊断血管性跛行，以及检测 55—60 岁以上无症状人群的动脉粥样硬化性疾病的简单工具[23]。ABI 是通过脉冲多普勒测量的胫后动脉或足背动脉与肱动脉的平均收缩压比值。其正常值是 1～1.3，ABI ＜ 0.9 可诊断周围血管疾病（peripheral vascular disease，PVD）。这一检查通常在血管性疾病诊断实验室里进行，但可以由医疗助理在进行一定培训后进行。考虑到周围血管疾病与 CHD 及死亡率高度相关，所以 60 岁以上人群中 ABI 异常与冠状动脉事件密切相关也就不足为奇[23]。2013 年 ACC/AHA 心血管疾病风险评估指南建议，ABI ＜ 0.9 即建议上调个人患 ASCVD 的风险估值[16]。

（三）冠状动脉钙化积分

胸部电子束计算机体层成像（electron beam computed tomography，EBT）和多排计算机体层成像（multidetectorcomputed tomography，MDCT）能够检测出动脉粥样硬化早期少量的冠状动脉钙化。在血管造影检查＞ 50% 狭窄的人群中，冠状动脉钙化（coronary artery calcium，CAC）的检出具有高敏感性，但特异性一般[24]。通过使用针对特定年龄和性别的不同阈值可提高诊断

的准确性[25]。如果患者不存在 CAC，特别是无症状患者，则其不存在明显的冠状动脉狭窄的可能性极大，并常提示预后良好[25]。CAC 的筛查，尤其是对于中等风险的患者，能够增加对无症状个体风险预测的准确性。并且，Framingham 危险评分在其辅助下预测价值可进一步提高[26, 27]。2010 年 ACCF/AHA 成年人无症状心血管风险评估指南给出 IIa 级建议，认为对于中等风险（10%～20% 的 10 年风险）的无症状成年人在进行 CVD 风险评估时应测量 CAC[28]。该指南还给出 IIb 级建议，认为对低至中等风险（6%～10% 的 10 年风险）的人群进行钙化积分检测用于 CVD 风险评估可能是合理的。2013 年 ACC/AHA 心血管风险指南则提出，CAC 积分 > 300 Agatston 单位或者在年龄、性别、种族分层中 > 第 75 百分位数者则建议上调该患者原本的风险分层[16]。

五、危险因素的矫正

不论年龄大小，通过改变生活方式和采用药物疗法来矫正危险因素能够降低人群中 50% 以上患 CHD 和脑卒中的风险。预计有 75% 的冠状动脉疾病风险都能通过调整生活方式来矫正。许多冠状动脉疾病的病因及诱发因素可被生活方式和行为所影响。

2013 年 ACC/AHA 血胆固醇指南强烈建议人们关注自己不良的生活方式，并通过饮食、运动和体重管理等改变自己的生活方式[17]。

（一）吸烟

吸烟可使男性患 MI 的风险增加 3 倍，女性则是 6 倍。其归因危险度是其他危险因素的 2 倍以上。吸烟作为一种可终止的冠状动脉疾病危险因素尤为重要，在其他心血管疾病及其他系统疾病死亡的原因中也是最有可能被预防的。2005—2009 年，在美国 ≥ 35 岁的人群中，每年都有超过 48 万人因吸烟而过早死亡[1]。几乎有 1/3 的 CHD

死亡与吸烟和二手烟的暴露相关。烟草能通过一个或多个机制增加动脉粥样硬化、冠状动脉事件、脑卒中的风险，包括以下几种机制：①血管内皮功能的损伤；② HDL 含量的降低，甘油三酯含量的升高；③儿茶酚胺的释放增加，导致心率加快，血管收缩增加；④高血压；⑤ hsCRP 的升高；⑥慢性口腔或呼吸道的感染及炎症；⑦纤维蛋白原增加，血小板聚集增多，纤溶酶原激活物抑制物 -1（plasminogen activator inhibitor, PAI-1）含量上升，增加血栓形成可能性；⑧脂蛋白氧化的增加。主动和被动吸烟都会促进斑块形成、斑块进展、斑块破裂，以及急性事件的发生[29]。戒烟能给各年龄人群带来直接获益。药物方法戒烟通常使用尼古丁替代物成分的口香糖或贴片、抗抑郁药安非他酮（Amfebutamone），以及伐林克兰（Varenicline）——一种局部 $\alpha_4\beta_2$ 尼古丁乙酰胆碱受体的部分激动药——来进行尼古丁替代疗法。

（二）血脂及血脂管理指南

无论是否有血管性疾病证据，采取调血脂治疗（尤其是他汀类）的临床获益均得到了有效证实。2013 年 ACC/AHA 调血脂疗法改善成人动脉粥样硬化性心血管风险指南详细介绍了血清胆固醇的管理（图 6-1）[17]。

与既往指南相比，这一指南在预估冠状动脉粥样硬化性心脏病风险的主要思路方面发生了重大改变，先前的 NCEP ATP III 指南通过对危险因素进行评估来预测风险，使用 Framingham 危险评分来确定个人风险的分层，并将 LDL 和非 HDL 作为目标。相反，2013 年 ACC/AHA 血脂指南提倡使用一种新方法来进行风险评估，即汇集 ASCVD 风险方程，去除了 LDL 和非 HDL 的目标。在该指南中，确定了四类"他汀类获益"组别：①有临床 ASCVD 的患者；② LDL ≥ 190mg/dl 的患者；③ 40—75 岁的糖尿病患者；④ ASCVD 风险评分升高超过 7.5% 的患者（表 6-1）。这些指南使用的数据都严格来自

有利于心脏健康的生活习惯是预防 ASCVD 的基础
（见 2013 年 AHA/ACC 生活方式管理指南）

年龄 ≥ 21 岁，且为他汀治疗的候选者 ——是——→ 临床 ASCVD

是 → 年龄 ≤ 75 岁，高强度他汀治疗（如果不使用中等强度他汀治疗）

是 → 年龄 ≤ 75 岁或不是高强度他汀治疗的候选者，中等强度他汀

高或中等强度他汀治疗的定义 *

高强度，每日剂量降低 LDL-C 约 ≥ 50%

中等强度，每日剂量降低 LDL-C 30%～50%

LDL-C: 190mg/dl ——是——→ 高强度他汀治疗（如果不使用中等强度他汀），高强度他汀的候选者

常规监测生活方式及降血脂药物疗法的依从性及安全性评估

糖尿病 LDL-C: 70～189mg/dl 年龄 40—75 岁

是 → 中等强度他汀治疗

是 → 预计 10 年 ASCVD 风险 ≥ 7.5%†，高强度他汀治疗

糖尿病患者年龄 < 40 岁或 > 75 岁或 LDL-C < 70mg/dl

一级预防
（无糖尿病，LDL-C 为 70～189mg/dl，且不接受他汀治疗）
每 4～6 年预估一次，10 年 ASCVD 风险使用汇集队列方程†

< 5% 10 年 ASCVD 风险‡

年龄 < 40 岁或 > 75 岁且 LDL-C < 190mg/dl‡

≥ 7.5% 10 年 ASCVD（中等强度或高强度他汀）治疗

5%～75% 10 年 ASCVD 风险（中等强度他汀治疗）

对于部分选定个体，可能会考虑其他因素来指导治疗决策的制订§

强调坚持改变生活方式 管理其他危险因素，监测依从性

拒绝使用他汀治疗

同意使用他汀治疗

医生、患者间的讨论
在开始他汀治疗之前，应讨论以下内容。
(1) 他汀治疗对减少 ASCVD 风险获益的可能‖
(2) 不良反应及药物之间相互作用的可能¶
(3) 有利于心脏健康的生活方式
(4) 对其他危险因素的管理
(5) 患者本人的倾向
(6) 如果决定不明确，考虑初始 LDL-C > 160mg/dl，早发 ASCVD 家族史，终生 ASCVD 风险，异常的 CAC 评分或 ABI，或 hsCRP –2mg/L§

鼓励坚持改变生活方式 使用合适强度的他汀作为起始治疗 管理其他危险因素，监测依从性

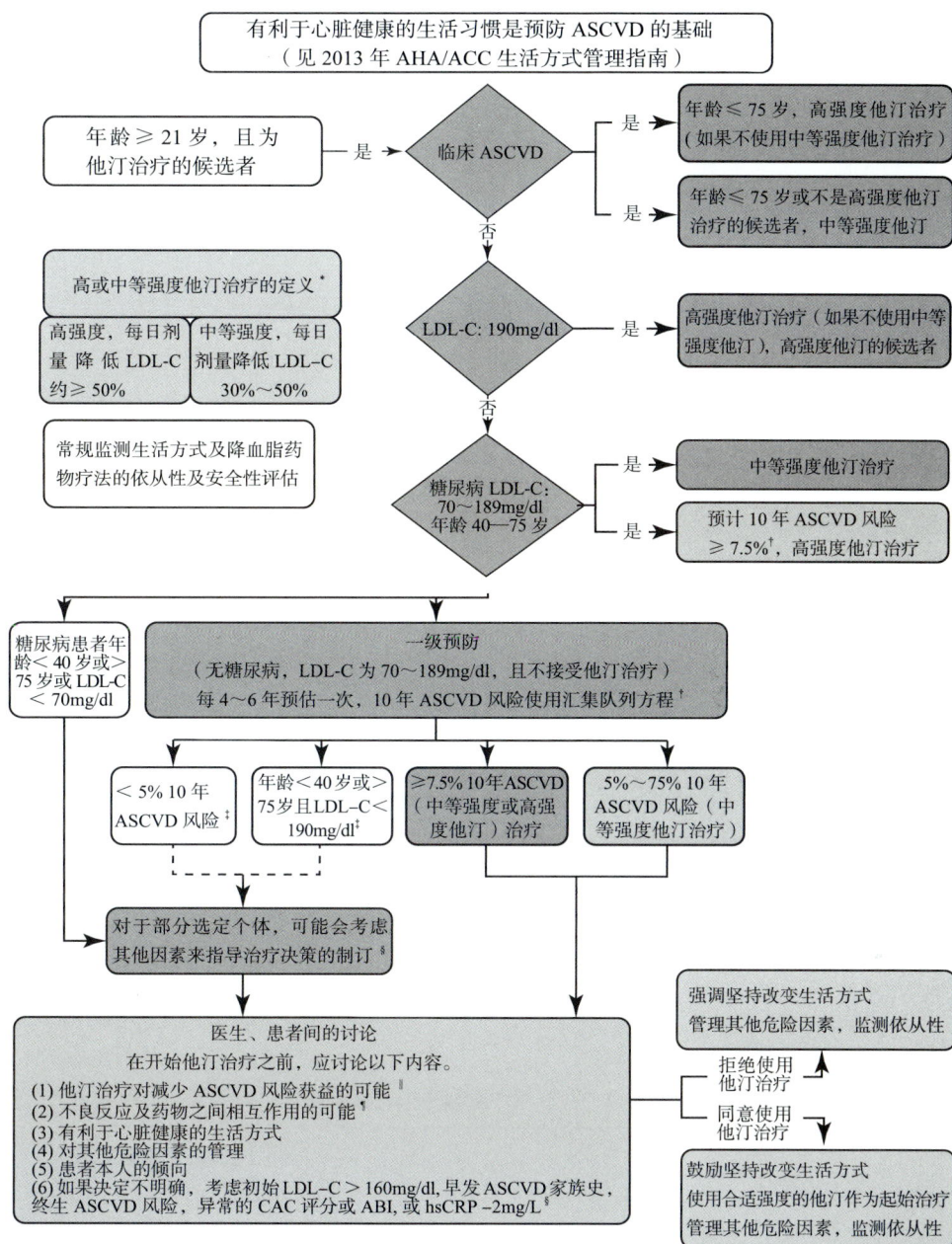

▲ 图 6-1 美国心脏协会 - 美国心脏病学会调血脂治疗降低成人动脉粥样硬化性心血管风险的他汀类起始治疗指南

颜色对应推荐等级（绿色：1 级；黄色：2a 级；橙色：2b 级）；*. LDL-C 降低的百分比可作为对治疗的反应和坚持治疗的指标，但其本身并不是治疗目标；†. 汇集队列方程可用于估算糖尿病患者和非糖尿病患者 10 年 ASCVD 风险，该应用中的估计值应当用于不使用他汀类的一级预防患者的决策制订；‡. 考虑到中等强度他汀更适合于低风险个体；§. 对于那些风险评估不确定的个体，应谨慎考虑以下因素：初始 LDL-C 达 160mg/dl，或有高脂血症遗传方面的证据，有早发 ASCVD 家族史（男性一级亲属发病年龄 < 55 岁，女性一级亲属发病年龄 < 65 岁），CAC 评分达 300 Agatston 单位，或达到了年龄、性别、种族分层第 75 百分位值（更多信息详见 http://www.mesa-nhlbi.org/CACReference.aspx），ABI < 0.9，或终身 ASCVD 风险；‖. 可能的 ASCVD 风险降低的获益，中等或高强度他汀类治疗后 ASCVD 事件的绝对减少可以用估算的 10 年 ASCVD 风险乘以他汀类治疗后预计相对风险的降低值来近似表示（大约中等强度他汀类是 30%，高强度他汀类治疗是 45%）；ASCVD 风险减少的净获益通过比较他汀类预防的潜在 ASCVD 事件数量和潜在的额外不良反应数量来进行估算；¶. 潜在的不良反应，患糖尿病的额外风险是主要的考虑因素，在使用中等强度他汀类治疗 1 年的人群中，大约每 100 人中有 0.1 例；使用高强度他汀类治疗 1 年的人群中，每 100 人中约有 0.3 例；在 RCT 中，使用他汀类治疗和安慰剂治疗的参与者肌肉症状发生率相同；与他汀类治疗相关的肌肉症状在临床人群中的实际发生率尚不清楚，应当评估他汀类治疗引起的肌肉症状。ABI. 踝肱指数；ASCVD. 动脉粥样硬化性心血管疾病；CAC. 冠状动脉钙化；hsCRP. 超敏 C 反应蛋白；LDL-C. 低密度脂蛋白胆固醇；MI. 心肌梗死；RCT. 随机对照试验（数据来自公开资料来源 Stone 等[17]）

于随机对照试验。但此外，指南对于非他汀类治疗及多药治疗的阐述较少。他们消除了"目标治疗"的概念，因为指南作者认为这些临床试验数据并非旨在找到目标值，对一定程度的降脂效果带来的 ASCVD 风险获益亦未进行有效评估。指南同样否认"最低即最优"这一概念，但表示未来的临床试验可进一步解答对血脂目标值的疑问。

2013 年 ACC/AHA 血脂指南并未对 NYHA 心功能分级Ⅱ～Ⅳ级的缺血性心力衰竭患者或维持血液透析的患者提出开始或停止他汀类治疗的建议。

该指南建议在评估个体是否需要开始他汀类治疗时，还应当考虑合并危险因素，例如，LDL-C ≥ 160mg/dl 或其他遗传性高脂血症的证据，有早发 ASCVD 的家族史（男性一级亲属发病年龄＜ 55 岁，女性一级亲属发病年龄＜ 65 岁），hsCRP ≥ 2mg/L，CAC 评分 ≥ 300 Agatson 单位或在年龄、性别、种族分层中 ≥ 第 75 百分位，终身 ASCVD 风险或预测 ASCVD 风险评分在5%～7.5% 等。

2013 年血胆固醇指南声明，在高风险患者中，如有他汀类治疗效果无法达到预期、无法耐受推荐强度他汀类及完全无法耐受他汀类治疗者，可以考虑添加非他汀类调血脂药。指南建议优先选择经 RCT 证明其降低 ASCVD 风险的益处大于潜在不良反应的药物。

美国国家脂质协会建议应以患者为中心，应基于个体风险水平，以 LDL 和非 HDL 胆固醇的相关目标值（类似于 NCEP ATP Ⅲ）[18] 为目标管理血脂异常。2013 年 ACC/AHA 血脂指南和 NLA 建议的另一个主要区别是，NLA 建议来源于随机对照试验和流行病学研究提供的观察性证据。NLA 建议强烈支持"LDL 和非 HDL 假说"的概念，认为循环中由含有脂蛋白的 ApoB 携带的胆固醇水平升高是动脉粥样硬化的根本原因。除此之外，NLA 也建议对治疗目标进行个体化综合评估，以确保降低致动脉粥样硬化胆固醇的治疗与发生不良事件的绝对风险相匹配，并促进加强医患沟通，促进医生对患者基线特征的了解。NLA 建议同样强调了与完善风险评估有关的其他因素：①主要的 ASCVD 危险因素中具有严重差异跨度的，例如，日吸烟量极大，或早发 CHD 家族史极为严重；②亚临床疾病的标志，包括冠状动脉钙化（≥ 300Agatston

表 6-1 ASCVD 他汀类获益组别

组 别	描 述	建 议
临床 ASCVD	• 急性冠脉综合征 • 既往心肌梗死史 • 稳定型或不稳定型心绞痛 • 冠状动脉或其他动脉的血运重建 • 脑卒中 • TIA • 其他外周动脉疾病 • 推测疾病起源是动脉粥样硬化	• 年龄≤ 75 岁，建议使用高强度他汀类 • 年龄＞ 75 岁，如果不适合高强度他汀类，则使用中等强度他汀类
LDL-C ＞ 190mg/dl		• 高强度他汀类（如果患者不适合使用高强度他汀类，则使用中等强度他汀类）
糖尿病	1 型或 2 型 年龄在 40—75 岁	• 中等强度他汀类 • 如果估算 10 年 ASCVD 风险 ≥ 7.5%，则使用高强度他汀类
估算 10 年 ASCVD 风险 ≥ 7.5%，且年龄在 4—75 岁		• 中等强度至高强度他汀类

TIA. 短暂性脑缺血发作；数据来自参考文献 [17]

单位为高危）；③ LDL ≥ 160mg/dl 和（或）非 HDL ≥ 190mg/dl；④ hsCRP ≥ 2.0mg/L；⑤脂蛋白（a）≥ 50mg/dl；⑥尿白蛋白 / 肌酐≥ 30mg/g。

调血脂药包括几类不同的药物：羟甲基戊二酰辅酶 A（hydoxymethylglutaryl CoA，HMG CoA）还原酶抑制药（或称为他汀类）、贝特类、胆汁酸结合树脂类、胆固醇吸收抑制药、烟酸等（表 6-2）。他汀类是调血脂的一线用药。一系列研究已经证明了他汀类治疗在预防心血管事件和降低死亡率的一级和二级预防方面的益处[30, 31]。目前有多种他汀类药可供选择，包括洛伐他汀、普伐他汀、辛伐他汀、氟伐他汀、阿托伐他汀、瑞舒伐他汀和匹伐他汀。HMG CoA 还原酶催化是胆固醇合成过程中的限速步骤，他汀类将其抑制，发挥重要调血脂作用。肝内胆固醇合成减少反馈性促进组织细胞表面 LDL 受体的增加，促进组织细胞利用 LDL，从而降低血液中 LDL 的水平。同时，他汀类还降低 VLDL 的合成。不同种类及剂量的他汀调血脂效果不同，可使 LDL 下降 30%～63%。使用他汀类时 HDL 会轻度升高（大约 5%）。而甘油三酯可下降 20%～40%。他汀类在治疗起始阶段降 LDL 作用最为显著，序贯 2 倍他汀类剂量只能额外降低 6%～7%。2013 年 ACC/AHA 血脂指南基于降 LDL 能力将他汀类分为中等强度和高强度(表 6-2 和表 6-3)。

他汀类治疗潜在的不良反应是肝脏及肌肉损伤。关于严重肝损伤的报道很罕见。2012 年美国食品药品管理局修正了他汀类的用药建议，推荐在开始他汀类治疗前评估肝脏功能，以避免随后可能发生的医疗纠纷。他汀类治疗导致的肌肉损伤是大家关注的重点，可表现为肌痛、无症状或有症状的肌病，甚至是横纹肌溶解。甲状腺功能减退及药物之间的相互作用（尤其是能影响 CYP3A4 的相关药物）可增加肌肉损伤的风险。在开始他汀类治疗时，吉非贝齐、蛋白酶抑制剂和环孢素等药物应当谨慎使用。

表 6-2　调血脂药

药　物	作用机制	降脂效果	不良反应
HMG-CoA 还原酶抑制药	抑制 HMG-CoA 还原酶	↓ LDL 30%～63% ↑ HDL 5% ↓ TG 20%～40%	肝功能障碍 肌肉疾病
胆汁酸结合树脂	阻断肠肝循环，增加胆汁酸的合成，从而增加 LDL 清除率，降低血浆 LDL 水平	↓ LDL 28% ↑ HDL 4%～5% ↑ TG	便秘 腹泻 胀气 脂溶性维生素丢失
依折麦布	胆固醇吸收抑制药	↓ LDL 18% ↑ HDL 1% ↓ TG 2%	
贝特类	激活 PPAR-α 1. 增加 LPL 活性，从而增加 VLDL 和乳糜微粒中 TG 的分解代谢 2. 升高 HDL 3. 减低 VLDL 4. 减低 Apo C Ⅲ	↓ TG 20%～70% ↑或↓ LDL（高甘油三酯血症患者能 ↑ LDL）	胃肠道不适 和他汀类相互作用增加横纹肌溶解的风险
烟酸	1. 减少游离脂肪酸动员，降低 VLDL 含量 2. 降低 Apo B 的产生 3. 升高 HDL	↓ LDL 至基线 40% ↓ TG 20%～25% ↑ HDL 25%～50%	面部潮红 肝毒性
ω-3 脂肪酸		↓ TG 高甘油三酯血症患者↑ LDL	

表 6-3　高、中、低强度他汀类

强　度	描　述	药名及剂量（默认每日 1 次，口服）
高强度他汀类治疗	每日剂量能降低 LDL-C 约 50%	阿托伐他汀 40～80mg 瑞舒伐他汀 20～40mg
中等强度他汀类治疗	每日剂量能降低 LDL-C 30%～50%	阿托伐他汀 10～20mg 瑞舒伐他汀 5～10mg 辛伐他汀 20～40mg 普伐他汀 40～80mg 洛伐他汀 40mg 氟伐他汀 XL 80mg 氟伐他汀 40mg 每日 3 次 匹伐他汀 2～4mg
低强度他汀类治疗	每日剂量能降低 LDL-C ＜ 30%	辛伐他汀 10mg 普伐他汀 10～20mg 洛伐他汀 20mg 氟伐他汀 20～40mg 匹伐他汀 1mg

数据来自参考文献 [17]

胆汁酸结合树脂是二线调血脂药，包括考来维仑、考来烯胺、考来替泊。上述药物可降低 LDL 水平，可能会增加甘油三酯（triacylglycerol，TG）水平，但不影响 HDL。它们在肠道内与胆汁酸结合，并阻断胆汁酸的肠肝循环；随着胆汁酸的不断排出，肝细胞表面的 LDL 受体活性也可增加，提高血浆 LDL 的清除率，降低 LDL 的水平。胆汁酸结合树脂能使 LDL 降低 28%，其调血脂作用可与他汀类叠加。胆汁酸结合树脂最常见的不良反应是便秘、腹泻及胃灼热。

依折麦布是一种胆固醇吸收抑制药，它能抑制肠上皮细胞吸收食物及胆汁中的胆固醇。依折麦布能使 LDL 降低 18%，同时使 HDL 增加 1%，并使 TG 降低约 2%。依折麦布的调血脂作用同样可与他汀类叠加。

最常用的贝特类是吉非贝齐和非诺贝特。它们最初用于治疗高甘油三酯血症，主要作用机制是激活 PPAR-α。这两种药物能降低 VLDL，升高 HDL。它们能使甘油三酯减低 20%～70%。贝特类有缓慢降低 LDL 的作用，但高甘油三酯血症患者服用后 LDL 可能会升高。除此之外，贝特类也可增加胆石症的发生率。

烟酸是 B 族维生素的一种衍生物，能使 LDL 降低 20%～25%，甘油三酯降低 20%～25%，以及 HDL 升高 25%～50%。烟酸还可降低脂蛋白（a）。在临床研究中，烟酸被证明能降低总死亡率、冠心病死亡率及非致死性心肌梗死。其不良反应包括皮肤潮红、干燥，恶心及腹痛。在使用烟酸前半小时服用阿司匹林可以减少皮肤潮红发生。随着服药时间增加，皮肤反应会逐渐改善。

ω-3 脂肪酸对高甘油三酯血症患者非常有用。当使用高剂量 ω-3 脂肪酸时，甘油三酯可下降 75%。高甘油三酯血症患者使用 ω-3 脂肪酸还可升高 LDL。

另一种备受期待的新型药物——前蛋白转化酶枯草溶菌素 /kexin 9 型（proprotein convertase subtilisin/kexin type 9，PCSK9）抑制药——即将获批上市。其作用为抑制与 LDL 受体结合的 PCSK9，致其降解，降低 LDL 的代谢及缓解高脂血症。二期临床试验证明，在他汀类治疗时加入 PCSK9 抑制药，能够使 LDL 额外降低 50%。这种药物在杂合家族性高胆固醇血症，以及 CVD 风险高、低密度脂蛋白水平控制不理想的患者及他汀类不耐受者中可发挥良好效果。

（三）高血压

目前，美国约 7640 万成年人患有高血压。而高血压是 CVD、高血压性心脏病、心力衰竭和脑卒中的主要危险因素。相当比例的成人高血压患者同时合并有肥胖和糖耐量异常。降血压治疗最主要的益处就是能减少脑卒中及后续高血压性心脏病等事件。但实际冠状动脉事件的减少比例比相应风险模型预测的获益更少。高血压的合理诊治要求采用标准方法测量肱动脉血压，包括以下方面：①合适尺寸的袖带；②取坐位，保证测量手臂的高度与心脏平齐；③充气至压力达预计血压值以上 50mmHg，或者加压至 200mmHg；④两侧手臂至少各测量 1 次血压，最终血压值取两次中较高的一次；⑤在 2min 内再次重复测量血压，如果两次收缩压相差 10mmHg 以上，则 5min 后应再次测量；⑥计算第二次和第三次测量的平均值。收缩压是当袖带压力逐渐减低时，听到第一声动脉搏动时的数值；当搏动消失时，则记录对应数值为舒张压。收缩压 120mmHg 以上、舒张压 80mmHg 以上时，CVD 风险随血压升高逐级增加。高血压的定义是 ≥ 140/90mmHg（图 6-2）。

JNC Ⅶ 指南建议无症状人群应每 2 年监测一次血压，高血压前期的患者应每年监测一次血压 [32]。血压控制定义为，收缩压和舒张压分别 < 140mmHg、< 90mmHg。最近发布的 JNC Ⅷ 指南并未沿用 JNC Ⅶ 指南中有关普通人群和糖尿病亚群及老年人群（年龄 ≥ 60 岁）的严格血压限制 [33]。目前，血压 ≤ 140/90mmHg 这一总体目标已经被应用于两个方面：①年龄 < 60 岁，且不伴糖尿病和慢性肾脏病的人群；②任何年龄患有糖尿病或慢性肾脏病的个体。年龄 > 60 岁但不伴有糖尿病或慢性肾脏病的个体其血压目标值是收缩压 < 150mmHg，舒张压 < 90mmHg。

（四）糖尿病

没有既往心肌梗死史的 2 型糖尿病患者和既往有心肌梗死史但无糖尿病的患者有相同的心肌梗死和冠状动脉死亡率风险 [34]。糖尿病患者 CHD 的患病率不断增加，尸检病例中此比例更高 [35]。与非糖尿病患者相比，糖尿病患者人群累及多支冠状动脉的概率更高（例如，83% vs. 17%）。2013 年 ACC/AHA 血脂指南建议，对于 40—75 岁的糖尿病患者，应基于 ASCVD 风险评分水平予以中等强度至高强度他汀治疗 [17]。

代谢综合征，或称为胰岛素抵抗综合征，是一种常见的遗传或获得性的代谢特征，患者的组织细胞对胰岛素不敏感，导致循环中胰岛素水平代偿性升高，还会导致低 HDL、高甘油三酯、LDL、ApoB 和小颗粒 LDL 水平升高的"致动脉粥样硬化血脂表型" [19]（表 6-4）。5 条标准中满足任意 3 条就可以诊断为代谢综合征。糖尿病家族史、高血压、高甘油三酯水平及腹型肥胖被认为是代谢综合征的危险因素。代谢综合征可通过多危险因素协同、致内皮功能异常及血栓前状态等加速动脉粥样硬化、MI、脑卒中的发生。对于糖尿病患者，代谢综合征的特征往往在糖耐量异常前 5～15 年即可显现。长期肥胖可能造成代谢综合征的典型表型。腰围 > 94cm 者可有易患代谢综合征的遗传倾向。早期识别代谢综合征的表现非常重要。规律的运动可以增加胰岛素敏感性，同时配合控制热量摄入来减重、减低体脂，能够延缓糖尿病的发生，逆转多种危险因素，如低 HDL、高血压和高甘油三酯水平等。

（五）其他因素

肥胖并非主要的独立危险因素，但它可促使一系列危险因素的发生。体重指数（body mass index，BMI）通过体重除以身高的平方（kg/m²）计算而来。超重定义为 BMI > 25kg/m²，而当 BMI > 40kg/m² 时，有很高的概率诊断肥胖。

肥胖通常与高热量食物、饱和脂肪酸、食物中的糖类摄入过多，以及缺乏体育锻炼有关 [36]。与人们普遍认知相反，中年人中因能量失衡导致体重增加的比例相对较小。体脂的中心性分布

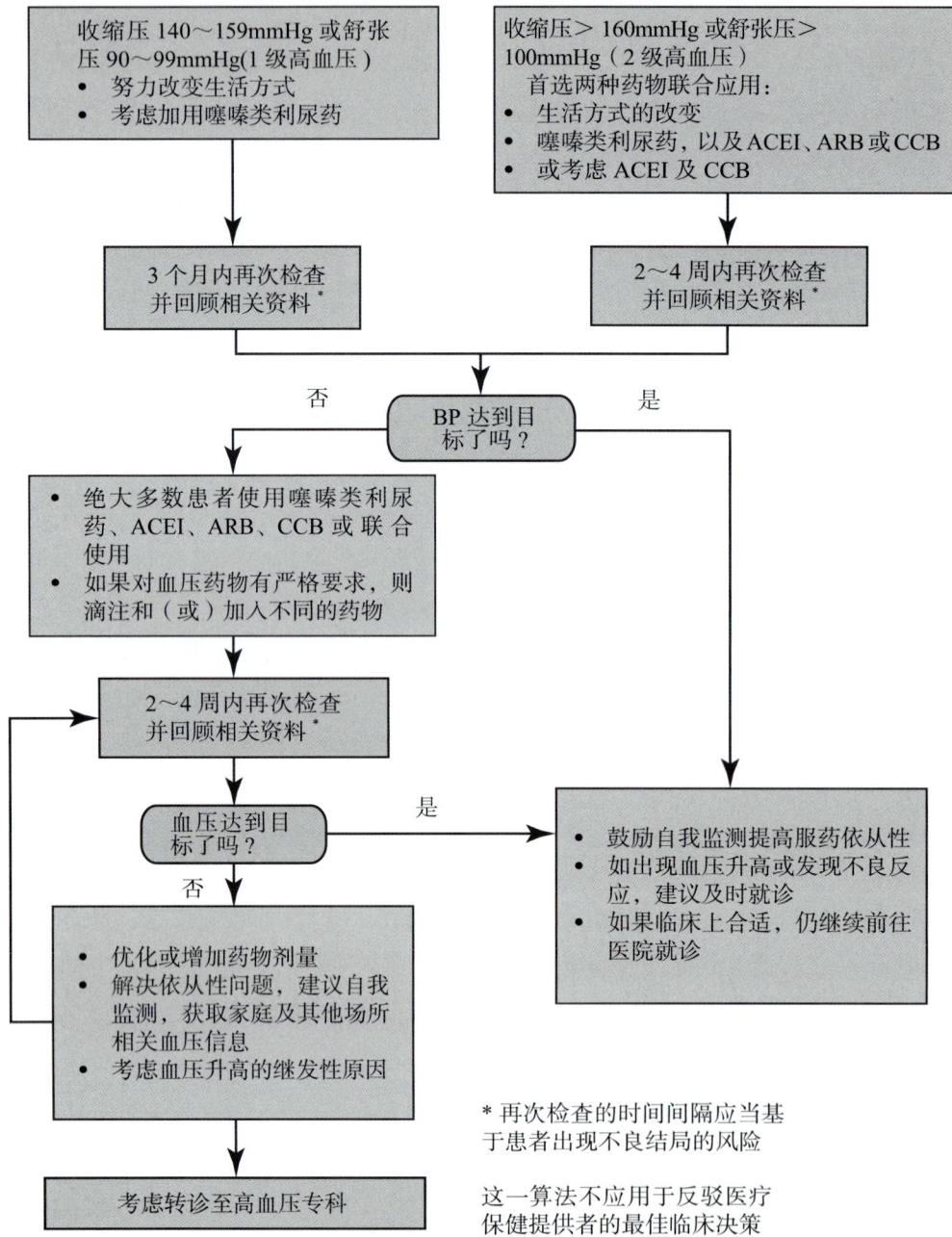

收缩压 140～159mmHg 或舒张压 90～99mmHg(1 级高血压)
- 努力改变生活方式
- 考虑加用噻嗪类利尿药

收缩压＞ 160mmHg 或舒张压＞ 100mmHg（2 级高血压）
首选两种药物联合应用：
- 生活方式的改变
- 噻嗪类利尿药，以及 ACEI、ARB 或 CCB
- 或考虑 ACEI 及 CCB

3 个月内再次检查并回顾相关资料 *

2～4 周内再次检查并回顾相关资料 *

否

BP 达到目标了吗？

是

- 绝大多数患者使用噻嗪类利尿药、ACEI、ARB、CCB 或联合使用
- 如果对血压药物有严格要求，则滴注和（或）加入不同的药物

2～4 周内再次检查并回顾相关资料 *

血压达到目标了吗？

是

否

- 优化或增加药物剂量
- 解决依从性问题，建议自我监测，获取家庭及其他场所相关血压信息
- 考虑血压升高的继发性原因

- 鼓励自我监测提高服药依从性
- 如出现血压升高或发现不良反应，建议及时就诊
- 如果临床上合适，仍继续前往医院就诊

考虑转诊至高血压专科

* 再次检查的时间间隔应当基于患者出现不良结局的风险

这一算法不应用于反驳医疗保健提供者的最佳临床决策

▲ 图 6-2　AHA/ACC 控制成人高血压的治疗算法（数据来自公开资料来源 Go 等 [46]）

（"内脏"脂肪）是冠状动脉疾病高风险的经典表型，与一系列危险因素（高血压、低 HDL、小颗粒 LDL、糖耐量异常）相关。上述因素是介导冠状动脉事件、脑卒中、PVD 及终末期肾病的关键因素。腰围是用于衡量腹部脂肪的有效指标，与血清胰岛素水平和胰岛素抵抗高度相关。如果患者的腰围迅速增加但体重无显著变化，或者男性腰围超过 102cm、女性超过 88cm，就应该怀疑

有胰岛素抵抗或代谢综合征。减重需要控制摄入的总热量，适当选择热量来源，减少单糖的摄入和增加锻炼。代谢综合征协助确定了一个高风险群体，改变生活方式对此类人群预防 CVD 和糖尿病可有明显获益。应当鼓励患者为自己设定热量摄入及分配及体育锻炼的目标。严格的热量摄入限制是不必要的，也是不可持续的。体育锻炼是所有减重计划中的重要部分。目前用于减重的

表 6-4　代谢综合征的特点

危险因素	定义水平
腹型肥胖	
男性	≥ 40 英寸，或≥ 102cm
女性	≥ 35 英寸，或≥ 88cm
甘油三酯	≥ 150mg/dl
高密度脂蛋白胆固醇	
男性	< 40mg/dl
女性	< 50mg/dl
血压	收缩压≥ 130mmHg 或舒张压≥ 80mmHg
空腹血糖	≥ 100mg/dl

药物包括拟交感神经药、食欲调节药、血清素抑制药、胰高血糖素样肽 -1 受体激动药及脂肪酸吸收阻滞药。2012 年以后获批的减肥药包括氯卡色林、盐酸芬特明 / 托吡酯缓释剂、盐酸纳曲酮 / 盐酸安非他酮缓释剂和利拉鲁肽。减肥的关键是适当限制总热量摄入（例如，在理想体重情况下减少至约 22cal/kg）并限制来自精制面粉、单糖和饱和脂肪酸的热量。

缺乏体育锻炼是冠状动脉疾病的一大危险因素，高水平训练分别能够使全因死亡率和 CVD 死亡率降低 30%～45%[37]。对于过去经常久坐不动的人群而言，适当规律运动能够降低 CHD 风险。规律运动的益处包括强健体魄、降血压、降低体脂、升高 HDL、降低 TG 水平、提升糖耐量和胰岛素敏感性、改善血管内皮功能、增加纤维蛋白溶解、减少血栓形成。ACC/AHA 建议每周至少进行中等强度体育锻炼 150min，或者进行 75min 的高强度有氧运动，或将两者结合起来，每次至少 10min，尽量分散在 1 周之内进行[38]。美国运动医学会建议每周进行 5d 的 30～60min 中等强度锻炼，或者每周进行 3d 的 20～60min 高强度锻炼[39]。步行是最常见的中等强度的锻炼形式，对健康有显著的益处。可以通过长距离步行代替驾车、爬楼梯、使用计步器计数（大约走 1200 步为 1km）等来进行锻炼。

（六）阿司匹林

目前已发布了多个阿司匹林用于 CVD 一级预防的指南。对于其带来的获益及潜在出血风险的权衡，临床上仍没有达成共识。2009 年美国预防服务工作组（USPSTF）指南建议，对于 45—79 岁的男性，如果预防心肌梗死带来的获益大于出血风险，则应当使用阿司匹林[40]。对于 55—79 岁的女性，如果服用药物预防脑卒中的获益大于出血风险，则建议使用阿司匹林。在这些指南中，分界点均为抗栓获益大于出血风险。2009 年 ACCF/AHA 成年人心血管疾病一级预防执行措施指南建议 10 年冠心病风险≥ 10% 的男性及 10 年 CHD 风险≥ 20% 的女性应当使用阿司匹林作为预防治疗[41]。2010 年 ADA/AHA/ACCF 关于阿司匹林用于糖尿病人群心血管事件一级预防的科学声明中建议，对于 10 年 CVD 风险≥ 10% 的糖尿病人群应当使用低剂量阿司匹林进行一级预防，对于存在中等风险的人群也应当考虑使用[42]。

（七）绝经后雌激素的使用

在观察性研究中，雌激素或雌激素 / 孕激素替代疗法（统称为激素替代疗法）已被证实可减少心血管事件的发生。但因其可增加患 MI、深静脉血栓和肺栓塞的风险，在随机临床试验中并未有明显获益[43]。激素替代疗法不应用于冠状动脉疾病预防。

六、饮食及营养补充

（一）营养

2013 年 ACC/AHA 降低心血管风险的生活方式管理指南建议，应增加蔬菜、水果和粗粮的摄入，还包括低脂乳制品、禽类、鱼、豆类、非热带植物油和坚果。应限制甜食、含糖饮料和红肉的摄入[38]。实现这一饮食模式可以遵循的模式如 DASH 饮食模式、USDA 食物模式或 AHA 饮食模式等。研究表明，地中海式饮食脂肪含量适中，饱和脂肪含量低，有富含纤维的蔬菜水果，以及加工面粉和单糖的含量较低。是一种可以降低 CVD 风险的健康饮食模式[44]。

（二）维生素

脂质过氧化是内皮功能障碍和动脉粥样硬化发病机制中的重要因素，但几乎没有证据支持补充维生素 E、维生素 C 或 β 胡萝卜素对心血管有益这一说法[45]。

（三）酒精与冠状动脉疾病风险

在观察性研究中，适量饮酒可以降低人群心肌梗死的风险，但目前没有随机对照试验来明确其获益。这种与饮酒相关的益处似乎与增加 HDL 有关，但也可能是强抗氧化剂［例如，来自葡萄皮的生物黄烷醇（多酚）］的作用。适度饮酒的定义是，女性为 10g，男性为 20g。

七、结论

冠状动脉粥样硬化性心脏病和动脉粥样硬化一级预防的概念在循证临床研究中是根深蒂固的。根据目前对动脉粥样硬化病理学的认识，我们已经了解了很多可能的治疗靶点。血脂管理及降低 CVD 风险的方式在 ACC/AHA 的指南中有详细说明。

实践要点

- 动脉粥样硬化是一种全身系统性血管炎症性疾病，几乎存在于所有成年人和至少 25% 的青少年中。动脉粥样硬化通常由一种或多种冠状动脉危险因素造成内皮损伤而引发。
- 冠状动脉疾病危险因素是指与动脉粥样硬化性冠状动脉疾病相关或会增加其未来发生概率的相关因素。
- 大多数急性冠状动脉事件是由非阻塞性易损斑块破裂引起的。预防策略旨在减少动脉粥样硬化负担及增加斑块稳定性。
- 根据 2013 年 ACC/AHA 血脂管理降低成人动脉粥样硬化性心血管疾病风险指南来指导冠状动脉疾病的一级预防。
- 通过 CAC 对冠状动脉钙化的评估、获取家族史，以及 ABI 和 hsCRP 的检测可作为风险评估的补充。
- 一级预防的循证医学策略包括使用阿司匹林进行抗血小板治疗，控制血压，以及通过药物、饮食、锻炼和戒烟来降低 LDL。

参考文献

[1] Mozaffarian D, Benjamin EJ, Go AS, et al. Heart disease and stroke statistics--2015 update: a report from the American Heart Association. Circulation. 2015;131(4):e29–322.

[2] Ford ES, Capewell S. Coronary heart disease mortality among young adults in the U.S. from 1980 through 2002: concealed leveling of mortality rates. J Am Coll Cardiol. 2007;50(22):2128–32.

[3] Organization WH. Global Health Status Report on Noncommunicable Diseases. 2014. http://www.who.int/global-coordination-mechanism/publications/global-status-report-ncds-2014-eng.pdf.

[4] Gotto AM Jr. Primary prevention of coronary heart disease: where do we go from here? Arch Intern Med. 2001;161(7):922–4.

[5] Ross R. Atherosclerosis--an inflammatory disease. N Engl J Med. 1999;340(2):115–26.

[6] Strong JP, Malcom GT, McMahan CA, et al. Prevalence and extent of atherosclerosis in adolescents and young adults: implications for prevention from the Pathobiological Determinants of Atherosclerosis in Youth Study. JAMA. 1999;281(8):727–35.

[7] Tuzcu EM, Kapadia SR, Tutar E, et al. High prevalence of coronary atherosclerosis in asymptomatic teenagers and young adults: evidence from intravascular ultrasound. Circulation.

2001;103(22):2705–10.

[8] Stary HC, Chandler AB, Dinsmore RE, et al. A definition of advanced types of atherosclerotic lesions and a histological classification of atherosclerosis. A report from the Committee on Vascular Lesions of the Council on Arteriosclerosis, American Heart Association. Circulation. 1995;92(5):1355–74.

[9] Falk E, Shah PK, Fuster V. Coronary plaque disruption. Circulation. 1995;92(3):657–71.

[10] Stary HC. The sequence of cell and matrix changes in atherosclerotic lesions of coronary arteries in the first forty years of life. Eur Heart J. 1990;11(Suppl E):3–19.

[11] Sangiorgi G, Rumberger JA, Severson A, et al. Arterial calcification and not lumen stenosis is highly correlated with atherosclerotic plaque burden in humans: a histologic study of 723 coronary artery segments using nondecalcifying methodology. J Am Coll Cardiol. 1998;31(1):126–33.

[12] Furberg CD, Hennekens CH, Hulley SB, Manolio T, Psaty BM, Whelton PK. 27th Bethesda Conference: matching the intensity of risk factor management with the hazard for coronary disease events. Task Force 2. Clinical epidemiology: the conceptual basis for interpreting risk factors. J Am Coll Cardiol. 1996;27(5):976–8.

[13] Yusuf S, Hawken S, Ounpuu S, et al. Effect of potentially modifiable risk factors associated with myocardial infarction in 52 countries (the INTERHEART study): case-control study. Lancet. 2004;364(9438):937–52.

[14] Berry JD, Dyer A, Cai X, et al. Lifetime risks of cardiovascular disease. N Engl J Med. 2012;366(4):321–9.

[15] Fox CS, Coady S, Sorlie PD, et al. Trends in cardiovascular complications of diabetes. JAMA. 2004;292(20):2495–9.

[16] Goff DC Jr, Lloyd-Jones DM, Bennett G, et al. 2013 ACC/AHA guideline on the assessment of cardiovascular risk: a report of the American College of Cardiology/American Heart Association Task Force on Practice Guidelines. J Am Coll Cardiol. 2014;63(25 Pt B):2935–59.

[17] Stone NJ, Robinson JG, Lichtenstein AH, et al. 2013 ACC/AHA guideline on the treatment of blood cholesterol to reduce atherosclerotic cardiovascular risk in adults: a report of the American College of Cardiology/American Heart Association Task Force on Practice Guidelines. J Am Coll Cardiol. 2014;63(25 Pt B):2889–934.

[18] Jacobson TA, Ito MK, Maki KC, et al. National lipid association recommendations for patient-centered management of dyslipidemia: part 1-full report. J Clin Lipidol. 2015;9(2):129–69.

[19] Koenig W, Sund M, Frohlich M, et al. C-Reactive protein, a sensitive marker of inflammation, predicts future risk of coronary heart disease in initially healthy middle-aged men: results from the MONICA (Monitoring Trends and Determinants in Cardiovascular Disease) Augsburg Cohort Study, 1984 to 1992. Circulation. 1999;99(2):237–42.

[20] Ridker PM. Evaluating novel cardiovascular risk factors: can we better predict heart attacks? Ann Intern Med. 1999;130(11):933–7.

[21] Ridker PM, Rifai N, Clearfield M, et al. Measurement of C-reactive protein for the targeting of statin therapy in the primary prevention of acute coronary events. N Engl J Med. 2001;344(26):1959–65.

[22] Ridker PM, Danielson E, Fonseca FA, et al. Rosuvastatin to prevent vascular events in men and women with elevated C-reactive protein. N Engl J Med. 2008;359(21):2195–207.

[23] Criqui MH, Langer RD, Fronek A, et al. Mortality over a period of 10 years in patients with peripheral arterial disease. N Engl J Med. 1992;326(6):381–6.

[24] O'Rourke RA, Brundage BH, Froelicher VF, et al. American College of Cardiology/American Heart Association Expert Consensus Document on electron-beam computed tomography for the diagnosis and prognosis of coronary artery disease. J Am Coll Cardiol. 2000;36(1):326–40.

[25] Haberl R, Becker A, Leber A, et al. Correlation of coronary calcification and angiographically documented stenoses in patients with suspected coronary artery disease: results of 1764 patients. J Am Coll Cardiol. 2001;37(2):451–7.

[26] Polonsky TS, McClelland RL, Jorgensen NW, et al. Coronary artery calcium score and risk classification for coronary heart disease prediction. JAMA. 2010;303(16):1610–6.

[27] Nasir K, Michos ED, Blumenthal RS, Raggi P. Detection of highrisk young adults and women by coronary calcium and National Cholesterol Education Program Panel III guidelines. J Am Coll Cardiol. 2005;46(10):1931–6.

[28] Greenland P, Alpert JS, Beller GA, et al. 2010 ACCF/AHA guideline for assessment of cardiovascular risk in asymptomatic adults: a report of the American College of Cardiology Foundation/American Heart Association Task Force on Practice Guidelines. J Am Coll Cardiol. 2010;56(25):e50–103.

[29] Glantz SA, Parmley WW, et al. JAMA. 1995;273(13):1047–53.

[30] Downs JR, Clearfield M, Weis S, et al. Primary prevention of acute coronary events with lovastatin in men and women with average cholesterol levels: results of AFCAPS/TexCAPS. Air Force/Texas Coronary Atherosclerosis Prevention Study. JAMA. 1998;279(20):1615–22.

[31] Wilt TJ, Bloomfield HE, MacDonald R, et al. Effectiveness of statin therapy in adults with coronary heart disease. Arch Intern Med. 2004;164(13):1427–36.

[32] Lenfant C, Chobanian AV, Jones DW, Roccella EJ. Seventh report of the Joint National Committee on the Prevention, Detection, Evaluation, and Treatment of High Blood Pressure (JNC 7): resetting the hypertension sails. Hypertension. 2003;41(6):1178–9.

[33] James PA, Oparil S, Carter BL, et al. 2014 evidence-based guideline for the management of high blood pressure in adults: report from the panel members appointed to the Eighth Joint National Committee (JNC 8). JAMA. 2014;311(5):507–20.

[34] Haffner SM, Lehto S, Ronnemaa T, Pyorala K, Laakso M. Mortality from coronary heart disease in subjects with type 2 diabetes and in nondiabetic subjects with and without prior myocardial infarction. N Engl J Med. 1998;339(4):229–34.

[35] Waller BF, Palumbo PJ, Lie JT, Roberts WC. Status of the coronary arteries at necropsy in diabetes mellitus with onset after age 30 years. Analysis of 229 diabetic patients with and without clinical evidence of coronary heart disease and comparison to 183 control subjects. Am J Med. 1980;69(4):498–506.

[36] Grundy SM. Multifactorial causation of obesity: implications for prevention. Am J Clin Nutr. 1998;67(3 Suppl):563S–72S.

[37] Lee DC, Pate RR, Lavie CJ, Sui X, Church TS, Blair SN. Leisuretime running reduces all-cause and cardiovascular mortality risk. J Am Coll Cardiol. 2014;64(5):472–81.

[38] Eckel RH, Jakicic JM, Ard JD, et al. 2013 AHA/ACC guideline on lifestyle management to reduce cardiovascular risk: a report of the American College of Cardiology/American Heart Association Task Force on Practice Guidelines. J Am Coll Cardiol. 2014;63(25 Pt B):2960–84.

[39] Garber CE, Blissmer B, Deschenes MR, et al. American College of Sports Medicine position stand. Quantity and quality of exercise for developing and maintaining cardiorespiratory, muscu- loskeletal, and neuromotor fitness in apparently healthy adults: guidance for prescribing exercise. Med Sci Sports Exerc. 2011;43(7):1334–59.

[40] Li R, Zhang P, Barker LE, Chowdhury FM, Zhang X. Cost- effectiveness of interventions to prevent and control diabetes mellitus: a systematic review. Diabetes Care. Aug 2010;33(8):1872–94.

[41] Redberg RF, Benjamin EJ, Bittner V, et al. AHA/ACCF [corrected] 2009 performance measures for primary prevention of cardiovascular disease in adults: a report of the American College of Cardiology Foundation/American Heart Association task force on performance measures (writing committee to develop performance measures for primary prevention of cardiovascular disease): developed in collaboration with the American Academy of Family Physicians; American Association of Cardiovascular and Pulmonary Rehabilitation; and Preventive Cardiovascular Nurses Association: endorsed by the American College of Preventive Medicine, American College of Sports Medicine, and Society for Women's Health Research. Circulation. 2009;120(13):1296–336.

[42] Pignone M, Alberts MJ, Colwell JA, et al. Aspirin for primary prevention of cardiovascular events in people with diabetes. J Am Coll Cardiol. 2010;55(25):2878–86.

[43] Manson JE, Hsia J, Johnson KC, et al. Estrogen plus progestin and the risk of coronary heart disease. N Engl J Med. 2003;349(6):523–34.

[44] Estruch R, Ros E, Salas-Salvado J, et al. Primary prevention of cardiovascular disease with a Mediterranean diet. N Engl J Med. 2013;368(14):1279–90.

[45] Roncaglioni MC. Low-dose aspirin and vitamin E in people at cardiovascular risk: a randomised trial in general practice. Lancet. 2001;357(9250):89–95.

[46] Go AS, Bauman MA, Coleman King SM, Fonarow GC, Lawrence W, Williams KA, et al. An effective approach to high blood pressure control: a science advisory from the American Heart Association, the American College of Cardiology, and the Centers for Disease Control and Prevention. J Am Coll Cardiol. 2014;63(12):1230–8. (Epub 2013/11/20).

第7章　冠状动脉疾病的二级预防
Secondary Prevention of Coronary Artery Disease

Kavita Sharma　Claire Duvernoy　Melvyn Rubenfire　**著**

杨霖健　**译**

聂文畅　**校**

一、概述

　　冠状动脉疾病二级预防的定义是对于经历过急性或慢性冠脉综合征患者的长期管理。二级预防的目标：①长期生存；②通过恢复、维持正常的活动和社会心理功能来提高生活质量；③预防冠状动脉事件再发；④减少新病变的形成及冠状动脉疾病的进展率。

　　幸运的是，现代心脏病学拥有大量设计良好的随机临床试验，这些试验围绕冠状动脉疾病管理解决了许多问题，能够指导医生进行合理的治疗选择。本章的分述涵盖用于二级预防的每种策略和主要治疗药物类别，并有关于预防性心脏病学服务，如老年人、女性、糖尿病等特殊群体，以及管理依从性的具体章节。

二、冠状动脉疾病二级预防的原理

　　动脉粥样硬化的发病机制包括内皮细胞或血管壁的损伤，以及相应的血栓形成和炎症应答。损伤的程度、阻塞斑块的发展及斑块的特性都取决于后天生活方式因素及先天遗传倾向性间的相互作用。在未发生阻塞性冠状动脉疾病的情况下，主要及新发危险因素大多影响内皮功能，并可增加未来冠状动脉事件的风险。绝大多数已知

的与急性冠状动脉事件和斑块进展率相关的危险因素是可控的，是冠状动脉疾病的基础。

　　Michael Davies 博士 20 世纪 80 年代中期在英格兰以及 Peter Libby 博士 10 年后在美国进行的哨点监测（横断面研究）让人们对急性冠脉综合征的病理生理学有了非常清晰的认识[1, 2]。"易损斑块破裂"的概念，以及在大体和镜下病理研究中最初观察到的易损斑块的特征，得到了无数的 ST 段抬高和非 ST 段抬高心肌梗死及不稳定型心绞痛研究的支持，这些研究使用冠状动脉造影、血管内超声和冠状动脉内血管造影进行斑块评估。冠状动脉事件的多数原因是血栓破裂成分或附壁血栓叠加在有裂隙的斑块或破裂的斑块之上。易损斑块的特征主要包括薄纤维帽、大脂质池、平滑肌及胶原基质与脂质含量比例下降，以及含有大量分泌金属基质蛋白酶的炎症细胞，这些特征都被认为是斑块不稳定性的主要原因。然而，临床事件的发生概率取决于总斑块负荷及个体对斑块不稳定性的反应差异性。每一种循证医学二级预防策略都旨在减少血栓形成、增加血栓溶解、减少斑块形成及增加斑块稳定性等。

三、临床危险分层

　　冠状动脉疾病相关危险因素是其长期预后的重要预测因子。主要危险因素包括年龄、吸烟、

高血压、糖尿病、总胆固醇含量、低密度脂蛋白（low density lipoprotein，LDL）胆固醇及高密度脂蛋白（high lipoprotein cholesterol，HDL）胆固醇。

四、基于循证医学证据的二级预防治疗策略

二级预防相关药物见表 7-1。

（一）抗血小板药

急性冠脉综合征的发生风险随纤维蛋白原的水平、血小板计数和聚集、纤溶酶原激活物抑制剂 -1（plasminogen activator inhibitor-1，PAI-1）和组织纤溶酶原抗原水平的升高而增加，并与纤溶酶原激活物的活性呈负相关。因此，抗血小板药能够有效并持续降低冠状动脉疾病患者的心肌梗死和脑卒中风险也就不足为奇。阿司匹林是一种环加氧酶抑制药，能与血小板不可逆地结合，并抑制血小板聚集的有效激活物——血小板血栓素 A_2 的合成。另一类强效抗血小板药是血小板 $P2Y_{12}$ 受体拮抗药（氯吡格雷、噻氯吡啶、替格瑞洛、普拉格雷和坎格瑞洛），能阻断磷酸腺苷与血小板特异的 $P2Y_{12}$ 受体结合，从而阻断了糖蛋白（glycoprotein，GP）Ⅱb/ Ⅲa 复合物的激活和血小板聚集。噻氯吡啶目前很少被使用，因为可能导致血小板减少、中性粒细胞减少及胃肠道不耐受。

抗血栓专家共同合作的一项大型 Meta 分析表明，在急性或既往血管疾病的患者中，使用阿司匹林作为二级预防具有显著的益处。在既往心肌梗死的患者中，经过 2 年阿司匹林治疗，发生严重血管事件的风险绝对值下降到 36/1000；急

表 7-1 二级预防相关药物 [9, 29]

药 物	建 议
阿司匹林	• 除外禁忌后，建议所有冠心病患者服用阿司匹林 75～162mg/d • 如果患者无法耐受阿司匹林或对其过敏，则建议服用氯吡格雷 75mg/d 作为替代
$P2Y_{12}$ 受体拮抗药	• 急性冠脉综合征（acute coronary syndrome，ACS）或行经皮冠状动脉介入治疗（percutaneous coronary intervention，PCI）并植入支架的患者应联合使用 $P2Y_{12}$ 受体拮抗药及阿司匹林 • 为治疗 ACS 行 PCI，并植入了金属裸支架或药物洗脱支架的患者应至少服用 1 年氯吡格雷 75mg/d、普拉格雷 10mg/d，或替格瑞洛 90mg 每天 2 次
血管紧张素转化酶抑制药	• 除外禁忌后，所有左心室射血分数≤ 40%、患有高血压、糖尿病、慢性肾脏病的患者应当开始并持续使用 ACEI • 如患者心力衰竭或心肌梗死且左心室射血分数≤ 40%，或对 ACEI 不耐受，则建议使用 ARB • 在所有其他患者中使用 ACEI 是合理的
醛固酮拮抗药	• 已接受治疗剂量的 ACEI、ARB，左心室射血分数≤ 40%，且有糖尿病或心力衰竭的心肌梗死后患者，如没有明显的肾功能不全及高钾血症，则推荐使用醛固酮拮抗药
β 受体拮抗药	• 除外禁忌后，所有左心室收缩功能障碍（射血分数≤ 40%）且伴有心力衰竭或心肌梗死史的患者应当使用 β 受体拮抗药（只建议使用被证明可降低死亡率的卡维地洛、琥珀酸美托洛尔或比索洛尔） • 对于所有患心肌梗死或 ACS、但左心室功能正常的患者，应当持续 β 受体拮抗药治疗 3 年 • 对于患心肌梗死或 ACS、左心室功能正常的患者，作为慢性治疗持续使用 β 受体拮抗药超过 3 年是合理的 • 对于左心室功能不全（射血分数≤ 40%）但不伴有心肌梗死或 ACS 的患者，使用 β 受体拮抗药治疗是合理的
他汀	• 除外禁忌后，< 75 岁的临床 ASCVD 患者应开始或继续使用高强度他汀作为一线治疗 • 对于高强度他汀适应证的临床 ASCVD 患者，如有高强度他汀治疗禁忌证或存在易诱发他汀相关不良反应的特性，则应当在可耐受的情况下使用中等强度他汀作为第二选择 • > 75 岁的临床 ASCVD 患者，在开始使用中等强度或高强度他汀治疗时，应评估他汀治疗降低 ASCVD 风险的获益、药物不良反应、药物间潜在的相互作用及患者的偏好；对于可以耐受他汀治疗的患者，继续进行他汀治疗是合理的

性心肌梗死的患者经过 1 个月治疗后，其风险绝对值也下降到 38/1000 [3]。

口服阿司匹林预防心血管事件再发的公认策略之一。在抗栓研究的 Meta 分析中，75～150mg/d（称为低剂量阿司匹林）和 160～325mg/d（称为中剂量阿司匹林）的疗效或安全性没有差异 [3]。肠溶片剂型和口服低剂量可减低胃炎、消化性溃疡和消化道出血的风险。在出现心肌梗死时，咀嚼 325mg 阿司匹林是极为必要但却常被忽视的，可随身携带 4 个独立的小片阿司匹林，或一包 1～2 片阿司匹林。

在急性冠状动脉综合征发生时，第二项国际梗死生存研究的结论证实，口服负荷剂量 162～325mg/d 的阿司匹林是有益的 [4]。根据 CURRENT-OASIS 7 数据 [5]，推荐序贯终身服用 75～162mg/d 的较低剂量阿司匹林。在 CURRENT-OASIS 7 试验中，对 17 263 名接受直接 PCI 的急性冠脉综合征患者进行了预先指定的亚组分析。结果显示，在 30d 内随机分配 300～325mg/d 剂量与 75～100mg/d 剂量的患者之间，30d 后心血管死亡、心肌梗死或卒中的主要结局没有显著差异（分别为 4.1 和 4.2）[6]。

对于对阿司匹林不耐受或过敏的患者，建议使用氯吡格雷 75mg/d。

P2Y$_{12}$ 受体拮抗药联合阿司匹林适用于 ACS 或 PCI 术后支架植入的患者。对于 ACS 后 PCI 期间接受裸金属支架或药物洗脱支架植入的患者，应给予氯吡格雷 75mg/d、普拉格雷 10mg/d 或替格瑞洛 90mg/d，2 次 / 天，持续至少 12 个月 [7]。阿司匹林和替格瑞洛的推荐每日剂量为 81mg。对于稳定的冠状动脉疾病（非 ACS 人群），在药物洗脱支架植入后，如果患者没有出血的高风险，建议使用氯吡格雷治疗 12 个月。对于非 ACS 指征而接受裸金属支架的患者，氯吡格雷应至少给予 1 个月，应尽可能延长至 12 个月 [8]。

（二）抗凝血药

急性心肌梗死后长期使用抗凝血药治疗通常仅用于有栓塞事件高危风险的患者亚群中。口服抗凝血药及双联抗血小板治疗合起来称作三重口服抗血栓治疗。心肌梗死后合并慢性心房颤动的患者应当使用抗凝血药来减少栓塞事件的风险。此外，进行人工心脏瓣膜置换的患者或患有深静脉血栓、肺栓塞等静脉血栓栓塞疾病需要进行治疗或预防性管理的患者，也应当接受抗凝血治疗。心肌梗死后存在栓塞高风险的患者开始进行抗凝血治疗是合理的，这些高风险患者的类型包括心肌梗死后发现急性左心室血栓或前壁心肌梗死，且左心室射血分数 < 30%。

（三）β 受体拮抗药

除禁忌证外，所有左心室收缩功能不全（射血分数 < 40%）且合并心力衰竭或心肌梗死史的患者应当使用 β 受体拮抗药。可使用的 β 受体拮抗药包括卡维地洛、琥珀酸美托洛尔和比索洛尔，已被证实可降低死亡率 [9]。所有既往有心肌梗死或急性冠脉综合征史、但左心室功能正常的患者应开始 β 受体拮抗药治疗并维持 3 年，继续口服 3 年以上也是合理的。有冠状动脉或其他血管疾病的患者也可以考虑将 β 受体拮抗药作为长期治疗。β 受体拮抗药对于降低稳定性缺血性心脏病发生心绞痛的频率和严重程度方面非常有效，临床上应当针对这一目的使用 β 受体拮抗药；但目前没有高质量证据说明 β 受体拮抗药的使用能降低无近期心肌梗死或心力衰竭的稳定型冠心病患者的死亡风险，有两项观察性研究发现在此类患者中，是否服用 β 受体拮抗药对死亡率没有差别。研究者对 REACH 国际研究注册中心的 CVD 患者进行了长达 4 年的随访，并将这些患者与既往无心肌梗死的服用或未服用 β 受体拮抗药的冠状动脉疾病患者相匹配。在 44 个月的中期随访后，发现主要结局无明显差异（12.9% vs. 13.6%）[10]。在一项涵盖约 27 000 例在首次冠心病事件（急性冠脉综合征或冠状动脉血运重建）后出院患者的研究中，约 20 000 例患者在出院 7d 内开始 β 受体拮抗药治疗。在平均约 3.7 年的

随访过程中，β 受体拮抗药使用队列较对照组死亡风险下降 10%。但在既往无心肌梗死史的人群中，死亡风险并无差异[11]。

（四）肾素 – 血管紧张素 – 醛固酮系统拮抗药

血管紧张素转化酶抑制药（angiotensin converting enzyme inhibitors，ACEI）和血管紧张素受体拮抗药（angiotensin receptor blockers，ARB）降低了心肌梗死后合并左心室收缩功能不全患者的心血管疾病死亡率。ACEI 和 ARB 也减缓了慢性肾衰竭患者的蛋白尿进展率，这在心肌梗死后的糖尿病患者中尤为常见。

在 s/p 急性心肌梗死患者的随机临床试验结果表明，与安慰剂相比，使用 ACEI 或 ARB 能改善死亡率。另一项来自 4 个随机试验、包含近 10 万例在心肌梗死发作 36h 内开始使用 ACEI 的 Meta 分析表明，实验组的患者 30d 死亡率明显低于对照组[12]。

ACEI 被推荐用于治疗心室收缩功能不全引起的心力衰竭，因为许多大型的前瞻性随机试验一致证明了使用 ACEI 可以显著降低死亡率[13]。除此之外，ACEI 还能使糖尿病性或非糖尿病性 CKD 患者蛋白排泄降低 30%～35%[14]。

因此，2011 年 AHA/ACCF 二级预防指南提出 Ⅰ 类建议，左心室射血分数 < 40% 且伴有高血压、糖尿病或慢性肾脏病的患者应当开始并永久维持 ACEI 治疗[9]。ARB 可作为无法耐受 ACEI 患者的替代药物。其他 CVD 患者或存在 CVD 危险因素的患者是否需要常规使用 ACEI 仍存争议。既往的临床试验，如 HOPE[15] 和 EUROPA[16] 显示，约有 20% 的心血管事件风险下降并不完全仅依赖于其降血压作用。然而，更多近期数据显示，ACEI 降低心血管事件风险方面的作用仍难以解释[17]。2011 年 AHA/ACCF 二级预防指南认为所有其他患者使用 ACEI 是合理的。

醛固酮拮抗药对收缩性心力衰竭患者有益，可能因为其升高血钾，以及减少了醛固酮对心脏的毒性作用。2011 年 AHA/ACCF 二级预防指南建议醛固酮拮抗药应当用于心肌梗死后、已接受 ACEI 及 β 受体拮抗药的治疗剂量、左心室射血分数 ≤ 40% 或患糖尿病、心力衰竭，但没有明显的肾功能不全或高钾血症的患者。这些建议来源于 RALES[18] 试验（该试验发现螺内酯对 NYHA 心功能分级 Ⅲ 级或 Ⅳ 级、LVEF ≤ 35% 的心力衰竭患者有益）、EMPHASIS-HF[19] 试验（该试验发现依普利酮对 NYHA 心功能分级 Ⅱ 级、射血分数低的心力衰竭患者有益）及 EPHESUS[20] 试验（该试验发现了依普利酮对近期发生心肌梗死、左心室射血分数 ≤ 40% 的患者有益）。

五、血脂治疗

2013 年 ACC/AHA 血脂治疗指南中对血脂异常的二级预防及管理给出建议。年龄 < 75 岁、已知患有 ASCVD 的个体应当使用高强度他汀治疗（超过 75 岁的患者更推荐使用中强度他汀）。在相关随机对照试验的入组标准中，ASCVD 定义为，急性冠脉综合征、心肌梗死史、稳定型或不稳定型心绞痛、冠状动脉或其他动脉的血运重建、卒中、TIA 或推测由动脉粥样硬化导致的外周动脉疾病。

多年来，大量随机对照试验的证据表明他汀在二级预防人群中降低 CVD 事件及死亡率方面可带来获益[21-28]。

2013 年 ACC/AHA 血脂指南[29] 展示了与 2004 年美国国家血脂教育计划成人治疗专家组（NCEP-ATP Ⅲ）意见相反的建议。该指南不再强调将 LDL 降至目标水平，因为指南作者认为目前尚无充足的数据来支持把某一特定的 LDL（或非 HDL）值设定为目标；相反，指南确定了 4 个 "他汀类获益组"，并基于这一分组推荐不同的他汀类剂量。他汀类获益组分别为以下几类患者：① 患有 ASCVD 的患者；② LDL > 190mg/dl，进行一级预防的患者；③ 40—75 岁的糖尿病患者；④ 40—75 岁不患有糖尿病、但通过汇集队列方程评估 10 年 ASCVD 风险 ≥ 7.5%，且 LDL 在 70~189mg/dl 的患者。2013 年 ACC/AHA 血脂指南仅使用随机对照试验而非观察性数据作为其来源。

此外，由于目前尚无充足数据支持，该指南并不建议在高强度他汀类治疗中加入非他汀类。AIM-HIGH 试验[30]表明，对低 HDL、高甘油三酯的人群添加烟酸治疗是无效的；ACCORD 试验则证明糖尿病患者额外添加非诺贝特治疗是无效的[31]。因此，目前并不推荐使用药物干预来升高 HDL。但 2013 年 ACC/AHA 血脂指南给出了最佳证据，建议对于未获得预期治疗反应或无法耐受他汀类的患者，应考虑非他汀类治疗。

2014 年，美国国家脂质协会（NLA）发布了一系列以患者为中心的血脂异常管理建议。这些建议不同于 2013 年 ACC/AHA 颁布的指南，其建议均来源于非随机对照试验数据。NLA 强调 LDL、非 HDL 与 CV 风险之间存在因果关系。因此，LDL 和非 HDL 的目标得以保留，且在风险水平升高时，患者的 LDL 目标水平更低。

与 NCEP ATP III 类似，NLA 建议明确诊断的 CVD 患者 LDL 水平目标值设置为 70mg/dl，非 HDL 目标值为 100mg/dl。此外，有较大 ASCVD 风险的糖尿病患者建议其 LDL 水平应达到目标值 70mg/dl，非 HDL 应达到目标值 100mg/dl。如果接受了高强度他汀类治疗的患者仍未达标，就应考虑使用胆汁酸螯合剂或依折麦布来降低 LDL-C。

六、心脏疾病预防性干预

MI、PCI、CABG 后的心脏康复治疗是常规且必要的。目前，医疗保险及意外保险等许多第三方支付治疗费用涵盖以下情况[32]：① 12 个月内发生的急性心肌梗死；② CABG；③稳定型心绞痛；④心脏瓣膜修复 / 置换；⑤经皮冠状动脉介入治疗（无论是否植入支架）；⑥心脏或心肺移植；⑦慢性心力衰竭。2011 年的一项包含 34 项试验的 Meta 分析将 6111 名患者随机分配为运动康复组和对照组，发现这一干预措施可降低全因死亡率、再发心肌梗死风险，并改善吸烟、血压、体重、血脂等危险因素[33]。除改善临床终点之外，参与心脏康复能提高患者对治疗的依从性，减少疾病相关的悲伤情绪，并提高总体生存质量。这些获益可见于所有年龄段的人群，尤其是老年人。

对于稳定型冠状动脉疾病患者，运动也是有益的。在一项纳入 101 名确诊冠状动脉疾病的男性的试验中，参与者被分配为两组：一组为每日运动 20min，另一组行 PCI 术植入支架，1 年后运动组的心脏事件显著减少[34]。许多入组 PCI 术后患者的观察性研究表明，心脏康复可使死亡率降低 30%~50%[35, 36]。

不幸的是，许多不利因素降低了符合心脏康复计划条件患者的参与率，只有 10%~15% 的合格患者参与，尤其是女性患者中比例更少[37]。美国的医生通常会逐渐将患者转介到正式的康复计划中，而患者常因通勤困难、经济贫困、缺乏意愿、动机和缺乏预期获益等各种原因而不愿意或不能参与。关注心肌梗死后的患者，必须要多方努力促使患者参与康复并提高依从性，去除参与康复计划的障碍。

七、高血压

高血压被定义为 2 次就诊时测量血压均满足收缩压 ≥ 140mmHg 或舒张压 ≥ 90mmHg[38]。高血压前期的定义则是收缩压在 120~139mmHg，或舒张压在 80~89mmHg。预计美国有 8000 万 20 岁以上的成年人患有高血压病，患病率高达 32.6%[39]。因高血压可显著提高心肌梗死和卒中的风险，成为全球范围内死亡的主要危险因素之一。美国第八届全国高血压预防、检测、评估和治疗联合委员会（JNC-8）报告近日发布。年龄 ＜ 60 岁且不伴糖尿病或慢性肾脏病的人群，以及任何年龄患有糖尿病或慢性肾脏病的人群，其血压目标值建议 ≤ 140/90mmHg。年龄 ≥ 60 岁但不伴糖尿病或慢性肾脏病的个体其血压目标值为收缩压 < 150mmHg、舒张压 < 90mmHg[40]。2011 年 AIIA/ACCF 二级预防指南建议使用 β 受体拮抗药和（或）ACEI 控制血压的人群血压目标值应达到 ≤ 140/90mmHg[9]。

八、体育活动

2013 年 ACC/AHA 生活方式管理指南建议每周至少应进行 150min 的中等强度体育活动，或 75min 的高强度有氧运动，或者将两者结合起来，单次活动至少应达到 10min，且应当把 1 周的运动时间尽量分散[41]。步行是一种最常见的中等强度运动，对健康非常有益。其形式可以包括：远处泊车后步行、爬楼梯、使用计步器计算步行距离（大约 1200 步等于 1km）等。

九、戒烟

吸烟与 CVD 的发展有直接的因果联系。戒烟可能是患者预防 CVD 最有益的干预措施，能使个人患 CVD 的风险下降一半[42]。2011 年 AHA/ACCF 二级预防指南建议通过对所有吸烟者采取询问、建议、评估、协助并安排随访的策略来实现完全戒烟的目标[9]。

十、饮食

2013 年 ACC/AHA 生活方式管理指南建议，对于可从降低血脂中获益的患者，强调摄入蔬菜、水果和全谷物的饮食模式[41]。这应当包括低脂乳制品、家禽类、鱼类、大豆类、非热带植物油及坚果，并应当控制甜食、含糖饮料和红肉的摄入。来自饱和脂肪酸的热量应限制在 5%～6%，同时应减少来自反式脂肪酸的热量。对于那些能通过控制血压而获益的患者，还应额外减少钠的摄入（每日摄入不超过 2400mg 钠）。

十一、减肥

肥胖，尤其是向心性肥胖，是 CVD 的危险因素之一。体重指数（BMI）的目标值范围应为 18.5～24.9kg/m², 而腰围的目标值女性应 < 89cm，男性应 < 102cm，东南亚人群的临界值应更低。肥胖是高血压、2 型糖尿病和血脂异常的主要危险因素。但在已知患有 CVD 的人群中存在肥胖悖论，即超重或肥胖的患者或许比正常体重的患者有更好的结局。

十二、糖尿病管理

2 型糖尿病的管理包括相关危险因素（如降血压、减重、调血脂、进行体育锻炼）的管理。2011 年 AHA/ACCF 二级预防指南建议糖化血红蛋白 A1c（HbA1c）的目标值应 < 7%，并要注意避免低血糖[9]。近期的研究认为，若将糖化血红蛋白目标更严格地控制在 < 6.5% 并不会导致 CVD 患者获益，甚至可能有害[43]。2013 年美国糖尿病协会（ADA）的立场声明建议二级预防患者糖化血红蛋白目标值 < 8%[44]。在一项随机对照试验中，二甲双胍是唯一被证实可减少 CVD 事件发生的药物[45]。2011 年 AHA/ACCF 二级预防指南也建议将二甲双胍作为有效的一线治疗药物[9]。

十三、流行性感冒

CVD 患者应当每年接种流感疫苗。随机对照试验 FLUVACS[46] 和 FLUCAD[47] 都表明二级预防患者接种流感疫苗是有益的。

十四、心理社会学

2011 年 ACC/AHA 二级预防指南提出了一条 Ⅱa 级建议，对于近期接受过 CABG 或患心肌梗死的患者，序贯的医疗干预过程中，主管医师应有意识地与心理医师合作，尽早识别有抑郁倾向的患者[9]。

十五、激素替代疗法

多年来，激素替代治疗（hormone replacement therapy，HRT）被用于绝经后相关症状的干预，既往的观察性研究认为其可以预防 CVD。然而，亦有相关研究（如 HERS 研究）认为 HRT 对于 CVD 事件的二级预防没有益处，并有产生危害的可能[48]，故目前 HRT 并不建议用于女性 CVD 患者的二级预防[49]。

十六、结论

随着人们对冠状动脉疾病病理生理学机制理解的深入，许多临床试验相继展开，这有助于建立有效的治疗规范；但同血运重建策略一样，在大众广泛认可之前，必须通过严格的临床试验和成本分析来验证推崇二级预防策略的可行性。

稳定型冠状动脉疾病及急性冠脉综合征后的二级预防涉及多方面的策略，包括已知的有效药物治疗、生活方式及行为矫正、医生和患者之间持续的相互作用等。医生必须作为患者的指引者及教练员，帮助维持患者对治疗干预的依从性。

实践要点

- 冠状动脉疾病二级预防的目标是提高长期生存率，改善生活质量，预防冠状动脉事件复发，减少新病变的产生，以及降低斑块破裂率。
- 对急性冠脉综合征病理学的了解是制订治疗策略的基础，这些治疗策略可有效进行二级预防。
- 目前的循证医学策略包括阿司匹林、β受体拮抗药、ACEI、他汀类等药物应用，低饱和脂肪酸和高微量营养素饮食，适当运动，精神压力管理及戒烟。
- 基于脂质和非脂质效应认为，他汀类治疗是有效二级预防的基石。血脂管理必须遵循个体化原则，对于指定患者应以 HDL-C 和甘油三酯水平为目标，谨慎地进行联合用药。
- 心脏疾病预防性服务，包括运动计划、心理社会干预和营养咨询在内的干预措施已被证明是有益的，但当前在美国覆盖率仍较低。
- 逐步戒烟仍然是 CAD 二级预防中最重要的干预措施。
- 绝经后妇女使用雌激素（加或不加用孕激素）等激素替代治疗来进行二级预防是无效的，不应以此进行二级预防，如正在使用这一疗法的患者应考虑停用。
- 高龄和糖尿病患者的结局较一般人群差；因此，应在这些患者中积极实施已证实的干预措施。

参考文献

[1] Davies MJ, Thomas AC. Plaque fissuring—the cause of acute myocardial infarction, sudden ischaemic death, and crescendo angina. Br Heart J. 1985;53(4):363–73.

[2] Libby P. Molecular bases of the acute coronary syndromes. Circulation. 1995;91(11):2844–50.

[3] Antithrombotic Trialists' Collaboration. Collaborative meta-analysis of randomised trials of antiplatelet therapy for prevention of death, myocardial infarction, and stroke in high risk patients. BMJ. 2002;324(7329):71–86.

[4] Randomised trial of intravenous streptokinase, oral aspirin, both, or neither among 17,187 cases of suspected acute myocardial infarction: ISIS-2. ISIS-2 (Second International Study of Infarct

Survival) Collaborative Group. Lancet. 1988;2(8607):349–60.

[5] Mehta SR, et al. Dose comparisons of clopidogrel and aspirin in acute coronary syndromes. N Engl J Med. 2010;363(10):930–42.

[6] Mehta SR, et al. Double-dose versus standard-dose clopidogrel and high-dose versus low-dose aspirin in individuals undergoing percutaneous coronary intervention for acute coronary syndromes (CURRENT-OASIS 7): a randomised factorial trial. Lancet. 2010;376(9748):1233–43.

[7] O'Gara PT, et al. 2013 ACCF/AHA guideline for the management of ST-elevation myocardial infarction: a report of the American College of Cardiology Foundation/American Heart Association Task Force on Practice Guidelines. J Am Coll Cardiol. 2013;61(4):e78–140.

[8] Levine GN, et al. 2011 ACCF/AHA/SCAI Guideline for Percutaneous Coronary Intervention. A report of the American College of Cardiology Foundation/American Heart Association Task Force on Practice Guidelines and the Society for Cardiovascular Angiography and Interventions. J Am Coll Cardiol. 2011;58(24):e44–122.

[9] Smith SC Jr, et al. AHA/ACCF secondary prevention and risk reduction therapy for patients with coronary and other atherosclerotic vascular disease: 2011 update: a guideline from the American Heart Association and American College of Cardiology Foundation endorsed by the World Heart Federation and the Preventive Cardiovascular Nurses Association. J Am Coll Cardiol. 2011;58(23):2432–46.

[10] Bangalore S, et al. beta-Blocker use and clinical outcomes in stable outpatients with and without coronary artery disease. JAMA. 2012;308(13):1340–9.

[11] Andersson C, et al. beta-blocker therapy and cardiac events among patients with newly diagnosed coronary heart disease. J Am Coll Cardiol. 2014;64(3):247–52.

[12] Indications for ACE inhibitors in the early treatment of acute myo- cardial infarction: systematic overview of individual data from 100,000 patients in randomized trials. ACE Inhibitor Myocardial Infarction Collaborative Group. Circulation. 1998;97(22):2202–12.

[13] Flather MD, et al. Long-term ACE-inhibitor therapy in patients with heart failure or left-ventricular dysfunction: a systematic overview of data from individual patients. ACE-Inhibitor Myocardial Infarction Collaborative Group. Lancet. 2000;355(9215):1575–81.

[14] Kunz R, et al. Meta-analysis: effect of monotherapy and combination therapy with inhibitors of the renin angiotensin system on proteinuria in renal disease. Ann Intern Med. 2008;148(1):30–48.

[15] Yusuf S, et al. Effects of an angiotensin-converting-enzyme inhibitor, ramipril, on cardiovascular events in high-risk patients. The Heart Outcomes Prevention Evaluation Study Investigators. N Engl J Med. 2000;342(3):145–53.

[16] Fox KM. Efficacy of perindopril in reduction of cardiovascular events among patients with stable coronary artery disease: randomised, double-blind, placebo-controlled, multicentre trial

(the EUROPA study). Lancet. 2003;362(9386):782–8.

[17] Braunwald E, et al. Angiotensin-converting-enzyme inhibition in stable coronary artery disease. N Engl J Med. 2004;351(20):2058–68.

[18] Pitt B, et al. The effect of spironolactone on morbidity and mortality in patients with severe heart failure. Randomized Aldactone Evaluation Study Investigators. N Engl J Med. 1999;341(10):709–17.

[19] Zannad F, et al. Eplerenone in patients with systolic heart failure and mild symptoms. N Engl J Med. 2011;364(1):11–21.

[20] Pitt B, et al. Eplerenone, a selective aldosterone blocker, in patients with left ventricular dysfunction after myocardial infarction. N Engl J Med. 2003;348(14):1309–21.

[21] Baigent C, et al. Efficacy and safety of more intensive lowering of LDL cholesterol: a meta-analysis of data from 170,000 participants in 26 randomised trials. Lancet. 2010;376(9753):1670–81.

[22] LaRosa JC, et al. Intensive lipid lowering with atorvastatin in patients with stable coronary disease. N Engl J Med. 2005;352(14):1425–35.

[23] Pedersen TR, et al. High-dose atorvastatin vs usual-dose simvastatin for secondary prevention after myocardial infarction: the IDEAL study: a randomized controlled trial. JAMA. 2005;294(19):2437–45.

[24] Cannon CP, et al. Intensive versus moderate lipid lowering with statins after acute coronary syndromes. N Engl J Med. 2004;350(15):1495–504.

[25] Schwartz GG, et al. Effects of atorvastatin on early recurrent ischemic events in acute coronary syndromes: the MIRACL study: a randomized controlled trial. JAMA. 2001;285(13):1711–8.

[26] Randomised trial of cholesterol lowering in 4444 patients with coronary heart disease: the Scandinavian Simvastatin Survival Study (4S). Lancet. 1994;344(8934):1383–9.

[27] Sacks FM, et al. The effect of pravastatin on coronary events after myocardial infarction in patients with average cholesterol levels. Cholesterol and Recurrent Events Trial investigators. N Engl J Med. 1996;335(14):1001–9.

[28] Prevention of cardiovascular events and death with pravastatin in patients with coronary heart disease and a broad range of initial cholesterol levels. The Long-Term Intervention with Pravastatin in Ischaemic Disease (LIPID) Study Group. N Engl J Med. 1998;339(19):1349–57.

[29] Stone NJ, et al. 2013 ACC/AHA guideline on the treatment of blood cholesterol to reduce atherosclerotic cardiovascular risk in adults: a report of the American College of Cardiology/American Heart Association Task Force on Practice Guidelines. J Am Coll Cardiol. 2014;63(25 Pt B):2889–934.

[30] Boden WE, et al. Niacin in patients with low HDL cholesterol levels receiving intensive statin therapy. N Engl J Med. 2011;365(24):2255–67.

[31] Ginsberg HN, et al. Effects of combination lipid therapy in type 2 diabetes mellitus. N Engl J Med. 2010;362(17):1563–74.

[32]　Available from: www.cms.hhs.gov/mcd/viewdecisionmemo.

[33]　Lawler PR, Filion KB, Eisenberg MJ. Efficacy of exercise-based cardiac rehabilitation post-myocardial infarction: a systematic review and meta-analysis of randomized controlled trials. Am Heart J. 2011;162(4):571–584 e2.

[34]　Hambrecht R, et al. Percutaneous coronary angioplasty compared with exercise training in patients with stable coronary artery disease: a randomized trial. Circulation. 2004;109(11):1371–8.

[35]　Suaya JA, et al. Cardiac rehabilitation and survival in older coronary patients. J Am Coll Cardiol. 2009;54(1):25–33.

[36]　Goel K, et al. Impact of cardiac rehabilitation on mortality and cardiovascular events after percutaneous coronary intervention in the community. Circulation. 2011;123(21):2344–52.

[37]　Cottin Y, et al. Specific profile and referral bias of rehabilitated patients after an acute coronary syndrome. J Cardiopulm Rehabil. 2004;24(1):38–44.

[38]　Chobanian AV, et al. The Seventh Report of the Joint National Committee on Prevention, Detection, Evaluation, and Treatment of High Blood Pressure: the JNC 7 report. JAMA. 2003;289(19):2560–72.

[39]　Mozaffarian D, et al. Heart disease and stroke statistics—2015 update: a report from the American Heart Association. Circulation. 2015;131(4):e29–322.

[40]　James PA, et al. 2014 evidence-based guideline for the management of high blood pressure in adults: report from the panel members appointed to the Eighth Joint National Committee (JNC 8). JAMA. 2014;311(5):507–20.

[41]　Eckel RH, et al. 2013 AHA/ACC guideline on lifestyle management to reduce cardiovascular risk: a report of the American College of Cardiology/American Heart Association Task Force on Practice Guidelines. J Am Coll Cardiol. 2014;63(25 Pt B):2960–84.

[42]　Perk J, et al. European Guidelines on cardiovascular disease prevention in clinical practice (version 2012). The Fifth Joint Task Force of the European Society of Cardiology and Other Societies on Cardiovascular Disease Prevention in Clinical Practice (constituted by representatives of nine societies and by invited experts). Eur Heart J. 2012;33(13):1635–701.

[43]　Skyler JS, et al. Intensive glycemic control and the prevention of cardiovascular events: implications of the ACCORD, ADVANCE, and VA Diabetes Trials: a position statement of the American Diabetes Association and a Scientific Statement of the American College of Cardiology Foundation and the American Heart Association. J Am Coll Cardiol. 2009;53(3):298–304.

[44]　Standards of medical care in diabetes—2013. Diabetes Care. 2013;36(Suppl 1):S11–S66.

[45]　Inzucchi SE, et al. Management of hyperglycemia in type 2 diabetes: a patient-centered approach: position statement of the American Diabetes Association (ADA) and the European Association for the Study of Diabetes (EASD). Diabetes Care. 2012;35(6):1364–79.

[46]　Gurfinkel EP, et al. Flu vaccination in acute coronary syndromes and planned percutaneous coronary interventions (FLUVACS) Study. Eur Heart J. 2004;25(1):25–31.

[47]　Ciszewski A, et al. Influenza vaccination in secondary prevention from coronary ischaemic events in coronary artery disease: FLUCAD study. Eur Heart J. 2008;29(11):1350–8.

[48]　Hulley S, et al. Randomized trial of estrogen plus progestin for secondary prevention of coronary heart disease in postmenopausal women. Heart and Estrogen/progestin Replacement Study (HERS) Research Group. JAMA. 1998;280(7):605–13.

[49]　Mosca L, et al. Effectiveness-based guidelines for the prevention of cardiovascular disease in women—2011 update: a guideline from the American Heart Association. J Am Coll Cardiol. 2011;57(12):1404–23.

第 8 章　稳定型心绞痛
Stable Angina

Sharon Roble　**著**

孙浩宁　**译**

聂文畅　彭　欣　**校**

一、常见病因

当心肌中氧气供需不匹配时，即可发生心绞痛。典型的心绞痛的最常见原因是心外膜冠状动脉粥样硬化。其他较少见的原因包括心外膜冠状动脉血管痉挛、川崎病、冠状动脉微血管疾病、主动脉瓣狭窄、肥厚型心肌病、冠状动脉瘘、冠状动脉起源异常和心外膜冠状动脉的心肌内走行（肌桥）。

二、表现症状和体征

典型心绞痛的定义包括三个部分：①胸骨后不适感；②常由劳累或情绪紧张引起；③在休息或含服硝酸甘油（Nitroglycerin，NTG）后可缓解。非典型性心绞痛符合其中两个，非心源性胸痛至多表现一个上述特征。

典型的心绞痛性质表现为紧缩、挤压、灼热或沉重感。不适可位于胸骨后或肩胛骨间，并可扩散到颈部、下颌、肩膀及手臂。典型的不适持续时间为 2～10min。持续时间少于 1min 的不适不太可能是心绞痛。持续时间超过 10min 的疼痛可提示不稳定型心绞痛、心肌梗死（myocardial infarction，MI）或非心源性胸痛。部分稳定型心绞痛患者主要表现为呼吸困难。典型的心绞痛可由体力劳动、情绪紧张、天气寒冷或饱食后而诱发。

老年人和女性常表现为不典型症状。冠状动脉造影可能显示轻度病变，冠状动脉血流储备减少可能是诱发缺血的原因 [1-3]。糖尿病患者更易出现无症状缺血发作，需要进行积极的护理和评估。加拿大心血管学会分类系统（CCS）被用于对心绞痛进行分级（表 8-1）[4]。病史符合慢性 CAD 心绞痛的患者静息时的体格检查结果通常是正常的。由于主动脉狭窄或肥厚型心肌病所致的心绞痛患者常具有特征性的收缩期喷射性杂音。胸痛时听诊偶可闻及继发于乳头肌功能障碍的 S_3 奔马律或二尖瓣关闭不全的收缩期杂音。

三、病理生理学

病理生理学：当氧气供需不平衡时会出现心绞痛。动脉粥样硬化斑块导致冠状动脉左主干狭窄程度＞ 50% 或其他冠状动脉血管狭窄＞ 70% 会引起明显的阻塞。存在动脉粥样硬化的冠状动脉中也会出现内皮功能障碍和血管舒缩反应性改变。这会引起对包括运动在内的各种刺激发生血管舒张及收缩功能受损 [5,6]。

表 8-1　加拿大心血管学会分类系统对心绞痛的分级

Ⅰ级
- 一般体力活动（如步行和登楼）不受限，不会引起心绞痛
- 心绞痛可发生于劳力、剧烈或长时间工作或消遣后

Ⅱ级
- 一般活动轻度受限；心绞痛发生于餐后或快步行走及爬楼梯、上坡、寒冷状态、情绪应激或仅在醒后的几个小时内
- 正常速度平地步行 2 个街区以上，或正常情况下登楼一层以上时发生心绞痛

Ⅲ级
- 一般体力活动明显受限；以正常速度平地步行 1～2 个街区或登楼一层即可发生心绞痛

Ⅳ级
- 轻微体力活动即可出现不适
- 休息时也可出现心绞痛症状

四、辅助检查

（一）美国心脏病学会 / 美国心脏协会指南分级

美国心脏病学会 / 美国心脏协会（ACC/AHA）和美国内科学会（ACP-ASIM）于 1999 年共同发布了治疗慢性稳定型心绞痛患者的指南[4]并在 2012 年对其进行更新[7]。诊断和治疗建议分为 Ⅰ、Ⅱ 或 Ⅲ 类：Ⅰ 类建议为有证据或共识指出该措施或治疗是实用且有效的；Ⅱ 类建议则表明对于该治疗方案的实用性或有效性存在相悖的证据或意见。Ⅱa 类建议偏重有确切实用性或有效性，Ⅱb 类建议倾向于有效性还不确切。Ⅲ 类建议提示有证据或共识表明该措施或治疗不实用或无效，且在某些情况下可能是有害的。

无创性检查和冠状动脉造影的推荐适应证分为两类：对疑似心绞痛的患者进行诊断和对慢性稳定型心绞痛的患者进行风险分层。左心室（LV）功能、是否存在可诱导的局部缺血（表 8-2），以及 CAD 的解剖范围和严重程度是预测慢性稳定型心绞痛患者长期生存率的关键指标，可指导血运重建的决策。上述指标可通过超声心动图、放射性核素技术、心脏磁共振成像（MRI）和心脏 CT 血管造影进行无创评估，或行心导管检查术进行有创评估。运动测试也可提供其他预后信息。结合运动能力，症状和局部缺血的参数 Duke 评分，可预测大多数受试患者的 4 年生存率[4]。该指南建议对静息状态下 ST 段压低、左束支传导阻滞、心室起搏节律、心室预激或因地高辛治疗而出现复极化改变的患者采用超声心动图或放射性核素成像技术等检查。此外，对于患有严重的肺部疾病、关节炎或周围血管疾病等的活动受限者，应考虑采用药物负荷试验。

表 8-2　无创风险分层

高风险（年死亡率＞3%）
- 休息或运动时 LVEF ＜ 35%
- Duke 评分 ≤ -11
- 负荷状态下，有大范围或多处灌注不足
- 负荷状态下，左心室扩张或肺部 ^{201}Tl 摄取增高
- 在 HR ＜ 120/min 或多巴酚丁胺输注 ≤ 10μg/（kg·min）时，超声心动图可视及 2 处以上的缺血表现

中风险（年死亡率 1%～3%）
- LVEF 35%～49%
- -11 ＜ Duke 评分 ＜ 5
- 负荷状态下，无左心室扩张或肺部 ^{201}Tl 摄取增高的中度灌注不足
- 多巴酚丁胺输注＞10μg/（kg·min）时，超声心动图可视，以及 ≤ 2 处缺血表现

低风险（年死亡率 ＜ 1%）
- Duke 评分 ≥ 5
- 休息或负荷下无或有小范围灌注不足
- 负荷状态下无室壁运动异常

HR. 心率；LV. 左心室；LVEF. 左心室射血分数

（二）心电图

怀疑存在心绞痛症状的患者均应完善静息状态下 12 导联心电图（electrocardiogram，ECG）。大约 50% 的慢性稳定型心绞痛患者的静息心电图正常。ST-T 改变通常是非特异性的。Q 波可提示有陈旧性 MI。左心室肥大可由高血压、主动脉瓣狭窄或肥厚型心肌病引起。应对疑有血管痉挛性心绞痛的患者进行动态心电图监测，因其可出现有症状或无症状的发作性缺血，动态心电图检查更具意义。

（三）超声心动图

静息超声心动图（表 8-3）可用于评估整体

和区域左心室收缩功能及局部室壁运动，也可识别潜在的心脏结构病变，如主动脉瓣狭窄或肥厚型心肌病。

表 8-3 根据加拿大心血管学会分级系统制订超声心动图或放射性核素心室造影指导诊断并危险分层的适应证

Ⅰ类证据
- 收缩期杂音提示二尖瓣反流、主动脉瓣狭窄或肥厚型心肌病的患者应行超声心动图检查
- 有 MI 病史、存在 Q 波、复杂室性心律失常或症状提示充血性心力衰竭的患者应通过超声心动图或放射性核素心室造影来评估 LV 功能

Ⅱb 类证据
- 超声心动图可用于诊断伴有咔嗒音或其他杂音的二尖瓣脱垂患者

Ⅲ类证据
- 超声心动图可用于 ECG 正常，无 MI 病史，无心力衰竭、心脏瓣膜病或肥厚型心肌病症状或体征的患者

ECG. 心电图；MI. 心肌梗死；LV. 左心室

（四）计算机断层扫描

电子束计算机断层扫描（electron beam computed tomography，EBCT）是一种检测冠状动脉钙化的高敏技术。而冠状动脉钙化可见于存在动脉粥样硬化的血管中。有 ACC/AHA 专家共识文件总结：① EBCT 在典型的 CAD 患者群体中具有高敏感性和相对较低的特异性，总体预测准确率为 70%；② EBCT 的预测准确率与其他 CAD 的诊断方法相近；③ EBCT 由于其低特异性在诊断 CAD 上并不理想[7]。综合来自既往文献的证据，除标准危险因素以外，冠状动脉钙化总量可以预测部分冠脉事件。钙化评分可以用于明确中度 CAD 风险患者，即 Framingham 风险评分（FRS）10 年内风险为 10%～20% 患者的临床事件风险（Ⅱb 级，证据水平 B）。此外，动脉粥样硬化多种族研究（MESA）考察患者 10 年内冠心病的风险时，除了传统的风险因素外，也使用钙化评分，并提出了可供使用的风险计算器[8]。在最新分类标准中钙化评分较高的患者有更为严格的降血脂目标值[9]。冠状动脉钙化评估在以下情况中为合理选择：①负荷试验可疑阳性且有症

状的患者；②病因不明的心肌病患者；③胸痛、心肌酶阴性且心电图阴性或可疑阳性的患者（均为Ⅱb 级，证据水平 B）。无症状且常规风险评分为低风险的患者可能无法从冠状动脉钙化评估中获益（Ⅲ级，证据水平 B）。目前的数据不支持连续 EBCT 检查来评估冠状动脉钙化的进展（Ⅲ类，证据水平 C）。

鉴于心导管检查术具有有创性，同时有大量无或轻度心外膜冠状动脉疾病的患者被转诊接受介入治疗，因此有必要探索检测冠状动脉血管腔及血管壁的其他无创方法。因此，多层螺旋心脏CT 造影（multi-detector cardiac CT angiography，MDCT）的研究和应用在过去几年中显著增加。CTA 可用于检查存在症状但合并阻塞性心外膜冠状动脉疾病的可能性较低的患者（Ⅱa 级，证据等级 B）。目前，并不推荐在无症状人群中使用CTA 进行筛查（Ⅲa 级，证据等级 C）[9]。CTA 效能受限主要是由于运动伪影（心跳、呼吸）、肥胖和钙化造成的图像质量的不稳定性。另一个问题是检查相关的高辐射剂量；但是，随着前瞻性选控技术的发展，冠状动脉 CTA 相关的辐射剂量已接近于诊断性心导管检查术，且远低于放射性核素负荷试验。

（五）无创负荷试验

无创负荷试验的预测准确性（表 8-4）取决于该试验的敏感性和特异性，以及所诊断疾病在被研究人群中的患病率，即冠心病的验前概率。运动心电图在静息心电图正常和 CAD 验前概率中等的患者中是有意义的，而在静息心电图异常和（或）CAD 验前概率低或高的患者中则意义不大。影像学技术（如超声心动图或心肌灌注成像）的加入增加了无创负荷试验的敏感性和特异性。对于因肺部疾病、周围血管疾病或肌肉骨骼疾病而无法充分运动的患者，应进行药物负荷试验（如多巴酚丁胺超声心动图和腺苷或双嘧达莫心肌灌注成像）。

表 8-4　加拿大心血管学会分级系统规定无创负荷试验指导明确诊断及风险分层的适应证

Ⅰ类证据
- 在中等 CAD 验前概率的患者中采用运动心电图检查（见Ⅱ类和Ⅲ类的例外情况）
- 在中等 CAD 验前概率并有以下一种基线心电图异常的患者中采用运动心肌灌注显像或超声心动图
- 预激综合征（Wolff-Parkinson-White syndrome）
- 静息态 ST 段压低＞ 1mm
- 在有 PCI 或 CABG 手术史的患者中采用运动心肌灌注显像或超声心动图
- 在中等 CAD 验前概率和具备以下基线特征之一的患者中采用腺苷或双嘧达莫心肌灌注成像：
- 心电图异常：
  - 起搏器室性节律
  - 左束支传导阻滞（left bundle branch block，LBBB）
- 采用负荷心肌灌注显像或超声心动图来确定无 LBBB 或起搏器室性节律患者缺血的范围、严重程度和位置，或评估择期 PCI 的冠状动脉病变的功能学特征

Ⅱa 类证据
- 怀疑为血管痉挛性心绞痛的患者

Ⅱb 类证据
- 在有高或低 CAD 验前概率的患者中采用运动心电图检查
- 在服用洋地黄或左心室肥大且 ST 段压低＜ 1mm 的患者中采用运动心电图
- 在 LBBB 患者中采用运动或多巴酚丁胺超声心动图检查

Ⅲ类证据
- 在基线心电图存在以下异常的患者中采用运动心电图而不行影像学检查
  - 预激综合征
  - 起搏器室性节律
  - 静息态 ST 段压低＞ 1mm
  - 完全性 LBBB
- 患者存在严重并发症可能缩短其预期寿命或妨碍血运重建

CABG. 冠状动脉旁路移植术；CAD. 冠状动脉疾病；ECG. 心电图；PCI. 经皮冠状动脉介入治疗

（六）心导管检查术及冠状动脉造影

直接转诊冠状动脉造影者（表 8-5）可能包括胸痛、高冠心病验前概率或存在无创检查禁忌证的患者。冠状动脉造影通常同时行左心室造影以排除主动脉狭窄，并通过增强心室造影来评估局部和整体左心室功能。冠状动脉造影可显示冠心病的范围和严重程度，并可明确较少见的非动脉粥样硬化性心绞痛病因，如川崎病、心肌桥、血管痉挛、冠状动脉夹层、冠状动脉瘘或冠状动脉畸形等。冠状动脉内超声研究表明冠脉造影可

不显示弥漫性冠状动脉粥样硬化，即"假阴性"。冠状动脉狭窄的血流动力学特征可以通过多普勒导管或压力传感导管测量冠状动脉血流储备分数（fractional flow reserve，FFR）来评估。

表 8-5　加拿大心血管学会分级系统规定通过冠状动脉造影指导明确诊断并风险分层的适应证

Ⅰ类证据
- 已知或可能患有心绞痛的猝死后生存患者
- 接受药物治疗的 CCS Ⅲ级或Ⅳ级心绞痛患者
- 不考虑心绞痛的严重程度，无创检查提示高危风险的患者
- 具有心绞痛和充血性心力衰竭的症状或体征的患者

Ⅱa 类证据
- 无创检查后诊断不确定的患者，明确诊断的受益大于风险和成本
- 因残疾、疾病或肥胖而不能接受无创检查的患者
- 因职业要求需要确诊的患者
- 有较高左主干或三支病变 CAD 验前概率的患者
- LVEF ＜ 45%，CCS Ⅰ级或Ⅱ级心绞痛，但无创检查未提示高缺血风险的患者

Ⅱb 类证据
- 因胸痛反复住院的患者
- 有不低的患 CAD 概率且迫切希望明确诊断的患者
- LVEF ＜ 45%，CCS Ⅰ级或Ⅱ级心绞痛，无创检查未提示高缺血风险

Ⅲ类证据
- 有明显并发症，其风险超过受益的患者
- 对药物治疗有反应且无创检查后无缺血证据的 CCS Ⅰ类或Ⅱ类心绞痛患者
- 倾向于避免血运重建的患者
- 有明确诊断意愿，但冠心病可能性较低的患者

CAD. 冠状动脉疾病；CCS. 加拿大心血管学会；LVEF. 左心室射血分数

五、鉴别诊断

胸痛的鉴别诊断包括许多心源性和非心源性病因。非心肌缺血引起的胸痛的常见心脏原因是心包炎和主动脉夹层。肺部原因包括肺栓塞、肺动脉高压、气胸、肺炎和胸膜炎。胃肠道原因包括食管炎、食管痉挛或反流、食管撕裂、消化性溃疡、胰腺炎和胆道疾病。肌肉骨骼方面引起胸痛的原因有肌肉劳损或痉挛、肋软骨炎、纤维肌痛、肋骨骨折、颈神经根病和带状疱疹。最后，胸痛也可能发生在各种精神状况异常的患者，如焦虑和情感障碍等。

六、并发症

稳定型心绞痛可对患者的生活质量产生显著的不良影响，主要包括对个体的运动能力和功能独立性的影响。此外，胸痛的评估对住院患者和门诊患者的医疗路径均有重大影响。稳定型冠心病的临床并发症主要为继发于 CAD 的疾病，例如，进展为不稳定型心绞痛、心肌梗死、缺血性心肌病、充血性心力衰竭、房性和室性心律失常，以及发生猝死等。

七、治疗

对于稳定型心绞痛患者，治疗的目标是减轻症状，降低发病（如心肌梗死）和死亡的风险[1]。理想治疗情况下可使患者维持心功能 CCS 分级Ⅰ级。应尽早识别贫血、甲状腺功能亢进和血压控制不良等促进疾病进展的因素并及时治疗。初始治疗方案包括以下内容

A：阿司匹林，血管紧张素转化酶抑制药，抗心绞痛治疗（硝酸酯类，钙通道阻滞药，雷诺嗪等）。

B：β 受体拮抗药。

C：戒烟和调血脂治疗。

D：饮食控制及糖尿病治疗。

E：宣教和运动。

（一）药物治疗

1. 抗心绞痛药

(1) 硝酸酯类：Parker 和 Parker 发表了一篇关于硝酸酯应用的详细综述（表 8-6）。舌下含服硝酸甘油和硝酸甘油喷雾剂对治疗心绞痛发作和预防劳力性心绞痛发作均有疗效。多种长效硝酸酯制剂，包括皮下硝酸甘油、口服硝酸异山梨酯和口服单硝酸异山梨酯，已被证明可以延缓运动负荷试验中缺血的发生时间。使用硝酸酯治疗的主要限制因素——耐药性，可以通过间歇用药方

案来避免。此外，研究表明抗氧化维生素，如维生素 C[10] 和维生素 E[11]，可抵消硝酸酯耐药性。目前没有公开证据表明硝酸酯可改善慢性稳定型心绞痛患者的死亡或心肌梗死发生率。

表 8-6　加拿大心血管学会分类系统规定的药物治疗建议

Ⅰ类证据
- 阿司匹林
- 有心肌梗死病史的患者服用 β 受体拮抗药
- 当存在 β 受体拮抗药禁忌证或引起严重不良反应时服用钙通道阻滞药或长效硝酸酯
- 舌下 NTG 或 NTG 喷雾剂，可即刻缓解心绞痛
- 调血脂治疗至 LDL < 100mg/dl

Ⅱa类证据
- 当存在阿司匹林禁忌证时服用氯吡格雷
- 选用长效非二氢吡啶类钙通道阻滞药代替 β 受体拮抗药

Ⅱb类证据
- 在阿司匹林的基础上加用华法林进行低强度抗凝血

Ⅲ类证据
- 双嘧达莫
- 螯合治疗

LDL. 低密度脂蛋白；NTG. 硝酸甘油

(2) β 受体拮抗药：阿替洛尔无症状缺血研究（ASIST）是一项双盲、安慰剂对照、随机研究，306 例Ⅰ或Ⅱ级心绞痛患者分入阿替洛尔 100mg/d 组与安慰剂对照组[12]。入选标准包括运动测试和动态心电图监测期间缺血的证据。阿替洛尔治疗减少了 48h 动态心电图监测中记录的缺血发作次数和平均持续时间。此外，阿替洛尔组的 1 年无事件生存率高于安慰剂组。虽然 ASIST 试验规模较小，但其结果仍可提示 β 受体拮抗药能改善慢性稳定型心绞痛患者的预后。β 受体拮抗药相对禁忌用于血管痉挛型心绞痛患者，因为 α 肾上腺素能受体活性相对亢进会诱发或加重冠状动脉痉挛。

(3) 钙通道阻滞药：钙通道阻滞药用于冠心病患者的大规模安慰剂对照试验是 Norvasc 前瞻性随机评估研究（PREVENT）[13]。该试验旨在确定氨氯地平是否能延缓冠心病患者的动脉粥样硬化进展。825 例患者在基线期和 3 年后接受了冠状动脉造影和颈动脉超声检查。这些患者中，

约 69% 有稳定型心绞痛病史。3 年随访中，氨氯地平治疗组因不稳定型心绞痛和血运重建需求而住院的人数较少，但在死亡率和心肌梗死发生率方面没有差异。超声检查显示安慰剂组颈动脉粥样硬化有进展，而氨氯地平组没有进展。冠状动脉造影显示氨氯地平对冠状动脉粥样硬化的进展没有影响。

斯德哥尔摩心绞痛预后研究（Angina Prognosis Study in Stockholm，APSIS）是一项纳入 809 例使用美托洛尔或维拉帕米的稳定型心绞痛患者的长期研究[14]。采用双盲法随机分配患者接受美托洛尔每日 1 次，每次 200mg，或维拉帕米每日 2 次，每次 240mg 治疗。中位随访 3.4 年后，上述两组总死亡率、心血管病因死亡率、非致死性心血管事件和合并心血管事件无差异。

总缺血负担欧洲试验（Total Ischaemic Burden European Trial，TIBET）是一项在 682 名慢性稳定型心绞痛中使用阿替洛尔、硝苯地平以及两者结合的长期研究[15]。患者被随机分配接受阿替洛尔每日 2 次，每次 50mg；硝苯地平每日 2 次，每次 20mg 或 40mg，或两者组合。各组的运动参数改善，动态缺血减少及临床事件发生的频率均没有显著差异。

Heidenreich 等[16] 对 β 受体拮抗药、钙通道阻滞药和硝酸酯治疗稳定型心绞痛的试验进行 Meta 分析。对比硝酸酯与 β 受体拮抗药或钙通道阻滞药的试验过少，尚无法确定它们的相对疗效。尽管有 72 项研究比较了 β 受体拮抗药和钙通道阻滞药，但其中仅有前述 APSIS 和 TIBET 试验随访时间超过 6 个月，在所有试验中共发生 116 例心脏事件，两者仅包含 103 例。结果显示，短效二氢吡啶类钙通道阻滞药应避免应用于心绞痛患者。

最近的一项前瞻性双盲随机研究 CAMELOT 试验比较了依那普利、氨氯地平和安慰剂对患有冠心病但血压正常的患者的心血管事件的影响[17]。与安慰剂相比，氨氯地平显著降低了心血管事件的发生率（HR = 0.69，P = 0.003）。IVUS 亚组研究显示收缩压高于平均值（即 129/78mmHg）的患者动脉粥样硬化进展率显著降低（P = 0.02）。

（4）雷诺拉嗪（雷诺嗪）：雷诺拉嗪是一种最近被批准用于治疗难治性心绞痛和解剖学不宜行血运重建者的新药。该药物的作用机制包括两个方面：①预防缺血心肌细胞钙超载，从而预防舒张期张力过高；②改善心脏能量代谢，部分抑制脂肪酸氧化并转换为葡萄糖氧化，从而提高心脏代谢效率[18]。几项大规模的临床试验证实了该药物作为单一治疗或联合其他抗心绞痛药，如 β 受体拮抗药、钙通道阻滞药和（或）硝酸酯等治疗的有效性。

在 ERICA 试验中，565 名接受氨氯地平治疗（10mg/d，可使用长效硝酸酯类，避免应用 β 受体拮抗药）的稳定型心绞痛患者被随机分配至雷诺拉嗪组（1000mg/d）或安慰剂组[19]。结果显示，雷诺拉嗪组心绞痛发作次数显著降低，为 2.88 次 / 周，而安慰剂组为 3.31 次 / 周。在包含 823 例服用阿替洛尔或钙通道阻滞药受试者的 CARISA 试验中，雷诺拉嗪组较对照组显著增加了运动持续时间及 ST 段压低前时间[20]。与安慰剂相比，每日 2 次 750mg 雷诺拉嗪组心绞痛发作频率每周约减少 0.8 次，服用每日 2 次 1000mg 雷诺拉嗪组的心绞痛发作频率每周减少 1.2 次。在 MARISA 试验中，191 名患者被随机分配到安慰剂及三种不同剂量（每次 500mg、1000mg 和 1500mg，每日 2 次）雷诺拉嗪单药治疗组。与安慰剂相比，雷诺拉嗪在三种剂量下均显著增加了运动时长[21]。

雷诺嗪可引起 Q-T 间期延长。因此，Q-T 间期延长患者及同时使用其他可延长 Q-T 间期的药物的患者禁用。目前尚未报道尖端扭转型室性心动过速等不良反应。雷诺拉嗪可能会抑制洋地黄类或辛伐他汀等药物代谢，应谨慎联合使用。对于其他病因（如心室功能障碍）等所致存在室性心律失常风险的患者，也应谨慎使用。

2. 抗血小板药

(1) 阿司匹林：已有临床试验证明阿司匹林可改善慢性稳定型心绞痛患者预后。内科医生健康研究[22] 是一项在 22 071 名男性内科医生中进行的阿司匹林试验（每天 325mg），其中包括 333 名入组时患有慢性稳定型心绞痛的男性[22]。在平均 60 个月的随访后，服用阿司匹林的患者中心肌梗死的发生率为 7/178，而服用安慰剂的患者为 20/155（RR = 0.30，95% CI 0.04～0.42；$P < 0.001$）。瑞典心绞痛试验（Swedish Angina Pectoris Trial，SAPAT）随机分配 2035 名慢性稳定型心绞痛患者接受阿司匹林（每日 75mg）或安慰剂[23]。所有患者均接受索他洛尔治疗以控制症状。在中位数为 50 个月的随访后，接受阿司匹林治疗的患者的猝死和非致死性心肌梗死的发生率降低了 34%（$P = 0.003$）。两组在大出血方面无显著差异。指南建议，所有心绞痛且无禁忌证的患者都应服用阿司匹林（75～325mg）[4]。

(2) 氯吡格雷：尽管氯吡格雷在慢性稳定型心绞痛患者中没有安慰剂对照试验，但在氯吡格雷对比阿司匹林治疗有缺血性事件风险的患者研究（Clopidogrel Versus Aspirin in Patients at Risk of Ischemic Events，CAPRIE）[24] 纳入的冠心病患者中，氯吡格雷优于阿司匹林。因此，对阿司匹林不耐受或过敏的患者应使用氯吡格雷治疗。

3. 调血脂药

(1) 他汀类：北欧辛伐他汀生存研究（Scandinavian Simvastatin Survival Study，4S）是一项纳入 4444 名有心绞痛或心肌梗死病史患者的辛伐他汀应用随机试验。入组时患有心绞痛但没有心肌梗死病史的患者约占 21%，其主要冠状动脉事件（冠状动脉源性死亡、非致死性心肌梗死和心搏骤停复苏）的风险降低了 26%，但未对该亚组设定预先分析，差异没有达到统计学意义（$P = 0.08$）[25]。他汀类生长回归研究（Regression Growth Evaluation Statin Study，REGRESS）是一项关于普伐他汀对冠心病[26] 进展和恢复影响的随机试验。研究对象包括 768 名血清胆固醇水平为 155～310mg/dl 的稳定型心绞痛男性患者。随机分配接受普伐他汀（每日 40mg）或安慰剂治疗前后 48h 的动态心电图显示，普伐他汀显著降低了缺血发作的频率和持续时间。

积极调血脂以逆转动脉粥样硬化研究（Reversal of Atherosclerosis with Aggressive Lipid Lowering，REVERSAL）[27] 使用血管内超声测定动脉粥样硬化斑块负荷，对 80mg 阿托伐他汀强化调血脂组和 40mg 普伐他汀适度调血脂组的效果进行了比较。患者接受诊断性冠状动脉造影并通过血管内超声（intra vascular ultra sound，IVUS）评定是否入组并进行 18 个月的随访。随机分配的 654 人中有 502 人进行了两次 IVUS 检查。两组的 LDL 平均基线水平为 150.2mg/dl，普伐他汀组降至 110mg/dl，阿托伐他汀组降至 79mg/dl。阿托伐他汀组的动脉粥样硬化负荷没有变化（-0.4%，$P = 0.98$），提示无疾病进展，而普伐他汀组的动脉粥样硬化负荷增加（+2.7%，$P < 0.001$），提示疾病进展。与基线相比，高剂量他汀组 CRP 显著降低，为 36.4%，而中剂量组仅降低 5.2%。这一发现提示，动脉粥样硬化在某种程度上是一种炎症性疾病，两组动脉粥样硬化负担的差异很大程度上来自于 CRP 降低的差异。

与 REVERSAL 研究相同的是，新靶点治疗试验（Treating to New Targets Trial，TNT）[28] 提供了进一步的证据，表明稳定型冠心病患者每日服用阿托伐他汀 80mg 的强化调血脂效果优于每日服用阿托伐他汀 10mg 的临床疗效。在这项研究中，10 001 名有临床症状且 LDL < 130mg/dl 的冠心病患者被随机分配给阿托伐他汀每日 10mg 或 80mg，平均随访 4.9 年。80mg 组的平均 LDL 为 77mg/dl，而 10mg 组的平均 LDL 为 1010mg/L。尽管高剂量组转氨酶水平持续升高的发生率显著高于对照组（1.2% vs. 0.2%；$P < 0.001$），80mg 组患者的主要心血管事件（死于冠心病、非致死性心肌梗死、心搏骤停复苏、致死性或非致死性卒中）的发生率降低了 22%（$P < 0.001$）。两组全因死亡率无差异。

来自 PROVE-IT[29]、REVERSAL、TNT，以及其他类似研究的数据也支持使用高剂量阿托伐他汀。2014 年发布的美国国家胆固醇教育计划指南建议，应根据患者的风险因素给予起始中高剂量的他汀类治疗，而不是按照实际的 LDL 值进行治疗。但这一建议仍存在争议。

（2）贝特类：退伍军人高密度脂蛋白胆固醇干预研究[30]（Veterans Affairs High-density Lipoprotein Cholesterol Intervention Trial，VA-HIT）[30] 表明，在冠心病合并低水平高密度脂蛋白（high-density lipoprotein，HDL）（＜ 40mg/dl）且接受吉非贝齐治疗的患者中，非致死性心肌梗死或冠状动脉因性死亡的相对风险降低 22%。该研究排除了血清 LDL 胆固醇水平高于 140mg/dl 的患者。39% 的患者在入组前没有心肌梗死病史，但并未报道吉非贝齐在该亚组中对预后的影响。

4. 血管紧张素转化酶抑制药

心室扩大与生存率研究（Study of Survival and Ventricular Enlargement，SAVE）和左心室功能障碍研究（Studies of Left Ventricular Dysfunction，SOLVD）[32] 的结果表明，血管紧张素转化酶抑制药（ACEI）适用于有 CAD 病史和患有充血性心力衰竭或无症状左心室功能障碍的患者。心脏结局预防评估（Heart Outcomes Prevention Evaluation，HOPE）研究[33] 是一项双盲随机试验，采用 2×2 因子设计。该研究评估了雷米普利（10mg/d）和维生素 E 对 9541 例心血管事件高风险患者的临床疗效。80% 的受试者有 CAD 病史，56% 有稳定型心绞痛病史。主要终点是心肌梗死、卒中和心源性死亡的复合终点。雷米普利组共有 651 例患者（14.0%）达到了主要终点，而安慰剂组有 826 例患者（17.8%）达到了主要终点［相对风险（relative risk，RR）= 0.78；$P <$ 0.001］。使用雷米普利治疗稳定型心绞痛可降低全因死亡率（RR = 0.84，$P =$ 0.005）、心源性死亡率（RR = 0.74，$P <$ 0.001）、心肌梗死率（RR = 0.80，$P <$ 0.001）、卒中率（RR = 0.68，$P <$ 0.001）和血运重建率（RR = 0.85，$P =$ 0.002）。在 4759

例 LVEF 正常的患者中，雷米普利治疗可使主要终点及其各部分发生率显著降低。

在 ACE 事件预防（prevention of events with ACE，PEACE）研究[34] 中，8290 名有稳定型冠心病记录且 LVEF ＞ 40% 的患者被随机分配到群多普利 4mg/d 组与安慰剂组，随访 4.8 年。主要终点为死亡、非致死性心肌梗死或血运重建。两组治疗结果无显著差异。该试验尚存在缺陷，如在基线时服用 ACE 的患者中仅有 70% 接受了降脂治疗；同时，在随访 3 年时治疗组仅有 51% 仍接受群多普利 4mg/d 的目标剂量。

在稳定型冠心病患者应用培哚普利减少心脏事件欧洲研究（European trial on Reduction of cardiac events with Perindopril in stable CAD，EUROPA）中，12 218 名确诊冠心病且无临床心力衰竭表现的患者被随机分配到培哚普利 8mg/d 组和安慰剂组，随访 4.2 年[35]。主要终点为心源性死亡、心肌梗死或心搏骤停的复合终点。在使用 ACEI 的患者中，主要终点显著降低了 8%～10%，相对风险降低了 20%。

2002 年修订的 ACC/AHA 指南建议所有造影证实罹患 CAD 或合并糖尿病、左心室功能障碍或其他血管疾病的心肌梗死患者都应该服用 ACEI[36]。

5. 抗氧化剂

HOPE 试验中，随机分配 4761 名患者接受维生素 E 400U/d，4780 名患者接受安慰剂[37]。研究表明，维生素 E 治疗对心血管事件没有影响。最近，Cheung 等[38] 报道了一项纳入低 HDL 水平冠心病患者的小型临床研究结果。该研究随访了 153 名患者 12 个月的脂蛋白变化，他们被随机分配到 4 个治疗组：①抗氧化剂组（维生素 E 和维生素 C、胡萝卜素和硒）；②辛伐他汀和烟酸组；③辛伐他汀、烟酸和抗氧化剂组；④安慰剂组。研究表明，辛伐他汀加烟酸可增加 HDL-C 和脂蛋白 a-1，而联合补充抗氧化剂可抑制 HDL 对辛伐他汀加烟酸的反应。初步报告表示，通过冠状动脉造影定量检测[39]，发现抗氧化剂组合对冠心病的进展也有负面影响；因此，冠心病患者应该避免服用抗氧化维生素。

（二）血运重建

LVEF 是预测心肌血运重建术（图 8-1 和图 8-2）能否改善冠心病患者长期生存率的关键因素。冠心病患者的造影结果决定采取单纯药物治疗、经皮冠状动脉介入治疗（percutaneous coronary intervention，PCI）或外科血运重建术等治疗措施。左冠状动脉主干狭窄超过 50%，左冠状动脉前降支狭窄超过 70% 或冠状动脉三支病变均为血运重建指征。血运重建的适当性和最优模式受病史（如症状的耐受性 / 严重程度和对药物治疗的反应）、负荷试验结果、冠状动脉病变严重程度、左心室收缩功能、糖尿病状态及合并的非心血管并发症等因素影响。表 8-7 列出了血运重建的 Ⅰ、Ⅱ、Ⅲ 类建议。

1. 冠状动脉旁路移植术

在三个主要的临床试验，退伍军人管理局（Veterans Admininstration，VA）合作研究，冠状动脉外科手术研究（Coronary Artery Surgery Study，CASS）和欧洲冠状动脉外科手术研究（European Coronary Surgery Study，ECSS） 中，慢性稳定型心绞痛患者被随机分配接受冠状动脉旁路移植术治疗组（coronary artery bypass graft，CABG）和药物治疗组。综合结论为，冠状动脉旁路移植术延长了具有以下特点的稳定型心绞痛患者的生存期：左主干狭窄率超过 50%；LVEF < 50% 的三支病变 CAD；或冠状动脉左前降支[40] 近端狭窄 75% 以上的双支病变 CAD[40]。一项关于 CABG 与药物治疗的 10 年随机试验得出结论[41]，即 CABG 治疗延长了某些高危和中危 CAD 患者的生存期，但不延长低危患者的生存期。

由于手术死亡率已经大大降低，心导管术的使用率更高，20 世纪 70 年代进行的随机临床试验可能低估了冠状动脉旁路移植术所带来的生存益处。与选取大隐静脉行 CABG 相比，选用单乳内动脉（internal mammary artery，IMA）行左冠状动脉前降支 CABG 具有较低的手术死亡率、更

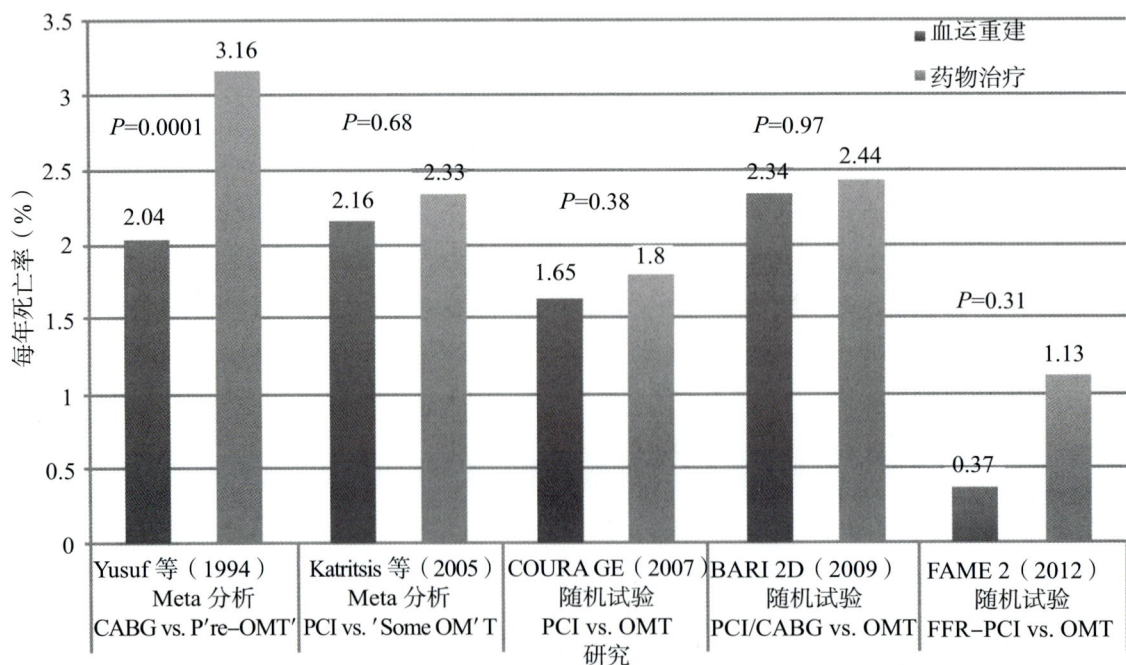

▲ 图 8-1　血运重建与药物治疗对死亡率的影响

经许可引自 Patel 和 Bangalore[70]

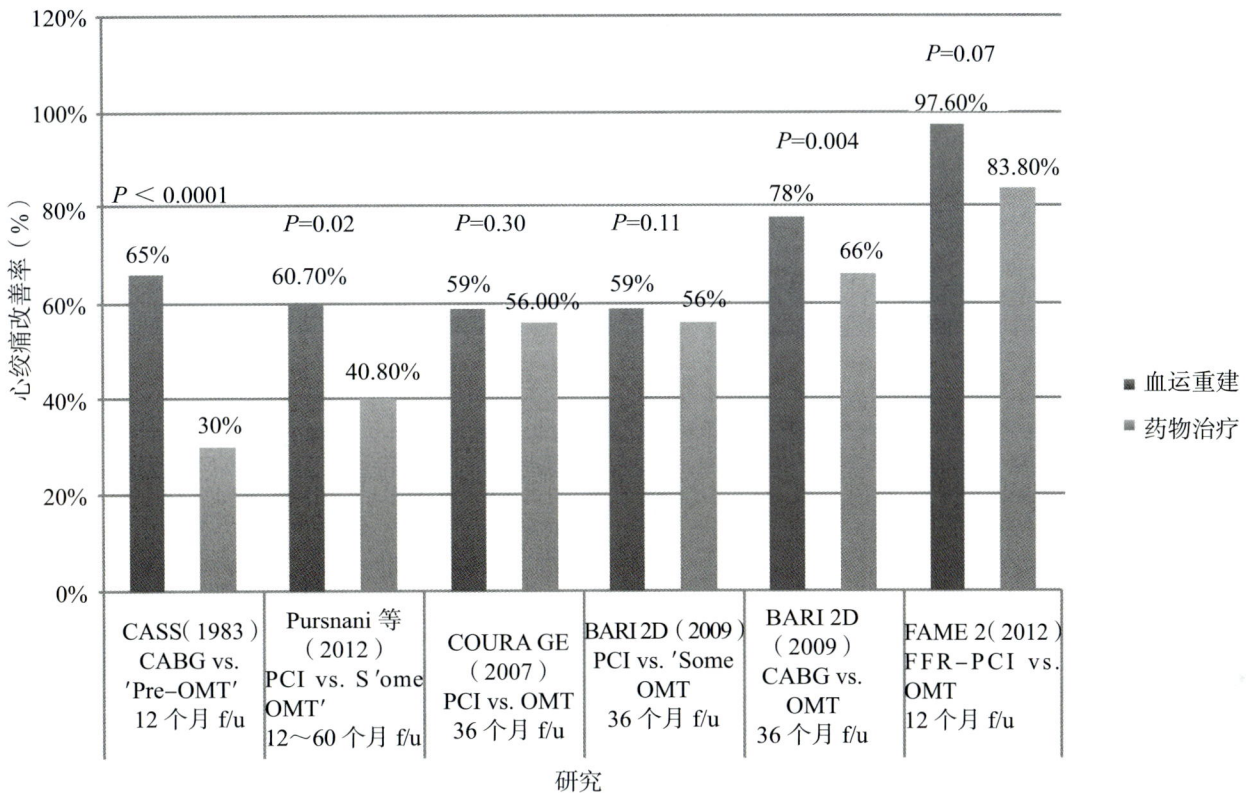

▲ 图 8-2 血运重建与药物治疗对心绞痛的改善

f/u. 随访时间（经许可引自 Patel 和 Bangalore[70]）

表 8-7 慢性稳定型心绞痛的血运重建建议

I 类证据
- CABG 治疗左主干狭窄
- 对于三支病变 CAD，可行 CABG 治疗
- 对于双支病变合并 LAD 近端明显狭窄且 LVEF < 50% 或可诱发缺血的 CAD，可行 CABG 治疗
- 对于双支或三支病变合并 LAD 近端明显狭窄的 CAD，如果解剖结构适宜，LVEF 正常，无糖尿病，可行 PTCA 治疗
- 对无近端 LAD 狭窄的单支或双支病变的 CAD，如果存在大面积存活心肌且无创检查高风险，可行 PTCA 或 CABG 治疗
- 对无近端 LAD 狭窄的单支或双支病变的 CAD，如果存在持续性室性心动过速或为猝死幸存者，可行 CABG 治疗
- 如果药物治疗不成功且可接受血运重建术风险，可行 PTCA 或 CABG 治疗

II a 类证据
- 如多处移植发生狭窄则再次行 CABG 治疗
- 对于无近端 LAD 狭窄的单支或双支 CAD，如果存活心肌面积适中且有诱导性心肌缺血，可行 PTCA 或 CABG 治疗
- 对于单支病变伴 LAD 近端明显狭窄的 CAD，可行 PTCA 或 CABG 治疗

II b 类证据
- 对于双支或三支病变的 CAD，如果存在 LAD 近端明显狭窄合并糖尿病或 LVEF 异常可行 PTCA 治疗
- 对于左主干明显狭窄的 CAD，如果患者不适合行 CABG 治疗，可行 PTCA 治疗
- 对于单支或双支病变的 CAD 合并持续室性心动过速或猝死生还但无明显 LAD 近端狭窄，可行 PTCA 治疗

III 类证据
- 对于无近端 LAD 狭窄的单支或双支病变 CAD，如果症状轻微或药物治疗试验不足，且存活心肌面积小或无诱导性心肌缺血，行 PTCA 或 CABG 治疗
- 对于无诱导性缺血的 50%~60% 冠状动脉狭窄（左主干除外），可行 PTCA 或 CABG 治疗
- 对于 < 50% 的狭窄，可行 PTCA 或 CABG 治疗
- 对于左主干明显狭窄且预计行 CABG 治疗的患者，行 PTCA 治疗

CABG. 冠状动脉旁路移植术；CAD. 冠状动脉疾病；LAD. 左前降支；LVEF. 左心室射血分数；PTCA. 经皮冠状动脉腔内成形术

高的移植物通畅率，并能降低 MI 率、减少心绞痛复发及再次干预；同时在非随机患者队列中，IMA 也可增加长期生存率[42]。IMA 移植比静脉移植物表现出更高的通畅率。有手术报告表明 IMA 移植物的长期通畅率为 96%[42]。在 CASS 研究中，84% 的桥血管为隐静脉，CABG 术后 18 个月和 5 年的累计移植物通畅率分别仅为 85% 和 82%[43]。一项包含 10 个临床报告的 Meta 分析指出，双侧 IMA 移植比单侧 IMA 移植提供更好的预后生存，但分析的 10 项研究都不是随机试验[44]。

既往一些关于对比 CABG 和药物治疗的随机试验实施时间早于使用他汀类进行调血脂治疗，最近的研究结果表明他汀类和其他调血脂药可以改善大隐静脉旁路移植物的长期通畅率[45, 46]，其中最大规模的研究为美国国家心肺血液研究所的冠状动脉旁路移植术后临床试验[46]。该研究招募了 1351 名有冠状动脉旁路移植术病史，至少一支为大隐静脉，LDL 胆固醇水平为 130~175mg/dl 的患者。这些患者被随机分为两组：一组进行高强度调血脂治疗，目标为 60~85mg/dl；另一组进行中强度治疗，目标为 130~140mg/dl。治疗包括洛伐他汀，必要时加考来烯胺。在治疗期间，高强度组的平均 LDL 胆固醇水平为 93~97mg/dl，而中强度组为 132~136mg/dl（$P < 0.001$）。随机分组之前和平均 4.3 年之后进行血管造影。高强度组的新移植物阻塞率为 6%，中强度组为 11%（$P < 0.001$）。移植物中新病灶的形成率在高强度组为 10%，中强度组为 21%。高强度组的血运重建率比中强度组低 29%（$P = 0.03$）。该结果强烈支持对接受冠状动脉旁路移植术的患者采取积极的调血脂治疗。

不考虑其对生存率的影响，冠状动脉旁路移植术治疗是缓解心绞痛的一种极好的治疗方法。比较冠状动脉旁路移植术和药物治疗的早期随机试验表明，冠状动脉旁路移植术后心绞痛的缓解效果很好，但会在 5 年后由于静脉移植物的损耗疗效下降。据推测，由于动脉旁路移植术的通畅性更好，以动脉为移植物的旁路移植术

患者心绞痛缓解的时间更长。旁路血管成形术重建研究（Bypass Angioplasty Revascularization Investigation，BARI）是一项大型试验，随机分配 1829 名稳定型心绞痛患者接受冠状动脉旁路移植术或经皮冠状动脉腔内成形术（percutaneous transluminal coronary angioplasty，PTCA）[47]治疗。82% 接受冠状动脉旁路移植术的患者至少使用了一次 IMA 移植。在接受冠状动脉旁路移植术的患者中，84% 的患者在术后 5 年无心绞痛发作[48]。

2. 经皮冠状动脉介入

PCI 或药物治疗对慢性稳定型心绞痛患者的益处已在几个临床试验中得到检验[49]。但由于样本量小、临床随访期不足、临床事件数量少、药物治疗定义不佳或使用不当及介入技术过时等不足，这些早期研究的相关性有限。血运重建和积极药物评估的临床结局（Clinical Outcomes Utilizing Revascularization and Aggressive Drug Evaluation，COURAGE）试验在 2007 年发表，其对稳定型冠状动脉疾病的 PCI 和最佳药物治疗进行了比较。COURAGE 试验随机分配 2287 名慢性稳定型心绞痛患者单独接受最佳药物治疗或 PCI 结合最佳药物治疗。最佳的药物治疗包括：每日服用阿司匹林 81~325mg，单独使用辛伐他汀或联合使用依折替米贝（LDL 两者在为 60~85mg/dl），单独使用长效美托洛尔、氨氯地平和单硝酸异山梨酯，或联合使用赖诺普利或氯沙坦作为标准的二级预防。行 PCI 治疗的患者同时服用波利维。PCI 组以介入治疗为主。

3. 经皮冠状动脉腔内成形术与冠状动脉旁路移植术比较

慢性稳定型心绞痛患者已被纳入大量 PTCA 与 CABG 的随机试验。Pocock 等[50]发表了一篇纳入 8 项随机试验的 Meta 分析。CABG 组 73 例死亡，PTCA 组 79 例死亡（RR = 1.08，95%CI 0.79~1.50）。随机分组 1 年后，接受 PTCA 治疗的患者心绞痛的患病率更高（RR = 1.56，95%CI 1.30~1.88），但此差异在随机分组 3 年后减小（RR = 1.22，95%CI 0.99~1.54）。另一组调查人员

进行了一项纳入 5 项随机研究的 Meta 分析，得出了相似的结论，即在 PTCA 或冠状动脉旁路移植术后 1~3 年的随访中，两者在全因死亡率和非致死性心肌梗死率没有明显不同，但 CABG 缓解心绞痛的效果更好，并减低再次血运重建率[51]。

每一项 Meta 分析[50, 51]都是在大型随机 BARI 研究完成之前进行的[47]。BARI 试验研究人员随机分配 914 名患者进行 CABG，915 名患者进行 PTCA。所有患者均为多支病变，其中 41% 为三支病变，入组患者的平均 LVEF 为 57%。在接受 CABG 的患者中，82% 至少接受了一次 IMA 移植。在随访的前 5 年，8% 的 CABG 患者接受了再次血运重建；相比之下，54% 的 PTCA 患者进行了再次血运重建。CABG 患者 5 年生存率为 89.3%，PTCA 患者 5 年生存率为 86.3%（$P = 0.19$）。2000 年发表的 EAST 试验[17]的 8 年结果和 BARI 试验[48]的 7 年数据进一步支持了 BARI 试验 5 年后得出的结论，即在整个研究人群中没有生存差异。

4. 支架与冠状动脉旁路移植术

一些随机试验比较了冠状动脉旁路移植术和支架植入术的疗效[52, 53]。在支架植入与乳内动脉（Stenting Versus Internal Mammary Artery，SIMA）研究中，123 名单纯左冠状动脉前降支近端新发狭窄的患者被随机分配到冠状动脉支架植入组（$n = 62$）或冠状动脉旁路移植植入 IMA 血管组（$n = 59$）[53]。1 名接受支架治疗的患者在手术后 4d 出现亚急性支架内血栓形成，并在接受溶栓药物治疗后死于大量脑出血。冠状动脉旁路移植术组 1 例患者在冠状动脉旁路移植术后 10d 死于心肌梗死。在平均 2.4 年的随访期后，接受支架植入术的患者中有 24% 进行了再次血运重建，而接受冠状动脉旁路移植术的患者中没有。

冠状动脉支架成形术与冠状动脉旁路移植术研究 Ⅱ[54]（Coronary Angioplasty with Stenting Versus Coronary Bypass Surgery，ERACI Ⅱ）将 450 例多支病变 CAD 患者随机分为 PCI 组（$n = 225$）和 CABG 组（$n = 225$）。随机分配至 PCI 组并植入支架的患者的死亡率和未发生心肌梗死的概率低于 CABG 组。然而，ERACI Ⅱ 研究有很多的局限性，包括后续的随访时间相对较短（平均 18.5 个月），样本量小，CABG 术后死亡率高（5.7%），糖蛋白 Ⅱb/ Ⅲa 抑制药使用率低（28%），并使用了次优的支架型号（Gianturco Roubin Ⅱ）其增加了支架内再狭窄率。此外，只有 38 例患者在随机分组前有稳定型心绞痛。

在 ARTS 研究中，1205 名多支病变 CAD 患者被随机分配接受 CABG 或支架植入[52]。600 例接受支架植入术的患者中，57% 为稳定型心绞痛，糖尿病发病率为 19%；平均 LVEF 为 61%；30% 为三支病变的 CAD，68% 为双支病变的 CAD。605 例接受 CABG 的患者中，60% 为稳定型心绞痛，糖尿病发病率 16%；平均 LVEF 为 60%；33% 为三支病变的 CAD，67% 为双支病变的 CAD。在接受冠状动脉旁路移植术的患者中，约 93% 接受过至少一次心导管检查。PCI 组术后有 6.2% 的患者的肌酸激酶值超过正常值上限的 5 倍，相比之下，CABG 组术后为 12.6%（$P < 0.001$）。在 1 年后的随访中，两组之间的死亡率、卒中率或心肌梗死率没有显著差异。PCI 组中，未发作卒中或心肌梗死的存活患者再次血运重建率为 16.8%，而 CABG 组为 3.5%。1 年后，接受 CABG 的患者中 90% 无心绞痛，而接受了 PCI 的患者为 79%。5 年后，两组在死亡率、卒中率或心肌梗死率没有显著差异，但支架组相较于 CABG 组仍有较高的主要心脑血管不良事件发生率（30.3% vs. 8.8%）（$RR = 3.46, P < 0.001$）[55]。

支架或手术（stent or surgery，SOS）试验随机分配 967 例多支病变 CAD 和药物治疗后的难治性严重心绞痛患者接受 CABG（$n = 487$）或 PCI（$n = 480$）。随访 1 年后，PCI 组的死亡率和再次 PCI 或 CABG 发生率高于 CABG 组。

PCI 的快速发展使得 PCI 对比 CABG 的随机试验结果很难应用到今天的临床决策中。早期试验结束后，由于冠状动脉支架的引入，PCI 术后再狭窄率显著降低。例如，对于孤立性左前降支近端狭窄，冠状动脉支架植入与血管成形术的比较显示支架植入后再狭窄率为 19%，而 PTCA 术后再狭窄率为 40%（$P = 0.02$）[56]。支架植入后 1 年无事件生存率为 87%，PTCA 后为 70%（$P - 0.04$）。

近年来，随着药物洗脱支架（drug-eluting stent, DES）的出现，PCI 技术发生了一场革命，与 PTCA 或裸金属支架相比，DES 显著降低了临床再狭窄或靶病变再次血管重建的发生率[57, 58]。新一代抗增殖药（如西罗莫司、依维莫司、佐他莫司、他克莫司、紫杉醇）支架涂层可显著减少新发内膜增生。在某种程度上，CABG 对于 PCI 的历史优势主要归因于更大程度的心绞痛缓解和减少临床再狭窄的重复干预次数，药物洗脱支架已经大大减少了 PCI 和 CABG 之间的这种差异。在 ARTS-Ⅱ注册试验中，607 例植入 Cypher 药物洗脱支架的患者的临床结果与最初的 ARTS 试验及 ARTS-Ⅰ的手术组内的 605 例接受 CABG 的患者的临床结果进行了比较。尽管 Cypher 支架组糖尿病、冠状动脉病变、3 支病变 CAD、高脂血症和高血压患者明显较多，但两组间 1 年内主要心脑血管不良事件发生率无显著差异，Cypher DES 组为 10.2%，CABG 组为 11.6%[59]。在无死亡、心肌梗死或脑血管意外（cerebralvascular accident, CVA）发生的 1 年生存率方面，Cypher 组的结局明显优于 CABG 组（97.1% vs. 92.0%，$P < 0.001$）。

SYNTAX 研究目前在多个国际中心招募患者，是一项前瞻性随机试验，将为多支病变患者的最佳血运重建策略提供当代的见解。

最近对长期预后的观察表明，DES 可能与晚期支架血栓形成的增加有关，但不一定导致死亡或心肌梗死。如果这些发现得到证实，干预策略选择可能会转回支持 CABG，或使用更多的裸金属支架，或两者均支持。

5. 糖尿病患者中经皮冠状动脉介入治疗与冠状动脉旁路移植术的比较

无论是 PTCA 还是冠状动脉支架植入术，糖尿病患者术后都有更高的再狭窄和靶血管重建率[60, 61]。此外，冠状动脉阻塞和相关的 LVEF 降低是糖尿病患者冠状动脉再狭窄的常见表现，这可能是糖尿病患者 PTCA 后死亡率升高的原因[62]。一项对参与 BARI 试验的 641 名糖尿病患者的回顾性分析显示，接受 CABG 治疗的患者的 5 年生存率高于接受 PTCA 治疗的患者（80.6% vs. 65.5%；$P = 0.003$）。在糖尿病患者中，接受 CABG 的 7 年生存率为 76.4%，而接受 PTCA 治疗的患者 7 年生存率为 55.7%（$P = 0.0011$）。CABG 大大降低了 Q 波心肌梗死后的死亡风险。接受 CABG 而随后发生 Q 波心肌梗死患者的死亡率为 17%，而接受 PTCA 的 Q 波心肌梗死患者死亡率则为 80%[63]。一项对 7159 名需要 PTCA 或 CABG 治疗的多支病变糖尿病患者进行的大规模前瞻性注册研究的结果支持了 BARI 研究的结果，即 3 支病变 CAD 的糖尿病患者行 CABG 治疗有益于降低其死亡率[64]。

对 BARI 试验结果的分析也存在一些问题。只有 641 名糖尿病患者被纳入 BARI 试验，他们没有构成预先指定的亚组。BARI 研究中随机分配的 CABG 组中的糖尿病患者与自主选择血运重建方式的糖尿病患者相比，没有观察到 CABG 带来的生存优势[65]。最重要的是，BARI 试验的入组是在支架和糖蛋白Ⅱb/Ⅲa 抑制药广泛应用之前完成的，这些似乎可以改善 PCI 的短期和长期预后，尤其是在糖尿病患者中[61, 66]。受评估血小板Ⅱb/Ⅲa 抑制药对支架植入术影响研究（platelet Ⅱb/Ⅲa inhibitor for stenting trial, EPISTENT）的启发，一项对接受 PCI 的患者使用阿昔单抗或安慰剂的 3 个随机试验的结果合并分析表明，阿昔单抗降低了 1 年内死亡率，特别是在接受 PCI 的多支病变患者中[66]。PCI 组接受阿昔单抗治疗的多支病变合并糖尿病患者的死亡率从 7.7% 降低到 0.9%（$P = 0.018$）。

动脉血管重建治疗研究（ARTS）随机分配 1205 例多支病变患者行 CABG 或支架植入术[52]，其中 112 例糖尿病患者接受支架植入，96 例糖尿病患者行 CABG [67]。在接受 CABG 手术的非糖尿病患者和糖尿病患者中分别有 99.7% 和 89.3% 进行 IMA 旁路移植 [67]。接受 CABG 的糖尿病患者比行冠状动脉支架植入术的糖尿病患者有更高的 1 年无事件生存率（84.4% vs. 63.4%，$P <$ 0.001），主要受到降低了 21.6% 的再血运重建率驱动。这一发现在 5 年的随访中没有变化 [55]。

关于药物治疗与血运重建策略在糖尿病患者中的功效的进一步信息将由 BARI-2D 和 FREEDOM 试验提供。

（三）难治性心肌缺血

一些慢性稳定型心绞痛患者不适合 PCI 或 CABG，尽管进行了最大限度的药物治疗，但仍有严重的心绞痛。研究者已经探索了各种方法来缓解这一人群的心绞痛。经皮心肌激光血运重建术曾被广泛提倡，但最终被放弃。强化体外反搏可降低心绞痛患者心绞痛发作的频率。脊髓刺激和心肌血管再生术也曾被报道，但临床效果尚不确切。

（四）宣教与锻炼

有规律的运动可以改善功能负荷、内皮功能并减少心绞痛发作 [36, 68]。在一项比较稳定型冠状动脉疾病患者 PCI 治疗和运动治疗的随机试验中，Hambrecht 等报道了运动组在 1 年后发生的主要不良心脏事件较少，运动能力提高 [69]。冠状动脉疾病的治疗是一项终身治疗策略，需要对患者的宣教和患者主动参与来改变生活方式，以达到症状改善并提高生存率。

八、预后与随访

仅接受药物治疗的患者的 5 年生存率可以从 CAD 的程度（表 8-8）进行预测 [4]。ACC/AHA 和 ACP-ASIM 对于慢性稳定型心绞痛患者的治疗指南推荐每 4～12 个月随访评估一次。指南建议在治疗的第一年每 4～6 个月进行一次随

访评估，之后如果患者病情稳定可靠，可每年进行一次评估。指南建议在每次随访评估时了解 5 个问题（表 8-9），采取积极的风险因素控制措施（见第 7 章）。表 8-10 总结了超声心动图、跑步机运动试验、负荷成像研究和随访期间冠状动脉造影的Ⅰ、Ⅱ和Ⅲ类适应证。应对新发或恶化的心力衰竭或间断性心肌梗死患者的左心室功能进行评估。负荷试验对于临床状态有显著变化的患者有提示意义的。冠状动脉造影适用于虽然接受了最大限度的药物治疗仍发展为Ⅲ类心绞痛的患者。

表 8-8　预后

冠心病的程度	5 年生存率（%）
单支病变，75%	93
多于单只病变，50%～74%	93
单支病变，≥ 95%	91
双支病变	88
双支病变，均≥ 95%	86
单支病变，LAD 近端≥ 95%	83
双支病变，≥ 95%	83
双支病变，LAD 近端≥ 95%	79
三支病变	79
三支病变，至少一支≥ 95%	73
三支病变，LAD 近端≥ 75%	67
三支病变，LAD 近端≥ 95%	59

LAD. 左前降支

表 8-9　每次随访时应询问的问题

- 自上次就诊以来，患者的体力活动减少了吗？
- 自上次就诊以来，患者的心绞痛症状是否发作频率增加并加重？
- 患者对治疗的耐受程度如何？
- 患者在减少可改变的危险因素和提高缺血性心脏病知识方面取得了多大的成功？
- 患者是否出现了任何新的共病，或者已知共病的病情或治疗是否加重了患者的心绞痛？

实践要点

- 舌下含服硝酸甘油或使用硝酸甘油喷雾剂可用于即刻缓解心绞痛。
- 可耐受阿司匹林的患者均应服用阿司匹林。
- β 受体拮抗药可作为所有可耐受患者的初始治疗。
- 钙通道阻滞药、长效硝酸酯，或两者联合都适用于 β 受体拮抗药禁忌、效果不佳或引起不可接受的不良反应的患者。合并左心室收缩功能受损、糖尿病或高血压心脏病的冠心病患者，都应考虑使用血管紧张素转化酶抑制药。
- 调血脂治疗适用于 LDL-C 水平高于 130mg/dl 的患者。
- 冠状动脉造影应用于筛查慢性稳定型心绞痛患者。
- 对慢性稳定型心绞痛的患者进行冠状动脉血运重建可减轻症状并降低特定亚组患者的死亡风险。

表 8-10 　根据加拿大心血管学会分类系统，在随访期间进行无创检查和冠状动脉造影的建议

I 类证据
- 对新发或恶化的充血性心力衰竭患者完善胸部 X 线片检查
- 对病史或 ECG 提示有心肌梗死的干预指征或有新发或恶化充血性心力衰竭的患者评估 LVEF 和节段性室壁运动
- 对有新发或恶化心脏瓣膜病证据的患者完善超声心动图
- 对既往未行血运重建、临床状态有显著变化、能够进行运动且没有任何列在下一个建议中的 ECG 异常的患者完善运动试验
- 对未行血运重建且临床状态有显著变化，不能运动或有以下心电图异常之一的患者完善负荷成像：
  - 预激综合征
  - 起搏器心室节律
  - 静息态 ST 段压低＞1mm
  - 完全性 LBBB
- 对临床状态有显著变化且由于运动试验不确定或中等风险需要行负荷成像试验的患者完善运动负荷检查
- 对曾行血运重建术且临床状况有显著变化的患者完善运动负荷检查
- 对进行了最佳药物治疗但仍为 CCS Ⅲ 类心绞痛的患者完善冠状动脉造影检查

Ⅱ b 类证据
- 对临床状态无变化、可以运动、没有上述第 5 条所列 ECG 异常、预估年死亡率＞1% 的患者进行运动试验

Ⅲ类证据
- 对 ECG 正常、无 MI 史和无充血性心力衰竭的患者完善超声心动图或放射性核素显像评估 LV 功能
- 对临床状态无变化且初诊时评估年死亡率＜1% 的患者在 3 年内复查运动试验
- 如果患者的临床状态没有变化，静息心电图正常，没有服用地高辛，能够运动，并且在初始评估时由于不确定或中等风险的运动试验结果未完善负荷成像检查的患者可进行负荷成像检查
- 对临床状态没有变化，复查运动试验或负荷成像没有变化、初诊无冠心病的患者可复查冠状动脉造影

ECG. 心电图；LBBB. 左束支传导阻滞；LV. 左心室；LVEF. 左心室射血分数；MI. 心肌梗死

参考文献

[1] Serruys PW, Ong ATL, van Herwerden LA, et al. Five-year outcomes after coronary stenting versus bypass surgery for the treatment of multivessel disease—final analysis of the Arterial Revascularization Therapies Study (ARTS) randomized trial. J Am Coll Cardiol. 2005;46:575–81.

[2] Serruys PW, et al. 1 year outcomes from the Arterial Revascularization Therapies Study-II (ARTS-II) Randomized Trial. Unpublished, Oral Presentation ACC Orlando March, 2005.

[3] Reis SE, Holubkov R, Conrad Smith AJ, et al. Coronary microvascular dysfunction is highly prevalent in women with chest pain in the absence of coronary artery disease: results from the NHLBI WISE study. Am Heart J. 2001;141(5):735–41.

[4] Gibbons RJ, Chatterjee K, Daley J, et al. ACC/AHA/ACP-

ASIM Guidelines for the management of patients with chronic stable angina: a report of the American College of Cardiology/ American Heart Association Task Force on Practice Guidelines (Committee on the Management of Patients with Chronic Stable Angina). J Am Coll Cardiol. 1999;33:2092–197.

[5] Bugiardini R, Bairey Merz CN. Angina with "normal" coronary arteries: a changing philosophy. JAMA. 2005;293(4):477–84.

[6] Abrams J. Clinical practice. Chronic stable angina. N Engl J Med. 2005;352(24):2524–33.

[7] Finn SD, Gardin JM, Abrams J, et al. ACCF/AHA/ACP/AATS/ PCNA/SCAI/STS guidelines for the diagnosis and mangement of patients with stable ischemic heart disease. J Am Coll Cardiol. 2012;60(24):e44–e164.

[8] O'Rourke RA, Brundage BH, Froelicher VF, et al. American College of Cardiology/American Heart Association Expert Consensus Document on electron-beam computed tomography for the diagnosis and prognosis of coronary artery disease. Circulation. 2000;102:126–40.

[9] PEACE Trial Investigators. Angiotensin-converting-enzyme inhibition in stable coronary artery disease. N Engl J Med. 2004;351:2058–68.

[10] McClelland RL, Jorgensen NW, Budoff M, et al. 10-year coronary heart disease risk prediction using coronary artery calcium and traditional risk factors: derivation in the MESA (Multi-Ethnic Study of Atherosclerosis) with validation in the HNR (Heinz Nixdorf Recall) study and the DHS (Dallas Heart Study). J Am Coll Cardiol. 2015;66(15):1643–53.

[11] Parker JD, Parker JO. Nitrate therapy for stable angina pectoris. N Engl J Med. 1998;338:520–31.

[12] Watanabe H, Kakihana M, Ohtsuka S, et al. Randomized, doubleblind, placebo-controlled study of the preventive effect of supplemental oral vitamin C on attenuation of development of nitrate tolerance. J Am Coll Cardiol. 1998;31:1323–9.

[13] Watanabe H, Kakihana M, Ohtsuka S, et al. Randomized, doubleblind, placebo-controlled study of supplemental vitamin E on attenuation of the development of nitrate tolerance. Circulation. 1997;96:2545–50.

[14] Pepine CJ, Cohn PF, Deedwania PC, et al. Effects of treatment on outcome in mildly symptomatic patients with ischemia during daily life. The Atenolol Silent Ischemia Study (ASIST). Circulation. 1994;90:762–8.

[15] Pitt B, Byington RP, Furberg CD, et al. Effect of amlodipine on the progression of atherosclerosis and the occurrence of clinical events. Circulation. 2000;102:1503–10.

[16] Rehnqvist N, Hjemdahl P, Billing E, et al. Effects of metoprolol vs. verapamil in patients with stable angina pectoris. Eur Heart J. 1996;17:76–81.

[17] King SB, Kosinski AS, Guyton RA, et al. Eight-year mortality in the Emory Angioplasty Versus Surgery Trial (EAST). J Am Coll Cardiol. 2000;35:1116–11121.

[18] Gielen S, Schuler G, Hambrecht R. Exercise training in coronary artery disease and coronary vasomotion. Circulation. 2001;103(1):E-6.

[19] Hambrecht R, Walther C, Mobius-Winkler S, et al. Percutaneous coronary angioplasty compared with exercise training in patients with stable coronary artery disease: a randomized trial. Circulation. 2004;109(11):1371–8.

[20] Chaitman BR. Ranolazine for the treatment of chronic angina and potential use in other cardiovascular conditions. Circulation. 2006;113(20):2462–72.

[21] Stone PH, Gratsiansky NA, Blokhin A, et al. Antianginal efficacy of ranolazine when added to treatment with Amlodipine: the ERICA (Efficacy of Ranolazine in Chronic Angina) trial. J Am Coll Cardiol. 2006;48(3):566–75.

[22] Dargie HJ, Ford I, Fox KM. Total Ischaemic Burden European Trial (TIBET). Eur Heart J. 1996;17:104–12.

[23] Heidenreich PA, McDonald KM, Hastie T, et al. Meta-analysis of trials comparing beta-blockers, calcium antagonists, and nitrates for stable angina. JAMA. 1999;281:1927–36.

[24] Ridker PM, Manson JE, Gaziano JM, et al. Low-dose aspirin therapy for chronic stable angina. Ann Intern Med. 1991;114:835–9.

[25] The Medical Research Council's General Practice Research Framework. Thrombosis Prevention Trial: randomised trial of lowintensity oral anticoagulation with warfarin and low-dose aspirin in the primary prevention of ischaemic heart disease in men at increased risk. Lancet. 1998;351:233–41.

[26] Anand SS, Yusuf S. Oral anticoagulant therapy in patients with coronary artery disease: a meta-analysis. JAMA. 1999;282:2058–67.

[27] Chaitman BR, Pepine CJ, Parker JO, et al. Effects of ranolazine with atenolol, Amlodipine, or diltiazem on exercise tolerance and angina frequency in patients with severe chronic angina: a randomized controlled trial. JAMA. 2004;291(3):309–16.

[28] Fox KM. EURopean trial On reduction of cardiac events with Perindopril in stable coronary Artery diease Investigations. Efficacy of perindopril in reduction of cardiovascular events among patients with stable coronary artery disease: randomised, double-blind, placebo-controlled, multicentre trial (the EUROPA study). Lancet. 2003;362:782–8.

[29] Niles NW, McGrath PD, Malenka D, et al. Survival of patients with diabetes and multivessel coronary artery disease after surgical or percutaneous coronary revascularization: results of a large regional prospective study. J Am Coll Cardiol. 2001;37:1008–15.

[30] Kjekshus J, Pedersen TR. Reducing the risk of coronary events: evidence from the Scandinavian Simvastatin Survival Study (4S). Am J Cardiol. 1995;76:64C–8C.

[31] van Boven AJ, Jukema JW, Zwinderman AH, et al. Reduction of transient myocardial ischemia with pravastatin in addition to the conventional treatment in patients with angina pectoris. Circulation. 1996;94:1503–5.

[32] Rubins HB, Robins SJ, Collins D, et al. Gemfibrozil for the secondary prevention of coronary heart disease in men with low levels of high-density lipoprotein cholesterol. N Engl J Med. 1999;341:410–8.

[33] Pfeffer MA, Braunwald E, Moye LA, et al. Effect of captopril on mortality and morbidity in patients with left ventricular dysfunction after myocardial infarction. N Engl J Med. 1992;327:669–77.

[34] Nissen SE, Tuzcu EM, Schoenhagen P, et al. Effect of intensive compared with moderate lipid-lowering the therapy on progression of coronary atherosclerosis: a randomized controlled trial. JAMA. 2004;291(9):1071–80.

[35] Grundy SM, Cleeman JI, Merz CN, et al. Implicattions of recent clinical trials for the National Cholesterol Education Program Adult Treatment Panel III Guidelines. J Am Coll Cardiol. 2004;44(3):720–32.

[36] Halcox JP, Schenke WH, Zalos G, et al. Prognostic value of coronary vascular endothelial dysfunction. Circulation. 2002;106(6):653–8.

[37] The SOLVD Investigators. Effect of enalapril on mortality and development of heart failure in asymptomatic patients with reduced left ventricular ejection fractions. N Engl J Med. 1992;327:685–91.

[38] The Heart Outcomes Prevention Evaluation Study Investigators. Effects of an angiotensin-converting-enzyme inhibitor, ramipril, on cardiovascular events in high-risk patients. N Engl J Med. 2000;342:145–53.

[39] The Heart Outcomes Prevention Evaluation Study Investigators. Vitamin E supplementation and cardiovascular events in high-risk patients. N Engl J Med. 2000;342:154–60.

[40] Cheung MC, Zhao X-Q, Chait A, et al. Antioxidant supplements block the response of HDL to simvastatin-niacin therapy in patients with coronary artery disease and low HDL. Arterioscler Thromb Vasc Biol. 2001;21:1320–6.

[41] Brown BG, Zhao X-Q, Chait A, et al. Niacin plus simvastatin, but not antioxidant vitamins, protect against atherosclerosis and clinical events in CAD patients with low HDLC. Circulation. 2000;102(Suppl II):II-506(abst).

[42] Solomon AJ, Gersh BJ. Management of chronic stable angina: medical therapy, percutaneous transluminal coronary angioplasty, and coronary artery bypass graft surgery. Lessons from the randomized trials. Ann Intern Med. 1998;128: 216–23.

[43] Yusuf S, Zucker D, Peduzzi P, et al. Effect of coronary artery bypass graft surgery on survival: overview of 10-year results from randomised trials by the Coronary Artery Bypass Graft Surgery Trialists Collaboration. Lancet. 1994;344:563–70.

[44] Loop FD, Lytle BW, Cosgrove DM, et al. Influence of the internalmammary artery graft on 10-year survival and other cardiac events. N Engl J Med. 1986;314:1–6.

[45] Campeau L, Lesperance J, Conbara F, et al. Aortocoronary saphenous vein bypass graft changes 5 to 7 years after surgery. Circulation. 1978;58(Suppl I):I-170–5.

[46] Taggart DP, D'Amico R, Altman DG. Effect of arterial revascularization on survival: a systematic review of studies comparing bilateral and single internal mammary arteries. Lancet. 2001;358:870–5.

[47] Frick MH, Syvanne M, Nieminen M, et al. Prevention of the angiographic progression of coronary and vein-graft atherosclerosis by gemfibrozil after coronary bypass surgery in men with low levels of HDL cholesterol. Circulation. 1997;96:2137–43.

[48] The Post Coronary Artery Bypass Graft Trial Investigators. The effect of aggressive lowering of low-density lipoprotein cholesterol levels and low-dose anticoagulation on obstructive changes in saphenous-vein coronary-artery bypass grafts. N Engl J Med. 1997;336:153–62.

[49] The Bypass Angioplasty Revascularization Investigation (BARI) Investigators. Comparison of coronary bypass surgery with angioplasty in patients with multivessel disease. N Engl J Med. 1996;335:217–25.

[50] RITA-2 Trial Participants. Coronary angioplasty versus medical therapy for angina: the Second Randomized Intervention Treatment of Angina (RITA-2) trial. Lancet. 1997;350:461–8.

[51] The TIME Investigators. Trial of invasive versus medical therapy in elderly patients with chronic symptomatic coronary-artery disease (TIME): a randomised trial. Lancet. 2001;358:951–7.

[52] Detre KM, Guo P, Holubkov R, et al. Coronary revascularization in diabetic patients. A comparison of the randomized and observational components of the Bypass Angioplasty Revascularization Investigation (BARI). Circulation. 1999;99:633–40.

[53] Serruys PW, Unger F, Sousa JE, et al. Comparison of coronary-artery bypass surgery and stenting for the treatment of multivessel disease. N Engl J Med. 2001;344:1117–24.

[54] Abizaid A, Costa MA, Centemero M, et al. Clinical and economic impact of diabetes mellitus on percutaneous and surgical treatment of multivessel coronary disease patients. Insights from the Arterial Revascularization Therapy Study (ARTS) trial. Circulation. 2001;104:533–8.

[55] Rodriguez A, Bernardi V, Navia J, et al. Argentine randomized study: coronary angioplasty with stenting versus coronary bypass surgery in patients with multiple-vessel disease (ERACI II): 30-day and one-year follow-up results. J Am Coll Cardiol. 2001;37:51–8.

[56] Goy J-J, Kaufmann U, Goy-Eggenberger D, et al. A prospective randomized trial comparing stenting to internal mammary artery grafting for proximal, isolated de novo left anterior coronary artery stenosis: the SIMA trial. Mayo Clin Proc. 2000;75:1116–23.

[57] Nissen SE, Tuzcu EM, Libby P, et al. Effect of antihypertensive agents on cardiovascular events in patients with coronary disease and normal blood pressure: the CAMELOT study: a randomized trial. JAMA. 2004;292(18):2217–25.

[58] Ray KK, Cannon CP, McCabe CH, et al. Early and late benefits of high-dose atorvastatin in patients with acute coronary syndromes: results from the PROVE-IT-TIMI 22 trial. J Am Coll Cardiol. 2005;46(8):1405–10.

[59] Versaci F, Gaspardone A, Tomai F, et al. A comparison of

coronaryartery stenting with angioplasty for isolated stenosis of the proximal left anterior descending coronary artery. N Engl J Med. 1997;336:817–22.

[60]　Pocock SJ, Henderson RA, Rickards AF, et al. Meta-analysis of randomised trials comparing coronary angioplasty with bypass surgery. Lancet. 1995;346:1184–9.

[61]　Sim K, Gupta M, McDonald K, et al. A meta-analysis of randomized trials comparing coronary artery bypass grafting with percutaneous transluminal coronary angioplasty in multivessel coronary artery disease. Am J Cardiol. 1995;76:1025–9.

[62]　Lincoff AM, Califf RM, Moliterno DJ, et al. Complementary clini cal benefits of coronary-artery stenting and blockade of platelet glycoprotein IIb/IIIa receptors. N Engl J Med. 1999;341:319–27.

[63]　Marso SP, Lincoff AM, Ellis SG, et al. Optimizing the percutaneous interventional outcomes for patients with diabetes mellitus. Results of the EPISTENT (Evaluation of Platelet IIb/IIIa Inhibitor for Stenting Trial) Diabetic Substudy. Circulation. 1999;100:2477–84.

[64]　Pitt B, Waters D, Brown WV, et al. Aggressive lipid-lowering therapy compared with angioplasty in stable coronary artery disease. N Engl J Med. 1999;341:70–6.

[65]　van Belle E, Ketelers R, Bauters C, et al. Patency of percutaneous transluminal coronary angioplasty sites at 6-month angiographic follow-up. A key determinant of survival in diabetics after coronary balloon angioplasty. Circulation. 2001;103:1218–24.

[66]　Detre KM, Lombardero MS, Brooks MM, et al. The effect of previous coronary-artery bypass surgery on the prognosis of patients with diabetes who have acute myocardial infarction. N Engl J Med. 2000;342:989–97.

[67]　Bhatt DL, Marso SP, Lincoff AM, et al. Abciximab reduces mortality in diabetics following percutaneous coronary intervention. J Am Coll Cardiol. 2000;35:922–8.

[68]　Gage JE, Hess OM, Murakami T, et al. Vasoconstriction of stenotic coronary arteries during dynamic exercise in patients with classic angina pectoris: reversibility by nitroglycerine. Circulation. 1986;73(5):865–76.

[69]　Gibbons RJ, Abrams J, Chatterjee K, et al. ACC/AHA 2002 guideline update for the management of patients with chronic stable angina—summary article: a report of the American College of Cardiology/American Heart Association Task Force on practice guidelines (Committee on the Management of Patients With Chronic Stable Angina). J Am Coll Cardiol. 2003;41(1):159–68.

[70]　Patel AV, Bangalore S. Challenges with evidence-based management of stable ischemic heart disease. Curr Cardiol Rep. 2017;19:11.

第 9 章　不稳定型心绞痛 / 非 ST 段抬高心肌梗死
Unstable Angina/Non-ST Elevation Myocardial Infarction

Jason Evanchan　**著**

孙浩宁　**译**

聂文畅　彭　欣　**校**

一、常见病因

　　不稳定型心绞痛（unstable angina，UA）和非 ST 段抬高心肌梗死（non-ST-segment elevation myocardial infarction，NSTEMI）是急性冠脉综合征（acute coronary syndromes，ACS）疾病谱的一部分，而 ACS 同时还包括急性 ST 段抬高心肌梗死（ST-segment Elevation Myocardial Infarction，STEMI）。上述不同情况在病理生理学方面存在相关性，并可能以类似的临床表现出现。STEMI 通过心电图 ST 段抬高来识别，对于在心电图上未提示 ST 段抬高的 ACS，则使用心脏生物标志物来区分 NSTEMI（+）还是 UA（−）。

　　UA/NSTEMI 有多种病因，可同时具备（表 9-1）。常见病因是覆盖在动脉粥样硬化斑块上的内皮细胞层破裂，形成非闭塞性血栓。易破裂斑块的脂质核心较大，巨噬细胞和活化 T 细胞密度高，平滑肌细胞密度低，并具有以胶原蛋白紊乱为特征的薄纤维帽[1, 2]。从机械结构上讲，位于与动脉壁连接处的斑块肩部是最薄弱的部位，大多数破裂发生在这里，从而暴露出脂质核心，而脂质核心是血小板血栓形成的强力刺激因子[3, 4]。2/3 的斑块破裂病变处在破裂前管腔狭窄＜ 50%，97% 的管腔狭窄＜ 70%[5]。斑块破裂处发生的血栓是由暴露脂核、巨噬细胞、平滑肌细胞、胶原蛋白、循环血液产物和凝血因子之间一系列复杂

的相互作用造成的。血小板表面受体识别血管基质成分（胶原蛋白、血管性血液病因子、玻连蛋白和纤维连接蛋白），刺激血小板活化和吸附。活化的血小板分泌促分裂、趋化和血管活性物质，并通过糖蛋白（glycoprotein，GP）Ⅱ b/ Ⅲ a 受体的招募和激活发生构象变化。活化的 GP Ⅱ b/ Ⅲ a 受体通过纤维蛋白原交联介导血小板聚集，在斑块表面形成富含血小板的白色血栓[6]。组织因子与活化的凝血因子Ⅶ相互作用，启动凝血级联反应，产生纤维蛋白，从而捕获红细胞并形成覆盖的红色血栓[7]。NSTEMI 中的心肌细胞坏死被认为是由于暂时的动脉阻塞或由于血小板血栓聚集和斑块内容物进入微循环形成的栓塞。

表 9-1　不稳定型心绞痛和非 ST 段抬高心肌梗死 [a] 的病因

- 已有斑块上的非阻塞性血栓
- 动态梗阻（冠状动脉痉挛或血管收缩）
- 进展的机械性阻塞
- 炎症和（或）感染
- 自发性或医源性夹层
- 继发性不稳定型心绞痛

改编自 Braunwald[62]

a. 这些病因并不相互排斥；部分患者可有不少于 2 个病因

　　较不常见的 UA/NSTEMI 病因包括动态梗阻（如血管痉挛相关）、进行性动脉粥样硬化或再狭窄、动脉炎症、动脉夹层（自发或医源性）和继发性 UA/NSTEMI。缩血管物质作用于内皮

功能不良的心外膜冠状动脉时，可能导致血管收缩或局灶性痉挛[8, 9]。进展性动脉粥样硬化阻塞可发生在稳定钙化病变或经皮冠状动脉介入治疗（percutaneous coronary intervention，PCI）后。斑块破裂部位通常表现为炎症特征[10]。

非心脏事件可造成心肌氧供需不匹配，导致 UA/NSTEMI。其原因可能有三个方面：①心肌氧需求增加（发热、甲状腺功能亢进）；②心肌氧供给不足（贫血、低氧血症）；③冠状动脉血流减少（心律失常、低血压）。虽然有可能同时存在冠状动脉疾病，但它通常是稳定的，对加速病情的作用是有限的。当心肌梗死是由心肌供给和需求不匹配引起时，根据第 3 版心肌梗死通用定义[11]，它被称为 Ⅱ 型心肌梗死。根据这种分类，传统的斑块破裂心肌梗死被认为是 Ⅰ 型心肌梗死（表 9-2）。

表 9-2　心肌梗死的分类

- Ⅰ型心肌梗死：与斑块破裂相关的自发性心肌梗死，导致腔内血栓形成
- Ⅱ型心肌梗死：与心肌氧供需失衡有关的继发性心肌缺血
- Ⅲ型心肌梗死：无生物标志物证据的心源性死亡
- Ⅳa 型心肌梗死：PCI 相关性心肌梗死
- Ⅳb 型心肌梗死：与支架内血栓相关的心肌梗死
- Ⅴ型心肌梗死：与冠状动脉旁路移植术相关的心肌梗死

引用自 Thygesen 等[11]

二、体征与症状

UA 和 NSTEMI 患者的主要表现是新发的心绞痛，静息态或轻微活动即可诱发的心绞痛，或者已存在的心绞痛急剧恶化[12]（表 9-3）。通常，疼痛性质常为压榨性，并散射到左臂和颈部。与胸痛相关频次不定的症状有出汗、呼吸困难、恶心和呕吐，尤其在女性、糖尿病患者和老年人中，可不表现出明显胸痛症状；但是，此类患者可主诉手臂疼痛、颈部疼痛、上腹不适或运动阈值降低，运动时呼吸困难加重。若上述非胸痛症状与身体或情绪压力有关，经休息或硝酸甘油可缓解时，应等效视为心绞痛；因此，这些非典型症状在频率和强度上的进展应获得与胸痛同等程度的关注。

详细的病史采集可以明确非心源性胸痛综合征的特征。时间上持续数小时至数天的疼痛或仅有几秒钟的疼痛考虑心肌缺血性可能性较小。部位上典型的胸膜痛或确切位置的疼痛或指尖大小范围的疼痛考虑心源性疼痛的可能性也较小。接诊医生应在病历中记录冠状动脉疾病导致急性缺血的风险程度（表 9-4）。

表 9-3　不稳定型心绞痛的三个主要表现

静息心绞痛	静息时发生心绞痛，时间较长，通常 > 20min
新发心绞痛	至少 CCS[a] Ⅲ 级的新发心绞痛
恶化心绞痛	既往确诊的心绞痛，频次增加，持续时间延长，或阈值更低（即增加≥ 1 个 CCS 级别且至少达到 CCS 级Ⅲ级）

引用自 Braunwald[12]

a. 加拿大心脏学会分级；CCS Ⅰ是继发于剧烈或长时间运动的心绞痛；CCS Ⅱ是日常活动轻微受限且继发于以正常速度行走超过一层或两个街区的心绞痛；CCS Ⅲ 为体力活动明显受限，以正常步速走一层楼梯或少于两个街区即出现胸痛；CCS Ⅳ是体力活动严重受限，静息状态下即刻诱发症状

UA/NSTEMI 患者的体格检查没有特异性。但尽管如此，按照一定顺序细致检查仍非常重要，可发现非心源性（胸膜炎、气胸）和非缺血性（瓣膜病、心包炎或心包积液、血管急性事件）胸痛的原因。此外，若怀疑急性冠脉综合征，应进行针对性检查，可查及严重体征，如低血压、心动过缓或过速、肺部啰音、第三心音、新发或恶化的提示乳头肌断裂的杂音。若明确高危特征，则可以区分出需要早期积极的治疗的人群[13]。

三、辅助检查

（一）心电图

心电图对诊断和危险分层均有重要意义。在急诊科就诊的 10min 内应进行 12 导联心电图检查。

表 9–4　体征和症状提示可能继发于 CAD 的 ACS

特　点	高度怀疑 出现下列情况之一	中度怀疑 没有高度怀疑特征，并存在以下任何一种情况	低度怀疑 不具备中高度怀疑特征但可能具备
病史	与既往的心绞痛相似的胸部或左臂疼痛或不适为主要症状， 既往 CAD 病史（包括 MI）	胸部或左臂疼痛或不适为主要症状 年龄＞ 70 岁 男性 糖尿病	疑似缺血症状但不具备其他中等可能性特征 最近曾服用可卡因
查体	一过性 MR，低血压，大汗，肺水肿或啰音	外周血管疾病	触诊可引起胸部不适
ECG	新发或可疑新发的短暂 ST 段改变（≥ 0.5mm）或 T 波倒置（≥ 2mm）伴有症状	固定 Q 波 ST 段压低 0.5～1mm 或 T 波倒置大于 1mm	R 波为主波的导联中的 T 波变平或倒置
心肌标志物	心肌 TnI、TnT、CK-MB 升高	阴性	阴性

ACS. 急性冠脉综合征；CAD. 冠状动脉疾病；CK-MB. 肌酸激酶；ECG. 心电图；MI. 心肌梗死；MR. 二尖瓣反流；TnI. 肌钙蛋白 I；TnT. 肌钙蛋白 T
经许可引用自 Galvani 等 [23]

持续性 ST 段抬高应根据 STEMI 指南治疗，这将在"急性 ST 段抬高心肌梗死"章节单独回顾 [14]。

NSTEMI 患者最常见的心电图异常包括短暂性 ST 段抬高（＜ 20min）、ST 段压低、T 波倒置 [15]。确切地说，心电图改变的特征和程度提示冠心病的不同可能性。新的或动态 ST 段压低（＞ 0.5mm）提示血栓相关的急性缺血 [16]。尽管倒置的 T 波风险低于 ST 段压低，但也提示缺血或 NSTEMI 可能。不典型 ST 段改变（≤ 0.5mm）和 T 波改变（≤ 2mm）的特异性较低，也可能与药物或与左心室肥大或传导障碍所致的复极异常相关。另外，有 1%～6% 的 NSTEMI 患者和超过 4% 的 UA 患者的心电图也可正常 [17]。

在 GUSTO-Ⅱb 试验中，T 波倒置患者 30d 内死亡率或心肌梗死发生率为 5.5%，ST 段抬高者为 9.4%，ST 段压低者为 10.5%，ST 段抬高合并压低者为 12.4% [18]。上述心电图表现都可能是短暂的现象，这表明尤其是在症状反复时，连续监测心电图极为重要。同时，连续的心电监测还可查及其他未诊断的缺血发作。

（二）生物标志物

现存多种检测心肌坏死的标志物及其测定方法，但心肌肌钙蛋白（troponin，Tn）T 和 I 是最常用的，且已成为 ACS 的首选标志物。由于高度的敏感性、特异性及实用性，其在诊断、判断预后和治疗路径中发挥了重要作用。在适当的 ACS 临床背景下，24h 内有≥ 1 次 TnT 或 TnI 的最大浓度超过上限（对照组的第 99 百分位）时，就可以诊断为心肌梗死 [11]。由于新的肌钙蛋白检测方法提高了敏感性，在未发生传统斑块破裂的心肌梗死患者中，也可检测到 Tn 升高，因此必须结合临床表现等解释 Tn 水平。此外，连续的 Tn 监测可协助区分其他原因导致的 Tn 升高。例如，在充血性心力衰竭或肾衰竭患者中，Tn 也可能轻度升高，但趋势更加平缓，与 ACS 患者常见的急剧升高和下降不同。TnI 在肾功能不全的患者中更为准确 [19]。

TnT 和 TnI 均可在心肌损伤后 4～6h 测出，并持续长达 2 周。其升高水平与死亡风险成正比，也可结合临床和心电图表现提供重要预后信息 [20, 21]。连续监测（至少间隔 6h）未发现心脏生物标志物升高证据的 ACS 被归类为 UA。

CK-MB 的特异性比 Tn 低，肌钙蛋白也存在于骨骼肌中，在健康人的血液中含量较低，敏感性也较低。与肌钙蛋白相比，CK-MB 的半衰期较短，可用于诊断复发性心肌梗死。CK-MB 的水平往往在升高后 36～48h 内恢复正常。随着新的肌钙蛋白检测方法广泛应用，CK-MB 已不再用于诊断 ACS。

在 UA/NSTEMI 患者中，其他生物标志物的风险分层和预后能力也得到了评估。ACS 患者的 C 反应蛋白水平可与长期死亡率相关，与血 CTn 水平呈独立且协同的关系[22]。脑利尿钠肽是当心室肌受到壁应力增加时，以其前体 proBNP 的形式释放的一种神经激素。初诊或住院早期测得的血清中这类神经激素水平升高与较高的短期及长期死亡率相关[23]。当前，多种生物标志物监测是否能够有效地指导治疗并改善 UA/NSTEMI 人群的预后是备受关注的热点。

（三）无创检查

超声心动图可用于快速测定左心室功能和心室壁运动异常。应在出现不明原因活动性胸痛疑诊为心绞痛的情况下尽早使用。对于未达冠状动脉造影指征的低风险和中风险患者，应进行负荷试验进行风险分层（表 9-5）[15]。负荷试验类型的选择取决于静息心电图、运动能力和当地的专业技能水平。平板运动试验适用于心电图无 ST 段异常、束支传导阻滞、左心室肥大、心室内传导阻滞、起搏节律、预激综合征、地高辛效应的且具有良好运动耐受能力低危患者。对于 ECG 异常且无法准确解释的患者，应行超声心动图或核素负荷成像检查。可在不能运动或不能通过运动达到目标心率的患者中进行药物负荷试验。

（四）心脏导管检查

左心室造影与冠状动脉造影相结合，可明确左心室局部和整体功能、瓣膜功能及冠状动脉解剖。常在入院后 24～72h 内作为"有创治疗"的一部分常规进行，目的是达到受累区域的血运重建，将在"冠状动脉血运重建"一节中进一步讨论。对于那些明显不适合进行血运重建术、拒绝心导管检查或者低风险的患者，不应该行冠状动

表 9-5　无创危险分层

高风险（年死亡率 > 3%）
- 严重的静息态 LV 功能障碍（LVEF < 35%）
- 踏车评分高危（得分 ≤ -11）
- 运动状态严重 LV 功能障碍（运动态 LVEF < 35%）
- 负荷诱导的大面积灌注缺损（特别是前壁）
- 负荷诱导的多处中等面积灌注缺损
- 大面积固定的灌注缺损伴 LV 扩大或肺摄取增加（[201]Tl）
- 负荷诱导的中度灌注缺损伴 LV 扩大或肺摄取增加（[201]Tl）
- 使用低剂量多巴酚丁胺 [≤ 10mg/（kg·min）] 或低心率（< 120min）时超声心动图提示壁运动异常（涉及 > 2 段）
- 负荷超声心动图提示广泛缺血

中风险（年死亡率 1%～3%）
- 轻度／中度静息态 LV 功能障碍（LVEF 35%～49%）
- 踏车评分中危（得分 -11～5）
- 负荷诱导出中度灌注缺损，无 LV 扩大或肺摄取增加（[201]Tl）
- 仅在使用高剂量多巴酚丁胺时负荷超声心动图出现有限的缺血伴壁运动异常，涉及 ≤ 2 节段

低风险（年死亡率 < 1%）
- 踏车评分中危（得分 ≥ 5）
- 静息或应激时正常或小范围心肌灌注缺损
- 负荷超声心动图的壁运动正常或应激状态下静息态的局限性壁运动异常无动态改变

LV. 左心室；LVEF. 左心室射血分数

脉造影。心导管检查适应证见表 9-6[15]。

四、并发症

如果不及时治疗，UA 患者中有 5%～10% 可在 30d 内死亡，10%～20% 可发生非致死性心肌梗死。1/4 的 NSTEMI 患者发展为 Q 波型 MI，其余为非 Q 波型 MI。心律失常、充血性心力衰竭和心源性休克是危及生命的并发症。反复心肌缺血可导致急诊 PCI。TIMI 风险评分[24] 和 GRACE 评分[25] 是预测死亡、心肌梗死和急诊血运重建必要性的工具，并能识别适宜进一步积极治疗的患者。

五、鉴别诊断

胸痛是 ACS 的主要表现，但也可能是许多非缺血性疾病导致。对 ACS 的快速评估和治疗措施不应在可能存在漏诊有其他不同诊疗需求的

表 9-6　美国心脏病学会 / 美国心脏协会（AHA/ACC）2012 年发表的 UA/NSTEMI 有创治疗指南

优先策略	患者特征
有创治疗	• 复发性心绞痛或静息时缺血发作或在强化药物治疗后仍有轻微症状发作 • 心脏生物标志物（TnT 或 TnI）升高 • 新发或可能新发的 ST 段压低 • HF 体征 / 症状或新发 / 恶化的二尖瓣反流 • 无创检测提示高危 • 血流动力学不稳定 • 持续室性心动过速 • 6 个月内曾行 PCI 治疗 • CABG 史 • 高危评分（如 TIMI、GRACE） • 轻至中度肾功能不全 • 糖尿病 • LV 功能减退（LVEF < 40%）
保守治疗	• 低危评分（如 TIMI、GRACE） • 在无高风险特征时患者或医生的意向

CABG. 冠状动脉旁路移植术；GRACE. 全球急性冠脉事件注册研究；HF. 心力衰竭；LV. 左心室；LVEF. 左心室射血分数；PCI. 经皮冠状动脉介入治疗；TIMI. 心肌梗死的溶栓治疗；TnI. 肌钙蛋白 I；TnT. 肌钙蛋白 T
引用自 Amsterdam 等[15]

疾患的情况下进行。

　　非缺血性胸部不适的原因包括以下几个方面：①肌肉骨骼性胸痛；②胃肠不适（胃食管反流病、消化性溃疡、胆道或胰腺疾病、食管痉挛）；③心脏非缺血性疼痛（瓣膜病、肥厚型心肌病、肺动脉高压、心包炎、主动脉夹层）；④肺部不适（肺栓塞、气胸、肺炎、慢性阻塞性肺疾病急性加重）；⑤焦虑。上述分类仅展示了部分非缺血性胸痛的疾病谱系，强调快速准确诊断的重要性。

六、治疗

　　每年有 200 多万例患者因 UA 住院，NSTEMI 占所有心肌梗死患者的 2/3 左右[26]。有效的治疗目标是缓解缺血及预防进一步的心肌梗死、反复心肌梗死或死亡。这些目标可通过准确的危险分层，早期开始适当治疗和选择性的血运重建来实现。

（一）一般治疗

　　NSTEMI 患者应该接受入院治疗。持续缺血期建议卧床或坐位休息。对于发绀、呼吸困难、高危特征和低氧血症（SaO$_2$ < 90%）的患者应给予氧疗。对心律失常患者进行连续的心电图监测可及时发现和治疗潜在的致死性心律失常。持续 ST 段监测可识别不易发现的持续性心肌缺血。患者均应接受抗血小板、抗凝血和抗心绞痛治疗。吗啡具有镇痛、抗焦虑和改善血流动力学紊乱的功效，可应用于含服硝酸甘油后症状仍持续的患者（表 9-7）。

（二）抗缺血药

抗缺血药见表 9-8。

1. 硝酸酯类

硝酸酯类可扩张静脉容量血管和外周小动脉，减低前后负荷，从而减轻心肌壁张力和氧气需求。此外，还可通过扩张心外膜冠状动脉和增加侧支血流增加心肌供氧。尽管缺乏足够有力的试验证明其可缓解症状或减少心脏事件，但硝酸甘油的生理作用和广泛的临床应用经验支持其在 UA/NSTEMI 患者中常规使用。对于舌下含服 3 片硝酸甘油仍有持续缺血症状和体征的患者，应以 10μg/min 开始静脉滴注硝酸甘油，每 3～5 分钟调整输注速度，直到缺血缓解或血压明显下降（收缩压 < 110mmHg 或较最初下降 > 25%）。静脉滴注硝酸甘油也可用于合并心力衰竭或高血压的 NSTEMI 患者。由于硝酸酯具有耐药现象，其使用剂量可能需要定期增加。对于无顽固性症状的患者，静脉滴注硝酸甘油应在 24h 内改为口服或外用形式，获得无硝酸酯期以避免耐药。24h 内使用西地那非或 48h 内使用他达拉非为任何形式硝酸酯应用的绝对禁忌证。低血压患者禁用硝酸甘油，右心室（right ventricle，RV）梗死患者也应避免使用。

2. β 受体拮抗药

β 受体拮抗药可降低心肌收缩力、收缩压和

表 9-7　**AHA/ACC 2012 年发表的 UA/NSTEMI 药物管理指南**

治　疗	Ⅰ类证据	ⅡA 类证据	ⅡB 类证据	Ⅲ类证据
抗缺血	• 卧床休息 • 连续 ECG 监测 • NTG 缓解症状 • O₂ 缓解低氧血症 • 吗啡缓解持续性疼痛、充血性心力衰竭、躁动；如果存在 β 受体拮抗药禁忌证，使用维拉帕米或地尔硫䓬治疗复发性疼痛 • ACEI 治疗 CHF、HTN、DM	• NTG、β 受体拮抗药、ACEI 治疗后出现复发性疼痛时使用长效钙通道阻滞药	• 维拉帕米或地尔硫䓬代替 β 受体拮抗药 • 硝苯地平 +β 受体拮抗药	• 服用硝苯地平 24h 内服用 NTG • 单用尼非地平而不服用 β 受体拮抗药
抗血小板	• 终身口服阿司匹林 • 氯吡格雷、替格瑞洛或普拉格雷口服 12 个月 • 若曾口服 GP Ⅱb～Ⅲa 拮抗药亦可持续应用	• 如出现持续性疼痛、TnI 阳性、高危但预计不行 PCI，可使用伊替巴肽或替罗非班 • 如果因 PCI 服用了比伐卢定，则不再使用 GP Ⅱb～Ⅲa 拮抗药	• 如果没有高风险特征，预计不行 PCI，则使用伊替巴肽或替罗非班 • 进行血小板功能测定	• 溶栓治疗 • 如 不 计 划 行 PCI，则使用阿昔单抗
抗凝血	UFH 或 LMWH	• 用依诺肝素代替 UFH		
出院	• 舌下 NTG • 如未行血运重建，使用住院期间用于控制症状的药物 • 阿司匹林 75～325mg/d • 氯吡格雷 75mg/d 口服 9 个月 • β 受体拮抗药 • 服用调血脂药至 LDL < 100mg/dl • CHF、LVEF < 40% 时服用 ACEI			

ACEI. 血管紧张素转化酶抑制药；ASA. 阿司匹林；CHF. 充血性心力衰竭；DM. 糖尿病，ECG. 心电图；GP. 糖蛋白；HTN. 高血压；LDL. 低密度脂蛋白；LMWH. 低分子肝素；NTG. 硝酸甘油；O₂. 氧气；PCI. 经皮冠状动脉介入治疗；UFH. 肝素

心率，其效果是降低心肌氧需求。一项对 3 项双盲随机试验的 Meta 分析表明，β 受体拮抗药治疗可使冠心病患者进展为 MI 的风险降低 13%[27]。人们普遍认为，应避免使用具有内源性拟交感活性的 β 受体拮抗药。对于患有稳定型心力衰竭合并收缩功能障碍的患者，应使用 3 种已证实对降低死亡率有益的 β 受体拮抗药中的一种（缓释型琥珀酸美托洛尔、卡维地洛或比索洛尔），但尚无证据表明这类药物中的任何一种优于其他药物。

一般来说，应在入院后 24h 内开始口服 β 受体拮抗药，若谨慎排除禁忌证后，对于存在持续性静息痛和高血压的患者，更宜静脉滴注 β 受体拮抗药。其禁忌证包括活动性哮喘、严重的传导阻滞（P–R 间期 > 0.24s、二度或三度房室传导阻滞）、充血性心力衰竭伴低输出量状态、心动过缓或低血压。当考虑使用 β 受体拮抗药治疗时，必须仔细注意心力衰竭的体征和症状，在临界患者中，上述症状可提示心源性休克。

3. 钙通道阻滞药

这些药物不同程度地产生血管舒张、心肌收缩性降低、房室传导阻滞和窦房结减慢等效果。二氢吡啶类钙通道阻滞药硝苯地平、氨氯地平和非洛地平大多具有血管扩张特性，而维拉帕米和地尔硫䓬对收缩性和传导有更大的影响。Meta 分析显示，在 UA 中使用这类药物的对死亡和非致死性 MI 无影响[28]。低射血分数或充血性心力衰竭患者不应使用地尔硫䓬和维拉帕米，而硝苯地平在未应用 β 受体拮抗药的情况下可能会导致 ACS 患者死亡率增加，此时不建议使用[29-31]。这些药物目前用于冠状动脉痉挛、使用硝酸酯和 β 受体拮抗药仍反复缺血或 β 受体拮抗药不耐受的

表 9–8 抗缺血药

药 物	给药方式	剂 量
硝酸酯、NTG	舌下含服	0.3～0.6mg，最高至 1.5mg
	喷雾	如需要可 0.4mg
	皮肤外用	0.2～0.8mg/h，每 12 小时
	静脉	10～200mg/min
硝酸异山梨酯	口服	10～80mg，每日 2 次或 3 次
单硝酸异山梨酯	口服	30～240mg，每日 1 次
β 受体拮抗药		
普萘洛尔	口服	20～80mg，每日 4 次
美托洛尔	静脉注射	5mg，每 5 分钟 1 次，×3 次
	口服	50～200mg，每日 2 次
阿替洛尔	静脉注射	5mg，每 5 分钟 1 次，×2 次
	口服	50～200mg，每日 2 次
艾司洛尔	静脉注射	在每次心率上升前 500µg/kg 静脉注射 1min 以上并滴定至目标心率 50µg/kg 起，每 5 分钟增加 50µg/kg，至 200µg/(kg·min)
钙通道阻滞药		
地尔硫䓬	口服	120～360mg，每日 1 次
维拉帕米	口服	120～480mg，每日 1 次

患者[15]。

（三）抗血小板治疗

抗血小板治疗药物见表 9–9。

1. 阿司匹林

阿司匹林，使用剂量范围为 75～325mg/d，不可逆地抑制血栓素 A_2 形成环加氧酶 1，以减少血小板聚集。当用于 UA 时，已多次证明其可降低约 50% 的心源性死亡和非致死性心肌梗死风险[32, 33]；因此，阿司匹林在 ACS 患者中的初始剂量被建议为 162～365mg。

除非有明显不良反应，否则应终身服用 81mg 维持剂量，因为高剂量阿司匹林（≥160mg）可导致更高的出血风险，而不能额外获益。其使用禁忌证是过敏和活动性出血。对于有消化道出

血病史的患者，推荐使用抑酸治疗（质子泵抑制药）以减少随后的出血事件。

2. 腺苷二磷酸受体拮抗药

腺苷二磷酸（adenosine diphosphate，ADP）与其受体（P2Y12）的结合作用介导血小板聚集。目前已经研制出多种 P2Y12 受体拮抗药，它们分为噻吩吡啶类（噻氯匹定、氯吡格雷和普拉格雷）和非噻吩吡啶类（替格瑞洛）。噻氯匹定是第一个被广泛使用的 P2Y12 受体拮抗药，在一项研究[35]中，它将致死性和非致死性 MI 的发生率降低了 46%。然而，嗜中性粒细胞减少、血小板减少和胃肠道不良反应的风险限制了它的广泛临床应用。与噻氯匹定相比，氯吡格雷起效更快，不良反应更少，已成为 UA/NSTEMI 最常用的噻吩吡啶类。在氯吡格雷用于不稳定型心绞痛以预防缺血事件研究（Clopidogrel In Unstable Angina to Prevent Ischemic Events，CURE）[36]试验中，12 562 名 UA/NSTEMI 患者被随机分为阿司匹林单药组或阿司匹林加氯吡格雷组。联合抗血小板治疗在轻微增加出血风险的基础上使心血管性死亡、心肌梗死或卒中的复合终点概率降低了 20%。初诊推荐的负荷剂量为 300～600mg。与 300mg 剂量[15]相比，600mg 剂量抑制血小板起效速度更快。对于 UA/NSTEMI 患者，建议氯吡格雷维持剂量为每天 75mg，至少持续 1 个月；对于接受药物治疗或裸金属支架治疗的患者，理想情况下应维持 1 年。对于接受药物洗脱支架的患者，应连续使用氯吡格雷至少 1 年。上述推荐均在终身口服阿司匹林治疗的基础上进行[15]。

最新的噻吩吡啶类药物是普拉格雷，它在所有 P2Y12 受体拮抗药中起效最快（30min），并较少依赖于 CYP2C19 的生物转化——这一特征理论上使其可减少药效个体异质性。在 TRITON-TIMI 38 研究中，13 608 名 ACS 患者被随机分配到阿司匹林联合使用普拉格雷组（负荷剂量 60mg，随后每日 10mg）或氯吡格雷组（负荷剂量 300mg，随后每日 75mg）。在中位时间为 14.5 个月的随访中发现，普拉格雷组具有较低的非

致死性心肌梗死和支架内血栓发生率，这使得组内包括心血管性死亡和卒中在内的复合终点发生率显著降低；但同时，这种良好效果以增加致死性出血为代价。既往脑卒中病史是出血事件的独立危险因素，所以普拉格雷在这一人群中禁忌使用。研究还显示，普拉格雷在年龄 > 75 岁或体重 < 60kg 的患者中没有表现出临床获益[38]。普拉格雷不适用于 NSTEMI 患者的择期冠状动脉造影前，亦不适用于对 NSTEMI 进行单药治疗[39, 40]。

替格瑞洛是临床上唯一可用的非噻吩吡啶类 $P2Y_{12}$ 受体拮抗药。它是一种可逆的 $P2Y_{12}$ 受体拮抗药，不需要转化为活性代谢产物，可较氯吡格雷或普拉格雷提供更快、更均匀的血小板抑制作用。在 PLATO 试验中，18 624 名 ACS 患者被随机分配到阿司匹林联合替格瑞洛组（180mg 负荷剂量，随后 90mg 负荷剂量，每日 2 次）或阿司匹林联合氯吡格雷组。随访时间 12 个月时，替格瑞洛可使心血管性死亡、心肌梗死或卒中复合主要终点发生率显著降低 16%，并使全因死亡率降低 22%。同时，并未使出血事件显著增加[41]。研究显示，替格瑞洛可引起约 15% 的患者出现呼吸困难，但常可自行改善，较少需停药。同时，替格瑞洛也可引起心动过缓。当使用替格瑞洛时，仅建议使用阿司匹林 81mg 每日 1 次，因为联用高剂量阿司匹林并未使该联合用药方案超过氯吡格雷的收益[42]。

对于择期行冠状动脉旁路移植术的患者，应至少在术前 5d 停用氯吡格雷和替格瑞洛，至少 7d 停用普拉格雷。对于接受氯吡格雷治疗，但停药超过 5d 会使血栓风险显著升高的患者，也可在停用氯吡格雷后的第 1～4 天内进行冠状动脉旁路移植术。虽然非致死性出血和具备输血指征的发生率较高，但尚未证实替格瑞洛可导致更高的致死性出血发生率[43]。

3. 糖蛋白 Ⅱb/ Ⅲa 拮抗药

不同血小板上的糖蛋白（Glycoprotein，GP）Ⅱb/ Ⅲa 受体与纤维蛋白原的结合是血小板聚集的最终步骤。GP Ⅱb/ Ⅲa 拮抗药可拮抗这些受体，阻止纤维蛋白原结合血小板，从而阻止血小板聚集。目前批准临床使用的静脉注射药物有三种：①单克隆抗体——阿昔单抗；②依替巴肽——一种环七肽；③替罗非班——一种非肽类药物。这些药物已经被用作药物治疗和 PCI 辅助治疗。三项使用不同药物的早期大型研究均显示，在 30d 内，该类药物均使死亡率和心肌梗死率显著降低[44-46]。在一项共计 12 296 例患者的多项研究 Meta 分析中，未行血运重建的 24h 内应用 GP Ⅱb/ Ⅲa 拮抗药的患者死亡率或心肌梗死发生率相对降低了 34%（2.5% vs. 3.5%；$P = 0.001$）[47]。这种益处在高危患者中最为显著，并在接受 PCI 治疗的患者中进一步扩大。

然而，大多数证实 GP Ⅱb/ Ⅲa 拮抗药治疗 UA/NSTEMI 有效性的试验都是在口服 ADP 受体拮抗药证实疗效之前进行的。在经皮冠状动脉介入治疗前，常规使用阿司匹林、ADP 受体拮抗药和 GP Ⅱb/ Ⅲa 拮抗药的早期"三联疗法"可使出血风险增加，但却没有显著减少心肌梗死发生率和死亡率[48]。因此，GP Ⅱb/ Ⅲa 拮抗药目前只用于某些突发性缺血和出血风险较低的患者。它们优先在导管室启用，对于没有预先双联抗血小板治疗的患者更有意义。在初始无创治疗中，ADP 受体拮抗药优于 GP Ⅱb/ Ⅲa 受体拮抗药。

（四）抗凝血治疗

对于 NSTEMI 患者，除抗血小板治疗外，无论采取哪种初始治疗策略选择，均应采取抗凝血治疗（表 9-9）[15]。

1. 肝素

肝素是由多个不同长度的具有不同抗凝血活性的多糖链组成的糖胺聚糖。抗凝血酶Ⅲ在与肝素结合时发生构象变化，加速其对凝血酶和 Xa 因子的抑制。肝素竞争性地与其他不同浓度的血浆蛋白（急性期反应物）、血细胞和内皮细胞结合，其生物利用度可受到上述因素影响。肝素的另一个局限性是它对不溶性纤维蛋白或富血小板血栓缺乏作用，并可被血小板因子 4 抑制。

表 9-9　抗血栓和抗凝血药

分　类	药　物	给药方式	剂　量
环加氧酶抑制药	阿司匹林	口服	首剂 325mg，维持 81mg，每日 1 次
ADP 受体抑制药	氯吡格雷	口服	首剂 300～600mg，维持 75mg，每日 1 次
	噻氯匹定	口服	首剂 500mg，维持 250mg，每日 2 次
	替格瑞洛	口服	首剂 180mg，维持 90mg，每日 2 次
	普拉格雷	口服	首剂 60mg，维持 10mg，每日 1 次
GP Ⅱb/ Ⅲa 拮抗药	阿昔单抗	静脉注射	0.25mg/kg 团注，维持 0.125μg/（kg·min）（最多 10μg/min）持续 12～24h
	依替巴肽	静脉注射	180μg/kg 团注，维持 2μg/（kg·min）持续 72h
	替罗非班	静脉注射	0.4μg/kg 注射 30min，然后维持 0.1μg/（kg·min）持续 108h
肝素	肝素	静脉注射	60～70U/kg（最多 5000U）团注，维持 12～15U/（kg·h）[最多 1000U/（kg·h）]滴定至 APTT 达到对照的 1.5～2.5 倍
	达肝素钠	皮下注射	120U/kg（最多 10 000U），每日 2 次
	依诺肝素	皮下注射	1mg/kg，每日 2 次（可以 30mg 团注起始）
直接凝血酶抑制药	比伐卢定	静脉注射	0.1mg/kg 团注，0.25mg/（kg·h）用于既往未治疗的 PCI；其余为 0.75mg/kg 团注，1.75mg/（kg·h）输注
Ⅹa 因子拮抗药	磺达肝癸钠	皮下注射	2.5mg，每日 1 次

在一项纳入 6 项关于 UA 小型试验的 Meta 分析中发现，与单独使用阿司匹林相比，同时联用普通肝素可使死亡或心肌梗死风险降低 33%[49]。然而，由于不同的蛋白结合率和生物利用度，肝素治疗需要受到监测，以确保处于安全治疗浓度范围。部分活化凝血活酶时间（activated partial thromboplastin time，APTT）的目标值应为（1.5～2.5）× 正常值，并应在剂量改变后每 6 小时检查一次，在连续 2 次测得处于治疗浓度后每 24 小时检查一次。连续血小板计数也被推荐用于监测肝素诱导的血小板减少症。

2. 低分子肝素

低分子肝素是通过肝素的多糖链解聚制备的[50]。与同时抑制 Ⅹa 因子和凝血酶（Ⅱa 因子）的长链相比，其大多数的多糖链长度小于 18 个糖单位，并且仅可高效失活 Ⅹa 因子，因此可有效抑制凝血酶的产生。与肝素相比，低分子肝素具有较低的血浆蛋白结合力（因此不需常规监

控）、较高的生物利用度、较好的抗血小板因子 4 中和能力、较好的促组织因子途径抑制物（tissue factor pathway inhibitor，TFPI）释放能力和较低的血小板减少症的发生率，缺点是在 PCI 时从依诺肝素切换到肝素时，可尤其增加轻度出血的风险，且在 PCI 过程中更难滴定和监测并真正清除。依诺肝素每 12 小时皮下注射 1mg/kg（患者的肌酐清除率 > 30ml/min）。总的来说，与肝素相比，低分子肝素的疗效略有改善[51, 52]。

3. 直接凝血酶抑制药

与肝素相比，直接凝血酶抑制药具有抑制不溶性纤维蛋白结合凝血酶的理论优势，且不受循环血浆蛋白和血小板因子 4 的抑制[53]。APTT 可用于监测抗凝血活性，但通常不是必需的。水蛭素是一种强效直接凝血酶抑制药，几项试验显示水蛭素可轻度减低短期内死亡和心肌梗死发生率，但亦可引起出血风险增加[54]。目前，新型凝血酶抑制药比伐卢定已投入临床应用。ACUITY

试验将 UA/NSTEMI 患者随机分为比伐卢定组和肝素联合 GP Ⅱ b/ Ⅲ a 受体拮抗药组。单用比伐卢定具有相似水平的短期和长期缺血风险，但使得 30d 内大出血的风险降低（3.0% vs. 5.7%）。比伐卢定被批准作为接受 PCI 的 UA/NSTEMI 患者的肝素的替代品，亦是肝素诱导的血小板减少症患者首选的替代肝素的药物。

4. Ⅹ a 因子抑制药

这类药物通过抑制凝血上游级联反应中的 Ⅹ a，减少凝血酶的生成。磺达肝癸钠的清除率与剂量无关，并且具有较长的半衰期，从而允许每日 1 次固定剂量（2.5mg 皮下注射每日 1 次），可达到并维持预期的抗凝血能力。在 NSTEMI 患者中，磺达肝癸钠与依诺肝素相比，短期复合缺血终点没有差异，但磺达肝癸钠出血风险更低[55]。因此，它被批准用于初始采用保守策略的 UA/NSTEMI 患者，也是选择保守策略并具有较高出血风险的患者的首选药物。然而，已有研究证明其与导管血栓形成有关，如果拟接受 PCI，应使用其他抗凝血药[15]。磺达肝癸钠由肾脏排出，因此在肌酐清除率＜ 30ml/min 时禁忌使用。

（五）冠状动脉血运重建

对于出现 NSTEMI 的患者，通常分诊至两种初始路径：①计划行冠状动脉造影的有创性策略；②最初的"缺血指导策略"或"初始保守管理"。最近的一些研究，包括一项 Meta 分析表明，中高危患者（肌钙蛋白升高、心电图 ST 压低、TIMI 或 Grace 评分升高）可从有创性治疗中获益[56-58]（表 9-6）。这些研究表明，经冠状动脉造影筛查并行血运重建术的患者死亡率和心肌梗死率降低，心绞痛发作和再住院率降低。其减少心肌梗死复发的效果尤为显著，尤其是在高危患者（GRACE 评分＞ 140）中。

当尚未确定是否行有创性策略时，具体侵入时间在 24h 内定义为"早期有创"策略，而在 25～72h 内则为"延迟有创"血管造影。对于病情稳定但被评估为高风险的患者，应选择早期有

创策略[59]。然而，对于低到中风险的患者，特别是肾功能不全的患者，则应考虑延迟策略。对于无禁忌、有顽固性心绞痛或血流动力学或电生理不稳定的 NSTEMI 患者，建议采用"紧急 / 立即"（2h 内）有创策略进行血运重建。

对于低至中危患者，即 TIMI 评分 0～1，GRACE 评分＜ 109，心电图无 ST 段压低，肌钙蛋白阴性，可采用缺血指导策略，这一策略尤其适用于女性[60]。采取缺血指导策略时，为了检测缺血和评估预后，只要患者在 12～24h 内未发作心绞痛，应在出院前完善无创负荷试验。对于心绞痛复发或强化药物治疗后仍存在缺血的患者，无创检查指标提示高风险或左心室功能障碍的患者，则应进行冠状动脉造影，以评估是否进行血运重建术。

PCI 与 CABG 的选择超出了本章的范围。可由 CABG 获益的因素包括复杂的多支冠状动脉疾病、糖尿病和收缩功能障碍。然而，技术的进步、高成功率和相对较低的并发症发生率使 PCI 越来越多地成为血运重建的有效方案，特别是对于左心室功能保留、1～2 支血管病变或有手术禁忌证或高风险的患者。一个"心脏团队"的决策应当以患者意愿为中心，经介入心内科和心胸外科共同决定。

七、预后及随访

在 NSTEMI 患者中，随着愈合过程的进行，斑块不稳定和内皮功能障碍会持续数周。也有证据表明会出现持续的炎症和血栓前状态。一些临床和心电图特征已被证明会增加 NSTEMI 术后 1 年的死亡风险，包括持续性 ST 段压低、充血性心力衰竭、高龄、ST 段抬高、严重慢性阻塞性肺疾病、肌钙蛋白阳性、既往 CABG 史、肾功能不全和糖尿病。在一些研究中，精神抑郁也被纳入 1 年不良事件的独立危险因素。

大多数患者出院后采用与住院患者相似的抗缺血方案。表 9-7 列出了 UA/NSTEMI 的

ACC/AHA 指南中被认为具有 I 类指征的药物[15]。必要时应予患者硝酸甘油舌下含服或喷雾剂。

　　患者出院后应在 1～2 周内到门诊就诊。如果在住院期间未进行心导管检查和血运重建，或血运重建不完全，则应重新评估他们是否需要进行心导管检查和血运重建。需要对出院后的药物治疗，特别是抗血小板治疗进行广泛的宣教。阿司匹林应该终身服用，但双联抗血小板治疗的持续时间需要患者和心脏病专家沟通。只有当出血的风险大于减少支架内血栓形成的收益时，才应考虑停用双联抗血小板治疗。对于低出血风险患者，PCI 术后 12 个月可考虑继续双联抗血小板治疗[15]。

　　所有患者都应采取积极的生活方式和危险因素调整，这是二级预防的基石。目标应为以下方面：①有效控制糖尿病患者的血糖（糖化血红蛋白＜ 7.0%）；②高血压控制至（＜ 130～140）/80mmHg；③大剂量他汀类治疗[61]；④戒烟；⑤开展日常锻炼计划，最好结合心脏康复；⑥低饱和脂肪饮食；⑦保持最佳体重。

> **实践要点**
> - UA/NSTEMI 的常见病因是动脉粥样硬化斑块破裂和非阻塞性血栓形成。
> - 病史、体格检查、心电图和肌钙蛋白值为早期风险分层提供了关键信息。
> - 初始药物治疗应包括阿司匹林、ADP 受体拮抗药、抗凝血（肝素或低分子肝素或 Xa 抑制药）、硝酸酯，并谨慎使用 β 受体拮抗药。
> - 对于同意行冠状动脉重建术的高危患者，应及早采取有创治疗。对于低风险患者，可早期保守治疗。
> - 冠状动脉血运重建术应在适宜条件患者中进行。
> - 长期药物治疗应包括阿司匹林、ADP 受体拮抗药、β 受体拮抗药、他汀类，如有需要可用 ACEI。
> - 应积极控制风险因素至目标水平。

参考文献

[1] Fuster V, et al. The pathogenesis of coronary artery disease and the acute coronary syndromes (1). N Engl J Med. 1992;326(4):242–50.

[2] Fuster V. Lewis A. Conner Memorial Lecture. Mechanisms leading to myocardial infarction: insights from studies of vascular biology. Circulation. 1994;90(4):2126–46.

[3] van der Wal AC, et al. Site of intimal rupture or erosion of thrombosed coronary atherosclerotic plaques is characterized by an inflammatory process irrespective of the dominant plaque morphology. Circulation. 1994;89(1):36–44.

[4] Fernandez-Ortiz A, et al. Characterization of the relative thrombogenicity of atherosclerotic plaque components: implications for consequences of plaque rupture. J Am Coll Cardiol. 1994;23(7):1562–9.

[5] Little WC, et al. Can coronary angiography predict the site of a subsequent myocardial infarction in patients with mild-to-moderate coronary artery disease? Circulation. 1988;78(5 Pt 1):1157–66.

[6] Coller BS. Blockade of platelet GPIIb/IIIa receptors as an anti-thrombotic strategy. Circulation. 1995;92(9):2373–80.

[7] Moreno PR, et al. Macrophages, smooth muscle cells, and tissue factor in unstable angina. Implications for cell-mediated thrombogenicity in acute coronary syndromes. Circulation. 1996;94(12):3090–7.

[8] Ludmer PL, et al. Paradoxical vasoconstriction induced by acetylcholine in atherosclerotic coronary arteries. N Engl J Med. 1986;315(17):1046–51.

[9] Willerson JT, et al. Specific platelet mediators and unstable coronary artery lesions. Experimental evidence and potential clinical implications. Circulation. 1989;80(1):198–205.

[10] Muller JE, et al. Triggers, acute risk factors and vulner- able plaques: the lexicon of a new frontier. J Am Coll Cardiol. 1994;23(3):809–13.

[11] Thygesen K, Alpert JS, Jaffe AS, et al. Third universal definition of myocardial infarction. J Am Coll Cardiol. 2012;60:1581–98.

[12] Braunwald E. Unstable angina. A classification. Circulation. 1989;80(2):410–4.

[13] Braunwald E, et al. Diagnosing and managing unstable angina. Agency for Health Care Policy and Research. Circulation. 1994;90(1):613–22.

[14] O'Gara PT, et al. ACCF/AHA guideline for the management of ST-elevation myocardial infarction. A Report of the American College of Cardiology Foundation/American Heart Association Task Force on Practice Guidelines. J Am Coll Cardiol. 2013;61(4):e78–e140.

[15] Amsterdam EA, et al. 2014 AHA/ACC guideline for the management of patients with non-ST elevation acute coronary syndromes. A Report of the American College of Cardiology/ American Heart Association Task Force on Practice Guidelines. J Am Coll Cardiol. 2014;64(24):e139–228.

[16] Eisenberg PR, et al. Relation between ST segment shifts during ischemia and thrombin activity in patients with unstable angina. J Am Coll Cardiol. 1991;18(4):898–903.

[17] Slater DK, et al. Outcome in suspected acute myocardial infarction with normal or minimally abnormal admission electrocardiographic findings. Am J Cardiol. 1987;60(10):766–70.

[18] Savonitto S, et al. Prognostic value of the admission electrocardiogram in acute coronary syndromes. JAMA. 1999;281(8):707–13.

[19] Freda BJ, Tang WH, Van LF, et al. Cardiac troponins in renal insufficiency: review and clinical implications. J Am Coll Cardiol. 2002;40:2065–71.

[20] Antman EM, et al. Cardiac-specific troponin I levels to predict the risk of mortality in patients with acute coronary syndromes. N Engl J Med. 1996;335(18):1342–9.

[21] Lindahl B, Venge P, Wallentin L. Relation between troponin T and the risk of subsequent cardiac events in unstable coronary artery disease. The FRISC study group. Circulation. 1996;93(9):1651–7.

[22] Morrow DA, et al. C-reactive protein is a potent predictor of mortality independently of and in combination with troponin T in acute coronary syndromes: a TIMI 11A substudy. Thrombolysis in Myocardial Infarction. J Am Coll Cardiol. 1998;31(7):1460–5.

[23] Galvani M, et al. N-terminal pro-brain natriuretic peptide on admission has prognostic value across the whole spectrum of acute coronary syndromes. Circulation. 2004;110(2):128–34.

[24] Antman EM, et al. The TIMI risk score for unstable angina/ non-ST elevation MI: a method for prognostication and therapeutic decision making. JAMA. 2000;284(7):835–42.

[25] Eagle KA, et al. A validated prediction model for all forms of acute coronary syndrome: estimating the risk of 6-month postdischarge death in an international registry. JAMA. 2004;291(22):2727–33.

[26] Yeh RW, Sidney S, Chandra M, Sorel M, Selby JV, Go AS. Population trends in the incidence and outcomes of acute myocardial infarction. N Engl J Med. 2010;362(23):2155–65.

[27] Yusuf S, Wittes J, Friedman L. Overview of results of randomized clinical trials in heart disease. II. Unstable angina, heart failure, primary prevention with aspirin, and risk factor modification. JAMA. 1988;260(15):2259–63.

[28] Held PH, Yusuf S, Furberg CD. Calcium channel blockers in acute myocardial infarction and unstable angina: an overview. BMJ. 1989;299(6709):1187–92.

[29] Gibson RS, et al. Diltiazem and reinfarction in patients with non-Q-wave myocardial infarction. Results of a double-blind, randomized, multicenter trial. N Engl J Med. 1986;315(7): 423–9.

[30] Furberg CD, Psaty BM, Meyer JV. Nifedipine. Dose-related increase in mortality in patients with coronary heart disease. Circulation. 1995;92:1326–31.

[31] Early treatment of unstable angina in the coronary care unit: a randomised, double blind, placebo controlled comparison of recurrent ischaemia in patients treated with nifedipine or metoprolol or both. Report of The Holland Interuniversity Nifedipine/Metoprolol Trial (HINT) Research Group. Br Heart J. 1986;56(5):400–13.

[32] Lewis HD Jr, et al. Protective effects of aspirin against acute myocardial infarction and death in men with unstable angina. Results of a Veterans Administration Cooperative Study. N Engl J Med. 1983;309(7):396–403.

[33] Cairns JA, et al. Aspirin, sulfinpyrazone, or both in unstable angina. Results of a Canadian multicenter trial. N Engl J Med. 1985;313(22):1369–75.

[34] Berger JS, Sallum RH, Katona B, et al. Is there an association between aspirin dosing and cardiac and bleeding events after treatment of acute coronary syndrome? A systemic review of the literature. Am Heart J. 2012;164:153–62.

[35] Balsano F, et al. Antiplatelet treatment with ticlopidine in unstable angina. A controlled multicenter clinical trial. The Studio della Ticlopidina nell'Angina Instabile Group. Circulation. 1990;82(1):17–26.

[36] Yusuf S, et al. Effects of clopidogrel in addition to aspirin in patients with acute coronary syndromes without ST-segment elevation. N Engl J Med. 2001;345(7):494–502.

[37] Wivott SD, Trenk D, Frelinger AL, et al. Prasugrel compared with high loading and maintenance dose clopidogrel in patients with planned percutaneous coronary intervention: the Prasugrel in Comparison to Clopidogrel for Inhibition of Platelet Activation and Aggregation-Thrombolysis in Myocardial INfarction 44 trial. Circulation. 2007;116:2923–32.

[38] Wiviott SD, Braunwald E, McCabe CH, et al. Prasugrel versus clopidogrel in patients with acute coronary syndromes. N Engl J Med. 2007;357:2001–15.

[39] Roe MT, Armstrong PW, Fox KA, et al. Prasugrel versus clopidogrel for acute coronary syndrome without revascularization. N Engl J Med. 2012;367:1297–309.

[40] Montaloescot G, Bolognese L, Dudek D, et al. Pretreatment with prasugrel in non-ST-segment elevation acute coronary syndromes. N Engl J Med. 2013;369:999–1010.

[41] Wallentin L, et al. Ticagrelor versus clopidogrel in patients with acute coronary syndromes. N Engl J Med. 2009;361(11):

1045–57.

[42] Meahaffey KW, Wojdyla DM, Carroll K, et al. Ticagrelor compared with clopidogrel by geographic region in the Platelet Inhibition and Patient Outcomes (PLATO) trial. Circulation. 2011;124:544–54.

[43] Firanescu CE, Martens EJ, Schonberger JP, et al. Postoperative blood loss in patients undergoing coronary artery bypass surgery after preoperative treatment with clopidogrel. A prospective randomised controlled study. Eur J Cardiothorac Surg. 2009;36:856–62.

[44] Randomised placebo-controlled trial of abciximab before and during coronary intervention in refractory unstable angina: the CAPTURE Study. Lancet. 1997;349(9063):1429–35.

[45] The PURSUIT Trial Investigators. Platelet Glycoprotein IIb/IIIa in Unstable Angina: Receptor Suppression Using Integrilin Therapy. Inhibition of platelet glycoprotein IIb/IIIa with eptifibatide in patients with acute coronary syndromes. N Engl J Med. 1998;339(7):436–43.

[46] Platelet Receptor Inhibition in Ischemic Syndrome Management in Patients Limited by Unstable Signs and Symptoms (PRISM-PLUS) Study Investigators. Inhibition of the platelet glycoprotein IIb/IIIa receptor with tirofiban in unstable angina and non-Q-wave myocardial infarction. N Engl J Med. 1998;338(21):1488–97.

[47] Boersma E, et al. Platelet glycoprotein IIb/IIIa receptor inhibition in non-ST-elevation acute coronary syndromes: early benefit during medical treatment only, with additional protection during percutaneous coronary intervention. Circulation. 1999;100(20):2045–8.

[48] Stone GW, Bertrand ME, Moses JW, et al. Routine upstream initiation vs deferred selective use of glycoprotein IIb/IIIa inhibitors in acute coronary syndromes: the ACUITY Timing trial. JAMA. 2007;297:591–602.

[49] Oler A, et al. Adding heparin to aspirin reduces the incidence of myocardial infarction and death in patients with unstable angina. A meta-analysis. JAMA. 1996;276(10):811–5.

[50] Weitz JI. Low-molecular-weight heparins. N Engl J Med. 1997;337(10):688–98.

[51] Antman EM, et al. Assessment of the treatment effect of enoxaparin for unstable angina/non-Q-wave myocardial infarction. TIMI 11B-ESSENCE meta-analysis. Circulation. 1999;100(15):1602–8.

[52] Mahaffey KW, Ferguson JJ. Exploring the role of enoxaparin in the management of high-risk patients with non-ST-elevation acute coronary syndromes: the SYNERGY trial. Am Heart J. 2005;149(4 Suppl):S81–90.

[53] Bates ER. Bivalirudin for percutaneous coronary intervention and in acute coronary syndromes. Curr Cardiol Rep. 2001;3(5):348–54.

[54] Direct thrombin inhibitors in acute coronary syndromes: principal results of a meta-analysis based on individual patients' data. Lancet. 2002;359(9303):294–302.

[55] Yusuf S, Mehta SR, Chrolavicius S, et al. Comparison of fondaparinux and enoxaparin in acute coronary syndromes. N Engl J Med. 2006;354:1464–79.

[56] Invasive compared with non-invasive treatment in unstable coronaryartery disease: FRISC II prospective randomised multicentre study. FRagmin and Fast Revascularisation during InStability in Coronary artery disease Investigators. Lancet. 1999;354(9180):708–15.

[57] Cannon CP, et al. Comparison of early invasive and conservative strategies in patients with unstable coronary syndromes treated with the glycoprotein IIb/IIIa inhibitor tirofiban. N Engl J Med. 2001;344(25):1879–87.

[58] Fox KA, Clayton TC, Damman P, et al. Long-term outcomes of a routine versus selective invasive strategy in patients with non- ST segment elevation acute coronary syndrome: a meta-analysis of individual patient data. J Am Coll Cardiol. 2010;55:2435–45.

[59] Mehta SR, Granger CB, Boden WE, et al. Early versus delayed invasive intervention in acute coronary syndromes. N Engl J Med. 2009;360:2165–75.

[60] O'Donoghue M, Boden WE, Braunward E, et al. Early invasive vs Conservative treatment strategies in women and men with unstable angina and non-ST segment elevation myocardial infarction: a mea- analysis. JAMA. 2008;300:71–580.

[61] Stone NJ, Robinson JG, Lichtenstein AH, et al. 2013 ACC/AHA guideline on the treatment of blood cholesterol to reduce atherosclerotic cardiovascular risk in adults: a report of the American College of Cardiology/American Herat Association Task Force on Practice Guidelines. J Am Coll Cardiol. 2014;63(5):2889–934.

[62] Braunwald E. Unstable angina: an etiologic approach to management. Circulation. 1998;98:2219–22.

第 10 章　急性 ST 段抬高心肌梗死
Acute ST Elevation Myocardial Infarction

Satya Shreenivas　Scott Lilly　**著**

孙浩宁　**译**

聂文畅　彭　欣　**校**

急性心肌梗死（acute myocardial infarction，AMI）在美国人口死亡原因中占较高比例，是一个重要的公共卫生问题。ST 段抬高心肌梗死是一组由心肌缺血的临床体征和症状、心电图 ST 段升高变化及肌钙蛋白等心脏生物标志物升高组成的综合征[1]。2009 年，美国约有 68 万名患者在出院时确诊为 AMI [2]。阻塞冠状动脉对应区域心电图 ST 段抬高占 AMI 病例的 30%～45% [3]。其他形式的急性冠脉综合征与 STEMI 在诊断和治疗方法上有很大的重叠，在本书其他章节另有详细说明。

一、常见病因

冠状动脉粥样硬化性疾病和斑块破裂合并血栓形成是 AMI 最常见的原因[4]。其他不太常见的原因包括动脉炎、创伤、栓塞、先天性异常、高凝血状态和药物滥用。表 10-1 列出了一些除动脉粥样硬化外可能导致 AMI 的病理机制[5]。

二、症状和体征

（一）病史

明确的病史对于确诊急性心肌梗死是非常重要的。典型的症状是胸骨后压榨样不适并伴有左

臂放射痛[6]。患者也可能以颈、颌、背、肩或右臂疼痛为唯一表现。其他相关症状包括出汗、呼吸困难、疲劳、乏力、头晕、心悸、急性精神错乱、恶心或呕吐。恶心和呕吐多见于下壁心肌梗死，部分患者可表现为上腹痛，可误诊为消化不良或其他消化道疾病。老年人可无胸部不适症状，但可出现左心室衰竭、明显乏力或晕厥的症状[7]。术后患者和糖尿病患者也可能没有急性心肌梗死的典型症状。

（二）体格检查

AMI 患者通常处于焦虑状态，详细的体格检查对于排除其他诊断和对患者进行风险分层很重要。维持窦性心律的患者几乎均可出现第四心音。所有患者都应进行彻底的心脏检查了解基线特征以监测可能出现的机械并发症。年龄、收缩压、心率、啰音和第三心音是 AMI 患者重要的预后影响因素[8, 9]。全面的神经和周围血管检查也很重要，可作为基线特征以监测卒中或动静脉瘘等干预并发症。

三、辅助检查

（一）心电图

心电图（electrocardiogram，ECG）是诊断和

表 10–1　AMI 的非动脉粥样硬化病因

动脉炎
- Takayasu 病
- 结节性多发动脉炎
- 黏膜皮肤淋巴结综合征（川崎病）
- 系统性红斑狼疮
- 类风湿关节炎
- 强直性脊柱炎

冠状动脉损伤

累及冠状动脉的代谢性疾病
- 黏多糖增多症
- 高胱胺酸尿症
- 法布里病
- 淀粉样变性

其他机制引起的管腔狭窄
- 痉挛
- 主动脉夹层延伸至冠状动脉

冠状动脉栓塞
- 感染性心内膜炎
- 非细菌性血栓性心内膜炎
- 人工瓣膜栓塞
- 心脏黏液瘤
- 反常栓塞
- 主动脉瓣乳头状纤维弹性瘤

先天性畸形
- 左冠状动脉异常起源于肺动脉
- 左冠状动脉起源于 Valsalva 前窦

其他因素
- 一氧化碳中毒
- 真性红细胞增多症
- 血小板增多症
- 可卡因滥用

改编自 Cheitlin 等[5]

定位 AMI 的一种有价值的临床工具[10]。AMI 的心电图诊断要求男性 V_2/V_3 ST 段抬高至少 2mm，女性 V_2/V_3 ST 段抬高至少 1.5mm 或至少两个相邻导联 ST 段抬高至少 1mm[1]。既往左束支传导阻滞的存在可能会干扰 AMI 的诊断，但仅用传导异常不能解释的显著 ST 段偏离可提示 AMI。Sgarbossa 等[11] 验证了以下三种心电图标准对左束支传导阻滞患者的 AMI 诊断有独立价值，即 ST 段抬高 1mm 以上，且与 QRS 波群一致（方向相同）；V_1、V_2、V_3 导联 ST 段压低 1mm 以上；ST 段抬高 5mm 以上，但与 QRS 波群不一致（方向相反）。

（二）心肌标志物

世界卫生组织（World Health Organization，

WHO）诊断 AMI 的标准至少需要以下三个要素中的两个：①有典型的胸部不适史；②与 AMI 相符的心电图变化；③血清心肌标志物的升降[12]。用于诊断 AMI 的血清心脏标志物包括肌酸激酶（creatine kinase，CK）、肌酸激酶—心肌同工酶（creatine kinase–myocardial band fraction isoenzyme，CK-MB）、心肌特异性肌钙蛋白和肌红蛋白。美国心脏病学会（American college of cardiology，ACC）和欧洲心脏病学会（European society of cardiology，ESC）重新定义了心肌梗死的诊断，包括任何血清心脏标志物的升高（表 10–2）[13]。肌钙蛋白，特别是高敏肌钙蛋白测定可确诊大多数 AMI，而 CK 和 CK-MB 有助于诊断肌钙蛋白持续升高的复发性心肌梗死。

表 10–2　检测心肌坏死的生化标志物

- 任何在临床事件后 24h 内的肌钙蛋白 T 或 I 升高
- 任何在两个连续样本中的 CK-MB 升高
- 在任何时间的 CK-MB 高于参考值上限的 2 倍
- CK-MB 常有上升及下降波动，MI 不会引发持续的 CK-MB 升高
- CK 升至 2 倍参考上限（效力较低）

CK. 肌酸激酶；MB. 肌肉型；MI. 心肌梗死
改编自 Tunstall-Pedoe 等[12]

（三）超声心动图

超声心动图的便捷性使其成为评估 AMI 患者的有价值的临床工具，可以通过检查室壁运动来确定或排除 AMI 的诊断[14]，并有助于危险分层[15]。超声心动图对诊断 AMI 的机械并发症也很有用。然而，重要的是，如果患者有很高的 STEMI 的可能性，并且符合前面描述的临床和心电图标准，则不应依赖超声心动图或任何其他诊断方式以致延迟启动 STEMI 的治疗。

四、鉴别诊断

（一）心包炎

胸痛常在吸气和仰卧位加重。区分心包炎和

AMI 尤为重要，若因疏忽行溶栓治疗可导致心包炎患者心包积血。心包炎的 ST 段变化非常广泛，常呈弓背向下抬高。其他重要的诊断特征包括 PR 段压低且没有相对应的 ST 段压低。

（二）心肌炎

心肌炎的症状和体征与急性心肌梗死非常相似。患者通常相对年轻，发病较为缓慢，且有前驱上呼吸道症状，全面采集病史可协助诊断心肌炎。血清心脏标志物通常持续升高，而非达峰后恢复到基线水平。

（三）主动脉夹层

急性主动脉夹层引起的疼痛通常发生在胸骨后，放射到背部或肩部，且非常剧烈，患者常描述为撕裂感。疼痛开始即为最重，并持续数小时。除病史外，体格检查发现双上肢血压不同也需引起警惕，即可能存在主动脉夹层。胸部 X 线片常显示纵隔增宽。经胸超声心动图可显示主动脉近端有内膜瓣。如果超声心动图不能诊断但临床上仍有夹层的可能性，患者应接受更明确的检查，如计算机断层扫描、磁共振成像或经食管超声心动图等。在 AMI 诊断路径中除外这种病变尤为重要，因为溶栓治疗常可导致患者死亡，若患者转诊急诊 PCI，不仅会延迟最终治疗，导管介入操作可引发致死性并发症。

（四）肥厚型心肌病

肥厚型心肌病患者可能出现类似心绞痛的胸部不适和呼吸急促，这与心肌耗氧量增加有关。在这种情况下，症状通常会持续几个月或几年。经胸超声心动图是一种有意义确诊检查。应用硝酸甘油或多巴酚丁胺可使该类患者出现低血压或晕厥。该类患者经常使用 β 受体拮抗药和丙吡胺进行治疗。

（五）肺栓塞

当存在胸痛伴严重呼吸急促、无临床或影像学证据提示肺水肿且有近期长途旅行史或存在高凝血状态的疾病时应考虑肺栓塞。超声心动图可能有助于显示正常的左心室壁运动和右心室扩张和收缩。气胸、胸膜炎患者也可表现为胸骨后胸部不适，但疼痛的性质不同，且常随吸气而加重。

（六）胆囊炎

下壁 AMI 患者可表现为上腹部或右上腹部疼痛，可被误诊为急性胆囊炎。相反，急性胆囊炎患者可有上述症状，偶有下壁 AMI 心电图表现。发热、显著白细胞升高、右上腹压痛等可协助胆囊炎的诊断。食管和其他上消化道症状也可与缺血性胸部不适极为相似。

（七）肋软骨炎

肋软骨炎的疼痛通常表现为肋骨与胸骨连接处的软骨的局部压痛。该疼痛通常被描述为尖锐的、在运动或吸气时加重，并且在触诊时可重复出现。肋软骨炎的治疗包括非甾体抗炎药。

五、并发症

在过去的 20 年里，随经皮冠状动脉成形术成为早期治疗的主要手段，STEMI 的死亡率逐渐下降。入院前心源性猝死是 AMI 最常见的死亡原因，而院内死亡常由于严重左心室功能不全或机械并发症引起的循环衰竭。急性心肌梗死的并发症可大致分为机械性、电生理性、缺血性、栓塞性和心包性。

（一）急性心肌梗死的机械并发症

1. 心脏破裂

室间隔破裂、乳头肌断裂和游离壁破裂是 AMI 严重的、危及生命的机械并发症。再灌注治疗降低了心脏破裂的总发生率，其在 AMI 后发生的中位间隔时间缩短。

室间隔破裂的发生率为 0.5%～2%[16]。当出现新发全收缩期杂音时，应怀疑该诊断。彩色血流超声心动图是诊断室间隔破裂的首选检查。肺动脉导管加血氧监测也是一种有意义的辅助诊断手段，可在 X 线透视下测定上下腔静脉、右心房、右心室和肺动脉的氧饱和度。若存在心源性休克，除非有明显的主动脉反流，否则应尽早置入主动脉内球囊泵（intraaortic balloon pump，IABP）或临时循环支持装置作为手术前的桥梁治疗。该方式可降低全身血管阻力，降低分流率，增加了冠状动脉灌注，维持血压。在置入 IABP 或临时循环支持装置后，可以使用血管扩张药并密切监测血流动力学。外科手术缝合是主要的治疗方式。

既往有 3% 的 STEMI 患者经药物治疗或溶栓治疗后出现心脏游离壁破裂，但随着 PCI 早期再灌注手段应用广泛，这一事件发生率趋于下降。高龄、女性、高血压、首次 AMI、冠状动脉侧支不良是游离壁破裂的危险因素。游离壁破裂是药物溶栓治疗患者的"早期风险"之一（接受药物溶栓治疗的患者在前 24h 的死亡率实际上较高，部分原因是心脏破裂）。急诊开胸手术修复是有效的治疗方法，可以挽救少数急诊手术患者。假性动脉瘤常由左心室游离壁不全破裂时的心包和附壁血栓构成，通过一个狭窄的颈与左心室体相连，颈的直径小于基底直径的 50%。大约有 1/3 的患者会发生无诱因自发性破裂。

2. 二尖瓣反流

大多数 AMI 相关的二尖瓣反流是短暂的、无症状的、良性的；然而，由乳头肌断裂引起的严重二尖瓣反流是一种可干预的致死性急性心肌梗死并发症，占 AMI 后死亡率的 5%。乳头肌断裂的总发生率为 1%。乳头肌破裂常见于下壁心肌梗死，并累及后内侧乳头肌，因其血运仅由后降支提供。相反，前外侧乳头肌由左前降支和旋支动脉共同灌注，因此不易断裂。乳头肌完全断裂极为罕见，通常会立即导致休克和死亡。一处或多处乳头肌断裂的患者通常可因急性肺水肿进展而出现急性严重呼吸窘迫，并可迅速发展为心源

性休克。在心尖可听到新发的全收缩杂音，并放射至腋窝或心底。在后乳头肌断裂时，杂音沿左胸骨边缘向上放射，可与室间隔破裂或主动脉瓣狭窄引起的杂音相混淆。具有多普勒和彩色血流显像的超声心动图可确诊该并发症。采用肺动脉导管进行血流动力学监测，可在肺毛细血管楔压（pulmonary capillary wedge pressure，PCWP）监测中发现大 V 波。血管扩张药和 IABP 是治疗急性重度二尖瓣反流有效方法。乳头肌断裂的患者应立即手术治疗，药物治疗的患者预后很差。虽然围术期死亡率高于择期手术（为 20%~25%），仍建议对所有乳头肌断裂患者行手术治疗。

3. 左心室衰竭和心源性休克

左心室功能不全的严重程度与心肌损伤程度相关。小范围 AMI 患者可有局部壁运动异常，但由于正常节段的代偿性运动亢进，可维持总体左心室功能正常。Killip 和 Kimball [8] 根据 AMI 发病时的临床表现和体征将患者分为四个亚组（表 10-3）。最近，与他们早期研究中显示的心源性休克亚组死亡率 81% [8] 相比，GUSTO I 研究 [17] 中患者的 30d 死亡率为 58%。心源性休克患者应尽快植入 IABP 或临时循环支持装置。

表 10-3 基于 Killip 分级的 30d 死亡率

Killip 分级	体 征	死亡率（院内）(%)
I 级	听诊肺内清音，无 S₃ 奔马律	6
II 级	肺底啰音和（或）S₃ 奔马律	17
III 级	肺水肿	38
IV 级	心源性休克	81

改编自 Killip 和 Kimball [8]

在这些高危患者中，应进行及时的血运重建。在 SHOCK [18] 试验中，心源性休克患者被随机分配接受急诊血运重建（n = 152）或初步稳定治疗（n = 150）。由于样本量的原因，血运重建组和药物治疗组之间，30d 的总死亡率没有显著差异（46.7% vs. 56.0%，差距 9.3%；95%CI

20.5%～1.9%，*P*=0.11 ）。然而，接受血运重建组患者的 6 个月内死亡率显著低于接受药物治疗组（ 50.3% vs. 63.1%，*P* = 0.027 ）；因此，急诊血运重建是 AMI 合并心源性休克患者的标准治疗。

4. 右心室衰竭

下壁心肌梗死后常可出血轻度右心室功能障碍，但只有 10% 的患者出现血流动力学显著异常。右心室受累取决于右冠状动脉闭塞的位置，只有当近端血管发生急性闭塞时，才会发生显著功能障碍。低血压、颈静脉怒张和肺部听诊无啰音三联征对右心室梗死具有较高的特异性，但敏感性较差。严重的右心室功能不全患者亦有低心排血量的症状，包括出汗、四肢湿冷和精神状态改变等。患者常有少尿和低血压，心电图通常显示有下壁 MI。在疑似右心室梗死的情况下，V_4R 中 ST 段抬高的阳性预测值为 80%。使用肺动脉导管进行血流动力学监测通常会显示右心房（ right atrial，RA ）压力与 PCWP 较高。急性右心室衰竭可导致左心室充盈受限及低心排血量状态。当 RA 压力高于 10mmHg 且 RA/PCWP 值≥ 0.8 时强烈提示右心室梗死[19]。右心室梗死的治疗包括容量负荷、多巴酚丁胺正性肌力支持及维持房室同步。右冠状动脉和右心室分支成功再灌注的患者右心室功能可得到改善，30d 死亡率降低[20]。

5. 左心室室壁瘤

急性室壁瘤常在收缩期膨出，会抵消正常心肌收缩功能。AMI 后 10% 的患者会出现慢性真性动脉瘤，在前壁 AMI 后更为常见。慢性室壁瘤定义为 AMI 后持续超过 6 周的室壁瘤。急性室壁瘤患者可出现心力衰竭甚至心源性休克。慢性室壁瘤患者可出现心力衰竭、室性心律失常和全身栓塞，也可无症状。伴有急性室壁瘤的心力衰竭患者常应用静脉血管扩张药及 IABP 治疗。有室壁瘤内血栓的患者可使用华法林（香豆素）进行抗凝血治疗。对于难治性心力衰竭或难治性室性心律失常患者，应考虑手术切除动脉瘤。对于动脉瘤段仍有大量存活心肌的患者可进行血运重建治疗。

（二）急性心肌梗死的电生理并发症

心律失常是 AMI 后最常见的并发症，发生于约 90% 的患者。若传导异常引起血压减低，则需要临时或永久起搏器治疗。表 10–4 简要总结了相关内容。如果在 AMI 后除外反复缺血或短暂病因导致的心脏传导异常，AMI 后 2d 以上的持续性心室颤动（ ventricular fibrillation，VF ）或室性心动过速（ ventricular tachycardia，VT ）的患者需要安装植入式心律转复除颤器（ implantable cardioverter defibrillator，ICD ）。AMI 后传导异常并发症的长期风险在大面积梗死和左心室射血分数较低的患者中显著增加，其管理将在随后章节讨论。

（三）急性心肌梗死的缺血性并发症

梗死扩展是原梗死动脉区域内心肌坏死量的逐渐增加，可表现为心内膜下 AMI 扩展到透壁 AMI 或扩展并累及邻近心肌 AMI。急性 AMI 后数小时至 30d 内的复发性心绞痛被定义为梗死后心绞痛，发生率为 23%～60%。与直接 PCI 相比，非 Q 波 MI 和溶栓治疗后梗死后心绞痛的发生率更高。梗死后心绞痛患者猝死、再梗死和急性心脏事件的发生率均增加。PCI 或手术血运重建可改善这些患者的预后。在初始事件发生后的 24～48h 内通常难以诊断单独孤立的区域性梗死。从心肌梗死指数的心电图变化中区分出再梗死可能较为困难。CK-MB 降至正常后再次升高或超过先前值的 50% 可诊断为再梗死。超声心动图也可通过发现新区域的室壁运动异常而协助诊断。

（四）急性心肌梗死的血栓并发症

AMI 后系统性栓塞的发生率约为 2%；前壁 AMI 患者的发病率更高。AMI 后附壁血栓的总体发生率约为 20%。大面积前壁 MI 的相关栓塞事件发生率约为 60%。大面积前壁 MI 或心室内血栓形成患者应接受静脉肝素抗凝血治疗 3～4d，部分凝血活酶时间目标值为 50～70s。对于有心

表 10-4　急性心肌梗死的电生理并发症及其处理

类　别	心律失常	目　标	治　疗
1. 电活动不稳定	室性早搏	纠正电解质紊乱和增加交感神经张力	补充钾离子和镁离子，应用 β 受体拮抗药
	室性心动过速	预心室颤动，恢复血流动力学稳定性	抗心律失常药；复律
	心室颤动	紧急转复	除颤
	加速性室性节律	可予观察，血流动力学功能受损时予干预措施	增加窦率（阿托品、心房起搏）；抗心律失常药
	非阵发性房室交界性心动过速	寻找诱发原因（如洋地黄中毒） 若血流动力学功能受损则应控制心室率	超速起搏；抗心律失常药；如果出现地高辛中毒，则电复律是相对禁忌证
2. 泵衰竭 / 交感神经过度刺激	窦性心动过速	降低心率以减少心肌需氧量	镇痛药；镇静药；除非出现充血性心力衰竭，则建议使用 β 受体拮抗药；可使用利尿药改善后负荷
	心房颤动和（或）心房扑动	控制心室传导率，恢复窦性心律	地尔硫䓬、维拉帕米、地高辛、抗充血性措施（利尿药，减低后负荷）、心脏复律、快速心房起搏（心房扑动）
	阵发性室上性心动过速	降低心室率，恢复窦性心律	刺激迷走神经；维拉帕米、地高辛、β 受体拮抗药；心脏复律；快速心房起搏
3. 慢速性心律失常和传导障碍	窦性心动过缓	仅在血流动力学功能受损时才干预增加心率	阿托品；心房起搏
	交界区逸搏心率	只有当心房失去收缩作用导致血流动力学损害时，才能加速窦率	阿托品；心房起搏
	房室传导阻滞和心室内传导阻滞	—	心室起搏

改编自 O'Gara et al. [23]

室内血栓形成的患者和超声心动图检测到大面积室壁运动障碍的患者，应至少口服华法林持续 3 个月。

（五）心包炎

AMI 后早期心包炎的发生率约为 10%，通常 24～96h 内发生[21]。患者常主诉进展性胸痛持续数小时。疼痛随体位有变化，仰卧位加重，前倾位可缓解，当深吸气、咳嗽和吞咽时加重。心包炎时疼痛可向斜方肌放射，而与缺血性疼痛不同。梗死后心包炎应每 4～6 小时服用 650mg 阿司匹林治疗。不应给予患者非类固醇类抗炎药和皮质类固醇，因为上述药物可干扰心肌愈合，并导致梗死进展[22]。复发性心包炎可由秋水仙碱治疗中获益。Dressler 综合征（心肌梗死后综合征）发生于 1%～3% 的患者，常在急性心肌梗死后 1～8 周出现。患者出现胸部不适、发热、关节痛、白细胞计数升高、红细胞沉降率升高等可提示心包炎，其治疗方法与早期梗死后心包炎相似。

六、治疗

（一）再灌注治疗

ST 段抬高心肌梗死患者最重要的治疗目标

之一是快速筛选出适宜经皮冠状动脉介入再灌注治疗的患者。图 10-1 中概述了该方法的一般处理路径[23]。初始诊断和治疗措施列于表 10-5 再灌注治疗中。冠状动脉介入治疗作为再灌注的首选措施，应用于所有出现 ST 抬高心肌梗死和症状发生＜ 12h 的患者或持续心绞痛症状或动态心电图变化的患者。从第一次医疗接触到经皮冠状动脉介入治疗的目标时间＜ 90min。建立起包括紧急医疗服务转运至有 PCI 技术的医疗中心的区域性诊疗系统尤为重要。对于就诊于非 PCI 中心的患者，若能在 120min 范围内实现转运，应立即转运至 PCI 中心治疗[24-26]。应完善准确记录事件时间的工作表，作为持续质量改进计划的一部分，通过向导管室和急诊医护人员提供早期数据反馈来提高效率。

当在具有经皮冠状动脉介入治疗功能的医院，从第一次医疗接触到设备时间的预期延迟超过 120min 时，应考虑使用纤维蛋白溶剂。如果决定使用纤维蛋白溶剂，应在就诊后 30min 内提供。纤溶疗法的禁忌证见表 10-6[23]。在接受纤溶治疗的患者中，25% 的梗死相关动脉持续闭塞或早期闭塞。大约 5% 的患者需要红细胞输血，

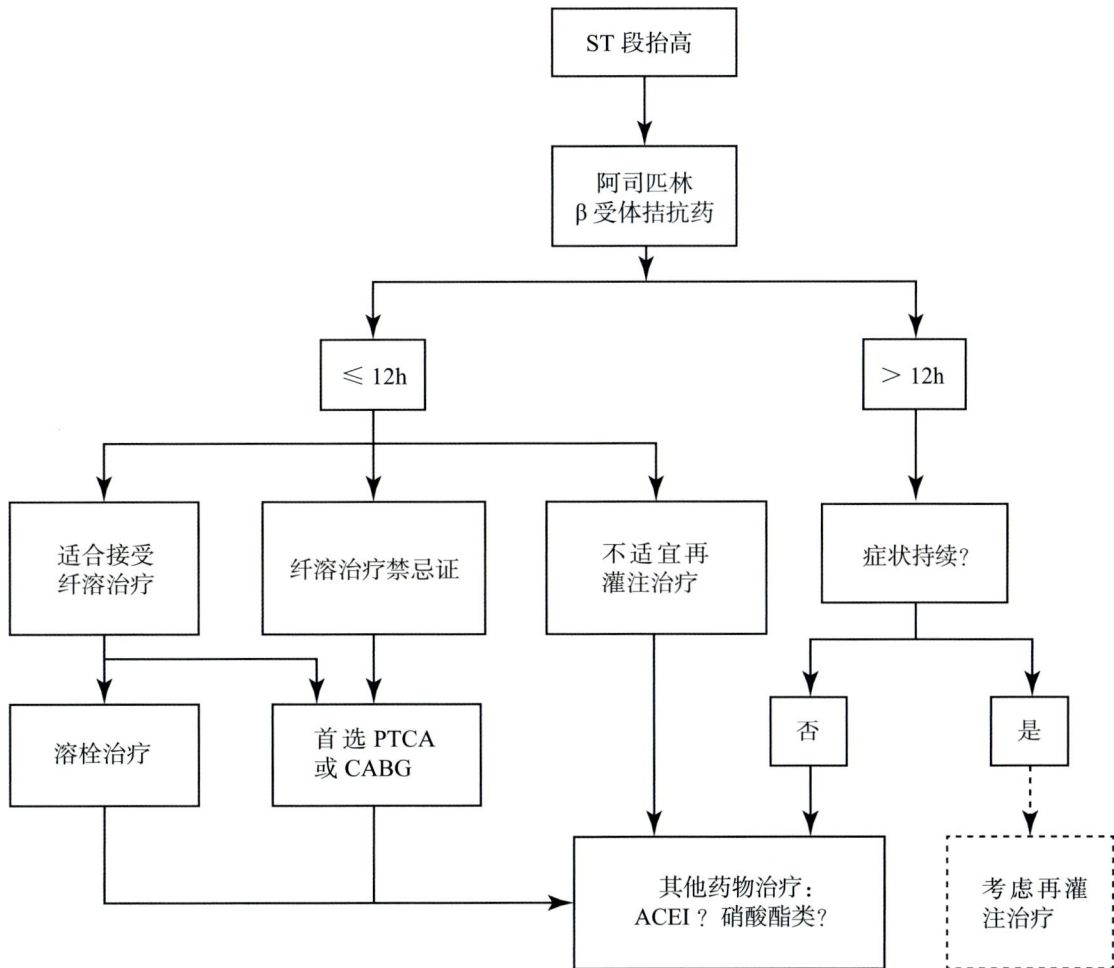

▲ 图 10-1　一般处理方法

所有心电图提示 ST 段抬高的患者均应服用阿司匹林、β 受体拮抗药和肝素（除接受溶栓治疗者）；在 12h 内接受评估适宜血运重建的患者应立即使用现有纤溶酶［重组人组织型纤溶酶原激活物（rt-PA）、重组纤溶酶原激活物（rPA）、替奈普酶 - 组织纤溶酶原激活物（TNK-tPA）、链激酶（SK）］进行溶栓治疗，或进行 PCI 治疗；当患者存在溶栓绝对禁忌证和出现及延迟出现心源性休克时，也应考虑 PCI 治疗；12h 后治疗的患者应接受药物治疗，基于病情差异亦可选择行再灌注治疗或应用血管紧张素转化酶抑制药（特别是左心室收缩功能受损时）

表 10-5　ST 段抬高心肌梗死的诊断及治疗措施

初始诊断措施
- 使用连续心电监测、血压监测、心率监测
- 取目标病史（包括 AMI 史，溶栓禁忌等）；检查生命体征，进行重点检查
- 开始静脉注射，提取血清心肌标记物，血液学，化学，血脂谱
- 获取 12 导联心电图
- 获取胸部放射线照片（最好是直立的）

一般治疗措施
- 阿司匹林，160～325mg（咀嚼和吞咽）
- 硝酸甘油，舌下：检验变异性心绞痛，可逆性痉挛；抗缺血，降血压作用
- 氧气：数据量少；可能提示，首先是第 2～3 小时；如果动脉氧饱和度低（＜90%）继续治疗

具体治疗措施
- 再灌注治疗：目标：院内转运 PCI 时间＜ 30min；院内转运 PTCA 时间＜ 90min
- 结合性抗血小板和抗血栓药：氯吡格雷、普拉格雷、替格瑞洛、肝素、依诺肝素、比伐鲁定
- 辅助治疗：除外禁忌后予 β 受体拮抗药，静脉注射硝酸甘油（抗缺血或降血压作用），ACEI［尤其是大面积或前壁 AMI、血压正常型心力衰竭（SBP ＞ 100mmHg）、既往心肌梗死病史］

ACE. 血管紧张素转化酶；AMI. 急性心肌梗死；BP. 血压；ECG. 心电图；HR. 心率；IV. 静脉注射；SBP. 收缩压
改编自 O'Gara 等[23]

表 10-6　急性心肌梗死溶栓治疗的绝对禁忌证及相对禁忌证

绝对禁忌证
- 既往出血性卒中；1 年内的其他卒中或脑血管事件
- 已知的颅内肿瘤
- 活动性内出血（不包括月经）
- 疑似主动脉夹层

相对禁忌证
- 严重未控制高血压（血压＞ 180/110mmHg）
- 绝对禁忌证中未涵盖的既往脑血管事件或已知颅内病变
- 当前应用治疗剂量的抗凝血药（INR 2.0～3.0）；已知的出血事件
- 近期外伤史（2～4 周内），包括头部外伤、有创或延长的（＞ 10min）心肺复苏术及数周内的大手术史
- 不可压迫部位的血管穿刺术
- 近期（2～4 周内）有内出血
- 链激酶／阿尼普酶：既往（特别是 5d～2 年内）变态反应
- 妊娠
- 活动性消化性溃疡
- 慢性重度高血压病史

CPR. 心肺复苏术；INR. 国际标准化比率
改编自 O'Gara 等[23]

大约 1% 的患者发生出血性卒中，尽管那些出血风险增加的患者被排除在治疗之外。

　　PCI 治疗开通率超过 90% 且禁忌证较少，已成为再灌注的首选方案。Keeley 等[27]分析了 23 项试验，包括 7739 例患者数据，比较了直接 PCI 和溶栓治疗。PCI 组短期死亡率、再梗死和出血性卒中的发生率显著降低。若能够在大规模介入中心（每年超过 200 例 PCI 术）及时（发作至手术时间＜ 90min）由经验丰富者（每年行超过 75 例 PCI 术）进行干预，则 PCI 为首选的再灌注治疗策略[23, 28]。对药物治疗无效且不适合行直接 PCI 的难治性持续缺血患者以及 PCI 失败的患者，应考虑进行冠状动脉旁路移植术。冠状动脉旁路移植术也适用于需手术修复 AMI 机械并发症的患者。

（二）辅助药物治疗

　　在评估患者再灌注治疗方案时，应同时采取其他药物措施（表 10-5 和表 10-10）[23]。对

STEMI 患者的药物治疗可分为抗血小板、抗凝血，以及其他对抗心功能不全药物，如 β 受体拮抗药、利尿药、硝酸酯等药物治疗。

1. 抗血小板药

　　所有患者发作时均应口服 162～325mg 阿司匹林，并持续终身[29]。对疑似 ST 段抬高心肌梗死患者应同时应用 P2Y$_{12}$ 受体拮抗药进行双重抗血小板治疗（氯吡格雷、普拉格雷、替格瑞洛），这些药物已被证明可减少包括已接受再灌注治疗的患者在内不同人群的死亡、再梗死和卒中联合终点的发生[30-35]。新型抗血小板药不同的主要心血管终点存在很小差异，因此药物决策的主要因素为起效时间及代谢途径（表 10-7）。

2. 抗凝血药

　　在 STEMI 急性期使用的抗凝血药分为三

表 10-7　P2Y$_{12}$ 受体拮抗药

	起效时间	代谢／消除
氯吡格雷	2h	肾脏
普拉格雷	30min	肾脏
替格瑞洛	2～3h	肝脏

类：直接凝血酶抑制药（比伐卢定）、间接凝血酶抑制药（肝素和低分子肝素如依诺肝素）和 GP Ⅱb/ Ⅲa 受体拮抗药（阿昔单抗、替罗非班和依替非巴肽）。支持肝素抗凝血治疗的大规模随机试验数据仍较有限，最近的 ACC/AHA 指南也仅将在 STEMI 急性期给予肝素单一治疗的证据定为 C 等级，提示该建议是基于专家共识和有限的试验数据。尽管如此，肝素抗凝血治疗仍是治疗 STEMI 的基石。推荐的肝素方案为 60U/kg（最大 4000U），维持剂量为每小时 12U/kg（最多 1000U），以维持活化部分凝血活酶时间为正常值的 1.5～2.0 倍（即 50～70s）。若有证据表明血栓负荷较大，可以考虑向肝素联合糖蛋白 GP Ⅱb/ Ⅲa 受体拮抗药（阿昔单抗、替罗非班、依替非巴肽）。然而，由于 GP Ⅱb/ Ⅲa 受体拮抗药会导致出血风险增加，目前的 ACA/AHA STEMI 指南提倡仅在血栓负荷大的高危患者中使用双重抗凝血治疗。

根据最近发表的试验结果，比伐卢定在 STEMI 治疗中的应用逐渐拓展（表 10-8）。比伐卢定对比肝素联合 GP Ⅱb/ Ⅲa 受体拮抗药的对比数据是基于多中心 HORIZON AMI 试验。3602 名 STEMI 患者随机接受比伐卢定或肝素联合 GP Ⅱb/ Ⅲa 受体拮抗药，比伐卢定组表现出轻度

的全因死亡率获益（2.1% vs. 3.1%，$P = 0.047$），30d 内大出血事件减少（4.9% vs. 8.3%，$P < 0.01$）。比伐卢定组的多见并发症是前 24h 内支架血内栓形成的风险更大（1.3% vs. 0.3%，$P < 0.001$）。EUROMAX 试验也显示，与标准治疗（肝素联合 GP Ⅱb/ Ⅲa 受体拮抗药）相比，比伐卢定组大出血发生率较低（2.6% vs. 6.0%，$P < 0.001$），但使用比伐卢定没有显著的死亡率优势。与 HORIZON AMI 不同，EUROMAX 试验中大量患者接受了造影干预，这潜在解释了较低的大出血率和两组之间缺乏死亡率差异[37]。与 HORIZON AMI 试验相似，在 EUROMAX 中使用比伐卢定时支架血栓形成的风险增加（1.1% vs. 0.2%，$P = 0.007$）。

除了应用比伐卢定增加支架血栓形成的风险外，上述两个试验并未对比肝素和比伐卢定联合 GP Ⅱa/Ⅲb 受体拮抗药并其相关出血风险是一个非常重要的混杂因素。基于上述问题，最近的单中心研究检验了比伐利鲁定与肝素单药治疗的作用。HEATPPCI 是欧洲的一项单中心研究，在 1917 例 STEMI 患者中研究比伐卢丁与肝素的作用，提示肝素与比伐卢定单药治疗的出血风险没有显著差异（3.1% vs. 3.5%，$P = 0.59$）[38]。主要由于支架血栓形成（3.4% vs. 0.9%，$P = 0.001$）和再梗死概率增加，比伐卢丁治疗组的主要不良

表 10-8　抗凝血药

	HORIZONS AMI（3602 例患者）			EUROMAX（2218 例患者）			HEAT PPCI（1829 例患者）		
	所有患者均接受氯吡格雷			急救过程中注射比伐卢定			80% 造影检查，延缓使用 GP Ⅱa/ Ⅲb（约 15% 的病例）		
				频繁应用 GP Ⅱa/ Ⅲb 受体拮抗药，桡动脉入路			频繁应用新型 P2Y$_{12}$ 受体拮抗药（89%）		
	肝素（%）	比伐卢定（%）	P 值	肝素（%）	比伐卢定（%）	P 值	肝素（%）	比伐卢定（%）	P 值
全因死亡率	3.1	2.1	0.047	3.1	2.9	0.86	4.3	5.1	
MACE	2.9	1.8	0.03	5.5	6.0	0.64	5.7	8.7	0.01
主要出血事件	8.3	4.9	< 0.01	6.0	2.6	< 0.001	3.1	3.5	0.59
支架内血栓	0.3	1.3	< 0.001	0.2	1.1	0.07	0.9	3.4	0.001

心血管事件（major adverse cardiovascular event，MACE）发生率显著高于肝素治疗组（8.7% vs. 5.7%，$P = 0.01$）。与 EUROMAX 一样，HEAT PPCI 中大部分手术（约 80%）是通过桡动脉入路进行。此外，与氯吡格雷作为首选 P2Y$_{12}$ 受体拮抗药的 EURPMAX 和 HORIZON AMI 不同，在 HEAT PPCI 中，89% 的患者应用了新型 P2Y$_{12}$ 受体拮抗药中的一种（普拉格雷和替格瑞洛）。由于 HEAT PPCI 是一个单中心试验，且结果与之前比伐鲁丁的研究有很大不同，需要进行进一步研究来确定最佳抗凝血方案。

3. 其他药物治疗

常规早期静脉注射 β 受体拮抗药并未带来显著获益，其主要适应证应限定于高血压或心动过速患者[39]。应在血流动力学条件稳定后开始口服 β 受体拮抗药。充血性心力衰竭、大面积前壁心肌梗死、持续缺血或高血压患者应在前 24～48h 静脉注射硝酸甘油。复发性心绞痛或持续性肺淤血的患者应持续使用超过 48h。应了解患者近期西地那非用药史，因为在摄入西地那非后 24h 内应用硝酸甘油可导致严重低血压。最后，建议对 ≥ 2 个导联 ST 段升高、无低血压或已知禁忌证的心力衰竭、左心室射血分数 < 40% 的患者应用 ACEI 和醛固酮受体拮抗药。长期口服醛固酮受体拮抗药的禁忌证包括肾功能不全（血清肌酐 > 20mg/L）或高钾血症（> 50mg/L），仅限于在已经接受充足剂量 ACEI 的患者中使用。治疗电生理并发症或左心室衰竭可能需要使用其他药物（表 10-9）。

（三）治疗进展

有下述几种方法可以改善再灌注率和患者的结局。潜在方式包括优化再灌注路径、既定药物的不同剂量方案，改进的辅助治疗（表 10-10），新型抗血小板药和抗凝血药的发展，以及应用临时循环辅助装置。在本讨论的范围之外，仍有多

表 10–9　复杂急性心肌梗死常用药物剂量

药　物	剂　量	不良反应
心动过缓、房室传导阻滞		
阿托品	0.5mg，静脉注射，每 5 分钟 1 次，至最大 2.0mg	幻觉、发热、VT/VF、尿潴留、急性闭角型青光眼
异丙肾上腺素	2～10μg/min，静脉滴注，应用至目标 HR	心动过速、低血压、需氧量增加
茶碱	15～30min 内静脉注射 300～400mg	心动过速、房性心律失常、中枢神经系统毒性
室上心律失常		
艾司洛尔	500μg/kg 剂量静脉注射 1min 以上，每次心室率增加时再次给药	CHF、支气管痉挛、低血压、心动过缓、房室传导阻滞
	50μg/（kg·min），静脉滴注；其后每 5 分钟增加 50μg/kg 直至 200μg/（kg·min）	
普萘洛尔	1mg/min，静脉滴注，最高 0.1mg/kg	同艾司洛尔
美托洛尔	5mg，静脉注射，超过 2min；可每 5 分钟重复 2 次	同艾司洛尔
阿替洛尔	5mg，静脉滴注，超过 2min；可在 10min 内重复 2 次	同艾司洛尔
维拉帕米	55mg，静脉注射，超过 2min；然后每 2 分钟给药 1～2mg 至 20mg	CHF、低血压、心脏传导阻滞、心动过缓
地尔硫䓬	0.25mg/kg，静脉滴注，超过 2min，然后按 5～15mg/h 速度给药	同维拉帕米

（续表）

药　物	剂　量	不良反应
地高辛	0.5mg，静脉注射，超过 5min；然后给 0.25mg，每 4 小时 1 次，静脉滴注至 1mg	室性心律失常，心脏传导阻滞，梗死范围扩大
普鲁卡因胺	20～30mg/min，静脉滴注至 12～17mg/kg，然后改为 1～4mg/min	低血压
腺苷	6mg，静脉滴注；若无效，12mg 静脉滴注	面部潮红，胸痛，呼吸困难，窦性停搏
室性心律失常		
利多卡因	1mg/kg，静脉滴注 其后 0.5mg/kg，每 10 分钟 1 次静脉注射 随后 2～4mg/min，静脉滴注	恶心，麻木，精神错乱，发音模糊，呼吸抑制，震颤，癫痫发作，窦性停搏
胺碘酮	150mg，静脉团注超过 10min，其后 6h 按 1mg/min 速度应用，然后 0.5mg/min	低血压、心肌顿抑、心动过缓、传导阻滞
硫酸镁	2g 静脉团注超过 5min，8g 超过 24h	面部潮红、心动过缓
心力衰竭、休克		
硝酸甘油	50～200μg/min，静脉滴注	低血压
硝普钠	0.25～10μg/（kg·min），静脉滴注	低血压、硫氰酸盐中毒
依那普利	0.625～1.25mg，静脉滴注，每 6 小时 1 次	低血压、呕血
拉贝洛尔	20～80mg，静脉注射，每 10 分钟 1 次，然后是 2mg/min，静脉输液	低血压、心动过缓
呋塞米	20～160mg，静脉滴注	低钾血症、低镁血症
布美他尼	1～3mg，静脉滴注	恶心、痉挛
多巴酚丁胺	5～20μg/（kg·min），静脉滴注	耐药
多巴胺	2～20μg/（kg·min），静脉滴注	氧耗增加
去甲肾上腺素	2～16μg/min，静脉滴注	周围血管收缩；内脏血管收缩
米力农	50μg/kg 静脉团注超过 10min，然后按 0.375～0.75μg/（kg·min）	室性心律失常

AV. 房室；CHF. 充血性心力衰竭；VF. 心室颤动；VT. 室性心动过速

项研究探索多支病变患者的完全血运重建、血栓抽吸及应用心脏支持装置减低左心负荷的作用。

七、预后

心肌梗死的 TIMI 风险评分是床边风险评估的简单工具[40, 41]。该评分已在多个临床试验中得到验证。TIMI 分数的要素见图 10-2，包括病史、体格检查和心电图检查结果等。实际分数是基于 8 个特征的加权分数总和。应用 TIMI 风险评分

显示，≥ 8 分和 0 分的患者相比风险显著地、接近线性地增加了 30 倍。图 10-2 显示了 STEMI 患者 TIMI 风险评分对住院死亡率的预测。

八、随访

二级预防非常重要并且反映与动脉粥样硬化性疾病相关的医学治疗和风险因素的改变（第 7 章）。所有患者都应考虑应调整饮食和规律锻炼进行心脏康复[42]。所有患者都应考虑使

表 10-10　急性心肌梗死的辅助药物治疗

吸氧	鼻导管吸氧 2~4L/min
舌下含服硝酸甘油	每 2~5 分钟含服 0.4mg，共 3 次
阿司匹林 氯吡格雷 普拉格雷 替格瑞洛	维持剂量 160~325mg 负荷剂量 600mg，维持剂量 75mg，每日 1 次 负荷剂量 60mg，维持剂量 10mg，每日 1 次 负荷剂量 180mg，维持剂量 90mg，每日 1 次
美施康定；美施康定（吗啡控释片）	每 5~30 分钟服用 2~5mg
肝素	60U/kg（最大 4000U），12U/（kg·h）（最大 1000U/h）调整，以保持 APTT 50~70s，维持 48h
β 受体拮抗药	
美托洛尔	超过 15min 应用 5mg 静脉滴注 3 次；10min 后口服 50mg；随后口服 100mg，每日 3 次
阿替洛尔	超过 10min 应用 5mg 静脉滴注 2 次；10min 后口服 50mg；随后口服 100mg，每日 1 次
静脉注射硝酸甘油	10~200µg/min
ACEI	
卡托普利	口服 6.25~50mg，每日 3 次
依那普利	口服 2.5~20mg，每日 3 次
赖诺普利	口服 2.5~20mg，每日 1 次
雷米普利	口服 2.5~20mg，每日 1 次
华法林（香豆素）	根据 INR 进行调整，2~10mg，每日 1 次

ACE. 血管紧张素转化酶；INR. 国际标准化比值

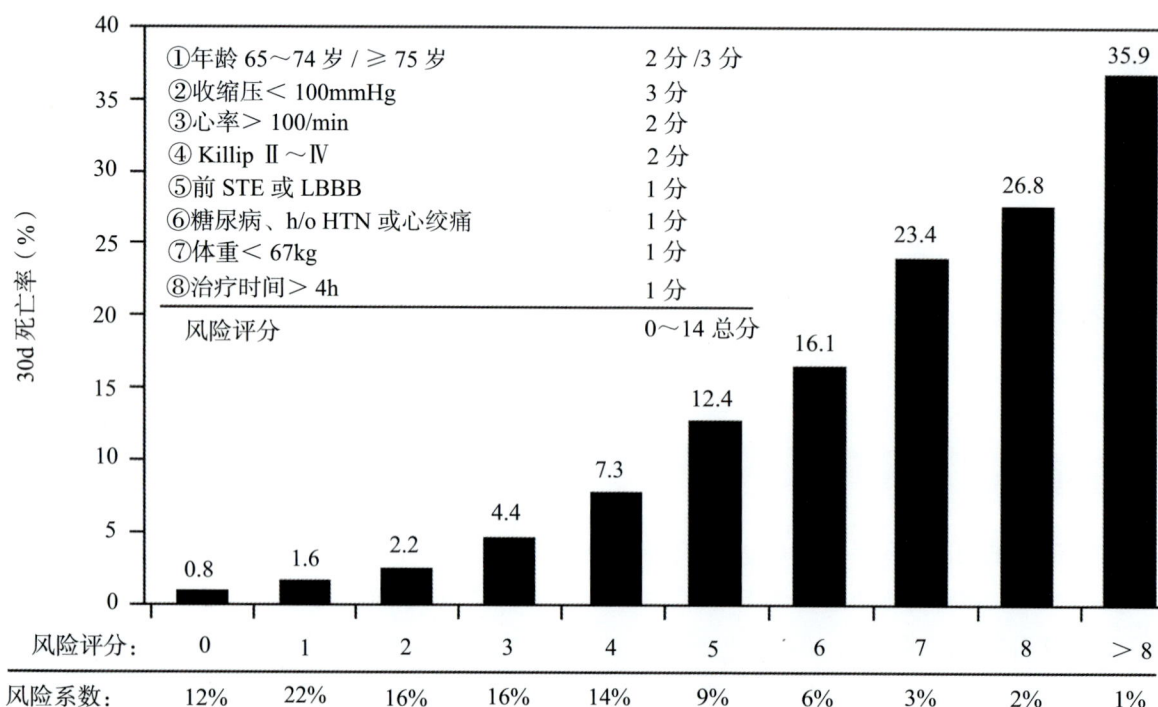

▲ 图 10-2　STEMI 患者再灌注治疗的 TIMI 风险评分分层

用阿司匹林[43]、β 受体拮抗药[44]、他汀类[45] 和 ACEI[46] 进行长期治疗。长期抗凝血治疗适用于持续性心房颤动、左心室血栓，以及不能服用阿司匹林或氯吡格雷患者的二级预防治疗。鉴于急性冠脉综合征后的潜在益处，建议采用高剂量他汀类药物治疗[47]。应积极戒烟，积极控制高血压、血脂异常、糖尿病并减轻体重达到目标值。

实践要点

- 可根据年龄、血压、心率、充血性心力衰竭和心电图发现对 STEMI 患者进行早期风险分层。
- 血流动力学不稳定患者进行超声心动图，以排除机械并发症。
- 所有患者都应服用 162～325mg 阿司匹林。应考虑使用氯吡格雷进行双重抗血小板治疗。如果患者对阿司匹林过敏，则 $P2Y_{12}$ 受体拮抗药是一种替代抗血小板方案，还

应考虑其他新型抗血小板药。

- 未溶栓治疗的患者应接受肝素（或其他抗凝血药）治疗。
- 除外禁忌后应使用 β 受体拮抗药。
- 快速再灌注治疗是所有 AMI 患者的目标。
- 如果可在大规模导管室及时（＜ 90min）实施，PCI 治疗优于溶栓治疗。
- ACEI 和醛固酮受体拮抗药适用于大面积前壁 AMI 或左心室收缩功能障碍的患者。
- 应进行及时风险分层以筛选高危患者进行选择性冠状动脉血运重建和 ICD 治疗。
- 阿司匹林、β 受体拮抗药、他汀类和 ACEI 都被证明可降低长期死亡率。
- 美国心脏协会建议应控制饮食、运动及戒烟等进行二级预防，并应积极控制高血压、高脂血症、糖尿病，以及减轻体重至目标值。

参考文献

[1] Thygesen K, Alpert JS, Jaffe AS, et al. Third universal definition of myocardial infarction. Circulation. 2012;126:2020–35.

[2] Yeh RW, Sidney S, Chandra M, et al. Population trends in the incidence and outcomes of acute myocardial infarction. N Engl J Med. 2010;362:2155–65.

[3] American Heart Association Heart Disease and Stroke Statistics—2012 update. Dallas: American Heart Association; 2012.

[4] Horie T, Sekiguchi M, Hirosawa K. Coronary thrombosis in pathogenesis of acute myocardial infarction. Histopathological study of coronary arteries in 108 necropsied cases using serial section. Br Heart J. 1978;40:153–61.

[5] Cheitlin MD, McAllister HA, de Castro CM. Myocardial infarction without atherosclerosis. JAMA. 1975;231:951–9.

[6] Willerson J, Cohen L, Maseri A. Coronary artery disease: pathophysiology and clinical recognition. In: Willerson J, Cohn J, editors. Cardiovascular medicine. New York: Churchill Livingstone; 1995. p. 333–57.

[7] Muller RT, Gould LA, Betzu R, et al. Painless myocardial infarction in the elderly. Am Heart J. 1990;119:202–4.

[8] Killip T 3rd, Kimball JT. Treatment of myocardial infarction in a coronary care unit. A two year experience with 250 patients. Am J Cardiol. 1967;20:457–64.

[9] Lee KL, Woodlief LH, Topol EJ, et al. Predictors of 30-day mortality in the era of reperfusion for acute myocardial infarction: results from an international trial of 41,021 patients. Circulation. 1995;91:1659–68.

[10] Murray C, Alpert JS. Diagnosis of acute myocardial infarction. Curr Opin Cardiol. 1994;9:465–70.

[11] Sgarbossa EB, Pinski SL, Barbagelata A, et al. Electrocardiographic diagnosis of evolving acute myocardial infarction in the presence of left bundle-branch block. N Engl J Med. 1996;334:481–7.

[12] Tunstall-Pedoe H, Kuulasmaa K, Amouyel P, et al. Myocardial infarction and coronary deaths in the World Health Organization MONICA Project. Registration procedures, event rates, and casefatality rates in 38 populations from 21 countries in four continents. Circulation. 1994;90:583–612.

[13] Alpert JS, et al. Myocardial infarction redefined—a consensus document of the Joint European Society of Cardiology/American College of Cardiology Committee for the redefinition of myocardial infarction. J Am Coll Cardiol. 2000;36:959–69.

[14] Horowitz RS, Morganroth J, Parrotto C, et al. Immediate diagnosis of acute myocardial infarction by two-dimensional echocardiography. Circulation. 1982;65:323–9.

[15] Penco M, Sciomer S, Vizza CD, et al. Clinical impact of echocardiography in prognostic stratification after acute myocardial infarction. Am J Cardiol. 1998;81:17G–20G.

[16] Fox AC, Glassman E, Isom OW. Surgically remediable complications of myocardial infarction. Prog Cardiovasc Dis. 1979;21:461–84.

[17] Holmes DR Jr, Bates ER, Kleiman NS, et al. Contemporary reperfusion therapy for cardiogenic shock: the GUSTO-I trial experience. J Am Coll Cardiol. 1995;26:668–74.

[18] Hochman JS, Sleeper LA, Webb JG, et al. Early revascularization in acute myocardial infarction complicated by cardiogenic shock. N Engl J Med. 1999;341:625–34.

[19] Dell'Italia LJ, Starling MR. Right ventricular infarction: an important clinical entity. Curr Probl Cardiol. 1984;9:1–72.

[20] Bowers TR, O'Neill WW, Grines C, et al. Effect of reperfusion on biventricular function and survival after right ventricular infarction. N Engl J Med. 1998;338:933–40.

[21] Lichstein E. The changing spectrum of post-myocardial infarction pericarditis. Int J Cardiol. 1983;4:234–7.

[22] Berman J, Haffajee CI, Alpert JS. Therapy of symptomatic pericarditis after myocardial infarction: retrospective and prospective studies of aspirin, indomethacin, prednisone, and spontaneous resolution. Am Heart J. 1981;101:750–3.

[23] O'Gara PT, Kushner G, Ascheim DD, et al. ACC/AHA guidelines for the management of patients with acute myocardial infarction: a report of the American College of Cardiology/American Heart Association Task Force on Practice Guidelines. J Am Coll Cardiol. 2013;127:529–55.

[24] Andersen HR, Nielsen TT, Besterlund T, et al. Danish multicenter randomized study on fibrinolytic therapy versus acute coronary angioplasty in acute myocardial infarction: rational and design of the DANISH trial in acute myocardial infarction-2 (DANAMI-2). Am Heart J. 2003;146:234–41.

[25] Dalby M, Bouzamondo A, Lechat P, et al. Transfer for primary angioplasty versus immediate thrombolysis in acute myocardial infarction: a meta-analysis. Circulation. 2003;108:1809–14.

[26] Anderson HR, Nielsen TT, Rasmussen K, et al. A comparison of coronary angioplasty with fibrinolytic therapy in acute myocardial infarction. N Engl J Med. 2003;349:733–42.

[27] Keeley EC, Boura JA, Grines CL. Primary angioplasty versus intravenous thrombolytic therapy for acute myocardial infarction: a quantitative review of 23 randomised trials. Lancet. 2003;361:13–20.

[28] McNamara RL, Wang Y, Herrin J, et al. Effect of door-to-balloon time on mortality in patients with ST-segment elevation myocardial infarction. J Am Coll Cardiol. 2006;47:2180–6.

[29] ISIS-2 (Second International Study of Infarct Survival) Collaborative Group. Randomised trial of intravenous streptokinase, oral aspirin, both, or neither among 17,187 cases of suspected acute myocardial infarction: ISIS-2. Lancet. 1988;2:349–60.

[30] Chen ZM, Jiang LX, Chen YP, et al. Addition of clopidogrel to aspirin in 45,852 patients with acute myocardial infarction: randomised placebo-controlled trial. Lancet. 2005;366:1607–21.

[31] Sabatine MS, Cannon CP, Gibson CM, et al. Addition of clopidogrel to aspirin and fibrinolytic therapy for myocardial infarction with ST-segment elevation. N Engl J Med. 2005;352:1179–89.

[32] Mehta SR, Tanguay J-F, Eikelboom JW, et al. Double-dose versus standard-dose clopidogrel and high-dose versus low-dose aspirin in individuals undergoing percutaneous coronary intervention for acute coronary syndromes (CURRENT-OASIS 7): a randomized factorial trial. Lancet. 2010;376:1233–43.

[33] Wiviott SD, Braunwald E, McCabe CH, et al. Prasugrel versus clopidogrel in patients with acute coronary syndromes. N Engl J Med. 2007;357:2001–15.

[34] Steg PG, James S, Harrington RA, et al. Ticagrelor versus clopidogrel in patients with ST-elevation acute coronary syndromes intended for reperfusion with primary percutaneous coronary intervention: a platelet inhibition and patient outcomes (PLATO) trial subgroup analysis. Circulation. 2010;122:2131–41.

[35] Montalescot G, Wiviott SD, Braunwald E, et al. Prasugrel compared with clopidogrel in patients undergoing percutaneous coronary intervention for ST-elevation myocardial infarction (TRITON-TIMI 38): double-blind, randomized controlled trial. Lancet. 2009;373:723–31.

[36] Stone GW, Clayton T, Deliargyris EN, Prats J, Mehran R, Pocock SJ. Reduction in cardiac mortality with bivalirudin in patients with and without major bleeding: the HORIZONS-AMI trial. N Engl J Med. 2008;358:2218–30.

[37] Steg PG, Van't Hof A, Hamm CW, Clemmensen P, Lapostolle F, Coste P, et al. Bivalirudin started during emergency transport for primary PCI. N Engl J Med. 2013;369:2207–17.

[38] Shahzad H, Kemp I, Mars C, et al. Unfractionated Heparin versus bivalirudin in primary percutaneous coronary intervention (HEAT- PPCI): an open-label, single centre, randomised controlled trial. Lancet. 2014;384:1849–58.

[39] Chen ZM, Jiang LX, Chen YP, et al. Early intravenous then oral metoprolol in 45,852 patients with acute myocardial infarction: randomised placebo-controlled trial. Lancet. 2005;366:1622–32.

[40] Morrow DA, Antman EM, Charlesworth A, et al. TIMI risk score for ST-elevation myocardial infarction: a convenient, bedside, clinical score for risk assessment at presentation: an Intravenous nPA for Treatment of Infarcting Myocardium Early II trial substudy. Circulation. 2000;102:2031–7.

[41] Morrow DA, Antman EM, Parsons L, et al. Application of the TIMI risk score for ST-elevation MI in the National Registry of Myocardial Infarction 3. JAMA. 2001;286:1356–9.

[42] Balady GJ, Fletcher BJ, Froelicher ES, et al. Cardiac rehabilitation programs. A statement for healthcare professionals from

the American Heart Association. Circulation. 1994;90:1602–10.

[43]　Antiplatelet Trialists' Collaboration. Collaborative meta-analysis of randomised trials of antiplatelet therapy for prevention of death, myocardial infarction, and stroke in high risk patients. BMJ. 2002;324:71–86.

[44]　Yusuf S, Peto R, Lewis J, et al. Beta blockade during and after myocardial infarction: an overview of the randomized trials. Prog Cardiovasc Dis. 1985;27:335–71.

[45]　Randomised trial of cholesterol lowering in 4444 patients with coronary heart disease: the Scandinavian Simvastatin Survival Study (4S). Lancet. 1994;344:1383–9.

[46]　Latini R, Maggioni AP, Flather M, et al. ACE-inhibitor use in patients with myocardial infarction: summary of evidence from clinical trials. Circulation. 1995;92:3132–7.

[47]　de Lemos JA, Blazing MA, Wiviott SD, et al. Early intensive vs a delayed conservative simvastatin strategy in patients with acute coronary syndromes: phase Z of the A to Z trial. JAMA. 2004;292:1307–16.

第 11 章　原发性高血压
Primary Hypertension

Kenneth A. Jamerson　**著**

聂文畅　**译**

刘　存　**校**

一、定义及鉴别诊断

高血压是全人类的首要死因之一，通常被定义为两次测得血压均 ≥ 140/90mmHg [1]。由于收缩压和舒张压的血压水平与心血管（cardiovascular，CV）风险之间存在一定的相关性，需要通过反复测量来判断患者的血压水平为持续存在的高血压状态、需引起注意的水平，抑或是仅处于需要监测的正常范围。自然史研究（弗雷明汉心脏研究）表明，当血压超过 140/90mmHg 的临界点时可导致 CV 风险上升 [2]。但是，每个国家 / 地区的人群可耐受的 CV 风险因人而异。例如，加拿大和欧洲的高血压诊断阈值更高 [3]。在过去的几十年中，美国将高血压的诊断阈值从 160/95mmHg 逐步修改为现在的 140/90mmHg，从而导致高血压的患病率从大约 14.5% 升高到了 23%（表 11-1）[4]。在最近关于确定高血压阈值相关的系统综述中，多项证据支持对 60 岁以上的受试者以 150/90mmHg 的阈值开始进行降血压治疗，亦有部分研究认为应将 60 岁以下的受试者的血压控制目标设定为 140/90mmHg 以下 [5]。

表 11-2 对成人血压进行了分类，其血压水平为无急性病的成人在未服用降血压药的情况下所测定的数值。当收缩压和舒张压为不同分级时，应按照两者中较高级别作为分级。例如，应

表 11-1　年龄调整后和特定年龄段的高血压患病率 a

人口群体	NHANES Ⅲ：高血压患病率（%）
全部	29.1
男人	29.7
女人	28.5
18—39 岁	7.3
40—59 岁	32.4
60 岁及以上	65.0
黑种人	42.1
白种人	28.0
西班牙人	26.0
亚洲人	24.7

2011—2012 年美国 18 岁及以上群体数据
改编自 Nwankwo 等 [57]
a. 高血压定义为收缩压 ≥ 160mmHg 和（或）舒张压 ≥ 95mmHg 和（或）目前正在服用降血压药；或为收缩压 ≥ 140mmHg 和（或）舒张压 ≥ 90mmHg 和（或）目前正在服用降压药。值为百分比

将 180/90mmHg 和 140/110mmHg 归为 2 级高血压。单纯收缩期高血压定义为收缩压（systolic blood pressure，SBP）≥ 140mmHg 但舒张压（diastolic blood pressure，DBP）< 90mmHg 并进行合理分级的高血压（例如，170/85mmHg 定义为 2 级单纯收缩期高血压）。除了根据平均血压水平对高血压进行分类，临床医生应明确患者是否存在靶器官病变与其他危险因素。这种个体差异对于确

定风险分层与治疗方案很重要（图 11-1）。例如，患有糖尿病且血压为 142/94mmHg 的患者应被分为 1 级高血压伴有一种主要危险因素（糖尿病）。确定并发症对评估个体的整体心血管风险很重要，可进一步指导干预措施（例如高血压合并慢性肾脏疾病是 RAAS 系统拮抗药的应用指征）[5]。

表 11-2　成人血压类别 *

BP 分类	SBP	DBP
正常	＜ 120mmHg	＜ 80mmHg
升高	120～129mmHg	80～84mmHg
高血压		
1 级	130～139mmHg	85～89mmHg
2 级	140～159mmHg	90～99mmHg

*. SBP 和 DBP 属 2 个类别者应归类于更高分级
BP. 血压；DBP. 舒张压；SBP. 收缩压

既往的指南主张在某些心血管疾病（cardiovascular disease，CVD）高风险（糖尿病和肾功能不全）的高血压人群中执行更为严格的 ≤ 130/85mmHg 血压控制水平 [6, 7]。但是这项建议多基于流行病学的研究和临床试验的回顾性分析，而这些研究仅表明较低的血压水平具有较低的 CVD 风险，但并未证明 ≤ 130/85mmHg 的阈值比 ≤ 140/90mmHg 的常规目标具有更大获益。仍需要进行临床试验以支持更严格降压阈值的人群类型。本章（高血压管理）回顾了最近完成的关于严格降压的临床试验，尚缺乏支持较 140mmHg 更低的 SBP 阈值具备临床获益的证据。

在 1997 年之前，指南仅将高血压定义的重点放在 DBP 上 [8]。而上文提及的 Framingham 研究表明，高 SBP 和 DBP 均具有 CVD 的风险，因此当前的血压指南同时基于收缩压或舒张压水平来定义高血压。与舒张压相比，SBP 水平可能更好地预测 CV 风险 [9]。有相当多的证据表明，与收缩压或舒张压相比，脉压（收缩压与舒张压差值，pulse pressure，PP）可提供更大的 CV 风险预后信息。在弗雷明汉研究中发现，

SBP ≥ 120mmHg 且 DBP 低的中老年人具有较高的 CVD 风险。这表明高脉压也是风险的重要组成部分，最终只能通过针对 SBP 来降低或控制 PP [10]。因此，尽管血压的所有参数对于评估 CV 风险都很重要，但在临床上应尤其注意降低 SBP 以降低 CV 风险。

在美国，性别和种族亦影响高血压的患病率。高血压患病率在普通人群中约为 21%，而在非裔美国人中则高达 41%（表 11-1）。高血压的流行病学也有助于区分原发性高血压和继发性高血压。原发性高血压最常见于 50—60 岁。非裔美国人的高血压发病率较高，发病年龄较早 [11]。因此，在年轻的白种人女性和 70 岁以上成年人中发生高血压更倾向于继发性血压升高。

二、高血压的常见病因

高血压可以被分为两类：继发于其他疾病或摄入外源性物质而引起的继发性高血压，以及以血压升高为主要病理生理过程的原发性高血压。本章仅对原发性高血压进行了描述。在原发性高血压的发生发展中，遗传因素和环境因素均会引起血压的升高。

（一）遗传因素

根据流行病学调查，约有 30% 的收缩压变异可归因于遗传或基因多态性因素 [12]。来自双胞胎研究和家庭队列的研究认为遗传相关的收缩压变异可高达 70%。遗传因素的差异反映出所研究人群的多样性、肥胖，以及其他相关环境因素的影响 [13]。虽然遗传因素导致血压增高可以合理解释高血压的家族性分布特点，但很少有研究能够明确地证实遗传因素比环境因素更为重要 [14]。目前，细胞和分子生物学的进展已经明确了能够改变和调节离子通道状态、醛固酮信号传导、血管收缩和炎症改变的相关基因等。同时，全基因组关联研究已检测到超过 50 个血压基因位点，通过混合连锁不平衡作图确定了载脂蛋白

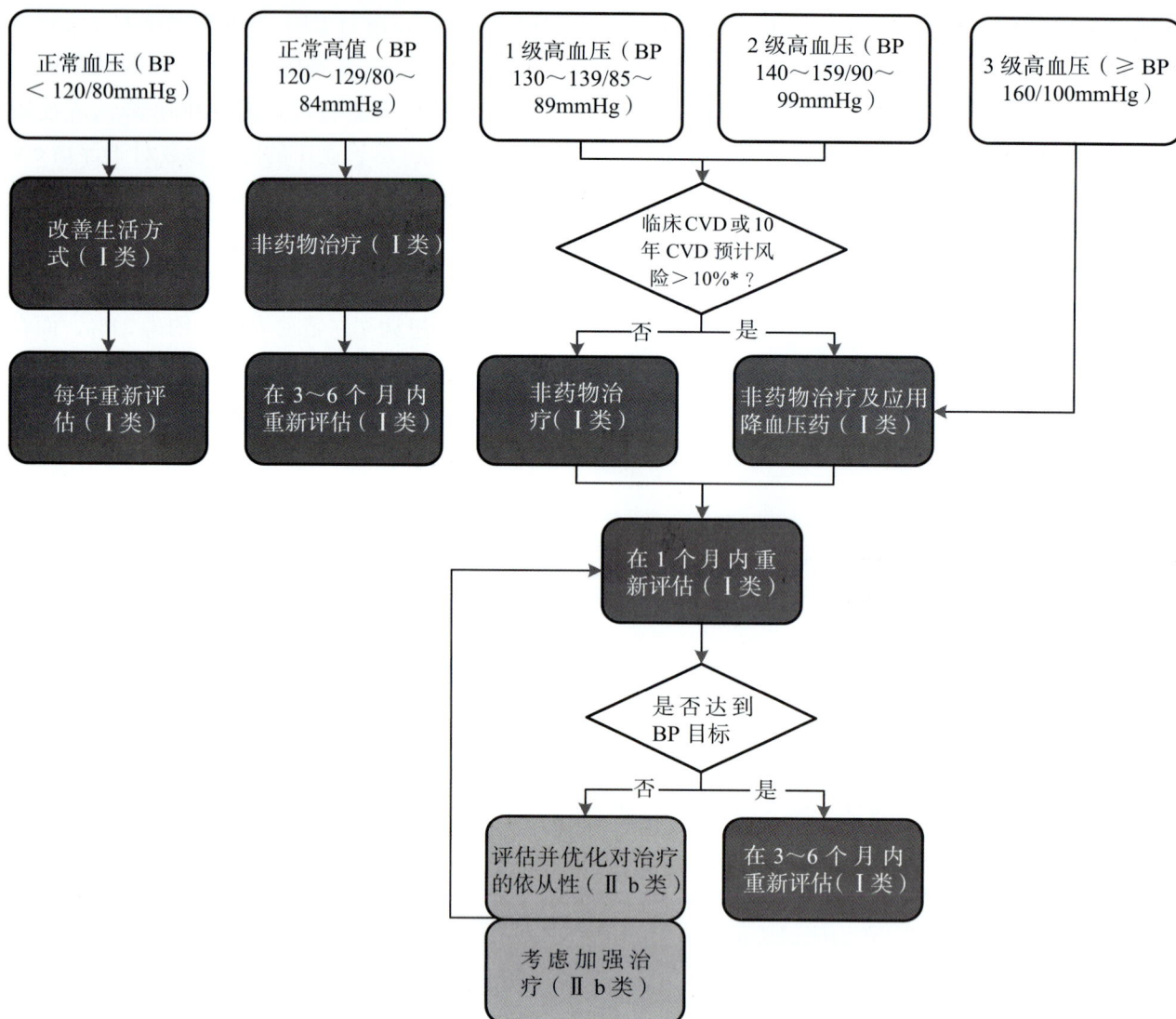

▲ 图 11-1　危险分层及治疗

L1（APOL1）在非裔美国人高血压性肾病发病中的作用[15]。

（二）环境因素

有许多环境因素可能会影响血压水平。下节简要讨论了由专家共识确定的对高血压治疗有重要影响的易变因素[1]。

1. 肥胖

肥胖症在中年美国人中很常见，尤其是在高血压人群中。在首次国家健康和营养检查调查（first national health and nutrition examination survey, NHANES Ⅰ）的一项后续研究中，以体重指数（body mass index, BMI）衡量的肥胖是高血压的重要预测指标，而减重则可降低血压[16]。在 Framingham 研究中，将近 70% 的新发高血压可归因于既往肥胖的情况[17]。据称，肥胖对心血管系统的危害要大于广义肥胖症自身[18]。肥胖与血压有关的机制尚不清楚，但它可包括脂肪因子，炎症和氧化应激等途径。对于 BMI > 40kg/m^2 的受试者，减肥手术是更为有效的干预措施[19]。数公斤的体重减轻就可以改善肥胖的风险[20]。

2. 盐

大量数据表明摄盐量与高血压有关。在一系列小规模研究中，据估计，每增加摄入 10mmol

膳食钠，SBP 就会增加 1.2mmHg [21-23]。大量证据支持人群中钠摄入量与血压之间的关系 [23-27]，低盐饮食以达到降血压作用的措施已得到确切证明。防止高血压的饮食方法（dietary approach to stop hypertension，DASH）描述了与饮食中钠的限制有关的剂量依赖性降血压效果。DASH 饮食建议将钠摄入量减少到 100mmol/d 以下，可以使血压正常的参与者血压降低 7.1mmHg，高血压患者血压降低 11.5mmHg [28]。

3. 压力

尽管既往和当前的压力都与高血压有关，但很少有方法可以量化其对个体血压的影响。为了突破这种限制，常采用诸如心理算术之类的演练及将手臂浸入冷水中作为标准的压力量度。尽管很难量化压力，但可明确的是，减少压力对健康具有重要益处 [29, 30]。曾有研究证实冥想可使血压显著降低，并减轻左心室肥大。冥想在非裔美国人中的降血压作用（平均 10.7mmHg）甚至超出了大多数单一药物疗法的反应 [31]。

4. 酒精

经常饮酒与高血压之间的真正直接关系尚未得到证实。数个比较戒酒期间（住院期间）的试验曾证实酒精戒断期间血压有下降 [32]。短期干预研究的结果表明，每天喝 3～8 杯酒即可产生短期的升血压作用 [33]。尽管目前尚未建立确切的因果关系，但仍应严格按照美国心脏协会的建议将每天的酒精摄入量减至 ≤1～2 盎司（29.57～59.14ml）。

三、辅助检查 / 症状及体征

两次以上测量血压超过 140/90mmHg 即可以诊断为高血压。其初始评估包括三个部分，通过进行综合分析可以评估当前存在的靶器官损伤数量及心血管风险。

第一部分是问诊，问诊内容包括家族史、系统回顾，尤其要关注心血管系统，以及会导致心血管风险升高的生活方式。

第二部分包括体格检查，要特别注意眼底、颈部、心脏、肺部、腹部和周围血管等的改变。可对其他器官系统进行简单的检查以达到筛查的目的。眼底检查的出血和渗出、特定的瓣膜杂音、腹部杂音和多囊肾对于评估高血压的严重程度或提示血压升高的病因十分关键。

第三部分包括辅助检查，初始的实验室检查可选择基础的电解质筛查（表 11-3）。电解质信息可在一定程度上反映肾功能，而血钾水平是用于筛查原发性醛固酮的首要方法。尿液分析可为肾脏疾病相关高血压提供更多信息。心电图（electrocardiography，ECG）是针对高血压相关心脏变化的首选筛查检测。全血细胞计数（complete blood count，CBC）和尿酸检测对于靶器官损伤提供的信息较少，但可用于发现痛风和低血细胞比容等动脉硬化的危险因素。空腹血糖和血脂水平同样揭示糖尿病和血脂异常引起的心血管风险增加。

表 11-3　实验室初步评估

检　查	意　义
尿液常规	有助于排除肾脏疾病
尿素氮或血清肌酐的测定	可以排除肾衰竭；提供基线肾功能指标
血清钾	未服药的低钾血症（< 3.5mEq/L）患者应明确有无原发性醛固酮增多症
血清葡萄糖升高 [a]	协助诊断糖尿病
尿酸测量 [a]	提供基线；可能是未来痛风的预测因素
血清胆固醇与 HDL、LDL 和甘油三酯（如有）[a]	提供心脏疾病的其他风险因素
钙水平 [a]	排除高钙血症所指的高血压
ECG	有助于确定是否存在 LVH、局部缺血、心脏传导阻滞等

HDL. 高密度脂蛋白；LDL. 低密度脂蛋白；LVH. 左心室肥大
a. 自动化血液化学检测较单项检测的经济效益比更高

四、临床管理

有一些指导高血压管理的基本问题：①何时

开始治疗？②除了降低血压外，特定的降血压药还能提供心血管益处吗？③提供最强保护的最佳血压控制目标是什么？

（一）何时开始治疗？

退伍军人管理合作研究（Veterans Administration Cooperative Study，VA study）是第一个提示降血压治疗可降低发病率和死亡率的随机试验。最初的报告主要针对 DBP 115～129mmHg 的受试者[34]。但是，第二份关于 DBP 90～114mmHg 受试者的报告引起了更加广泛的关注，它证实可通过降血压治疗消除高血压的发生和进展[35]。在关于何时开始治疗的系统综述最终建议是在大于 60 岁的受试者中，SBP ≥ 150mmHg 者开始接受治疗[5]。虽然尚缺乏在年轻受试者中开始降血压治疗的有效证据，但从 VA 研究中得到的结果仍建议在 ≥ 140/90mmHg 时即开始降血压治疗。

（二）除了降低血压外，特定的降血压药还能提供心血管益处吗？

1997 年 11 月第六届全国预防、减少、检测、评估和治疗高血压联合委员会（the Sixth Joint National Committee，JNC Ⅵ）提出建议时，仅有少量数据表明除利尿药和 β 受体拮抗药外的其他降血压药可以提供这样的好处[1]；然而，多项大规模临床试验尚未得到有效数据。

几项大型临床试验已陆续完成：卡托普利预防项目（Captopril Prevention Project，CAPPP）[36]，高血压干预目标项目（Intervention as a Goal in Hypertension Treatment，INSIGHT）[37]，北欧地尔硫䓬研究（Nordic Diltiazem，NORDIL）[38]，老年高血压患者瑞典试验 2（Swedish Trial in Old Patients with Hypertension-2，STOP-2）[39]，英国前瞻性糖尿病研究（United Kingdom Prospective Diabetes Study，UKPDS）[40]，A Ⅱ 拮抗药洛沙坦应用以减少 NIDDM 终点事件研究（Reduction of Endpoints in NIDDM with the A Ⅱ Antagonist Losartan，RENAAL）[41]，伊贝沙坦糖尿病肾病试验（Ibesartan Diabetic Nephropathy Trial，IDNT）[42] 和非裔美国人肾脏疾病和高血压研究（African American Study of Kidney Disease and Hypertension，AASK）[43]。上述研究提供了有关选择特定降血压药类别的重要信息。评估特定药物类别的心脏保护作用最有力的前瞻性试验是降血压联合调血脂治疗预防心脏病发作试验（Antihypertensive and Lipid Lowering Treatment to Prevent Heart Attack Trial，ALLHAT）。ALLHAT 研究纳入了 40 389 名 55 岁或以上的高危高血压患者。该研究比较了利尿药氯噻酮、钙通道阻滞药（calcium channel blocker，CCB）氨氯地平、血管紧张素转化酶抑制药（angiotension converting enzyme inhibitors，ACEI）赖诺普利和 α 受体拮抗药多沙唑嗪。主要结局是致死性冠心病（coronary heart disease，CHD）和非致死性心肌梗死（myocardial infarction，MI）的复合终点。由于多沙唑嗪组因心力衰竭住院率增加了 2 倍，导致 CV 事件较利尿药组增加了 25%，因此该组被提前终止了[44, 45]。在最后报告中，与氯噻酮相比，赖诺普利或氨氯地平在预防致死性 CHD 和非致死性 MI 方面没有优势[45]。

一般而言，2 级高血压患者通常无法通过单一药物将血压降低至 < 140/90mmHg，常需采用联合药物治疗。噻嗪类利尿药是多种联合治疗的重要组成部分[46]。在联合治疗预防高血压患者心血管事件研究（Avoiding Cardiovascular Events Through Combination Therapy in Patients Living with Systolic Hypertension，ACCOMPISH） 中，研究人员在 10 567 名患有高血压和 CAD 高风险的患者中对比了贝那普利联合氢氯噻嗪与贝那普利联合氨氯地平的降血压效果。该试验因氨氯地平联合贝那普利的疗效显著较好而提前终止。两种疗法均采用单片复合制剂就能控制一半以上的受试者中的血压水平，但氨氯地平联合贝那普利组可进一步减低 20% 的卒中、心肌梗死、冠状动脉血运重建和心血管死亡的主要终点事件。由此可见，初始即开始联合治疗是安全有效的[47]。

盎格鲁 – 斯堪的那维亚心脏终点试验（Anglo Scandinavian Cardiac Outcome Trial，ASCOT）的研究人员将氨氯地平 ± 培哚普利或阿替洛尔 ± 噻嗪利尿药的序贯单药治疗策略比较时发现了相似的观察结果，发现氨氯地平 ± 培哚普利组的无终点事件生存率高达 32%。在致死 + 非致死性心肌梗死的主要终点能够得到适当解决之前，该试验就被提前终止[48]。

没有特定的药物类别能够在减少 CV 结局方面显示出显著优越性。然而，在肾功能不全的受试者中，阻断肾血管紧张素系统可延缓肾功能恶化进而延缓透析进程。回顾性分析发现，β 受体拮抗药对高血压患者的降血压作用很小，因此被归为高血压的二线治疗[49]。图 11-2 提供了一种改良的治疗路径。

（三）评估积极的血压控制的影响的试验

一些研究已经明确得到多个不同血压目标的对比效果。下述五个临床试验评估了积极控制血压（与传统水平相比）对不同人群心血管疾病风险的影响。高血压最佳治疗（hypertension optimal treatment，HOT）研究在一般高血压人群中进行[48]，英国前瞻性糖尿病研究（United Kingdom Prospective Diabetes Study，UKPDS）在糖尿病患者中进行[50]，在糖尿病患者适当降血压治疗试验（Appropriate Blood Pressure Control in Diabetes Trial，ABCD）[51-54] 在血压正常和高血压糖尿病患者中进行，非裔美国人肾脏疾病和高血压研究（African American Study of Kidney Disease and Hypertension，AASK）主要针对患有肾功能不全的高血压非裔美国人，控制糖尿病患者心血管风险研究（Action to Control Cardiovascular Risk in Diabete，ACCORD）[43] 糖尿病患者中进行[55]。

HOT 研究的研究人员尝试测量将 DBP 降低至三个目标水平（＜ 90mmHg、＜ 85mmHg 和＜ 80mmHg）中时 CV 事件的不同发生率，来确定 18 790 名高血压患者的最佳 DBP 目标。这项研究的参与者年龄为 50—80 岁（平均年龄 61.5 岁），DBP 在 100～115mmHg。在该人群中，糖尿病患者占 8.0%，冠心病（CHD）患者占 6.0%，1.2% 曾有卒中发作。所有患者均接受非洛地平治疗，并在此基础上联合其他药物或增加剂量以达到目标 DBP。经过近 46 个月的随访，三个目标水平组的 CV 事件发生率相似。但在糖尿病亚组中，＜ 90mmHg 组中 CV 事件的发生率是＜ 80mmHg 组的 2 倍（22 vs. 45，P = 0.005）。结

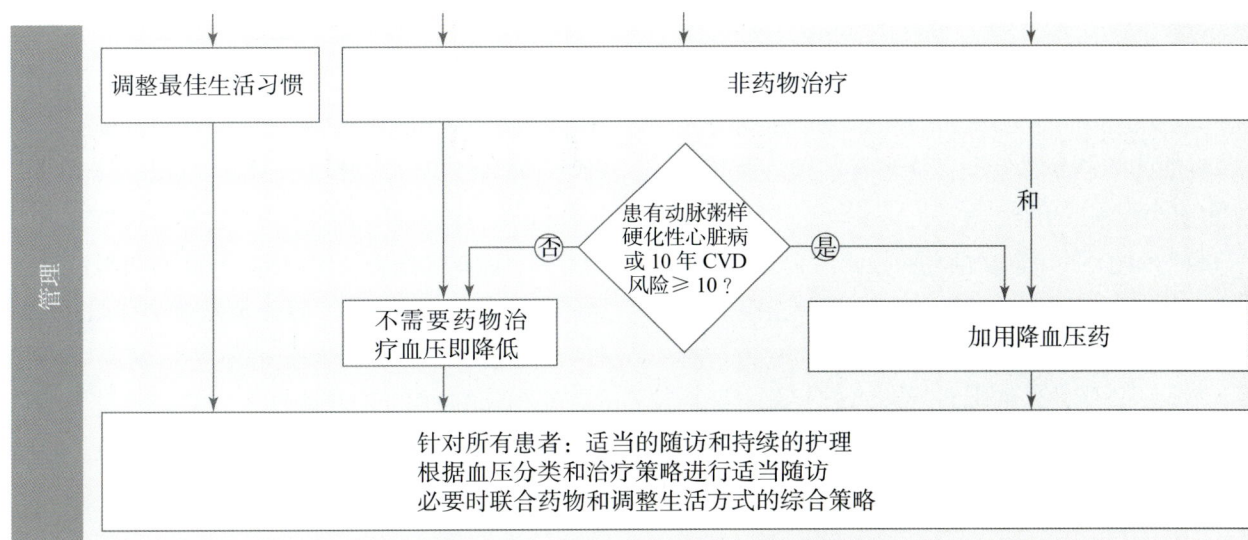

▲ 图 11-2　改良的原发性高血压治疗路径
改编自美国预防、减少、检测、评估和治疗高血压联合委员会[1]

果表明糖尿病患者可从积极降血压治疗中获益，但该结论仅在亚级分析中有效[48]。UKPDS 研究致力于在 1148 例 2 型糖尿病高血压患者中验证相对严格的降血压治疗是否可以防止或延缓血管和微血管病变。这项研究的参与者年龄为 25—65 岁（平均年龄 56.4 岁），平均血压为 160/94mmHg。参与者随机接受严格控制（＜ 150/85mmHg）或宽松控制（＜ 180/105mmHg）。数据表明，在接受严格控制的患者中，因糖尿病导致的心血管风险、死亡和并发症显著降低[50]。在这一队列中，血压控制比血糖控制更为重要；但是，该研究尚未推荐低于 140/90mmHg 的积极血压目标。

ABCD 试验在 480 名正常血压和 470 名高血压 2 型糖尿病患者中比较了强化血压控制（目标 DBP 为 75mmHg）和中度控制（目标 DBP 为 80～89mmHg）的效果。本研究的患者年龄为 40—74 岁。在没有大量蛋白尿的患者中，强化控制和中度控制在微血管疾病进展过程方面没有显著差异[51, 52]。但严格控制组的全因死亡率发生率低于中等控制组。

AASK 研究在 1094 名 18—70 岁患有高血压和肾功能不全的非裔美国人中验证了积极控制血压对延缓肾功能恶化的作用［基线时肾小球滤过率为 25～65ml/（min·1.73m^2）］。研究设定两个队列：平均动脉血压（MAP）＜ 92mmHg（SBP 128mmHg 和 DBP 79mmHg）与 MAP 为 102～107mmHg（或 SBP 140mmHg 和 DBP 90mmHg）。该研究并未显示出积极降血压目标的优势（摘要在美国心脏协会 201 科学会议报道）[56]。

ACCORD 研究尝试探究积极降压目标（SBP 目标＜ 120mmHg）与常规血压水平（SBP 目标＜ 140mmHg）相比是否会降低致死和非致死性卒中与 MI 的复合发生率及主要心血管事件或心血管死亡的发生率[53]。研究者在两个治疗组之间实现 SBP ＞ 17mmHg 的血压水平差异，但未能显示出显著不同的主要复合终点发生率。预先指定的次级分析对积极降血压的总体策略并未详细阐述。总卒中、心肌梗死和心血管死亡的发生率呈下降趋势（危险比 HR = 0.90，95%CI 0.78～1.04），这一变化是由于积极降血压组总卒中发生率显著减少所致。积极降血压组（加强血糖和血压控制）的死亡率略高（HR=1.22，95%CI 1.01～1.46）。因此，由于在主要终点没有显著获益，低卒中发生率但具有较高死亡率等，尚无证据支持在 2 型糖尿病患者设定 SBP ＜ 120mmHg 的目标。

五、结论

从上述已完成的临床试验中可以明显看出，研究人员已经着力确定降血压药类别或药物联合与有 CV 保护作用的药物之间是否存在区别。这些试验的主要发现表明，大多数药物类别均有效，钙通道阻滞药和 ACEI 联合应用具有优势，β 受体拮抗药应退至二线治疗。

许多大型试验表明，血压控制对一般高血压人群至关重要。对于患有高血压和合并 CV 高危因素（如伴随糖尿病或肾功能不全）的患者而言更是如此。然而，似乎将 SBP 控制在 140mmHg 以下与控制 130mmHg 以下达到防止 CV 事件的有效性是一致的。部分前瞻性试验中的观察结果与上述共识小组的观点相反。共识小组采用回顾性研究得出了针对糖尿病患者和肾功能不全患者积极降血压的建议。在对血压目标的系统评价中，在包括糖尿病和（或）肾脏疾病患者的高血压患者中，推荐 SBP ＜ 140/90mmHg 的控制目标[5]。

目前，在高血压治疗中没有证据支持特定的药物类别。患有糖尿病肾病的高血压患者可采用肾素血管紧张素受体抑制药。目前尚未完成的 ALLHAT 研究已经表明，α 受体拮抗药不能达到利尿药的 CV 风险降低作用，因此被归为二线药物。

随着对"最佳"降血压药类别的探索，利尿药、ACEI、β 受体拮抗药、血管紧张素受体抑制药和钙通道阻滞药（不包括在肾功能不全者中使用）的优劣尚有待考证。达到＜ 140mmHg 的血压控制目标常需要联合多种药物。

实践要点

- 基础血压持续升高在（130～139）/（80～89）mmHg 可诊断为 1 级高血压。
- 降血压药治疗包括钙通道阻滞药、利尿药、ACEI、ARB 或初始联合治疗。ACEI 和 ARB 可应用于肾功能不全的高血压患者。
- 即使在血压持续＞130/80mmHg 而诊断高血压的糖尿病和肾脏疾病患者中，目标血压水平应为＜130/80mmHg。
- 血压控制的治疗目标是低于 130/80mmHg（约138/85mmHg）。
- 建议采用利尿药、钙通道阻滞药和 ACEI 进行初始药物治疗。
- 为了达到最佳的血压控制水平，可采用联合药物治疗。

参考文献

[1] Whelton PK, Carey RM, Aronow WS, et al. 2017 ACC/AHA/ AAPA/ABC/ACPM/AGS/APhA/ASH/ASPC/NMA/PCNA guideline for the prevention, detection, evaluation, and management of high blood pressure in adults: executive summary: a report of the American College of Cardiology/American Heart Association Task Force on Clinical Practice Guidelines. J Am Coll Cardiol. 2018;71:2199–269.

[2] Sytkowski PA, D'Agostino RB, Belanger AJ, et al. Secular trends in long-term sustained hypertension, long-term treatment, and cardiovascular mortality: the Framingham Heart Study, 1950 to 1990. Circulation. 1996;93:697–703.

[3] Guidelines Subcommittee of the World Health Organization-Internal Society of Hypertension (WHO-ISH) Mild Hypertension Liaison Committee. 1999 World Health Organization-International Society of Hypertension guidelines for the management of hypertension. J Hypertens. 1999;17:151–83.

[4] Kannel W, Wolf P, Garrison R. The Framingham Study, Section 35. Survival following initial cardiovascular events, vol. 5. Bethesda: National Institutes of Health; 1998.

[5] James PA, Oparil S, Carter BL, et al. 2014 evidence-based guideline for the management of high blood pressure in adults. Report from the panel members appointed to the Eight Joint national Committee (JNC 8). JAMA. 2014;311:507–20.

[6] American Diabetes Association. Clinical Practice recommendations 2001. [Guideline. Practice Guideline]. Diabetes Care. 2001;24(Suppl 1):S1–S133.

[7] Bakris GL, Williams M, Dworkin L, et al. For the National Kidney Foundation Hypertension and Diabetes Executive Committee working Group. Preserving renal function in adults with hypertension and diabetes: a consensus approach. Am J Kidney Dis. 2000;36:646–61.

[8] Joint National Committee on Prevention, Detection, Evaluation, and Treatment of High Blood Pressure. The fifth report of the Joint national Committee on Detection, Evaluation, and Treatment of High Blood Pressure. Arch Intern Med. 1993;153:154–83.

[9] Kannel WB, Gordon T, Schwartz MJ. Systolic versus diastolic blood pressure and the risk of coronary heart disease. Am J Cardiol. 1971;27:335–46.

[10] Franklin SS, Khan SA, Wong ND, et al. Is pulse pressure useful in predicting risk for coronary heart disease?: the Framingham Heart Study. Circulation. 1999;100:354–60.

[11] Burt VL, Cutler JA, Higgins M, et al. Trends in the prevalence, awareness, treatment, and control of hypertension in the adult US population. Data from the Health Examination Surveys, 1960 to 1991. Hypertension. 1995;26:60–9.

[12] Ward RB, Chin PG, Prior IAM. Genetic epidemiology of blood pressure in migrating isolate: prospectus. In: Sing CF, Skolnick MII, editors. Genetic analysis of common diseases. New York: Alan R. Liss; 1979. p. 675–709.

[13] Thiel B, Weder AB. Genes for essential hypertension: hype, help or hope? J Clin Hypertens. 2000;2:187–93.

[14] Simino J, Rao D, Freedman B. Novel finding and future directions on the genetics of hypertension. Curr Opin Nephrol Hypertens. 2012;21:500–7.

[15] Sing CF, Boerwinkle E, Turner ST. Genetic of primary hypertension. Clin Exp Hypertens. 1986;8:623–51.

[16] United States Department of Health and Human Services. National Center for Health Statistics. National Health and Nutrition Examination Survey I: Epidemiologic Follow-Up Study, 1982-1984. ICPSR08900-v2. Ann Arbor: Inter-University Consortium for Political and Social Research [distributor]; 1992. https://doi. org/10.3886/ICPSR08900.v2.

[17] Picot J, Jones J, Colquitt JL, et al. The clinical effectiveness and

cost-effectiveness of bariatric (weight loss) surgery for obesity: a systemic review and economic evaluation. Health Technol Assess. 2009;13:1–190, 215–357.

[18] Kannel WB, Brand N, Skinner JJ Jr, et al. The relation of adiposity to blood pressure and development of hypertension: the Framingham study. Ann Intern Med. 1967;67:48–59.

[19] Reaven GM, Lithell H, Landberg L. Hypertension and associated metabolic abnormalities: the role of insulin resistance and the sympathoadrenal system. N Engl J Med. 1996;334:374–81.

[20] Reisin E, Abel R, Modan M, et al. Effect of weight loss without salt restriction on the reduction of blood pressure in overweight hypertensive patients. N Engl J Med. 1978;298:1–6.

[21] Cutler JA, Follman D, Allender PS. Randomized trials of sodium reduction: an overview. Am J Clin Nutr. 1997;65:643S–51S.

[22] Law MR, Frost CD, Wald NJ. By how much does dietary salt reduction lower blood pressure? III. Analysis of data from trials of salt reduction. BMJ. 1991;302:819–24. [Erratum, BMJ. 1991;302:939].

[23] National High Blood Pressure Education Program Working Group Report on primary prevention of hypertension. Arch Intern Med. 1993;153:186–208.

[24] Intersalt Cooperative Research Group. An international study of electrolyte excretion and blood pressure: results for 24 hour urinary sodium and potassium excretion. BMJ. 1988;297:319–28.

[25] Miller JZ, Weinberg MH, Daughtery SA, et al. Heterogeneity of blood pressure response to dietary sodium restriction in normotensive adults. J Chronic Dis. 1987;40:245–50.

[26] Longworth DL, Drayer JIM, Weber MA, et al. Divergent blood pressure responses during short-term sodium restriction in hypertension. Clin Pharmacol Ther. 1980;27:544–6.

[27] MacGregor GA. The importance of the response of the renin-angiotensin system in determining blood pressure changes with sodium restriction. Br J Clin Pharmacol. 1987;23:21S–6S.

[28] Sacks FM, Svetkey LP, Vollmer WM, et al. For the DASH-Sodium Collaborative Research Group. Effects on blood pressure of reduced dietary sodium and the Dietary Approaches to Stop Hypertension (DASH) diet. N Engl J Med. 2001;344:3–10.

[29] Schneider RH, Nidich SI, Salerno JW. The Transcendental Meditation program: reducing the risk of heart disease and mortality and improving quality of life in African Americans. Ethn Dis. 2001;11:159–60.

[30] Zarnarra JW, Schneider RH, Besseglini T, et al. Usefulness of the transcendental meditation program in the treat of patients with coronary artery disease. Am J Cardiol. 1996;77:867–70.

[31] Schneider RH, Staggers F, Alexander CN, et al. A randomized controlled trial of stress reduction for hypertension in older African Americans. Hypertension. 1995;26:820–927.

[32] Wallace RB, Lynch CF, Pomrehn PR, et al. Alcohol and hypertension: epidemiological and experimental considerations. Circulation. 1981;64(Suppl III):41–7.

[33] Friedman GD, Klatsky AL, Siegelaub AB. Alcohol intake and hypertension. Ann Intern Med. 1983;98:846–9.

[34] Veterans Administration Cooperative Study Group on Antihypertensive Agents. Effects of treatment on morbidity in hypertension. Results in patients with diastolic blood pressure averaging 115 through 129 mm Hg. JAMA. 1967;202:1028–34.

[35] Veterans Administration Cooperative Study Group on Antihypertensive Agents. Effects of treatment on morbidity in hypertension. II. Results in patients with diastolic blood pressure averaging 90 through 114 mm Hg. JAMA. 1970;213:1143–52.

[36] Hansson L, Lindholm LH, Niskanen L, et al. For the Captopril Prevention Project (CAPPP) study group. Effect of angiotensin- converting enzyme inhibition compared with conventional therapy on cardiovascular morbidity and mortality in hypertension: the Captopril Prevention Project (CAPPP) randomized trial. Lancet. 1999;353:611–6.

[37] Brown MJ, Palmer CR, Castaigne A, et al. Morbidity and mortality in patients randomized to double-blind treatment with a long-acting calcium-channel blocker or diuretic in the International Nifedipine GITS study: Intervention as a Goal in Hypertension Treatment (INSIGHT). Lancet. 2000;356(9227):366–72.

[38] Hansson L, Hedner T, Lund-Johansen P, et al. For the NORDIL Study Group. Randomized trial effects of calcium antagonists compared with diuretics and β-blockers on cardiovascular morbidity and mortality in hypertension: the Nordic Diltiazem (NORDIL) study. Lancet. 2000;356:359–65.

[39] Hansson L, Lindholm LH, Ekbom T, et al. For the STOP-Hypertension- 2 Study Group. Randomized trial of old and new antihypertensive drugs in elderly patients: cardiovascular mortality and morbidity, the Swedish Trial in Old Patients with Hypertension-2 study. Lancet. 1999;354:1751–6.

[40] Prospective Diabetes Study Group. Efficacy of atenolol and captopril in reducing risk of macrovascular and microvascular complications in type 2 diabetes: UKPDS 39. BMJ. 1998;317:713–20.

[41] Brenner BM, Cooper ME, de Zeeuw D, et al. Effects of losartan on renal and cardiovascular outcomes in patients with type 2 diabetes and nephropathy. N Engl J Med. 2001;345:861–9.

[42] Lewis EJ, Hunsicker LG, Clarke WR, et al. Renoprotective effect of the angiotensin-receptor antagonist irbesartan in patients with nephropathy due to type 2 diabetes. N Engl J Med. 2001;345:851–60.

[43] The African American Study of Kidney Disease and Hypertension (AASK) Study Group. Effect of ramipril vs amlodipine on renal outcomes in hypertensive nephrosclerosis: a randomized controlled trial. JAMA. 2001;285:2719–27.

[44] Davis BR, Cutler JA, Gordon DJ, et al. For the ALLHAT Research Group. Rationale and design for the Antihypertensive and Lipid Lowering Treatment to Prevent Heart Attack Trial

(ALLHAT). Am J Hypertens. 1999;9:342–60.

[45] The ALLHAT Officers and Coordinators for the ALLHAT Collaborative Research Group. Major cardiovascular events in patients randomized to doxazosin vs. chlorthalidone: the Antihypertensive and Lipid-Lowering Treatment to Prevent Heart Attack Trial (ALLHAT). JAMA. 2000;283:1967–75.

[46] Chobanian AV, Bakris GL, Black HR, et al. Seventh report of the joint national committee of prevention, detection, evaluation, and treatment of high blood pressure. Hypertension. 2003;42:1206–52.

[47] Jamerson K, Weber MA, Bakris GL, et al. For the ACCOMPLISH trial investigators. Benazepril plus amlodipine or hydrochlorothiazide for hypertension in high-risk patients. N Engl J Med. 2008;359:2417–8.

[48] Dahlöf B, Sever PS, Poulter NR, et al. Prevention of cardiovascular events with an antihypertensive regimen of amlodipine adding perindopril as required versus atenolol adding bendroflumethiazide as required, in the Anglo-Scandinavian Cardiac Outcomes Trial- Blood Pressure Lowering Arm (ASCOT-BPLA): a multicenter randomized controlled trial. Lancet. 2005;366:895–906.

[49] Bangalore S, Parkar S, Grossman EA, et al. A meta-analysis of 94,492 patients with hypertension treated with beta blockers to determine the risk of new-onset diabetes mellitus. Am J Cardiol. 2007;100:1254–62.

[50] Hansson L, Zanchetti A, Carruthers SG, et al. For the HOT Study Group. Effects of intensive blood-pressure lowering and low- dose aspirin in patients with hypertension: principal results of the Hypertension Optimal Treatment (HOT) randomized trial. Lancet. 1998;351:1755–62.

[51] UK Prospective Diabetes Study Group. Tight blood pressure control and risk of macrovascular and microvascular complications in type 2 diabetes: UKPDS 38. BMJ. 1998;317:703–13.

[52] Estacio RO, Schrier RW. Antihypertensive therapy in type 2 diabetes: implications of the Appropriate Blood Pressure Control in Diabetes (ABCD) trial. Am J Cardiol. 1998;82:9R–14R.

[53] Estacio RO, Jeffers BW, Hiatt WR, et al. The effect of nisoldipine as compared with enalapril on cardiovascular outcomes in patients with non-insulin-dependent diabetes and hypertension. N Engl J Med. 1998;338:645–952.

[54] Estacio RO, Jeffers BW, Gifford N, et al. Effect of blood pressure control on diabetic microvascular complications in patients with hypertension and type 2 diabetes. Diabetes Care. 2000;23(Suppl 2):B54–64.

[55] ACCORD Study Group, Cushman WC, Evans GW, Byington RP, et al. For the ACCORD Study Group. Effects of intensive blood-pressure control in type 2 diabetes mellitus. N Engl J Med. 2010;362:1575–85.

[56] Fox R. American Heart Association 2001 scientific sessions: late breaking science. Circulation. 2001;104:e9052–1.

[57] Nwankwo T, Yoon SS, Burt V, et al. Hypertension among adults in the United States: National Health and Nutrition Examination Survey, 2011-2012. NCHS Data Brief. 2013;(133):1–8.

第 12 章　继发性高血压的管理方法

Approach to Secondary Hypertension

J. Brian Byrd　John D. Bisognano　Robert D. Brook　著

聂文畅 译

刘　存 校

原发性和继发性高血压之间的差异被广泛接受，但两者的区分仍不完善。对于高血压的描述性词汇 "primary" 并未比此前的 "essential" 提供更多信息。业内人士对于肥胖（常见于高血压患者）作为高血压的原发性或继发性因素的观点尚不统一。作为高血压发病的重要因素之一，存在不一致的机制分类，提示这种原发性或继发性高血压二分法定义不明确，存在误区。但尽管如此，将高血压分为原发性或继发性可启发临床治疗思路，本章的重点是将继发性高血压的概念用于协助患者诊治。

据估计，90%～95% 高血压患者为原发性高血压。其起源是多因素的，主要源于多种遗传特征与环境影响因素（如体重、钠摄入和排泄，以及压力等）的复杂相互作用。相比之下，继发性高血压患者有明确可识别的血压升高病因，在纠正病因后血压亦可得到控制。值得注意的是，继发性高血压的诊断很大程度上取决于就医环境。继发性高血压在人群中的患病率约为 5%，但在转诊中心就诊的难治性高血压患者中，该患病率增加到 10%～26%。本章将描述继发性高血压的常见原因，并尤其关注治疗相关问题。有部分继发病高血压患者合并有原发性高血压；因此，解决继发性因素可以减少但不一定能完全消除患者对降血压治疗的需求。

来自全国健康和营养检查调查的最新评估表明，8.9% 的高血压患者对三联药物治疗 "存在抵抗"[1]。美国心脏协会发表了关于顽固性高血压的诊断、评估和治疗的声明[2]。第八届国家联合委员会（JNC）专家组成员在其报告中未提及继发性高血压的治疗措施[3]。该报告侧重对临床试验证据的审查，因此其在多数 60 岁以上的高血压患者中采用更宽松的治疗阈值和治疗目标（150/90mmHg）。报告建议在存在以下几种情况时考虑存在继发性高血压因素：①年龄、病史、体格检查、高血压的严重程度或初步实验室检查结果提示此类原因；②对药物治疗反应不佳；③血压控制平稳时不明原因升高；④骤然发病的高血压[4]。需注意以下特征来扩展 JNC-7 建议的模糊概念。

（1）在相对年轻或老龄患者（例如，< 30—35 岁或 > 75—80 岁）中出现新发高血压或血压水平难以控制。

（2）缺乏原发性高血压风险因素，如肥胖和家族史。

（3）症状（如发作性）或临床特征（低钾血症）提示特定的继发性病因。

（4）高血压急症病史、反复的严重高血压急症或反复发作的急性肺水肿。

（5）严重或进行性的靶器官损害（如肾功能恶化）。

（6）真性难治性高血压（即与假性高血压相反，

如下所述）。

最近的收缩压干预试验（SPRINT）在50 岁及以上无糖尿病或卒中史但心血管风险增加的参与者中对比了强化（＜ 120mmHg）或标准（＜ 140mmHg）血压目标的预后[5]，结果发现，强化降血压方案可达到更好的预后；但由于SPRINT 使用自动机器血压测定装置，其测定值较通常较诊室血压更低，专家们对于目标血压是否比应设定为更低阈值还存在争论。未来的指南是否对顽固性高血压患者的具体血压目标给出建议还有待观察。

一、一般临床方法

表 12-1 中给出了评估患有难治性高血压和可能具有继发性病因的患者的建议。

（一）验证测量的准确性

在对高血压的继发性原因进行详细评估之前，临床医生应首先除外假性高血压。首先应根据既定指南血压测量方法进行有效且准确的血压测定[6]。据报道，即使医务工作者中，血压测定不规范也可导致误诊顽固性高血压。为防止一些常见错误，应注意使用合适的臂套尺寸（特别是肥胖患者），将上臂保持在心脏水平（即胸骨中部），并在反复测定前在坐姿休息 5min 以上。必须通过多次测定来确诊高血压；同时，只要没有靶器官损害的证据，不应过度关注单发的一次或数次无症状高血压。已有多种血压测定设备用于患者血压自测，这些设备的测定结果可比诊室血压测定数值更准确地反映动态血压水平。

（二）确定难治性血压是否属于"白大衣"效应

虽然常用诊室血压进行临床决策，但有较多患者仅在诊室测得严重的高血压（"白大衣"高血压）。虽然白大衣高血压是否具有临床意义仍存在争议，但白大衣高血压（家庭白天自测血压

＜ 135/85mmHg）通常被认为是一种相对良性的情况，不需要（过度）治疗[7]。接受多药物治疗控制 24h 动态血压的诊室高血压患者；其心血管风险显著低于持续性高血压患者；相反，真正的不稳定性高血压和"边缘性"高血压会增加心血管事件的风险，需要进行干预。家庭血压自测或24h 动态监测可以协助区分真正的严重高血压患者和仅在引发焦虑的医疗环境下不受控制的患者（"假性"）。对家庭血压读数接近正常的患者进行继发性原因筛查临床意义较低，家庭血压监测可避免这一不必要的检查，进而降低医疗成本。此外，家庭血压测定可以防止血压不稳定的患者过度医疗，减少药物不良反应，并增加患者依从性。基于家庭血压值的治疗决策可以充分控制血压且不影响临床预后。因此，所有难治性诊室高血压患者都应通过适当的家庭血压和（或）24h 动态监测来证实"难治性白大衣高血压"的诊断。

（三）假性高血压的评价

在进行继发性高血压评估之前，考虑假性高血压的混杂存在也很重要。在老年患者和肾功能不全患者中，钙化所致的不可压缩肱动脉的上肢血压测量可导致收缩袖读数错误升高，以及随后的过度治疗。在这些患者中，替代的血压测量装置，如手腕和手指血压监测，甚至动脉导管，可协助确定实际的动脉内血压。此外，一些不稳定的难治性高血压患者实际上患有"假性嗜铬细胞瘤"（也称为"阵发性高血压综合征"）。在这种患者中，血压水平和变异性多为正常的；然而，有频繁的、无诱因发作，包括血压大幅升高，常与躯体症状相关。患者通常认为血压升高会导致头痛、焦虑，皮肤潮红等症状。实际上，这些躯体症状也可导致血压上升。这种综合征的患者也可能表现出明显的白大衣高血压。据报道，这一现象可与既往严重的创伤性生活事件相关。其潜在的生物学机制尚有争议。然而，在 11 例假嗜铬细胞瘤患者中，研究人员发现此类患者亦有肾上腺素释放增加，以及对儿茶酚胺的循环反应增

表 12-1 继发性高血压的总体管理方法

继发性高血压的可能病因	筛查诊断方法 * 后续诊断措施
重度高血压常见可逆因素评估	
白大衣高血压或抵抗	家庭血压测量 * 某些患者应进行 24h 动态监测
医疗依从性低	关注病史，包括药物成本和不良反应，以及患者对治疗方案的了解 * 在极少数情况下需入院观察药物治疗
假性高血压	确保血压测量的准确性 * 手腕、手指或动脉内测量 * 阵发性高血压综合征的病史 * 在极少数情况下考虑测量主动脉血压
外源性药物使用	关注药物应用史，包括非处方药 * 血 / 尿药物筛查测试 * 入院
在合理解决上述情况后，下一步包括评估真正的继发性病因	
肾实质疾病	一般血液生化、尿液分析、尿液中的微量白蛋白和蛋白质等 * 随访时需要进行更详细的检查
肾动脉狭窄	无创性肾动脉成像，包括 MRA、CTA、双肾超声检查 * 血管造影用于确诊和介入干预
原发性醛固酮增多症	血清钾、血清醛固酮 / 血浆肾素活性比值的筛查试验 * 随访时建议行确认性试验（盐水抑制），确诊原发性醛固酮增多症患者应行 CT 检查
嗜铬细胞瘤	血浆游离去甲肾上腺素和肾上腺素 * 根据随访要求进行确认性试验（可乐定抑制）和影像学评估（CT、MRI）
库欣综合征	24h 尿液中的游离皮质醇 * 随访时需要进行确认性试验和影像学检查
甲状腺疾病	TSH 或游离甲状腺素
甲状旁腺疾病	血清钙 * 离子钙水平，根据需要检测 PTH 浓度
阻塞性睡眠呼吸暂停	睡眠监测 *CPAP 试验
主动脉缩窄	CT、体表超声心动图和其他窗口视图、经食管超声心动图
妊娠相关	妊娠高血压，子痫前期评估
其他需要考虑的罕见情况	
单基因遗传性高血压：（如 Liddle 综合征、先天性肾上腺皮质增生症）	根据病情线索进行辅助检查：早发性高血压或家族史
肾脏：梗死、压迫、多囊疾病、动脉瘤	线索：突发性高血压、血尿
自主神经功能衰竭和压力反射障碍综合征	线索：高度不稳定的血压
盖勒综合征	线索：由于醛固酮受体活性改变导致妊娠期高血压
肾小球旁器瘤	重度高血压、多尿、肾素升高数倍
环境因素	噪音、空气污染、寒冷天气、睡眠不足

CT. 计算机断层扫描；MRI. 磁共振成像；CTA. 计算机断层扫描血管造影；TSH. 促甲状腺激素；PTH. 血清甲状旁腺激素；CPAP. 持续气道正压通气

*. 表示区别

加 [8]。但大多数患者却无法确定这种频繁激素变化所致严重间歇性高血压发作的明显诱因。这些患者通常应行影像学检查除外嗜铬细胞瘤。动态血压监测，心理调适，进行医学检查除外器质性疾病，以及对潜在疾病的治疗（如使用抗抑郁药、抗焦虑药等）可有效地改善血压控制、降低发作频率并缓解相关症状。最后，没有明显病因的年轻患者应考虑"青年假性高血压"的诊断。青年假性高血压患者通常是 15—30 岁的运动型青年男性，患有孤立性收缩期高血压。在监测时发现，在主动脉压正常情况下，该类患者的上肢收缩压显著升高，推测其可由外周动脉压升高所致 [9]。然而，最近也有研究报告证实此类患者亦有主动脉压升高，是否可诊断"假性高血压"尚存在争议 [10, 11]。与该综合征相关的确切病因、患病率和预后仍待确定。

（四）确保医疗的依从性

因为患者经常中止服用降血压药 [12-14]，所以医护人员在开始对高血压的继发性原因进行广泛检查之前，必须评估患者对处方治疗计划的依从性。意料之中的是，较差的降血压药治疗依从性与不良心血管结局事件相关 [15]。但预估患者的治疗依从性通常是一件困难的事情，例如通过患者的自我评价及计数服用的药片等方式可能会高估患者的依从性。除了极少见的情况下，需要入院观察治疗来评估患者的依从性之外，通常而言，医生通过采用非评判性提问方式采集的详细病史，以及评估患者对其治疗方案的了解程度，能够深入了解患者的依从性水平。临床医生不应假定依从性较差的患者对处方治疗计划不感兴趣。相反，如果可能，临床医生应当询问患者出现的不良反应及其疑虑（通常来自药物信息标签，以及来自朋友的相关信息），以及其他可能影响到患者依从性及完成治疗的障碍。当临床医生评估导致患者依从性不佳的相关因素时，应当考虑到片剂数量和给药方案方面可能存在的药物不良反应及依从该治疗方案的难易程度。中至重度的高

血压通常需要多种药物进行治疗，同时这些药物可能价格昂贵，并在一些患者中可能产生难以耐受的不良反应。由于这些药物具有降低血压的作用，故医生经常开具类似于可乐定、肼屈嗪、米诺地尔等基于其降血压作用的药物处方；但通常没有考虑到患者是否具有耐受不良反应的能力，且某些不良反应可能因与其他药物相互作用而加重。简而言之，不应期望患者每个月愿意花钱服用让他们感到不适的药物来治疗一种没有症状的疾病。对于像高血压一样的无症状疾病，药物治疗依从性的评估是成功治疗的绝对基本要素。

最后，患者血压数据与查体结果之间的不一致可能提供了一种额外的方法来判断继发性高血压检查的价值。对于多年诊室测量血压升高但并未发现任何靶器官损害证据（如微量蛋白尿、左心室肥大、视网膜异常）的患者，通常认为其在诊室外不会持续保持在高血压水平，故不太适合进行继发性高血压的相关检查。同理，如果患者在诊室测量的血压示数仅中度升高，但存在靶器官损害的证据，这强烈提示需考虑进行继发性高血压的评估。这可能是"隐蔽性"高血压的体征之一（动态血压升高显著高于诊室测量的血压示数），此类高血压患者预后较差 [16]。

一旦医生已证实患者血压测量及其模式的准确性，并合理记录了患者对医疗方案的依从性，则可以继续对高血压的继发性原因进行评估。目前已确定了许多可导致继发性高血压的罕见原因，但本章节将聚焦于普通内科或心内科门诊常见的几种继发性高血压病因的评估和治疗（表12-1）。临床医生应意识到，目前存在"高血压专科"这一认证学科，故如果患者需要得到充分的评估和治疗，应及时将患者转诊至专家处。

二、外源性药物的使用

对外源性药物使用的评估是评价高血压继发性原因（具有潜在可逆性）的关键步骤之一 [17]。一些十分常见的可导致或促进血压升高的处方药

物包括口服避孕药、其他含有雌激素的化合物、用于减轻体重和缓解鼻塞的拟交感药物、兴奋剂类药物（如安非他命、可卡因）、过量酒精、免疫抑制药（如环孢素）、治疗偏头痛的药物（如麦角胺、"曲坦类"药物）、合成代谢类固醇及非甾体抗炎药。除此之外，一些平常不那么常用的抗抑郁药（万拉法新、安非他酮及单胺氧化酶抑制药）已被证明可显著升高血压。一些前列腺癌抗激素治疗（如阿比特龙）和抗血管内皮生长因子的抗肿瘤药（如贝伐珠单抗）也已被证实可导致严重的高血压。舒尼替尼是一种酪氨酸激酶抑制药，可用于治疗一系列肿瘤，也可导致血压升高。最后，一些草药（如麻黄属类药物、育亨宾）及几种制糖甘草精[18] 可能导致血压改变。对于所有非处方药的相关病史，医生需详细询问并全面记载，因为许多患者在常规病史中并不会提及非处方药的使用。

有相当大一部分年轻女性在服用口服避孕药。虽然在绝大部分患者中，这些药物只会导致轻微的血压升高，但也有一部分患者服用药物后收缩压明显升高，有时甚至超过 20mmHg[19]。而患有高血压的年轻女性患者在停止服用口服避孕药以后，已被证实收缩压会大幅下降超过 20mmHg[20]。由于发生肾动脉纤维肌性发育不良的高危女性人群与服用口服避孕药的人群显著重叠，因此在考虑开始对肾动脉纤维肌性发育不良（后文将进行讨论）进行广泛评估之前，应考虑停用口服避孕药，但雌激素替代治疗似乎没有类似的致高血压作用。

许多拟交感药可以作为非处方药在药店买到，用于治疗鼻窦充血（伪麻黄碱、去氧肾上腺素）或肥胖（苯丙醇胺或其他药物）。尽管 FDA 在多年前已要求生产商将含有苯丙醇胺的药物退出市场，但介于这一要求具有自愿性质，故患者仍有可能接触到这些药物。拟交感类药能显著升高血压，故通常建议高血压患者禁用这类药物。

当然，如果一位服用过一种或多种上述药物的患者出现新发高血压，其应当被建议停用药

物，以确认其血压升高是否由药物引起。因为 FDA 发表了有关苯丙醇胺（PPA）及出血性脑卒中的关联的相关共识，所以多年前绝大多数含有苯丙醇胺的非处方药都已主动退出市场。服用含有苯丙醇胺药物的患者应当停用药物。已经上市的不含拟交感成分的感冒药（如 Coricidin HBP）应当被作为一个更安全的选择。用于治疗减肥的非处方药及处方药（如芬特明）也可导致血压一定程度的升高，但有时可通过收缩外周血管及导致心动过速等机制导致血压急剧升高。由于许多高血压患者都有超重现象，所以在评估继发性高血压的相关病因时，特别询问患者是否服用了非处方减肥药是非常有用的。同时，还应询问患者使用食物补充剂的情况。因为这些药物有的可能含有拟交感药物成分，而许多国外产品的标签可能没有使用英语。

可卡因可引起一过性的重度血压升高[21]，但不会导致慢性的血压升高[22]。这些暂时性发作的过程可导致显著的心肌缺血和冠状动脉痉挛。每天摄入酒精超过 2 标准杯（即 20g 乙醇），以及酗酒与药物抵抗性高血压相关。所以对于药物治疗无效的患者，应当询问其酒精摄入量。饮酒者，尤其是重度饮酒者，如果减少酒精的摄入，将会带来血压的大幅下降[23]。故针对这部分患者，临床医生需要在检查其他高血压的继发性原因之前，明确评价其药物依从性。另外，虽然短期内摄入咖啡因的确会通过收缩血管从而升高血压，但目前几乎没有证据表明长期摄入咖啡因会增加发生慢性高血压的风险[24]。

每年有更多的患者接受实体器官移植，这使得更多患者生存时间大大延长；而器官移植后免疫抑制药的使用如环孢素、他克莫司可导致许多患者出现高血压，并存在肾毒性。环孢素和他克莫司导致高血压的机制目前尚不完全明晰，但近期的动物及人体实验数据表明，肾脏 Na-Cl 共转运体蛋白可能参与了该过程[25]。由于环孢素或他克莫司对于患者及移植器官的生存发挥核心作用，所以血压通常需要使用常用的抗高血压药进

行治疗。伊拉地平是目前较受欢迎的钙通道阻滞药，因其不会影响环孢素的代谢。

外源性摄入合成代谢类固醇药物（主要用于健美）可导致钠潴留，从而引起血压升高。告知从事健美的高血压患者避免使用外源性类固醇激素非常重要，同时也应告知他们健美本身就会加重高血压。在罕见情况下，尤其是老年患者中，即使是局部睾酮治疗也与显著的高血压相关。

最后，非甾体抗炎药的使用增加可通过导致止痛药肾病而导致急性或慢性高血压 [26, 27]。在绝大多数患者中，这类药物可能引起小幅度的血压升高，但某些患者的血压会显著升高。将非甾体类药考虑为升高血压的原因之一是非常重要的，尤其是在经常高剂量使用非甾体类药的老年患者中。仅停用这些药物数周就可能导致血压降至正常，并因此可以避免对高血压其他继发性原因进行检查。

三、肾实质疾病

肾实质疾病可导致急性或慢性高血压。当患者出现高血压危象时，必须通过一般生化特征和完整的尿液分析来评估肾脏功能。同时，根据临床情况，可能需要进行大量其他的检测（如血清蛋白电泳）。尽管有时检查结果的异常是高血压本身带来的结果，但也仍应当评估急性肾脏病的过程，如肾小球肾炎、肾动脉栓塞、缺血性肾病的恶化、微血管疾病、双侧输尿管梗阻等。血管炎、摄入高剂量非甾体类药等其他过程也可导致急性肾衰竭和高血压，在这些情况下，如有指征，应当及时就诊于肾内科、血管外科或泌尿外科。

更通常的情况下，慢性高血压可由慢性肾功能不全引起（反之亦然）。对于所有难以控制或病情恶化的高血压患者而言，及时评价肾功能（血清肌酐值）及蛋白尿的水平至关重要。许多疾病都可以导致肾功能降低，从而引起或加重高血压。最常见的长期糖尿病和（或）高血压肾病

可导致肾小球滤过率降低及水钠潴留。尤其在年轻患者中，反流性肾病是继发性高血压一大常见病因。在该疾病中，血清肌酐可能升高很少或者不升高。对这一疾病而言，进行泌尿学评估非常重要，尤其是年轻女性及既往有泌尿道感染的患者。临床医生应对肾功能不全的特定病因进行额外评估，并根据临床具体情况考虑转诊至上级医院进行正式的肾脏病评估。

从治疗的角度出发，许多证据都表明，血管紧张素转化酶抑制药或血管紧张素受体拮抗药可降低血压，同时可保护肾功能 [28]。这些药物提供的肾脏保护作用是否超过了降低血压的预期获益是一直以来持续争论的主题，但这些药物适用于大多数肾病患者。在肾功能受损的患者中，抗高血压治疗最重要的方面就是，大多数患者需要使用 3 种及以上的药物才能充分控制血压（< 130/80mmHg）。细心控制血管内容量状态也很关键。肾病继发的高血压患者发生难治性高血压的常见原因是利尿药治疗不足，以及血管内容量状态控制不佳。如果一旦肾小球滤过率显著下降（低于正常值的 40%～50%），则通常需要使用合适剂量的襻利尿药（通常需要每日使用 2 次短效药物，如呋塞米，以充分控制容量），甚至是与噻嗪类联合使用。预期需要进行透析或肾脏移植的患者应当及时转诊至肾病科。终末期肾病患者也需要积极改善心血管风险，因为这部分患者主要死亡原因为心血管原性。

四、肾动脉狭窄

肾动脉狭窄最常由两种不同的疾病导致，即动脉粥样硬化性肾动脉狭窄及肾动脉纤维肌性发育不良（图 12-1）。

其他较罕见的原因则包括外部压迫（囊肿，占位病变）、长且迂曲的肾极动脉、近端主动脉病变（如中段主动脉综合征），以及与特定疾病相关的狭窄（如神经纤维瘤）。然而，临床医生必须牢记的是，动脉粥样硬化性肾动脉狭窄是普

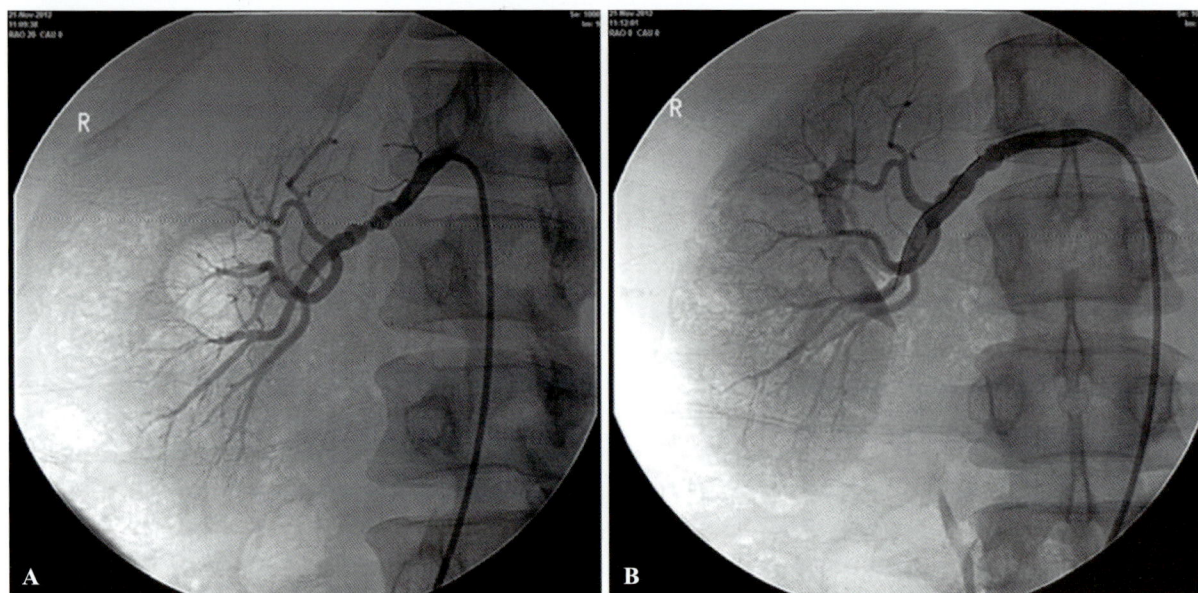

▲ 图 12-1　妊娠期肾血管性高血压（A，B）右肾动脉，血管成形术前及术后 36 岁女性患者，在首次妊娠 14 周时因高血压前来就诊治疗；患者开始服用拉贝洛尔 100mg，每日 2 次；该患者后续的随访血压为 184/114mmHg，故开始评估患者高血压的继发性原因；肾动脉多普勒超声显示，患者右肾动脉中远段流速明显升高，收缩期峰值血流速度（PSV）为 533cm/s，与纤维肌性发育不良（FMD）导致的右肾动脉高度狭窄表现一致；并且左肾动脉流速临界升高（PSV 199cm/s），提示左肾动脉可能由于 FMD 引起中度狭窄；医生决定优化其药物治疗方案，且当药物治疗无效时才考虑进行介入操作；患者拉贝洛尔的剂量逐渐增加至 200mg，每日 4 次；并最终加用硝苯地平 XL 90mg；在这一方案治疗下，患者的平均收缩压保持在 122～144mmHg，舒张压为 78～92mmHg，直至妊娠结束；在妊娠 38 周时（血压 146/94mmHg），患者通过剖宫产顺利诞下一健康男婴，重 2.8kg，Apgar 评分在 1min 及 5min 时分别为 8 分、9 分；产后 6 个月，该患者行肾动脉造影，并成功进行双侧血管成形术；目前该患者血压正常，并已停用所有高血压药物

经许可，引自 Scantlebury 等 [39]

遍现象且可发生在许多血压没有显著升高的患者身上。区别偶然识别的肾动脉粥样硬化和真正的肾血管性高血压是一项艰巨的任务。尽管经皮肾动脉支架植入的技术已有所改进，在现代手术成功率也非常高，但如何正确选择最能从该手术中获益的患者仍是一项重大挑战。

　　动脉粥样硬化性肾动脉狭窄是主要发生于肾动脉开口及肾动脉近端 1/3 的疾病。由于动脉粥样硬化是一种系统性疾病，肾动脉狭窄通常发生在拥有其他心血管危险因素的患者身上，并且有很大一部分动脉粥样硬化性肾动脉疾病的患者都有冠心病，所以这一点在行肾动脉血运重建时需要重点考虑。肾磁共振血管造影（magnetic resonance angiography，MRA）、多普勒超声或计算机断层扫描（computed tomography，CT）等无创性影像学检查有助于识别哪些患者需要进行有

创性血管造影及血运重建。不同机构之间这些影像学方法的敏感度、特异度和可用性存在广泛差异，故临床医生在预行肾动脉成像时，最重要的就是了解不同机构的专业领域是什么。一项针对多中心不同影像学方法总体准确性的评估显示，CT 血管造影和 MRA 的敏感度（62%～64%）。但这两种影像学方法的特异度（84%～92%）均高于多普勒超声。这些发现提示我们无创性诊断方法的敏感度欠佳，不足以排除检查结果正常或具有很高的正常验前概率的患者不患有该疾病，但如果检查结果异常，则通常可能存在真正的肾动脉狭窄。因此，该疾病的验前概率、临床怀疑水平、患者特征、血压升高的严重程度或近期血压的变化、肾功能及当地研究方法的可用性都决定了患者首先应采取何种检查方式。有创性动脉造影仍是确定狭窄程度的金标准，也使得术者可

以测量跨狭窄部位的压力梯度，以评价病变对血流动力学的影响。其他有创性检查方式如血管内超声、血流储备分数或峰值血流储备、选择性肾静脉肾素测定，以及如卡托普利肾图试验、双向引导的肾阻力指数、脑利尿钠肽及 MRI 血氧测量等无创性检查方法，有时也有助于进一步明确患者是否需要进行血运重建。在过去 10 年中，已经有许多额外的成果，包括临床标准的制订和发展、指南及特定检测来帮助筛选最可能从手术中获益的患者。然而，它们在标准临床实践中的有效性还有待进一步评估。在临床上，一些征象往往提示患者存在肾血管性高血压，包括相对突发的严重高血压、高血压控制的快速恶化（或肾功能的快速恶化），或影像学判断肾脏大小的变化，尤其是在存在其他动脉粥样硬化危险因素的情况下。如何筛选最能从肾动脉血运重建中获益的患者仍然是一个有争议的领域。目前的临床指南仍然相对保守，因为缺乏明确的证据说明肾动脉重建后的临床获益。事实上，3 项随机结局试验（即 STAR、ASTRAL、CORAL）未能证实经皮血运重建的获益（如降低血压、保护肾脏）可超过其带来的相关风险或不良反应。

根据上述临床试验的数据，血运重建的获益受到严重质疑；但是，我们很难排除在经仔细筛选过的患者人群中，这一手术的获益大于风险的可能性。以下几个特征可能与更好的血运重建风险收益比相关。

(1) 双侧严重狭窄 > 70%（特别是伴随肾功能的恶化）。

(2) 患者由于肾动脉粥样硬化导致复发性肺水肿。

(3) 尽管使用多种适当的药物进行治疗，仍然完全为难治性高血压。

(4) 由于存在药物引起的氮质血症或高钾血症，患者无法耐受血管紧张素转化酶抑制药以治疗其他疾病（如心力衰竭）。

肾动脉纤维肌性发育不良在许多方面都与肾动脉粥样硬化性疾病不同。肾动脉纤维肌性发育不良的患者通常为动脉中膜的异常，故导致肾动脉远端 2/3 出现网状狭窄。各年龄段的男性、女性均可发生本疾病，但年轻女性通常最容易发病。许多患者只表现为一些非特异性症状，因此延误了正确的诊断[29]。许多无创性影像学手段并不会对肾动脉远端 2/3 进行充分评估，所以对怀疑患有内膜纤维肌性发育不良的患者行动脉造影通常是有必要的。在受高血压困扰的患者人群中，发现并诊断这一疾病是有重大意义的，因为仅需通过简单的球囊血管成形术，而不需要植入支架，就可使得 60%～70% 患者的高血压得到显著改善。但需要注意，这种治疗与动脉粥样硬化性肾动脉狭窄治疗中通常使用的支架植入术形成对比。只有在少数情况下，患者存在内膜或外膜的纤维肌性疾病、失败的血管成形术或伴随的动脉瘤，可能需要通过手术进行血运重建。

五、肾上腺疾病

肾上腺激素过多可导致继发性高血压的一系列病因。本节描述了三种最常见原因的评估及治疗。

（一）原发性醛固酮增多症

原发性醛固酮增多症（Conn 综合征），或不受血管紧张素 II 调控的醛固酮过度分泌，通常表现为低血钾，以及使用小剂量利尿药时钾大量丢失。在过去，原发性醛固酮增多症被认为是罕见的，但现在普遍认为该病是继发性和（或）难治性高血压最常见的病因之一（占 5%～15%）。原发性醛固酮增多症通常发生在双侧肾上腺增生或存在产生醛固酮的腺瘤的情况下。双侧肾上腺增生的病因尚不明确，但最近在一些产生醛固酮的腺瘤的病例中发现存在体细胞和生殖细胞的相关突变[30, 31]。在绝大多数血压难以控制的患者中，应强烈建议评估患者是否患有原发性醛固酮增多症，即使患者的电解质水平正常。

如出于筛查评估的目的，可在急诊患者早晨保持坐位 15min 后抽取其静脉血。尽管多种药物可改变血清醛固酮 / 血浆肾素活性的比值，但这一比值可以有效解释患者是否存在相关异常，即便患者正在服用降血压药。当然，进行有效的解释需要了解这些药物对肾素及醛固酮的影响[32]。许多情况（如测量的时间、患者的容量状态）及药物都会改变这些激素（例如，β受体拮抗药和直接肾素抑制药可降低血浆肾素活性，而 ACEI 或利尿药则可增加肾素活性），故必须考虑上述情况对该比值的影响，以便做出有效解释。通常不必要为了充分筛查这一疾病而对通常需要使用多种药物治疗的高血压患者停用抗高血压药。尽管使用绝对激素水平的异常还是比值的异常来识别原发性醛固酮增多症仍存在激烈的争议，但血清醛固酮（ng/dl）/ 血浆肾素活性值＞20～30ng/（ml·h）是识别原发性醛固酮增多症相当敏感的阈值。需要注意的是，不同实验室测量的单位及比值都会有区别。此外，这一比值对低肾素水平较为敏感，所以根据不同实验室各自报告的最低肾素水平值计算出的比值可能有较大的差异。

一旦筛查试验发现异常，下一步则是需要明确诊断。这可通过输注盐水或口服盐负荷 3d 后确认醛固酮水平是否能被抑制来证实。其他抑制性试验，如卡托普利试验，已被用于盐负荷较危险的患者当中。这些抑制试验通常要求转诊至内分泌科或高血压专科进行。目前，许多研究表明中等剂量的螺内酯（25～50mg/d）可显著降低原发性醛固酮增多症患者的血压（降低 20～40mmHg 收缩压），即使他们以前服用过 ACEI 或其他利尿药。

一旦通过生物化学检查证实了原发性醛固酮增多症，下一步关键的诊断决策则是患者是否存在良性孤立性腺瘤、肾上腺腺癌，或双侧肾上腺增生。肾上腺计算机断层扫描有几个重要的局限性。但尽管如此，在部分基于排除肾上腺皮质癌的重要性的情况下，最近的指南推荐所有确诊原发性醛固酮增多症的患者行肾上腺 CT[32]。较小的、推测为良性的病变通常可在未来继续监测，并且患者的血压可通过充分的药物治疗（包括盐皮质激素受体拮抗药，有时也称为醛固酮受体拮抗药）来安全、有效地控制。

由于过去成像技术的缺点，肾上腺静脉取样重新成为确认腺瘤（或单个肾上腺）是否为高功能的最佳检查。目前，由于在普通人群中偶然发现肾上腺肿物的概率很高，故绝大多数医生在决定手术切除肾上腺肿物之前通常需要进行该检查。在进行双侧肾静脉基线采样及 ACTH 刺激后采样时，肾上腺静脉醛固酮 / 皮质醇值如果偏侧于左或右侧肾上腺，则提示存在适合切除的高功能病灶。近期，一项专家共识声明中讨论了肾上腺取样的相关细节及其解释[33]。药物治疗或手术切除已知高功能的肾上腺病变这治疗两种方式孰优孰劣仍存在较大争议。一方面，醛固酮增多症本身对心血管系统有不良影响，这为手术切除提供了理论基础；此外，随着腹腔镜技术的发展，肾上腺切除术逐渐成为处理高功能腺瘤的一个具有吸引力的选择；最后，如果通过手术可以治愈这些患者的高血压（约 50% 的患者，范围为 35%～60%），患者可能能够避免服用多种存在不良反应风险的药物。但另一方面，如果腺瘤大小保持稳定、直径＜ 4cm，且影像学上具有良性特征，则腺瘤发展为恶性的风险非常小，长期的药物治疗通常就可以控制患者的血压。这种情况下，两种方式都是有效的，并且可根据病例的不同情况及细节考虑哪种治疗方式更合适。不过正如其他所有临床决策的制订一样，临床医生同样需要重点参考患者的偏好。由于双侧肾上腺增生导致的原发性醛固酮增多症患者最常使用螺内酯进行治疗，并通常配合其他抗高血压药物一起使用。也可考虑使用依普利酮进行治疗，这是一种选择性更强的醛固酮受体拮抗药，抗雄激素的不良反应（如男性乳腺发育）较小。此外，有时也可有效使用高剂量的阿米洛利（10～50mg/d）。在 2008 年，内分泌学会发表了一篇关于原发性醛固酮增多症患者的检测、诊断及治疗的高质量指南[32]。使用盐皮质激素受体拮抗药、阿米洛利或其他能改变血钾水平的抗高血压药（如其他利尿药、ACEI、ARB）进行治疗的患者必须定期监测血钾及肌酐水平。

近期，随机、交叉试验 PATHWAY-2 研究显示，与安慰剂对照、比索洛尔或多沙唑嗪相比，螺内酯作为顽固性高血压的辅助治疗更加有效[34]。已知患有继发性高血压的患者被排除入组该试验，并且血浆醛固酮水平并不是患者对螺内酯应答效果的预测因素。因此，即使在不是原发性醛固酮增多症的情况下，螺内酯似乎也是难治性高血压的有效治疗药物。

（二）嗜铬细胞瘤

嗜铬细胞瘤的主要线索往往来自患者的病史，但其症状可与许多其他疾病的症状重叠。因此，它也被称为"伟大的模仿者"。大多数患者常因其他症状接受检查，包括惊恐发作、房性心动过速、压力反射性心力衰竭、阵发性高血压、酒精戒断综合征、甲状腺功能亢进、更年期潮热或间歇性服降血压药引起的症状等。典型的嗜铬细胞瘤患者常有无诱因大幅血压波动，伴有心动过速、苍白、出汗、头痛，有时还有由儿茶酚胺升高引起的左心室功能不全从而导致的心力衰竭。发作时程并不短暂，通常持续数分钟至数小时（而不是数秒），可每天 1 次或 2 次（不是数十次），也可间断发生。

这种疾病极为罕见（占门诊高血压患者的 0.1%～0.6%），因此在多数情况下应对其他原因造成的"假性嗜铬细胞瘤"进行严格鉴别。多数拟诊嗜铬细胞瘤的患者中常需鉴别其他体征，例如阵发性高血压。另一个重要的鉴别诊断是压力反射功能障碍，这种情况通常由副交感传入神经破坏引起，常发生无缓冲的快速血压波动。压力反射功能障碍的特征是血压在数分钟间快速波动，甚至达到极高血压而引起焦虑状态或疼痛等，从而使该疾病与嗜铬细胞瘤相鉴别。颈部手术史、放射史或颈动脉体肿瘤，以及卒中和自主神经疾病可引起压力反射障碍。通常，此类患者对交感神经拮抗药（例如可乐定）和抗焦虑药的反应非常好[35]。

在根据病史表现疑诊嗜铬细胞瘤的患者中，血浆中的游离肾上腺素和去甲肾上腺素是可采用的筛选检查。由于该检查具有极高灵敏度（约 99%），通常不需进行复杂的 24h 测试或其他检查程序。由于肿瘤持续产生和释放肾上腺素和去甲肾上腺素，与儿茶酚胺生理性阵发性释放显著不同，因此所有嗜铬细胞瘤患者均可发现儿茶酚胺定量测定值升高。但阴性结果尚不能除外诊断。然而，由于嗜铬细胞瘤的患病率较低，大多数轻度升高的患者（相对于正常值升高 1.1～4 倍）常得到假阳性结果。可进一步反复进行空腹采静脉检测。除极为罕见的肿瘤类型（如遗传性嗜铬细胞瘤），重复测试得出的正常结果可排除嗜铬细胞瘤的诊断。如果重复测试结果显示出类似的边缘性升高，则应思考假阳性的原因（如咖啡、咖啡因、三环类抗抑郁药、单胺类再摄取抑制药、高压状态、肾衰竭、心力衰竭、肥胖等）。与血浆或尿中的儿茶酚胺相比，反复静脉血测定可降低假阳性率。如果重复测定值仍保持较高水平，且临床诊断仍存疑时，应在空腹状态静卧 30min 后重复采静脉血测定可消除假阳性。此外，也可在监测下口服 0.3mg 可乐定后复测明确血浆去甲肾上腺素水平的抑制作用。在嗜铬细胞瘤患者中，可乐定不能将血浆去甲肾上腺素抑制到正常水平（或降低水平不会超过 50%）。

一旦有明确的生化证据诊断嗜铬细胞瘤，下一步应定位肿瘤进行切除。85% 的嗜铬细胞瘤位于肾上腺，多数可通过 CT 或 MRI 进行定位。在未发现肾上腺肿物的患者中，全身 MRI 或 CT 成像或使用 [131]I 标记的苯甲苯胍（MIBG）扫描可协助定位肾上腺外肿瘤，通常在交感神经节或膀胱中发现。在诊断嗜铬细胞瘤时，MIBG 检测对 CT 或 MRI 中发现的异常肿物具有极高特异性（90%～99%），但敏感较低（< 70%～80%）。因此，MIBG 阴性结果并不能排除嗜铬细胞瘤存在的潜在可能，而其也不是在生化测试阳性者应首先进行的影像学检查。当其他影像学检查不

能对生化指标阳性的患者进行定位时，则需进行 ^{123}I-MIBG 成像、正电子发射断层扫描和多部位静脉导管儿茶酚胺测定进行定位。

一旦定位明确，多数情况下应手术切除嗜铬细胞瘤。关键的治疗要点是围术期适当的血压管理，通常采用酚苄明或选择性 α 受体拮抗药联合其他药物治疗。在应用 α 受体拮抗药之前不应使用 β 受体拮抗药，因为其造成的肾上腺素作用翻转可引发嗜铬细胞瘤危象。由于此类患者对各种药物的反映具有变异性，有时可危及生命，因此对其进行高血压联合内分泌肿瘤等多学科专业护理。恶性嗜铬细胞瘤也可通过多种化学治疗方案，以及联合甲硫氨酸和链霉素等药物进行治疗。国际上关于嗜铬细胞瘤的诊断和治疗的专题讨论会也提出了一些建议[36]。

（三）库欣综合征

库欣综合征是糖皮质激素分泌过多引起的另一继发性高血压病因。可产生显著高血压，并失去正常的夜间血压下降节律。患有抑郁症及表现出库欣综合征的体征（如向心性肥胖和紫色纹）的患者都应该考虑该疾病。对于疑诊库欣综合征的患者，收集 24h 时尿液中的游离皮质醇检查可具备 100% 的敏感性。确诊检查包括地塞米松抑制试验，若为阳性，则应进行影像学检查定位垂体或肾上腺或异位肿瘤病灶。如果皮质激素增多独立于促肾上腺皮质激素（ACTH），则应对肾上腺进行 CT 或 MRI 成像。如果激素测定表明该疾病是 ACTH 依赖性的，则多提示有垂体肿瘤。伴有皮质醇增多症的高血压患者应转诊至内分泌门诊进行全面评估以确认更多引起皮质醇或盐皮质激素过多的病因（如先天性肾上腺增生、11β- 羟化酶 2 型缺乏症等）。

六、甲状腺和甲状旁腺异常

有甲状腺功能亢进或减退症状的患者应首先测定促甲状腺激素（TSH）进行筛查。甲状腺功能减退症的患者通常由心排血量减低导致外周血管阻力显著增加，进而引发高血压。

同样，甲状腺功能亢进症的患者常有心动过速和心脏正性肌力作用，亦可引发高血压。老年患者的甲状腺功能异常症状常不典型，因此须谨慎筛查所有老年高血压患者是否存在甲状腺功能减退或亢进。对这些患者进行甲状腺功能治疗可改善收缩压和舒张压。

甲状旁腺功能亢进可导致左心室肥大和高血压。可由对儿茶酚胺的血管反应性增强或长期肾脏内钙沉积引发肾实质损伤导致。血清钙水平异常升高的高血压患者应考虑甲状旁腺功能亢进。

七、阻塞性睡眠呼吸暂停

阻塞性睡眠呼吸暂停是继发性高血压的常见原因。在最近发表的一项研究中，对难治性高血压患者的高血压继发原因进行了仔细评估。在这些难治性高血压患者中，阻塞性睡眠呼吸暂停约占 64%，是最常见的高血压继发原因[37]。观察性研究表明，在呼吸暂停发作期间，全身和肺部血管压力均升高与交感神经活动增加有关。对临床有阻塞性睡眠呼吸暂停症状的患者进行筛查可能确定高血压的继发原因，可通过减重和持续的气道正压通气来逆转。有随机对照研究表明，夜间连续气道正压通气可降低夜间和白天的血压，并有助于控制难治性高血压[38]。

八、主动脉缩窄

严重的主动脉缩窄常在儿童期诊断，通常可采用球囊扩张治疗；然而，缩窄程度较轻的患者常常在病情隐匿的状态下存活到成年，并通过未知机制发展为高血压。这些患者常具有肾素 - 血管紧张素系统的激活，并在运动过程中监测到儿茶酚胺过度增加。主动脉缩窄的成年患者常出现心力衰竭、主动脉瓣关闭不全、主动脉破裂、细菌性心内膜炎或颅内出血。有时可以通过评估胸部 X 线片的主动脉轮廓进行诊断，同时 CT、MRI 或经胸 / 经食管超声心动图可进一步明确诊断。所有的年轻高血压患者（＜ 35 岁）必须测定下肢血压与左右上臂血压进行比较。下肢血压比任一上肢血压值低 20mmHg 以上提示血压梯度明显，应立即进行进一步评估。主动脉缩窄的成年患者中约有 33% 合并有高血压。评估年轻的高血压患者应注意除外主动脉缩窄，修复缩窄既可以改善高血压，亦可使预防和减轻其他缩窄后遗症和相关的先天性异常引起的损害。通常采用手术方式或采用血管内支架植入进行修复（具体视情况而定，如相关的主动脉解剖结构、年龄、瓣膜异常等）。

九、结论

在考虑对高血压进行继发原因评估时，应认识到，绝大多数高血压及重度高血压患者都合并有原发性高血压。应对难治性高血压进行多方面综合评估。应在接受成本效益比高、患者依从性高的全面评估除外其他原因后，才能定义"难治性"高血压。此外，必须注意寻找引起患者血压升高的外在原因，这些因素的逆转可使高血压成为可治愈的"继发性疾病"之一。一旦确定患者属于难治性高血压，或有特征（实验室检查或临床表现）提示其他继发原因，进行及时和完整的评估可协助显著改善或治愈高血压。应明确一点，对高血压的评估不应仅关注于血压数值，也应对患者的整体心血管风险进行仔细审查，并采取相应措施降低心血管风险。

实践要点
- 90%～95% 的高血压患者属于原发性高血压。
- 继发性高血压存在的线索是，联合三种最佳药物治疗后难治性的高血压；血压水平或控制情况的突然改变；缺乏可以解释原发性高血压的危险因素；年轻；高血压危象；特定病因的提示性症状或体征等。
- 在开始评估高血压的继发原因之前，临床医生必须确定血压读数准确并可反映患者大部分时间的真实血压（排除"白大衣高血压"）。
- 在某些情况下，应对各种假性高血压综合征进行评估以避免对假性血压升高的不必要治疗。
- 临床医生还必须评估患者对医疗方案的依从性，以及其他处方药或非处方药可能产生的干扰作用。
- 肾实质疾病和肾血管性高血压是继发性高血压的常见原因。积极的联合药物治疗，尤其是适当的利尿药应用，可以控制多数患者的血压。
- 即便在已证实的"肾血管性高血压"中，肾动脉血运重建的作用存疑，仅在慎重考虑后才应进行。
- 原发性醛固酮增多症是顽固性和（或）继发性高血压的常见原因之一（占病例的 5%～15%）。筛查试验（即使在药物治疗下，大多数患者的血清醛固酮 / 血浆肾素活性值 ＞ 20～30）阳性者都需要进一步评估。
- 库欣综合征、甲状腺功能亢进症、甲状腺功能减退症、甲状旁腺功能亢进症和嗜铬细胞瘤是其他引发继发性高血压的内分泌疾病。
- 血浆游离去甲肾上腺素是嗜铬细胞瘤的筛查试验。由于具有极高的灵敏度（＞ 99%），阴性结果可除外嗜铬细胞瘤诊断。多数接受评估的患者证实，除了嗜铬细胞瘤，仍有其他原因可引起不稳定或阵发性高血压。
- 阻塞性睡眠呼吸暂停是继发性高血压的常见、易诊和可治疗的病因。

参考文献

[1] Persell SD. Prevalence of resistant hypertension in the United States, 2003–2008. Hypertension. 2011;57:1076–80.

[2] Calhoun DA, Jones D, Textor S, et al. Resistant hypertension: diagnosis, evaluation, and treatment. Hypertension. 2008;51:1403–19.

[3] James PA, Oparil S, Carter BL, et al. 2014 evidence-based guide-line for the management of high blood pressure in adults: report from the panel members appointed to the Eighth Joint National Committee (JNC 8). JAMA. 2014;311(5):507–20.

[4] Chobanian AV, Bakris GL, Black HR, et al. The Seventh Report of the Joint National Committee on Prevention, Detection, Evaluation, and Treatment of High Blood Pressure: the JNC 7 report. JAMA. 2003;289:2560–72.

[5] Wright JT Jr, Williamson JD, Whelton PK, et al. A randomized trial of intensive versus standard blood-pressure control. N Engl J Med. 2015;373:2103–16.

[6] Pickering TG, Hall JE, Appel LJ, et al. Recommendations for blood pressure measurement in humans and experimental animals: part 1: blood pressure measurement in humans: a statement for professionals from the Subcommittee of Professional and Public Education of the American Heart Association Council on High Blood Pressure Research. Circulation. 2005;111:697–716.

[7] Fagard RH, Staessen JA, Thijs L, et al. Response to antihyper-tensive therapy in older patients with sustained and nonsustained systolic hypertension. Systolic Hypertension in Europe (Syst-Eur) Trial Investigators. Circulation. 2000;102:1139–44.

[8] Sharabi Y, Goldstein DS, Bentho O, et al. Sympathoadrenal function in patients with paroxysmal hypertension: pseudopheochromocytoma. J Hypertens. 2007;25:2286–95.

[9] Mahmud A, Feely J. Spurious systolic hypertension of youth: fit young men with elastic arteries. Am J Hypertens. 2003;16:229–32.

[10] McEniery CM, Yasmin, Wallace S, et al. Increased stroke volume and aortic stiffness contribute to isolated systolic hypertension in young adults. Hypertension. 2005;46:221–6.

[11] Hulsen HT, Nijdam ME, Bos WJ, et al. Spurious systolic hyper-tension in young adults; prevalence of high brachial systolic blood pressure and low central pressure and its determinants. J Hypertens. 2006;24:1027–32.

[12] Mazzaglia G, Mantovani LG, Sturkenboom MC, et al. Patterns of persistence with antihypertensive medications in newly diagnosed hypertensive patients in Italy: a retrospective cohort study in primary care. J Hypertens. 2005;23:2093–100.

[13] Van Wijk BL, Klungel OH, Heerdink ER, et al. Rate and deter-minants of 10-year persistence with antihypertensive drugs. J Hypertens. 2005;23:2101–7.

[14] Burke TA, Sturkenboom MC, Lu SE, et al. Discontinuation of antihypertensive drugs among newly diagnosed hypertensive patients in UK general practice. J Hypertens. 2006;24:1193–200.

[15] Mazzaglia G, Ambrosioni E, Alacqua M, et al. Adherence to antihypertensive medications and cardiovascular morbidity among newly diagnosed hypertensive patients. Circulation. 2009;120:1598–605.

[16] Ohkubo T, Kikuya M, Metoki H, et al. Prognosis of "masked" hypertension and "white-coat" hypertension detected by 24-h ambulatory blood pressure monitoring 10-year follow-up from the Ohasama study. J Am Coll Cardiol. 2005;46:508–15.

[17] Grossman E, Messerli FH. Drug-induced hypertension: an unappreciated cause of secondary hypertension. Am J Med. 2012;125:14–22.

[18] de Klerk GJ. MG Nieuwenhuis and JJ Beutler Hypokalaemia and hypertension associated with use of liquorice flavoured chewing gum. BMJ. 1997;314:731–2.

[19] Weir RJ, Briggs E, Mack A, et al. Blood pressure in women taking oral contraceptives. Br Med J. 1974;1:533–5.

[20] Lubianca JN, Moreira LB, Gus M, et al. Stopping oral contraceptives: an effective blood pressure-lowering intervention in women with hypertension. J Hum Hypertens. 2005;19:451–5.

[21] Schwartz BG, Rezkalla S, Kloner RA. Cardiovascular effects of cocaine. Circulation. 2010;122:2558–69.

[22] Brickner ME, Willard JE, Eichhorn EJ, et al. Left ventricular hypertrophy associated with chronic cocaine abuse. Circulation. 1991;84:1130–5.

[23] Xin X, He J, Frontini MG, et al. Effects of alcohol reduction on blood pressure: a meta-analysis of randomized controlled trials. Hypertension. 2001;38:1112–7.

[24] Mesas AE, Leon-Munoz LM, Rodriguez-Artalejo F, et al. The effect of coffee on blood pressure and cardiovascular disease in hypertensive individuals: a systematic review and meta-analysis. Am J Clin Nutr. 2011;94:1113–26.

[25] Hoorn EJ, Walsh SB, McCormick JA, et al. The calcineurin inhibitor tacrolimus activates the renal sodium chloride cotransporter to cause hypertension. Nat Med. 2011;17:1304–9.

[26] Pope JE, Anderson JJ, Felson DT. A meta-analysis of the effects of nonsteroidal anti-inflammatory drugs on blood pressure. Arch Intern Med. 1993;153:477–84.

[27] Johnson AG, Nguyen TV, Day RO. Do nonsteroidal anti-inflammatory drugs affect blood pressure? A meta-analysis. Ann Intern Med. 1994;121:289–300.

[28] Fink HA, Ishani A, Taylor BC, et al. Screening for, monitoring, and treatment of chronic kidney disease stages 1 to 3: a system-atic review for the U.S. Preventive Services Task Force and for an American College of Physicians Clinical Practice Guideline. Ann Intern Med. 2012;156:570–81.

[29] Olin JW, Froehlich J, Gu X, et al. The United States Registry

for Fibromuscular Dysplasia: results in the first 447 patients. Circulation. 2012;125:3182–90.

[30] Scholl UI, Goh G, Stolting G, et al. Somatic and germline CACNA1D calcium channel mutations in aldosterone-producing adenomas and primary aldosteronism. Nat Genet. 2013;45:1050–4.

[31] Williams TA, Monticone S, Schack VR, et al. Somatic ATP1A1, ATP2B3, and KCNJ5 mutations in aldosterone-producing adenomas. Hypertension. 2014;63:188–95.

[32] Funder JW, Carey RM, Fardella C, et al. Case detection, diagno sis, and treatment of patients with primary aldosteronism: an endocrine society clinical practice guideline. J Clin Endocrinol Metab. 2008;93:3266–81.

[33] Rossi GP, Auchus RJ, Brown M, et al. An expert consensus statement on use of adrenal vein sampling for the subtyping of primary aldosteronism. Hypertension. 2014;63:151–60.

[34] Williams B, MacDonald TM, Morant S, et al. Spironolactone versus placebo, bisoprolol, and doxazosin to determine the optimal treatment for drug-resistant hypertension (PATHWAY-2): a randomised, double-blind, crossover trial. Lancet. 2015;386(10008):2059–68.

[35] Robertson D, Hollister AS, Biaggioni I, et al. The diagnosis and treatment of baroreflex failure. N Engl J Med. 1993;329:1449–55.

[36] Pacak K, Eisenhofer G, Ahlman H, et al. Pheochromocytoma: recommendations for clinical practice from the First International Symposium. October 2005. Nat Clin Pract Endocrinol Metab. 2007;3:92–102.

[37] Pedrosa RP, Drager LF, Gonzaga CC, et al. Obstructive sleep apnea: the most common secondary cause of hypertension associated with resistant hypertension. Hypertension. 2011;58:811–7.

[38] Martinez-Garcia MA, Capote F, Campos-Rodriguez F, et al. Effect of CPAP on blood pressure in patients with obstructive sleep apnea and resistant hypertension: the HIPARCO randomized clinical trial. JAMA. 2013;310:2407–15.

[39] Scantlebury DC, Schwartz GL, Acquah LA, et al. The treatment of hypertension during pregnancy: when should blood pressure medications be started? Curr Cardiol Rep. 2013;15:412.

第 13 章　左心室收缩功能不全所致心力衰竭
Heart Failure due to Left Ventricular Systolic Dysfunction

Brent C. Lampert　David B. S. Dyke　Todd M. Koelling　著

聂文畅　译

刘大伟　校

心力衰竭是一种临床综合征，是指由于心脏功能异常导致其无法供应机体新陈代谢所需的血流速度或机体处于充血状态，上述两种情况在心力衰竭中可并存。心脏泵衰竭的患者会出现由于主要器官灌注不足及血液淤滞所产生的相应症状。这些症状包括疲劳、运动耐量下降、呼吸困难、水肿，以及与心力衰竭相关的其他症状。心力衰竭可能由心包、心肌、心脏瓣膜或大血管病变所引起，但大多数患者的心力衰竭表现为收缩功能的异常。心肌收缩能力的降低通常被称为收缩功能不全（systolic dysfunction），并且这种情况也可能与心脏的异常充盈过度并存，而后者被称为舒张功能不全（diastolic dysfunction），本章重点关注由于收缩功能不全所致的心力衰竭。

"心力衰竭（heart failure）"一词现在比充血性心力衰竭（congestive heart failure）更为流行，因为并不是所有的心力衰竭患者的心脏都是"充血"的，专家认为后者的诊断准确程度受限。心力衰竭在临床中非常常见，是老年医保人群中最常见的出院诊断的疾病。据估计，有510万美国人患有心力衰竭，预计到2030年，这一数字将增加25%。虽然心力衰竭可发生在任何年龄，但其发病率随年龄上升而上升。在40岁时，新发心力衰竭的终生风险只有20%。虽然心力衰竭导致预期寿命缩短，但80岁的心力衰竭总体发生风险仍为20%[1]。

心力衰竭是人群死亡的常见原因，每年有近30万名患者死于心力衰竭。1994—2004年，死于心力衰竭的人数增加了28%；1979—2005年，将心力衰竭作为主要诊断的住院人数上升了175%，但此后的住院人数趋于平稳（图13-1）。虽然心力衰竭诊断后存活率随年份的增长而提高，但其死亡率依旧很高，在诊断心力衰竭后5年内死亡率约为50%。据估计，65—75岁的白种人男性每年的新发与复发心力衰竭事件的比例为15.2/1000，75—84岁的比例则为31.7/1000，而85岁以上则为65.2/1000。黑种人男性的这一比例分别为16.9/1000、25.5/1000和50.6/1000。黑种人女性的这一比例分别为14.2/1000、25.5/1000和44.0/1000。因为心力衰竭的患者通常需要频

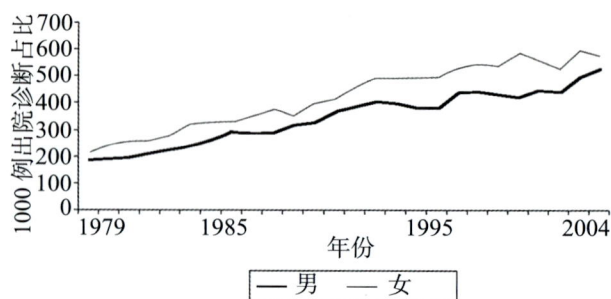

▲ 图 13-1　美国 1979—2010 年按性别区分的医院心力衰竭的出院诊断占比

数据来自 Centers for Disease Control and Prevention/National Center for Health Statistics and the American Heart Association

繁住院，所以治疗心力衰竭的总体费用是相当高的。2013 年美国心力衰竭的直接和间接成本估计为 320 亿美元；预测显示，到 2030 年，总成本将增加近 120%，达到 700 亿美元[1]。

一、常见病因

众所周知，心肌在罹患心血管疾病状态下出现结构性改变。不管最初的病因如何，心肌损伤都会导致心脏做功减少，这种情况发生的时间取决于疾病的严重程度和心肌损伤的原因。心肌缺血的最初表现通常为心肌功能的局限性损害，而病毒感染、外源性毒素、反流性瓣膜病变和遗传因素引起的非缺血性扩张型心肌病通常表现为左心室整体的功能不全。心肌应力的异常升高通常包括高血压、主动脉瓣狭窄和肥厚型心肌病。上述异常的患者大多表现为心肌肥大，要么是向心性的（高血压、主动脉瓣狭窄），要么是局灶性的（肥厚型心肌病）。尽管导致心肌出现病变的原因有很大不同，但是心肌功能出现障碍都是对上述病因的慢性适应，其病变途径是共同的。

二、心力衰竭的特定病因

心肌病（cardiomyopathy）是一个泛指一大组互不相关的疾病过程的总称，这些疾病过程通常具备心脏泵功能下降，心排血量显著降低的临床特征。通常根据心脏的病理基础进行心肌病的分类，如扩张型心肌病、肥厚型心肌病和浸润性心肌病都是描述心肌疾病的病理学术语；而另一种分类方法则是与其特定的临床场景或疾病发生过程相关的，如围产期心肌病、糖尿病性心肌病和中毒性心肌病等。在临床实践中，左心室收缩功能障碍的病因可能是冠状动脉缺血或梗死、病原学感染、毒素侵入、遗传性疾病，以及某些特发性疾病中（表 13-1）。列表中的这些疾病占据了大多数心肌疾病引起心力衰竭的情况。

（一）缺血

缺血性心肌病是发达国家心力衰竭最为常见的病因。在冠心病患者中可能会由于大面积心肌梗死、多个小范围心肌梗死、严重的三支冠状动脉病变所致持续性缺血或明显的二尖瓣反流而出现缺血性心肌病。冠状动脉旁路移植术后也可发

表 13-1　收缩功能不全的心力衰竭原因

原发性心肌病

- 遗传性（遗传性）心肌病
  - 扩张型心肌病
  - 肥厚型心肌病的晚期重塑阶段
  - 致心律失常（右）室性心肌病
  - 左心室致密化不全
  - 肌营养不良

继发性心肌病

- 能源供应不足
  - 冠状动脉粥样硬化
  - 冠状动脉夹层
  - 冠状动脉栓塞

- 心室后负荷过大
  - 高血压
  - 主动脉瓣狭窄
  - 主动脉缩窄

- 心室前负荷过大
  - 二尖瓣关闭不全，三尖瓣关闭不全
  - 主动脉瓣关闭不全，肺动脉瓣关闭不全

- 心动过速介导
  - 心房颤动 / 扑动
  - 室上性心动过速

- 传染性
  - 病毒性心肌炎
  - 风湿病
  - 脓毒血症相关
  - 人类免疫缺陷病毒
  - 原虫（克氏锥虫）

- 内分泌
  - 甲状腺功能减退，甲状腺功能亢进
  - 嗜铬细胞瘤
  - 糖尿病
  - 肥胖相关

- 结缔组织疾病
  - 系统性红斑狼疮

- 浸润性疾病
  - 结节病
  - 淀粉样变性
  - 血色素沉着病
  - 威尔逊病

（续表）

- 毒素
  - 酒精，可卡因
  - 蒽环类
    - ◇多柔比星
    - ◇柔红霉素
    - ◇表柔比星
    - ◇紫杉醇
  - 曲妥珠单抗（赫赛汀）
  - 环磷酰胺
  - 干扰素
  - 白介素 2
  - 氯喹
  - 齐多夫定
  - 胸腔内放射治疗
- 先天性心脏病
- 围生期心肌病
- 应激诱发的 Tako-tsubo 心肌病
- 特发性心肌病

生心肌功能障碍，即使是手术成功有效的情况下也会出现。鉴于可以通过有效的治疗逆转由于缺血所致的心肌功能障碍，所以早期识别与冠心病相关的心肌功能障碍是非常重要的。由于运动耐量下降，典型的心绞痛症状可能不会明显出现，但这种亚临床状态的心肌缺血仍可能会产生收缩和舒张功能障碍，并且在这种亚临床情况下，也有可能会出现存活心肌坏死的情况。

在运动过程中，若缺血相关性心肌功能不全掩盖了可逆的心肌疾病，则可使用心肌核素显像定位存活心肌。得益于新的再分布及再灌注方法，^{201}Tl 和 ^{99m}Tc 成像的预测价值有所提高，且此技术比正电子发射试验更为可及。心肌钆元素增强磁共振也在逐渐被应用于监测存活心肌。因为其分辨率较核素显像技术更高，心肌 MRI 可能在大多数严重心肌功能不全区域更敏感地预测功能恢复。一旦定位到存活心肌，则可采取介入或外科 CABG 治疗由于心肌顿抑导致的可逆性缺血，从而阻止心功能进一步恶化。

（二）感染

一系列感染性病原体可导致感染性心肌病。非特异性免疫或炎症反应及心肌结构损伤都可以导致心功能受损。在那些被诊断为特发性心肌病的患者中，"病毒性"心肌炎经常被怀疑，尽管这些患者中的许多人实际上可能患有遗传性心肌病。心肌炎可以通过心内膜心肌活检来诊断，在最初诊断为扩张型心肌病的患者中，12% 的患者在最初诊断后 6 个月内没有冠状动脉疾病[2]。除了可以从免疫滴度诊断的少数几个为人熟知的病毒外，分离特定的病毒病原体仍然很困难。分子生物学技术可以扩增病毒的 mRNA。然而，在通过组织学技术评估心肌组织时，病毒颗粒在活动期心肌炎患者和非特异性心肌病患者中均可出现。因此，感染相关的心肌病病因很难确定。

诊断和治疗活动性心肌炎对于医生而言仍然是一个挑战。一般来说，只有心肌活检才能进行确认诊断。活动性心肌炎的病例通常是零星发生的，并与柯萨奇病毒的流行波动有关。当临床怀疑心肌炎时，可以进行心内膜心肌活检。心内膜活检证实的心肌炎在预后方面总体上与特发性心力衰竭相似。

在临床怀疑为心肌炎的有感冒症状病史的患者中，大约 25% 的患者的心肌有炎性浸润的活检证据，但这些患者中几乎有一半可能有其他并发疾病。研究人员已经表明，病程越短，活检样本中心肌炎阳性的可能性就越大；在首发症状出现后 4 周内发病的心肌炎患者中，这种可能性几乎达到 90%[3]。心肌炎的临床表现存在季节和年度变化。Myocarditis Treatment 试验显示心肌炎患者的预后好于预期[4]。特异性免疫抑制治疗不会改善患者结局。目前，对于此研究的进一步分析正在进行，该分析是为了确定免疫标志物，以判断哪些患者可能从特异性的免疫抑制治疗中受益。

活检结果为阴性的病例仍可能为心肌炎。一种可能的解释是，本病可能表现为局灶性或多灶性分布，而经静脉活检技术没有采集足够多的心肌部位样本来检测。急性心肌炎可作为节段性过程发生，与心肌梗死相似，并伴有显著的心电图改变。这种疾病的节段性特征在有创性和无创性的心室功能评估中很明显。根据临床表现，这种疾病可能需要心导管介入术，这是明确排除心外膜冠状动脉疾病的唯一手段。

Chagas 病引起的心肌功能障碍仍然是世界范围内心肌病最常见的原因[5]。此病由猎蝽科的昆虫叮咬引起的，这种昆虫的胃肠道中藏匿着一种叫克氏锥虫的原生动物。克氏锥虫是 Chagas 病的病原学病因，在昆虫叮咬时伴随粪便进入人类宿主中。此病原体在首次感染时会表现为急性锥虫病，随后潜伏期较长，20 年后出现慢性 Chagas 病。此期表现为心肌功能障碍和充血性心力衰竭。在急性期即可出现克氏锥虫的细胞内浸润中，但其心脏表现在慢性期出现。其心肌疾病的严重程度与寄生虫血症之间没有相关性。被病原激活的 T 细胞可以破坏正常的心肌细胞，同时也有抗体介导的对特定心肌细胞组成成分（如肌浆网）的免疫反应参与其中。

在西半球，这种疾病最集中的地方是中南美洲，那里可能有 2000 万人感染这种寄生虫[5]。然而，随着越来越多的人从这些地区移民到美国，必须考虑对来自其流行地区的拉丁美洲或南美血统的患者进行这种诊断。

（三）毒素

几种外源性毒素可导致左心室收缩功能不全和随后的心力衰竭。其中最常见的是酒精，其占据了非冠状动脉疾病的收缩功能不全型心力衰竭病例的 3.4%。蒽环类（如多柔比星）引起的心肌毒性是既往接受癌症化学治疗的患者出现收缩功能不全型心力衰竭的常见原因[6]。其他已知的导致收缩性心力衰竭的外源性毒素包括可卡因、其他免疫抑制药（环磷酰胺和曲妥珠单抗）、干扰素、白细胞介素 2 和氯喹。20 世纪 60 年代中期，有大量喝啤酒的患者患上急性心肌病，结果发现啤酒中的钴是心肌毒素。当停止在啤酒中添加钴的做法后，没有进一步的病例发生。

（四）酒精性心肌病

酒精可能会通过几种不同的机制导致心力衰竭。酒精会对心肌收缩力产生急性抑制作用，在

酗酒患者中可以检查到心肌收缩力的下降。有证据表明，乙醇损伤的基本机制是对细胞膜的结构和化学结构的破坏，从而干扰了离子的运输，以及各种生化功能的紊乱，这些机制可能使钙在细胞内积聚[7]。目前研究认为，酒精性心肌病可能具备遗传易感性，特别是编码血管紧张素转化酶（ACE）的基因的某些多态性[8]。大量饮酒也可能导致房性快速性心律失常，称为假日心脏（holiday heart），这可能导致收缩功能障碍的进展。导致这种情况所需的酒精量尚不清楚，因为酗酒患者的具体酒精摄入量无法被证实。研究表明，酗酒患者的射血分数与其自诉的酒精摄入量呈负相关，女性对酒精的心肌毒性可能比男性更敏感。

酒精性心肌病的病理生理特征与特发性扩张型心肌病大体相似。心内膜心肌活检的形态学评估不能提供这些患者的预后信息。多达 1/4 的因酒精引起的收缩功能衰竭患者可能会出现心排血量升高，这有可能是因为这部分患者合并肝病和动静脉瘘所引起的。与特发性心肌病患者相比，酒精性心肌病患者的预后可能更好；一旦确定患者成功戒酒，大约 50% 的酒精性心肌病患者的左心室功能得到改善。

（五）蒽环类化合物与抗肿瘤相关的心肌病

多柔比星和柔红霉素是目前被广泛用作化学治疗药物的蒽环类化合物。蒽环类药物的一个重要不良反应是心脏毒性。蒽环类衍生物的心脏毒性已被证明依赖于药物累积剂量[6]。在多柔比星用量低于 350mg/m² 体表面积的患者中很少出现可被测量到的左心室收缩功能障碍，但在超过 600mg/m² 体表面积的患者中左心室收缩功能障碍可能高达 30%[9]。药物的峰值水平可能是出现心肌损害的一个决定因素：一些证据表明，每周而不是每隔 3 周给予相同的总剂量，或者通过缓慢持续输液而不是团注的方式给药，可能会减少心脏毒性的发生率。多柔比星所致心肌病的其他

危险因素包括年龄＞70 岁，与其他化学治疗药物（特别是紫杉醇和曲妥珠单抗）联合使用，同时或在化学治疗之前接受纵隔放射治疗，既往心脏病、高血压、肝病和全身高热病史。大多数专家建议在患者接受蒽环类治疗时，用放射性核素心室造影对患者进行连续的监测[6]。然而，尽管超声心动图的测量结果有变异性，其仍是最常用的监测收缩功能的方法，因为它广泛可用，而且没有辐射暴露。心脏 MRI 也可能有助于监测心脏收缩功能，特别是当其他成像技术不理想或不可靠的时候。心内膜活检是对多柔比星心肌损害最具特异性和敏感性的诊断试方法。多柔比星心肌损害的典型活检表现是在右心室心内膜心肌组织出现肌原纤维丢失、肌浆网扩张和细胞质空泡化，这些表现可能在左心室收缩功能发生可测量的下降之前出现。一种活检评分系统显示当超过 25% 的细胞出现组织病理学改变的时候，患者可能会出现射血分数的实质性改变，这意味需要停止多柔比星治疗[10]。然而，活检分级较低的患者仍有可能在 4～20 年后发展为心肌病。

除了与蒽环类有关的毒性外，其他几种抗癌治疗药物也与心肌损害相关，其中最常见的是治疗乳腺癌的曲妥珠单抗（赫赛汀）。与蒽环类所致心肌病不同的是，曲妥珠单抗所致心肌病不是剂量依赖性的，而且通常在停止治疗后就能好转，而且在心脏康复后再次接受曲妥珠单抗治疗通常是可以耐受的。频繁使用多种抗癌疗法（包括放射疗法）可以极大地增加未来发生心肌病的可能性。

（六）遗传作用

相关研究揭示了遗传背景在由舒张功能障碍（肥厚型心肌疾病）和收缩功能障碍引起的心力衰竭的发生和发展中所起的作用。扩张型心肌病的家族遗传性非常常见，确诊为特发性扩张型心肌病的患者，其家庭成员经临床筛查会有 20%～50% 确诊此病[11]。此病在遗传上表现出高度的异质性，目前总计发现了 30 多个可以导致本病的基因突变。此病通常是常染色体显性遗传，但也有 X 连锁、常染色体隐性遗传和线粒体遗传的相关报道。与家族性扩张型心肌病相关的基因异常包括编码细胞骨架 / 肌膜、肌节、核膜和转录共激活蛋白的基因突变。据推测，遗传性扩张型心肌病所涉及的分子缺陷导致了收缩力传导的异常。已证实 Ile164 β_2 肾上腺素能受体基因多态性与扩张型心肌病患者预后不良有关[12]。在一项对 259 名患有扩张型心肌病和 NYHA Ⅱ～Ⅳ级症状的患者的研究中，具有 Ile164 多态性患者的存活率较其他患者相比有显著差异，死亡或需要心脏移植的相对风险为 4.81。2009 年美国心力衰竭协会（Heart Failure Society of America，HFSA）心肌病基因评估实践指南建议对新诊断为特发性扩张型心肌病的患者进行家族史、家庭成员筛查、遗传咨询和基因检测，以及治疗[13]。然而，其他指南不建议如此详细的筛查和遗传咨询。对扩张型心肌病基因的进一步研究将有助于研究人员了解促进疾病进展的潜在机制，以识别那些可从早期药物治疗中受益的患者并促进药物遗传学的发展。

（七）特发性因素

当冠状动脉疾病和之前列出的心肌病特殊病因被排除时，仍会使用特发性这个词语作为许多病因未明的扩张型心肌病的名称。除了临床上确定的主要病因外，明确特发性心肌病的筛查程序有限。其中，可能最有效果的是甲状腺疾病筛查，这在老年患者的评估中可能尤为重要。甲状腺功能亢进和甲状腺功能减退都可能导致左心室功能不全。已经有人提出了硒等微量物质的异常，但在西方饮食中，硒的缺乏并不是经常发生的。患者也可能因长期的心动过速而出现左心室收缩功能障碍，如伴有快速心室率的心房颤动。在上述患者的随访调查中，发现使用 β 受体拮抗药、洋地黄，或两者兼用可改善左心室功能。

三、心力衰竭的生物学机制和疾病进程

心肌功能障碍的发生会导致心肌细胞损伤和（或）心肌细胞张力增加；紧接着导致心肌结构和功能的重构；进而导致收缩或舒张功能丧失，最终使得心排血量减少和静脉充盈压升高。心肌和血管的结构性改变是左心室功能不全进展的重要因素。心肌成纤维细胞和血管平滑肌细胞可能因各种刺激出现肥大和（或）增生。这些结构性改变导致动脉顺应性的改变，从而增加了左心室后负荷，并增加了左心室的体积和（或）质量[14]。这种心室重构在心力衰竭中的作用已经在患有心肌梗死的患者中得到了证明。

机体对于充血性心力衰竭的许多代偿性和失代偿性反应发生在血管远端。心排血量的减少和中心静脉压的升高会导致器官灌注减少。而肾脏灌注不足和动脉充盈不足导致一系列代偿性改变，从而导致神经激素分泌的变化。上述这些代偿机制会通过心肌细胞肥大、心肌纤维化和（或）心肌细胞凋亡等途径产生直接的心肌毒性[15]。尽管如此，这些远端血管的功能异常与收缩功能的降低密切相关。由于心肌细胞不能以足够能修复心肌损伤的速度复制，因此心肌细胞对损伤的反应主要表现为细胞肥大和间质结构的改变。

导致心力衰竭疾病进展的机制包括神经和激素因素，这些因素增加了左心室的负荷，刺激了心肌细胞的生长，并可能对心肌产生直接的毒性作用。在充血性心力衰竭的患者血浆中可以发现许多神经激素及细胞因子的浓度上调，如去甲肾上腺素、肾素活性、心房利尿钠肽及肿瘤坏死因子等。随着心力衰竭临床症状的进展，这些因子水平将会进一步增高，而这也与心衰患者的死亡率增加有关。也有证据表明，这些因子的升高可能是监测疾病进展的更敏感的方法[16]。在左心室功能障碍研究（Studies of Left Ventricular Dysfunction，SOLVD）预防试验中显示，尽管患者没有心力衰竭的症状或症状轻微，血浆去甲肾上腺素水平仍然可以预测死亡率以及与心力衰竭发作相关的临床事件的发展。

（一）肾素 – 血管紧张素 – 醛固酮系统

肾素 – 血管紧张素 – 醛固酮系统的激活是心力衰竭的主要异常机制之一。血浆肾素活性升高的程度是心力衰竭患者的有效预后预测指标[17]。研究表明，在轻度和无症状的心力衰竭患者，其体内肾素激活水平相对较低，但也比正常值高。在利尿药治疗的情况下，肾素的活性程度会进一步增强。血管紧张素 II 引起体循环血管的收缩，以及入球和出球小动脉的血管收缩。在一些严重心力衰竭患者中，使用血管紧张素转化酶抑制药（ACEI）治疗可能会导致肾功能恶化。这可能与肾动脉狭窄有关，也可能与 ACEI 选择性阻断了血管紧张素 II 对出球小动脉的收缩作用有关[18]。肾素系统的组成成分已经在心肌和心血中被发现，它们导致心肌细胞纤维化和重塑并导致心肌细胞的功能障碍。这些发现表明，肾素 – 血管紧张素 – 醛固酮系统除了影响钠排泄和心脏后负荷外，还对心脏功能有影响。血管紧张素 II 不仅是一种强有力的血管收缩药，而且它还直接导致心肌细胞肥大，并可能会影响心肌细胞毛细血管床的灌注，从而导致心肌细胞能量供应缺乏。

除了血管收缩，血管紧张素 II 还会刺激肾上腺分泌醛固酮。醛固酮可以在远端肾单位产生钠滞留和钾排泄的作用。心力衰竭患者的醛固酮活性升高会导致机体处于水钠潴留的状态。虽然肾上腺素能的刺激和血管紧张素 II 增加了肾脏近端小管的钠转运，但醛固酮活性增加则抵消了这一影响。醛固酮活性增加减弱了钠在远端小管的排泄，从而导致机体处于水肿状态。先前的研究已经表明，尽管 ACEI 可以在 1 年内持续抑制血管紧张素 II 水平，但醛固酮水平仅在治疗最初的 1～3 个月内被抑制，在治疗 6 个月后的抑制作用不明显[19]。这可能是因为糖皮质激素、高钾血症、高镁血症、黑素细胞刺激素和内皮素等刺激导致了醛固酮分泌的增加。对北斯堪的纳维亚依那普利存活联合研究（Cooperative North Scandinavian Enalapril Survival Study，CONSENSUS）研究的分析表明，醛固酮水平的升高与心力衰竭患者的生存率降低相关，而在治疗过程中血浆醛固酮的降低与有利于患者的存活[20]。虽然醛固酮水平升高可伴随着充血性心力衰竭患者的所有临床阶段，但它们也可能通过心肌胶原异常积聚的机制使心肌功能障碍发生进展。胶原蛋白会包围和包裹心肌细胞，导致患者出现舒张期和收缩期心室功能障碍。同时，这种胶原沉积可能导致心肌病理性肥大，并且螺内酯可以预防心肌肥大的发生，上述机制已在高血压大鼠模型中被证明[21]。每天 25～50mg 剂量的螺内酯可以安全地与 ACEI、利尿药和洋地黄等药物一起使用。然而，在少数患者中，螺内酯的使用可能会出现高钾血症，并导致停药。随机螺内酯评估研究（Randomized Aldactone Evaluation Study，RALES）的结果显示，每天服用低至 12.5mg 的螺内酯可显著降低 Ⅱ～Ⅳ级心力衰竭患者的心房利尿钠肽的水平，而对血清钾水平没有显著影响[22]。此外，该研究的人员还发现，治疗组的醛固酮、去甲肾上腺素和血浆肾素活性水平较正常组明显降低。最近的 CAMARA-HF 试验表明，在治疗射血分数降低的恶化性心力衰竭患者中，与依那普利相比，血管紧张素受体和脑啡肽酶拮抗药沙库巴曲缬沙坦可使心血管死亡率降低 20%，总死亡率降低 16%。

（二）交感神经系统

压力传感器介导的交感神经张力增加可导致多种结果，包括心肌收缩力增加、心动过速、动脉血管收缩（增加心脏后负荷）及静脉血管收缩（增加心脏前负荷）。此种情况下心脏中的 β 肾上腺素能受体要么下调（出现在 $β_1$ 肾上腺素能受体），要么导致信号传导活动异常（出现在 $β_1$ 和 $β_2$ 肾上腺素能受体）[18]。心脏局部和血液循环中去甲肾上腺素浓度的增加可直接刺激 $α_1$ 和 β 肾上腺素能受体，或继而激活肾素 - 血管紧张

素 - 醛固酮系统，从而导致心肌细胞肥大。去甲肾上腺素可以使细胞内钙超载和（或）诱导心肌细胞凋亡，从而对心肌细胞产生直接毒性。非选择性 β 肾上腺素能拮抗可以预防去甲肾上腺素诱导的心肌细胞死亡。血浆去甲肾上腺素浓度 > 800pg/ml（4.7nmol/L）的患者一年存活率不到 40%[23]。肾上腺素能系统的上调可通过肾血管收缩、对肾素 - 血管紧张素 - 醛固酮系统的刺激及对近曲小管的直接作用，促进心力衰竭患者中的水钠重吸收。

多项随机对照试验证实了交感神经系统在心力衰竭中的重要致病性，并表明 β 受体拮抗药可以改善心力衰竭患者的临床预后[24-26]。在过去，β 肾上腺素能拮抗被认为是心力衰竭患者的禁忌。然而，如果患者能耐受短期的 β 受体拮抗，那么心室功能会在随后得到改善。

（三）利尿钠肽

心房利尿钠肽（ANP）和脑利尿钠肽（或称 B 型利尿钠肽，BNP）在充血性心力衰竭和二尖瓣反流的患者中可以影响水钠排泄与血管压力调节。研究人员已经证明，这些利尿钠肽是由心肌细胞产生的，它们的水平与左心室射血分数呈负相关，与左心房压力呈正相关，与患者的纽约心脏协会（NYHA）分级和死亡率呈正相关[27]。对正常受试者每分钟给予外源性心房利尿钠肽 0.10μg，可增加 450% 的钠和 100% 游离水的排泄，降低 33% 血浆肾素和 40% 醛固酮水平。心力衰竭患者应用同样的心房利尿钠肽对钠和游离水排泄无影响，但会降低 19% 的肺毛细血管楔压、13% 全身血管阻力、51% 血浆醛固酮的水平并增加 17% 的心脏指数。将奈西立肽（BNP 的一种静脉注射形式）用于治疗急性失代偿性心力衰竭的随机试验有着相互矛盾的结果[28-30]。在最大规模的急性失代偿性心力衰竭（ASCEND-HF）随机试验中，奈西立肽可轻微改善患者的呼吸困难，但会使更多患者出现低血压，并且对 30d 死亡率或再住院率没有影响[31]。因此，常规不推

荐使用奈西立肽治疗急性失代偿性心力衰竭。在接受常规心力衰竭治疗，但仍有相应症状的血流动力学稳定的患者中，奈西立肽可以被认为是其他血管扩张药（硝酸甘油或硝普钠）的替代疗法[32]。血清内源性 BNP 水平已被证明是心脏病患者的一个独立预后指标。正因为如此，BNP 检测也已成为常规临床实践的一部分，其有助于对患者新出现的呼吸困难进行诊断[33]。在心脏结构正常的心力衰竭患者的管理策略中，BNP 也可用于对正常血容量的患者进行药物最佳治疗剂量的指导[32, 34]；然而，连续的 BNP 测量在急性失代偿性心力衰竭或减少住院方面的有效性还没有得到很好的证实。

（四）内皮素

内皮素（ET）是一类来源于血管内皮细胞、可强效缩血管的肽类家族。虽然既往已经提出 ET 的血管收缩作用是在局部血管水平产生的，但在心血管疾病患者中已发现血浆 ET 浓度升高[35]。充血性心力衰竭患者的 ET 水平几乎是正常对照组的 3 倍。10 年前，ET 被用作一种有效的血管收缩药。这些肽最初是从啮齿动物来源（ET-3），以及人和猪来源（ET-1）鉴定出来的。ET-1、ET-2 和 ET-3 都有很强的血管收缩特性。ET-1 水平与肺动脉压、阻力比（肺血管阻力 / 全身血管阻力）密切相关。尽管血浆 ET 水平升高是心力衰竭患者的一个负面预后指标，但相关临床试验表明，在射血分数降低的心力衰竭患者中使用 ET 受体拮抗药对患者没有任何益处，而且有一些有害的证据，包括液体潴留和肝功能异常[36, 37]。这与 WHO 分组 1 的肺动脉高压患者不同，对上述患者使用内皮素受体拮抗药是一类有效的治疗方法。

（五）精氨酸加压素

精氨酸加压素（AVP）与 V_1 和 V_2 两个受体亚群具有亲和力，这两个受体亚群分别控制由肾脏和血管收缩引起的游离水清除。当心力衰竭发生时，受血管紧张素 II 直接刺激和因口渴产生的间接作用，AVP 的产生增加[38]。静息状态下，心力衰竭患者体内 AVP 水平高于正常受试者和高血压患者。患者在直立—倾斜的姿势调整过程中，几乎识别不出其他的调节机制。另外，一些生理学研究表明，AVP 表现出与其他观察到的主要激素代谢途径异常的频谱，并且同时保持对游离水的调节和对其他已知的生理变化的反应。有关 AVP 受体拮抗药的初步临床研究已在进行中。这些研究的设计和结果，是由该化合物是否具有包含生理活性的受体亚型决定的。目前处于实验或临床评估阶段的化合物谱包括初级 V_1、初级 V_2 和具有联合受体活性的化合物。

一项随机、安慰剂对照试验研究了托伐普坦（一种口服加压素 V_2 受体拮抗药）对心力衰竭住院患者的影响。尽管使用托伐普坦与改善低钠血症、短期改善呼吸困难、水肿和提高体重有关，但对长期死亡率或心力衰竭相关的发病率没有影响[39]。

（六）症状和体征

心力衰竭的主要表现是呼吸困难、疲劳和液体潴留。呼吸困难和疲劳都可能限制运动耐量，液体潴留可能表现为外周水肿、腹水或肺水肿。所有这些症状都可能影响患者的活动耐量和生活质量；然而，这些并不一定都出现在心力衰竭患者身上。许多晚期心力衰竭患者没有表现出肺淤血的体征，因为肺血管系统发生了慢性适应性变化。这些患者可能只有呼吸困难和疲劳的症状。其他患者可能有明显的容量负荷过重的迹象，伴有下肢水肿和颈静脉扩张，但呼吸困难的症状比较轻微。在这些患者中，运动耐量的下降可能是逐渐发生的，除非仔细地询问患者日常活动的变化，否则可能不会被注意到。

（七）纽约心脏病学会分级

按照 NYHA 分级系统将患者心功能水平进行标准化分级，该系统允许医生对心力衰竭患者人群的心脏功能水平进行比较（表 13-2）。这种方法根据疲劳或呼吸困难的程度，将患者分为四种功能级别。NYHA Ⅰ 级指日常体力活动时不出现症状，超出正常活动后出现症状。NYHA Ⅱ 级指的是在正常体力活动中出现疲劳或呼吸困难（例如，爬一段或多段楼梯或行走一个或多个街区的水平距离）。NYHA Ⅲ 级代表的是在低于正常体力活动量（例如，爬不到一段楼梯或在平坦的地面上行走不到一个街区）就出现症状。NYHA Ⅳ 级代表在休息（如坐在椅子上、躺在床上）或极少量的体力活动（如吃饭、穿衣、洗澡）时出现症状。尽管临床上已做出很多努力来对患者进行 NYHA 分级，但患者的心功能状态不一定是静态的。患者可能一开始为 NYHA Ⅳ 级，经过适当的药物治疗后，转变为无症状或 NYHA Ⅰ 级。然而，心功能的分级在心力衰竭患者的护理中很重要，因为目前用于治疗的方法，可能只在根据 NYHA 不同分级筛选出的患者群体中进行了测试。

表 13-2　纽约心脏病学会分级

Ⅰ级	日常的体力活动不会引起过度的呼吸困难或疲劳；症状只出现在正常人会出现症状的活动水平以上
Ⅱ级	在日常运动时出现症状，导致轻度体力活动受限
Ⅲ级	在低于日常运动量出现症状，导致体力活动明显受限
Ⅳ级	在休息或轻微用力时出现症状，导致不能进行任何体力活动

运动耐量和功能状态不一定由左心室静息功能决定；相反，它们与运动时心脏储备能力的相关性更强。射血分数极低的患者可能完全无症状，而其他轻中度心功能障碍患者在休息或轻度用力时也可能有症状。影响运动耐量的因素很多，包括骨骼肌功能、呼吸功能、周围血管功能、通气障碍和心理因素等。心肺运动测试（峰值 VO_2）是对心力衰竭患者心功能容量最客观的测量，也是预测患者何时需要进行心脏移植登记的最佳指标之一。

（八）美国心脏病学会 / 美国心脏协会心力衰竭分期

因为 NYHA 分级是不断更新变化的，故美国心脏病学会和美国心脏协会（ACC/AHA）实践指南工作组在《ACC/AHA 成人慢性心力衰竭评估和管理指南》（最初于 2001 年发布，最近于 2013 年[32] 更新中建立了一个分期系统，作为 NYHA 分级的补充。ACC/AHA 分期代表了心力衰竭的演变和进展（表 13-3）。A 期代表患者有发展为结构性心脏疾病的高风险，但还没有临床表现。有高血压、冠状动脉疾病危险因素或心肌病家族史的患者处于这一阶段。B 期代表患者有心脏结构紊乱但无症状。这期患者与 NYHA Ⅰ 级所代表的患者类似。C 期患者有心脏结构性疾病，既往或目前有心力衰竭症状。这期患者类似于包括 NYHA Ⅱ～Ⅳ 级代表的患者。D 期代表需要重复和延长住院治疗或特殊治疗策略（如机械循环支持、持续肌力输注、心脏移植或临终护理）的晚期患者。尽管进行了最大限度的药物治疗，这些患者在休息时仍有明显的心力衰竭症状，可能需要专门的干预。分期方案确认了心力衰竭的危险因素；心力衰竭的发展分为无症状和有症状两个阶段，每一个阶段的干预都是必要的，以帮助预防疾病的发展及减轻患者的痛苦。

四、临床特征和实验室检查

（一）病史

通常患者就医的原因是由于呼吸困难或疲劳限制了运动耐量。有时，首先确认的心力衰竭表现是端坐呼吸或阵发性夜间呼吸困难；在另外一些患者中，首先发现的异常可能是足部水肿。因此，引起患者注意并前来就医的一般是心力衰竭的继发表现（如循环充血），而不是原发性心脏收缩异常。完整的病史和系统回顾对于理解心力衰竭的病因至关重要。直接询问患者可以发现心肌

表 13-3　美国心脏病学院 / 美国心脏协会心力衰竭阶段

A 期	有发展为心脏结构性疾病风险的患者
B 期	存在心脏结构性疾病但无症状的患者
C 期	存在心脏结构性疾病且既往或目前有心力衰竭症状的患者（纽约心脏协会 Ⅱ～Ⅳ级）
D 期	需要重复或长期住院治疗或特殊治疗策略（如机械循环支持、持续肌力灌注、心脏移植或临终关怀）的慢性心力衰竭末期患者

缺血、心肌梗死或两者都有、心脏瓣膜病、使用或接触毒素史、家族心脏病史的证据。当记录心力衰竭患者的病史时，检查者应该首先确认患者的主要症状，是否为疲劳、呼吸困难、胸部不适、心悸、晕厥或近晕厥、水肿、咳嗽或喘息。明确症状发生的条件是至关重要的，它们是否发生在休息时，仰卧时，或轻度、中度或剧烈运动时；这些事件出现的时限、发作的频率、症状的严重程度和缓解方式。确定患者的活动水平很重要，因为许多患者虽然没有症状，但他们可能已经维持了很长时间久坐的生活方式，以避免经历心脏疾病的影响。应询问轻度活动受限的患者是否参与运动，或是否有能力进行剧烈运动，而重度活动受限的患者应询问他们是否有能力连贯地穿衣、洗澡、爬楼梯，或者做一些具体的日常家务。记录饮食史也是有帮助的，特别是对于水肿的患者，因为一些患者可能摄入大量的钠和水，这可能会影响机体体液平衡的建立。应询问患者是否有高血压、糖尿病、高胆固醇血症、冠心病、瓣膜病、周围血管疾病、风湿热、胸部放射史和接触心脏毒性药物的病史。应就不正当使用药物、饮酒、吸烟和传染病接触史等问题仔细询问患者。旅行史可能有助于识别暴露于锥虫、可能患有锥虫病的患者。病史还应包括与非心脏疾病有关的问题，如血管疾病、感染、甲状腺功能亢进或减退。

（二）体格检查

1. 一般外观

在外在表现上无症状患者可能没有明显的特征。慢性心力衰竭患者有慢性疾病的特征，如面色苍白，全身虚弱。在疾病的晚期，患者四肢和面部肌肉的萎缩是常见的，并且整体可能有恶病质的外观表现。腹部可因肝大和腹水而肿胀。长期的外周水肿会伴随皮肤颜色变深，这主要由慢性含铁血黄素的沉积和慢性皮肤损害留下的瘢痕所致。在心力衰竭的相关记录中，体重可能具有误导性，因为水肿的积累可能是隐蔽的，累积的液体重量会通过体重的减轻来平衡，从而掩盖了液体潴留。事实上，任何体重异常都可能存在，而肥胖的存在——肯定会完全掩盖体重与心力衰竭严重程度之间的关系。

2. 脉搏和血压

在没有其他已知原因的情况下，心动过速是心力衰竭心排血量减少的变时性代偿。心尖搏动与桡动脉搏动 2∶1 传导反映脉搏交替，可以在严重心力衰竭患者中看到。另外，非常慢的外周脉搏可能代表窦房结功能障碍（结构性或继发于药物治疗）或心脏传导阻滞。不规则脉搏是心房颤动最典型的反映。狭窄的脉压与低心搏量或不充分的舒张充盈时间相一致。因此，对颈动脉和脉搏的评估可以提供有关心室收缩和整体循环状态的信息。

收缩压和舒张压的测量为心力衰竭的起源提供了重要的线索。如果重复测量的血压值超过 140/90mmHg，心力衰竭患者必须进行降血压治疗。相比之下，许多长期心力衰竭的患者有低血压，这种低血压在直立姿势时加重（直立性低血压）。如果将该情况记录下来时，这应该与头晕和疲劳的症状相关。一般来说，大多数心力衰竭治疗会导致低血压，而且可能需要在有症状的直立性低血压情况下进行调整。

3. 静脉系统

通过颈静脉扩张的程度，我们可以估计心脏充盈压力和循环容量状态。最方便的方法是以右心房作为测量的参考点，位置在乳头水平与腋中线交点。最简单的压力试验是肝颈静脉回流试验，通过对右上腹施加恒定的压力来进行。肝颈静脉回流征的阳性结果可被解释为右心室对容量负荷反应受损、心脏扩大受上升的膈肌压迫导致容量负荷超载状态的证据。另一种检查循环的方法是直腿抬高或运动试验。在评估外周静脉系统时，检查者应该寻找静脉曲张或以前的手术瘢痕，这些可能会增加出现水肿的倾向性，特别是不对称的水肿。继发于心力衰竭的外周可凹陷性水肿应与重型踝关节区的脂肪水肿相区别。水肿与淋巴水肿的区别在于其可凹陷性。

4. 肺

呼吸急促是心力衰竭的一种典型表现，在静息状态下通过体格检查也可能被发现。在患者谈话过程中出现呼吸困难是心脏代偿不足的一种表现。潮式呼吸通气模式通常在晚期心力衰竭患者中可观察到。

肺部检查中最典型的发现是啰音，提示肺毛细血管压力增加和肺泡内液体渗出。一般来说，啰音可以用来评估左心室失代偿的严重程度，因为肺野中啰音的高度与失代偿的严重程度成正比。然而，许多慢性心力衰竭患者并不表现出肺充血的体征，因为即使在左心房压明显升高的情况下，肺血管和淋巴管仍会发生慢性变化（变化较小）。胸腔积液通常是慢性失代偿的标志，而啰音可被胸腔积液掩盖。此外，气道水肿偶尔可导致喘息发作，如心源性哮喘患者。

5. 心脏表现

心脏触诊在心力衰竭中可提供有价值的信息，提示心脏扩大的程度，并提供有关心肌收缩损害的程度和瓣膜功能的信息。心力衰竭的典型表现是心尖搏动偏离胸中线。弥漫性心尖搏动是心室扩大的特征，而心尖抬高样搏动可能提示心室运动障碍或左心房压潜在增高。震颤的触诊提示可能存在瓣膜病。听诊可证实通过视诊和触诊已经发现的异常。检查者应该特别检查是否有杂音或舒张期充盈音。二尖瓣反流在心力衰竭患者中很常见，可能导致向腋下放射的心尖杂音。三尖瓣反流也可以通过听诊发现。肺动脉瓣闭合音加重（P_2）提示肺动脉高压，第四心音（S_4）提示房室充盈异常，第三心音（S_3）提示心室功能不全或失代偿。

（三）评估性检查

1. 心电图

心电图上的 Q 波可以帮助识别既往心肌梗死或急性心肌梗死的发生。需要注意的是，由于心力衰竭常与心肌肥大相伴随，因此在心电图上多表现为电压升高或传导异常。而左心室肥大与心肌病有时会表现为心脏局部电活动受损，因此可能被误诊为陈旧性心肌梗死。在心力衰竭的患者中，如果出现了相应导联的 P–R 间期、QRS 段及 Q–T 间期的延长，则证明发生了心房传导阻滞。心脏的前述改变都会增加患者发生心律失常的可能性。而房性与室性心律失常是心力衰竭的常见表现，可以通过随机的心电监测得到。心电监测的时间越长，越容易捕捉到心律失常的发生，特别是通过 24h 动态心电图监测或由患者触发进行记录的时候。

2. 胸部 X 线片

胸部 X 线片能够估测心腔的大小，通常被用于筛查心脏疾病。通过标准的后前位胸部 X 线片可以得到患者的心胸比，以评估整个心脏扩大的情况。而侧视图或斜位图则可以更好地评估左心室扩大的程度。当发生了左心室衰竭继发肺毛细血管压力升高的时候，肺血容量常被重新分配到上叶，从而在立位片中表现为左心衰竭的"头侧化"特征。正因如此，肺部浸润及纤维化有时会被误诊为心力衰竭。

3. 运动负荷试验

对于心力衰竭的患者来说，运动负荷试验不仅具有较高的安全性，而且具有重要的诊断与治疗价值。患者既可以选择在检查室中进行非正式的 6min 步行试验，也可以选择正式的心肺运动试验，即使用具有自行车测力计或跑步机，并同时对呼吸气体进行分析。正式的心肺运动试验既可以为运动受限的原因提供更详细的信息，也可以通过在运动期间的心电监测为缺血性心脏病提供线索。通过在运动试验中测定气体交换，可以更加准确地对无氧阈值、峰值耗氧量、通气效率及具有预后价值的其他参数进行评价，并且对心源性、肺源性、去适应作用和非运动性障碍提供鉴别依据。

4. 超声心动图与放射性核素心室显像

超声心动图与放射性核素心室显像技术能够对心室功能进行定量化测量。在正常静息状态下，左心室的射血分数不应低于45%。一方面，超声心动图能够提供关于瓣膜功能与局部室壁运动的信息；另一方面，可以用于定量评估左心室大小、形状及室壁厚度，并为右心室的大小和功能进行定性分析。而且，多普勒血流测量还可以协助判断所观察到的瓣膜狭窄与反流病变的功能学意义，从而更好地从整体评估心力衰竭对心功能的影响并提供相应的病因学信息。由于心力衰竭患者通常存在多种诱发心力衰竭综合征的异常病变，因此超声心动图的综合评价显得十分重要。与超声心动图相比，放射性核素心室显像在测量左心室射血分数方面的精确度更高。因此，当需要连续监测患者的心室功能时（即使用蒽环类的患者），放射性核素心室显像可能更加有效。

5. 磁共振成像

在最近几年中，心脏磁共振成像（cardiac magnetic resonance imaging，CMRI）技术逐步成熟，其图像可以呈现高度详细的心脏结构，从而实现对心室功能（包括射血分数）与异常结构进行评估。而且，磁共振成像在评价心肌内的细微异常方面，例如浸润性疾病（结节病、淀粉样变性、血色素沉着病），以及心肌活力和（或）是否存在心肌纤维化方面具有极大的优势。不仅如此，磁共振成像也可以很好地显示心包结构。但由于许多患者体内存在例如起搏器、除颤器和人工机械瓣膜之类的金属结构，故无法进行CMRI。

6. 冠状动脉造影与CT血管造影

在美国，冠心病占左心室收缩功能障碍所致心力衰竭病例的50%～60%。因此，通常需要对患者进行冠状动脉造影和（或）CT血管造影以明确左心功能不全的病因，即确定心力衰竭患者中冠状动脉疾病的存在、解剖特征和功能意义。对于以下三类患者较为有用：①已知患有冠状动脉疾病和心绞痛的患者；②已知有冠状动脉疾病但无心绞痛的患者；③尚未评估冠状动脉疾病可能性的患者。由于持续性缺血是导致左心功能不全与心力衰竭的重要原因，因此在鉴别高级别冠状动脉疾病时，应迅速对心绞痛患者是否需要血运重建进行评估。对于无心绞痛的患者来说，通过核成像或负荷超声心动图进行功能试验，或许能够确定对血运重建有良好反应的存活心肌或缺血心肌。在患有左心室收缩功能不全且冠状动脉解剖结构未知的患者中，心导管检查可能会识别出适合血运重建的病变，从而可能改变疾病的发展进程，这尤其适用于伴有局部功能障碍、阵发性心力衰竭症状及胸部不适或心绞痛的患者。尽管尚无明确关于因左心室收缩功能不全、无心绞痛的心力衰竭患者的冠状动脉造影指南，但其中许多患者将从冠状动脉解剖结构的评价中获益。此外，由于无创性功能研究的敏感性有限，许多缺血性疾病患者存在发生临床无症状事件的可能性。在既往已将冠状动脉疾病排除为左心室功能不全的原因的患者中，通常不建议重复进行有创或无创的缺血评估。

7. 右心导管检查

由于已有高质量的超声心动图和多普勒检查，以及其他评估心脏功能的无创性技术，因此并非所有患者都需要进行右心导管检查。并且大多数药物都不是根据血流动力学指标，而是基于已证实的可以降低死亡率或缓解症状而用于心力衰竭的治疗。因此，血流动力学监测对于心力衰竭患者获益仍不确定。实际上，一项比较右心导管检查和无创检查策略的大型随机研究表明，接受有创性检查的患者没有任何实质性获益[40]。但是，有创性血流动力学监测可以帮助患有复杂疾病的患者评估心脏容量与心排血量，特别是在考虑进行心脏移植或植入左心室辅助设备时。它还有助于将心力衰竭与其他疾病（如肺部疾病或败血症）相鉴别。尽管可以使用无创性方法（如经胸生物阻抗）来估算血流动力学测量值，但除非已证明可以改善心力衰竭患者的最终结局，否则不建议常规使用这类技术。

8. 心内膜心肌活检

心内膜心肌活检的有用性尚未得到充分证实。大多数非缺血性心肌病患者在活检中会显示出非特异性变化（肥大、细胞损失或凋亡、纤维化）。虽然活检标本显示符合心肌炎的淋巴细胞浸润具有诊断价值，但目前暂无治疗价值。很多心肌炎患者无须特殊治疗即可得到改善，而且目前尚无研究证明直接免疫抑制对这些患者有所帮助。由于巨细胞心肌炎已被证明具有恶性病程，因此表现出巨细胞心肌炎的活检标本对评估患者预后具有一定的价值。尽管如此，巨细胞型心肌炎的治疗方法至今仍未经证实。截至目前，心内膜的活检结果可用于诊断结节病、淀粉样变性、血色素沉着病、嗜酸性心肌炎、Loeffler 综合征和心内膜纤维弹力纤维增生症等，但是仍缺乏证明活检结果能够成功指导治疗的证据。没有证据表明通过进行活检来筛查这些疾病可以改善预后。需要注意的是，虽然发生严重并发症的风险不到 1%，但不建议将心内膜活检纳入心肌病的常规评估中。只有在有充分理由表明活检结果会对随后的治疗决策产生有意义的影响时，才应进行心内膜活检。

（四）实验室检查

在心力衰竭患者中，最重要的血液研究是血清电解质与肾功能检查。血钠浓度较低表明肾素 - 血管紧张素系统受到刺激，血管加压素水平升高，可以在接受大剂量髓襻利尿药的患者中观察到这种表现。另外，在接受利尿药治疗的患者中也可能观察到低血钾与浓缩性碱中毒。血尿素氮或血清肌酐水平升高提示存在由血管收缩和心排血量减少引起的器质性或功能性肾损害。肝功能异常可能提示肝淤血。而且，由于甲状腺功能减退症和甲状腺功能亢进症均可能是心力衰竭

的主要原因，因此在初始评估时应测量促甲状腺激素的水平。当发生急性心力衰竭时，肌酸激酶和同工酶及肌钙蛋白 I 或肌钙蛋白 T 的测量结果可能提示存在活动性炎症或心脏缺血性损伤。血清铁蛋白和转铁蛋白饱和度可用于检测血色素沉着，但是这两个指标在无血色素沉着病的其他表现（如糖尿病、肝病和皮肤变化）的情况下含量有限。对于具有高危暴露或性传播疾病史，并具有病毒感染表现（如淋巴细胞减少、贫血、恶病质或机会性感染史）的患者，建议进行人类免疫缺陷病毒筛查。

近年来，在不明原因的呼吸困难情况下，通过检测 BNP 诊断心力衰竭并且对慢性心力衰竭的患者进行监测引起越来越多的关注。在过去，需要通过复杂的放射免疫分析对 BNP 进行测量。在许多医院，这就意味着需要将样本送往转诊中心进行分析。最近，关于能够快速分析血样的便携式设备的研究表明，在急诊科现场对样本进行测量是可行的 [33, 41]。而且，利尿钠肽水平可将心力衰竭与导致呼吸困难的肺部原因相鉴别，并协助检查者正确评估心力衰竭的严重程度 [27]。如前所述，连续检测 BNP 可指导医生根据指南推荐使用最佳剂量的药物治疗，但在急性失代偿性心力衰竭或降低住院率方面的作用尚不明确。

五、鉴别诊断

确定收缩性心力衰竭的潜在原因可能会为治疗提供其他途径，从而可以改善患者的一般状况。由于动脉粥样硬化在人群中的患病率较高，因此必须首先考虑缺血或梗死。由于冠状动脉疾病为 50% 以上收缩性心力衰竭患者的病因，因此鉴别其他病因的诊断意义不大。在对患者进行初步评价时，临床医生应能够识别出导致心力衰竭的原发性瓣膜疾病（如主动脉瓣狭窄、主动脉瓣关闭不全和二尖瓣反流）的患者。对于所有的主动脉瓣狭窄患者及许多主动脉瓣关闭不全的患者来说，瓣膜手术可大大改善其心力衰竭综合征的

表现。尽管既往研究不建议在二尖瓣反流和收缩性心力衰竭的情况下进行二尖瓣置换术，但在非对照系列研究中显示，二尖瓣修复（保留乳头肌功能和心室形状）可改善这些患者的症状[42]。经证实，MitraClip 这种通过局部对合二尖瓣瓣叶边缘的经皮器械，在减少二尖瓣反流方面不如传统手术有效，但具有更高的安全性和相似的临床结局改善效果[43]。该设备已在欧洲开售，但在美国仍处于试验阶段。高血压控制不佳的患者应使用最大剂量的 ACEI、β 受体拮抗药和氨氯地平及其他降血压药进行治疗。

对患者进行评估时，应确定其是否暴露于心脏毒素，如酒精或可卡因。戒酒和长期禁欲可使心脏功能得到恢复。快速性心律失常（如心房颤动伴快速心室率）的患者应接受心脏电复律或对心率进行控制，因为当心动过速停止时，心室功能可能会有所改善。另外，甲状腺功能减退症和甲状腺功能亢进症均可导致收缩性心力衰竭，因此在初次就诊时应检查促甲状腺激素水平。目前已经有充分的证据证明通过治疗这类疾病可获得临床改善。对收缩性心力衰竭患者进行初步实验室评估时，可能表现为低钙血症或尿毒症，而这两种表现均已证明是扩张型心肌病的病因，但可通过纠正代谢异常而得到改善。其他营养（硒）和代谢（肉碱）缺陷也可能导致扩张型心肌病的发生，有望通过纠正这些缺陷改善心脏功能。

需要再次强调的是，不建议在收缩性心力衰竭患者的常规评估中进行心内膜心肌活检；但是，如果患者的症状和体征高度提示可通过活检确诊（尤其是当诊断已得到证实时），患者则可能会因心内膜活检和随后的定向治疗而受益。而表现为发热、肌痛或胸膜炎性胸痛的患者可能患有心肌炎或心肌心包炎，其心电图检查结果也可能提示心肌炎或心肌心包炎。然而，截至撰写本文时，除了支持疗法和针对心力衰竭的药物疗法以外，还没有发现其他针对心肌炎的有效疗法。

具有心外膜结节病史或房室传导阻滞的患者可能患有心脏结节病。有报道显示，使用糖皮质激素能够改善这些患者的病情。对于伴有肝脏疾病的患者，特别是具有糖尿病和皮肤古铜色的患者，可能会由于血色素沉着病（可通过心内膜心肌活检做出诊断）而发生收缩性心力衰竭。还有研究者展示了磁共振成像在心脏血色素沉着病诊断中的实用性。另外，部分嗜铬细胞瘤患者患有扩张型心肌病，但是至少在某些病例中通过手术切除肿瘤可以逆转病情变化。因此，如果患者表现出汗、心动过速（也常见于其他形式的心肌病）或头痛症状的患者，需要检测血浆和尿液中儿茶酚胺及其代谢产物，并进行腹部 CT 的检查。

收缩性心力衰竭的患者如果无法确定病因，将被归类为"特发性"扩张型心肌病。在 1230 例非缺血性扩张型心肌病患者中，有 50% 被诊断为特发性扩张型心肌病[44]。由于无法确定这些患者的病因，因此除了使用已经证实对全部收缩性心力衰竭患者有益的药物治疗外，没有其他的特异性疗法，本章稍后将对此进行概述。

六、并发症

不幸的是，发病和死亡是收缩性心力衰竭患者的常见并发症。心力衰竭加重而需住院治疗是心力衰竭患者最常见的并发症之一。每年超过 100 万患者因心力衰竭住院，超过 180 万患者初次确诊心力衰竭[1]。心力衰竭患者住院治疗的原因包括慢性心力衰竭急性加重或者门诊难以处理的慢性加重。住院率因病情的严重程度而异。美国卡维地洛试验发现，平均 6.5 个月的随访期间，纳入安慰剂组的门诊患者（NYHA 分级大多为 Ⅱ ～ Ⅲ 级）中 19.6% 的患者需要住院治疗，而卡维地洛组 14.1% 的患者需住院治疗[24]。RALES 试验发现，入组时 NYHA Ⅳ 级的患者，以及虽然入组时 NYHA Ⅲ 级但入组前 6 个月内 NYHA Ⅳ 级的患者，更可能需要住院治疗；24 个月的随访期间，安慰剂组 40% 患者需要住院治疗，而接受螺内酯治疗的患者 31.6% 需要住院治疗。

心力衰竭患者可能出现心律失常。超过 10%

的心力衰竭和收缩功能不全的患者同时伴发心房颤动。室性心动过速也很常见，大约 10% 的晚期心力衰竭患者出现过晕厥，或高度心室异位节律，而需要植入心脏除颤器。低度心室异位节律，如非持续性室性心动过速，则更加常见，大约 1/3 患者在动态心电监测中至少出现 3 次室性心动过速。

脑血管意外是心力衰竭一种可怕的并发症，其发生可能是因为左心房存在附壁血栓，通常与心房颤动或左心室附壁血栓相关，还通常与低血流或血流停滞时前壁和（或）心尖部运动不稳或运动障碍有关。对于某些心力衰竭患者，使用华法林可以减少脑卒中的发生率。由于使用抗凝血药存在相关并发症，因此对于不存在血栓栓塞的已知危险因素的心力衰竭患者，目前不推荐常规使用华法林。其中血栓栓塞的危险因素包括心房颤动、机械人工瓣膜、血栓栓塞史、存在附壁血栓或近期前壁 / 心尖部心肌梗死等。

晚期心力衰竭患者心排血量降低，还会引起器官灌注不良导致的并发症。出现肾功能不全、肝功能不全、胃肠功能障碍或中枢神经系统功能障碍，通常视为病情严重程度的进展。这些并发症的出现会使心力衰竭导致的问题进一步恶化，比如加重水钠潴留，导致代谢紊乱，而且影响饮食治疗和药物治疗的依从性。当心力衰竭并发多器官衰竭时，生活质量和预后逐渐下降。在这种情况下，静脉肌力药物的姑息治疗可暂时改善患者的临床状况。

七、左心室收缩功能障碍所致心力衰竭的治疗

充血性心力衰竭的治疗目标包括确定可纠正的病因和诱因，延缓疾病进展，维持体力活动，逆转水钠潴留，以及减少死亡风险。当然，其中一些目标只能通过针对心力衰竭的药物治疗来实现或优化，尤其是当心力衰竭进展到晚期时。血管紧张素转化酶抑制药（ACEI）推荐用于所有阶段的心力衰竭患者，不仅用于治疗，也用于预防心室功能不全的不断恶化。螺内酯，一种醛固酮受体拮抗药，已被证明其与标准治疗联用时可以明显降低死亡率。利尿药主要用于减轻症状、缓解水肿，但没有数据表明其可以延缓疾病进展。大多数临床医生认为，地高辛对于减少住院死亡率是安全有效的。近年来，β 受体拮抗药也已成为心力衰竭的重要治疗，过去认为其缺乏获益甚至增加风险的误解已经消除。

（一）饮食及生活方式

心力衰竭的有效治疗需要限制饮食和其他生活方式的调整。限钠在心力衰竭患者的管理中始终存有争议，目前的指南认为"限钠对于有症状的心力衰竭患者可以减轻充血性症状 [32]"。限水同样是有益的。随着疾病进展，液体摄入量的管理也需要更严格，每天应不超过 1.9L。如果合并低钠血症，应更严格地限制水的摄入量。对于不限制水钠摄入的患者，即使是最强效的利尿药方案也效果不佳。

应鼓励所有心力衰竭患者戒烟，尤其是存在潜在缺血性疾病的患者。此外，酒精的摄入每天应不超过一杯，而对于有酒精依赖史或酒精相关心肌病的患者，应建议戒酒。

对于病因为冠状动脉疾病的心力衰竭患者，如果存在血脂异常，应根据指南通过饮食和药物治疗降低胆固醇和甘油三酯水平。尽管有强有力的证据表明他汀类对大多数已确诊的心血管疾病患者有益，但两项大型随机试验发现，启动他汀类药物治疗对有症状的收缩性心力衰竭（缺血性或非缺血性）患者并无益处 [45, 46]。因此，对于仅诊断收缩性心力衰竭的患者，如无其他适应证，不建议使用他汀类作为辅助治疗 [32]。肥胖可能是心力衰竭成功管理的一个重要混杂因素，因为肥胖直接影响心室形状和功能。事实上，肥胖的患者更容易患心血管疾病，包括心力衰竭。尽管如此，最近提出了"肥胖悖论"，即轻度超重的心力衰竭患者生存率更高，但仍存有一定争议。然

而，证实这一悖论的研究可能存在一定问题，因为其不同分组的患者疾病持续时间和严重程度存在差异。合理的目标是有益心脏健康的饮食和充足的体力活动，而非绝对的减重。除非极度肥胖，大多数心力衰竭患者不需要快速和积极的减肥，更合理的目标可能是永久的生活方式调整和适度的减重。

（二）运动

卧床休息曾被推荐用于急性心力衰竭的管理，尤其当病因为心肌炎时。但目前已不推荐用于急性失代偿期的初始治疗。目前的研究表明，心脏康复治疗和监督下的运动处方对维持整体循环调节和骨骼肌功能相当重要，并可降低心力衰竭患者的运动不耐受程度，提高生活质量。一项针对心力衰竭合并收缩功能障碍的患者的大型试验 HF ACTION 发现正式的锻炼计划可适度改善峰值摄氧量（VO_2）和 6min 步行距离，总体上降低了医疗保健相关的花费[47]。制订心脏康复计划作为心力衰竭长期管理的一部分时，需要考虑到所有的心力衰竭患者。

（三）特定药物类别

自 20 世纪 80 年代中期以来，评估心力衰竭患者药物治疗的安全性和有效性的终点发生了根本性的改变。虽然急性和慢性血流动力学终点对于评估新药的药理学特征十分重要，但更理想的长期终点包括减轻症状（改善生活质量）、改善运动耐量或运动能力、逆转神经体液异常及降低死亡率等。20 世纪 80 年代末和 90 年代初心力衰竭方面的研究主要是大型多中心临床试验。这些试验旨在检测药物治疗对死亡率、疗效终点，以及有意义的不良反应的影响。这些研究的其他数据还包括治疗对不同亚组患者、室性心律失常的变化、生活质量、症状和用药情况的影响。这些研究往往没有提供有关药物作用机制的信息，病理生理过程的具体细节，或药物无效时的明确解释。收缩性心力衰竭患者根据 ACC/AHA 分期的

治疗指南见表 13-4 至表 13-8[32]。

表 13-4　心力衰竭高危患者（A 期）的治疗建议

I 级（推荐）
- 高血压和脂代谢异常应根据目前的指南控制
- 其他可能导致心力衰竭的情况，如肥胖、糖尿病、吸烟和已知的心脏毒性药物，应加以控制或避免

引自 Yancy 等[32]

表 13-5　左心室收缩功能障碍的无症状患者（B 期）的治疗建议

I 级（推荐）
- 有心肌梗死史或 EF 降低的患者，使用 ACEI 或 ARB 以预防心力衰竭
- 心肌梗死和 EF 降低的患者，应循证应用 β 受体拮抗药以预防心力衰竭
- 心肌梗死的患者，应使用他汀类以预防心力衰竭
- 控制血压以预防有症状的心力衰竭
- 所有 EF 降低的患者均应使用 ACEI 以预防心力衰竭
- 所有 EF 降低的患者均应使用 β 受体拮抗药以预防心力衰竭

II a 级（可能适用）
- ICD 适用于心肌梗死后至少 40d、LVEF ≤ 30%，且在指南指导下进行药物治疗的无症状的缺血性心肌病患者（见正文）

III 级（不推荐）
- 钙通道阻滞药具有负性肌力作用

EF. 射血分数；ACEI. 血管紧张素转化酶抑制药；ARB. 血管紧张素 II 受体拮抗药；LV. 左心室；ICD. 植入式心律转复除颤器
引自 Yancy 等[32]

1. 利尿药

利尿药的疗效终点为减轻体重，逆转水肿和肺淤血，是治疗心力衰竭水肿的传统疗法。虽然没有长期随机对照研究显示利尿药治疗对心力衰竭发病率和死亡率的影响，但短期研究已证实利尿药可以改善容量负荷过重患者的症状和运动耐量。利尿药的种类包括襻利尿药（如呋塞米、布美他尼和托拉塞米）、噻嗪类利尿药（如氢氯噻嗪和美托拉宗）及留钾利尿药（如螺内酯、氨苯蝶啶和阿米洛利）。襻利尿药作用于近端肾小管，仅肾功能严重受损时无法发挥疗效。噻嗪类利尿药单独使用时往往效力较低，对中度肾功能受损的患者无效。由于慢性心力衰竭患者往往至少有轻度肾功能异常，因此在这一人群中，一般首选襻利尿药。但这并不意味着轻度心力衰竭的

患者不能使用噻嗪类利尿药。对于心力衰竭较严重的患者，襻利尿药与噻嗪类利尿药联合使用更有效，因为它们作用于肾单位的不同部位而可以产生叠加效应。其目标是优化利尿、预防低钾血症、评估高钾血症的风险。不伴容量超负荷的症状或体征时无须使用利尿药。

如果选择利尿药作为容量超负荷的稳定心力

表 13-6　有症状的左心室收缩功能障碍患者（C 期）的治疗建议

I 级（推荐）
- 液体潴留患者使用利尿药
- 所有患者予 ACEI
- ACEI 不耐受者予 ARB
- 所有稳定患者使用 3 种 β 受体拮抗药中的 1 种以降低死亡率（见正文）
- NYHA Ⅱ～Ⅳ级且 LVEF ≤ 35% 的患者予醛固酮受体拮抗药
- 急性心肌梗死且 LVEF ≤ 40%，同时有心力衰竭或糖尿病的症状者予醛固酮受体拮抗药
- 根据指南指导的药物治疗，NYHA Ⅲ～Ⅳ级的非裔美籍患者使用肼屈嗪和硝酸异山梨酯
- 慢性心力衰竭伴心房颤动，以及有心源性脑卒中的其他高危因素的患者，应接受抗凝血治疗；抗凝血药的选择应因人而异
- 心肌梗死后至少 40d，伴 LVEF ≤ 35%，指南指导的药物治疗下 NYHA 分级仍为Ⅱ～Ⅲ级，以及预期寿命＞1 年的患者应予 ICD 作为心源性猝死的一级预防
- LVEF ≤ 35%、窦性心律、左束支传导阻滞型 QRS 波 ≥ 150ms、指南指导的药物治疗下 NYHA Ⅱ～Ⅲ级或偶然出现Ⅳ级症状的患者应考虑心脏再同步化治疗（CRT）
- 心肌梗死后至少 40d，伴 LVEF ≤ 30%，指南指导的药物治疗下 NYHA Ⅰ级，且预期寿命＞1 年的患者应予 ICD 作为心源性猝死的一级预防

Ⅱ a 级（可能适用）
- ARB 是 ACEI 作为一线治疗时的合理替代
- 肼屈嗪和硝酸异山梨酯可用于不能用 ACEI 或 ARB 的患者
- 地高辛可能有益于降低住院率
- 慢性心力衰竭伴心房颤动而没有心源性脑卒中的其他危险因素的患者，长期抗凝血是合理的
- ω-3 不饱和脂肪酸作为辅助治疗可降低死亡率和住院率
- 心脏再同步化治疗对于 LVEF ≤ 35%、窦性心律、非左束支传导阻滞型 QRS 波 ≥ 150ms、指南指导的药物治疗下 NYHA Ⅲ级或偶有Ⅳ级症状的患者可能有效
- 心脏再同步化治疗对于 LVEF ≤ 35%、窦性心律、左束支传导阻滞型 QRS 波 120～149ms、NYHA Ⅱ～Ⅲ级或偶有Ⅳ级症状的患者可能有效
- 心脏再同步化治疗可能对以下心房颤动且指南指导的药物治疗下 LVEF ≤ 35% 的患者有效：①需心室起搏或符合其他适应证的患者；②房室结消融或控制心室率允许近 100% 的心室起搏
- 心脏再同步化治疗对于指南指导的药物治疗下 LVEF ≤ 35%、准备植入起搏器或更换起搏器伴预期心室起搏的患者可能有效

（续表）

Ⅱ b 级（可考虑，但有效性尚未证实）
- 指南指导的药物治疗下仍存在持续症状且无醛固酮受体拮抗药适应证或醛固酮受体拮抗药不耐受的患者可加用 ARB
- ICD 对于延长非猝死性高危患者（如频繁住院、乏力或严重并发症）的生存率是否有益尚存争议
- 对于 LVEF ≤ 35%、窦性心律、非左束支传导阻滞型 QRS 波 120～149ms，以及指南指导的药物治疗下 NYHA Ⅲ级或偶有Ⅳ级的患者，可以考虑心脏再同步化治疗
- 对于 LVEF ≤ 35%、窦性心律、非左束支传导阻滞型 QRS 波 ≥ 150ms、指南指导的药物治疗下 NYHA Ⅱ级的患者，可以考虑心脏再同步化治疗
- 对于 LVEF ≤ 30%、心肌缺血所致心力衰竭、窦性心律、左束支传导阻滞型 QRS 波＞150ms、指南指导的药物治疗下 NYHA Ⅰ级的患者可以考虑心脏再同步化治疗

Ⅲ 级（不推荐）
- 常规联合使用 ACEI、ARB 及醛固酮受体拮抗药
- 醛固酮受体拮抗药在肾功能不全和（或）高钾血症患者中的不恰当使用
- 不伴心房颤动、既往血栓栓塞事件或心脏附壁血栓的患者进行抗凝血
- 仅存在心力衰竭时使用他汀类作为辅助治疗
- 使用营养补充品治疗心力衰竭
- 激素疗法而非纠正缺陷
- 已知对心力衰竭患者的临床状态有不利影响的药物（如大多数抗心律失常药、非甾体抗炎药或噻唑烷二酮类降血糖药）
- 长期使用静脉正性肌力药物，除非作为终末期患者的姑息治疗
- 不推荐钙通道阻滞药作为常规治疗
- 心脏再同步化治疗不推荐用于 NYHA Ⅰ～Ⅱ级、非左束支传导阻滞型 QRS 波＜150ms 的患者
- 心脏再同步化治疗不适用于因虚弱和（或）严重并发症预期寿命＜1 年的患者

EF. 射血分数；ACEI. 血管紧张素转化酶抑制药；ARB. 血管紧张素Ⅱ受体拮抗药；LV. 左心室；ICD. 植入式心律转复除颤器
引自 Yancy 等 [32]

衰竭患者的起始治疗，首选呋塞米，20～40mg，每日 1 次。用药前和用药 5～7d 后均需完善检查并记录，以评估是否存在低钾血症和容量受限。如果基线时血钾处于正常低线，则在使用利尿药的同时补充氯化钾。建议患者每天早上排尿后进行体重监测，并记录结果。体重变化应不超过 0.5～1.0kg/d。开始起始剂量的利尿药治疗后，1 周内需再次联系患者以评估是否需要增加剂量。一般根据起始剂量成倍地逐渐加量，直至达到利尿效果；这通常导致服药后 30～60min 内排尿，需要关注加量后 3～6h 内尿量的增加情况。如果出入量平衡，则无须增加利尿药剂量，而需要注意脱水的症状和体征。如果患者虽然有明显的利

表 13-7　难治性心力衰竭患者（D 期）的治疗建议

Ⅰ级（推荐）
- 尚未确定最终治疗或解决方案的心源性休克患者予肌力药物以维持全身灌注，保护终末器官功能
- 尽管根据指南进行了药物治疗、器械或手术治疗仍进展为 D 期的心力衰竭患者，应仔细筛选存在心脏移植适应证的患者

Ⅱa 级（可能适用）
- 限水（1.5～2L/d），尤其是低钠血症患者
- 对于等待机械循环支持或器官治疗的患者，持续静脉给予肌力药物作为"桥接治疗"
- 预期进行最终治疗（如心脏移植）的经过仔细筛选的 D 期心力衰竭患者给予机械循环支持
- 对于经过仔细筛选的合并急症的心力衰竭患者，给予非永久性机械循环支持作为恢复或决策的桥接治疗
- 对于仔细筛选的 D 期心力衰竭患者可给予持续性机械循环支持以延长生存期

Ⅱb 级（可考虑，但有效性尚未证实）
- 存在器官功能障碍的临危住院患者可给予短期、持续静脉肌力药物作为支持治疗
- 长期持续静脉肌力药物可作为姑息治疗

Ⅲ级（不推荐）
- 常规持续或间断静脉输注肌力药物（非姑息治疗）
- 没有证据表明存在休克或终末器官功能障碍的住院患者短期静脉应用正性肌力药物

引自 Yancy 等[32]

尿反应但仍存在容量超负荷，可以将用药方案增加到每日 2 次。如果每日 2 次的襻利尿药无法达到出入量平衡，应考虑加用噻嗪类利尿药（如氢氯噻嗪 25～50mg，每日 1 次）。不建议间断使用大剂量利尿药（美托拉宗），因为其可导致容量的大量变化和低钾血症，而低钾血症可导致室性心律失常。

由于肠水肿、低灌注或肾脏机制，患者可能对利尿药产生耐药性。一般来说，利尿药耐药的患者可以通过增加药物剂量和（或）联用噻嗪类利尿药提高疗效。由于呋塞米的生物利用度可能会受到肠水肿的影响，这些患者使用布美他尼和托拉塞米可能吸收效果更好。所有口服利尿药均不能达到充分的利尿效应的患者应静脉应用利尿药。水肿减轻后，对利尿药的反应可能恢复。

2. 地高辛

尽管医生将洋地黄用于治疗水肿已超过 200 年，但直到最近其疗效仍存争议。洋地黄通过抑制钠-钾 ATP 酶发挥作用。钠-钾 ATP 酶受到抑制后，心肌收缩力增强，但迷走传入神经功能也被阻断，因而导致心脏压力感受器敏感化。大多数患者的压力感受器对于生理动作的反应是正常的。对于心房颤动的患者，地高辛可以通过减缓心室反应改善心室充盈、冠状动脉灌注时间和心肌耗氧量。肾脏内的钠-钾 ATP 酶受到抑制使肾小管对钠的重吸收减少，从而导致尿钠增多。洋地黄治疗可降低血浆肾素活性和血浆醛固酮水平。急性期时，洋地黄还会降低儿茶酚胺水平。

RADIANCE 试验和 PROVED 试验两项研究评价了停用地高辛对临床和运动参数的影响[48, 49]。在两项试验中，被随机分配停用地高辛的患者都出现了运动能力下降和病情恶化。这些患者的病情在停用地高辛 4～8 周内明显恶化，表现为症状加重，需要更换药物，门诊和住院医疗管理增加。最近，地高辛研究组（DIG）进行了一项长期试验，发现随机分配到地高辛组或安慰剂组的 7500 例患者中，地高辛对于降低死亡率没有明显获益，但其住院风险降低了 8%[50]。

有住院风险的心力衰竭患者（NYHA Ⅱ～Ⅳ级）应考虑地高辛治疗。然而，不应该为了促进地高辛起效而停用 β 受体拮抗药。地高辛的起始和维持剂量应为 0.125～0.25mg，每日 1 次。老年患者或肾功能不全患者应予较低剂量（0.125mg，隔日 1 次）。以前，人们认为地高辛的治疗浓度可达血清水平 2.0ng/ml。然而，DIG 试验的数据分析显示，达到这一浓度的患者更有可能发生不良反应，死亡率也可能更高，还可能诱发心律失常。目前的 AHA/ACC 指南推荐较低血浆水平的洋地黄（0.5～0.9ng/ml）更有可能与受益相关[32]。应定期监测血药浓度，特别是在肾脏功能变化或合并慢性肾脏病时。

3. 肾素-血管紧张素系统抑制药

与直接血管扩张药相比，血管紧张素转化酶抑制药（ACEI）用于任何分期的充血性心力衰竭患者都有很好的疗效。尽管 ACEI 具有扩张血管的特性，其作用机制还包括抑制血管紧张素Ⅱ、

表 13-8　用于心力衰竭的药物剂量

药　　物	起始剂量	峰值剂量
利尿药		
襻利尿药		
• 呋塞米	20mg 每日 1 次	200mg 每日 2 次
• 布美他尼	0.5mg 每日 1 次	4mg 每日 2 次
• 托拉塞米	5mg 每日 1 次	100mg 每日 2 次
噻嗪类利尿药		
• 氢氯噻嗪	25mg 每日 1 次	50mg 每日 1 次
• 氯噻酮	50mg 每日 1 次	100mg 每日 1 次
• 美托拉宗	2.5mg 每日 1 次	10mg 每日 2 次
留钾利尿药		
• 螺内酯	25mg 每日 1 次	25～50mg 每日 1 次
• 阿米洛利	5mg 每日 1 次	10mg 每日 1 次
• 氨苯蝶啶	50mg 每日 1 次	100mg 每日 2 次
血管紧张素转化酶抑制药		
卡托普利	6.25mg 每日 3 次	50mg 每日 3 次
依那普利	2.5mg 每日 1 次	10～20mg 每日 2 次
赖诺普利	2.5～5mg 每日 1 次	20～40mg 每日 1 次
福辛普利	5～10mg 每日 1 次	40mg 每日 1 次
雷米普利	1.25～2.5mg 每日 1 次	10mg 每日 2 次
喹那普利	5mg 每日 2 次	20mg 每日 2 次
β 受体拮抗药		
琥珀酸美托洛尔	12.5～25mg 每日 1 次	200mg 每日 1 次
比索洛尔	1.25mg 每日 1 次	10mg 每日 1 次
卡维地洛	3.125mg 每日 2 次	25mg 每日 2 次（50mmg，若体重＞ 85kg）
卡维地洛控释片	10mg 每日 1 次	80mg 每日 1 次
洋地黄		
地高辛	0.125mg 每日 1 次	0.125～0.25mg 每日 1 次

调节其他血管活性物质等。血管紧张素转化酶催化血管紧张素 I 转换为血管紧张素 Ⅱ，而血管紧张素 Ⅱ 是一种强效缩血管物质并能刺激醛固酮的释放。血管紧张素转化酶还能起到激肽酶的作用，其受到抑制后可以减少缓激肽的分解。血管紧张素转化酶的激肽酶活性可能是 ACEI 优于血管紧张素受体拮抗药（ARB）的原因。

许多研究已经证实 ACEI 对于任何分期的心力衰竭患者在临床和死亡率方面均有获益。1987 年报道的 CONSENSUS 试验发现加用依那普利可以使 NYHA Ⅳ 级患者的死亡率降低 31%。依那普利组的患者 NYHA 分级明显改善，心脏体积减小，对心力衰竭的其他治疗药物的需求减少[51]。SOLVD 试验也证实了 ACEI（同样评估的是依那普利）对于无症状的心力衰竭患者（NYHA Ⅰ 级）及轻中度心力衰竭患者（NYHA Ⅱ～Ⅲ 级）的疗效。其治疗的亚组分析则比较了依那普利与安慰剂相比其治疗确诊的心力衰竭患者的疗效[52]。在这一组中，依那普利与总死亡率降低相关（降低 16%），尽管猝死导致的死亡率没有显著改变。在一项针对无症状的左心室功能不全患者的独立预防亚研究中，依那普利可以预防充血性心力衰竭的进展[53]。与安慰剂组相比，依那普利组患者总体死亡率没有改善，而随后出现临床明显心肌梗死的发生率降低。后续研究表明，ACEI 用于收缩性心力衰竭患者，其益处并不局限于任何特定的化合物，而是代表了一种"类效应"。

　　除了有研究表明 ACEI 对于轻度或无症状心力衰竭患者的获益，还有研究表明 ACEI 对于有急性心肌梗死史的患者也有获益。SAVE 研究评估了卡托普利对心肌梗死后射血分数 < 40% 的无症状患者的疗效[54]。该研究还证实卡托普利可减少复发性心肌梗死的发生。一项在有症状的梗死后患者中进行的雷米普利的后续研究中显示，加用一种 ACEI 可以降低死亡率[55]。最近，雷米普利已被证明可以降低心血管事件的风险（HOPE 试验），包括在无既往心脏病但有心血管风险因素的人群中，减少 23% 的发生心力衰竭的风险[56]。将这些药物归为血管扩张药过于简单，因为该研究中使用雷米普利的患者平均收缩压 / 舒张压仅下降 3/2mmHg。ACEI 似乎对血管、心脏、肾脏均有影响，远远超出了其微弱的降血压作用。在组织水平上抑制肾素 – 血管紧张素 – 醛固酮系统可以使血管、心脏和肾脏避免血管紧张素 Ⅱ 和醛固酮长期激活的一些影响，包括生长、肥大、增殖、胶原沉积和组织重塑。

　　ACEI 的剂量选择需根据基线时的血压、肌酐、血钠水平等进行个体化分析。ACEI 滴注期间可能会出现轻度低血压（如收缩压 80~90mmHg）和氮质血症（血清肌酐 20~25mg/L），如果没有症状，这些不良反应可以耐受，以获得 ACEI 的益处。然而，有症状的低血压、进行性氮质血症或无法忍受的干咳有时需停用 ACEI。其他不良反应，包括皮疹和血管

性水肿相对罕见。ACEI 的最佳剂量和治疗目标（血压 vs. 试验目标剂量）尚未确定。有证据表明，阿司匹林和非甾体抗炎药可阻断 ACEI 的良好作用，增加其诱发肾功能不全的可能性，应尽量减少使用；冠状动脉疾病患者应将阿司匹林剂量减至 81mg/d。

　　血管紧张素受体拮抗药（ARB）具有和 ACEI 相似的药理学作用，但也有关键的区别。理论上，通过阻断实际的血管紧张素受体，可以实现对肾素—血管紧张素系统更全面的阻断。一些临床试验验证了这一假设，即这一作用与 ARB 较传统的 ACEI 治疗生存率更高有关，但这一假设还没有在有效的死亡率试验中得到证实。尽管 ARB 较 ACEI 更贵，但 ARB 出现干咳较 ACEI 少，干咳为有时出现但常常难以忍受的一个 ACEI 不良反应。与 ACEI 相比，ARB 出现血管性水肿的可能也较小，但并非不会出现。目前的 AHA/ACC 指南建议 ACEI 作为所有心力衰竭患者（任何分期）的一线治疗，包括无症状的左心室收缩功能不全患者。对于由于干咳或血管性水肿而 ACEI 不耐受的患者可以使用 ARB。然而，这两类药物有时因肾功能不全或高钾血症而被禁用[32]。少数情况下，对于常规治疗剂量足够但症状仍持续存在，且醛固酮受体拮抗药不耐受的患者，可以在 ACEI 的基础上加用 ARB。不推荐 ACEI、ARB、醛固酮受体拮抗药的三联疗法，因为有高钾血症和（或）肾衰竭的风险[32]。

4. 醛固酮受体拮抗药

　　尽管起初 ACEI 治疗会降低心力衰竭患者升高的醛固酮水平，但一些患者几个月后可能会出现"醛固酮逃逸"。已证实血清醛固酮水平与 NYHA 分级相关。在心力衰竭动物模型中，醛固酮水平升高与心肌细胞肥大和纤维化相关[57]。

　　RALES 试验评估了螺内酯（一种醛固酮受体拮抗药）与地高辛、襻利尿药、ACEI 联合使用对严重心力衰竭患者（NYHA Ⅳ级和 NYHA Ⅲ级且 6 个月内静息时出现过症状的患者）的疗效[58]。加用低剂量螺内酯（12.5~50mg，每

日 1 次）的患者死亡风险降低了 30%。最近，EMPHASIS-HF 试验证实了醛固酮受体拮抗药有益于减少轻度心力衰竭患者（NYHA Ⅱ级）死亡和因心力衰竭住院的风险[59]。

螺内酯最常见的不良反应是高钾血症和男性女型乳房。由于螺内酯可使血钾平均升高 0.2mmol/L，需注意补钾的剂量。应在基线时检查血钾水平，并在螺内酯治疗 5～7d 后复查。血钾 > 5.0mmol/L 和血清肌酐 > 25mg/L 的患者在开始螺内酯治疗前应纠正血钾或血清肌酐水平。如果治疗开始后血钾升至 5.0～6.0mmol/L，需将剂量减半，并在 5～7d 后复查血钾。如果治疗开始后血钾升至 6.0mmol/L 以上，则应停药，直到血钾正常再尝试降低剂量。

依普利酮，一种较新的醛固酮受体拮抗药，雌激素作用小于螺内酯，已有研究发现其用于梗死后轻度心力衰竭（NYHA Ⅱ级）的患者时，死亡率下降与螺内酯相似[59, 60]。尽管更昂贵，依普利酮可作为螺内酯的合理替代，尤其是存在螺内酯相关的男性乳腺发育的患者。与螺内酯相似，同样需要监测血钾和肾功能。

目前的 AHA/ACC 指南建议，只要可以监测血钾和肾功能，醛固酮受体拮抗药适用于伴射血分数降低的轻到重度心力衰竭患者（NYHA Ⅱ～Ⅳ级）[32]。这些指南不推荐同时使用 ACEI、ARB 和醛固酮受体拮抗药，因为高钾血症和肾衰竭的风险过高。

5. 血管扩张药

尽管传统观念认为"血管扩张药"是慢性心力衰竭治疗的主要药物，但只有结合使用肼屈嗪和硝酸异山梨酯才能有效治疗心力衰竭，降低死亡率。根据早期分类方法，肼屈嗪被归为一种直接动脉血管扩张剂，硝酸异山梨酯等硝酸盐制剂则被归为静脉血管扩张药。但是将这些血管扩张药这般武断的分类方法根本经不起现代医学的仔细推敲。肼屈嗪可以直接作用于血管平滑肌细胞。尽管还需要进一步研究验证，但肼屈嗪对心排血量和心率的显著提高作用表明其很可能产生

一种直接的正性肌力作用。虽然硝酸盐是静脉血管扩张药，但显而易见的是，它们也是动脉血管扩张药，因为它们可以模拟内皮依赖性一氧化氮的血管舒张作用。这种联合疗法对各种形式的充血性心力衰竭都有效果。一项退伍军人管理局的合作研究，即一项血管扩张药治疗中度心力衰竭的心力衰竭试验（V-HeFT），是第一个在与安慰剂作比较时，证实肼屈嗪与硝酸异山梨酯联合治疗可以降低死亡率的试验[61]。V-HeFT Ⅱ试验在不使用安慰剂组的情况下，分别对依那普利与肼屈嗪和硝酸异山梨酯的结合物对治疗中度充血性心力衰竭患者的疗效进行了比较[62]。硝酸异山梨联合肼屈嗪组（Hydralazine-Isosorbide Dinitrate group）的死亡率实际上与 V-HeFT Ⅰ试验中的硝酸异山梨联合肼屈嗪组的死亡率重叠。尽管依那普利可以更大幅度地降低死亡率，但硝酸异山梨酯基肼可以更大幅度地改善运动耐量并显著提高射血分数。

最近，一项权威的随机安慰剂对照试验对肼屈嗪与硝酸异山梨酯的结合物进行了测试，试验对象是患有收缩性心力衰竭的非裔美国人。使用 Bidil——一种由这两种药物组成的复方药片——可降低 43% 的死亡率，降低住院率，并改善生活质量[63]。目前，复方药 Bidil 仍然可以买到，但是其市场并不乐观。而单独剂量的肼屈嗪与硝酸异山梨酯仍然是一个不错的选择。据目前的 AHA/ACC 指南建议，该结合物可用于正在接受 ACEI 和 β 受体拮抗药最佳药物治疗的非裔美国患者，他们通常出现Ⅲ或Ⅳ级的 NYHA 症状。这种结合物也适用于因肾功能不全、药物耐受力低或低血压而禁用 ACEI 和 ARB 的患者[32]。具有强大血管扩张药特性的 α 受体拮抗药哌唑嗪在心力衰竭患者中得到了广泛的检验。最初的 V-HeFT 研究表明，与安慰剂相比，哌唑嗪治疗并不能降低死亡率。它可以影响肾素系统的激活与"未对抗的 β"肾上腺素的不良作用。α 受体拮抗药目前没有成为应用于慢性心力衰竭的治疗药物。其他类型的血管扩张药，如依前列醇前列

腺素（氟兰）、米诺地尔、莫索尼定和硝苯地平都对收缩性心力衰竭患者有不利影响。令人失望的是，实验结果表明这些药物都具有强大的血管舒张作用。这表明，为收缩性心力衰竭患者提供血管舒张治疗并不成熟。

据研究表明，那些在降低收缩性心力衰竭患者死亡率和住院率方面疗效显著的药物对疾病中发生的神经激素适应性具有显著的疗效，而非仅仅产生单纯的血流动力学影响。

6. 交感神经系统阻滞

晚期心力衰竭患者的交感神经系统已被激活。能证明这一变化的证据是人们已观察到血浆去甲肾上腺素水平与心力衰竭的死亡率相关，并且心率谱分析显示心力衰竭严重的患者，其低频心率反应得到了增强。鉴于多巴酚丁胺和其他正性肌力药临床试验的失败，部分欧洲国家进行较小规模的研究结果起初显示 β 受体拮抗对心力衰竭有积极作用[64]。美托洛尔治疗扩张型心肌病（metoprolol in dilated cardiomyopathy，MDC）试验评估了中重度扩张型心肌病患者对美托洛尔剂量渐进性增加的反应（不包括冠状动脉疾病患者）；与安慰剂相比，美托洛尔改善了心功能状态，并与联合终点（联合死亡率或心脏移植名单）的降低相关。尽管有这些成果，关于 β 受体拮抗药对心力衰竭的疗效仍受到许多怀疑。直到美国卡维地洛试验证明，卡维地洛（一种具有额外 α 受体拮抗特性的非选择性 β 受体拮抗药）可以有效降低 NYHA Ⅱ级及Ⅲ级患者 65% 的死亡率[24]。在此之后，使用选择性 β₁ 受体拮抗药（美托洛尔）和无 α 受体拮抗作用（比索洛尔）的非选择性 β 受体拮抗药试验已经证明 β 受体拮抗药对心力衰竭的好处很大程度上是一种分级效应[25, 26]。单纯 β 受体拮抗药的疗效和生存试验（BEST）未能证明 β 受体拮抗药（布辛多洛）对心力衰竭的疗效优于安慰剂。最近，卡维地洛的潜在随机累积生存率（COPERNICUS）试验表明，含加用卡维地洛的 β 受体拮抗药可以减少 NYHA Ⅳ级心力衰竭—静息症状无容量过载迹象患者的死亡率[65]。

作为一类药物，与其他形式的治疗相比，β 受体拮抗药在治疗期间可产生最大增量的射血分数。降低心率并改善舒张充盈时间可促进这一过程。β 受体拮抗药可直接抑制肾素的释放，并从根源上中断肾素系统运作。卡维地洛的抗氧化特性可能同样有助于增加其对心力衰竭的疗效，无论是通过直接的化学氧化还原反应，还是通过减少氧消耗或氧化性应激的间接作用。

NYHA Ⅱ级和Ⅲ级症状患者和无容量负荷过重体征的患者应接受 β 受体拮抗治疗，除非有禁忌证存在。在开始使用 β 受体拮抗药时，以及每次剂量调整时，患者可能会出现心脏功能状态暂时降低和液体潴留加重的情况。这个状态通常持续 2～4 周，这并且不需要额外的利尿药。β 受体拮抗药不应应用于因容量超负荷而住院治疗的患者起始治疗。心率低于 60/min 的患者应谨慎使用 β 受体拮抗药。收缩压低的患者一般可以使用 β 受体拮抗药，试验结果表明，低于基线血压至正常血压的患者无进一步血压下降的情况。有明显支气管痉挛疾病的患者可能不是不耐受 β 受体拮抗药，或者相对于非选择性卡维地洛来说更能耐受比索洛尔或美托洛尔（含较少的 β₂ 受体拮抗作用）。如果喘息能缓解多尿，应考虑将表现为心力衰竭和哮喘的肺充血患者当作最佳应用人选。

起初，卡维地洛每次应服用 3.125～6.25mg，每日 2 次；比索洛尔应每日服用 1.25mg；琥珀酸美托洛尔 12.5～25mg。β 受体拮抗药的剂量在可承受范围内可在每 2～4 周增加一倍剂量。患者如出现体重增加、呼吸困难或低血压等可能延缓增加剂量的症状应及时向医生报告。卡维地洛应调整至最大耐受剂量，目标为每次 25mg，每日 2 次；体重超过 85kg 的患者，每次 50mg，每日 2 次。然而，与安慰剂相比，每日 2 次 6.25mg 的低剂量能够使死亡率有所降低。接受美托洛尔治疗的患者应该每日有针对性地接受 200mg 的剂量。在接受 β 受体拮抗药治疗时因容量超载入院的患者应接受静脉利尿药治疗。在没有出现血流动力不稳定或禁忌证的情况下心力衰竭症状加重

时应继续使用 β 受体拮抗药。如果 β 受体拮抗药的使用受到限制，医生可以尝试减少剂量，而非突然停止拮抗药的使用。在优化容量状态并成功停用静脉利尿药、血管扩张药和肌力药物后，可以在住院期间开始使用 β 受体拮抗药[32]。

据目前的 AHA/ACC 指南建议，任何有心肌梗死病史的患者和左心室功能不全的患者均可使用 β 受体拮抗药，即使是无症状的患者也可以使用，除非合并特别的禁忌证存在。

7. 钙通道阻滞药

钙通道阻滞药在充血性心力衰竭的治疗中一直没有获得成功。并且除患有高血压或心肌缺血的患者外，在治疗心力衰竭患者时基本上没有作用。对其在充血性心力衰竭治疗中缺乏疗效的假设包括直接的负性肌力效应和不良神经激素通道的激活。在药理学上，这类化合物的种类有很多。维拉帕米和地尔硫䓬不能提升心率，而二氢吡啶可以提升静息和运动时的峰值心率。血浆儿茶酚胺水平也因许多二氢吡啶而增加。较新的二氢吡啶可能不会产生这些不良反应。虽然实验证明非洛地平和氨氯地平都是安全的，但它们对心力衰竭患者仍然无效。

8. 正性肌力治疗

几项比较正性肌力疗法（多巴酚丁胺、米力农、维司利农、匹莫苯丹、伊巴巴胺、依诺莫酮等）与心力衰竭标准疗法效果的随机试验表明，这些药物增加了死亡的风险。推测其增加死亡风险的机制是应用正性肌力药物引发的室性心律失常，但这些药物也可能通过造成心肌能量供应和需求之间的失衡及神经激素调节机制加速心力衰竭的进展。心力衰竭患者应尽可能避免使用这些正性肌力药物。心力衰竭晚期患者，尽管限制饮食，仍需要频繁住院治疗。其次，采用熟悉疗效的药物治疗可改善临床预后。此外，容量状态的优化可作为姑息性治疗目的人群或作为那些等待机械循环支持或心脏移植的桥接治疗的持续性静脉正性肌力药物支持的最佳选择。这种治疗应该以增加全身血流量为目标，以改善器官灌注，改

善食欲，并提高容量状态维持的可能性，以便这些患者能够享受他们在医院外的剩余日子。此外，对于心力衰竭患者间断使用正性肌力药物毫无疗效[66]。

（四）植入式心脏除颤器

许多左心室收缩功能不全的心力衰竭患者意外死于心源性猝死（在心室颤动、无脉性室性心动过速或心动严重过缓的情况下）。植入式心脏除颤器能够连续监测心电图变化，并根据程序算法提供治疗（转复、拮抗心动过速起搏或异位心脏起搏）。两项一级预防试验表明，如果通过电生理试验中可诱发恶性室性心律失常，那么缺血性心脏病、左心室收缩功能障碍和非持续性室性心动过速的患者可受益于植入式除颤器[67, 68]。即使没有诱发性心律失常，缺血性心肌病患者发生心源性猝死的风险也很大[67]。此外，在缺乏电生理测试的情况下，有 NYHA Ⅰ～Ⅲ级症状的缺血性左心室功能障碍（射血分数为 30% 或以下）患者可通过放置植入式除颤器获益[69]。

对非缺血性人群的动态心电图监测的效用我们知之甚少。心力衰竭中心源性猝死试验（SCD-HeFT）纳入了缺血性和非缺血性心肌病患者、NYHA Ⅱ级或Ⅲ级症状患者及左心室射血分数 < 35% 的患者。患者被随机分为常规治疗、胺碘酮治疗和植入式除颤器。与安慰剂相比，胺碘酮治疗似乎没有降低死亡率，而植入式除颤器治疗降低了 23% 的死亡率。这种效应不仅存在于缺血性疾病患者中，也存在于非缺血性心肌病患者中[70]。

据目前的 AHA/ACC 指南建议，应对心肌梗死后至少达 40d 并出现收缩性功能降低的心力衰竭患者进行植入式除颤器治疗。在指南指导下的药物治疗中，只要有合理的生存预期并维持 1 年以上的良好功能状态，射血分数在 35% 或以下，症状级别在Ⅱ～Ⅲ级，就可以采取相应措施。指南中还建议此类植入式除颤器在Ⅰ级症状患者和射血分数为 30% 或以下的类似患者中也可以进行使用。此外，还有一种植入式除颤器，可应用于

那些频繁住院、身体虚弱或有严重并发症的非猝死风险高的患者[32]。

顽固性心力衰竭（D 期疾病）患者通常不应该植入除颤器，而那些已经植入除颤器的患者应该接受关于其设备除颤功能是否失活的测试。猝死是无痛的，并可使患者免于出现末期心力衰竭相关的严重且无法忍受的症状折磨。

（五）心脏再同步化治疗

许多收缩性心力衰竭患者的心室不同步是由室内传导延迟或（左）束支传导阻滞引起的。左心室起搏可以通过特别设计的起搏器和除颤器组合来提供，这些起搏器将一根导线插入窦房结，直至前室间静脉或心中静脉。研究表明，双心室起搏或心脏再同步化治疗（CRT）可以改善左束支传导阻滞患者的不同步性，并能够增加心排血量、提升血压、并改善运动耐量。CARE-HF 试验将 NYHA Ⅲ～Ⅳ级症状患者随机分配到常规药物治疗组或使用旨在减少非同步化的多部位起搏器治疗组。结果显示，患者的心脏功能和生活质量不仅得到了改善，死亡率也降低了 36%[71]。估算机械非同步的更好方法（与绝缘的电机非同步截然不同）有，使用各种超声心动图（包括组织多普勒测图在内的技术）是目前人们极感兴趣的话题，即便此治疗对大约 1/3 的患者无效，且存在电不同步性。

当前的 AHA/ACC 指南推荐，在 NYHA Ⅱ级、Ⅲ级或动态Ⅳ级症状，射血分数低于等于 35%，窦性心律，左束支传导阻滞伴 QRS ≥ 150ms 的患者中应进行 CRT。CRT 可能对出现 NYHA Ⅲ～Ⅳ级症状、左束支阻滞的患者有用，而非 QRS 持续时间仅为 120～149ms 的患者和那些具有非左束支传导阻滞和 QRS ≥ 150ms 的患者。最后，CRT 可考虑应用到具有缺血性心肌病，LVEF ＜ 30%，NYHA Ⅰ级症状，左束支传导阻滞 QRS ≥ 150ms 的患者。对于 NYHA Ⅰ级或Ⅱ级症状患者、非左束支模式、QRS ＜ 150ms 的患者或患有共存病和（或）生存时间小于 1 年的患者，不应考虑 CRT。

（六）手术治疗

对于某些心力衰竭患者，可以考虑采用传统的外科手术。冠状动脉手术是美国最常见的外科手术之一，经常在左心室功能不全的患者中应用。手术治疗主要适合具有良好的冠状动脉解剖结构，存在心肌缺血或功能不全，或者存在心脏负荷过重的患者，如左主干病变的患者。

心脏瓣膜手术，特别是主动脉瓣狭窄的情况下，只要左心室功能没有恶化到无法恢复的程度，效果尚可。经导管主动脉瓣置换术（transcatheter aortic valve replacement，TAVR）是近些年来发展的一种治疗方法，适用于治疗症状严重且其主动脉瓣置换术风险过高的主动脉瓣狭窄的患者。在高度选择的患者中，TAVR 和主动脉瓣置换术的 1 年生存率无显著差别，但行 TAVR 患者更容易出现脑卒中和血管并发症[72, 73]。二尖瓣置换术在患有心肌病和二尖瓣关闭不全的患者无显著效果。与之相比较，二尖瓣修复即使在严重心室功能障碍的情况下，其死亡率比 TAVR 低。这种治疗方法与高度选择的患者症状的改善有关[42]，但迄今为止，没有较好的临床试验证明它可以改善患者死亡率。虽然左心室减容术（"Batista 手术"）是一种旨在通过缩小左心室腔半径来恢复左心室几何形状的外科手术，理论上应该是有益的，但它尚未获得长期存活率。虽然此手术方法基本上已被淘汰，但其他具有类似概念的手术方法目前仍在研究当中。有较大运动或节段性室壁运动障碍的患者可进行所谓外科心室修复手术。将异常节段通过环形荷包缝合或补片排除的组合来重新成形，使左心室恢复正常形状，从而通过拉普拉斯定律减小半径并且减小室壁张力。一般来说，心室重构似乎没有益处，但目前的指南仍然注意到，对于特定适应证的心力衰竭患者，如收缩性心力衰竭和室性心律失常，可以考虑进行心室重构[32]。人们已经研究了多种通过类似机制恢复心室几何形状的外用心脏支持装置。迄今为止研究得最好的是 CorCap 装置，它是一种双向编织的"网"，可应用于外科手术，通常与二尖瓣重建术相结合治疗。对未同时接受二尖瓣手术的患者进行了为期 5 年的随访，结果显示左心室舒张容积持续下降，NYHA 功能等级有所改善，但死亡率无显著变化[74]；然而，CorCap 从未被批准，它的制造商也已倒闭。

（七）心脏移植

心脏移植是终末期心力衰竭的"金标准"治疗方法，至少在高度选择的患者群体中是如此。心脏移植后 1 年存活率约为 86%，移植后 10 年存活率约为 50%。生存率由于同种异体移植物血管病变（一种加速形式的冠状动脉疾病）、恶性肿瘤、感染、肾功能不全和原发性移植物衰竭等因素的综合死亡率而受到限制。虽然心脏移植存在以上局限性，大多数患者移植后的生活质量较好，恢复了相对正常的生活。

不幸的是，供体较少的情况只允许相对较少的患者从这种治疗中获益。美国每年进行的心脏移植不到 2500 例，而且没有证据表明这个数字会增加——事实上，在过去的 20 年里，每年的移植数量基本上是稳定的。

（八）机械循环支持

机械循环支持（mechanical circulatory support, MCS）是一个快速发展的领域。可获得的捐赠器官数量与大量晚期心力衰竭患者之间的巨大差距导致了持久的机械循环支持的发展。机械循环支持最初是作为移植的桥梁来发展的，以支持那些被列入移植名单的患者，他们尽管有最佳的药物治疗，但血流动力学仍然显著恶化。最初的装置是循环驱动泵。这些装置可以使血流动力学正常化，改善器官功能障碍，并可提高生活质量[75]。在 1994 年被 FDA 批准用于移植。

随着 MCS 在移植人群中的初步积极结果，人们越来越有兴趣将 MCS 作为对不符合心脏移植患者的永久支持方法。这导致了机械辅助

治疗充血性心力衰竭的随机评估（Randomized Evaluation of Mechanical Assistance for the Treatment of Congestive Heart Failure，REMATCH）试验，与药物治疗相比，HeartMate XVE 显示了令人印象深刻的 1 年生存率翻倍至 52%[76]。FDA 于 2003 年批准了该设备，将其作为桥接移植的独立适应证。

尽管存活率有所提高，但第一代脉动泵存在显著的局限性，如体积大、不良事件多及频繁需要更换泵等。此外，尽管 REMATCH 研究结果表示与药物治疗相比，MCS 生存率显著提高，实际上其 2 年生存率仍然很低（24%）。随着装置的发展，技术也有了一定的改进。这些泵体积变得更小，没有阀门，耗能少，运动部件也更少。第二代恒流泵（HeartMate Ⅱ）与脉动泵的直接比较显示，生存率进一步显著提高（1 年生存率为 68% vs. 55%；2 年生存率为 55% vs. 24%），不良事件减少，心脏功能和生活质量显著改善[77-79]。这些发现使 FDA 在 2008 年批准了 HeartMate Ⅱ 作为移植的桥梁疗法，在 2010 年批准了目标疗法。自目标疗法获得批准以来，MCS 得到了更广泛的应用，其使用率增加了 10 倍以上。最近，第二个恒流泵（HeartWare），被批准用于移植桥接，目标疗法试验的结果仍在等待中。

尽管恒流泵的效果得到了显著改善，目前仍存在重大挑战。患者需要全身抗凝血治疗，消化道出血是常见的不良事件。脑卒中对 MCS 患者来说是一种急性和慢性的风险。植入后发生急性右心室功能不全是一个被持续关注的问题，并与发病率和死亡率升高有关。最后，恒流泵需要外部能量，这就需要一个经皮传动系统。传动系统是一种慢性感染灶，是长期 MCS 的显著缺点。目前正在努力使设备小型化，寻找有创更小的植入方法，以及开发消除传动系统的经皮能量系统。

（九）预后

自 20 世纪 80 年代中期以来，充血性心力衰竭患者的预后有了显著改善。在 CONSENSUS 试

验的安慰剂组中，NYHA Ⅳ 级且有心力衰竭症状的患者在随访 6 个月时的死亡率为 44%[80]。在这项研究中，接受依那普利治疗的患者在 6 个月时的死亡率降低了 40%。1999 年的 RALES 试验表明，在严重心力衰竭患者的药物治疗方案中加入螺内酯可将死亡率降低 30%。RALES 试验中的大多数患者在基线时都在服用 ACEI。最近，COPERNICUS 试验表明，卡维地洛可将全因死亡率降低约 35%。在 COPERNICUS 试验中，大多数患者在基线时接受 ACEI，只有少数患者接受螺内酯。然而，假设这三种药物的作用是相加的，则 NYHA Ⅳ 级症状患者的预期死亡率将比参加 CONSENSUS 试验的组降低 72%（6 个月死亡率为 12%）。

关于收缩期心力衰竭患者群体的预期生存率，虽然可以从临床试验中收集到统计数据，但是预测单个患者的预后是相对困难的。应该避免预测患者的存活时间，因为这些预测总是错误的。尽管如此，心力衰竭患者还是有受益于对其本人一般预后的了解，因为这有助于他们理解为临终事件做准备的必要性。

目前最好的预后指标是心脏功能状态，通常采用 NYHA 分类。参加 SOLVD 预防试验的无症状心力衰竭患者在平均 37 个月的随访中死亡率为 15%。在美托洛尔 CR/XL 充血性心力衰竭随机干预试验（MERIT-HF）的治疗组中，NYHA Ⅱ 级和 Ⅲ 级有症状的患者在随访 12 个月时的死亡率为 7.2%。相比之下，在 COPERNICUS 试验中的 NYHA Ⅳ 级有症状患者在 12 个月的随访中死亡率为 18%。

射血分数也被证明是异质性心力衰竭患者死亡率的有力预测因子，但在较严重的左心室收缩功能不全的患者中，它的作用欠佳[80]。此外，其他已经确定的预后因子如下，包括运动耗氧量峰值、通过胸部 X 线片测量的心胸比率、左心室舒张末期容积、QRS 间期、心率、平均动脉血压、冠状动脉疾病的存在、二尖瓣关闭不全的存在、通过动态心电图监测确定的室性心律失常、肺毛

细血管楔压、血清钠水平、血浆去甲肾上腺素水平，以及其他神经激素 / 细胞因子水平（如脑利尿钠肽、内皮素、肿瘤坏死因子）。

为了评估心脏移植患者的预后，提出并已经验证一些统计模型，但这些模型复杂程度高，且经常需要并非普遍可用的测试。心力衰竭生存评分[81]就是该类模型中的一种，相对容易使用，但需要心肺运动测试（包括气体交换）。最近，基于网络的模型已变得可用，它利用了常规可用的临床、实验室和人口统计信息。西雅图心力衰竭模型[82]可在几分钟内对患者进行评估，并在以下网站上在线完成 http://depts.washington.edu/shfm/。然而，应谨慎使用，因为该模型来自中度心力衰竭患者，对其他人群的适用性可能无法给出准确的估计。这些程序可用于对患者进行风险分层，可帮助医生建议患者是否应该被转诊到具有先进治疗的医疗中心，并且可以帮助患者理解其疾病过程。除此之外，这可能有助于规划生命事件，如需要持续的标准医疗治疗、转诊移植或左心室辅助装置，或在适当的情况下进行临终规划。

八、随访和疾病管理系统

对收缩性心力衰竭患者的护理需要密切随访和注意细节，以防止失代偿、住院治疗和死亡。门诊对于监测体征和症状的细微变化及调整药物剂量来实现最佳医疗方案是必不可少的。改变用药后的 1 周内应监测肾功能和血清钾水平，因为肾灌注和电解质排泄的变化可能导致不必要的不良反应。由于收缩性心力衰竭患者的护理需要大量的时间和资源来提供教育和后续实验室检测规划，因此专门的多学科疾病管理计划可能比由一名医生进行管理更具有显著的优势。为研究多学科护理对老年心力衰竭患者的益处而设计的试验明确表示，多学科护理可以改善临床患者的预后，并且降低护理成本[83]。

九、临终规划的建议

应当对心力衰竭患者及其家属在病情初步评估时及病情发生变化时进行预后教育，以便双方有机会规划临终事件。先进的计划应包括治疗首选，如植入式心脏除颤器放置、静脉给肌力药、手术干预和移植。由于收缩期心力衰竭患者存在突发猝死的风险，因此在治疗过程中尽早注意患者的意愿和指示。对最大限度药物治疗无效的严重心力衰竭及不符合手术干预条件的患者应选择复苏治疗。临终关怀服务可能对因严重心力衰竭而死亡的患者有所帮助。

实践要点

- 对所有心力衰竭的患者，应评估左心室收缩功能。
- 有心力衰竭、心绞痛症状和动脉粥样硬化危险因素的患者应进行冠状动脉造影。
- 心力衰竭且左心室射血分数＜40% 的患者，如无禁忌证应使用 ACEI 治疗。

- 心力衰竭且射血分数＜40% 的患者，如无不耐受或心动过缓和容量超负荷迹象，应使用 β 受体拮抗药治疗。
- 当前或近期发生心功能 NYHA Ⅱ～Ⅳ 级的患者应使用螺内酯治疗。
- 建议所有心力衰竭患者每天称体重，并向医生报告显著的体重变化（超过 3～5lb）。
- 需要利尿药治疗或有容量超负荷病史的患者应将每日膳食钠摄入量限制在 2～3g，并将每日膳食液体摄入量限制在 48～64 盎司（1.4～1.9L）。
- 患有顽固性心力衰竭的患者需要频繁的就诊和细致的医疗管理。
- 符合条件的 NYHA Ⅲ 级或 Ⅳ 级患者，尽管接受了最佳医疗护理，仍应进行心脏移植和（或）机械循环支持评估。
- 心力衰竭患者应了解他们的疾病如何影响其预后，并应建议考虑临终问题。

参考文献

[1] Go AS, Mozaffarian D, Roger VL, Benjamin EJ, Berry JD, Borden WB, et al. On behalf of the American Heart Association Statistics Committee and Stroke Statistics Subcommittee. Heart disease and stroke statistics—2013 update: a report from the American Heart Association. Circulation. 2013;127:e6–e245.

[2] Kasper E, Agema W, Hutchins G, et al. The causes of dilated cardiomyopathy: a clinicopathologic review of 673 consecutive patients. J Am Coll Cardiol. 1994;23:586–90.

[3] Dec GW Jr, Palacios IF, Fallon JT, et al. Active myocarditis in the spectrum of acute dilated cardiomyopathies. Clinical features, histologic correlates, and clinical outcome. N Engl J Med. 1985;312:885–90.

[4] Mason JW, O'Connell JB, Herskowitz A, et al. A clinical trial of immunosuppressive therapy for myocarditis. The Myocarditis Treatment Trial Investigators. N Engl J Med. 1995;333:269–75.

[5] Morris SA, Tanowitz HB, Wittner M, et al. Pathophysiological insights into the cardiomyopathy of Chagas' disease. Circulation. 1990;82:1900–9.

[6] Alexander J, Dainiak N, Berger HJ, et al. Serial assessment of doxorubicin cardiotoxicity with quantitative radionuclide angiocardiography. N Engl J Med. 1979;300:278–83.

[7] Knochel JP. Cardiovascular effects of alcohol. Ann Intern Med. 1983;98:849–54.

[8] Fernández-Solà J, Nicolás JM, Oriola J, et al. Angiotensin-converting enzyme gene polymorphism is associated with vulnerability to alcoholic cardiomyopathy. Ann Intern Med. 2002;137:321.

[9] Henderson I, Frei E. Adriamycin and the heart. N Engl J Med. 1979;300:310.

[10] Bristow MR, Mason JW, Billingham ME, et al. Dose-effect and structure-function relationships in doxorubicin cardiomyopathy. Am Heart J. 1981;102:709–18.

[11] Burkett EL, Hershberger RE. Clinical and genetic issues in familial dilated cardiomyopathy. J Am Coll Cardiol. 2005;45:969.

[12] Liggett SB, Wagoner LE, Craft LL, et al. The Ile164 $beta_2$ adrenergic receptor polymorphism adversely affects the outcome of congestive heart failure. J Clin Invest.

1998;102:1534–9.

[13] Hershberger RE, Lindenfeld J, Mestroni L, et al. Genetic evaluation of cardiomyopathy—a Heart Failure Society of America practice guideline. J Card Fail. 2009;15:83.

[14] Cohn JN. The management of chronic heart failure. N Engl J Med. 1996;335:490–8.

[15] Weber KT. Extracellular matrix remodeling in heart failure: a role for de novo angiotensin II generation. Circulation. 1997;96:4065–82.

[16] Benedict CR, Shelton B, Johnstone DE, et al. Prognostic significance of plasma norepinephrine in patients with asymptomatic left ventricular dysfunction. SOLVD Investigators. Circulation. 1996;94:690–7.

[17] Francis GS, Cohn JN, Johnson G, et al. Plasma norepinephrine, plasma renin activity, and congestive heart failure. Relations to survival and the effects of therapy in V-HeFT II. The V-HeFT VA Cooperative Studies Group. Circulation. 1993;87:VI40–8.

[18] Schrier RW, Abraham WT. Hormones and hemodynamics in heart failure. N Engl J Med. 1999;341:577–85.

[19] Staessen J, Lijnen P, Fagard R, et al. Rise in plasma concentration of aldosterone during long-term angiotensin II suppression. J Endocrinol. 1981;91:457–65.

[20] Swedberg K, Eneroth P, Kjekshus J, et al. Hormones regulating cardiovascular function in patients with severe congestive heart failure and their relation to mortality. CONSENSUS Trial Study Group. Circulation. 1990;82:1730–6.

[21] Brilla C, Matsubara L, Weber K. Antifibrotic effects of spironolactone in preventing myocardial fibrosis in systemic arterial hypertension. Am J Cardiol. 1993;71:12A–6A.

[22] Pitt B. RALES Investigators. The Randomized Aldactone Evaluation Study (RALES): parallel dose finding trial. J Am Coll Cardiol. 1995;25:45A, (abst).

[23] Cohn JN, Levine TB, Olivari MT, et al. Plasma norepinephrine as a guide to prognosis in patients with chronic congestive heart failure. N Engl J Med. 1984;311:819–23.

[24] Packer M, Colucci WS, Sackner-Bernstein JD, et al. Double-blind, placebo-controlled study of the effects of carvedilol in patients with moderate to severe heart failure. The PRECISE Trial. Prospective Randomized Evaluation of Carvedilol on Symptoms and Exercise. Circulation. 1996;94:2793–9.

[25] The Cardiac Insufficiency Bisoprolol Study II (CIBIS-II): a randomised trial. Lancet. 1999;353:9–13.

[26] Effect of metoprolol CR/XL in chronic heart failure: metoprolol CR/XL Randomised Intervention Trial in Congestive Heart Failure (MERIT-HF). Lancet. 1999;353:2001–7.

[27] Wei CM, Heublein DM, Perrella MA, et al. Natriuretic peptide system in human heart failure. Circulation. 1993;88:1004–9.

[28] Publication Committee for the VMAC Investigators. Intravenous nesiritide vs. nitroglycerin for treatment of decompensated congestive heart failure—a randomized controlled trial. JAMA. 2002;287:1531–40.

[29] Sackner-Berstein JD, Skopicki HA, Aaronson KD. Risk of worsening renal function with nesiritide in patients with acutely decompensated heart failure. Circulation. 2005;111:1487–91.

[30] Sackner-Berstein JD, Kowalski M, Fox M, et al. Short-term risk of death after treatment with nesiritide for decompensated heart failure. JAMA. 2005;293:1900–5.

[31] O'Connor CM, Starling RC, Hernandez AF, et al. Effect of nesiritide in patients with acute decompensated heart failure. N Engl J Med. 2011;365:32–43.

[32] Yancy CW, Jessup M, Bozkurt B, et al. ACCF/AHA guideline for the management of heart failure. A Report of the American College of Cardiology Foundation/American Heart Association Task Force on Practice Guidelines. Circulation. 2013;128:e240–327.

[33] Mueller C, Scholer A, Laule-Kilian K, et al. Use of B-type natriuretic peptide in the evaluation and management of acute dyspnea. N Engl J Med. 2004;350:647–54.

[34] Porapakkham P, Porapakkham P, Zimmet H, et al. B-type natriuretic peptide-guided heart failure therapy: a meta-analysis. Arch Intern Med. 2010;170:507–14.

[35] Cody RJ, Haas GJ, Binkley PF, et al. Plasma endothelin correlates with the extent of pulmonary hypertension in patients with chronic congestive heart failure. Circulation. 1992;85:504–9.

[36] Cleland JG, Coletta AP, Freemantle N, et al. Clinical trials update from the American College of Cardiology meeting: CARE-HF and the remission of heart failure, Women's Health Study, TNT, COMPASS-HF, VERITAS, CANPAP, PEECH and PREMIER. Eur J Heart Fail. 2005;7:931–6.

[37] Anand I, McMurray J, Cohn JN, et al. Long-term effects of darusentan on left-ventricular remodelling and clinical outcomes in the EndothelinA Receptor Antagonist Trial in Heart Failure (EARTH): randomised, double-blind, placebo-controlled trial. Lancet. 2004;364:347–54.

[38] Preibisz JJ, Sealey JE, Laragh JH, et al. Plasma and platelet vasopressin in essential hypertension and congestive heart failure. Hypertension. 1983;5(Suppl I):I129–38.

[39] Konstam MA, Gheorghiade M, Burnett JC, et al. Effects of oral tolvaptan in patients hospitalized for worsening heart failure. JAMA. 2007;297:1319–31.

[40] The Escape Investigators and Escape Study Coordinators. Evaluation study of congestive heart failure and pulmonary artery catheterization effectiveness. JAMA. 2005;294:1625–33.

[41] Dao Q, Krishnaswamy P, Kazanegra R, et al. Utility of B-type natriuretic peptide in the diagnosis of congestive heart failure in an urgent-care setting. J Am Coll Cardiol. 2001;37:379–85.

[42] Bolling SF, Pagani FD, Deeb GM, et al. Intermediate-term outcome of mitral reconstruction in cardiomyopathy. J Thorac Cardiovasc Surg. 1998;115:381–6.

[43] Feldman T, Foster E, Glower DD, et al. Percutaneous repair or surgery for mitral regurgitation. N Engl J Med. 2011;364:1395–406.

[44] Felker GM, Thompson RE, Hare JM, et al. Underlying causes and long-term survival in patients with initially unexplained cardiomy- opathy. N Engl J Med. 2000;342:1077–84.

[45] Kjekshus J, Apetrei E, Barrios V, et al. Rosuvastatin in older patients with systolic heart failure. N Engl J Med. 2007;357:2248–61.

[46] Gissi-HF Investigators, Tavazzi L, Maggioni AP, Marchioli R, et al. Effect of rosuvastatin in patients with chronic heart failure (the GISSI-HF trial): a randomised, double-blind, placebo-controlled trial. Lancet. 2008;372:1231–9.

[47] O'Connor CM, Whellan DJ, Lee KL, et al. Efficacy and safety of exercise training in patients with chronic heart failure: HF-ACTION randomized controlled trial. JAMA. 2009;301: 1439–50.

[48] Packer M, Gheorghiade M, Young JB, et al. Withdrawal of digoxin from patients with chronic heart failure treated with angiotensin- converting- enzyme inhibitors. RADIANCE Study. N Engl J Med. 1993;329:1–7.

[49] Uretsky BF, Young JB, Shahidi FE, et al. Randomized study assessing the effect of digoxin withdrawal in patients with mild to moderate chronic congestive heart failure: results of the PROVED trial. PROVED Investigative Group. J Am Coll Cardiol. 1993;22:955–62.

[50] The Digitalis Investigation Group. The effect of digoxin on mortality and morbidity in patients with heart failure. N Engl J Med. 1997;336:525–33.

[51] The CONSENSUS Trial Study Group. Effects of enalapril on mortality in severe congestive heart failure. Results of the Cooperative North Scandinavian Enalapril Survival Study (CONSENSUS). N Engl J Med. 1987;316:1429–35.

[52] The SOLVD Investigators. Effect of enalapril on survival in patients with reduced left ventricular ejection fractions and congestive heart failure. N Engl J Med. 1991;325:293–302.

[53] The SOLVD Investigators. Effect of enalapril on mortality and the development of heart failure in asymptomatic patients with reduced left ventricular ejection fractions. N Engl J Med. 1992;327:685–91.

[54] Pfeffer MA, Braunwald E, Moye LA, et al. Effect of captopril on mortality and morbidity in patients with left ventricular dysfunction after myocardial infarction. Results of the Survival And Ventricular Enlargement trial. The SAVE investigators. N Engl J Med. 1992;327:669–77.

[55] The Acute Infarction Ramipril Efficacy (AIRE) Study Investigators. Effect of ramipril on mortality and morbidity of survivors of acute myocardial infarction with clinical evidence of heart failure. Lancet. 1993;342:821–8.

[56] Yusuf S, Sleight P, Pogue J, et al. Effects of an angiotensin-converting- enzyme inhibitor, ramipril, on cardiovascular events in high-risk patients. The Heart Outcomes Prevention Evaluation Study Investigators. N Engl J Med. 2000;342: 145–53.

[57] Weber K, Brilla C. Pathological hypertrophy and cardiac interstitium: fibrosis and renin-angiotensin-aldosterone system. Circulation. 1991;83:1849–65.

[58] Pitt B, Zannad F, Remme WJ, et al. The effect of spironolactone on morbidity and mortality in patients with severe heart failure. Randomized Aldactone Evaluation Study Investigators. N Engl J Med. 1999;341:709–17.

[59] Zannad F, McMurray JJ, Krum H, et al. Eplerenone in patients with systolic heart failure and mild symptoms. N Engl J Med. 2011;364:11–21.

[60] Pitt B, Remme W, Zannad F, et al. Eplerenone, a selective aldosterone blocker, in patients with left ventricular dysfunction after myocardial infarction. N Engl J Med. 2003;348:1309–21.

[61] Cohn JN, Archibald DG, Ziesche S, et al. Effect of vasodilator therapy on mortality in chronic congestive heart failure. Results of a Veterans Administration Cooperative Study. N Engl J Med. 1986;314:1547–52.

[62] Cohn J, Johnson G, Ziesche S. A comparison of enalapril with hydralazine–isosorbide dinitrate in the treatment of chronic congestive heart failure. N Engl J Med. 1991;325:303–10.

[63] Taylor AL, Ziesche S, Yancy C, et al. Combination of isosorbide dinitrate and hydralazine in blacks with heart failure. N Engl J Med. 2004;351:2049–57.

[64] Waagstein F, Bristow M, Swedberg K. Beneficial effects of metoprolol in idiopathic dilated cardiomyopathy. Lancet. 1993;342:1441–6.

[65] Packer M, Coats AJS, Fowler MB, et al. Effect of carvedilol on sur vival in severe chronic heart failure. N Engl J Med. 2001;344:1651–8.

[66] Cohn JN, Ziesche S, Smith R, et al. Effect of the calcium antagonist felodipine as supplementary vasodilator therapy in patients with chronic heart failure treated with enalapril: V-HeFT III. Vasodilator-Heart Failure Trial (V-HeFT) Study Group. Circulation. 1997;96:856–63.

[67] Buxton A, Lee K, Fisher J, et al. A randomized study of the prevention of sudden death in patients with coronary artery disease. Multicenter Unsustained Tachycardia Trial Investigators. N Engl J Med. 1999;341:1882–90.

[68] Moss AJ, Hall WJ, Cannom DS, et al. Improved survival with an implanted defibrillator in patients with coronary disease at high risk for ventricular arrhythmia. Multicenter Automatic Defibrillator Implantation Trial Investigators. N Engl J Med. 1996;335:1933–40.

[69] Moss AJ, Zareba W, Hall J, et al. Prophylactic implantation of a defibrillator in patients with myocardial infarction and reduced ejection fraction. N Engl J Med. 2002;346:877–83.

[70] Bardy GH, Lee KL, Mark DB, et al. Amiodarone or an implantable cardioverter-defibrillator for congestive heart failure. N Engl J Med. 2005;352:225–37.

[71] Cleland JGF, Daubert J, Erdmann E, et al. The effect of cardiac resynchronization on morbidity and mortality in heart failure. N Engl J Med. 2005;352:1539–49.

[72] Smith CR, Leon MB, Mack MJ, et al. Transcatheter versus surgical aortic-valve replacement in high-risk patients. N Engl J Med. 2011;364:2187–98.

[73] Kodali SK, Williams MR, Smith CR, et al. Two-year outcomes after transcatheter or surgical aortic-valve replacement. N Engl J Med. 2012;366:1686–95.

[74] Mann DL, Kubo SH, Sabbah HN, et al. Beneficial effects of the CorCap cardiac support device: five-year results from the Acorn Trial. Thorac Cardiovasc Surg. 2012;143:1036–42.

[75] Goldstein DJ, Oz MC, Rose EA. Implantable left ventricular assist devices. N Engl J Med. 1998;339:1522–33.

[76] Rose EA, Gelijns AC, Moskowitz AJ, et al. Long-term mechanical left ventricular assistance for end-stage heart failure. N Engl J Med. 2001;345:1435–43.

[77] Miller LW, Pagani FD, Russell SD, et al. Use of a continuous-flow device in patients awaiting heart transplantation. N Engl J Med. 2007;357:885–96.

[78] Slaughter MS, Rogers JG, Milano CA, et al. Advanced heart failure treated with continuous-flow left ventricular assist device. N Engl J Med. 2009;361:2241–51.

[79] Rogers JG, Aaronson KD, Boyle AJ, et al. Continuous flow left ventricular assist device improves functional capacity and quality of life of advanced heart failure patients. J Am Coll Cardiol. 2010;55:1826–34.

[80] Cohn JN, Johnson GR, Shabetai R, et al. Ejection fraction, peak exercise oxygen consumption, cardiothoracic ratio, ventricular arrhythmias, and plasma norepinephrine as determinants of prognosis in heart failure. The V-HeFT VA Cooperative Studies Group. Circulation. 1993;87:VI5–VI16.

[81] Aaronson KD, Schwartz JS, Chen T, et al. Development and prospective validation of a clinical index to predict survival in ambulatory patients referred for cardiac transplant evaluation. Circulation. 1997;95:2660–7.

[82] Levy WC, Mozaffarian D, Linker DT, et al. The seattle heart failure model: prediction of survival in heart failure. Circulation. 2006;113:1424–33. Website: http://depts.washington.edu/shfm/.

[83] Rich MW, Beckham V, Wittenberg C, et al. A multidisciplinary intervention to prevent the readmission of elderly patients with congestive heart failure. N Engl J Med. 1995;333:1190–5.

第 14 章　阵发性室上性心动过速
Paroxysmal Supraventricular Tachycardia

Hakan Oral　Fred Morady　**著**

郭　萌　**译**

特日格乐　**校**

室上性心动过速发生于房室交界区或至少累及心房的部分区域。室上性心动过速的发生与自律性异常、触发激动或折返相关。心房扑动和心房颤动均属于室上性心动过速，然而，由于机制和临床表现的不同，它们通常被单独归类，而其他类型的室上性心动过速通常统称为阵发性室上性心动过速（paroxysmal supraventricular tachycardia, PSVT）。

一、室上性心动过速的常见病因及机制

阵发性室上性心动过速中最常见的是房室结折返性心动过速（atrioventricular nodal reentrant tachycardia, AVNRT）、房室折返性心动过速（atrioventricular reciprocating tachycardia, AVRT）和房性心动过速，这些共占阵发性室上性心动速的 95% 以上。其他少见的阵发性室上性心动速的发生机制包括窦房结折返、交界性异位心动过速、希氏束折返、结室或结束折返性心动过速（表 14–1）。阵发性室上性心动过速的症状有时与窦性心动过速相似。

（一）房室结折返性心动过速

房室结折返性心动过速（AVNRT）是临床中最常见的阵发性室上性心动过速，约占 2/3。房

表 14–1　阵发性室上性心动过速

机　制	患病率（%）
房室结折返性心动过速	60
房室旁路引起的顺向型房室折返性心动过速	30
房室旁路引起的逆向型房室折返性心动过速	< 5
房性心动过速	10
窦房结折返	< 1
交界性心动过速	< 1

室结折返性心动过速在女性中更常见，男女性别比为 1 : 2，任何年龄均可发病，但四五十岁发病最常见。

房室结折返性心动过速的发生机制是折返，这些患者的房室交界区存在两条或多条功能性的传导路径。两条径路中，一条为"快径路"，传导速度快但有效不应期长；另一条为"慢径路"，传导速度慢但有效不应期短[1, 2]。典型的房室结折返性心动过速中，心房过早除极通过心房传导到房室交界区。因为心房过早除极（atrial premature depolarization, APD），可能会遇到快径路不应期而只能从慢径路下传，而慢径路传导速度很慢，当除极信号沿着慢径路传导到两条径路的共同末端时，快径路已经恢复兴奋性，除极信号就会再通过快径路逆传回心房，然后心房除极

再次从慢径路下传。如果这一折返反复发生，就会形成持续性的心动过速（图 14-1）[3-5]。由于快径路传导速度非常快，典型的阵发性室上性心动过速的房室传导时间非常短。因此其心电图上逆行 P 波可能会被 QRS 波群掩盖而不可辨认，或者出现在 QRS 波群的终末部分（图 14-1）。下壁导联（Ⅱ、Ⅲ、aVF）常出现典型的倒置 P 波，可能表现为伪 S 波，而 V₁ 导联 P 波向上而形成伪 r′ 波。

而在不典型阵发性室上性心动过速的折返回路中，快径路为顺行下传径路而慢径路为逆行上传径路。因此房室传导时间延长。其心电图表现为下壁导联出现倒置 P 波，且 R-P 间期延长（R-P 间期超过 P-R 间期）。这些非典型病例在阵发性室上性心动过速中占不到 10%。

（二）房室折返性心动过速

正常个体中心房和心室之间唯一的传导系统是房室结和希浦系统。一些患者心房和心室之间存在一块额外的心肌组织而形成了房室旁路。这一房室旁路可以顺向、逆向或双向传导电信号。只能逆向传导的房室旁路为隐匿性房室旁路，其心电图不出现 δ 波。经房室旁路顺向传导会引起心室预激，典型的心电图表现为 P-R 间期缩短、可见 δ 波（Wolf-Parkinson-White 型）。通过房室

结、希氏束及房室旁路兴奋心室的相对时间不同，心室预激的程度可能也不同，δ 波也就可能比较明显或者不太明显。

存在房室旁路的阵发性室上性心动过速的机制是折返。心房过早除极顺行下传时可能无法通过房室旁路而通过房室结和希氏束激动心室。当电信号传导到心室与房室旁路交界部位时，房室旁路可能已经恢复兴奋性，电信号就可能通过房室旁路逆行上传，从而导致心动过速。这种通过房室结和希氏束顺行下传再通过房室旁路逆行上传的折返，称为顺向型心动过速（orthodromic reciprocating tachycardia，ORT）（图 14-2A 和图 14-3）。这一机制导致的阵发性室上性心动过速约占 30%（表 14-1）。而另一种通过房室旁路顺行下传再通过房室结和希氏束逆行上传的折返则称为逆向型心动过速（antidromic reciprocating tachycardia，ART）（图 14-2B 和图 14-4）。

房室旁路可能位于前侧、中间、后侧、右侧或左侧游离壁。相对于二尖瓣或三尖瓣环，游离壁部位分为前侧、前外侧、外侧、后外侧或后侧。所有房室旁路中，位于左游离壁的最多，占 60%，其次是后侧（占 30%）及右侧游离壁（占 10%），位于前侧和中间的房室旁路则相当少见。5% 的预激综合征（Wolff-Parkinson-White 综合征）患者存在多条房室旁路。在先天性心脏病患者中

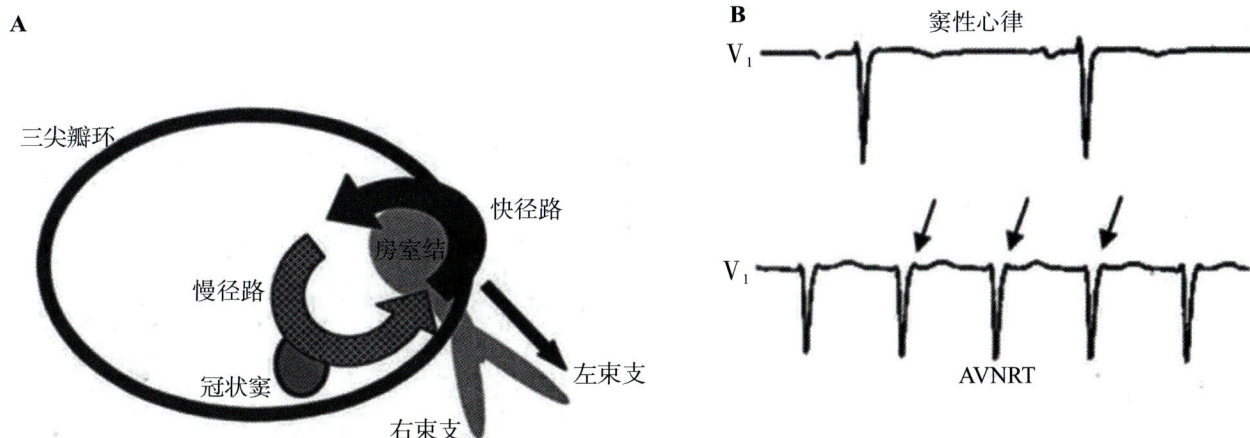

▲ 图 14-1　**A. 房室结折返性心动过速（AVNRT）的机制：**图中右心房和右心室为左前斜视，电除极信号从慢径路（阴影弯箭）顺行下传到房室结致密部并从快径路（实心弯箭）逆行上传；**B. 箭**指示为阵发性室上性心动过速时逆行 P 波形成的伪 r′ 波

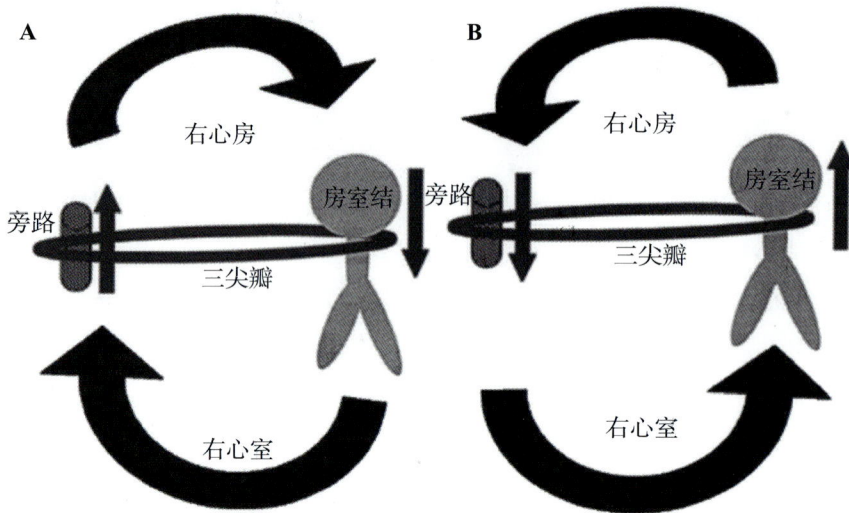

◀ 图 14-2　**A.** 顺向型心动过速：电信号通过房室结、希氏束和束支顺传到心室而通过房室旁路逆传到心房；**B.** 逆向型心动过速：电信号通过房室旁路顺传到心室而通过希氏束、房室结逆传到心房

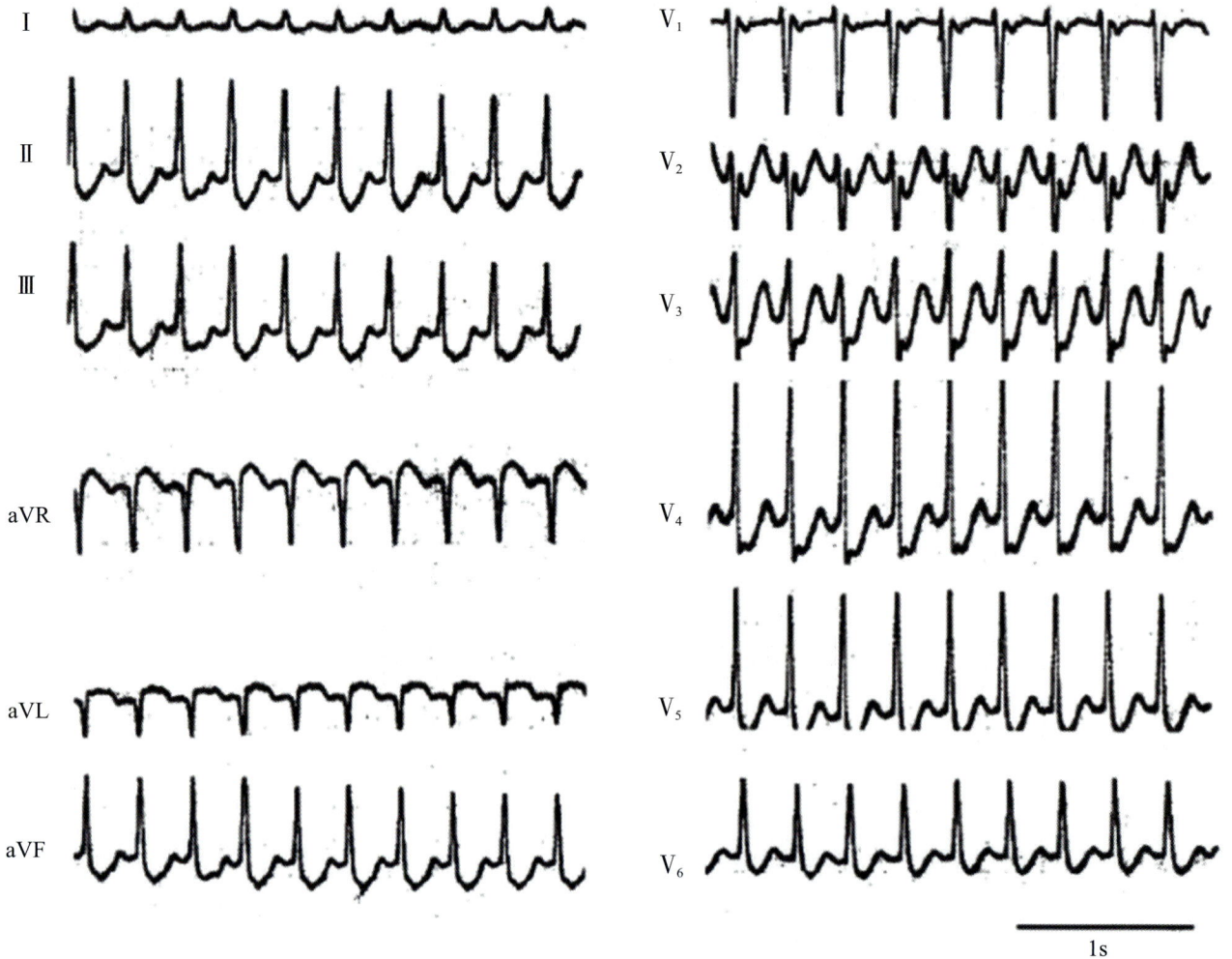

1s

▲ 图 14-3　存在隐匿性房室旁路的 PSVT 患者的 12 导联心电图：其机制为顺向型房室折返性心动过速，**ST** 段可见 **P** 波，尤其是下壁导联

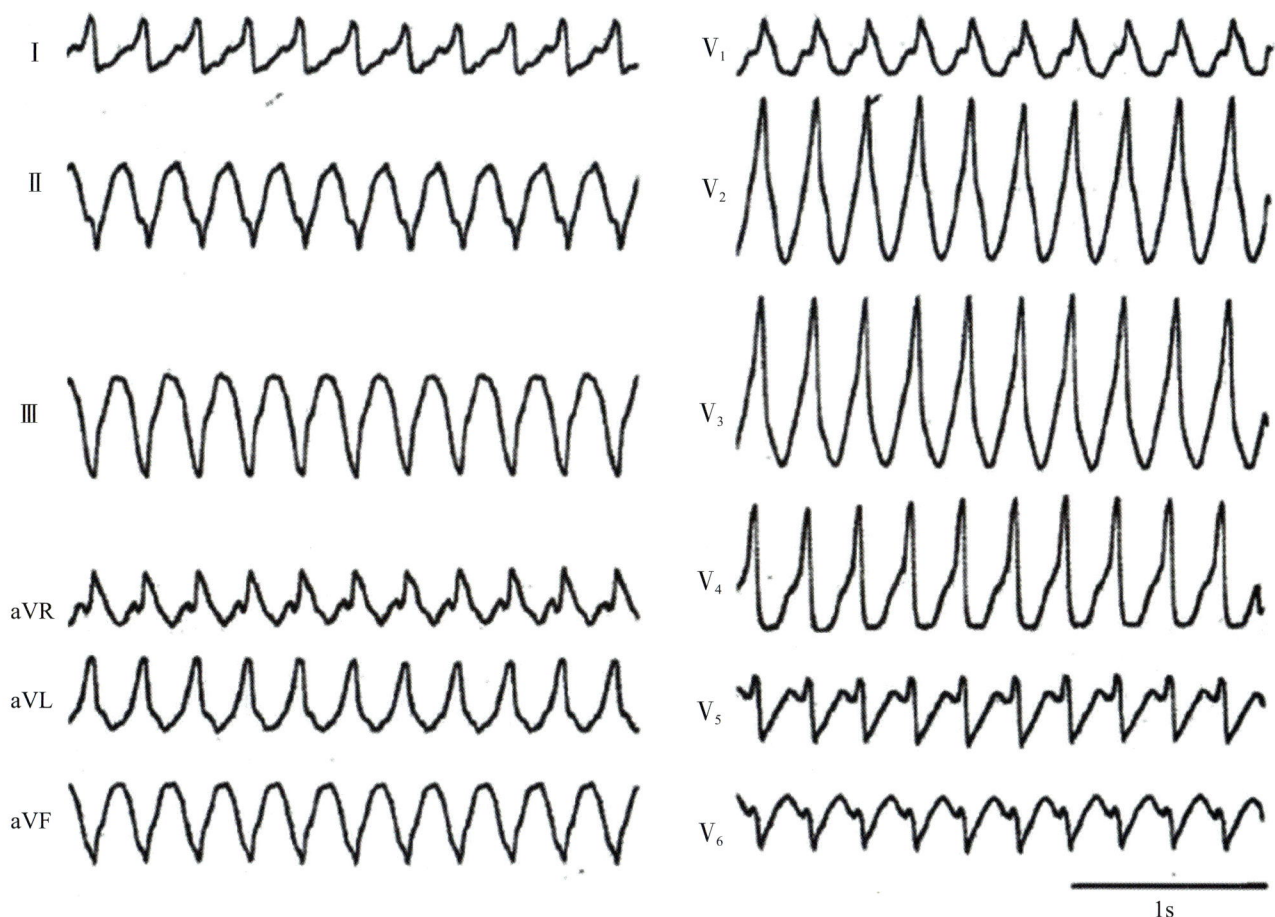

▲ 图 14-4 预激综合征患者宽大的 QRS 波群：由于通过旁路下传，心室预激而使 QRS 波群增宽，其机制为逆向型房室折返性心动过速

多条房室旁路更加常见，尤其是 Ebstein 畸形。

存在房室旁路的阵发性室上性心动过速中最常见的类型为顺向型（ORT），逆向型（ART）仅占不足 10%。

还有一种不常见的阵发性室上性心动过速为无休止性交界性折返性心动过速，是一种特殊的顺向型心动过速，折返环路的逆传径路为缓慢传导的后侧房室旁路。其心电图表现为 R-P 间期延长，同时下壁导联出现倒置 P 波。这种心动过速可能是不间断的，并且可能导致心动过速性心肌病（图 14-5）。

（三）房性心动过速

房性心动过速约占阵发性室上性心动过速所有类型的 10%。与由折返导致的房室结折返性心动过速和房室折返性心动过速不同，房性心动过速的发生机制为自律性异常、触发激动或折返，尤其是心脏有瘢痕的患者。典型的房性心动过速可能起源于右心房，沿界嵴下传，部分也起源于左心房。对于房性心动过速的患者，其房室间传导可能是各种各样的，即使存在房室传导阻滞，房性心动过速也可持续存在。相反，当存在房室传导阻滞时，顺向型心动过速和逆向型心动过速就不会持续存在。

二、症状和体征

阵发性室上性心动过速呈突发突止的特点。其症状的严重程度取决于发生机制、发作时心率及潜在的器质性心脏病。大多数患者会出现心悸

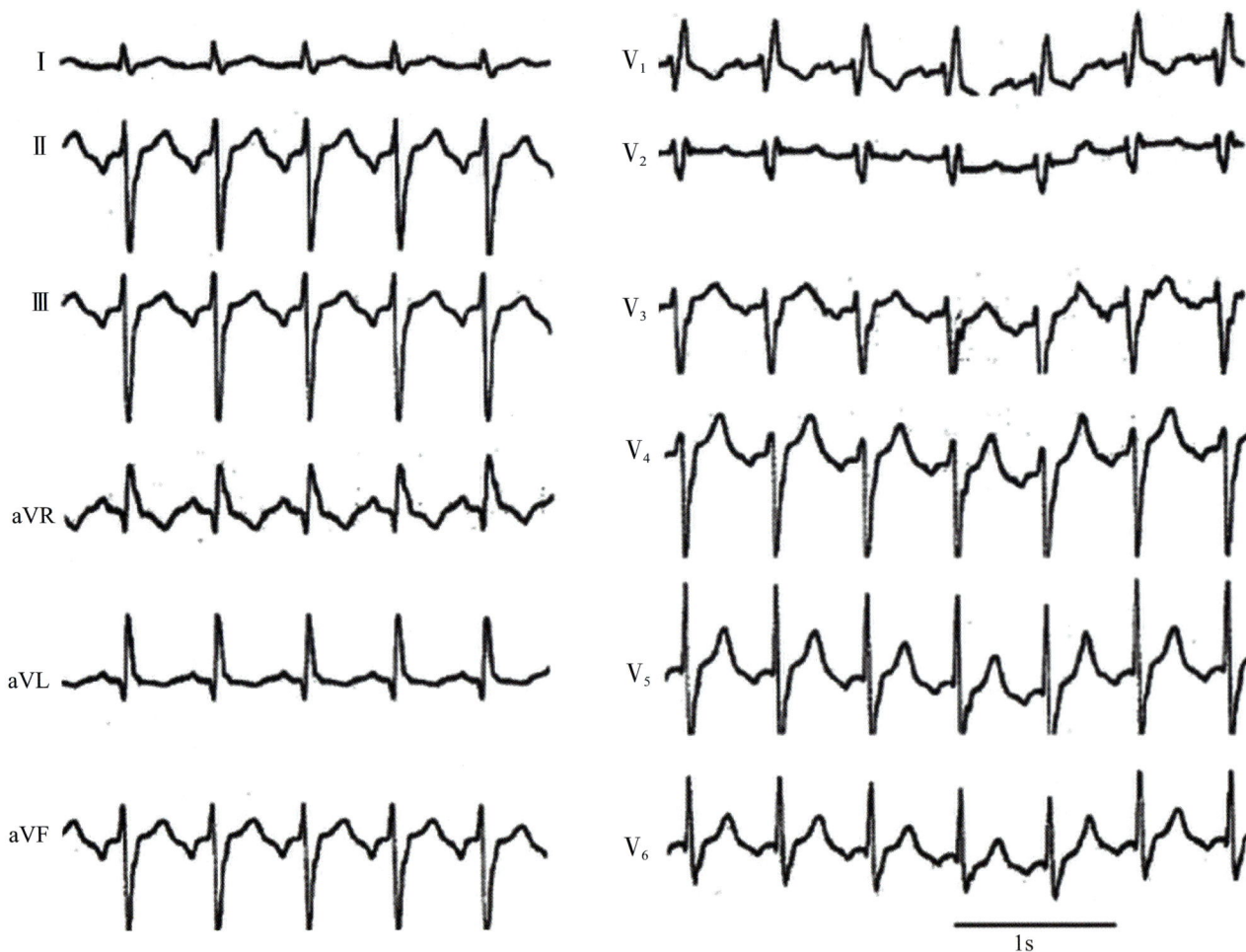

▲ 图 14-5　**PSVT 时 12 导联心电图：这种 PSVT 为无休止性交界性折返性心动过速，由缓慢传导的后侧房室旁路引起，R-P 间期长于 P-R 间期，下壁导联（Ⅱ、Ⅲ、aVF）P 波倒置**

症状，呼吸困难、胸部不适、头晕和乏力也比较常见。晕厥不常见，一些患者出现晕厥前兆和晕厥可能是心动过速引起的血管减压反应导致的。持续性的阵发性室上性心动过速可能会导致心动过速性心肌病的发生。阵发性室上性心动过速导致的猝死非常罕见，但是存在传导速度很快的房室旁路的患者可能会发生猝死，因为他们心房颤动发作时非常快的心室率可能会诱发心室颤动。

三、辅助检查和鉴别诊断

　　12 导联心电图有助于确定阵发性室上性心动过速的发生机制，P 波和 QRS 波的形态特征及其关系可以提供重要线索。阵发性室上性心动过速

的特点是窄 QRS 波群。不过对于存在潜在的室内传导阻滞或束支传导阻滞，心动过速时存在心率相关的束支传导阻滞，以及心室预激的患者，其阵发性室上性心动过速以宽 QRS 波为特征。

　　如果心电图可见 P 波，可提示心房激动部位。Ⅰ导联和 aVL 导联出现倒置 P 波则提示左心房心动过速或左心房通过左侧房室旁路被激活。如果 P 波出现在 R-R 间期的左半部分且独立于 QRS 波群，则更可能存在顺向型心动过速，而不是典型的房室结折返性心动过速（图 14-3）。而典型的房室结折返性心动过速中，P 波通常被 QRS 波群的终末部分掩盖而不可见（图 14-2B）。

　　如果心动过速的同时存在房室传导阻滞，即 P 波多于 QRS 波，则可能存在房性心动过速。如

果阵发性室上性心动过速同时存在房室传导阻滞，则其发生机制不可能是房室旁路引起的折返。大部分房室结折返性心动过速的患者心电图中 P 波与 QRS 波常为 1∶1 的关系，但 2∶1 下传的房室传导阻滞有时也可见到。

如果有完整记录，阵发性室上性心动过速的发作和终止的特点可能会为诊断提供依据。如果 P–R 间期延长的心房早除极反复诱发阵发性室上性心动过速，这可能提示典型的房室结折返性心动过速发作，且沿慢径路顺行下传。如果按摩颈动脉窦或静注腺苷终止阵发性室上性心动过速时只出现 P 波，而不伴有自发性的 QRS 波，则几乎不可能存在房性心动过速。

大约 20% 的病例中，无法根据心电图确定阵发性室上性心动过速的发生机制[6]。而且相当一部分阵发性室上性心动过速的患者没有记录到发作时的 12 导联心电图。患者发作时的动态事件记录器可能有助于判断阵发性室上性心动过速是否是导致其出现症状的原因。这种仪器可以记录 30~60d，如果症状每天均出现，24h Holter 也有助于诊断。

电生理检查是确定阵发性室上性心动过速发生机制的金标准。一旦确定其发生机制，射频消融术通常可同时进行。

四、治疗

（一）急性期管理

对于房室结参与折返环路的阵发性室上性心动过速（房室结折返性心动过速或房室折返性心动过速）患者，能暂时减缓或阻断房室传导的动作和药物可终止其发作。血流动力学稳定的患者，首选 Valsalva 动作或按摩颈动脉窦。而药物制剂中，腺苷已经成为阵发性室上性心动过速有效的诊断和治疗用药[7, 8]。腺苷能诱发短暂的房室传导阻滞而能终止大部分的房室结折返性心动过速和房室折返性心动过速。反应性气道疾病是

腺苷应用的禁忌证。腺苷可能引起心房颤动，而心房颤动可能与极快的心室率有关，因此预激综合征的患者需慎用腺苷。如果存在腺苷的禁忌证或无法获得腺苷，可以静脉注射 β 受体拮抗药（如艾司洛尔、美托洛尔、普萘洛尔）或钙通道阻滞药（如维拉帕米、地尔硫䓬）。心房颤动伴预激综合征的患者，起始的抗心律失常治疗需静脉注射普鲁卡因胺。不应使用选择性阻断房室传导的药物，因为其可能会导致通过房室旁路的传导增加，引起心室率增快[9, 10]。如果存在明显的血流动力学不稳定的证据，应考虑同步直流电复律。

（二）长期治疗

阵发性室上性心动过速患者的长期治疗取决于症状的发作频率、持续时间和严重程度。对于有症状的患者，射频消融术通常为一线治疗，因为其风险 / 获益比非常有利。此外，一项研究表明射频消融是阵发性室上性心动过速最具成本效益的治疗[11]。除了患者的意向，射频消融术适用于药物治疗后仍频繁发作的难治性患者、伴有严重症状如晕厥前兆或晕厥的患者，以及存在快速传导的房室旁路的预激综合征的患者[12]。

据报道房室结折返性心动过速行射频消融术的治愈率为 98%~100%[13-16]，复发率小于 2%，房室传导阻滞等并发症更罕见（不超过 1%）。

而存在房室旁路的患者，射频消融术的有效率为 85%~100%[12, 17-20]。发生房室传导阻滞、心脏压塞等并发症的风险小于 1%[12]。

射频消融术对于房性心动过速的患者成功率为 80%~90%。与其他类型阵发性室上性心动过速相比成功率较低，部分原因可能是房性心动过速更可能是多病灶的[12, 21]。射频消融术适用于药物治疗无效或更愿意选择射频消融术而非接受长期药物治疗的房性心动过速患者。

对于不愿意接受射频消融的有症状的阵发性室上性心动过速患者，可以选择药物治疗。阻断房室结传导的药物，β 受体拮抗药或钙通道阻滞药，可能对房室结折返性心动过速和顺向型心动

过速有效[22]。然而对于预激综合征患者，这些药物可能会促进心房颤动期间经旁路的传导。β受体拮抗药或钙通道阻滞药难以治疗的患者、房性心动过速患者，以及预激综合征患者，应考虑应用 I a（奎尼丁、普鲁卡因胺、丙吡胺）[23–25]、I c（普罗帕酮、氟卡尼）[26, 27] 或Ⅲ类药物（胺碘酮、索他洛尔）[28–31]。但这些药物预防阵发性室上性心动过速的疗效是不确定的，而其不良反应可能会限制抗心律失常药物的使用。

对于不频繁发作和短暂发作的阵发性室上性心动过速患者，可能不需要特殊的药物治疗。对于偶尔发作且时间长或症状严重需要治疗的患者，药物治疗可按需进行，而不需每日用药。例如，阵发性室上性心动过速发作时服用 20～40mg 普萘洛尔可以减轻症状的严重程度，缩短发作时间，而且不会导致长期使用β受体拮抗药而可能带来的不良反应。

实践要点
- 房室结折返性心动过速（AVNRT）、房室折返性心动过速（AVRT）和房性心动过速占所有类型阵发性室上性心动过速的 95% 以上。
- 房室结折返性心动过速是最常见的类型（60%）。心电图中逆行 P 波可能会被 QRS 波群的终末部分掩盖，下壁导联（Ⅱ、Ⅲ、aVF）通常会出现倒置 P 波或表现为伪 S 波，V_1 导联 P 波直立而表现为伪 r′ 波。
- 房室旁路可以顺向（显性）、逆向（隐匿性）、双向传导电信号。通过旁路顺向传

导可以使心室预激，从而导致 P–R 间期缩短且出现 δ 波（Wolf-Parkinson-White 型）。大约 30% 的阵发性室上性心动过速是由于存在房室旁路所致。先天性心脏病多条房室旁路更加常见，尤其是 Ebstein 畸形。
- 房性心动过速约占所有类型阵发性室上性心动过速的 10%。房性心动过速患者的房室传导可能是多样的，房性心动过速甚至可能和房室传导阻滞同时存在。
- 阵发性室上性心动过速呈突发突止的特征。大多数患者会出现心悸，其他常见症状包括呼吸困难、胸部不适、头晕、乏力，晕厥相对少见。一些患者出现晕厥前兆和晕厥可能是心动过速引起的血管减压反应所导致的。
- 阵发性室上性心动过速（PSVT）的特点为窄 QRS 波。不过对于存在潜在室内传导阻滞或束支传导阻滞，心动过速时存在心率相关的束支传导阻滞，以及心室预激的患者，其阵发性室上性心动过速以宽 QRS 波为特征。
- 约 20% 病例中，无法根据心电图确定阵发性室上性心动过速的发生机制。电生理检查是确定其发生机制的金标准。一旦确定，射频消融术通常可同时进行。
- 射频消融术通常是有症状的阵发性室上性心动过速患者最有效和最经济的治疗方案。

参考文献

[1] Keim S, Werner P, Jazayeri M, et al. Localization of the fast and slow pathways in atrioventricular nodal reentrant tachycardia by intraoperative ice mapping. Circulation. 1992;86:919–25.

[2] McGuire MA, Bourke JP, Robotin MC, et al. High resolution mapping of Koch's triangle using sixty electrodes in humans

with atrioventricular junctional (AV nodal) reentrant tachycardia. Circulation. 1993;88:2315–28.

[3] Goldberger J, Brooks R, Kadish A. Physiology of "atypical" atrioventricular junctional reentrant tachycardia occurring following radiofrequency catheter modification of the

atrioventricular node. Pacing Clin Electrophysiol. 1992;15: 2270–82.

[4] Sung RJ, Styperek JL, Myerburg RJ, et al. Initiation of two distinct forms of atrioventricular nodal reentrant tachycardia during programmed ventricular stimulation in man. Am J Cardiol. 1978;42:404–15.

[5] Lee MA, Morady F, Kadish A, et al. Catheter modification of the atrioventricular junction with radiofrequency energy for control of atrioventricular nodal reentry tachycardia. Circulation. 1991;83:827–35.

[6] Kalbfleisch SJ, el-Atassi R, Calkins H, et al. Differentiation of paroxysmal narrow QRS complex tachycardias using the 12-lead electrocardiogram. J Am Coll Cardiol. 1993;21:85–9.

[7] Camm AJ, Garratt CJ. Adenosine and supraventricular tachycardia. N Engl J Med. 1991;325:1621–9.

[8] Lerman BB, Belardinelli L. Cardiac electrophysiology of adenosine. Basic and clinical concepts. Circulation. 1991;83:1499–509.

[9] Gulamhusein S, Ko P, Carruthers SG, et al. Acceleration of the ventricular response during atrial fibrillation in the Wolff-Parkinson- White syndrome after verapamil. Circulation. 1982;65:348–54.

[10] Garratt C, Antoniou A, Ward D, et al. Misuse of verapamil in preexcited atrial fibrillation. Lancet. 1989;1:367–9.

[11] Cheng CH, Sanders GD, Hlatky MA, et al. Cost-effectiveness of radiofrequency ablation for supraventricular tachycardia. Ann Intern Med. 2000;133:864–76.

[12] Morady F. Radio-frequency ablation as treatment for cardiac arrhythmias. N Engl J Med. 1999;340:534–44.

[13] Jackman WM, Beckman KJ, McClelland JH, et al. Treatment of supraventricular tachycardia due to atrioventricular nodal reentry, by radiofrequency catheter ablation of slow-pathway conduction. N Engl J Med. 1992;327:313–8.

[14] Kalbfleisch SJ, Strickberger SA, Williamson B, et al. Randomized comparison of anatomic and electrogram mapping approaches to ablation of the slow pathway of atrioventricular node reentrant tachycardia. J Am Coll Cardiol. 1994;23: 716–23.

[15] Haissaguerre M, Gaita F, Fischer B, et al. Elimination of atrioventricular nodal reentrant tachycardia using discrete slow potentials to guide application of radiofrequency energy. Circulation. 1992;85:2162–75.

[16] Lindsay BD, Chung MK, Gamache MC, et al. Therapeutic end points for the treatment of atrioventricular node reentrant tachycardia by catheter-guided radiofrequency current. J Am Coll Cardiol. 1993;22:733–40.

[17] Calkins H, Langberg J, Sousa J, et al. Radiofrequency catheter ablation of accessory atrioventricular connections in 250 patients. Abbreviated therapeutic approach to Wolff-Parkinson-White syndrome. Circulation. 1992;85:1337–46.

[18] Jackman WM, Wang XZ, Friday KJ, et al. Catheter ablation of accessory atrioventricular pathways (Wolff-Parkinson-White syndrome) by radiofrequency current. N Engl J Med. 1991;324:1605–11.

[19] Kay GN, Epstein AE, Dailey SM, et al. Role of radiofrequency ablation in the management of supraventricular arrhythmias: experience in 760 consecutive patients. J Cardiovasc Electrophysiol. 1993;4:371–89.

[20] Swartz JF, Tracy CM, Fletcher RD. Radiofrequency endocardial catheter ablation of accessory atrioventricular pathway atrial insertion sites. Circulation. 1993;87:487–99.

[21] Lesh MD, Van Hare GF, Epstein LM, et al. Radiofrequency catheter ablation of atrial arrhythmias. Results and mechanisms. Circulation. 1994;89:1074–89.

[22] Winniford MD, Fulton KL, Hillis LD. Long-term therapy of paroxysmal supraventricular tachycardia: a randomized, double-blind comparison of digoxin, propranolol and verapamil. Am J Cardiol. 1984;54:1138–9.

[23] Bauernfeind RA, Wyndham CR, Dhingra RC, et al. Serial electrophysiologic testing of multiple drugs in patients with atrioventricular nodal reentrant paroxysmal tachycardia. Circulation. 1980;62:1341–9.

[24] Wu D, Hung JS, Kuo CT, et al. Effects of quinidine on atrioventricular nodal reentrant paroxysmal tachycardia. Circulation. 1981;64:823–31.

[25] Brugada P, Wellens HJ. Effects of intravenous and oral disopyramide on paroxysmal atrioventricular nodal tachycardia. Am J Cardiol. 1984;53:88–92.

[26] Pritchett EL, McCarthy EA, Wilkinson WE. Propafenone treatment of symptomatic paroxysmal supraventricular arrhythmias. A randomized, placebo-controlled, crossover trial in patients tolerating oral therapy. Ann Intern Med. 1991;114:539–44.

[27] Henthorn RW, Waldo AL, Anderson JL, et al. Flecainide acetate prevents recurrence of symptomatic paroxysmal supraventricular tachycardia. The Flecainide Supraventricular Tachycardia Study Group. Circulation. 1991;83:119–25.

[28] Wellens HJ, Brugada P, Abdollah H. Effect of amiodarone in paroxysmal supraventricular tachycardia with or without Wolff-Parkinson- White syndrome. Am Heart J. 1983;106:876–80.

[29] Kopelman HA, Horowitz LN. Efficacy and toxicity of amiodarone for the treatment of supraventricular tachyarrhythmias. Prog Cardiovasc Dis. 1989;31:355–66.

[30] Kunze KP, Schluter M, Kuck KH. Sotalol in patients with Wolff- Parkinson- White syndrome. Circulation. 1987;75: 1050–7.

[31] Singh BN, Deedwania P, Nademanee K, et al. Sotalol. A review of its pharmacodynamic and pharmacokinetic properties, and therapeutic use. Drugs. 1987;34:311–49.

第 15 章　心房颤动和心房扑动
Atrial Fibrillation and Atrial Flutter

Toshimasa Okabe　Aman Chugh　Frank Pelosi Jr　Fred Morady　著

郭　萌　译

特日格乐　校

心房颤动是最常见的需要住院治疗的心律失常[1]。虽然不会立即危及生命，但心房颤动会增加患者死亡和躯体残障风险。此外，心房颤动的复发和并发症的防治对于患者和临床医生来说都是一个难题。

一、常见病因

目前的临床和实验数据表明，心房颤动的诱发和维持可能存在多种机制。心房颤动的经典机制是由于存在心房除极的多重自主维持波或子波（表 15-1）[2, 3]。近年来，又提出了触发因子和转子的假说，且认为其是心房颤动的主要病生理机制。当转子的快速周期性活动遇到无法维持 1 : 1 激动的心房组织时，将会产生心房颤动。转子假说预测在源自心房组织和远端心房组织之间存在一个频率梯度。事实上，在动物模型和临床研究中都报道过存在从左到右的频率梯度[4, 5]。无论机制是什么，随着心房颤动发作变得更频繁或持续时间更长，心房的电生理和结构特性被改变，变得更加紊乱。虽然最初心房颤动可能是阵发性的，也可能是自行终止的，但这种重构过程可能导致心房颤动变为持续性的，这时恢复窦性心律需要药物转复或电转复（即复律）。当患者和临床医生决定不再进一步尝试恢复窦性心律而追求控制心室率时，此时的心房颤动被称为永久性或慢性心房颤动[6]。

表 15-1　心房颤动相关的心脏疾病和非心脏疾病

心脏疾病	冠心病、扩张型心肌病、肥厚型心肌病、心脏瓣膜病（风湿性和非风湿性）、心律失常（房性心动过速、心房扑动、房室结折返性心动过速、预激综合征、病态窦房结综合征）、心包炎
非心脏疾病	高血压、糖尿病、甲状腺功能亢进症、肺脏疾病（慢性阻塞性肺疾病、原发性肺动脉高压、急性肺动脉栓塞）、阻塞性睡眠呼吸暂停

改编自 Pelosi and Morady[87]

普通人群中 1%～2% 的人患有心房颤动，然而随着年龄的增长，心房颤动的患病率从 50 岁以下的不到 1% 增加到 80 岁以上的 9%[7, 8]。心房颤动的发病率在性别方面没有明显差异。

心房颤动与器质性心脏病显著相关。25% 的心房颤动患者同时患有冠心病[8]。虽然只有约 10% 的心肌梗死与心房颤动有关，但心房颤动的存在与高达 40% 的死亡率相关[9]。大约 1/3 的心脏手术患者会发生心房颤动，而且联合冠状动脉旁路移植术（coronary artery bypass grafting，CABG）和瓣膜手术术后发生心房颤动的风险最高[10]。术后心房颤动会增加住院时间和费用，并与短期和长期死亡率增加有关[11, 12]。

心房颤动和心脏瓣膜病的相关性已被证实。风湿性心脏瓣膜病大大增加了发生心房颤动的风险，并使发生血栓栓塞并发症的风险增加了 4 倍。

大约 1/5 左心室功能不全的患者会发生心房颤动 [13]。心房颤动也可以是急性心包炎和罕见心脏肿瘤（如心房黏液瘤）的早期临床表现之一。

其他类型的心律失常，如预激综合征，也可能与心房颤动相关。对导致预激综合征的旁路行射频消融术可以消除 90% 的心房颤动 [14]。其他与心房颤动相关的心律失常包括房性心动过速、房室结折返性心动过速，以及病态窦房结综合征和其他窦房结功能障碍等心动过缓。

心房颤动还与其他非心脏疾病相关。心房颤动患者中 45% 合并高血压，10% 合并糖尿病 [8]。尽管甲状腺疾病仅占心房颤动患者的 2%，但其是导致心房颤动的几个可逆病因之一，因而不能被忽视 [15]。心房颤动合并慢性阻塞性肺疾病与死亡率的增加有关。急性肺栓塞患者最初也可能表现为心房颤动。肥胖和阻塞性睡眠呼吸暂停也被认为是心房颤动的可逆危险因素 [16-19]。

大约 3% 的心房颤动患者没有明确的病因 [20]。在较年轻的患者中，这种特发性心房颤动与高血栓栓塞风险无关，但当患者高龄或合并其他疾病时，血栓栓塞风险可能会增加。虽然轻中度运动和体重控制已被证明可以降低心房颤动的发病率，但与其他健康训练的运动员相比，长期进行剧烈耐力训练的运动员患心房颤动的风险增加 [21]。这些人群心房颤动风险增加的病理生理学机制包括心房重构、炎症增加、副交感神经 / 交感神经平衡改变和肺静脉异位搏动增加 [22]。

二、症状和体征

心房颤动的症状多种多样，常见症状包括心悸、疲劳、劳力性呼吸困难。心房颤动还可能加重潜在的冠状动脉疾病的心肌缺血症状。心房颤动期间心房收缩功能下降会降低心排血量，可能导致左心室功能不全患者发生充血性心力衰竭。心房颤动很少引起晕厥，因此在临床工作中将晕厥归因于心房颤动时需要更加慎重。有些患者可能在发作时没有症状，因此根据症状评估可能会低估病情 [23]。

评估心房颤动患者的临床情况时应首先采集病史和进行体格检查（表 15-2）。患者常将脉搏描述为"不规则的"，但当心室率非常快时这种情况可能难以发现。心房颤动患者的血压通常是正常的，如果不存在左心室流出道梗阻，低血压非常罕见。临床医生应该注意充血性心力衰竭的体征，如肺部啰音、第三心音（S₃）或外周水肿。心脏听诊发现心脏杂音、右心室搏动或心尖搏动点移位时，提示存在器质性心脏病。

三、辅助检查

心电图是诊断心房颤动最有效的方法。心电图表现为心律不齐（R-R 间期绝对不齐），尽管可能被快速心室率掩盖（图 15-1）。不规则的心房颤动波取代正常的 P 波是心房颤动的标志，但可能被干扰波或快速心室率所掩盖。心房颤动合并完全性房室传导阻滞时心室率也可以是规则的。典型的心房扑动的诊断则依赖于心房扑动波的存在，其心房活动更有组织性而表现为规律的锯齿波，最常见于 Ⅱ、Ⅲ、aVF 导联（图 15-2）。心房扑动波常以固定比例（如 2∶1，3∶1）规律传导至心室，但如果同时存在房室结传导阻滞时心室率也可多变。ST 段或 T 波异常可能提示心肌缺血或应用洋地黄治疗。QRS 波时间延长则可能提示远端传导系统疾病、左心室肥大或预激综合征。

胸部 X 线片则可以发现心影的异常或确认肺部淤血的存在。

超声心动图有助于发现心房颤动患者的相关器质性心脏病并指导治疗，如心脏瓣膜病或心肌病，对治疗决策有重大意义；而如果发现左心室明显扩大，则提示长期维持正常心律的可能性很低 [24]。

对于有冠心病危险因素或心绞痛症状的患者，应考虑进行运动试验。运动试验也可以用来确定在起病初期和治疗期间心室率控制是否适当。此外，负荷试验可能有助于有症状的心房颤

表 15-2　心房颤动临床评价的组成部分

内　容	
病史	心房颤动持续时间
	症状的严重程度
	心悸
	乏力
	呼吸困难，尤其是劳力性呼吸困难
	是否存在缺血或充血性心力衰竭（CHF）的症状
体格检查	
生命体征	脉搏：心率和心律，血压
颈部	颈静脉怒张
肺脏	提示 CHF 的啰音
心脏	提示 CHF 的 S_3、奔马律
	提示瓣膜病的杂音
腹部	提示右心衰竭的肝大
下肢	提示 CHF 的下肢水肿
实验室检查	血细胞比容（贫血）、促甲状腺激素（甲状腺疾病）
	心肌酶（怀疑心肌缺血时）
心电图	证实心房颤动
	提示缺血、左心室预激、预激综合征（Wolff-Parkinson-White 综合征）
超声心动图	左心室功能，瓣膜功能，流出道梗阻，心室大小
运动试验	识别心肌缺血
	确定控制心室率的适当性
动态监测	确定控制心室率的适当性
睡眠监测（多导睡眠图）	关联心律失常的症状　评估临床怀疑的潜在阻塞性睡眠呼吸暂停

动患者选择抗心律失常药。例如，如果在无创检查中发现大面积灌注缺损或其他冠心病的证据，Ic 类药物（如普罗帕酮、氟卡尼）应避免应用，因为有室性心律失常的风险[25]。应选择性应用睡眠监测（多导睡眠图）以评估阻塞性睡眠

呼吸暂停。阻塞性睡眠呼吸暂停在心房颤动患者中发病率较高，而未经治疗的阻塞性睡眠呼吸暂停与电转复和导管消融术后心房颤动复发的风险相关[26-28]。

四、并发症

虽然心房颤动不会立即危及生命，但一些并发症会增加患者死亡和躯体残障风险。在一些预激综合征患者中，存在绕过房室结的快速传导旁路。合并心室预激的心房颤动患者，如果心室率非常快时可能会导致心室颤动和猝死（图 15-3）。因此，当心房颤动合并预激时建议射频消融旁路。心房颤动患者存在快速心室率可能与左心室流出道梗阻或二尖瓣狭窄有关，可导致低血压及病情迅速恶化。快心室率的心房扑动也可能发生相似的并发症。无法控制的快心室率可能与左心室功能不全有关[29-31]。

在心房颤动最常见的并发症中，危害最大的是血栓栓塞，特别是脑卒中。心房颤动引起的脑卒中与死亡或严重衰弱的相关性是其他原因引起的脑卒中的 2 倍[32, 33]。脑卒中的发病率随着年龄的增长而增加，从而使患者的康复更加困难。大型多中心试验已经确定了非瓣膜性心房颤动是脑卒中的独立危险因素。CHA_2DS_2-VASc 评分是评估非瓣膜性心房颤动相关血栓栓塞并发症风险的最常用的预测模型。这一评分包括心力衰竭/左心室功能不全、高血压、年龄、糖尿病、脑卒中/短暂性脑缺血发作/血栓栓塞、血管疾病和女性[34]（表 15-3）。超声心动图的一些指标，如左心房大小和左心室肥大，也被报道为危险因素[24]。此外，慢性肾脏病［定义为 eGFR < 60ml/（min·1.73m²）］也会增加心房颤动相关血栓栓塞的风险[35]。

五、治疗

心房颤动或扑动的管理目标有三个：①预防

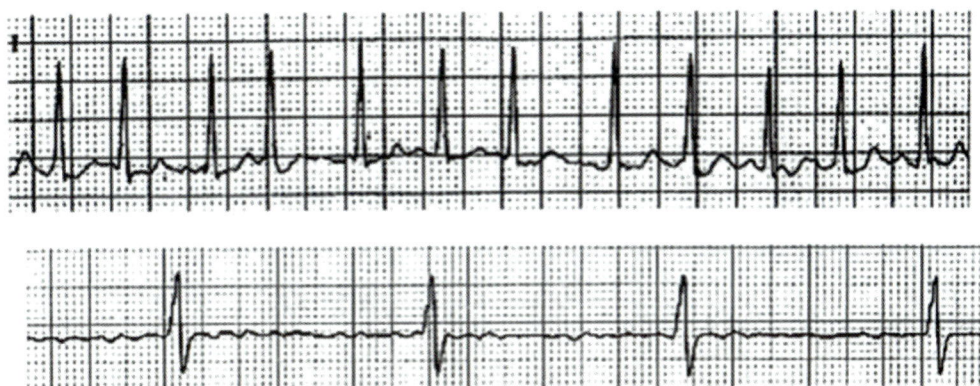

◀ 图 15-1　上半部分为心房颤动，下半部分为心房颤动合并完全性房室传导阻滞，虽然明显存在心房颤动，但完全性房室传导阻滞和交界性逸搏使心室率规律

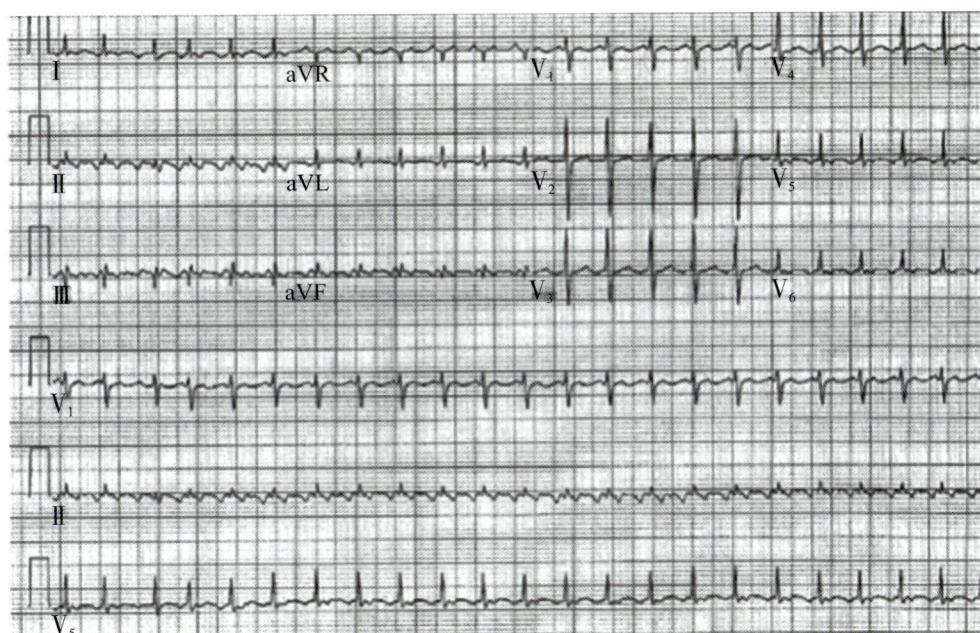

◀ 图 15-2　心房扑动 2∶1 下传，心房扑动波表现为锯齿波，Ⅱ、Ⅲ、aVF 导联最明显

血栓栓塞事件，②控制心室率，③窦性心律的恢复和维持。决定是否恢复窦性心律往往基于存在的症状。

心房颤动导致血栓栓塞事件的风险是一般人群的 4 倍[36]。风湿性二尖瓣疾病、二尖瓣狭窄或人工瓣膜植入（"瓣膜性心房颤动"）患者的这一风险明显更大。多中心试验已证实华法林能明显降低脑卒中的风险[36-40]。然而，长期华法林治疗需要规律监测凝血酶原时间—国际标准化比值（prothrombin time-international normalization ratio，PT-INR），而且将其维持在适当的治疗范围（INR：2～3）也比较困难。近年来，充分的临床证据已经证实了直接口服抗凝药（direct-acting oral anticoagulant，DOAC）对非瓣膜性心

房颤动患者的安全性和有效性，而且这些药物也已被广泛应用于临床实践[41]。目前，有一种直接凝血酶抑制药（达比加群）和三种Ⅹa因子抑制药（利伐沙班、阿哌沙班和依度沙班）已被批准用于非瓣膜性心房颤动患者血栓栓塞的预防[42-45]。这些药物不需要常规药物水平监测，也没有必要调整剂量，除非患者有肾功能损害。DOAC 的一个主要缺点是在发生严重或危及生命的出血时缺乏逆转剂。对于瓣膜性心房颤动患者，DOAC 的使用尚未被批准。

2014 年心房颤动指南建议在共同决策、讨论卒中和出血风险，以及患者意向的基础上进行抗凝治疗[6]。对于非瓣膜性心房颤动患者，建议应用 CHA$_2$DS$_2$-VASc 评分评估血栓栓塞风险。

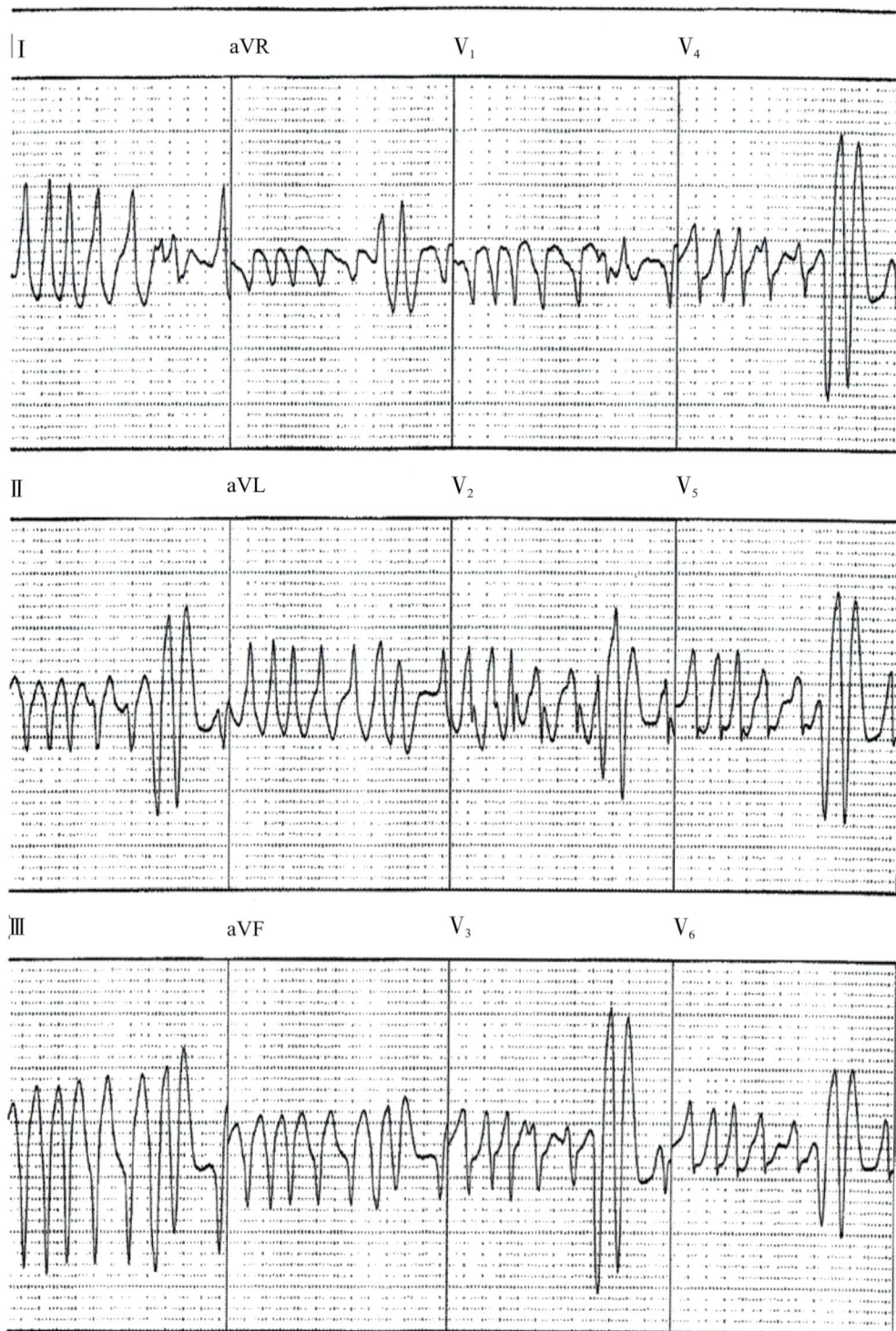

▲ 图 15-3 心房颤动合并预激综合征

CHA$_2$DS$_2$-VASc 评分确定了七个危险因素，即充血性心力衰竭 / 左心室功能不全、高血压、高龄（年龄 ≥ 75 岁或 65—74 岁）、糖尿病、脑卒中 / 短暂性脑缺血发作 / 血栓栓塞、血管疾病和女性。除了脑卒中 / 短暂性脑缺血发作史和年龄 ≥ 75 岁

为 2 分外，其他危险因素均为 1 分（总分为 9 分）（表 15-3）。对于 CHA$_2$DS$_2$-VASc 评分 ≥ 2 的非瓣膜性心房颤动患者，建议使用华法林或 DOAC 进行抗凝治疗。CHA$_2$DS$_2$-VASc 评分为 0 的非瓣膜性心房颤动患者被认为是真正的低卒中风险，

表 15-3　CHA₂DS₂-VASc 评分

危险因素	评 分
充血性心力衰竭	1
高血压	1
年龄 ≥ 75 岁	2
糖尿病	1
脑卒中 / 短暂性脑缺血发作 / 血栓栓塞	2
血管疾病（陈旧性心肌梗死、外周动脉疾病或主动脉斑块）	1
年龄 65—74 岁	1
性别（女性）	1
	总分 =9

可以不进行抗凝治疗。对于 CHA_2DS_2-VASc 评分为 1 的患者，可以选择不进行抗凝治疗，或口服抗凝药或阿司匹林治疗（表 15-4）。需要强调的是，CHA_2DS_2-VASc 评分不能用于瓣膜性心房颤动和肥厚型心肌病的患者[6, 46]。最后，尽管一些新数据表明阵发性心房颤动患者的血栓栓塞风险比非阵发性心房颤动患者略低，但目前的指南建议，无论心房颤动是阵发性、持续性还是永久性，都应评估是否进行抗凝治疗[6, 46]。

表 15-4　心房颤动和扑动患者抗凝血治疗的建议

危险因素	推荐治疗
无危险因素	不需抗凝治疗
1 个危险因素	不抗凝治疗，阿司匹林，华法林，或 DOAC
脑卒中 / 短暂性脑缺血发作史，或 CHA2DS2-VASc 评分≥ 2	华法林（INR：2~3）或 DOAC
风湿性二尖瓣狭窄，机械或生物人工瓣膜（瓣膜性心房颤动）	华法林（INR：2~3ᵃ）

DOAC. 直接的口服抗凝药；INR. 国际标准化比值
a. 机械性人工瓣膜的 INR 通常为 2.5~3.5

评估患者的出血风险是比较复杂的，有几种风险预测模式可用于指导临床决策（ATRIA、HAS-BLED、ORBIT、HEORRA2HAGE2）[47, 48]。HAS-

BLED 评分是预测 1 年内大出血风险的一个简单实用的工具，由几项临床因素组成，包括高血压、肾 / 肝功能异常、脑卒中、出血史或出血倾向、不稳定的 PT-INR、年龄 > 65 岁，以及同时应用阿司匹林、非甾体抗炎药和（或）酒精。得分≥ 3 提示为出血的潜在"高风险"人群，需要仔细评估益处和风险，抗凝治疗的同时密切监测[49]。

虽然心房扑动被认为具有较低的血栓栓塞并发症风险，但越来越多的证据表明心房扑动患者比窦性心律患者有更大的血栓栓塞风险，因此建议采用与心房颤动类似的抗凝策略[6, 50]。

许多心房颤动的症状，包括由缺血或充血性心力衰竭引起的症状，可以通过控制心室率得到缓解。在无症状或左心室功能不全的情况下，宽松的心率控制（静息心率 < 110/min）是合理的[51]。

控制心室率主要是通过减缓房室结传导。许多口服或静脉药物均可应用。为了快速控制心室率，通常是先静脉给药，心率稳定后再改为口服给药。贫血、充血性心力衰竭、缺血或甲状腺功能亢进等继发性病因应加以控制。β 受体拮抗药是冠心病和心肌病患者的首选，但由于其负性肌力作用，必须谨慎使用。钙通道阻滞药，如维拉帕米和地尔硫䓬也可用于短期治疗，但长期应用于冠心病或心肌病的安全性尚未得到证实。二氢吡啶类钙通道阻滞药，如硝苯地平，在控制心室率方面作用不大。地高辛虽然常用于控制心室率，但其对房室结传导的作用是间接的，而且其作用可以被交感兴奋的状态抵消，例如劳累时或充血性心力衰竭。地高辛对左心室功能不全的患者是有益的，但如果仅用于控制心房颤动的心室率却是一个相对较差的选择。

如果药物治疗不能充分控制心室率，可以考虑以房室结消融的形式进行治疗。通过静脉将消融导管送到房室交界处，释放射频能量完成心脏传导阻滞，然后需要安装永久性起搏器以维持静息和运动时的恰当心率。这种疗法已被证明可以改善药物难以缓解的心房颤动和有症状的快速心室率患者的症状和生活质量[52-54]。

用于控制心房颤动患者心室率的药物也可以用于心房扑动。而鉴于导管消融术的显著疗效和安全性，心房扑动患者应尽早考虑导管消融术[55]。

恢复窦性心律对控制心室率和缓解患者症状有直接的影响。虽然窦性心律的恢复通常可以通过电复律或药物复律来实现，但维持窦性心律更具挑战性。

心房颤动转复为窦性心律，称为心脏复律，最常见的是通过外部除颤器以同步电击的方式来实现。85% 的病例可通过这种方法恢复窦性心律[56]。使用双相除颤波形的除颤器可提高成功率。电复律是在患者充分镇静的情况下进行的，以避免患者不适。体外除颤器需与胸骨 – 心尖或前 – 后放置的除颤器贴片一起使用。直流电能量通常选用 200J，如果窦性心律无法转复可以增加到 360J。虽然窦性心律的转复通常可以很快实现，但心房功能的恢复可能需要数周时间。因此，血栓栓塞并发症的高风险仍然存在，需要数

周的充分抗凝。复律前维持华法林或直接口服抗凝药 21d，并在复律后持续应用至少 4 周。

有些情况下，无法在复律前充分地进行抗凝治疗。当医生怀疑心房颤动与血流动力学不稳定有关时，如果可能的获益大于风险，可以进行复律。经食管超声心动图确定左心耳是否存在血栓对安全进行复律是有意义的，复律后至少持续 28d 的抗凝治疗对预防并发症是必要的[57]。对于心房颤动持续时间短的患者，由于心房颤动发作期间心房功能得以保留，血栓栓塞风险较低，如果不合并常规血栓栓塞危险因素，复律前后不少于 48h 的抗凝治疗也是可以的[58–60]。图 15-4 为复律前后抗凝治疗的推荐策略。心房扑动患者也应采取与心房颤动患者相同的预防措施[6, 50, 61]。

药物复律无须镇静。最常用的药物是 Ⅲ 类抗心律失常药伊布利特，可转复高达 64% 的心房颤动病例[62]。药物复律也应采用上述抗凝方案，因为复律后发生血栓栓塞并发症的风险与复

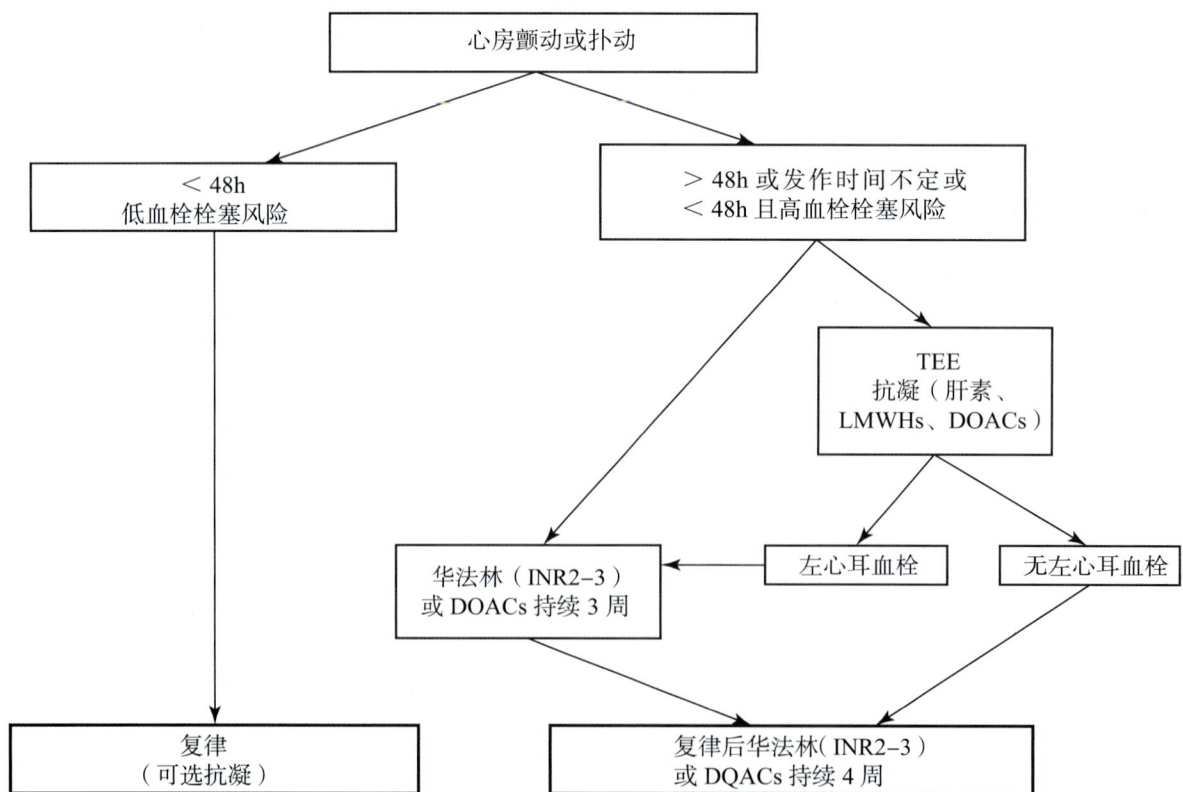

▲ 图 15-4　心房颤动或扑动复律前后抗凝治疗的推荐策略

INR. 国际标准化比值；TEE. 经食管超声心动图；LMWH. 低分子肝素；DOAC. 直接的口服抗凝血（改编自 Pelosi and Morady[87]）

律方法无关。伊布利特可将电复律的疗效提高到100%[63]。伊布利特还与3%～10%的多形性室性心动过速（尖端扭转型室性心动过速）风险相关，不应用于Q-T间期延长或严重左心室功能不全的患者[63]。所有应用伊布利特的患者都应监测数小时。其他用于心房颤动急性转复的抗心律失常药包括普鲁卡因胺、奎尼丁、氟卡尼、普罗帕酮和胺碘酮。

预防复律后心房颤动的复发也是一个难点。药物治疗后心房颤动复发率高达50%。一些抗心律失常药，如氟卡尼、莫雷西嗪和普罗帕酮，器质性心脏病患者禁用，因为药物性心律失常可增加死亡风险[64, 65]。某些Ⅲ类抗心律失常药，如胺碘酮和索他洛尔，可用于器质性心脏病患者，对维持窦性心律有效[66-68]。多非利特是一种较新的Ⅲ类抗律失常药，已在器质性心脏病患者中进行了研究。尽管死亡率没有显著增加，3%的患者在治疗后72h内出现室性心律失常[69]。因此，住院患者应用多非利特治疗应在遥测监护下开始。

心房颤动的导管消融术在过去的20年里有了很大的发展，现在已是药物治疗失败的有症状患者的常用治疗方式。Haissaguerre等最早提出通过肺静脉将导管送至局灶放电消融以终止心房颤动[14]。如今肺静脉电隔离术仍是阵发性和持续性心房颤动消融术的基石[70-72]。消融术已被证明在各种患者群体中均是有效的，包括没有器质性心脏病、心房增大、左心室功能障碍和心力衰竭的患者。单用导管消融术治疗阵发性心房颤动患者的成功率为70%～80%，但仅50%持续性心房颤动患者能长期维持窦性心律[72, 73]。20%～30%患者由于之前消融的区域复原或出现新的致心律失常的组织而需要再次手术。在经验丰富的医疗机构中，发生脑卒中、肺静脉狭窄等严重并发症的风险为1%～2%[74, 75]。2000—2010年美国报道的住院期间死亡率为0.46%[76]。虽然传统上常使用射频电流作为心房颤动导管消融术的能量来源，但近年来利用冷冻技术的冰冻球囊消融已得到越来越多的应用，且不发生心律失常[73, 77]。

对于介入治疗无效或因其他原因需要心脏手术的患者，可以考虑迷宫手术[6, 78]。迷宫手术是一种开胸手术。经典的"切开和缝合"切口包括两心房的不同部分，报道的成功率高达90%[79]。这种手术的并发症与胸骨正中切开的心脏手术类似，如4%的病例会发生窦房结功能障碍，需要安装永久性起搏器。虽然经典的迷宫手术似乎是治疗心房颤动的有效策略，但对于接受所谓的"迷你"或"改良"迷宫手术或微创手术的患者的长期预后尚不清楚。外科微创消融术与基于导管的心内膜消融术相结合的混合治疗是目前研究的热门领域[80]。

射频消融术是治疗心房扑动的有效方法。典型的心房扑动的机制是存在单一的、大的折返回路，其中一个组成部分是三尖瓣的隔叶和下腔静脉之间的一个狭窄的心房组织带[55, 81]。三尖瓣峡部是消融治疗的目标部位。通过介入技术使一连串的射频电流穿过峡部直至经过这一区域的传导被完全阻滞，可使治愈率高达95%，而且并发症的风险较低，无须长期使用抗心律失常药或抗凝药物，除非在随访中发现以前未确诊的心房颤动[82]。心房扑动消融术后发展为心房颤动的危险因素包括术中诱发出心房颤动、左心房体积增大等[82-84]。

六、控制心律与控制心率

虽然前面的讨论主要集中在如何转复或维持窦性心律上，但对于某些特殊患者，是控制心率还是控制心律仍有待商榷。AFFIRM研究表明，与控制心率和抗凝治疗相比，控制心律并没有降低死亡率[85]。因此，我们有理由质疑为什么要给心房颤动患者应用抗心律失常药或导管消融术以转复窦律。然而，分析AFFIRM研究的结果必须考虑以下因素：首先，大多数参与该试验的患者是老年人，而且没有心房颤动的症状；其次，由于控制心律组在第5年时只有不到2/3的患者是窦性心律，AFFIRM研究更多的是比较控制心律与控制心率这两种治疗策略，而不是比较窦性心律和心房颤动。事实上，当对心律数据进行分析时发现，窦性心律有利于改善生存率[86]。因此，对于症状较轻的老年患者，控制心率结合抗凝治疗是合理的策略，而对于有症状的心房颤动或心律失常引起的左心室功能不全患者，控制心律策略更可取。

七、预后

在无其他心脏疾病的情况下，心房颤动的总体预后良好。在器质性心脏病患者中，心房颤动会使治疗复杂化，并与死亡率的增加有关。如果不进行治疗，具有相关危险因素的患者每年发生脑卒中的风险为 4%～6%。充血性心力衰竭加重或慢性心室率升高导致的心肌病对预后不利。

各种治疗药物，如抗凝药物和抗心律失常药物都有各自的风险，均可能对预后不利。每年与华法林或 DOAC 抗凝治疗相关的大出血率为 2%～3%[42-45]。如前所述，一些抗心律失常药物还有可能导致室性心律失常。

八、随访

接受治疗的心房颤动患者需要根据其治疗方式制订随访计划。使用华法林的患者，应在复律前 3 周和复律后 4 周每周监测 PT-INR，为复律做准备。一旦确定了华法林的稳定剂量，应每月监测 PT-INR。而服用直接口服抗凝药的患者需要检

查基线的血红蛋白、肝肾功能并定期监测[41]。

服用抗心律失常药物的患者应每 4～6 个月监测一次。由于可能的不良反应，服用胺碘酮的患者应检查基线的促甲状腺激素、肝功能，并且每 4～6 个月做一次胸部 X 线检查。此外还需检查基线肺功能，评估弥散能力，并在出现疑似胺碘酮引起的呼吸困难等肺毒性症状时再次检查。服用索他洛尔或多非利特的患者应定期评估肾功能，因为当肌酐清除率降低导致药物水平升高时可导致危及生命的心律失常。使用这些药物还需检查心电图评估是否存在异常的 Q-T 间期延长，如果校正 Q-T 间期超过 500ms 就需停药。对于服用氟卡尼或普罗帕酮等 Ic 类药物的患者，应进行临床监测，如果出现器质性心脏病或治疗期间 QRS 波群时间延长超过 50% 应停药。

> **实践要点**
> - 在美国，心房颤动是最常见的需要住院治疗的心律失常类型。
> - 心房颤动发病率很高，其最常见的并发症是脑卒中。
> - 心房颤动与器质性心脏病和高龄的相关性最高。
> - 心房颤动治疗的主要目标是预防血栓栓塞的并发症，控制心室率，恢复和维持正常窦性心律。
> - 对心房颤动生理机制的进一步探索有助于开发新的非药物治疗措施。

参考文献

[1] Chugh SS, Havmoeller R, Narayanan K, Singh D, Rienstra M, Benjamin EJ, et al. Worldwide epidemiology of atrial fibrillation: a Global Burden of Disease 2010 Study. Circulation. 2014;129(8):837–47.

[2] Moe GK, Abildskov JA. Atrial fibrillation as a self- sustaining arrhythmia independent of focal discharge. Am Heart J. 1959;58(1):59–70.

[3] Allessie MA, Lammers W, Bonke FIM, Hollen J. Experimental evaluation of Moe's multiple wavelet hypothesis of atrial fibrillation. In: Zipes DP, Jalife J, editors. Cardiac electrophysiology and arrhythmias. Orlando: Grune and Straton, Inc.; 1985.

[4] Mandapati R, Skanes A, Chen J, Berenfeld O, Jalife J. Stable microreentrant sources as a mechanism of atrial fibrillation in the isolated sheep heart. Circulation. 2000;101(2):194–9.

[5] Sanders P, Berenfeld O, Hocini M, Jais P, Vaidyanathan R, Hsu LF, et al. Spectral analysis identifies sites of high-frequency

activity maintaining atrial fibrillation in humans. Circulation. 2005;112(6):789–97.

[6] January CT, Wann LS, Alpert JS, Calkins H, Cigarroa JE, Cleveland JC Jr, et al. 2014 AHA/ACC/HRS guideline for the management of patients with atrial fibrillation: a report of the American College of Cardiology/American Heart Association Task Force on Practice Guidelines and the Heart Rhythm Society. J Am Coll Cardiol. 2014;64(21):e1–76.

[7] Hiss RG, Lamb LE. Electrocardiographic findings in 122,043 individuals. Circulation. 1962;25:947–61.

[8] Kannel WB, Abbott RD, Savage DD, McNamara PM. Epidemiologic features of chronic atrial fibrillation: the Framingham study. N Engl J Med. 1982;306(17):1018–22.

[9] Sakata K, Kurihara H, Iwamori K, Maki A, Yoshino H, Yanagisawa A, et al. Clinical and prognostic significance of atrial fibrillation in acute myocardial infarction. Am J Cardiol. 1997;80(12):1522–7.

[10] Helgadottir S, Sigurdsson MI, Ingvarsdottir IL, Arnar DO, Gudbjartsson T. Atrial fibrillation following cardiac surgery: risk analysis and long-term survival. J Cardiothorac Surg. 2012;7:87.

[11] Maisel WH, Rawn JD, Stevenson WG. Atrial fibrillation after cardiac surgery. Ann Intern Med. 2001;135(12):1061–73.

[12] Phan K, Ha HS, Phan S, Medi C, Thomas SP, Yan TD. New-onset atrial fibrillation following coronary bypass surgery predicts long- term mortality: a systematic review and meta-analysis. Eur J Cardiothorac Surg. 2015;48(6):817–24.

[13] Middlekauff HR, Stevenson WG, Stevenson LW. Prognostic sig- nificance of atrial fibrillation in advanced heart failure. A study of 39. patients. Circulation. 1991;84(1):40–8.

[14] Haissaguerre M, Jais P, Shah DC, Takahashi A, Hocini M, Quiniou G, et al. Spontaneous initiation of atrial fibrillation by ectopic beats originating in the pulmonary veins. N Engl J Med. 1998;339(10):659–66.

[15] Krahn AD, Klein GJ, Kerr CR, Boone J, Sheldon R, Green M, et al. How useful is thyroid function testing in patients with recent-onset atrial fibrillation? The Canadian Registry of Atrial Fibrillation Investigators. Arch Intern Med. 1996;156(19):2221–4.

[16] Miller JD, Aronis KN, Chrispin J, Patil KD, Marine JE, Martin SS, et al. Obesity, exercise, obstructive sleep apnea, and modifiable atherosclerotic cardiovascular disease risk factors in atrial fibrillation. J Am Coll Cardiol. 2015;66(25):2899–906.

[17] Abed HS, Wittert GA, Leong DP, Shirazi MG, Bahrami B, Middeldorp ME, et al. Effect of weight reduction and cardiometa- bolic risk factor management on symptom burden and severity in patients with atrial fibrillation: a randomized clinical trial. JAMA. 2013;310(19):2050–60.

[18] Pathak RK, Middeldorp ME, Meredith M, Mehta AB, Mahajan R, Wong CX, et al. Long-term effect of goal-directed weight management in an atrial fibrillation cohort: a long-term follow-up study (LEGACY). J Am Coll Cardiol. 2015;65(20): 2159–69.

[19] Tung P, Anter E. Atrial fibrillation and sleep apnea: considerations for a dual epidemic. J Atr Fibrillation. 2016;8(6):1283.

[20] Kopecky SL, Gersh BJ, McGoon MD, Whisnant JP, Holmes DR Jr, Ilstrup DM, et al. The natural history of lone atrial fibrillation. A population-based study over three decades. N Engl J Med. 1987;317(11):669–74.

[21] Elliott AD, Mahajan R, Lau DH, Sanders P. Atrial fibrillation in endurance athletes: from mechanism to management. Cardiol Clin. 2016;34(4):567–78.

[22] Sanchis-Gomar F, Perez-Quilis C, Lippi G, Cervellin G, Leischik R, Lollgen H, et al. Atrial fibrillation in highly trained endurance athletes—description of a syndrome. Int J Cardiol. 2017;226:11–20.

[23] Page RL, Wilkinson WE, Clair WK, McCarthy EA, Pritchett EL. Asymptomatic arrhythmias in patients with symptomatic paroxysmal atrial fibrillation and paroxysmal supraventricular tachycardia. Circulation. 1994;89(1):224–7.

[24] Vaziri SM, Larson MG, Benjamin EJ, Levy D. Echocardiographic predictors of nonrheumatic atrial fibrillation. The Framingham Heart Study. Circulation. 1994;89(2):724–30.

[25] The Cardiac Arrhythmia Suppression Trial (CAST) Investigators. Preliminary report: effect of encainide and flecainide on mortality in a randomized trial of arrhythmia suppression after myocardial infarction. N Engl J Med. 1989;321(6):406–12.

[26] Kanagala R, Murali NS, Friedman PA, Ammash NM, Gersh BJ, Ballman KV, et al. Obstructive sleep apnea and the recurrence of atrial fibrillation. Circulation. 2003;107(20):2589–94.

[27] Naruse Y, Tada H, Satoh M, Yanagihara M, Tsuneoka H, Hirata Y, et al. Concomitant obstructive sleep apnea increases the recurrence of atrial fibrillation following radiofrequency catheter ablation of atrial fibrillation: clinical impact of continuous positive airway pressure therapy. Heart Rhythm. 2013;10(3):331–7.

[28] Fein AS, Shvilkin A, Shah D, Haffajee CI, Das S, Kumar K, et al. Treatment of obstructive sleep apnea reduces the risk of atrial fibrillation recurrence after catheter ablation. J Am Coll Cardiol. 2013;62(4):300–5.

[29] Grogan M, Smith HC, Gersh BJ, Wood DL. Left ventricular dysfunction due to atrial fibrillation in patients initially believed to have idiopathic dilated cardiomyopathy. Am J Cardiol. 1992;69(19):1570–3.

[30] Packer DL, Bardy GH, Worley SJ, Smith MS, Cobb FR, Coleman RE, et al. Tachycardia-induced cardiomyopathy: a reversible form of left ventricular dysfunction. Am J Cardiol. 1986;57(8):563–70.

[31] Gopinathannair R, Etheridge SP, Marchlinski FE, Spinale FG, Lakkireddy D, Olshansky B. Arrhythmia-induced cardiomy-opathies: mechanisms, recognition, and management. J Am Coll Cardiol. 2015;66(15):1714–28.

[32] Wolf PA, Mitchell JB, Baker CS, Kannel WB, D'Agostino RB. Impact of atrial fibrillation on mortality, stroke, and medical

costs. Arch Intern Med. 1998;158(3):229–34.

[33] Lin HJ, Wolf PA, Kelly-Hayes M, Beiser AS, Kase CS, Benjamin EJ, et al. Stroke severity in atrial fibrillation. The Framingham Study. Stroke. 1996;27(10):1760–4.

[34] Lip GY, Nieuwlaat R, Pisters R, Lane DA, Crijns HJ. Refining clinical risk stratification for predicting stroke and thromboembolism in atrial fibrillation using a novel risk factor-based approach: the Euro Heart Survey on atrial fibrillation. Chest. 2010;137(2):263–72.

[35] Zeng WT, Sun XT, Tang K, Mei WY, Liu LJ, Xu Q, et al. Risk of thromboembolic events in atrial fibrillation with chronic kidney disease. Stroke. 2015;46(1):157–63.

[36] Stroke Prevention in Atrial Fibrillation Study. Final results. Circulation. 1991;84(2):527–39.

[37] EAFT (European Atrial Fibrillation Trial) Study Group. Secondary prevention in non-rheumatic atrial fibrillation after transient ischaemic attack or minor stroke. Lancet. 1993;342(8882):1255–62.

[38] Connolly SJ, Laupacis A, Gent M, Roberts RS, Cairns JA, Joyner C. Canadian atrial fibrillation anticoagulation (CAFA) study. J Am Coll Cardiol. 1991;18(2):349–55.

[39] Ezekowitz MD, Bridgers SL, James KE, Carliner NH, Colling CL, Gornick CC, et al. Warfarin in the prevention of stroke associated with nonrheumatic atrial fibrillation. Veterans Affairs Stroke Prevention in Nonrheumatic Atrial Fibrillation Investigators. N Engl J Med. 1992;327(20):1406–12.

[40] Singer DE, Hughes RA, Gress DR, Sheehan MA, Oertel LB, Maraventano SW, et al. The effect of aspirin on the risk of stroke in patients with nonrheumatic atrial fibrillation: the BAATAF Study. Am Heart J. 1992;124(6):1567–73.

[41] Kovacs RJ, Flaker GC, Saxonhouse SJ, Doherty JU, Birtcher KK, Cuker A, et al. Practical management of anticoagulation in patients with atrial fibrillation. J Am Coll Cardiol. 2015;65(13):1340–60.

[42] Connolly SJ, Ezekowitz MD, Yusuf S, Eikelboom J, Oldgren J, Parekh A, et al. Dabigatran versus warfarin in patients with atrial fibrillation. N Engl J Med. 2009;361(12):1139–51.

[43] Patel MR, Mahaffey KW, Garg J, Pan G, Singer DE, Hacke W, et al. Rivaroxaban versus warfarin in nonvalvular atrial fibrillation. N Engl J Med. 2011;365(10):883–91.

[44] Granger CB, Alexander JH, McMurray JJ, Lopes RD, Hylek EM, Hanna M, et al. Apixaban versus warfarin in patients with atrial fibrillation. N Engl J Med. 2011;365(11):981–92.

[45] Giugliano RP, Ruff CT, Braunwald E, Murphy SA, Wiviott SD, Halperin JL, et al. Edoxaban versus warfarin in patients with atrial fibrillation. N Engl J Med. 2013;369(22):2093–104.

[46] Olivotto I, Cecchi F, Casey SA, Dolara A, Traverse JH, Maron BJ. Impact of atrial fibrillation on the clinical course of hypertrophic cardiomyopathy. Circulation. 2001;104(21):2517–24.

[47] Thomas IC, Sorrentino MJ. Bleeding risk prediction models in atrial fibrillation. Curr Cardiol Rep. 2014;16(1):432.

[48] Okumura Y. What scoring system should we use to assess bleeding risk in atrial fibrillation? Circ J. 2016;80(10):2089–91.

[49] Pisters R, Lane DA, Nieuwlaat R, de Vos CB, Crijns HJ, Lip GY. A novel user-friendly score (HAS-BLED) to assess 1-year risk of major bleeding in patients with atrial fibrillation: the Euro Heart Survey. Chest. 2010;138(5):1093–100.

[50] Lanzarotti CJ, Olshansky B. Thromboembolism in chronic atrial flutter: is the risk underestimated? J Am Coll Cardiol. 1997;30(6):1506–11.

[51] Van Gelder IC, Groenveld HF, Crijns HJ, Tuininga YS, Tijssen JG, Alings AM, et al. Lenient versus strict rate control in patients with atrial fibrillation. N Engl J Med. 2010;362(15):1363–73.

[52] Kay GN, Ellenbogen KA, Giudici M, Redfield MM, Jenkins LS, Mianulli M, et al. The Ablate and Pace Trial: a prospective study of catheter ablation of the AV conduction system and permanent pacemaker implantation for treatment of atrial fibrillation. APT Investigators. J Interv Card Electrophysiol. 1998;2(2):121–35.

[53] Lee SH, Chen SA, Tai CT, Chiang CE, Wen ZC, Cheng JJ, et al. Comparisons of quality of life and cardiac performance after complete atrioventricular junction ablation and atrioventricular junction modification in patients with medically refractory atrial fibrillation. J Am Coll Cardiol. 1998;31(3):637–44.

[54] Natale A, Zimerman L, Tomassoni G, Newby K, Leonelli F, Fanelli R, et al. AV node ablation and pacemaker implantation after with- drawal of effective rate-control medications for chronic atrial fibrillation: effect on quality of life and exercise performance. Pacing Clin Electrophysiol. 1999;22(11):1634–9.

[55] Feld GK, Fleck RP, Chen PS, Boyce K, Bahnson TD, Stein JB, et al. Radiofrequency catheter ablation for the treatment of human type 1 atrial flutter. Identification of a critical zone in the reentrant circuit by endocardial mapping techniques. Circulation. 1992;86(4):1233–40.

[56] Mittal S, Ayati S, Stein KM, Schwartzman D, Cavlovich D, Tchou PJ, et al. Transthoracic cardioversion of atrial fibrillation: comparison of rectilinear biphasic versus damped sine wave monophasic shocks. Circulation. 2000;101(11):1282–7.

[57] Manning WJ, Silverman DI, Gordon SP, Krumholz HM, Douglas PS. Cardioversion from atrial fibrillation without prolonged anticoagulation with use of transesophageal echocardiography to exclude the presence of atrial thrombi. N Engl J Med. 1993;328(11):750–5.

[58] von Besser K, Mills AM. Is discharge to home after emergency department cardioversion safe for the treatment of recent-onset atrial fibrillation? Ann Emerg Med. 2011;58(6):517–20.

[59] Airaksinen KE, Gronberg T, Nuotio I, Nikkinen M, Ylitalo A, Biancari F, et al. Thromboembolic complications after cardioversion of acute atrial fibrillation: the FinCV (Finnish CardioVersion) study. J Am Coll Cardiol. 2013;62(13):1187–92.

[60] Gronberg T, Hartikainen JE, Nuotio I, Biancari F, Ylitalo A, Airaksinen KE. Anticoagulation, CHA2DS2VASc score, and thromboembolic risk of cardioversion of acute atrial fibrillation (from the FinCV Study). Am J Cardiol. 2016;117(8):1294–8.

[61] Albers GW, Dalen JE, Laupacis A, Manning WJ, Petersen P,

Singer DE. Antithrombotic therapy in atrial fibrillation. Chest. 2001;119(1 Suppl):194S–206S.

[62] Ellenbogen KA, Stambler BS, Wood MA, Sager PT, Wesley RC Jr, Meissner MC, et al. Efficacy of intravenous ibutilide for rapid termination of atrial fibrillation and atrial flutter: a dose-response study. J Am Coll Cardiol. 1996;28(1):130–6.

[63] Oral H, Souza JJ, Michaud GF, Knight BP, Goyal R, Strickberger SA, et al. Facilitating transthoracic cardioversion of atrial fibrillation with ibutilide pretreatment. N Engl J Med. 1999;340(24):1849–54.

[64] The Cardiac Arrhythmia Suppression Trial II Investigators. Effect of the antiarrhythmic agent moricizine on survival after myocardial infarction. N Engl J Med. 1992;327(4):227–33.

[65] Echt DS, Liebson PR, Mitchell LB, Peters RW, Obias-Manno D, Barker AH, et al. Mortality and morbidity in patients receiving encainide, flecainide, or placebo. The Cardiac Arrhythmia Suppression Trial. N Engl J Med. 1991;324(12):781–8.

[66] Duytschaever M, Haerynck F, Tavernier R, Jordaens L. Factors influencing long term persistence of sinus rhythm after a first electrical cardioversion for atrial fibrillation. Pacing Clin Electrophysiol. 1998;21(1 Pt 2):284–7.

[67] Julian DG, Prescott RJ, Jackson FS, Szekely P. Controlled trial of sotalol for one year after myocardial infarction. Lancet. 1982;1(8282):1142–7.

[68] Roy D, Talajic M, Dorian P, Connolly S, Eisenberg MJ, Green M, et al. Amiodarone to prevent recurrence of atrial fibrillation. Canadian Trial of Atrial Fibrillation Investigators. N Engl J Med. 2000;342(13):913–20.

[69] Torp-Pedersen C, Moller M, Bloch-Thomsen PE, Kober L, Sandoe E, Egstrup K, et al. Dofetilide in patients with congestive heart failure and left ventricular dysfunction. Danish Investigations of Arrhythmia and Mortality on Dofetilide Study Group. N Engl J Med. 1999;341(12):857–65.

[70] Oral H, Pappone C, Chugh A, Good E, Bogun F, Pelosi F Jr, et al. Circumferential pulmonary-vein ablation for chronic atrial fibrillation. N Engl J Med. 2006;354(9):934–41.

[71] Wilber DJ, Pappone C, Neuzil P, De Paola A, Marchlinski F, Natale A, et al. Comparison of antiarrhythmic drug therapy and radiofrequency catheter ablation in patients with paroxysmal atrial fibrillation: a randomized controlled trial. JAMA. 2010;303(4):333–40.

[72] Verma A, Jiang CY, Betts TR, Chen J, Deisenhofer I, Mantovan R, et al. Approaches to catheter ablation for persistent atrial fibrillation. N Engl J Med. 2015;372(19):1812–22.

[73] Kuck KH, Brugada J, Furnkranz A, Metzner A, Ouyang F, Chun KR, et al. Cryoballoon or radiofrequency ablation for paroxysmal atrial fibrillation. N Engl J Med. 2016;374(23):2235–45.

[74] Oral H, Chugh A, Ozaydin M, Good E, Fortino J, Sankaran S, et al. Risk of thromboembolic events after percutaneous left atrial radiofrequency ablation of atrial fibrillation. Circulation. 2006;114(8):759–65.

[75] Cappato R, Calkins H, Chen SA, Davies W, Iesaka Y, Kalman J, et al. Updated worldwide survey on the methods, efficacy, and safety of catheter ablation for human atrial fibrillation. Circ Arrhythm Electrophysiol. 2010;3(1):32–8.

[76] Deshmukh A, Patel NJ, Pant S, Shah N, Chothani A, Mehta K, et al. In-hospital complications associated with catheter ablation of atrial fibrillation in the United States between 2000 and 2010: analysis of 93 801 procedures. Circulation. 2013;128(19):2104–12.

[77] Packer DL, Kowal RC, Wheelan KR, Irwin JM, Champagne J, Guerra PG, et al. Cryoballoon ablation of pulmonary veins for paroxysmal atrial fibrillation: first results of the North American Arctic Front (STOP AF) pivotal trial. J Am Coll Cardiol. 2013;61(16):1713–23.

[78] Badhwar V, Rankin JS, Damiano RJ Jr, Gillinov AM, Bakaeen FG, Edgerton JR, et al. The Society of Thoracic Surgeons 2017 clinical practice guidelines for the surgical treatment of atrial fibrillation. Ann Thorac Surg. 2017;103(1):329–41.

[79] Cox JL, Boineau JP, Schuessler RB, Kater KM, Lappas DG. Five-year experience with the maze procedure for atrial fibrillation. Ann Thorac Surg. 1993;56(4):814–23; discussion 23–4.

[80] Syed FF, Oral H. Electrophysiological perspectives on hybrid ablation of atrial fibrillation. J Atr Fibrillation. 2015;8(4):1290.

[81] Lee SH, Tai CT, Yu WC, Chen YJ, Hsieh MH, Tsai CF, et al. Effects of radiofrequency catheter ablation on quality of life in patients with atrial flutter. Am J Cardiol. 1999;84(3):278–83.

[82] Movsowitz C, Callans DJ, Schwartzman D, Gottlieb C, Marchlinski FE. The results of atrial flutter ablation in patients with and without a history of atrial fibrillation. Am J Cardiol. 1996;78(1):93–6.

[83] Ellis K, Wazni O, Marrouche N, Martin D, Gillinov M, McCarthy P, et al. Incidence of atrial fibrillation post-cavotricuspid isthmus ablation in patients with typical atrial flutter: left-atrial size as an independent predictor of atrial fibrillation recurrence. J Cardiovasc Electrophysiol. 2007;18(8):799–802.

[84] Romero J, Diaz JC, Di Biase L, Kumar S, Briceno D, Tedrow UB, et al. Atrial fibrillation inducibility during cavotricuspid isthmus-dependent atrial flutter ablation as a predictor of clinical atrial fibrillation. A meta-analysis. J Interv Card Electrophysiol. 2017;48(3):307–15.

[85] Wyse DG, Waldo AL, DiMarco JP, Domanski MJ, Rosenberg Y, Schron EB, et al. A comparison of rate control and rhythm control in patients with atrial fibrillation. N Engl J Med. 2002;347(23):1825–33.

[86] Corley SD, Epstein AE, DiMarco JP, Domanski MJ, Geller N, Greene HL, et al. Relationships between sinus rhythm, treatment, and survival in the Atrial Fibrillation Follow-Up Investigation of Rhythm Management (AFFIRM) Study. Circulation. 2004;109(12):1509–13.

[87] Pelosi F, Morady F. Evaluation and management of atrial fibrillation. Med Clin North Am. 2000;85:225–44.

第 16 章　室性心动过速
Ventricular Tachycardia

Frank Bogun　Fred Morady　著
郭　萌　译
特日格乐　校

一、常见病因

室性心动过速的病因有很多（表16-1），但常见于合并潜在器质性心脏病的患者。室性心动过速既可以是获得性的，也可以是遗传性的。心肌疾病和瘢痕会引起心脏冲动的形成和传导异常，从而发生室性心动过速。发达国家最常见的器质性心脏病为冠心病。冠心病患者发生心室颤动和多形性室性心动过速通常是急性缺血引起的，而持续性单形性室性心动过速通常是陈旧性心肌梗死的瘢痕内或周围组织形成折返引起的。

导致室性心动过速的其他获得性器质性心脏病包括扩张型心肌病、高血压性心脏病和瓣膜性心脏病。心律失常性心肌病一词被用来描述缺血性、高血压性或瓣膜性心脏病无法解释的心律失常。其他病因还可能是系统性疾病（结节病、淀粉样变）、感染（Chagas病、病毒性心肌炎）、遗传性疾病［致心律失常性右心室心肌病（arrhythmogenic right ventricular cardiomyopathy，ARVC）、致心律失常性左心室心肌病（arrhythmogenic left ventricular cardiomyopathy，ALVC）、核纤层蛋白A/C基因突变］[1]。

室性心动过速和心室颤动也可发生在没有任何明显器质性心脏病的患者中。特发性室性心动过速最常发生在右心室的流出道或左心室的左后束支。心肌细胞膜离子通道的分子异常也

表 16-1　室性心动过速的病因

器质性原因
- 获得性：
  - 冠心病
  - 扩张型非缺血性心肌病
  - 高血压性心脏病
  - 心脏瓣膜病
  - 浸润性疾病：淀粉样变
  - Chagas 病
  - 心肌炎：结节性心肌炎、病毒性心肌炎、南美锥虫性心肌炎、其他心肌炎
- 遗传性：
  - 肥厚型心肌病
  - 致心律失常性右室心肌病
  - 先天性心脏病

原发性电生理原因
- 特发性室性心动过速
- 特发性心室颤动
- 先天性长 Q-T 间期综合征
- 儿茶酚胺敏感性多形性室性心动过速
- Brugada 综合征
- J 波综合征
- 预激综合征

外在原因
- 药物
- 低钾血症
- 低镁血症
- 低氧血症
- 胸部外伤
- 电复律时非同步电击
- 中枢神经系统异常

可以导致室性心动过速。已有超过 600 个基因突变被确认为先天性长 Q-T 间期综合征（long QT syndrome，LQTS）的病因。钾通道 *KvLQT1* 和 *HERG* 基因突变及钠通道 *SCN5A* 基因突变共

占 90% 以上。每个 LQTS 亚型都与一种特殊的 T 波异常相关[2]。Schwartz 等根据心电图和临床特征制订了长 Q-T 间期综合征的诊断标准[3]。这些患者早期后除极而发生多形性室性心动过速。Brugada 综合征是钠离子通道缺陷所致，其特征为 V$_1$～V$_3$ 导联出现不完全右束支传导阻滞同时伴 ST 段抬高（图 16-1），还可以导致心室颤动[4]。在特发性心室颤动患者中会观察到早复极改变。Brugada 综合征被认为是早复极综合征或称 J 波综合征的一种亚型（J 波综合征是指特发性心室颤动患者 J 波升高、QRS 终末部分和 ST 段模糊）。但早复极可能是良性的，而心电图 J 波升高的位置和程度则可提示其临床意义。J 波升高的不同亚型有：在无室性心律失常风险或低风险的无症状患者中，J 波升高通常仅位于侧壁导联；J 波升高位于下壁和侧壁导联时室性心律失常的风险较高；而位于下壁、侧壁和右侧胸前导联时风险最高[5]。

儿茶酚胺敏感性多形性室性心动过速的特点是发生在体力活动时的室性心动过速（主要是双向室性心动过速），其机制为 calciquestrin 2 基因突变或鱼尼丁受体基因（能将钙从肌浆网释放出来）突变。短 Q-T 间期综合征则以 Q-T 间期 < 300ms 为特征[6]，其机制为 KCNH2、KCNQ1 或 KCNJ2 基因发生功能增强型突变。这些基因也与长 Q-T 间期综合征相关，但发生的是功能缺失型突变。

左心室心肌致密化不全（left ventricular noncompaction，LVNC）是以左心室小梁过度形成为特征的一种遗传病。目前认为是心肌致密化发育停止所致。异常小梁最常见于心尖部或左心室侧壁，但也可累及右心室或双侧心室。小梁间常出现深陷的隐窝，可以导致血栓形成。LVNC 的表型具有异质性，包括左心室直径和功能正常的良性表型（人群中很常见，美国一项研究中高达 43%[7]，英国接受 MRI 检查的队列中也高达 14.8%[8]），以及扩张型心肌病或肥厚型心肌病等其他表型。30%～50% 的患者可以检测到基因突变，包括编码桥粒、细胞骨架、肌节和离子通道蛋白的基因突变。LVNC 最严重的表型见于儿童，室性心动过速和心房颤动为其最常见的心律失常[9]。

室性心动过速的外在原因包括药物和电解质异常。许多心脏和非心脏药物阻断钾通道 I$_{Kr}$，钾电流的阻断导致复极延长（图 16-2），可导致多形性室性心动过速，也称尖端扭转型室性心动过速。表 16-2 列出了常用的延长 Q-T 间期的药物，更详细的列表见于 www.qtdrugs.org。女性、心动过缓、低钾血症、使用超过一种延长 Q-T 间期的药物和药物清除率降低均可诱发尖端扭转型室性心动过速。洋地黄中毒也可以通过延迟后除极导致室性心动过速。

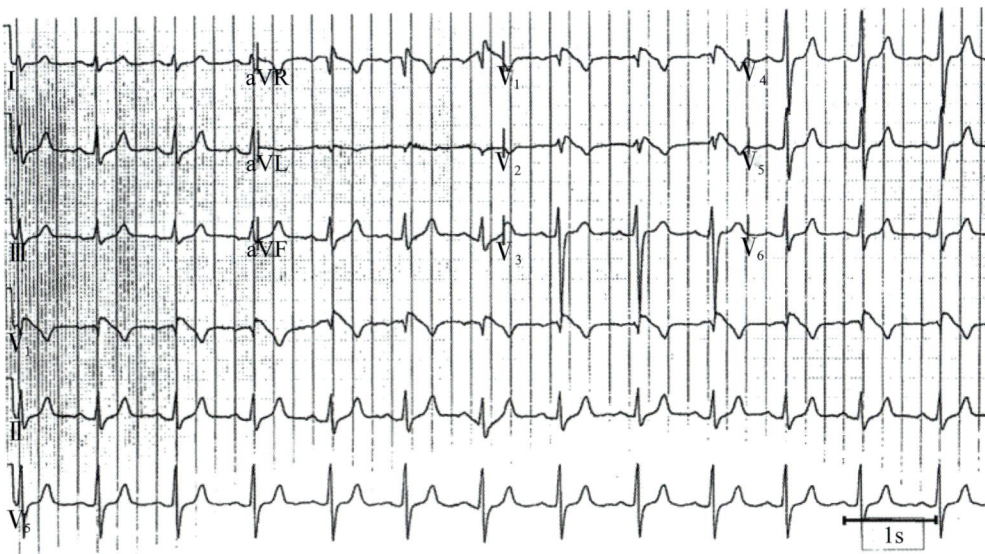

图 16-1　Brugada 综合征：V$_1$～V$_2$ 导联不完全型右束支传导阻滞、ST 段抬高、T 波倒置（该患者的两个兄弟已猝死）

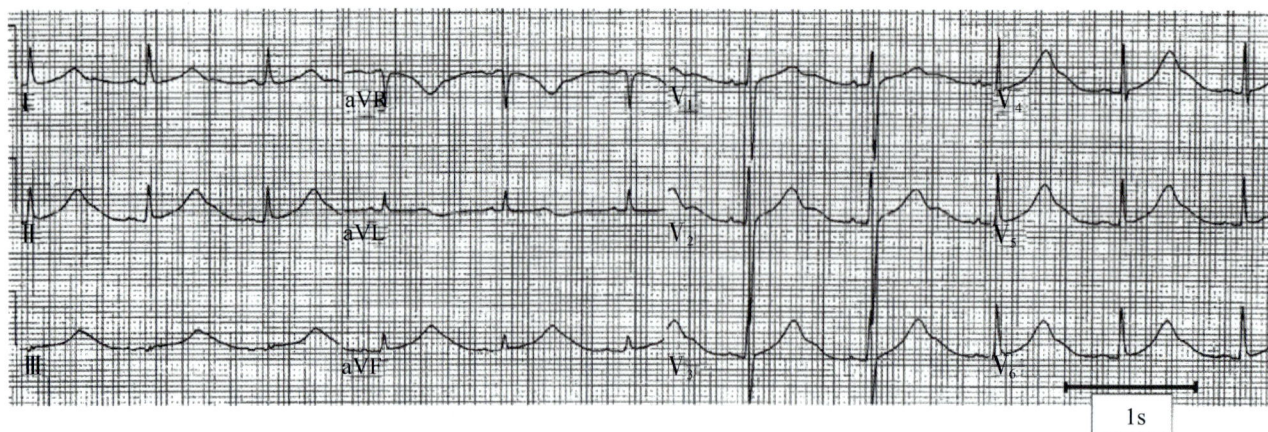

▲ 图 16-2　一例静脉使用氟哌啶醇治疗的患者，心电图示窦性心律，Q-T 间期明显延长

表 16-2　常用的导致 Q-T 间期延长的药物

心脏药物	非心脏药物
普鲁卡因胺、奎尼丁、丙吡胺、索他洛尔、伊布利特、多非利特、胺碘酮、普罗布考	三环类抗抑郁药、吩噻嗪类、氟哌啶醇、利培酮、氟烷、特非那定、阿司咪唑、西沙比利、喷他脒、大环内酯类抗生素

二、症状和体征

持续性室性心动过速患者可表现为心搏骤停、晕厥、晕厥前兆、充血性心力衰竭、胸痛或心悸。美国每年约有 40 万人猝死，通常是由心室颤动引起的。非持续性室性心动过速患者通常无症状，但可有心悸或晕厥。

持续性室性心动过速患者的体格检查可能出现无脉、意识不清、肺水肿或休克体征。当血流动力学尚维持稳定时，可能存在心动过速和房室分离的体征。

三、辅助检查

对持续性室性心动过速最有用的检查是心电图。经食管电极记录的持续性宽 QRS 波性心动过速期间的心房活动有助于明确房室分离的存在（图 16-3）。临时心房心外膜起搏电极记录对近期行心脏手术的患者也是有价值的。持续性室性心

动过速或心室颤动的患者还必须进行仔细的体格检查，检查用药情况、电解质和心肌酶。大多数患者应接受超声心动图、冠状动脉造影和左心室造影的检查。动态心电图监测可能有助于识别室性心动过速和定量评价室性期前收缩负荷。频发特发性室性期前收缩（＞总 QRS 波的 20%）的患者可发展为心肌病，而导管消融术可以逆转这种心肌病 [10]。频发无症状性室性期前收缩的患者发生心肌病的风险特别高，因此应定期评估其左心室功能 [11]。

无症状的非持续性室性心动过速患者的预后取决于是否存在心室功能不全。因此，非持续性室性心动过速患者应进行相关检查以评估心室功能并排除缺血。没有心室功能不全的患者一般预后良好，通常不需要进一步检查。另外，有明显心室功能障碍的患者猝死风险高，需要进一步评估。电生理检查可以对发生非持续性室性心动过速的冠心病、心肌梗死和左心室功能不全患者进行危险分层。程序性电刺激诱发持续性室性心动过速的患者发生心搏骤停的风险很高，植入预防性心脏除颤器可以获益 [12-14]。但电生理检查对非缺血性心肌病患者的危险分层价值有限。

心脏磁共振（MRI）钆增强或钆延迟成像可以显示瘢痕组织。对于陈旧性心肌梗死患者来说，增强的范围可能对危险分层有潜在价值 [15]。一项旨在评估这一价值的前瞻性研究由于

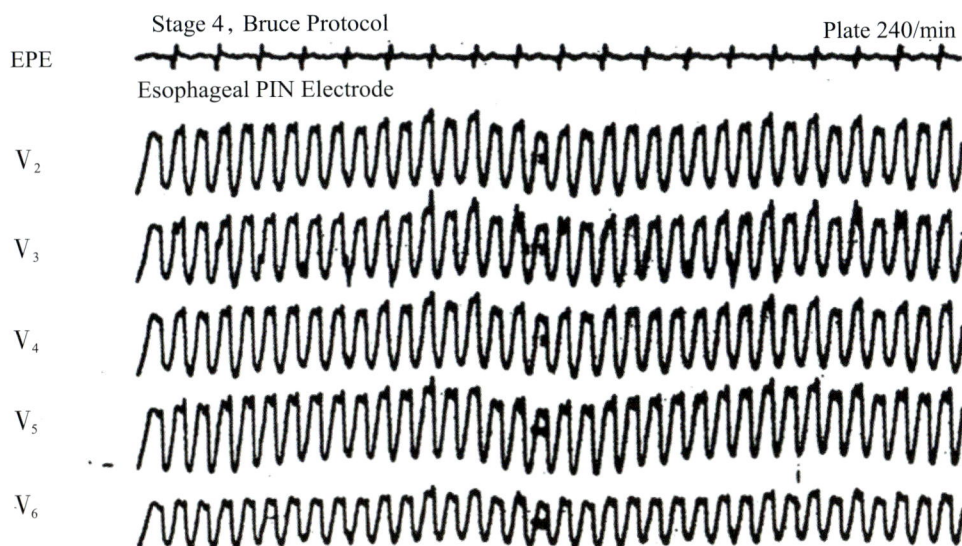

Stage 4, Bruce Protocol   Plate 240/min
EPE
Esophageal PIN Electrode
V₂
V₃
V₄
V₅
V₆

◀ 图 16-3 一例运动诱发的宽 QRS 波性室性心动过速患者的心电图（V₂～V₆）；最上面的图为食管电极描记所得，反映左心房的电活动；室房传导为 2：1，提示存在室性心动过速

人数不足而被提前终止〔（DETERMINE）（http://clinicaltrials.gov NCT00487279）〕，而两项回顾性研究表明非缺血性心肌病患者没有出现延迟增强与较好的预后相关[16, 17]。除了作为一种潜在的危险分层方法，延迟增强 MRI 对非缺血性心肌病患者也有诊断价值[18]，在植入除颤器前，所有没有禁忌证的非缺血性患者均应该进行延迟增强 MRI 检查。典型的延迟增强 MRI 还可以发现心脏结节病，指导进一步检查和确诊。

四、鉴别诊断

室性心动过速定义为连续 3 个或 3 个以上频率超过 100/min 的心室波，可以根据 QRS 波群的形态特征分为单形性室性心动过速、多形性室性心动过速、心室颤动。当室性心律失常需要终止，或产生症状，或持续超过 30s 时，属于持续性室性心动过速。

当看到明显的宽 QRS 波性心动过速时，首先排除心电图干扰波是非常重要的[19]。当可疑的宽 QRS 波性心动过速以与基线节律周期长度相似的间隔出现时，可能为干扰波（图 16-4）。提示干扰波的其他线索包括发作前基线紊乱，发作终止后比预期更早出现的 QRS 波群，以及在记录过程中观察到身体活动。窦性心动过速伴 ST

段抬高也可能表现为"宽 QRS 波"性心动过速，利用 12 导联心电图可以识别出 ST 段抬高导致的宽 QRS 波群（图 16-5）。

（一）单形性室性心动过速

单形性室性心动过速必须与伴有束支传导异常的室上性心动过速鉴别。其他较少见的规则的宽 QRS 波性心动过速的病因包括通过旁路和心室起搏发生的逆向型房室折返性心动过速。逆向型房室折返性心动过速通常与室性心动过速难以鉴别。

室性心动过速和室上性心动过速的鉴别是很重要的，因为这对即刻和长期治疗都有意义。当出现宽 QRS 波性心动过速时，临床因素和心电图因素均需考虑。一个重要原则是，当诊断有任何不确定性时，最安全的是假设宽 QRS 波性心动过速是室性心动过速。心肌梗死或充血性心力衰竭史对室性心动过速的阳性预测值超过 95%[20]。即使血流动力学稳定或仅出现轻微症状，也要对室性心动过速和室上性心动过速伴差异性传导进行鉴别[21]。

表 16-3 总结了支持室性心动过速诊断的心电图表现，可以通过字母记忆法"ABCDEF"来记忆。每条标准的原则是当 QRS 波不出现典型左束支或右束支传导阻滞的特征时最可能为室

213

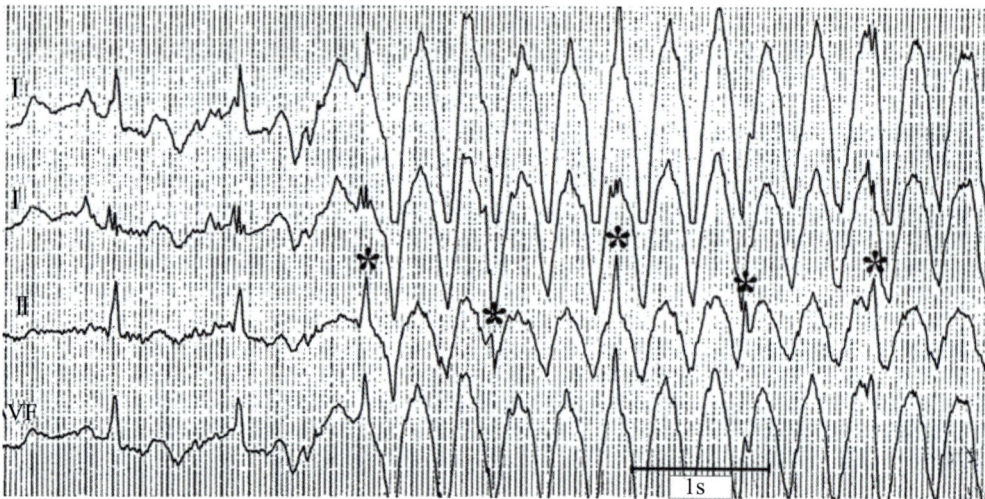

◀ 图 16-4 形似单形性室性心动过速的心电图干扰波（四导联心律长条图）；根据 QRS 波间隔与基线窦性心律周期长度一致可以判断为干扰波（* 所示），而且发作前基线不稳定

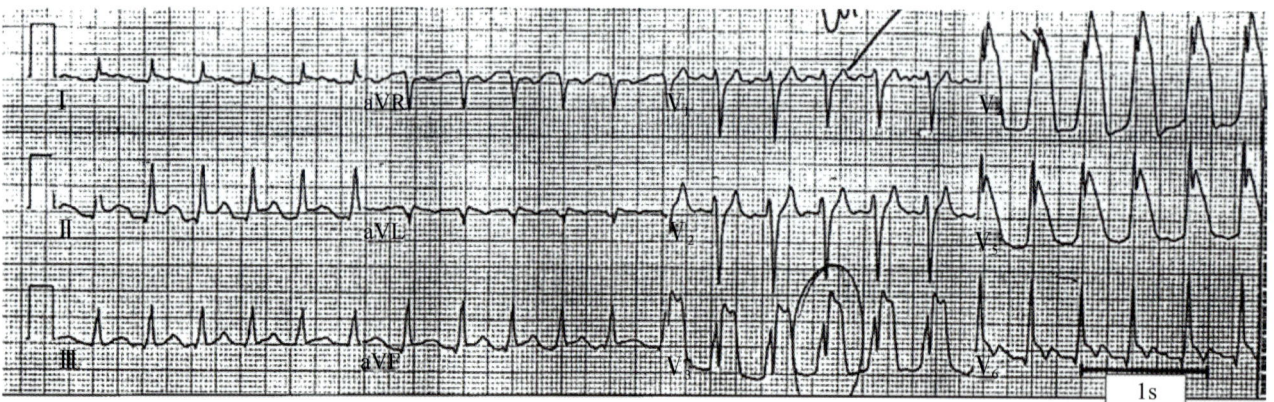

▲ 图 16-5 急性前壁心肌梗死患者的 12 导联心电图：同一患者的单次胸导联显示宽 QRS 波性心动过速，实际上是窦性心动过速合并明显的 ST 段抬高

性心动过速。然而这一规则也有许多例外。房室分离（"A"）是最有帮助的标准。不幸的是，大约 1/4 的室性心动过速中没有房室分离，因为存在 1:1 室房传导，房室分离通常很难识别，除非心动过速的速度相对较慢。房室分离的特征包括 P 波与 QRS 波独立、夺获搏动和融合搏动（图 16-6）。QRS 波越宽（"B"），越有可能是室性心动过速（图 16-7）。左束支传导阻滞形态的 QRS 波时间超过 160ms，右束支传导阻滞形态的 QRS 时间超过 140ms，支持室性心动过速的诊断。胸前导联的 R-S 间期（从 R 波开始到 S 波最低点的时间）超过 100ms 也提示室性心动过速[22]。一致性（"C"）的定义是胸前导联出现全直立或全倒置的 QRS 波群，是室性心动过速的标志。束支传导阻滞通常至少有一个胸前导联存在双向复合波而不存在一

致性。电轴方向的偏离（"D"）在束支传导阻滞中不典型，比如左束支传导阻滞形态的 QRS 波合并电轴右偏提示存在室性心动过速。

一些治疗方式的有效性（"E"）也有助于诊断。刺激迷走神经的动作或腺苷可以通过一过性房室传导阻滞鉴别潜在的房性心动过速（图 16-8）或终止房室结依赖性室上性心动过速（图 16-9）。腺苷也有助于诱导室性心动过速期间的房室分离（图 16-10）。当心动过速时使用腺苷不起作用或引起

表 16-3 支持室性心动过速诊断的心电图表现

- 房室分离
- 宽的 QRS 波
- 一致性
- 电轴偏离
- 治疗方式的有效性
- QRS 波群的特征

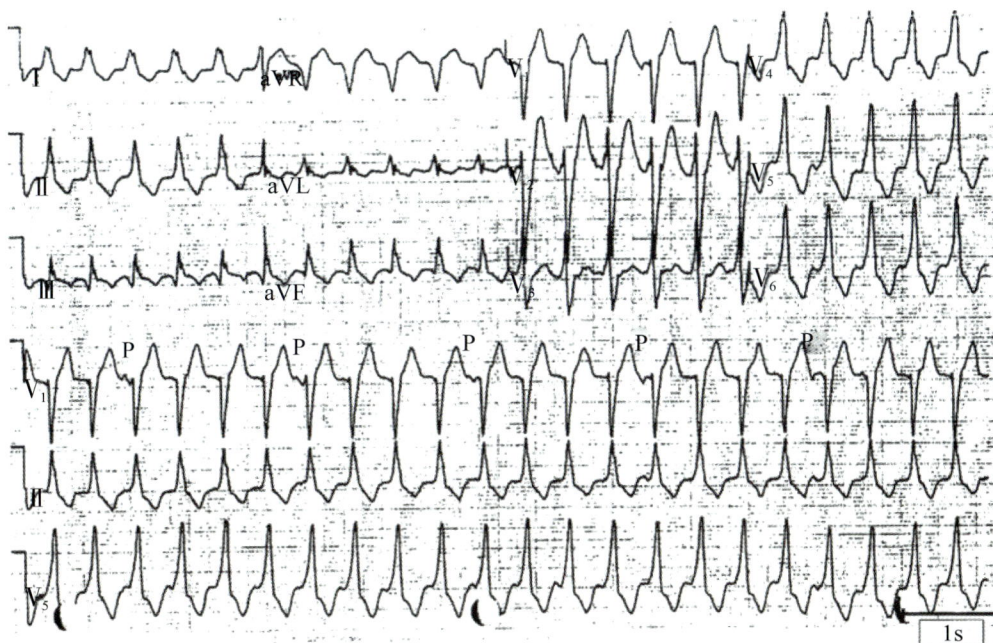

◀ 图 16-6　心电图示起源于室间隔的室性心动过速；虽然 QRS 波持续时间相对较短，但有证据表明房室分离与室性心动过速一致，其中 P 波用字母 "p" 表示

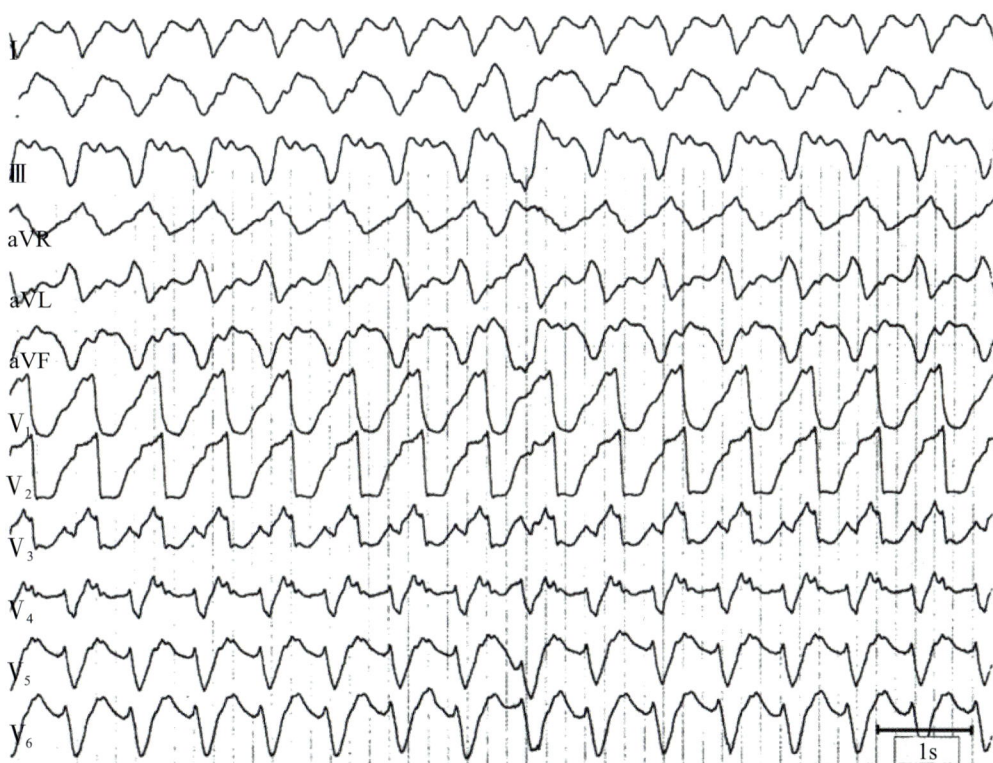

◀ 图 16-7　心率略低于 100/min 的室性心动过速的 12 导联心律长条图；图中非常宽的 QRS 波更符合室性心动过速，而不是伴有异常的室上性心动过速

室房分离时，可能为室性心动过速[23]。

　　某些形态特征（"F"）的 QRS 波群更常见于室性心动过速而不是室上性心动过速伴束支传导阻滞。例如，当 QRS 波在 V₁ 导联表现为右束支传导阻滞的形态时，如果 R 波高于 R' 波

（图 16-11）或出现单相或双相 QRS 波提示为室性心动过速；而当 QRS 波在 V₁ 导联表现为左束支传导阻滞的形态时，如果 R 波宽于 40ms 或表现为 qS 波也支持室性心动过速。

　　支持诊断室上性心律失常伴差异性传导的心

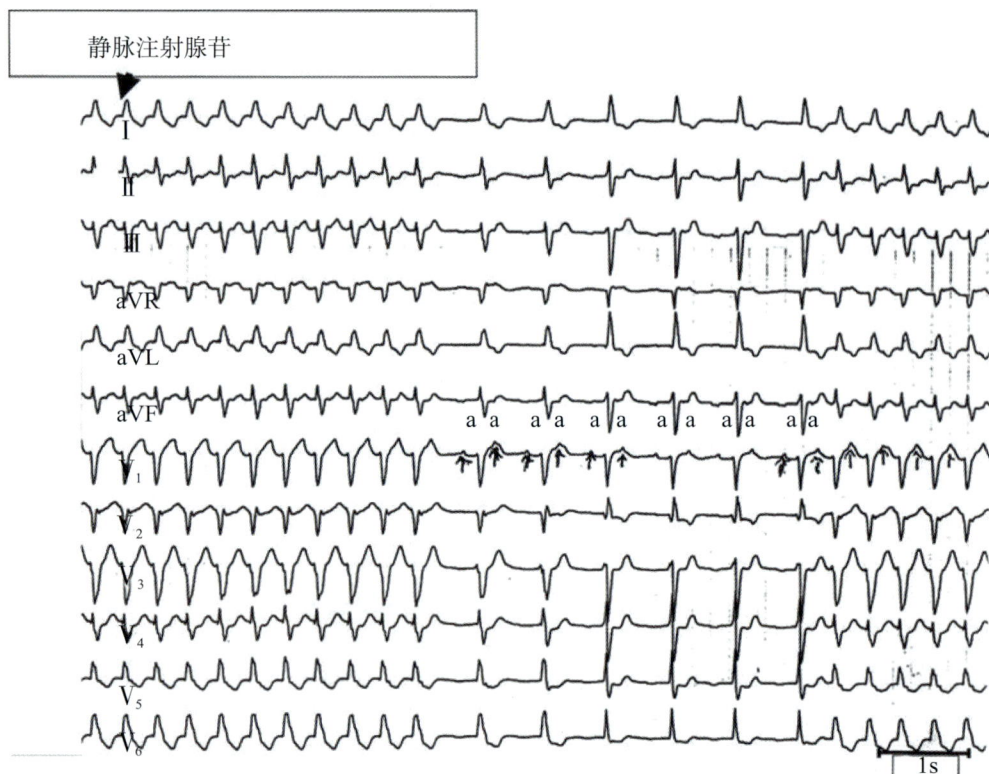

◀ 图 16-8　房性心动过速伴左束支传导阻滞形成的宽 QRS 波性心动过速；心动过速时静脉注射腺苷可导致一过性 2∶1 房室传导阻滞；房室传导阻滞期间可见潜在的房性心动过速（用字母 "a" 表示），其频率与宽 QRS 波性心动过速相同；注意其 QRS 波也变窄

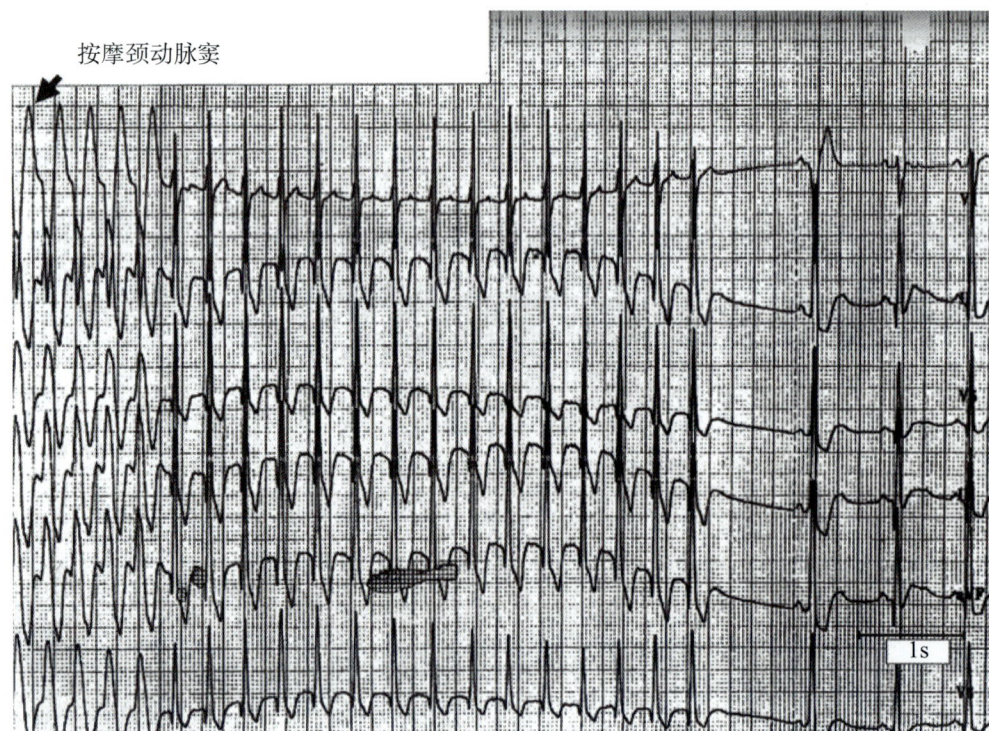

◀ 图 16-9　顺向型房室折返性心动过速伴左束支传导阻滞形成宽 QRS 波性心动过速；按摩颈动脉窦可以减缓室上性心动过速，之后终止其发作；第一次窦性心搏与心室预激有关

电图特征包括心房早除极引发心动过速，或心动过速发作与长短序列有关（Ashman 现象）。当患者记录到的窄 QRS 波性心动过速和宽 QRS 波性心动过速的频率一致时，宽 QRS 波很可能是由于传导阻滞所引起的。

单形性室性心动过速的类型包括束支折返、

腺苷

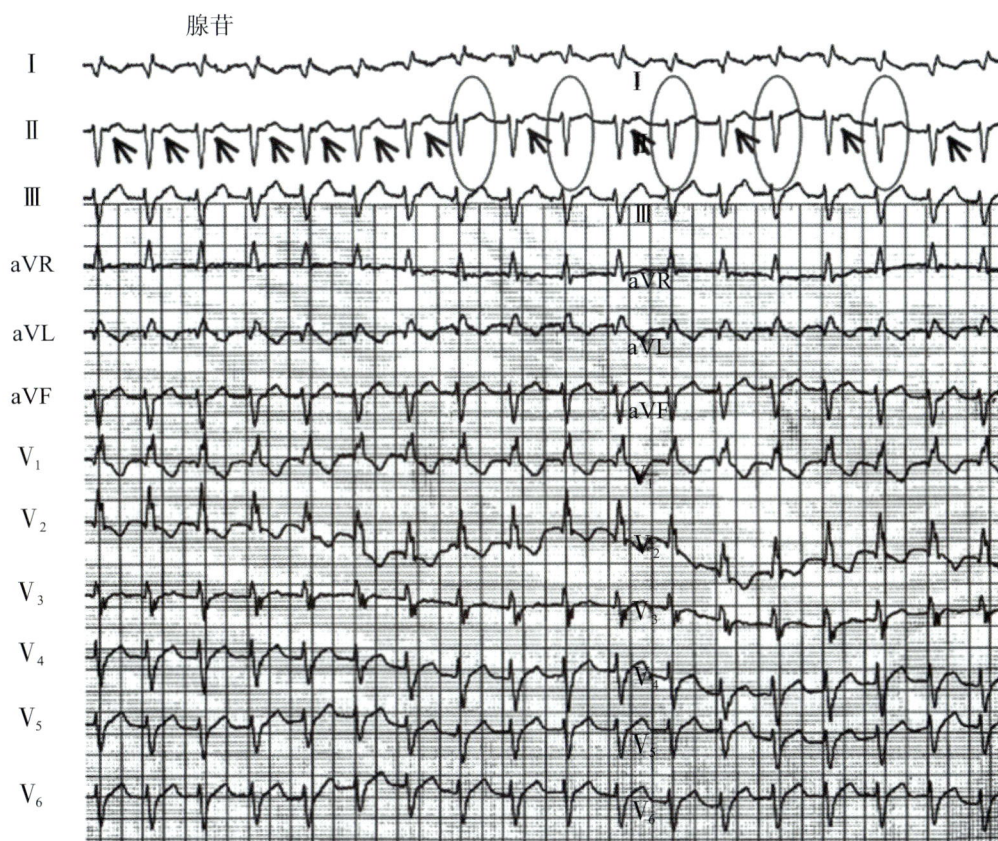

◀ 图 16–10　宽 QRS 波形心动过速,已使用腺苷;Ⅱ 导联中箭所示为逆传 P 波,椭圆所示为腺苷引起的室房传导阻滞;这表明这一心动过速为室性心动过速

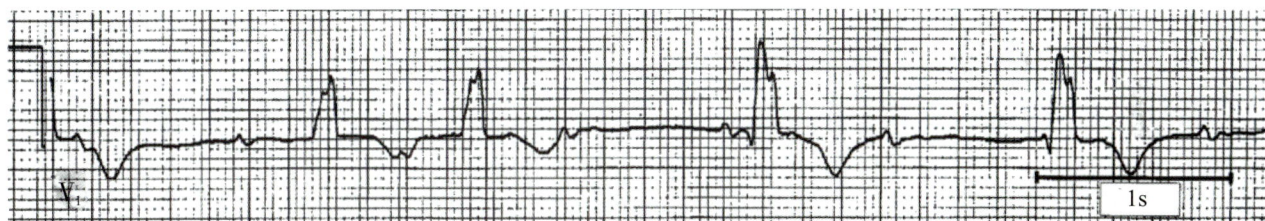

▲ 图 16–11　V₁ 导联心电图示窦性心律、右束支传导阻滞、一度房室传导阻滞(前 2 个 QRS 波),随后是完全性房室传导阻滞和室性逸搏(最后 2 个 QRS 波);这个记录显示了右束支传导阻滞的 QRS 波(R 波小于 R' 波)和由左心室起源的 QRS 波(R 波高于 R' 波)之间的形态差异

室性自搏性心动过速、阵发性室性心动过速和反复性单形性室性心动过速。最常见的反复性单形性室性心动过速起源于右心室流出道,具有左束支传导阻滞(图 16-12)。心室扑动也是单形性室性心动过速的一种亚型,发作时心率为 200~300/min,类似于正弦波,会导致血流动力学不稳定。多形性室性心动过速的特征是在同一室性心动过速发作中出现多个不同的单形性室性心动过速。多形性室性心动过速发作时 QRS 波群的形态不断变化。尖端扭转型室性心动过速指

的是多形性室性心动过速的一种特殊类型,它发生在异常长 Q-T 间期的背景下,其 QRS 波宛如围绕等电线扭转。

双向性室性心动过速是一种少见的室性心动过速,其特征是具有方向相反的右束支传导阻滞形态的 QRS 波,且在额面交替出现(图 16-13)。洋地黄中毒、Andersen 综合征和儿茶酚胺敏感性多形性室性心动过速可表现为双向性室性心动过速。Andersen 综合征,也称长 Q-T 间期综合征 7 型,以钾离子敏感性周期性麻痹、室性心律失

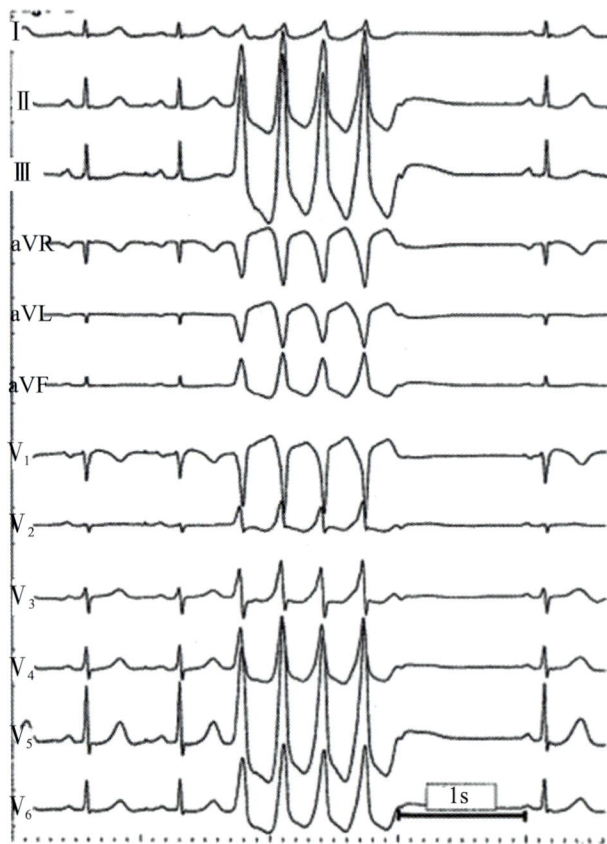

▲ 图 16-12　起源于右心室流出道的特发性室性心动过速；注意伴有左束支传导阻滞的 4 次室性心动过速

常和机体畸形为特征。

（二）心室颤动

心室颤动表现为波形不规则起伏且起伏幅度不一（图 16-14）。当心室颤动波振幅很小时，需要除外心脏停搏。

五、并发症

室性心动过速的并发症是由于心排血量不足引起的，包括死亡、休克、意识丧失。此外还有与室性心动过速治疗相关的其他并发症。抗心律失常药治疗的并发症包括获得性长 Q-T 间期综合征（LQTS）、室性心律失常、心脏传导阻滞和器官毒性。植入除颤器的并发症包括感染、气胸、电极导线功能障碍、室上性心动过速导致的异常放电、电池过早耗竭和设备失效[24]。

六、治疗

（一）急性期管理

心搏骤停患者的急性治疗应遵循高级心血管生命支持（advanced cardiovascular life support, ACLS）指南[25-27]。唯一被证明可以延长生存率的心律特异性治疗是针对无脉性室性心动过速或心室颤动的除颤治疗。早期除颤（最好用双相除颤）和高质量 CPR 是抢救成功的关键。中断 CPR 检查脉搏或除颤时应尽可能缩短。如果心室颤动 / 无脉性室性心动过速持续超过几分钟，在除颤前开始 CPR 可减轻右心室的容量负荷，但可能会增加再灌注心律失常的可能性。抢救措施为 CPR 2min 随后进行除颤。如果除颤后没有恢复窦性心律，ACLS 指南推荐在 CPR 期间使用肾上腺素以改善心肌灌注[27]。胺碘酮是首选的抗心律失常药物，因为它能改善心搏骤停患者的预后。如果 CPR、除颤和缩血管药物均对室性心动过速 / 心室颤动无效，可以考虑使用胺碘酮。静脉注射胺碘酮可以导致低血压，这是因为胺碘酮静脉制剂使用的溶剂具有扩张血管的作用。不含溶剂时胺碘酮发生低血压的风险不会比利多卡因更高[26]。美国已经批准了一种不含这些溶剂的胺碘酮制剂。利多卡因也可以作为胺碘酮的替代品。只有出现尖端扭转和 Q-T 间期延长时才应给予镁剂。

持续性单形性室性心动过速的治疗取决于患者的临床情况：如果血流动力学不稳定，立即电复律是合适的；如果血流动力学稳定，可以尝试静脉注射胺碘酮、普鲁卡因胺或索他洛尔进行药物复律[26]。普鲁卡因胺（10mg/kg）的给药速度不应超过 50mg/min，以避免引起低血压。普鲁卡因胺治疗的终点为：室性心动过速终止、低血压、QRS 时程增加 50%，或已到最大剂量（17mg/kg）。存在 Q-T 间期延长和充血性心力衰竭时应避免使用普鲁卡因胺。当室性心动过速不稳定、其他复律方法无效或采取其他治疗方式

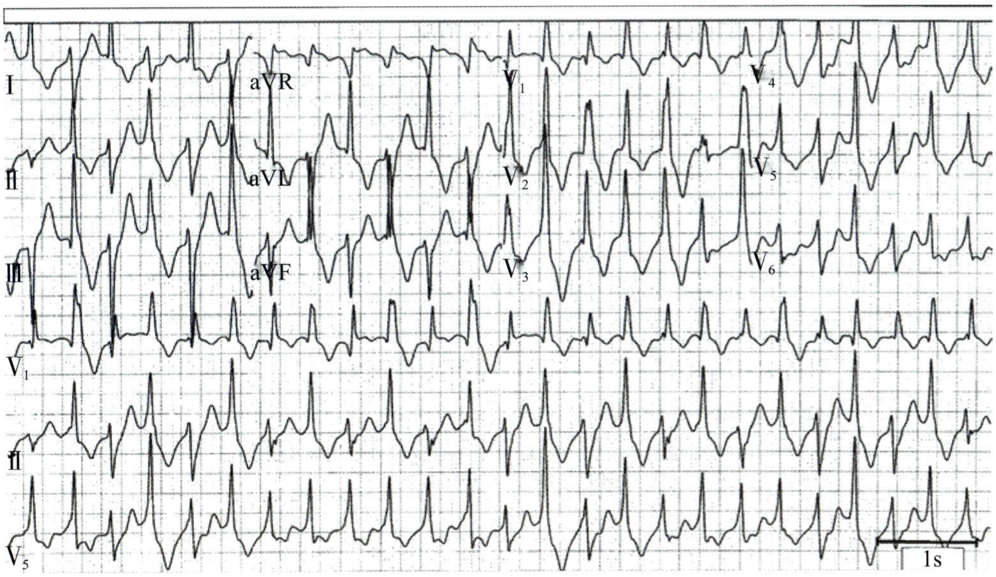

◀ 图 16-13　特发性双向性室性心动过速；通常为洋地黄中毒所致；注意右束支传导阻滞形态的 QRS 波和下壁导联交替的 QRS 轴

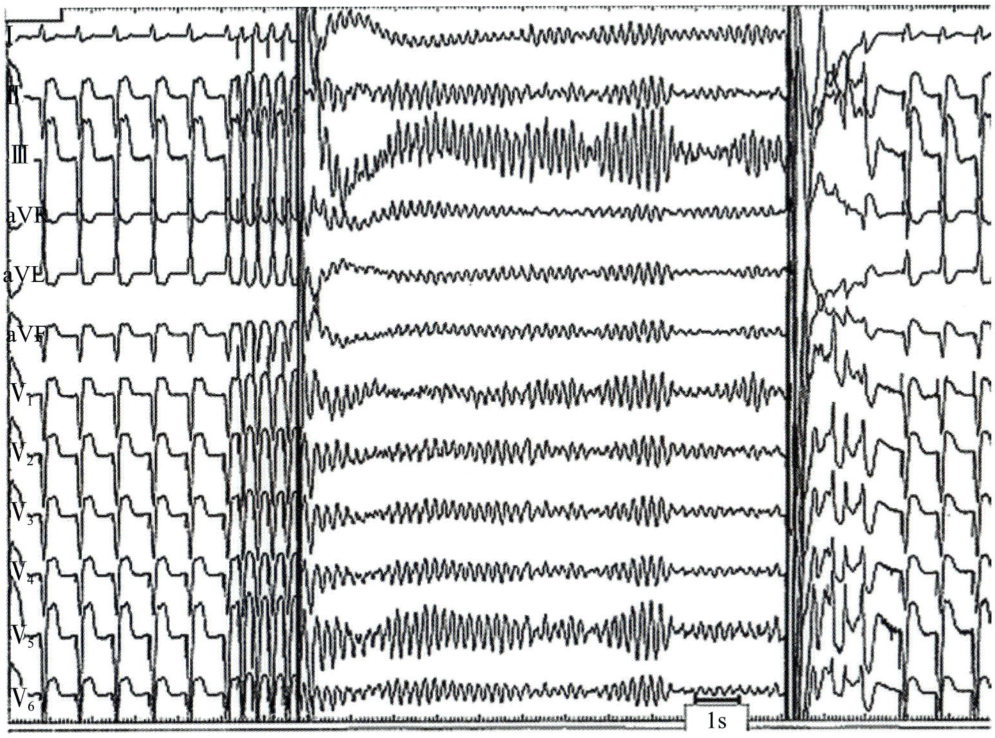

◀ 图 16-14　植入除颤器后测试期间的 12 导联心电图；初始节律为心房颤动合并心室起搏；该装置通过提供四种心室起搏刺激及随后与 T 波同步的低能量电击来诱发心室颤动；除颤器检测到心动过速，给电容器充电，然后进行 21J 双向除颤；除颤成功，但随后出现 4 次多形性室性心动过速

后室性心动过速复发时需考虑使用胺碘酮。静脉注射利多卡因为抗心律失常的二线治疗，因为其疗效不如胺碘酮、普鲁卡因胺或索他洛尔。药物治疗无效的患者应进行同步电复律。神志清醒的患者电复律前应给予充分的镇静或麻醉。临时起搏器超速起搏也可用于终止持续性单形性室性心动过速，但很少应用。

体外除颤器技术也已经有了很大发展。传统的除颤器以衰减正弦波的形式提供直流电流。多年来在植入式除颤器中使用的双相除颤波形已被用于体外除颤器。双相波比标准波更有效，成功除颤需要的能量也更低[28]。如果临床医生能使用双相除颤器，重要的是要知道哪种能量水平具有等同于 ACLS 指南推荐能量的效果。室性心动过速和心室颤动都可能威胁生命，除了终止室性心动过速发作还需要更特异性的治疗。肾上腺素能阻滞已被证实对室性心动过速有益[29]。如果是存在触发因子的心室颤动[30]，或是单形性室性心动过速导致室性心动过速爆发[31, 32]，可以考虑行消融术。而如果药物治疗控制室性心动过速爆发无效，或患者没有消融术的适应证，或消融术后室性心动过速仍未控制，可以考虑胸椎硬膜外麻醉下行双侧心脏去交感神经术[33, 34]。至于 Brugada 综合征引起的室性心动过速，使用异丙肾上腺素是有益的。

自动体外除颤器（automatic external defibrillators，AED）是安全和有效的，而且其使用方法已被越来越多的非医疗人员掌握，这有可能显著提高心搏骤停患者的生存率[35, 36]。FDA 已经批准 AED 的非处方销售。可穿戴式自动除颤器是一种连续穿戴的背心式装置。它能够监测心律并在监测到心室颤动时放电以除颤。它可能对暂时处于心脏猝死高风险的患者有用，比如等待心脏移植的患者，或需要切除已感染的植入式心律转复除颤器（implantable cardioverter defibrillator，ICD）的患者。

（二）长期管理

曾有持续室性心动过速或心室颤动发作的患者均有再次复发的风险，除非存在明确可纠正的病因。对于发生急性透壁心肌梗死、严重低钾血症或低氧血症时发生心搏骤停的患者，通常认为其复发风险相对较低。然而研究表明，被认为存在"可逆"病因的心搏骤停患者仍有很高的心搏骤停复发风险[37]。持续性室性心动过速并有心肌损伤标志物轻度升高的患者，与心肌损伤标志物无升高的患者同等处理[38]，均应进行心肌缺血相关检查。

室性心动过速患者的长期管理包括药物治疗、除颤器治疗和消融术。有时，这三种治疗方法对治疗室性心动过速均是必要的。一般来说，持续性室性心律失常的二级预防最有效的药物治疗是口服胺碘酮，其作用可能与阻滞钠、钾和钙通道，以及拮抗 β 肾上腺素能受体有关。与单纯钠通道阻滞药或单纯钾通道阻滞药相比，胺碘酮在器质性心脏病患者中引起室性心律失常的可能性较小。

自 20 世纪 80 年代以来，植入式除颤器就已应用，并且它在预防室性心动过速或心室颤动所致的死亡方面非常有效。一些前瞻性的随机对照试验已经证实，作为有症状的室性心律失常的二级预防，与抗心律失常药物（主要是胺碘酮）相比，ICD 治疗可提高生存率[39-41]。AVID 试验中，3 年随访期间，与胺碘酮相比，除颤器治疗降低了 31% 的总死亡率[39]。加拿大植入式除颤器研究（CIDS）也发现，与胺碘酮相比，ICD 治疗可降低 20% 的全因死亡率和 33% 的心律失常死亡率[40]。CASH 试验也表明与胺碘酮或美托洛尔相比，除颤器治疗降低了 23% 全因死亡率[41]。除非有禁忌证，一般认为植入式除颤器是持续性室性心动过速或心搏骤停患者的一线治疗。此外，已证实心力衰竭和心脏同步不良患者进行心脏再同步化治疗可以减轻症状、改善心脏功能、延长生存期[42, 43]。

美国心脏病学会和美国心脏协会已经发布了心脏植入式除颤器的指南。该指南在 2006 年、2008 年和最近的 2017 年进行了更新，可以通www.americanheart.org 访问。表 16-4 对其进行了总结[38, 44, 45]。

一些前瞻性多中心试验已经证明，ICD 治疗可以改善由心肌梗死或非缺血性心肌病引起的左心室功能不全的高危患者的生存率[12, 14, 46-48]。非持续性室性心动过速和有心肌梗死病史的患者是猝死的高危人群。以前这些患者都使用抗心律失常药物抑制心室异位节律，以减少持续性室性心动过速发作的可能。然而 CAST 试验等研究发现，与安慰剂相比，钠通道阻滞药的药物治疗死亡率更高[34]。经验性胺碘酮治疗对缺血性心肌病患者和近期发生心肌梗死的患者可降低心脏相关死亡率，但没有证据表明它能降低总体死亡率[35-37]。

表 16-4　植入式除颤器的适应证和禁忌证

Ⅰ类适应证[a]
- 心室颤动所致心搏骤停，或非一过性及可逆性病因所致室性心动过速
- 器质性心脏病相关的自发性持续性室性心动过速
- 不明原因晕厥，血流动力学异常的持续性室性心动过速，或电生理检查诱发心室颤动
- 合并冠心病、陈旧性心肌梗死、左心室功能不全且射血分数≤ 40% 的非持续性室性心动过速，电生理检查诱发心室颤动或持续性室性心动过速
- 一级预防：A. 至少 40d 前发生心肌梗死致左心功能不全，且射血分数≤ 35%，最佳长期药物治疗时心功能Ⅱ/Ⅲ级（NYHA 分级）的患者；B. 射血分数≤ 35%，且最佳长期药物治疗时心功能Ⅱ/Ⅲ级（NYHA 分级）的非缺血性心肌病患者
- 陈旧性心肌梗死，心肌梗死后至少 40d，心功能Ⅰ级（NYHA 分级）且射血分数＜ 30% 的患者
- 致心律失常性右心室心肌病、持续性室性心动过速、显著右心室功能不全或左心室射血分数≤ 35% 的患者
- 射血分数≤ 35% 的心脏结节病患者
- 充分 β 受体拮抗药治疗的儿茶酚胺敏感性多形性室性心动过速和晕厥患者
- 曾发生心搏骤停、持续性室性心律失常或疑似室性心律失常导致晕厥的自发性Ⅰ型 Brigada 综合征患者

Ⅱ类适应证[b]
- 不明原因晕厥，显著左心室功能不全，非缺血性心肌病
- 伴有至少 1 个心源性猝死危险因素的肥厚型心肌病患者
- 伴有心源性猝死风险的肥厚型心肌病和非持续性室性心动过速患者或运动期间血压异常的患者
- 伴持续性可耐受室性心动过速，或室性心律失常性晕厥，有有多个心源性猝死危险因素的致心律失常性右心室心肌病患者 [1]
- 伴晕厥的长 Q-T 间期综合征或服用 β 受体拮抗药时室性心动过速发作的患者
- 伴室性心动过速的巨细胞性心肌炎或不稳定性室性心动过速患者
- 心功能Ⅰ级（NYHA 分级）且射血分数≤ 35% 的非缺血性心肌病患者
- 伴心源性猝死危险因素的长 Q-T 间期综合征患者
- 无创和有创检查均无法明确晕厥原因的晚期器质性心脏病患者
- 伴有非持续性室性心动过速、射血分数降低的左心室心肌致密化不全患者
- 伴有至少 2 个心源性猝死危险因素的核纤层蛋白 A/C 基因突变患者
- 射血分数＞ 35%，MRI 或 PET 提示瘢痕，存在永久起搏适应证，电生理检查诱发持续性室性心动过速的心脏结节病患者
- 左心室辅助装置伴持续性室性心动过速患者
- 不适合 ICD 的等待心脏移植的患者（如 NYHA Ⅳ级）
- 伴诱导性室性心动过速 / 心室颤动或持续性室性心动过速的法洛四联症修复术后患者
- 药物治疗无效或不耐受的冠状动脉痉挛和心搏骤停患者
- 心脏进行性受累的肌营养不良患者

禁忌证
- 无诱导性室性心动过速和器质性心脏病的不明原因晕厥患者
- 永久性室性心动过速 / 心室颤动
- 手术或导管消融术引起的心室颤动 / 室性心动过速
- 一过性或可逆性病因所致的室性心动过速
- 重大精神疾病
- 预期生存时间不足 1 年的患者
- 无心脏移植或除颤器适应证的 NYHA Ⅳ级难治性充血性心力衰竭患者

改编自 ACC/AHA/ESC 2008 and 2017 Guidelines for device based therapy of cardiac rhythm abnormalities [44, 45]
a. Ⅰ类适应证指有证据表明除颤器治疗有益；b. Ⅱ类适应证指存在相互矛盾的证据或意见分歧
NYHA. 纽约心脏学会

SCD-HeFT 试验中，心功能Ⅱ～Ⅲ级（NYHA 分级）且射血分数＜ 35% 的患者随机分为胺碘酮组和 ICD 组，ICD 组比胺碘酮组的死亡率降低了 23%。除颤器治疗目前被推荐用于患有心肌病和心力衰竭、心室功能受损、无症状的非持续性室性心动过速，以及程序性刺激诱发的持续性室性心动过速的患者 [10, 38, 48]。

对于伴有晕厥的先天性长 Q-T 间期综合征患者、伴有晕厥的肥厚型心肌病患者、有猝死家族史的患者或严重心肌肥大的患者，也应考虑使用除颤器治疗作为猝死的一级预防 [44]。

猝死的一级预防需要积极治疗冠心病，控制高血压，识别高危患者，改善充血性心力衰竭的治疗，为公众获得除颤仪器提供便利。

目前可用的植入式经静脉除颤器通常被植入胸肌位置，在进行双室起搏和抗心动过速起搏

时，可在 10s 内释放高达 41J 的电流，并可在除颤开始的 10~15s 内释放高达 41J 的双相电流。对于没有起搏指征和不需要抗心动过速起搏的患者，皮下除颤器已成为 ICD 的替代方法[49]。

导管消融术是一些持续性单形性心动过速患者可以选择的一种治疗方式。消融术的理想适应证是特发性室性心动过速[50]或束支折返的患者。导管消融术对陈旧性心肌梗死患者也是有效的[51, 52]，但并不是唯一的治疗方式。无论血流动力学是否稳定，无论使用何种定位方法，梗死后室性心动过速的定位和消融成功率很高[53-57]。对于经历过多次除颤器治疗的患者，消融是有用的辅助治疗[58]。虽然没有证据表明消融术可以降低室性心动过速的死亡率，但已证实如果在 ICD 植入前或植入时尽早消融可以减少 ICD 的放电[59, 60]。

七、预后和随访

室性心动过速患者大多有潜在的器质性心脏病，其预后与心室功能障碍的严重程度密切相关[61]。一项对接受除颤器治疗的患者的研究发现，核素灌注缺损的数量是死亡率的唯一独立预测因子[62]。心脏磁共振延迟增强成像对于陈旧性心肌梗死和非缺血性心肌病患者的危险分层具有很好的临床价值[16, 17, 49]。即使是射血分数保留的非缺血性心肌病患者，存在瘢痕也与不良预后相关[63]。而特发性室性心动过速患者一般预后良好。

植入除颤器的患者需要仔细随访以评估电池状态、导线的完整性和除颤能量需求的稳定性。医疗支持小组可以对这类患者提供更好的治疗[64]。长期接受胺碘酮治疗的患者需要监测器官毒性，包括每 6 个月进行一次甲状腺和肝功能检查，以及每 6~12 个月进行一次胸部 X 线片检查[65]。还建议在治疗前进行眼科检查。如果出现症状，应更严密地进行评估。

实践要点

- 室性心动过速的定义是连续 3 个或 3 个以上频率超过 100/min 的心室复合波。
- 持续性室性心律失常指的是需要干预以终止发作、存在症状或持续超过 30s 的室性心律失常。
- 室性心动过速常见于存在潜在器质性心脏病的患者。
- 伴显著心功能不全的患者猝死风险高，需要进一步评估。
- 心电图是对持续性室性心动过速患者最有用的检查。
- 电生理检查对非缺血性心肌病患者的危险分层没有价值。
- 室性心动过速患者的急性期管理应遵循 ACLS 指南。
- 室性心动过速患者的长期管理包括药物治疗、除颤器治疗和消融术。

参考文献

[1] Towbin JA, McKenna WJ, Abrams DJ, Ackerman MJ, Calkins H, Darrieux FCC, et al. HRS expert consensus statement on evaluation, risk stratification, and management of arrhythmogenic cardio- myopathy. Heart Rhythm. 2019;16(11):e301–72. PubMed PMID: 31078652.

[2] Zhang L, Timothy KW, Vincent GM, Lehmann MH, Fox J, Giuli LC, et al. Spectrum of ST-T-wave patterns and repolarization parameters in congenital long-QT syndrome: ECG findings

identify genotypes. Circulation. 2000;102(23):2849–55. PubMed PMID: 11104743.

[3] Schwartz PJ, Moss AJ, Vincent GM, Crampton RS. Diagnostic criteria for the long QT syndrome. An update. Circulation. 88(2):782–4. PubMed PMID: 8339437. Epub 1993/08/01.eng.

[4] Brugada J, Brugada R, Brugada P. Right bundle-branch block and ST-segment elevation in leads V1 through V3: a marker for sudden death in patients without demonstrable structural

heart disease. Circulation. 1998;97(5):457–60. PubMed PMID: 9490240.

[5] Antzelevitch C, Yan GX. J-wave syndromes from cell to bedside. J Electrocardiol. 2011;44(6):656–61. PubMed PMID: 21908004. Pubmed Central PMCID: 3200490. Epub 2011/09/13. eng.

[6] Gaita F, Giustetto C, Bianchi F, Wolpert C, Schimpf R, Riccardi R, et al. Short QT syndrome: a familial cause of sudden death. Circulation. 2003;108(8):965–70. PubMed PMID: 12925462.

[7] Kawel N, Nacif M, Arai AE, Gomes AS, Hundley WG, Johnson WC, et al. Trabeculated (noncompacted) and compact myocardium in adults: the multi-ethnic study of atherosclerosis. Circ Cardiovasc Imaging. 2012;5(3):357–66. PubMed PMID: 22499849. Pubmed Central PMCID: 3399115.

[8] Weir-McCall JR, Yeap PM, Papagiorcopulo C, Fitzgerald K, Gandy SJ, Lambert M, et al. Left ventricular noncompaction: anatomical phenotype or distinct cardiomyopathy? J Am Coll Cardiol. 2016;68(20):2157–65. PubMed PMID: 27855805. Pubmed Central PMCID: 5116443.

[9] Bhatia NL, Tajik AJ, Wilansky S, Steidley DE, Mookadam F. Isolated noncompaction of the left ventricular myocardium in adults: a systematic overview. J Card Fail. 2011;17(9):771–8. PubMed PMID: 21872148.

[10] Bogun F, Crawford T, Reich S, Koelling TM, Armstrong W, Good E, et al. Radiofrequency ablation of frequent, idiopathic premature ventricular complexes: comparison with a control group without intervention. Heart Rhythm. 2007;4(7):863–7. PubMed PMID: 17599667.

[11] Yokokawa M, Kim HM, Good E, Chugh A, Pelosi F Jr, Alguire C, et al. Relation of symptoms and symptom duration to premature ventricular complex- induced cardiomyopathy. Heart Rhythm. 2012;9(1):92–5. PubMed PMID: 21855522. Epub 2011/08/23. Eng.

[12] Moss AJ, Hall WJ, Cannom DS, Daubert JP, Higgins SL, Klein H, et al. Improved survival with an implanted defibrillator in patients with coronary disease at high risk for ventricular arrhythmia. Multicenter Automatic Defibrillator Implantation Trial Investigators. N Engl J Med. 1996;335(26):1933–40. PubMed PMID: 8960472.

[13] Buxton AE, Lee KL, DiCarlo L, Gold MR, Greer GS, Prystowsky EN, et al. Electrophysiologic testing to identify patients with coronary artery disease who are at risk for sudden death. Multicenter Unsustained Tachycardia Trial Investigators. N Engl J Med. 2000;342(26):1937–45. PubMed PMID: 10874061.

[14] Buxton AE, Lee KL, Fisher JD, Josephson ME, Prystowsky EN, Hafley G. A randomized study of the prevention of sudden death in patients with coronary artery disease. Multicenter Unsustained Tachycardia Trial Investigators. N Engl J Med. 1999;341(25):1882–90. PubMed PMID: 10601507.

[15] Bello D, Kaushal R, Fieno D, Radin M, Shaoulian E, Narula J, et al. Cardiac MRI: Infarct size as an independent predictor of mortality in patients with coronary artery disease. J Am Coll Cardiol. 2005;45(3):288A; 821-6.

[16] Iles L, Pfluger H, Lefkovits L, Butler MJ, Kistler PM, Kaye DM, et al. Myocardial fibrosis predicts appropriate device therapy in patients with implantable cardioverter-defibrillators for primary prevention of sudden cardiac death. J Am Coll Cardiol. 2011;57(7):821–8. PubMed PMID: 21310318. Epub 2011/02/12. eng.

[17] Wu KC, Weiss RG, Thiemann DR, Kitagawa K, Schmidt A, Dalal D, et al. Late gadolinium enhancement by cardiovascular magnetic resonance heralds an adverse prognosis in nonischemic cardiomyopathy. J Am Coll Cardiol. 2008;51(25):2414–21. PubMed PMID:18565399. eng.

[18] Assomull RG, Prasad SK, Lyne J, Smith G, Burman ED, Khan M, et al. Cardiovascular magnetic resonance, fibrosis, and prognosis in dilated cardiomyopathy. J Am Coll Cardiol. 2006;48(10):1977–85. PubMed PMID: 17112987. eng.

[19] Knight BP, Pelosi F, Michaud GF, Strickberger SA, Morady F. Clinical consequences of electrocardiographic artifact mimicking ventricular tachycardia. N Engl J Med. 1999;341(17):1270–4. PubMed PMID: 10528037.

[20] Baerman JM, Morady F, DiCarlo LA Jr, de Buitleir M. Differentiation of ventricular tachycardia from supraventricular tachycardia with aberration: value of the clinical history. Ann Emerg Med. 1987;16(1):40–3. PubMed PMID: 3800075. eng.

[21] Morady F, Baerman JM, DiCarlo LA Jr, DeBuitleir M, Krol RB, Wahr DW. A prevalent misconception regarding wide-complex tachycardias. JAMA. 1985;254(19):2790–2. PubMed PMID: 4057488. eng.

[22] Brugada P, Brugada J, Mont L, Smeets J, Andries EW. A new approach to the differential diagnosis of a regular tachycardia with a wide QRS complex. Circulation. 1991;83(5):1649–59. PubMed PMID: 2022022. eng.

[23] Knight BP, Zivin A, Souza J, Goyal R, Man KC, Strickberger A, et al. Use of adenosine in patients hospitalized in a university medical center. Am J Med. 1998;105(4):275–80. PubMed PMID: 9809687. eng.

[24] Kron J, Herre J, Renfroe EG, Rizo-Patron C, Raitt M, Halperin B, et al. Lead- and device-related complications in the antiarrhythmics versus implantable defibrillators trial. Am Heart J. 2001;141(1):92–8. PubMed PMID: 11136492. eng.

[25] Field JM, Hazinski MF, Sayre MR, Chameides L, Schexnayder SM, Hemphill R, et al. Part 1: Executive summary: 2010 American Heart Association Guidelines for Cardiopulmonary Resuscitation and Emergency Cardiovascular Care. Circulation. 2010;122(18 Suppl 3):S640–56. PubMed PMID: 20956217. Epub 2010/10/22. eng.

[26] Neumar RW, Otto CW, Link MS, Kronick SL, Shuster M, Callaway CW, et al. Part 8: adult advanced cardiovascular life support: 2010 American Heart Association Guidelines for Cardiopulmonary Resuscitation and Emergency Cardiovascular Care. Circulation. 2010;122(18 Suppl 3):S729–67. PubMed PMID: 20956224. Epub 2010/10/22. eng.

[27] American Heart Association. Web-based integrated guidelines

for cardiopulmonary resuscitation and emergency cardiovascular care—part 7: Adult advanced cardiovascular life support. ECCguidelines.heart.org. 2018.

[28] Mittal S, Ayati S, Stein KM, Knight BP, Morady F, Schwartzman D, et al. Comparison of a novel rectilinear biphasic waveform with a damped sine wave monophasic waveform for transthoracic ventricular defibrillation. ZOLL Investigators. J Am Coll Cardiol. 1999;34(5):1595–601. PubMed PMID: 10551711. eng.

[29] Nademanee K, Taylor R, Bailey WE, Rieders DE, Kosar EM. Treating electrical storm: sympathetic blockade versus advanced cardiac life support-guided therapy. Circulation. 2000;102(7):742–7. PubMed PMID: 10942741. Epub 2000/08/16. eng.

[30] Aliot EM, Stevenson WG, Almendral-Garrote JM, Bogun F, Calkins CH, Delacretaz E, et al. EHRA/HRS Expert Consensus on Catheter Ablation of Ventricular Arrhythmias: developed in a partnership with the European Heart Rhythm Association (EHRA), a Registered Branch of the European Society of Cardiology (ESC), and the Heart Rhythm Society (HRS); in collaboration with the American College of Cardiology (ACC) and the American Heart Association (AHA). Heart Rhythm. 2009;6(6):886–933. PubMed PMID: 19467519. Epub 2009/05/27. eng.

[31] Carbucicchio C, Santamaria M, Trevisi N, Maccabelli G, Giraldi F, Fassini G, et al. Catheter ablation for the treatment of electrical storm in patients with implantable cardioverter-defibrillators: short- and long-term outcomes in a prospective single-center study. Circulation. 2008;117(4):462–9. PubMed PMID: 18172038. eng.

[32] Vergara P, Tung R, Vaseghi M, Brombin C, Frankel DS, Di Biase L, et al. Successful ventricular tachycardia ablation in patients with electrical storm reduces recurrences and improves survival. Heart Rhythm. 2018;15(1):48–55. PubMed PMID: 28843418.

[33] Bourke T, Vaseghi M, Michowitz Y, Sankhla V, Shah M, Swapna N, et al. Neuraxial modulation for refractory ventricular arrhythmias: value of thoracic epidural anesthesia and surgical left cardiac sympathetic denervation. Circulation. 2010;121(21):2255–62. PubMed PMID: 20479150. Pubmed Central PMCID: 2896716. Epub 2010/05/19. eng.

[34] Vaseghi M, Gima J, Kanaan C, Ajijola OA, Marmureanu A, Mahajan A, et al. Cardiac sympathetic denervation in patients with refractory ventricular arrhythmias or electrical storm: intermediate and long-term follow-up. Heart Rhythm. 2014;11(3):360–6. PubMed PMID: 24291775. Pubmed Central PMCID: 4253031.

[35] Marenco JP, Wang PJ, Link MS, Homoud MK, Estes NA 3rd. Improving survival from sudden cardiac arrest: the role of the automated external defibrillator. JAMA. 2001;285(9):1193–200. PubMed PMID: 11231750.

[36] Kerber RE, Becker LB, Bourland JD, Cummins RO, Hallstrom AP, Michos MB, et al. Automatic external defibrillators for public access defibrillation: recommendations for specifying and reporting arrhythmia analysis algorithm performance, incorporating new waveforms, and enhancing safety. A statement for health professionals from the American Heart Association Task Force on Automatic External Defibrillation, Subcommittee on AED Safety and Efficacy. Circulation. 1997;95(6):1677–82. PubMed PMID: 9118556.

[37] Anderson JL, Hallstrom AP, Epstein AE, Pinski SL, Rosenberg Y, Nora MO, et al. Design and results of the antiarrhythmics vs implantable defibrillators (AVID) registry. The AVID Investigators. Circulation. 1999;99(13):1692–9. PubMed PMID: 10190878. eng.

[38] Zipes DP, Camm AJ, Borggrefe M, Buxton AE, Chaitman B, Fromer M, et al. ACC/AHA/ESC 2006 guidelines for management of patients with ventricular arrhythmias and the prevention of sudden cardiac death: a report of the American College of Cardiology/ American Heart Association Task Force and the European Society of Cardiology Committee for Practice Guidelines (Writing Committee to Develop Guidelines for Management of Patients With Ventricular Arrhythmias and the Prevention of Sudden Cardiac Death). J Am Coll Cardiol. 2006;48(5):e247–346. PubMed PMID: 16949478.

[39] The Antiarrhythmics versus Implantable Defibrillators (AVID) Investigators. A comparison of antiarrhythmic-drug therapy with implantable defibrillators in patients resuscitated from near-fatal ventricular arrhythmias. N Engl J Med. 1997;337(22):1576–83. PubMed PMID: 9411221.

[40] Connolly SJ, Gent M, Roberts RS, Dorian P, Roy D, Sheldon RS, et al. Canadian implantable defibrillator study (CIDS) : a randomized trial of the implantable cardioverter defibrillator against amiodarone. Circulation. 2000;101(11):1297–302. PubMed PMID: 10725290.

[41] Kuck KH, Cappato R, Siebels J, Ruppel R. Randomized comparison of antiarrhythmic drug therapy with implantable defibrillators in patients resuscitated from cardiac arrest: the Cardiac Arrest Study Hamburg (CASH). Circulation. 2000;102(7):748–54. PubMed PMID: 10942742.

[42] Cazeau S, Leclercq C, Lavergne T, Walker S, Varma C, Linde C, et al. Effects of multisite biventricular pacing in patients with heart failure and intraventricular conduction delay. N Engl J Med. 2001;344(12):873–80. PubMed PMID: 11259720. Epub 2001/03/22. eng.

[43] Abraham WT, Fisher WG, Smith AL, Delurgio DB, Leon AR, Loh E, et al. Cardiac resynchronization in chronic heart failure. N Engl J Med. 2002;346(24):1845–53. PubMed PMID: 12063368. Epub 2002/06/14. eng.

[44] Epstein AE, Dimarco JP, Ellenbogen KA, Estes NA 3rd, Freedman RA, Gettes LS, et al. ACC/AHA/HRS 2008 guidelines for Device- Based Therapy of Cardiac Rhythm Abnormalities: executive summary. Heart Rhythm. 2008;5(6):934–55. PubMed PMID: 18534377. eng.

[45] Al-Khatib SM, Stevenson WG, Ackerman MJ, Bryant WJ, Callans DJ, Curtis AB, et al. 2017 AHA/ACC/HRS guideline

for management of patients with ventricular arrhythmias and the prevention of sudden cardiac death: Executive summary: A Report of the American College of Cardiology/American Heart Association Task Force on Clinical Practice Guidelines and the Heart Rhythm Society. Heart Rhythm. 2018;15(10):e190–252. PubMed PMID: 29097320.

[46] Moss AJ, Zareba W, Hall WJ, Klein H, Wilber DJ, Cannom DS, et al. Prophylactic implantation of a defibrillator in patients with myocardial infarction and reduced ejection fraction. N Engl J Med. 2002;346(12):877–83. PubMed PMID: 11907286.

[47] Ezekowitz JA, Armstrong PW, McAlister FA. Implantable cardioverter defibrillators in primary and secondary prevention: a systematic review of randomized, controlled trials. Ann Intern Med. 2003;138(6):445–52. PubMed PMID: 12639076.

[48] Bardy GH, Lee KL, Mark DB, Poole JE, Packer DL, Boineau R, et al. Amiodarone or an implantable cardioverter-defibrillator for congestive heart failure. N Engl J Med. 2005;352(3):225–37. PubMed PMID: 15659722.

[49] Bardy GH, Smith WM, Hood MA, Crozier IG, Melton IC, Jordaens L, et al. An entirely subcutaneous implantable cardioverterdefibrillator. N Engl J Med. 2010;363(1):36–44. PubMed PMID: 20463331. Epub 2010/05/14. eng.

[50] Flemming MA, Oral H, Kim MH, Tse HF, Pelosi F, Michaud GF, et al. Electrocardiographic predictors of successful ablation of tachycardia or bigeminy arising in the right ventricular outflow tract. Am J Cardiol. 1999;84(10):1266–8, A9. PubMed PMID: 10569344. eng.

[51] Morady F, Harvey M, Kalbfleisch S, El-Atassi R, Calkins H, Langberg J. Radiofrequency catheter ablation of ventricular tachycardia in patients with coronary artery disease. Circulation. 1993;87:363–72.

[52] Bogun F, Bahu M, Knight B, Weiss R, Paladino W, Harvey M, et al. Comparison of effective and ineffective target sites that demonstrate concealed entrainment in patients with coronary artery disease undergoing radiofrequency ablation of ventricular tachycardia. Circulation. 1997;95:183–90.

[53] Marchlinski FE, Callans DJ, Gottlieb CD, Zado E. Linear ablation lesions for control of unmappable ventricular tachycardia in patients with ischemic and nonischemic cardiomyopathy. Circulation. 2000;101(11):1288–96.

[54] Bogun F, Good E, Reich S, Elmouchi D, Igic P, Lemola K, et al. Isolated potentials during sinus rhythm and pace-mapping within scars as guides for ablation of post-infarction ventricular tachycardia. J Am Coll Cardiol. 2006;47(10):2013–9.

[55] Arenal A, del Castillo S, Gonzalez-Torrecilla E, Atienza F, Ortiz M, Jimenez J, et al. Tachycardia-related channel in the scar tissue in patients with sustained monomorphic ventricular tachycardias: influence of the voltage scar definition. Circulation. 2004;110(17):2568–74. PubMed PMID: 15492309. eng.

[56] Soejima K, Stevenson WG, Maisel WH, Sapp JL, Epstein LM. Electrically unexcitable scar mapping based on pacing threshold for identification of the reentry circuit isthmus: feasibility for guiding ventricular tachycardia ablation. Circulation. 2002;106(13):1678–83. PubMed PMID: 12270862.

[57] Di Biase L, Santangeli P, Burkhardt DJ, Bai R, Mohanty P, Carbucicchio C, et al. Endo-epicardial homogenization of the scar versus limited substrate ablation for the treatment of electrical storms in patients with ischemic cardiomyopathy. J Am Coll Cardiol. 2012;60(2):132–41. PubMed PMID: 22766340. Epub 2012/07/07. eng.

[58] Strickberger SA, Man KC, Daoud EG, Goyal R, Brinkman K, Hasse C, et al. A prospective evaluation of catheter ablation of ventricular tachycardia as adjuvant therapy in patients with coronary artery disease and an implantable cardioverter-defibrillator. Circulation. 1997;96(5):1525–31.

[59] Kuck KH, Schaumann A, Eckardt L, Willems S, Ventura R, Delacretaz E, et al. Catheter ablation of stable ventricular tachycardia before defibrillator implantation in patients with coronary heart disease (VTACH): a multicentre randomised controlled trial. Lancet. 2010;375(9708):31–40. PubMed PMID: 20109864. Epub 2010/01/30. eng.

[60] Reddy VY, Reynolds MR, Neuzil P, Richardson AW, Taborsky M, Jongnarangsin K, et al. Prophylactic catheter ablation for the prevention of defibrillator therapy. N Engl J Med. 2007;357(26):2657–65. PubMed PMID: 18160685. eng.

[61] Kim SG, Fisher JD, Choue CW, Gross J, Roth J, Ferrick KJ, et al. Influence of left ventricular function on outcome of patients treated with implantable defibrillators. Circulation. 1992;85(4):1304–10. PubMed PMID: 1555274. eng.

[62] Gioia G, Bagheri B, Gottlieb CD, Schwartzman DS, Callans DJ, Marchlinski FE, et al. Prediction of outcome of patients with life- threatening ventricular arrhythmias treated with automatic implantable cardioverter-defibrillators using SPECT perfusion imaging. Circulation. 1997;95(2):390–4. PubMed PMID: 9008454. eng.

[63] Halliday B, Gulati A, Ali A, Guha K, Newsome SJ, Arzanauskaite M, et al. Association between midwall late gadolinium enhancement and sudden cardiac death in patients with dilated cardiomy- opathy and mild and moderate left ventricular systolic dysfunction. Circulation. 2017. PubMed PMID: 28351901.

[64] Dickerson SS, Posluszny M, Kennedy MC. Help seeking in a support group for recipients of implantable cardioverter defibrillators and their support persons. Heart Lung. 2000;29(2):87–96. PubMed PMID: 10739484. eng.

[65] Goldschlager N, Epstein AE, Naccarelli G, Olshansky B, Singh B. Practical guidelines for clinicians who treat patients with amiodarone. Practice Guidelines Subcommittee, North American Society of Pacing and Electrophysiology. Arch Intern Med. 2000;160(12):1741–8. PubMed PMID: 10871966. eng.

第 17 章　心动过缓
Bradycardia

Eric D. Good　Krit Jongnarangsin **著**

郭　萌 **译**

特日格乐 **校**

一、常见病因

心动过缓的定义是心率 < 60/min，这个数字是一刀切式的，有许多心率低于 60/min 的无症状患者并没有心脏病变（见"窦性心动过缓"）。心动过缓的病理性原因有很多，可以分为内因和外因，见表 17-1。内因可能与窦房结或房室结、希氏 – 浦肯野系统及心房或心室心肌的传导异常有关。由于心脏传导系统由特化的心肌细胞组成，常见的心肌疾病如缺血、梗死、高血压、手术损伤、年龄相关性退行性变、扩张型心肌病等也可导致心动过缓。心动过缓的少见病因包括浸润性疾病、胶原血管病、家族性传导系统疾病及感染（如心内膜炎或莱姆病）。由于部分房室传导系统是没有冗余的狭窄电通路，微小病变即可导致严重心动过缓。少数情况下，心动过缓是由于传导组织发生特发性退行性变引起的。窦房结或房室交界区导管消融术也可导致心动过缓。

先天性心脏传导阻滞往往发生在患有自身免疫性疾病母亲的孩子，是由母体抗 Ro 和（或）抗 La 抗体经胎盘转移所致。窦性心动过缓可能与先天性完全性心脏传导阻滞有关 [1]。

心动过缓的外因包括迷走神经过度兴奋、药物、低氧血症、中枢神经系统疾病、甲状腺疾病和电解质异常。睡眠通常伴有明显的心动过缓，尤其是年轻患者。复杂部分性癫痫也是心动过缓

的功能性病因之一 [2]。

表 17-1　心动过缓的病因

内　因	外　因
冠心病	药物
高血压性心脏病	神经心源性晕厥
扩张型心肌病	迷走张力升高
浸润性疾病	颈动脉窦过敏
胶原血管病	甲状腺功能减退症
手术损伤	神经系统疾病
导管消融术损伤	高钾血症
感染	
遗传性传导系统疾病	
特发性退行性变	

迷走神经张力异常升高是血管迷走性晕厥、颈动脉窦过敏、咳嗽和排尿性晕厥时心动过缓的原因，尽管肾上腺素能减退也可能是一个因素。仔细识别可逆病因可以避免不必要的治疗。例如，气管造口术可以纠正与睡眠呼吸暂停相关的心动过缓 [3]。

二、症状和体征

心动过缓的患者有各种各样的症状和体征。

因为症状通常是非特异性的，所以尽可能确定该症状继发于心动过缓是非常重要的。持续性心动过缓患者症状可逐渐加重，如乏力、头晕或活动耐量下降，也可出现突然发作的症状，如晕厥、充血性心力衰竭或心搏骤停。阵发性心动过缓的患者通常出现心悸、眩晕、晕厥前兆、晕厥或癫痫发作，这取决于逸搏和心动过缓期间脑灌注的程度。还有许多心动过缓患者无明显症状。

心动过缓患者常伴洪脉、脉压增大。当存在完全性心脏传导阻滞时，体格检查可出现房室分离的体征，如颈静脉出现巨大的 a 波（大炮波）及瓣膜听诊区闻及异常心音。高龄患者中，有时意识模糊是心动过缓的唯一表现。

三、辅助检查

心动过缓本身的特征有助于确定病因。例如，一过性窦性心动过缓同时发生一过性房室传导阻滞，可诊断为迷走神经原因，不需要进一步评估。然而，当怀疑存在心动过缓的内因时，通常需要进一步检查以除外潜在的器质性心脏病。

心电图对诊断心动过缓是非常必要的。当存在房性或室性二联律时，简单触诊脉搏可能会误诊心动过缓。所有存在提示心动过缓症状的患者均应进行 12 导联心电图检查。

对于每日均存在心动过缓症状的患者，动态心电图有助于确定其心律特点。而症状发作不频繁的患者，连续循环记录器较动态心电图更易收集证据。连续循环记录器可佩戴数周，并可在患者出现症状后通过电话传输心电图[4]。可植入式循环记录器也适用于症状不常见的患者，通常用于复发性不明原因晕厥的患者[5]。

平板运动试验有助于诊断心脏变时性功能不全。但通常简单记录走一小段路或爬楼梯前后的心电图足以诊断，还可以节省平板运动试验的花费。

能使心率加快的动作（如步行）或药物（如阿托品）有助于诊断二度房室传导阻滞。如果心率升高时房室传导阻滞加重，这一房室传导阻滞

通常是病理性的，且与希氏 - 浦肯野系统的内在异常有关。

电生理检查可用于评估有心动过缓症状的患者[6]。测量窦房结恢复时间，即从心房快速起搏停止到窦房结起源的第一次心房自发性除极的时间，有助于评估窦房结功能。当体表心电图不足以确定房室传导阻滞的程度时，心内心电图对房室传导阻滞患者有价值。心内希氏束心电图可以提示房室传导阻滞是发生在房室结还是房室结以下水平。如果房室传导阻滞发生在房室结以下，通常需要放置起搏器。早期研究建议，对束支传导阻滞患者应进行电生理检查，以确定患者是否存在发生更高程度房室传导阻滞的风险[7]。然而其预测值较低，因此电生理检查目前还不能用于评估单独束支传导阻滞的无症状患者。

对于不明原因晕厥的束支传导阻滞患者，在考虑阵发性心动过缓之前，应进行电生理检查以排除诱导性室性心动过速，尤其是在左心室功能不全的情况下[8]。

四、鉴别诊断

缓慢型心律失常可分为窦房结功能障碍所致和房室传导系统功能障碍所致。以下各节将描述各种缓慢型心律失常的特征。缓慢型心律失常的特征对确定病因、预后和治疗非常重要。

构成心脏传导系统的组织能够自发去极化。内源性自发去极化的频率通常沿生理情况下冲动传导的解剖方向下降。心搏主要起源于窦房结，同时远端传导系统的自发除极受到抑制。心动过缓期间，这些潜在的起搏细胞不再受到抑制而主导心律。逸搏也将在下文讲述。

（一）窦房结功能不全

自律性异常或窦房结传出阻滞会导致窦房结功能异常，而表现为窦性心动过缓、窦性停搏或变时性功能不全。窦房结功能不全常被称为病态窦房结综合征，是植入起搏器最常见的指征。窦

房结功能不全的患者常伴有心房疾病，从而导致房性心动过速，称为快慢综合征。

（二）窦性心动过缓

窦性心动过缓是指窦性心律的频率＜ 60/min（图 17-1 和图 17-2）。一些学者认为，男性窦性心律低至 46/min，女性低至 51/min，应被认为是正常的[9]。由于迷走神经张力升高，年轻人和运动员往往窦性心动过缓更明显。睡眠状态观察到窦性心动过缓也是正常的。

（三）窦性停搏

当停搏的长度不是基线窦性心律周期长度的整倍数时说明存在窦性停搏（图 17-3）。相反，当停搏的长度是基线窦性心律周期长度的整倍数时，说明为窦房传导阻滞。与房室传导阻滞一样，窦房传导阻滞可分为一度、二度和三度窦房传导阻滞。一度窦房传导阻滞是由于窦房结除极信号传导到心房组织的时间延长，只能通过特殊的心内心电图确诊。二度窦房传导阻滞表现为窦性停搏，是窦房结到周围心房组织的冲动传导间歇性中断所致。Wenckebach 分类系统将二度窦房

传导阻滞分为 I 型和 II 型。二度 I 型窦房传导阻滞表现为窦性心律周期进行性缩短，随后出现与基线 P-P 间期长度不等的停搏（图 17-4）。二度 II 型窦房传导阻滞则表现为几个固定的窦性心律周期后出现与基线 P-P 间期长度相等的停搏。高度窦房传导阻滞时停搏的长度是基线 P-P 间期的整倍数。

过长的停搏通常称为窦性静止，可能为三度窦房传导阻滞或自律性下降所致（图 17-5）。

（四）心脏变时性功能不全

运动状态下窦房结起搏的心率增快未达到一定程度称为心脏变时性功能不全，是一种相对性心动过缓。变时性功能不全有几种定义：心率无法达到年龄预测的最大心率的 85%，或低于年龄预测的最大心率的两个标准差［年龄预测的最大心率：220（/min）– 年龄（岁）］。临床相关的变时性功能不全的患者通常在运动时心率并不能适当地增快。

（五）房室传导阻滞

房室传导阻滞可以发生在心房、房室结、希

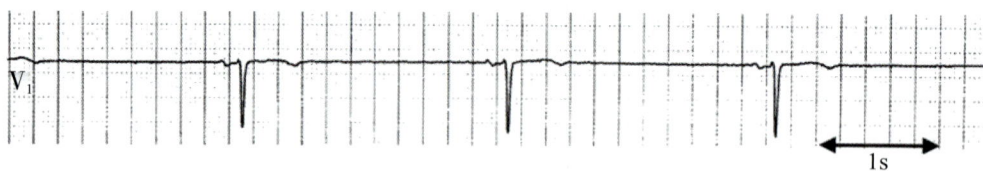

◀ 图 17-1 V₁ 导联心律长条图，可见明显窦性心动过缓，心率为 27/min

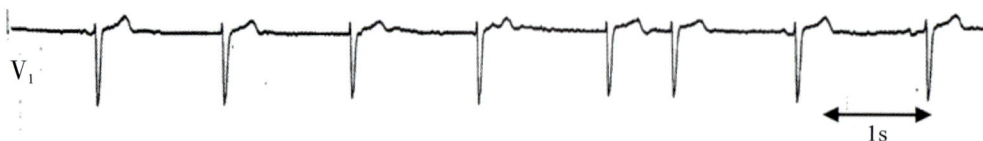

◀ 图 17-2 窦性心动过缓伴交界性逸搏

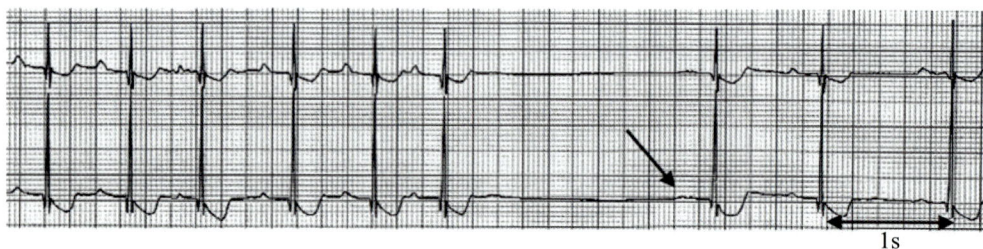

◀ 图 17-3 窦性停搏伴房性逸搏
窦性停搏后的第一个 P 波与窦性 P 波形态不同（箭）

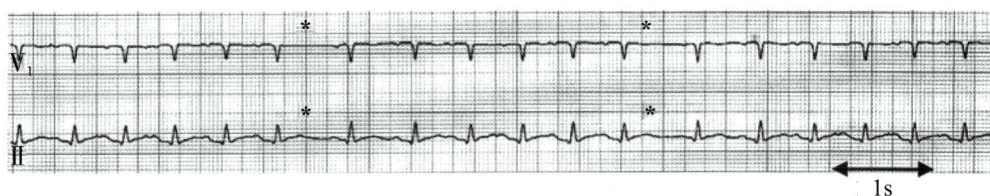

▲ 图 17-4　二度 I 型窦房传导阻滞（V₁ 导联和 II 导联）

P-P 间期进行性缩短，随后出现窦性停搏（＊），停搏长度不到窦性心律周期长度的两倍，该模式重复一次

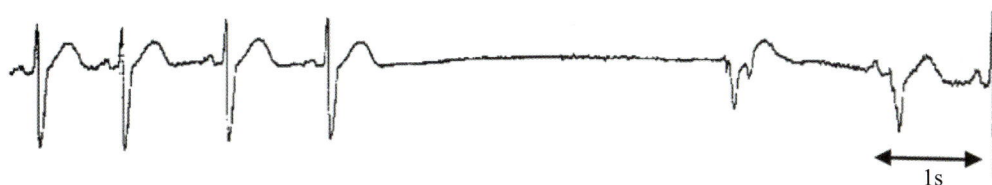

◀ 图 17-5　窦 性 静 止，窦性心律恢复前出现室性逸搏

氏束或希氏束远端的浦肯野系统。发生在心房水平的房室传导阻滞会使冲动无法从窦房结传导至房室结，但这种情况较罕见。其病因包括心肌疾病、心脏手术损伤、心脏移植和消融术损伤。房室传导阻滞分为一度、二度和三度。判断房室传导阻滞的分度和分型非常重要，因为其与预后和治疗相关。

房室传导系统以 1：1 的比例传导到心室从而避免心房率过快。因此，必须将病理性房室传导阻滞与正常不应期引起的房室传导阻滞区别开来（图 17-6）。

1. 一度房室传导阻滞

一度房室传导阻滞本身并不导致心动过缓，但常与其他缓慢性心律失常相关，可能是更高程度房室传导阻滞的前兆。一度房室传导阻滞是心房到心室传导延迟引起的，表现为 P-R 间期延长［＞ 200ms（成人）］。发生传导延迟的部位通常在房室结，也可能是心房内或更低水平的传导系统。如果伴束支传导阻滞，则说明一度房室传导阻滞发生在房室结水平以下。比较罕见的情况是，对于存在房室结双径路的患者，其房室传导优先通过慢径路时 P-R 间期也会延长（图 17-7）。

2. 二度房室传导阻滞

当房室传导间歇性中断时发生二度房室传导阻滞，可以分为莫氏 I 型（文氏型）和莫氏 II 型

房室传导阻滞。下文继续用文氏型和莫氏型描述二度房室传导阻滞的分型。1899 年 Karel Frederik Wenckebach 通过记录动脉和颈静脉压力第一次描述了 I 型房室传导阻滞[10]。1906 年 John Hay 通过记录压力报道了一例 II 型房室传导阻滞患者[11]。Woldemar Mobitz 则用心电图对房室传导阻滞的两种类型进行了分类[12]。

在 I 型房室传导阻滞的窦性心律中，房室传导阻滞前 P-R 间期进行性延长（图 17-8）。虽然每个窦性 P 波后 P-R 间期进行性延长，但每次 P-R 间期延长的时间是逐渐下降的。因此，在经典的文氏型房室传导阻滞中，房室传导阻滞前 R-R 间期是进行性缩短的。这一现象周而复始，称为文氏周期。然而这一经典的文氏周期只出现在不到一半的文氏型房室传导阻滞患者。不存在 P-R 间期进行性延长的情况下，发生传导阻滞前的第一个 P-R 间期比最后一个 P-R 间期短也可以诊断为文氏型房室传导阻滞。而 II 型房室传导阻滞中，房室传导阻滞前后的 P-R 间期是固定的（图 17-9）。

与 II 型房室传导阻滞相比，I 型房室传导阻滞是一种更良性的传导障碍，通常不需要起搏治疗。文氏型房室传导阻滞通常是迷走张力升高继发房室结传导阻滞引起的，但在罕见的情况下，也可以发生在希氏 – 浦肯野系统。由于 II 型房室

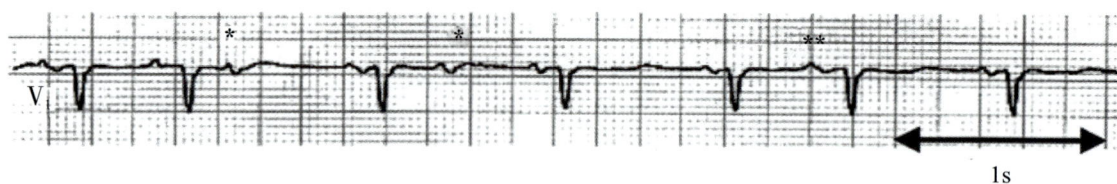

▲ 图 17-6　窦性心律伴房性期前收缩，配对间期较短时发生房室传导阻滞（*），配对间期较长时房早下传（**）此例为功能性、非病理性房室传导阻滞

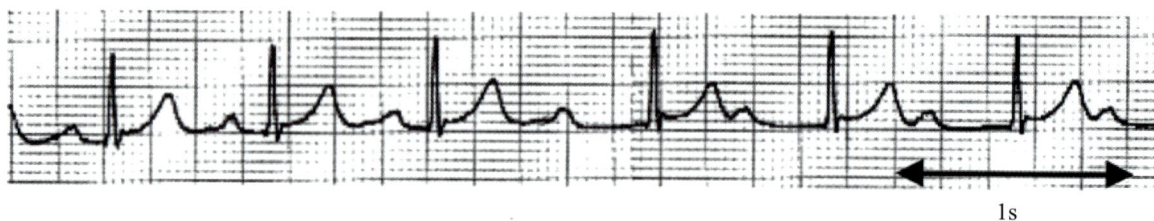

▲ 图 17-7　一位刚从坐位平躺的患者的心电图；前三个 P–R 间期是正常的，之后 P–R 间期大约延长到了 400ms，这种心律可以用存在房室结双径路来解释

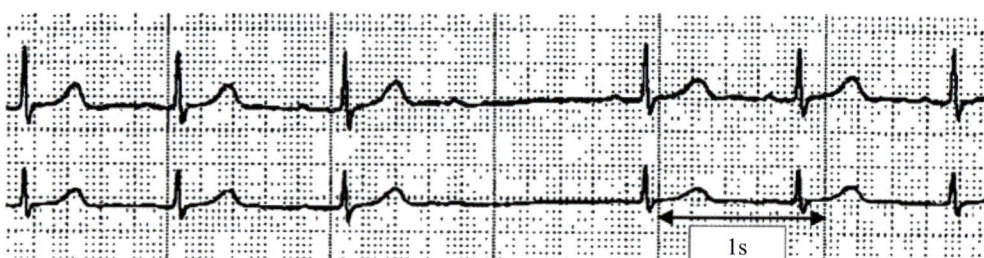

◀ 图 17-8　莫氏 I 型（文氏型）房室传导阻滞

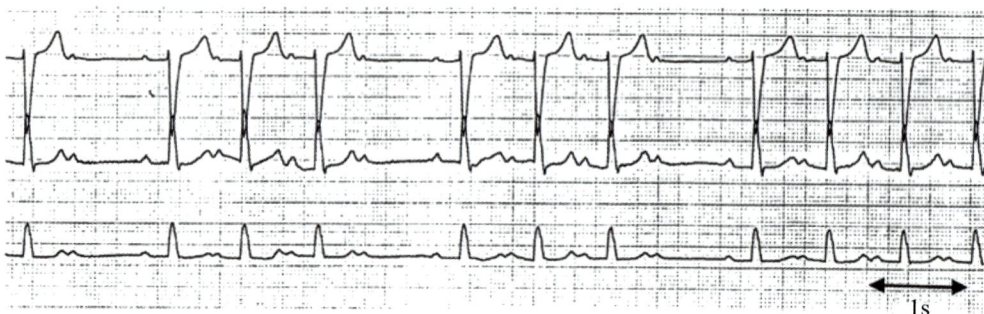

◀ 图 17-9　莫氏 II 型房室传导阻滞：房室传导阻滞前 P–R 间期固定，随着传导次数增加，P–R 间期延长，同时存在室内传导延迟

传导阻滞通常与传导系统疾病有关，它往往是进展性的，最终需要起搏器治疗。QRS 波呈束支传导阻滞图形提示 II 型房室传导阻滞。I 型房室传导阻滞更常见于下壁心肌梗死，是一过性的，不需要临时起搏；而 II 型房室传导阻滞更常见于前壁心肌梗死，需要起搏治疗，且与较高的死亡率相关。

当存在 2 : 1 房室传导阻滞时，不能用连续的 P–R 间期进行比较（图 17-10 和图 17-11）。

这种情况下，区分房室结传导阻滞和希氏 – 浦肯野系统传导阻滞可能比较困难。提示传导阻滞发生在房室结的线索包括：传导下传时出现窄的 QRS 波、P–R 间期延长，房室传导阻滞期间窦率减慢，低度房室传导阻滞时记录到文氏型房室传导阻滞（图 17-12 和图 17-13）。连续两个或两个以上 P 波不能下传到心室者称为高度房室传导阻滞。提示 2 : 1 房室传导阻滞发生部位的线索也有助于确定高度房室传导阻滞的阻滞水平。

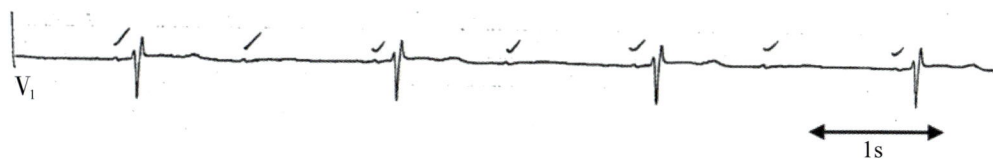

▲ 图 17-10　2∶1 房室传导阻滞（V₁ 导联）：缓慢的窦率和窄的 QRS 波提示房室传导阻滞发生在房室结

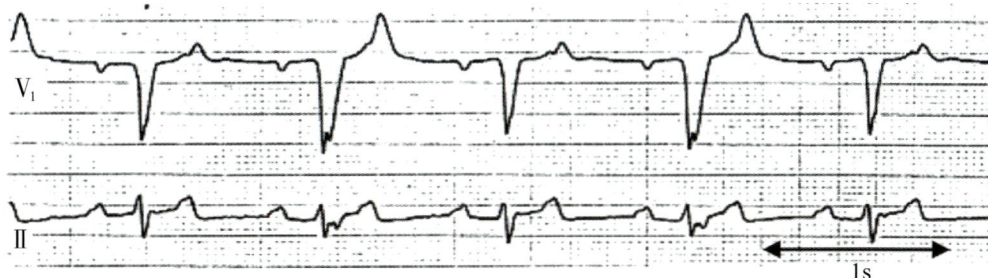

▲ 图 17-11　2∶1 房室传导阻滞（V₁ 导联）：异常的 QRS 波形态与左束支传导阻滞形态一致，提示房室传导阻滞发生在希氏－浦肯野系统

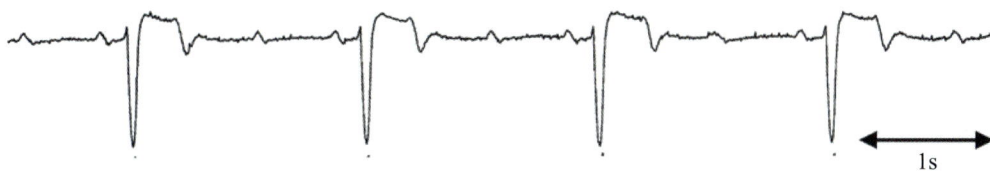

◀ 图 17-12　3∶1 下传高度房室传导阻滞

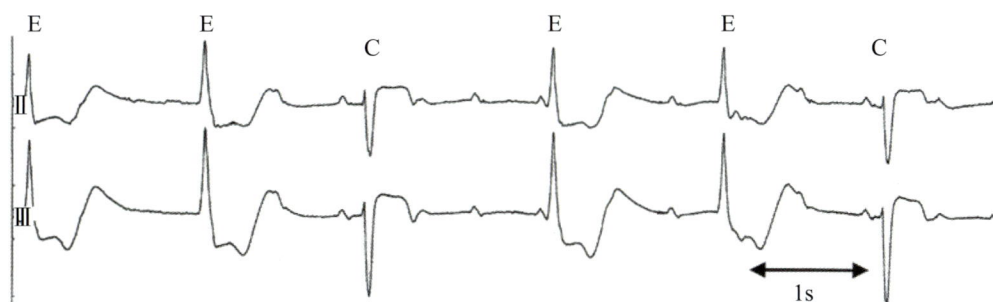

▲ 图 17-13　窦性心动过速伴高度房室传导阻滞：心房下传的 QRS 波（C）和室性逸搏的 QRS 波（E）形态不同

3. 完全性房室传导阻滞

三度房室传导阻滞，又称完全性房室传导阻滞，发生于心房冲动完全不能传导到心室时。在完全性房室传导阻滞期间，存在房室分离，心室率慢于心房率（图 17-14 和图 17-15）。等律性房室分离是一种罕见的心律失常，互相独立的心房率和心室率相差不多，其特点是 P 波随连续的 QRS 波移进移出（图 17-16）。心房起搏减慢或交界性或室性起搏加快产生了等律性房室分离，其常见病因为迷走张力升高或药物因素。这种情况下很难确定房室传导是否完整。

（六）逸搏

与心动过缓相关的逸搏起源于心房（图 17-3），房室交界区（图 17-2 和图 17-14），以及心室内的希氏－浦肯野系统（图 17-5、图 17-13 和图 17-15）。逸搏心律通常起源于略低于阻滞水平的传导组织。与发生于房室结水平以下的传导阻滞相关的室性逸搏的形态取决于希氏－浦肯野系统内起搏细胞的解剖来源：近端起搏

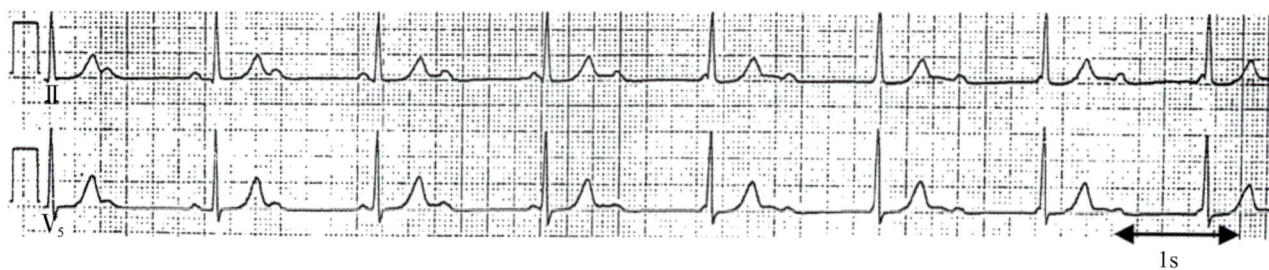

▲ 图 17-14　三度房室传导阻滞伴交界性逸搏（Ⅱ导联和 V₅ 导联），存在房室分离

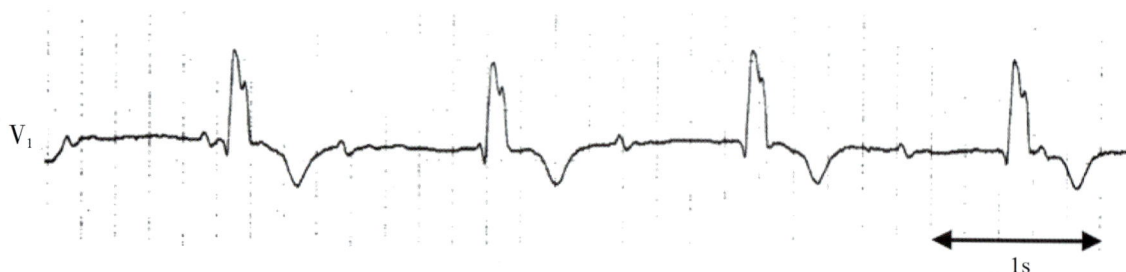

▲ 图 17-15　三度房室传导阻滞伴室性逸搏，存在房室分离

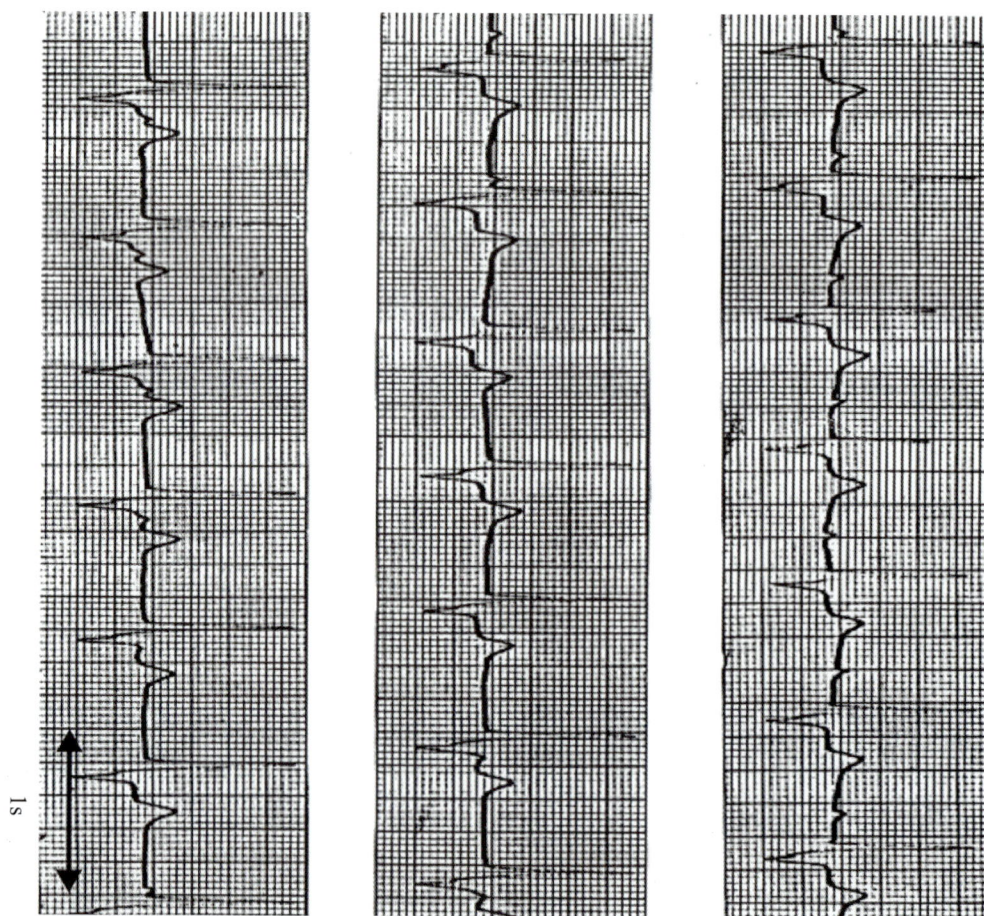

▲ 图 17-16　等律性房室分离：心房率略有变化，并与固定的交界性节律相竞争，从而导致 P 波随连续的 QRS 波移进移出；房室传导可能是完整的，因为第三个 R-R 间期大约比其他 R-R 间期短 40ms

点（如交界区）产生较窄的 QRS 波和较快的心室率（＞ 40/min），而远端起搏点（如束支或心室）会产生宽的 QRS 波和较慢的心室率。后者比前者更不稳定，需要密切关注是否进展为停搏。少数情况下，停搏是完全性房室传导阻滞的唯一表现，而不出现逸搏心律。

五、并发症

与心动过缓相关的并发症包括晕厥、外伤、心搏骤停、心动过缓诱发室性心动过速及起搏器治疗相关的并发症。起搏器治疗的早期并发症包括出血、气胸、心脏穿孔和臂丛损伤，长期并发症包括感染、静脉血栓形成、皮肤糜烂、起搏器移位和电极导线功能障碍。在起搏系统中，电极导线是最薄弱的环节，因为它们很容易发生绝缘层破损和导线断裂。起搏器出现脉冲发生装置故障是罕见的，但电池过早耗竭确实可能发生。

六、治疗

心动过缓患者的管理包括急性期和长期管理。

（一）急性期管理

当患者出现伴有严重症状和体征的心动过缓时，急性期管理应遵循高级心血管生命支持（ACLS）指南（图 17-17）[13]。大多数情况下，给予 0.5～1.0mg 阿托品是安全的。但少数情况下阿托品会加重心动过缓。当房室结水平以下发生间歇性房室传导阻滞时，阿托品可以加快窦率，同时导致更高级别的房室传导阻滞，从而使心室率减慢。多巴胺和肾上腺素可用于症状性心动过缓伴低血压的难治性患者。异丙肾上腺素是一种强效正性变时药物，但由于其可能引起心脏缺血，因此不再被包括在 ACLS 方案中。而在已知冠状动脉状况的情况下，异丙肾上腺素仍然可能是有用的。此外，还应识别和纠正心动过缓的可

逆病因。

如果心动过缓患者经药物治疗后仍有症状，应尽快安装临时起搏器。与经静脉起搏相比，经皮起搏具有能在床旁快速应用的优点，并且可用于大多数体外除颤器。然而，经皮起搏并不总能引起心室夺获，患者的耐受性通常很差，仅用于经静脉心内膜起搏过程中稳定患者病情。

（二）长期管理

由于心动过缓没有不良反应小、有效的维持药物治疗，大多数持续性症状性心动过缓患者需要植入永久性起搏器。

美国心脏病学会和美国心脏协会已发布了植入心脏起搏器指南[14]。Ⅰ类适应证是指有证据表明起搏是有益的；Ⅱ类适应证是指存在相互矛盾的证据和（或）对其有效性存在意见分歧（Ⅱa），或证据/意见不充分（Ⅱb）；Ⅲ类适应证是指治疗无效或在某些情况下可能有害。表 17-2 列出了各项适应证。这些适应证集中于症状存在与否。一般来说，存在窦性心动过缓或房室结传导阻滞导致心动过缓而出现症状的患者应植入心脏起搏器（Ⅰ类）。

没有心动过缓症状但有完全性房室传导阻滞或有可能发展为完全性房室传导阻滞的患者应预防性植入起搏器。这些情况包括进行慢性双分支传导阻滞相关的电生理检查时记录到莫氏Ⅱ型房室传导阻滞或 H-V 间期超过 100ms。此外，持续型间歇依赖性室性心动过速或长 Q-T 间期综合征患者可从起搏器治疗中获益，可预防室性快速型心律失常的发生。然而，对心源性猝死风险的长期获益仍有待进一步研究。存在充血性心力衰竭和宽 QRS 波的患者应考虑双心室起搏。已有多个多中心研究表明，双心室起搏能改善血流动力学和充血性心力衰竭的症状。虽然既往研究表明，双腔起搏可以降低部分梗阻性肥厚型心肌病患者左心室流出道的压力梯度，改善其症状，但目前对于起搏能否提高生存或生活质量尚无共识。

1
心动过缓
心率＜ 60/min
且出现临床不适

2
- 保持气道通畅：必要时辅助通气
- 吸氧
- 动态监测心电图（识别心律），血压，血氧
- 开放静脉通道

3
是否存在心动过缓所致灌注不足的症状或体征？
（如急性精神状态改变，持续胸痛，低血压或其他休克体征）

4A
观察 / 监测

灌注充足　灌注不足

4
- 准备经皮起搏：高度房室传导阻滞
（二度Ⅱ型或三度）时及时使用
- 等待起搏期间可考虑静注 0.5mg 阿
托品。可重复使用直到总剂量达到
3mg。如果无效，开始起搏
- 等待起搏期间或起搏无效可考虑注
射肾上腺素（2～10μg/min）或多巴胺
［(2～10μg/（kg·min)］

注意事项
- 无脉心搏骤停见无脉心搏骤停算法
- 寻找并治疗可能的病因：
　– 血容量减少　　　– 中毒
　– 低氧血症　　　　– 心脏压塞
　– 酸中毒　　　　　– 张力性气胸
　– 低血糖　　　　　– 冠状动脉或肺血栓形成
　– 低体温　　　　　– 外伤（血容量低，颅内压高）

5
- 准备经静脉起搏
- 病因治疗
- 考虑咨询专家

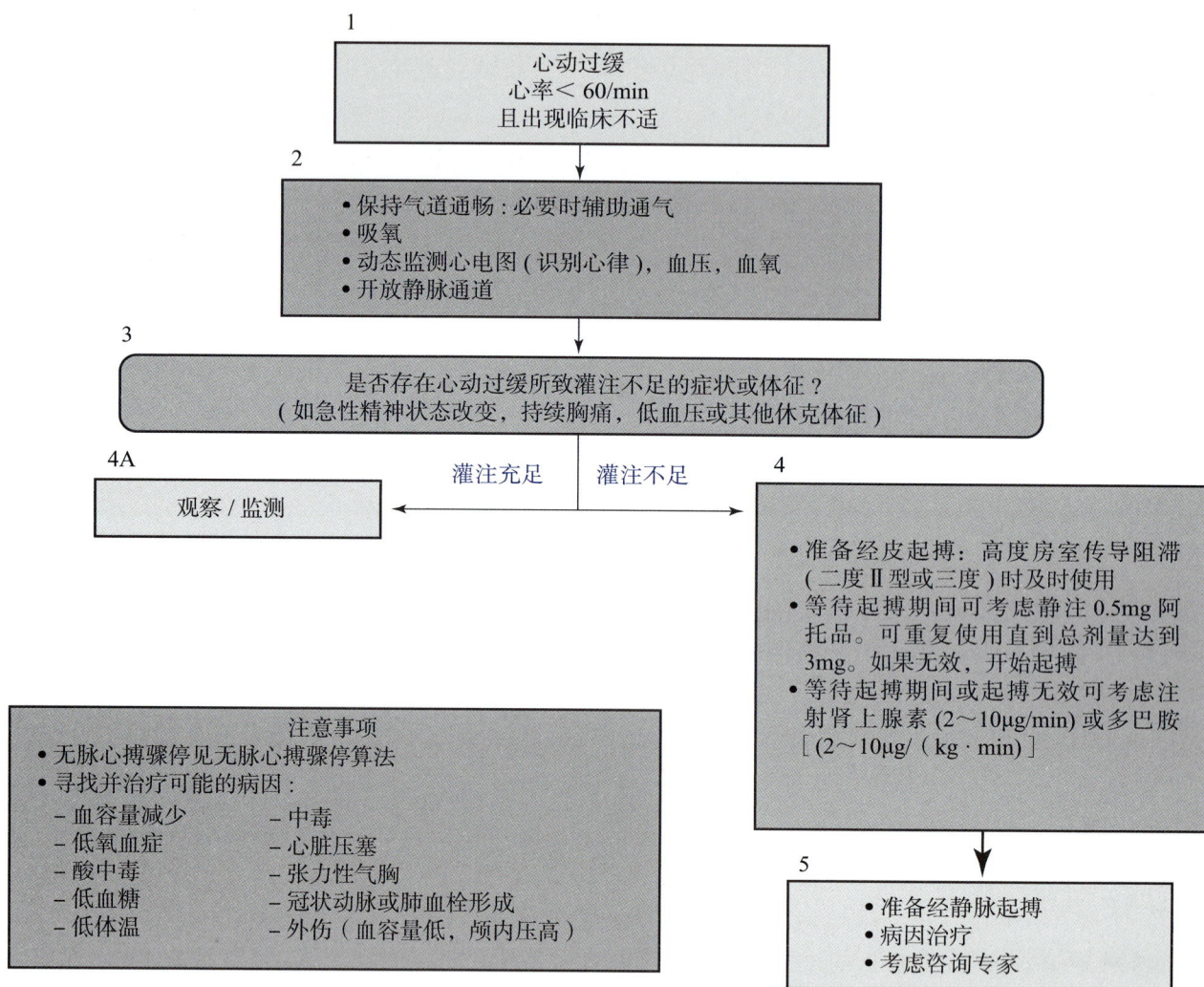

▲ 图 17-17　心动过缓急性期管理的 ACLS 方案

　　了解起搏器的命名规则是非常重要的。起搏模式通常用 NBG 编码（北美心脏起搏电生理学会；英国心脏起搏电生理专家组）。编码的第一个字母代表起搏心腔（A 为心房起搏；V 为心室起搏；D 为心房心室顺序起搏），第二个字母代表感知心腔（A 为心房感知；V 为心室感知；D 为心房心室双腔感知；O 为不感知），第三个字母代表感知后反应方式（T 为感知后触发；I 为感知后抑制；D 为感知后触发加抑制；O 为无）。如果起搏为频率反应性的，则将字母 R 作为第四个字母写入编码。常见的起搏模式：VVI 为心室按需起搏；AAI 为心房按需起搏；DDD 为双腔起搏，按需，心房跟踪，起搏；VOO 为非同步心室起搏。

　　一般来说，大多数需要起搏器的患者应该植入双腔起搏器，除非存在慢性心房颤动或心房扑动。因为生理性起搏需要的额外的心房导联与额外的花费和围术期并发症相关，已有研究对生理性起搏的获益进行了量化分析。一项前瞻性随机临床试验发现，与心室起搏相比，生理性起搏降低了心房颤动的发生率，但并没有显著降低卒中率、死亡率或心力衰竭住院率[15]。这项研究可能低估了生理性起搏的获益，因为仅随访了 3 年。其他研究发现，心室起搏器患者发生以心悸、乏力、晕厥前兆和晕厥为特征的起搏器综合征的概率高达 26%[16]。

　　研究还表明，心室起搏可能与心力衰竭的死亡率或住院率升高有关，特别是存在潜在心室功

表 17-2 植入永久性心脏起搏器的适应证

I 类适应证
- 伴心动过缓相关症状，心脏停搏 ≥ 3.0s 或逸搏频率 ≤ 40/ min，神经肌肉疾病，或导管消融术或心脏手术后的三度或高度房室传导阻滞
- 伴间歇性三度房室传导阻滞、二度 II 型房室传导阻滞或交替性束支传导阻滞的双分支传导阻滞
- 有症状的窦房结功能不全
- 持续性间歇依赖性室性心动过速
- 颈动脉窦过敏引起的反复晕厥

IIa 类适应证
- 清醒时心室率 ≥ 40/min 的无症状性三度房室传导阻滞
- 伴窄 QRS 波的无症状性二度 II 型房室传导阻滞
- 希氏束内或希氏束以下的无症状性二度 I 型房室传导阻滞
- 伴类似起搏器综合征症状的一度 / 二度房室传导阻滞
- H-V 间期明显延长（≥ 100ms）的双分支传导阻滞或诱导性希氏束内传导阻滞
- 伴无明确病因晕厥，或症状与心动过缓相关的窦房结功能不全
- 先天性长 Q-T 间期综合征高危患者
- 与心动过缓相关的反复发作性神经心源性晕厥

IIb 类适应证
- 伴明显一度房室传导阻滞的充血性心力衰竭症状的左心室功能不全患者
- 伴任何程度房室传导阻滞的神经肌肉疾病患者
- 症状轻微的窦房结功能不全患者
- 伴静息时或诱发性左心室流出道梗阻的有症状的药物难治性肥厚型心肌病患者

III 类适应证
- 无症状的一度房室传导阻滞、希氏束以上的二度 I 型房室传导阻滞、双分支传导阻滞伴一度窦房结传导阻滞或窦房结功能不全
- 可逆性房室传导阻滞
- 无症状性颈动脉窦过敏
- 无症状的或不伴左心室流出道梗阻的肥厚型心肌病患者

能不全的患者 [17, 18]。对于窦房结功能不全、房室传导正常的患者，单腔频率反应性心房起搏器是一种合理的选择。因为这些患者发生房室传导阻滞的风险较低。如果房室传导完整的患者植入双腔起搏器，应尽量减少心室起搏。

窦房结功能不全或持续性心房颤动和房室传导阻滞的患者通常使用频率反应性起搏器治疗。大多数频率反应性起搏器使用传感器来检测身体的运动并相应地提高起搏频率。基于分钟通气量的传感器更具生理性，并与运动传感器相结合，以最大限度地发挥频率反应性起搏器的优势。

在过去的几十年里，起搏器技术有了显著的进步，包括心房优先起搏、传感器技术的进步、自动增益控制、改进的诊断程序、自动夺获、动态调整起搏间歇和不应期、能够从心房跟踪模式自动切换到非跟踪模式以应对间歇性房性快速型心律失常从而避免不必要的心室快速起搏。起搏器电极技术的进步研制出了高阻抗和类固醇激素洗脱电极，能降低夺获阈值从而增加电池寿命。未来的电极还将是与血管等直径、易于取出更换的。

七、预后和随访

心动过缓的预后很大程度上取决于心动过缓的性质及是否存在器质性心脏病。相较于发生在房室结水平以下的传导阻滞，阻滞部位在房室结水平的二度房室传导阻滞患者很少进展为完全性房室传导阻滞。病因可逆且无器质性心脏病的患者总体预后良好。

起搏器治疗可明显改善患者的生活质量。然而，起搏器并不能延长生存期，除非是起搏器依赖患者。一项回顾性研究中，同时患有心脏病的 65 岁以上的接受起搏器治疗的心脏传导阻滞患者的 5 年和 10 年生存率分别为 31% 和 11% [19]。对有起搏器治疗适应证的患者进行评估时，要谨记许多患者有严重的潜在的器质性心脏病，这一点很重要。与单独植入起搏器相比，植入具有起搏功能的预防性除颤器可以降低猝死风险高危者的死亡率 [20]。

接受永久性起搏器治疗的患者需要密切随访。患者应每 4～6 个月去门诊检查一次，以确定电池状态，检查电极感知、阻抗和起搏阈值，并确定是否存在任何相关的临床问题。电话传输远程心电监测（transtelephonic monitoring，TTM）可用于补充门诊检查，以确认电池状态充足和心室夺获。TTM 患者在起搏器上安装有磁铁，能够根据电池状态调整非同步起搏速率。具有家庭监测能力的新型设备能提供更完整的远程诊断，包括传输心内心电图，连接无线血压和体重监测

器。传输可以自动进行，从而使这些设备能够在设备故障或发生高心率事件时报警。电池寿命为7～10年，可以通过最小化起搏输出和避免不必要的刺激来延长其寿命。当患者出现起搏器故障或心律失常的症状时，TTM 储存的直方图等数据通常会有助于诊断。

实践要点

- 心动过缓与从晕厥到乏力及运动耐量下降等一系列症状有关。
- 心动过缓期间心律的监测和特征有助于确定其起源、预后和治疗。
- 心动过缓症状发作不频繁的患者，连续循环记录器较动态心电图更易收集证据以评估病情。
- 植入式循环记录器目前可作为使用体外循环记录器长期监测的一种替代方法。
- 心动过缓的病因可分为窦房结功能障碍或房室传导障碍。
- 与窦率减慢有关的房室传导阻滞是迷走神经张力升高引起的，通常不需要起搏治疗。
- ACLS 指南有助于症状性心动过缓的急性期管理。
- 症状性心动过缓的长期管理需要植入永久性起搏器。
- 美国心脏病学会/美国心脏协会指南规定了植入心脏起搏器的适应证。
- 对于需要起搏治疗的心源性猝死高危患者，应考虑预防性植入具有起搏功能的除颤器，而不是单独使用起搏器。

参考文献

[1] Mazel JA, El-Sherif N, Buyon J, et al. Electrocardiographic abnormalities in a murine model injected with IgG from mothers of children with congenital heart block. Circulation. 1999;99:1914–8.

[2] Locatelli ER, Varghese JP, Shuaib A, et al. Cardiac asystole and bradycardia as a manifestation of left temporal lobe complex partial seizure. Ann Intern Med. 1999;130:581–3.

[3] Tilkian AG, Guilleminault C, Schroeder JS, et al. Sleep-induced apnea syndrome. Prevalence of cardiac arrhythmias and their reversal after tracheostomy. Am J Med. 1977;63:348–58.

[4] Fogel RI, Evans JJ, Prystowsky EN. Utility and cost of event recorders in the diagnosis of palpitations, presyncope and syncope. Am J Cardiol. 1977;70:207–8.

[5] Krahn AD, Klein GJ, Yee R, et al. Use of an extended monitoring strategy in patients with problematic syncope. Reveal Investigators. Circulation. 1999;99:406–10.

[6] Fisher JD. Role of electrophysiologic testing in the diagnosis and treatment of patients with known and suspected bradycardias and tachycardias. Prog Cardiovasc Dis. 1981;24:25–90.

[7] Scheinman MM, Peters RW, Suave MJ, et al. Value of the H-Q measurement in patients with bundle branch block and the role of prophylactic permanent pacing. Am J Cardiol. 1982;50:1316–22.

[8] Morady F, Higgins J, Peters RW, et al. Electrophysiology testing in bundle branch block and unexplained syncope. Am J Cardiol.

1984;54:587–91.

[9] Spodick DH. Normal sinus heart rate: appropriate rate thresholds for sinus tachycardia and bradycardia. South Med J. 1996;89:666–7.

[10] Upshaw CB Jr, Silverman ME. The Wenckebach phenomenon: a salute and comment on the centennial of its original description. Ann Intern Med. 1999;130:58–63.

[11] Hay J. Bradycardia and cardiac arrhythmia produced by depression of certain of the functions of the heart. Lancet. 1906;1:139–40.

[12] Mobitz W. Uber die unvollstandige Storung der Erregungsuberleitung zwischen vorhof und kammer des menschllichen herzens [Concerning partial block of conduction between the atria and ventricles of the human heart]. Z Ges Exp Med. 1924;41:180–237.

[13] 2005 American Heart Association guidelines for cardiopulmonary resuscitation and emergency cardiovascular care. Circulation. 2005;112(Suppl I):IV-67–77.

[14] Gregoratos G, Abrams J, Epstein AE, et al. ACC/AHA/NASPE 200. Guideline update guidelines for implantation of cardiac pacemakers and antiarrhythmia devices. A report of the American College of Cardiology/American Heart Association Task Force on Practice Guidelines (Committee to update the 1998 Pacemaker Guidelines). Circulation. 2002;106:2145–61.

[15] Connolly SJ, Kerr CR, Gent M, et al. Effects of physiologic pacing versus ventricular pacing on the risk of stroke and death due to cardiovascular causes. N Engl J Med. 2000;342: 1385–91.

[16] Lamas GA, Orav EJ, Stambler BS, et al. Quality of life and clinical outcomes in elderly patients treated with ventricular pacing as compared with dual-chamber pacing. N Engl J Med. 1998;338:1097–104.

[17] Wilkoff BL, Cook JR, Epstein AE, Greene HL, et al. Dual-chamber pacing or ventricular backup pacing in patients with an implantable defibrillator: the Dual Chamber and VVI Implantable Defibrillator (DAVID) Trial. JAMA. 2002;288:3115–23.

[18] Sharma AD, Rizo-Patron C, Hallstrom AP, et al. Percent right ventricular pacing predicts outcomes in the DAVID trial. Heart Rhythm. 2005;2:835–6.

[19] Shen WK, Hammill SC, Hayes DL, et al. Long-term survival after pacemaker implantation for heart block in patients > 65 years. Am J Cardiol. 1994;74:560–4.

[20] Moss AJ, Hall WJ, Cannom DS, et al. Improved survival with an implantable defibrillator in patients with coronary artery disease at high risk for ventricular arrhythmia. N Engl J Med. 1996;335:1933–40.

第18章　感染性心内膜炎
Infective Endocarditis

Ragavendra R. Baliga　Sunil K. Das　著

特日格乐　译

郭　萌　侯　昌　校

一、定义

感染性心内膜炎（infective endocarditis，IE）是指心内膜的感染，通常包括累及心脏瓣膜和先天性心脏缺损（图 18-1）。其他的动脉血管床也可能受累。感染的标志是赘生物，其大小从毫米到厘米不等，主要由大量微生物浸润的纤维蛋白和血小板组成。该病可急性（或暴发性）或慢性潜伏性起病，后者被称为亚急性细菌性心内膜炎。

急性 IE 通常是由金黄色葡萄球菌感染引起，其病程进展迅速且具有破坏性。正常和受损的瓣膜都可能被金黄色葡萄球菌感染。而在亚急性 IE 中，草绿色链球菌常是引起心内膜炎的病原体，通常影响先前受损的心脏瓣膜和某些先天性缺损。

据估计，美国每年新确诊的感染性心内膜炎为 40 000～50 000 例[1]。并且这一数字还会持续增加。尽管有早期诊断和手术干预的趋势，但与 IE 相关的 1 年死亡率在过去 20 年里并没有改善。男性比女性更容易患上 IE，男女比例超过 2∶1[2]。据估计，1998 年 IE 的每年发病率为 3/10 万～9.3/10 万，2011 年为 15/10 万，其中城市地区发病率更高，为 11.6/10 万，而半城市地区为 5/10 万[3, 4]。在同一半城市地区进行的一项持续 30 年的后续研究表明，发病率无显著改变[5]。老年人（＞ 60 岁）似乎更容易患病[6]。由卫生保健引起的 IE 现在占所有病例的 34%；此外，血液透析、非血液透析血管内导管（图 18-2）、人工心脏瓣膜、心脏植入式电生理装置（implantable electrophysiological device，CIED）和有创操作通常都与感染有关。社区获得性感染性心内膜炎占全部病例的近 70%，通常与口腔、胃肠道或皮肤细菌有关。

正常的心脏瓣膜通常对心内膜炎具有抵抗力。然而，在某些情况下，例如当病原微生物入血或当宿主免疫功能减退时，如静脉药物成瘾者，正常的瓣膜也可能会受到感染。大多数 IE 病例存在潜在的瓣膜缺损或先天性心脏缺损。瓣膜功能不全等病变引起的血流湍流会进一步损伤

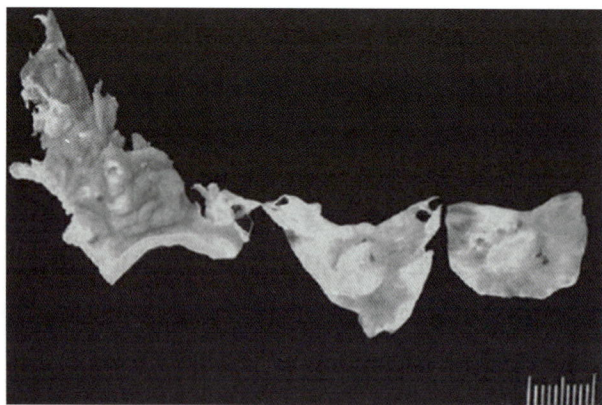

▲ 图 18-1　被切除的感染性心内膜炎的主动脉瓣和三尖瓣的大体图片

左尖部有附着的菌栓（赘生物）；中尖有一个与感染相关的小且未破裂的获得性动脉瘤；比例尺 = 1cm（经许可，引自 Venoit[18]）

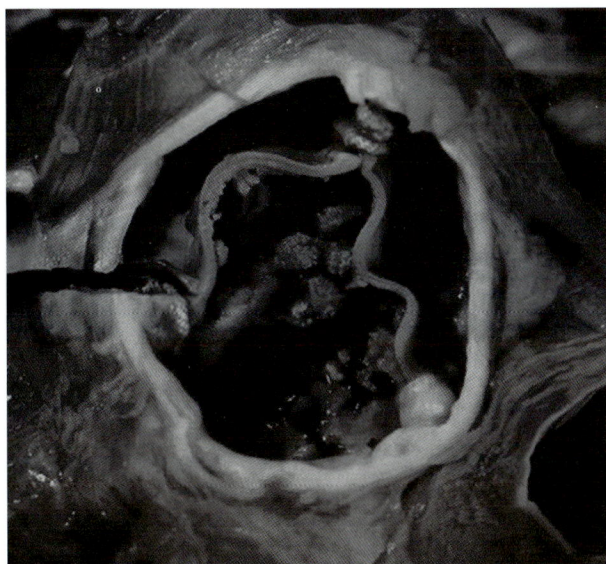

▲ 图 18-2　生物人工瓣膜感染，瓣叶和瓣尖存在多处赘生物

经许可，引自 Wang and Cabell [19]

内皮表面，促进血小板纤维蛋白基质在损伤表面聚集和沉积。这些聚集物可由各种来源的菌血症引起二次感染，从而形成含有大量微生物的典型赘生物。

二、常见病因

近 50% 患有自体瓣膜心内膜炎（native valve endocarditis，NVE）的患者似乎有心脏结构性异常。这些异常主要包括累及二尖瓣的风湿性心脏病，以及室间隔缺损、动脉导管未闭、二叶式主动脉瓣和主动脉缩窄等先天性心脏病。其他情况如二尖瓣脱垂伴二尖瓣反流、退行性瓣膜疾病和梗阻性肥厚型心肌病也被认为是 IE 的危险因素。既往有人工心脏瓣膜的患者，包括经导管主动脉瓣置换术（transcatheter aortic valve replacement，TAVR），被认为是 IE（PVE）的高危人群。静脉药物成瘾者尤其容易发生左、右心内膜炎。在美国，与静脉药物滥用相关的感染性心内膜炎占住院人数的比例从 2000 年的 7% 上升到 2013 年的 12%。另一项研究报告报道，在阿片类流行的同时美国静脉注射药物滥用相关的感染性心内膜

炎住院人数从 2009 年的 14% 增加到 2014 年的 56%。不应忽视医疗操作（如使用静脉导管、起搏器、透析分流器和人工血管移植物）引起的医院感染，因为它们会增加易感人群患 IE 的风险。感染性心内膜炎目前主要的危险因素包括免疫抑制血液透析、静脉导管、人工瓣膜置换术和静脉药物滥用。

几乎所有病原微生物都能引起 IE，但以下三种最为常见，分别是金黄色葡萄球菌、草绿色链球菌和肠球菌。其中，金黄色葡萄球菌是目前最常见的病原微生物，其引起的 IE 约占美国病例的 40%。同时它也是人工瓣膜 IE 最常见的原因，经常需要重新做手术，并且在一些中心死亡率高达 50%。而在 TAVR 相关 IE 患者中最常见的病原微生物是肠球菌（34.4%），金黄色葡萄球菌仅占所有病原微生物的 6.2%。TAVR 患者发生感染性心内膜炎的危险因素包括男性、年龄较小、糖尿病和中重度主动脉关闭不全。金黄色葡萄球菌可引起急性和亚急性心内膜炎。它也是静脉药物成瘾者（injection drug users，IDU）人群中感染性心内膜炎最常见的病原微生物。基于国际合作心内膜前瞻性队列研究，在不同国家发生金黄色葡萄球菌心内膜炎的风险存在差异 [7]。美国的感染性心内膜炎患者更有可能是血液透析依赖者、糖尿病患者，并且更有可能使用血管内装置、起搏器和中心静脉导管。院内感染似乎比社区获得性感染发生率更高。凝固酶阴性葡萄球菌引起的 IE 约占病例的 10%，通常是自体瓣膜心内膜炎和初次手术后第一年发生的人工瓣膜心内膜炎的病原微生物。表皮葡萄球菌是与人工瓣膜和心脏装置相关的重要微生物，通常对甲氧西林治疗有耐药性，如果致病原是路邓葡萄球菌，能引起瓣膜的高度破坏和瓣膜周围结构的病变。大约 20% 的病例是由口腔链球菌——草绿色链球菌（一种甲型溶血性链球菌）引起的。平常这些细菌是咽部和上呼吸道的正常定植菌。其他链球菌约占 10%；此外，HACEK 微生物［嗜血杆菌属（*Haemophilus*）、放线杆菌属

（*Actinobacillus*）、心杆菌属（*Cardiobacterium*）、艾肯菌属（*Eikenella*）、金杆菌属（*Kingella*）］、人畜共患病和真菌共占不到 5%。10%～20% 的患者血培养呈阴性，这表明患者在诊断为 IE 之前就使用过抗生素，或者 IE 是由难培养菌引起的。在 60% 的血培养阴性的病例中，病原体是通过血液或瓣膜聚合酶链式反应（polymerase-chain reaction，PCR）、血清学检测或其他专门的微生物学技术诊断出来的，最常见的是布鲁菌、巴尔通体菌、立克次体、HACEK 微生物和惠普尔养障体。凝固酶阴性葡萄球菌（表皮葡萄球菌，*S.epidermidis*）、真菌（组织胞浆菌、念珠菌、曲霉菌）和布鲁菌属是常见的微生物，可引起人工瓣膜患者、静脉吸毒者和酗酒者的感染。由于肠球菌在会阴区和粪便中发现，因此泌尿生殖系统操作、盆腔手术、盆腔感染和老年男性前列腺疾病是这种感染的诱发因素。存在于肠道的牛链球菌常引起老年人的 IE。这种微生物通常与结肠肿瘤有显著的关系。贝纳柯克斯体是一种立克次体，广泛存在于家畜和农场动物中。它通过气溶胶、灰尘和未经巴氏消毒的牛奶传播给人类。HACEK 是一组对生长环境要求高的微生物［副流感嗜血杆菌、嗜血杆菌、放线菌（嗜血杆菌）、人心杆菌、艾肯菌和金氏菌］首字母缩写，可能占 IE 病例的 5%～10%。

其他致病细菌包括化脓性链球菌、奈瑟菌和假单胞菌。有时候血培养 7d 后仍为阴性，此时通常称为培养阴性心内膜炎。可能是因为既往使用过抗生素或感染了难培养的细菌或真菌（表18-1）。当血培养为阴性时，包括血清学检查、心脏瓣膜的聚合酶链式反应（PCR）和组织病理学在内的系统检测方法能提高诊断率。

三、感染性心内膜炎的分型

（一）急性感染性心内膜炎

发病通常可追溯到以前的化脓性感染或静脉

表 18-1　流行病学线索可能有助于确定培养阴性心内膜炎的病因诊断

流行病学特征	常见微生物
静脉药物成瘾者	金黄色葡萄球菌，包括社区获得性甲氧西林耐药菌株 凝固酶阴性葡萄球菌 β 溶血性链球菌 真菌 需氧革兰阴性杆菌，包括铜绿假单胞菌 多种微生物
留置心血管医疗设备	金黄色葡萄球菌
凝固酶阴性葡萄球菌	
	真菌
需氧革兰阴性杆菌	
	棒状杆菌
泌尿生殖系统疾病、感染，以及操作，包括怀孕、分娩和流产	肠球菌 B 组链球菌（无乳链球菌） 单核细胞增多性李斯特菌 需氧革兰阴性杆菌 淋球菌
慢性皮肤疾病（包括复发性感染）	金黄色葡萄球菌 β 溶血性链球菌
不良的口腔状况，牙科治疗	草绿色链球菌组 营养变异链球菌 软弱贫养菌 颗粒链菌 孪生球菌 HACEK 微生物
酗酒、肝硬化	巴尔通体属 产气单胞菌 李斯特菌 肺炎链球菌 β 溶血性链球菌
烧伤	金黄色葡萄球菌 需氧革兰阴性杆菌，包括铜绿假单胞菌 真菌
糖尿病	金黄色葡萄球菌 β 溶血性链球菌 肺炎链球菌
短期（≤1年）人工瓣膜置入	凝固酶阴性葡萄球菌 金黄色葡萄球菌 需氧革兰阴性杆菌 真菌 棒状杆菌 军团菌

（续表）

流行病学特征	常见微生物
长期（＞1 年）人工瓣膜置入	凝固酶阴性葡萄球菌 金黄色葡萄球菌 草绿色链球菌组 肠球菌属 真菌 棒状杆菌
接触狗或猫	巴尔通体属 巴斯德菌 二氧化碳嗜纤维菌
接触受污染的牛奶或受感染的农场动物	布鲁氏菌 贝纳柯克斯体 丹毒丝菌
艾滋病	巴尔通体属 沙门菌 肺炎链球菌 金黄色葡萄球菌
肺炎，脑膜炎	肺炎链球菌
实体器官移植	金黄色葡萄球菌 烟曲霉菌 肠球菌 假丝酵母菌
胃肠道病变	解没食子酸链球菌 肠球菌 梭状芽孢杆菌

改编自 Baddour 等 [14]
HACEK. 嗜血杆菌属（*Haemophilus*）、放线杆菌属（*Actinobacillus*）、心杆菌属（*Cardiobacterium*）、艾肯菌属（*Eikenella*）、金杆菌属（*Kingella*）；IDU. 静脉注射毒品者；VGS. 草绿色链球菌

吸毒。持续发热、新发心脏杂音、血管炎、出血性瘀点、栓塞现象和转移性脓肿，以及心力衰竭进展都提示急性心内膜炎。发热、寒战和系统性并发症的临床表现与其他原因引起的败血症的临床表现无法区分，除非出现新的心脏杂音。金黄色葡萄球菌常与急性心内膜炎有关。

（二）亚急性感染性心内膜炎

发病隐匿，发病日期通常不确定。患者通常会出现下述全身性症状，如发热、不适、厌食、体重减轻、寒战、关节痛、心力衰竭症状或栓塞。心力衰竭是由瓣膜穿孔或腱索断裂引起的，起病通常为暴发性。栓塞现象包括卒中、四肢无

脉、肺梗死或肾梗死。因此，当患者表现为心脏杂音、贫血、血尿、肾衰竭时，应当怀疑亚急性感染性心内膜炎。

（三）人工瓣膜心内膜炎

人工瓣膜心内膜炎有两种发病模式。第一种发病早，手术后进展很快，是由于手术时或围术期败血症导致人工瓣膜被细菌污染引起的。第二种发病较晚，由持续菌血症引起的瓣膜感染引起。两种均可导致瓣膜环感染，赘生物可影响瓣膜功能，心肌脓肿可影响心脏传导系统。

四、感染性心内膜炎的临床特征

（一）症状

症状和体征及其频率见表 18-2。可能出现非特异性炎症症状，包括间歇性发热、不适、厌食、体重减轻和寒战，其中处于终末期或免疫功能减退的患者可能不发热。一些患者还会出现肌痛和关节痛。对于有心脏杂音和发热的患者，应该怀疑心内膜炎的可能。进行性心力衰竭是心内膜炎的并发症，当瓣膜破坏时，心力衰竭的发作会很剧烈。赘生物产生的栓子可导致无脉肢体、卒中、肾梗死或肺梗死。除此之外，免疫复合物沉积可引起腰背疼痛和关节痛。尽管轻微压力可引起腰背部疼痛，但是它始终是一个典型的并发症，且疼痛的病因尚不清楚。

（二）体征

1. 心脏

已有的杂音特征改变或新出现收缩期杂音，必须考虑感染性心内膜炎。某些情况下，唯一的心脏体征可能是一个"微不足道的"主动脉反流。右侧心内膜炎通常不存在杂音。

2. 血管损害

包括瘀点、Roth 斑（图 18-3）、Janeway 损害、

表 18-2　感染性心内膜炎的临床特征

症　状	百分比（%）	体　征	百分比（%）
发热	80～85	发热	80～90
寒战	42～75	心脏杂音	80～85
出汗	25	变化的、新的杂音	10～40
厌食	25～55		
体重减轻	25～35	神经系统异常[b]	30～40
萎靡	25～30		
呼吸困难	20～40	栓塞事件	20～40
咳嗽	25	脾大	15～50
脑卒中	13～20	杵状指	10～20
头痛	15～40	周围体征	
恶心、呕吐	15～20		
肌痛、关节痛	15～30	Osler 结节	7～16
胸痛[a]	8～35	线状出血	5～15
腹痛	5～15		
背痛	7～10	瘀点	10～40
意识模糊	10～20	Janeway 损害	6～10
		Roth 斑	4～10

a. 更常见于静脉药物成瘾者；b. 中枢神经系统

指（趾）甲下线状出血和 Osler 结节。瘀点或黏膜出血是由血管炎引起的，表现为典型的小而红、中心苍白的出血点，通常见于结膜或口腔黏膜。视网膜上的出血点称为 Roth 斑。Janeway 损害是扁平且小的红斑，无压痛，主要见于小鱼际和鱼际隆起。这些病灶受压后可变白。Osler 结节是见于手掌、脚掌、脚趾和手指的皮下肿胀，有压痛、质硬。

3. 杵状指

杵状指常见于亚急性感染性心内膜炎的患者。然而，疾病晚期才出现此体征，临床已经很少见。

4. 脾大

脾肿大是亚急性感染性心内膜炎的特征性表现，脾脏通常轻度增大。

5. 肾脏表现

镜下血尿总是存在。肉眼血尿提示栓塞引起的肾梗死。其他临床表现还可有急性肾小球肾炎和肾脓肿。

6. 关节炎

大关节的关节炎经常被报道。

7. 栓塞现象

脑卒中可由大脑中动脉及其分支栓塞引起。赘生物可引起动脉栓塞，并可导致四肢梗死、肺梗死和心肌梗死等。细菌性动脉瘤可发生在血管树的任何地方；当脑血管受累时，可出现脑出血（图 18-4）。颅外细菌性动脉瘤破裂或渗漏前通常无症状，可见于胸腔内或腹腔内的血管。

五、辅助检查

1. 实验室检查

IE 患者常表现为正色素性正细胞性贫血，通常伴轻度血小板减少和中性粒细胞增多。红细胞沉降率和 C 反应蛋白等炎症标志物会升高。人工瓣膜旁渗漏者可能伴有溶血。

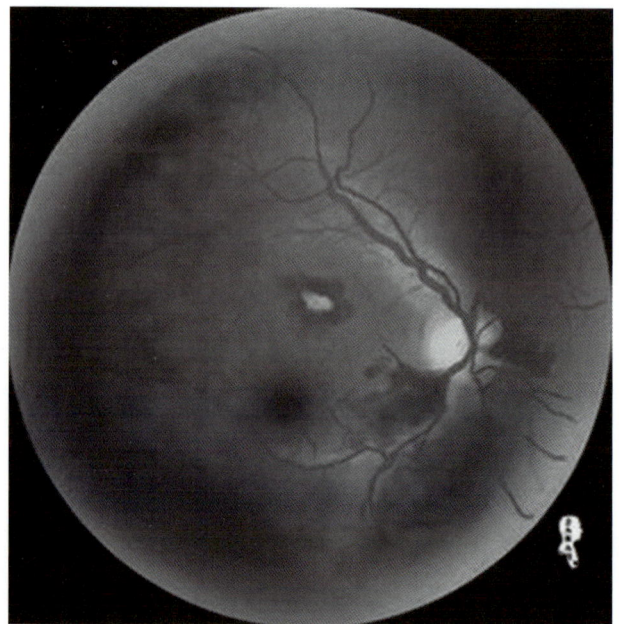

▲ 图 18-3　Roth 斑（此图的彩色版见本书末）
经许可，引自 Al-Tubaikh[20]

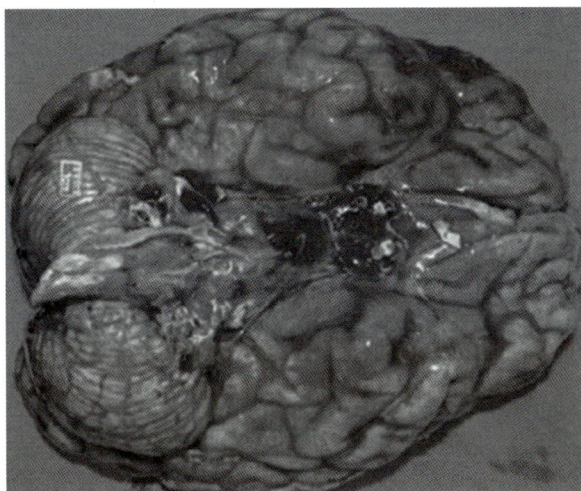

▲ 图 18-4 黏附有血凝块的大脑基底部的大体照片
脑分支动脉瘤破裂引起蛛网膜下腔出血；二尖瓣被细菌感染
（经许可，引自 Venoit[18]）

2. 肝功能检查

肝功能检查结果可能出现轻度异常，特别是碱性磷酸酶水平升高。

3. 免疫球蛋白

血清免疫球蛋白水平会升高。

4. 补体

由于免疫复合物的形成，总补体和 C3 补体水平均降低。

5. 尿液

常有镜下血尿和轻度蛋白尿。

6. 血培养

约 90% 病例的血培养呈阳性，可以识别疑似病原体并测定其对抗菌药物的敏感性。应至少采集 3 套不同穿刺部位的血培养样本，每套间隔 1h，每次静脉穿刺采血至少 20ml。每套血培养包括一个需氧瓶和一个厌氧瓶。HACEK 菌群、巴尔通体、军团菌、布鲁氏菌和组织包浆菌可能需要特殊培养。如果采集血培养前已应用抗生素，分离的病原体产量可降低 35% 或 40%。当怀疑感染病原体是惠普尔养障体或巴尔通体时，血液聚合酶链式反应检测非常有用。

7. 血清学检查

当怀疑感染病原体为克氏菌、衣原体、念珠菌、巴尔通体和布鲁菌等不常见微生物时，可能需要进行血清学检查。

8. X 线检查

胸部 X 线检查对于证实右心内膜炎的肺部感染性栓子或确认心力衰竭是非常有用的。

9. 心电图

心电图可提示心脏传导阻滞或少数情况可先发现由菌栓引起的心肌梗死。

10. 超声心动图

图 18-5、表 18-3 和表 18-4 显示了超声心动图对诊断 IE 的作用。

11. 经胸超声心动图

经胸超声心动图（transthoracic echocardiography，TTE）的四个主要特征是典型的赘生物、脓肿、新发瓣膜破裂或新发瓣膜反流，这些需结合其他临床特征综合解释[8]（图 18-6）。经胸超声心动图不能排除 IE 的诊断，并且在 1/5 的病例中，可能由于肥胖、胸壁异常或慢性阻塞性肺病而无法发现赘生物。对于自体瓣膜赘生物，该方法具有较好的特异性（约 90%），但灵敏度仅为 50%~90%[9-11]；对于人工瓣膜心内膜炎，由于其分辨率较低，因此灵敏度较低，为 40%~70%。该方法在检测直径 > 2mm 的赘生物时非常有用，特别是在接近胸前区的右侧瓣膜的位置上[12]（图 18-7）。而对于排除人工瓣膜心内膜炎、瓣膜穿孔、瘘管或瓣周脓肿无效[11, 13]；因此，疑似病例 TTE 阴性并不排除心内膜炎的可能性。另一个局限是，TTE 阳性也不能排除主要的并发症。由于所有的 IE 患者都有复发感染的风险，建议在治疗后建立新的基线资料，尤其是用于确定是否存在赘生物和瓣膜功能不全。此外，治疗后 TTE 可以指导医疗干预措施和手术干预的适当时机[14]。

12. 经食管超声心动图

经食管超声心动图（transesophageal echocardiography，TEE）可选择性进行，可以更准确地识别 IE（图 18-8 和图 18-9）。TEE 特别适合于识别人工瓣膜心内膜炎（prosthetic valve

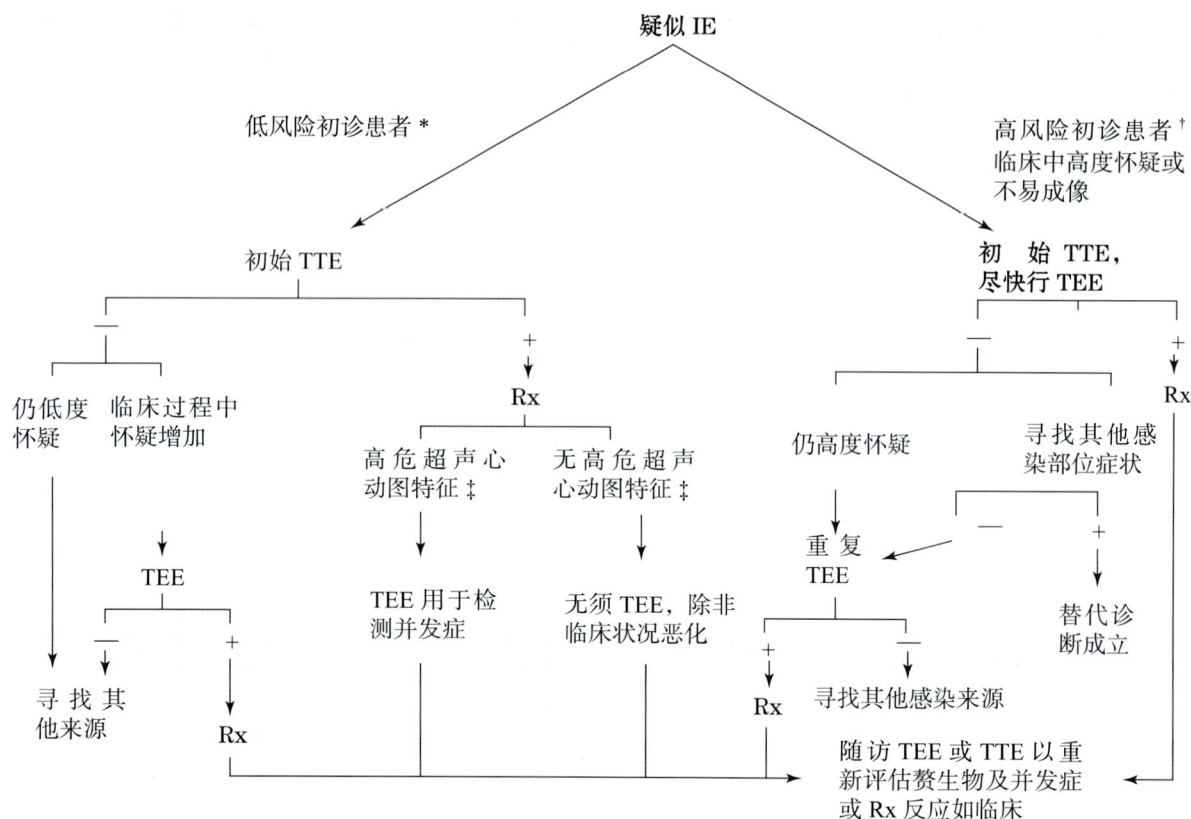

▲ 图 18-5　超声心动图（echo）的诊断流程

Rx. 处方；TEE. 经食管超声心动图；TTE. 经胸超声心动图；*. 例如，有发热和已知心脏杂音的患者，而没有其他 IE 征象；†. 高危初诊患者包括人工心脏瓣膜，许多先天性心脏病，既往心内膜炎史，新发杂音，心力衰竭，或其他心内膜炎的标志；‡. 高危的超声心动图特征包括较大或可移动的赘生物、瓣膜功能不全、瓣周延长或继发性心室功能不全（见正文）（引自 Baddour 等 [14]）

endocarditis，PVE）。其敏感性为 86%~94%，特异性为 88%~100%。主动脉根部脓肿是一种严重的并发症，只有通过这种方法才能可靠地排除。由于经胸超声心动图对心内脓肿的敏感性较低，而心内脓肿可以手术治疗，因此所有疑似脓肿的 IE 患者都应进行 TEE 检查。由于食管传感器可检查主动脉根部和室间隔基底部，因此对瓣膜周围感染的特异性为 94%，敏感性为 76%~100%。然而，该技术对其他感染并非 100% 敏感，在这种情况下，必须根据临床情况做出诊断。假阴性结果的原因包括先前的赘生物发生栓塞、赘生物较小，或视野不充分而无法发现小脓肿。另一个局限是人工瓣膜的阴影可能无法完全显示；因此，为了减少假阴性结果，必须对多个视野和切面进行检查。此外，可能需要结合经胸和经食管

技术以获得准确的图像；这两种技术结果均为阴性时，阴性预测值接近 95%。美国心脏协会（American heart association，AHA）2015 年科学声明建议 [14]，当临床高度怀疑感染性心内膜炎且 TEE 结果为阴性时，应考虑 3~5d 后或更早再次进行 TEE 检查，以证实以前未发现的赘生物或脓肿。治疗一个疗程后，近 60% 患者的赘生物可能会持续生长，这与随后的并发症无关；然而，即使没有持续性菌血症或持续感染的临床特征，任何经过治疗后的赘生物大小增加都预示着晚期并发症的发生 [15, 16]。2015 年 AHA IE 的科学声明建议，初始 TEE 检查阳性但临床特征提示心内并发症进展时，需要重复进行 TEE 检查 [14]。TEE 比 TTE 更适用于诊断疑似 CIED 感染，因为它可以看到导线的心外部分。

表 18-3　2015 年 AHA 对感染性心内膜炎超声心动图诊断的建议

早期
- 尽早行超声心动图检查（初次评估后 12h 内）
- 首选 TEE；获取任何异常发现的 TTE 视图，以便后期进行比较
- 如果不能立即进行 TEE，则行 TTE
- 儿童患者 TTE 足以

重复超声心动图
- 对于并发症高风险的患者，TTE 获得阳性结果后尽快行 TEE
- 如果高度疑诊而没有诊断为 IE 或在 IE 早期治疗期间有严重临床表现，则在首次 TEE 后 3～5d 再次行 TEE

术中
- 启动体外循环前
- 鉴别赘生物、反流机制、脓肿、瘘管及假性动脉瘤

体外循环后
确认异常表现的修复成功
- 残余瓣膜的功能障碍评估
- 必要时增加后负荷，以避免低估瓣膜功能不全的程度或剩余异常流量的存在
- 完成治疗
- 为瓣膜的功能和形态以及心室的大小和功能建立新的基线资料
- TTE 通常足以评估；复杂的解剖结构可能需要 TEE 或回顾术中 TEE 以获得新的基线资料

TEE. 经食管超声心动图；TTE. 经胸超声心动图

表 18-4　提示可能需要手术干预的超声心动图特征

赘生物
- 二尖瓣前叶存在赘生物，尤其大小 > 10mm[a]
- 系统性栓塞后赘生物持续存在
- 在抗菌治疗的前 2 周内发生≥ 1 次栓塞事件[a]
- 尽管进行了适当的抗菌治疗，但赘生物面积仍增加[a,b]

瓣膜功能不全
- 伴心力衰竭体征的急性主动脉瓣或二尖瓣关闭不全[b]
- 药物治疗无效的心力衰竭[b]
- 瓣膜穿孔或破裂[b]

瓣周扩大
- 瓣膜裂开、破裂或瘘管[b]
- 新发心脏传导阻滞[b,c]
- 尽管进行适当的抗菌治疗，但脓肿仍较大或脓肿扩大[b]

有关基于赘生物特征的手术适应证的详细讨论，请参阅正文；a. 由于有栓塞的风险，可能需要手术；b. 由于心力衰竭或药物治疗失败，可能需要手术；c. 超声心动图不应是检测或监测心脏传导阻滞的主要方法

13. 三维超声心动图

由于时间和横向分辨率有限，会过度估计赘生物的大小[14]，仍然作为调查工具。

14. 心脏 CT

现在心脏 CT 用于 IE 的推荐证据等级为 Ⅱ B

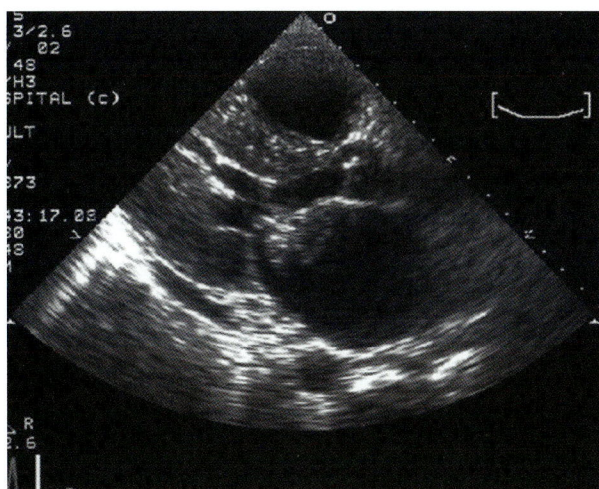

▲ 图 18-6　二维超声心动图显示二尖瓣有赘生物

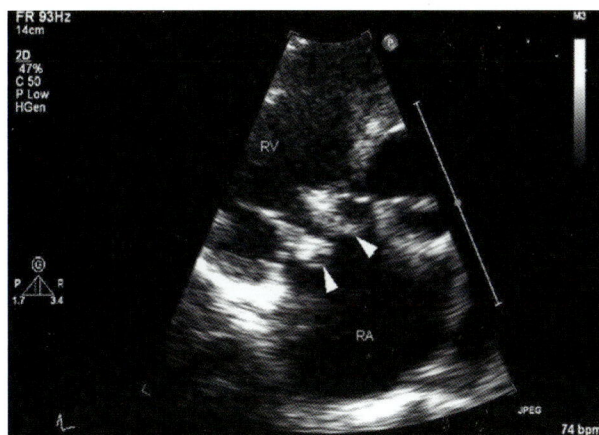

▲ 图 18-7　二维超声心动图显示注射毒品者的三尖瓣赘生物（箭头）

RV. 右心室；RA. 右心房

级，特别是当超声心动图不能很好地描述解剖结构时其作用更明显。它可能比 TEE 更好地描述瓣周解剖结构和并发症，如瓣周脓肿和霉菌。联合使用 CT 成像与 PET 代谢成像是目前研究常用的，可以发现周围栓子和心脏及心脏以外部位的感染。当 TEE 结果不确定或阴性时，它对疑似 CIED 心内膜炎的诊断是有帮助的。

六、诊断

IE 的易感因素有潜在的瓣膜性心脏病、先天性心脏病、既往心脏瓣膜置换术、血液透析、免

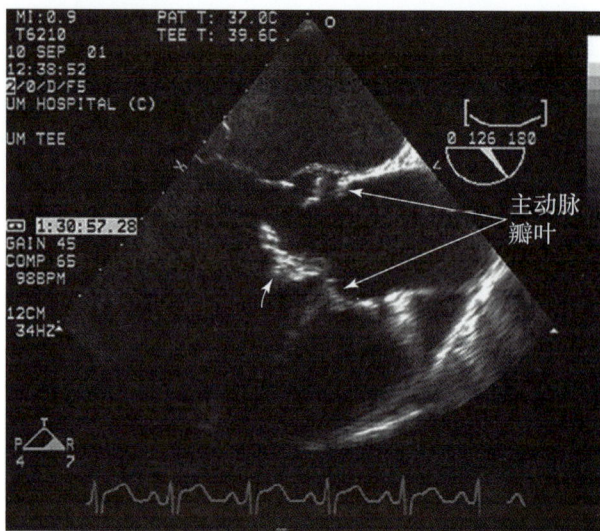

▲ 图 18-8 有主动脉瓣心内膜炎及赘生物患者的经食管超声心动图；附着于主动脉瓣瓣叶（箭）的赘生物可以被识别出来；随后手术证实了它们的存在

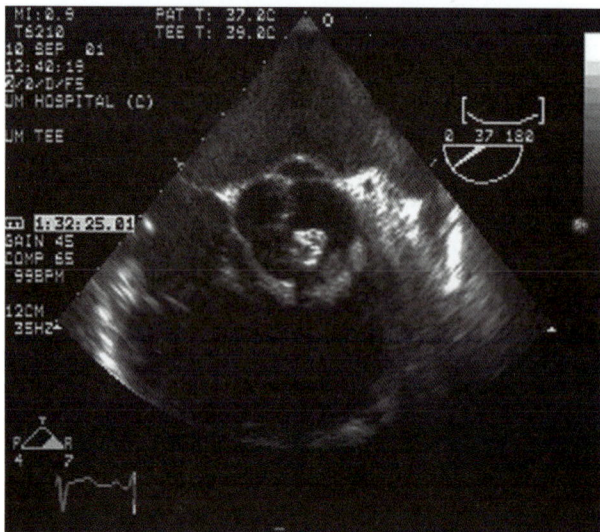

▲ 图 18-9 主动脉瓣心内膜炎

疫抑制状态、注射药物滥用史和心内膜炎病史等。如果有上述易感因素的患者发生不明原因的发热且持续超过 48h，则强烈提示心内膜炎的可能性。大约 50% 的 NVE 患者似乎都有一些危险因素。近期曾有牙科、胃肠、泌尿或妇科操作引起的短暂菌血症也可能引起感染。阳性的血培养结果和典型的超声心动图改变是 IE 的有力诊断证据。Duke 标准可用于协助诊断：确诊、疑似或排除感染性心内膜炎（表 18-5 和表 18-6）。明确

诊断需要分离出病原微生物，对赘生物进行组织学诊断，或满足临床标准。临床标准的具体定义见表 18-6。IE 的明确诊断需要满足 2 个主要标准，或 1 个主要标准和 3 个次要标准，或 5 个次要标准。疑似诊断是指发现的证据不足以明确诊断但也无法排除。当临床表现有明确的替代诊断时，或者经过 4d 抗生素治疗临床症状消失，又或者在 4d 的抗生素治疗后手术或尸检中没有发现 IE 的病理证据时，可排除 IE 诊断。主要标准包括血培养阳性和超声心动图显示心内膜赘生物。次要标准包括易患心脏疾病或静脉药物成瘾者、体温 ≥ 38.0℃、主要动脉栓塞、脓毒性肺梗死、真菌性动脉瘤、颅内出血、结膜出血、Janeway 损害、肾小球肾炎、Osler 结节、Roth 斑和类风湿因子阳性等（表 18-6）。

七、治疗

感染性心内膜炎患者需要多学科管理，由心脏病专家、感染性疾病专家和心胸外科医生共同

表 18-5 感染性心内膜炎的定义（根据改良 Duke 标准）[a]

明确的感染性心内膜炎
病理标准
- 赘生物、栓塞性赘生物或心内脓肿进行培养或组织学证实存在病原微生物；或
- 病理改变，或经组织学检查证实赘生物或心内脓肿有活动性心内膜炎表现

临床标准
- 2 个主要标准，或
- 1 个主要标准和 3 个次要标准；或
- 5 个次要标准

可疑的感染性心内膜炎
- 1 个主要标准和 3 个次要标准；或
- 3 个次要标准

排除诊断
- 心内膜炎表现已明确为其他诊断；或
- 抗生素治疗 ≤ 4d 而感染性心内膜炎症状消失；或
- 抗生素治疗 ≤ 4d 而手术或尸检未发现感染性心内膜炎的病理学证据；或
- 不符合上述感染性心内膜炎的诊断标准

经许可，引自 Li 等[21]；a. 修改内容以粗体字显示［经许可，引自 Li JS, Sexton DJ. Mick N, et al. Proposed modifications to the Duke criteria for the diagnosis of infective endocarditis. Clin Infect Dis 2000：30：633-8（722）.］

表 18-6　感染性心内膜炎的改良杜克诊断标准中使用的术语的定义 [a]

主要标准
血培养阳性
- 2 次不同的血培养标本检出同样的 IE 典型病原体
- 草绿色链球菌、牛链球菌、HACEK 微生物群、金黄色葡萄球菌或无原发感染灶的社区获得性肠球菌（或）
- 与 IE 相一致的微生物血培养持续阳性定义如下
  - 2 次血培养至少间隔 12h 以上（或）
  - 所有 3 次，或≥ 4 次血培养中的大多数，血培养阳性（第一次和最后一次时间至少间隔 1h）

立克次体（Q 热病原体）单次血培养阳性或抗 I 相抗原 IgG 抗体滴度 > 1 : 900
心内膜损伤的证据
心内膜炎超声心动图阳性结果［TEE 推荐用于人工瓣膜患者，等级至少为"可能的 IE"临床标准，或复杂性 IE（瓣周脓肿）患者；其他患者首检 TTE］，定义如下
- 在瓣膜或其支持结构上，或瓣膜反流路径上，或植入材料上出现可移动物质而不能用其他解剖上的原因解释（或）
- 脓肿（或）

人工瓣膜新的部分破裂
新出现的瓣膜反流（原来不明确的杂音增强或改变）

次要标准
- 易患因素：心脏本身存在易患因素，或静脉药物成瘾者
- 发热：体温≥ 38℃
- 血管表现：主要动脉栓塞、脓毒性肺梗死、真菌性动脉瘤、颅内出血、结膜出血及 Janeway 损害
- 免疫系统表现：肾小球肾炎、Osler 结节、Roth 斑，以及类风湿因子阳性
- 微生物学证据：血液培养阳性但不符合主要标准 [b]，或与 IE 一致的致病微生物活动性感染的血清学证据

排除超声心动图次要标准

经许可，引自 Li 等 [21]
IE. 感染性心内膜炎；TEE. 经食管超声心动图；TTE. 经胸超声心动图
a. 修改内容以粗体显示
b. 不包括凝血酶阴性葡萄球菌及不会引起心内膜炎细菌的一次血培养阳性［经许可，引自 Li JS. Sexton DJ. Mick N. et al. Proposed modifications to the Duke criteria for the diagnosis of infective endocarditis. Clin Infect Dis, 2000, 30: 633-8（722）.］

参与。

（一）药物治疗

根据血培养结果和病原微生物对药物的敏感性选择杀菌性抗生素，疗程应至少 4～6 周。疑似心内膜炎的发热患者，无须立即进行抗生素治疗（除非有中毒迹象）；延迟 48～72h 使用抗生素有助于检出致病微生物。未分离出致病微生物时，可以对患者进行经验性治疗，但须警惕病原菌对标准疗法耐药的可能。随后检出病原微生物

后，治疗方案可能需要进行相应的调整。

在急性心内膜炎中，选用的抗生素应覆盖金黄色葡萄球菌；而亚急性心内膜炎，应选对草绿色链球菌有效的抗生素。在大多数情况下，使用庆大霉素和青霉素的广谱组合；当效果不显著时，应及时调整抗生素的选择。ACC/AHA 推荐的具体抗生素治疗指南见表 18-7 至表 18-16。

（二）手术治疗

手术治疗（表 18-17）的建议主要依据于观察性数据。

以下情况需要手术治疗。

(1) 进行性心力衰竭。

(2) 肾功能恶化。

(3) 栓塞。

(4) 药物治疗未能控制的感染（可能形成脓肿），表现为持续发热超过 10d，C 反应蛋白浓度上升，肾炎恶化。

(5) 有脓肿形成的指标，如传导异常、超声心动图示空洞或人工瓣膜破裂。

(6) 血流动力学异常：如肺水肿或心脏扩大。

(7) 难以根除的病原微生物感染，如金黄色葡萄球菌、念珠菌和曲霉菌。

(8) 人工瓣膜或人工材料的感染。

(9) 尽管患者正在进行有效的抗菌治疗，但仍有复发栓塞和赘生物体积增大。

一旦确定了需要行手术治疗，应当尽早实施，因为早期手术可以降低死亡率。

（三）预后

IE 的预后较差，院内死亡率为 20%，6 个月死亡率约为 30%。由于 IE 的自然史改变等原因，尽管护理方面取得了很大进展，但近 20 年内死亡率并没有显著改善。患者年龄越大，病原微生物对抗生素越容易耐药，宿主因素如 TAVR、血液透析、CIED 的患病率也更高。IE 患者很容易发生脑卒中，心肌梗死、因心力衰竭再次住院、猝死或室性心律失常。

表 18-7　对青霉素高度敏感的草绿色链球菌和解没食子酸链球菌（bovis）引起的自体瓣膜感染性心内膜炎的治疗

给药方案	剂量[a] 及给药方式	持续时间(周)	推荐强度	评 论
青霉素 G 钠水溶液	1200 万～1800 万单位 /24h，持续静脉注射或分成 4 或 6 等份剂量	4	Ⅱa 级，证据等级 B	65 岁以上或第Ⅷ对脑神经功能或肾功能受损者首选
或				如果青霉素短缺，每 4 小时 2g 氨苄西林静注是合理的替代疗法。
头孢曲松钠	2g/24h IV 或 IM 1 剂量	4	Ⅱa 级，证据等级 B	
青霉素 G 钠水溶液	1200 万～1800 万单位 /24h，持续静脉注射或分成 6 等份剂量	2	Ⅱa 级，证据等级 B	2 周方案不适用于有已知心脏或心外脓肿、肌酐清除率＜ 20ml/min、第Ⅷ对脑神经功能受损患者或无淋巴菌感染、肉芽菌感染或膝内菌感染的患者；使用 3 次等份剂量时，应调整庆大霉素用量，使其血药浓度峰值为 3～4μg/ml，血药浓度谷值为＜ 1μg/ml；单日给药没有最佳药物浓度[b]
或				
头孢曲松钠	2g/24h IV 或 IM 1 剂量	2	Ⅱa 级，证据等级 B	
加				
硫酸庆大霉素[c]	3mg/kg 每 24 小时 IV 或 IM 1 剂量	2		
盐酸万古霉素[d]	30mg/kg 每 24 小时 IV，分成 2 等份	4	Ⅱa 级，证据等级 B	万古霉素治疗仅适用于不能耐受青霉素或头孢曲松的患者；万古霉素的剂量应调整为谷值范围，即 10～15μg/ml

IM. 肌内注射；IV. 静脉注射；最低抑菌浓度为≤ 0.12μg/ml；这些细分不同于临床和实验室标准协会推荐的用于确定青霉素敏感的折点
a. 推荐的剂量适用于肾功能正常的患者
b. 儿童每日 1 次氨基糖苷的剂量数据是存在的，但是没有关于 IE 治疗的数据
c. 其他潜在的肾毒性药物（如非甾体抗炎药）在使用庆大霉素时应谨慎使用；但是，对于由草绿色链球菌引起的心内膜炎的成人患者，宜采用庆大霉素（3mg/kg）作为每日单次剂量；作为第二种选择，庆大霉素可每日按 3 等份剂量服用
d. 万古霉素剂量应在至少 1h 内注入，以降低组胺释放"红人"综合征的风险

1. 不良的预后因素

(1) 年龄，老年患者疗效较差；老年患者不适合手术治疗，常合并并发症，更有可能出现肾功能不全。

(2) 共病，包括慢性肾脏疾病、肝脏疾病和免疫功能低下，如获得性免疫缺陷综合征。

(3) 人工瓣膜感染，相对于自体瓣膜感染。

(4) 右侧心内膜炎。

(5) 并发症，如心力衰竭、栓塞现象或持续发热。

2. 不良预后的超声心动图预测因素

(1) 赘生物较大：赘生物体积增大与栓子风险增加有关，因此需要行手术治疗，但它与死亡率的增加没有直接关系。

(2) 瓣膜破坏或裂开。

(3) 瓣环脓肿。

(4) 瘘管。

3. 预测预后的微生物学因素

(1) 低发病率：草绿色链球菌感染。

(2) 高发病率：金黄色葡萄球菌、真菌和医院感染。

表 18-8　对青霉素相对耐药的草绿色链球菌和解没食子酸链球菌（bovis）所致的自体瓣膜心内膜炎的治疗

给药方案	剂量ᵃ及给药方式	持续时间（周）	推荐强度	评　论
青霉素 G 钠水溶液	2400 万单位 /24h 持续静脉注射或分成 4～6 等份剂量	4	Ⅱa 级，证据等级 B	采用氨苄西林或青霉素＋庆大霉素的联合治疗方案治疗由青霉素耐药（MIC ≥ 0.5μg/ml）的 VGS 株引起的 IE 患者是有效的，正如对肠球菌 IE 伴感染性疾病所采取的治疗方法（Ⅱa 类；证据等级 C）；如果青霉素短缺，可以用氨苄西林 2g IV/4h 作为替代
加				
硫酸庆大霉素ᵇ	3mg/kg 每 24 小时 IV 或 IM 1 剂量	2		对于头孢曲松敏感的 VGS 菌株，头孢曲松可能是一种合理的替代治疗选择（Ⅱa 级，证据等级 C）
盐酸万古霉素ᶜ	30mg/kg 每 24 小时 IV 分成 2 等份	4	Ⅱa 级，证据等级 C	万古霉素治疗仅适用于不能耐受青霉素或头孢曲松的患者

IE. 感染性心内膜炎；IM. 肌内注射；IV. 静脉注射；MIC. 最低抑菌浓度；VGS. 草绿色链球菌；青霉素的 MIC 为 0.12～0.5μg/ml；这些细分不同于临床和实验室标准研究所推荐的用于确定青霉素敏感性的折点
a. 推荐的剂量适用于肾功能正常的患者
b. 庆大霉素的适当剂量见表 18-9；尽管对成年患者来说，对于由草绿色链球菌引起的心内膜炎，庆大霉素（3mg/kg）每日 1 次应为首选，但庆大霉素每日平均分 3 次服用也可作为第二种选择
c. 万古霉素的适当剂量见表 18-9

表 18-9　VGS 和解没食子酸链球菌（bovis）引起的自体瓣膜或其他人工瓣膜 IE 的治疗

给药方案	剂量ᵃ及给药方式	持续时间（周）	推荐强度	评　论
青霉素敏感菌株（≤ 0.12μg/ml）				
青霉素 G 钠水溶液	2400 万单位 /24h 持续静脉注射或分成 4～6 等份剂量	6	Ⅱa 级，证据等级 B	青霉素或头孢曲松联合庆大霉素治疗夜间敏感菌株的治愈率并没有比单独使用青霉素或头孢曲松好；对于肌酐清除率＜ 30ml/min 的患者不应使用庆大霉素治疗
或				
头孢曲松钠	2g/24h IV 或 IM 1 剂量	6	Ⅱa 级，证据等级 B	
是否使用硫酸庆大霉素ᵇ	3mg/kg 每 24 小时 IV 或 IM 1 剂量	2		如果缺乏青霉素，氨苄西林每 4 小时 2g IV 是青霉素的合理替代治疗
盐酸万古霉素ᶜ	30mg/kg 每 24 小时 IV 分成 2 等份剂量	6	Ⅱa 级，证据等级 B	万古霉素仅适用于不能耐受青霉素或头孢曲松的患者
青霉相对或完全耐药菌株（MIC ＞ 0.12μg/ml）				
青霉素 G 钠水溶液	2400 万单位 /24h 持续静脉注射或分成 4～6 等份剂量	6	Ⅱa 级，证据等级 B	如果青霉素短缺，每 4 小时 2g 氨苄西林是合理的替代治疗
或				
头孢曲松钠	2g/24h IV 或 IM 1 剂量	6	Ⅱa 级，证据等级 B	
加				

（续表）

给药方案	剂量 [a] 及给药方式	持续时间（周）	推荐强度	评　论
硫酸庆大霉素	3mg/kg 每 24 小时 IV 或 IM 1 剂量	6		
盐酸万古霉素	30mg/kg 每 24 小时 IV 分成 2 等份	6	Ⅱa 级，证据等级 B	万古霉素仅适用于不能耐受青霉素或头孢曲松的患者

IM. 肌内注射；IV. 静脉注射；MIC. 最低抑菌浓度；VGS. 草绿色链球菌
a. 推荐的剂量适用于肾功能正常的患者
b. 庆大霉素的适当剂量见表 18-9；虽然首选的是用庆大霉素（3mg/kg）作为单次每日剂量给因 VGS 引起的心内膜炎的成人患者，但作为第二种选择，庆大霉素可以每天平均分 3 次使用
c. 万古霉素的适当剂量见正文和表 18-9

表 18-10　葡萄球菌性自体瓣膜心内膜炎的治疗

给药方案	剂量 [a] 及给药方式	持续时间（周）	推荐强度	评　论
苯唑西林敏感菌株				
苯唑西林或萘夫西林	12g/24h IV 分成 4～6 等份剂量	6	Ⅰ级，证据等级 C	用于复杂的右侧 IE* 和左侧 IE；对于不复杂的右侧 IE，2 周（见正文）
青霉素过敏（非过敏反应型）患者				对苯唑西林敏感的葡萄球菌和有可疑青霉素速发型过敏史的患者应进行皮肤试验
头孢唑啉 [a]	6g/24h IV 分成 3 等份剂量	6	Ⅰ级，证据等级 B	对 β 内酰胺类过敏的患者应避免使用头孢菌素；这些患者应使用万古霉素
苯唑西林耐药菌株				
万古霉素 [b]	30mg/kg 每 24 小时 IV 分成 2 等份剂量	6	Ⅰ级，证据等级 C	调整万古霉素剂量，使其谷值达到 10～20μg/ml（万古霉替代品见正文）
达托霉素	≥ 8mg/kg/ 剂量	6	Ⅱb 级，证据等级 B	未来需要更多的研究数据来确定最佳剂量

IE. 感染性心内膜炎；IV. 静脉注射
a. 推荐的剂量适用于肾功能正常的患者
b. 关于万古霉素的具体剂量调整和相关问题见表 18-9
*. 译者注：原著似有误，已修改

表 18-11　葡萄球菌引起的人工瓣膜心内膜炎和其他人工材料心内膜炎的治疗

给药方案	剂量 [a] 及给药方式	持续时间（周）	推荐强度	评　论
苯唑西林敏感性菌株				
萘夫西林或苯唑西林	12g/24h IV 分成 6 等份剂量	≥ 6	Ⅰ级，证据等级 B	万古霉素应用于对 β 内酰胺类抗生素有速发型超敏反应的患者（给药指南见表 18-6）；对青霉素类药物有非速发型超敏反应的患者，头孢唑啉可替代萘夫西林或苯唑西林
加				
利福平	900mg 每 25 小时 IV 或分成 3 等份剂量口服	≥ 6		
加				

（续表）

给药方案	剂量[a]及给药方式	持续时间（周）	推荐强度	评　论
庆大霉素[b]	3mg/kg 每 24 小 时 IV 或 IM 分成 2 或 3 等份剂量	2		
苯唑西林耐药菌株				
万古霉素	30mg/kg 24h 分成 2 等分剂量	≥6	I 级，证据等级 B	调整万古霉素剂量，使其谷值达到 10～20μg/ml（万古霉替代品见正文）
加				
利福平	900mg/24h IV/po 分 成 3 等份剂量	≥6		
加				
庆大霉素	3mg/kg 每 24 小 时 IV 或 IM 分成 2 或 3 等份剂量	2		

IM. 肌内注射；IV. 静脉注射；PO. 口服
a. 推荐的剂量适用于肾功能正常的患者
b. 庆大霉素给药剂量应接近万古霉素、萘夫西林或苯唑西林的给药剂量；庆大霉素的适当剂量参考表 18-9

表 18-12　对青霉素和庆大霉素敏感且对 β 内酰胺治疗耐受的肠球菌导致的与自体瓣膜或人工瓣膜或其他人工材料相关的心内膜炎患者的治疗[a]

给药方案	剂量[b]及给药方式	持续时间（周）	推荐强度	评　论
任何一个				
氨苄西林钠	2g IV 每 4 小时	4～6	Ⅱa 级，证据等级 B	自体瓣膜：疾病症状＜ 3 个月的患者建议治疗 4 周；对于自体瓣膜症状＞ 3 个月的患者和人工瓣膜或其他人工材料的患者，建议进行 6 周的治疗；推荐用于肌酐清除率＞ 50ml/min 的患者
或		4～6	Ⅱa 级，证据等级 B	
青霉素钠水溶液	（1800～3000）万单位 /24h IV，连续或分 6 次等量注射	4-6		
加				
硫酸庆大霉素	3mg/kg 理想体重，分 2 ～ 3 次等量服用			
或				
双 β 内酰胺氨苄西林	2g IV 每 4 小时	6	Ⅱa 级，证据等级 B	推荐用于初始肌酐清除率＜ 50ml/min 或在使用庆大霉素治疗期间肌酐清除率＜ 50ml/min 的患者
加				
头孢曲松钠	2g IV 每 12 小时	6		

IV. 静脉注射
a. 对于不能耐受 β 内酰胺的患者，见表 18-19
b. 推荐剂量适用于肾功能和肝功能正常的患者
c. 应调整庆大霉素的剂量，使其血药浓度峰值达到 3～4μg/ml，血药浓度谷值＜ 1μg/ml

表 18–13　对青霉素敏感并对氨基糖苷类耐药或对链霉素敏感并对庆大霉素耐药的肠球菌引起的与自体或人工瓣膜或其他人工材料相关的心内膜炎患者（能够耐受 β 内酰胺疗法）的治疗 [a]

给药方案	剂量[b]及给药方式	持续时间（周）	推荐强度	评　论
双 β 内酰胺				
氨苄西林	2g IV 每 4 小时	6	Ⅱ a 级，证据等级 B	对于肾功能正常或受损、第Ⅷ对脑神经功能异常或实验室无法提供链霉素血清浓度快速结果的患者，双 β 内酰胺治疗是有效的；感染症状持续时间＜ 3 个月的自体瓣膜感染可使用含链霉素方案治疗 4 周；症状持续＞ 3 个月的自体或人工瓣膜心内膜炎患者，或治疗方案包含双 β 内酰胺的患者应至少治疗 6 周
加				
头孢曲松钠	2g IV 每 12 小时			
链霉素敏感 / 庆大霉素耐药的替代药物或氨苄西林钠	2g IV 每 4 小时	4～6	Ⅱ a 级，证据等级 B	仅在可获得快速链霉素血清浓度的患者中使用；治疗期间肌酐清除率＜ 50ml/min 的患者应使用双 β 内酰胺疗法；第Ⅷ对脑神经功能异常的患者应采用双 β 内酰胺类治疗
或				
青霉素钠水溶液	（1800～3000）万单位 /24h IV，连续或分 6 次等量注射			
加				
硫酸链霉素[c]	15mg/kg 每 24 小时 IV 或 IM，分成 2 等份剂量			

IM. 肌内注射；IV. 静脉注射
a. 对于不能耐受 β 内酰胺的患者，见表 18–19
b. 推荐剂量用于肾功能和肝功能正常的患者
c. 应调整链霉素剂量，使其血药浓度峰值为 20～35μg/ml，血药浓度谷值＜ 10μg/ml

表 18–14　不能耐受 β 内酰胺的万古霉素敏感、氨基糖苷敏感、青霉素耐药的肠球菌引起的自体或人工瓣膜（或其他人工材料）心内膜炎患者应用含万古霉素方案

给药方案	剂量[a]及给药方式	持续时间（周）	推荐强度	评　论
不能耐受 β 内酰胺类万古霉素[b]	30mg/kg 每 24 小时 IV，分成 2 等份剂量	6	Ⅱ a 级，证据等级 B	
加				
庆大霉素[c]	3mg/kg 每 24 小时 IV 或 IM，分成 3 等份剂量	6		
青霉素耐药性；内源性或产内酰胺酶的万古霉素	30mg/kg 每 24 小时 IV，分成 2 等份剂量	6	Ⅱ b 级，证据等级 C	对于产 β 内酰胺酶的菌株，如果能够耐受 β 内酰胺类抗生素，可使用氨苄西林舒巴坦[d]+ 氨基糖苷类治疗
加庆大霉素[c]	3mg/kg 每 24 小时 IV 或 IM，分成 3 等份剂量	6		

IE. 感染性心内膜炎；IM. 肌内注射；IV. 静脉注射
a. 推荐剂量适用于肾功能正常的成人
b. 应调整万古霉素的剂量，使其血药浓度谷值为 10～20μg/ml
c. 应调整庆大霉素的剂量，使其血药浓度峰值达到 3～4μg/ml，最低血药浓度＜ 1μg/ml
d. 氨苄西林舒巴坦静脉给药剂量为每 6 小时 3g IV

表 18-15　对青霉素、氨基糖苷和万古霉素耐药的肠球菌引起的自体瓣膜或人工瓣膜或其他人工材料心内膜炎的治疗

给药方案	剂量[a] 及给药方式	持续时间（周）	推荐强度	评　论
利奈唑胺或达托霉素	每 12 小时 IV 或口服 600mg	＞6	Ⅱb 级，证据等级 C	利奈唑胺的使用可能与潜在的严重骨髓抑制、神经病变和许多药物相互作用有关；由这些菌株引起的 IE 患者应由一个完整的治疗小组进行治疗，该小组包括传染病、心脏病、心脏外科、临床药学和儿科等各科的专家；心脏瓣膜置换可能是治愈的必要条件
	每剂 10～12mg/kg	＞6	Ⅱb 级，证据等级 C	

IV. 静脉注射
a. 推荐剂量用于肾功能和肝功能正常的患者

表 18-16　由 HACEK[a] 微生物引起的自体瓣膜、人工瓣膜或其他人工材料心内膜炎的治疗

给药方案	剂量及给药方式	持续时间（周）	推荐强度	评论
头孢曲松钠[a]	2g/24h IV 或 IM 1 剂量	4，NVE；6，NVE	Ⅱa 级，证据等级 B	首选疗法：头孢噻肟或选择其他第三代或第四代头孢菌素
或				
氨苄西林钠	2g IV 每 4 小时		Ⅱa 级，证据等级 B	如果分离菌株的生长可以获得体外敏感性结果，可以选择氨苄西林钠
或				
环丙沙星[b]	1000mg/24h 口服或 800mg/24h IV 分成 2 等份剂量		Ⅱb 级，证据等级 C	氟喹诺酮类治疗[c] 可考虑用于不能耐受头孢菌素和氨苄西林的患者；左氧氟沙星或莫西沙星可以作为替代治疗方案；氟喹诺酮类药物一般不推荐用于 18 岁以下的患者；PVE 患者应治疗 6 周（Ⅱa 级；证据等级 C）

HACEK. 嗜血杆菌属、放线杆菌属、心杆菌属、艾肯菌属、金杆菌属；IM. 肌内注射；IV. 静脉注射；NVE. 自体瓣膜感染性心内膜炎；PVE. 人工瓣膜心内膜炎
a. 应告知患者肌内注射头孢曲松会疼痛
b. 推荐剂量用于肾功能正常的患者
c. 氟喹诺酮类在体外对 HACEK 微生物具有很高的活性；关于氟喹诺酮类药物治疗由 HACEK 引起的心内膜炎的公开数据很少

表 18-17　AHA 和 ESC 指南推荐的手术适应证

	2015 AHA 指南（89）	级别，证据等级	2015 ESC 指南（68）	级别，证据等级	手术时机[a]
心力衰竭	早期手术[b] 适用于由瓣膜功能障碍而出现心力衰竭的症状、体征的 IE 患者	I，B	主动脉瓣或二尖瓣 NVE 或 PVE 伴有严重急性反流、阻塞或瘘管，引起难治性肺水肿或心源性休克	I，B	急诊
	由于瓣膜破裂、心内瘘管或严重的人工瓣膜功能障碍而出现心力衰竭症状或体征的 PVE 患者宜早期手术[b]	I，B	主动脉瓣或二尖瓣 NVE 或 PVE 伴严重反流或阻塞，引起心力衰竭症状，或超声心动图表现为血流动力学耐受性差	I，B	紧急
不易控制的感染	当 IE 合并心脏传导阻滞、瓣环或主动脉脓肿，或破坏性穿透损伤时，需要进行早期手术[b]	I，B	局部无法控制的感染（脓肿、假性动脉瘤、瘘管、赘生物增大）	I，B	紧急

（续表）

	2015 AHA 指南（89）	级别，证据等级	2015 ESC 指南（68）	级别，证据等级	手术时机 a
	对于复发的 PVE 患者，早期手术 b 是有效的	Ⅱa, C			
	特别是真菌或高耐药菌（如 VRE、多重耐药的革兰阴性杆菌）引起的 IE 患者，应考虑早期手术 b	I, B	由真菌或多重耐药微生物引起的感染	I, C	紧急 / 择期
	在开始适当的抗微生物治疗后，有持续感染的证据（持续菌血症或发热持续＞5～7d，且排除了其他部位感染）时应行早期手术 b	I, B	尽管进行了适当的抗生素治疗并充分控制了脓毒性转移灶，但血培养仍持续阳性。	IIa, B	紧急
			PVE 是由葡萄球菌或非 HACEK 革兰阴性菌引起的	IIa, B	紧急 / 择期
栓塞的预防	尽管适当的抗生素治疗，但出现复发栓子和持续或扩大赘生物的患者，早期手术 b 是合理的	Ⅱa, B	尽管进行了适当的抗生素治疗，但在＞1 次栓塞发作后，主动脉或二尖瓣 NVE 或 PVE 仍有＞10mm 的持续性赘生物	I, B	紧急
	有严重的瓣膜反流和＞10mm 的移动赘生物的患者，早期手术 b 是合理的.	Ⅱa, B	主动脉瓣或二尖瓣 NVE，赘生物＞10mm，伴有严重瓣膜狭窄或反流，手术风险低	Ⅱa, B	紧急
	有移动赘生物＞10mm，特别是当涉及二尖瓣前叶时，患者应当考虑早期手术 b	Ⅱb, C	主动脉或二尖瓣 NVE，或者 PVE 伴孤立的非常大的赘生物（＞30mm）.	Ⅱa, B	紧急
	瓣膜及其他相关手术适应证		主动脉或二尖瓣 NVE，或者 PVE 伴孤立的大赘生物（＞15mm），无其他手术指征	Ⅱb, C	紧急

HACEK. 嗜血杆菌属、放线杆菌属、心杆菌属、艾肯菌属、金杆菌属；NVE. 自体瓣膜感染性心内膜炎；PVE. 人工瓣膜感染性心内膜炎；VRE. 耐万古霉素肠球菌；其他缩写见表 18-1 和表 18-2

经许可引自 Cahill 等[22]

a. 定义为：急诊手术——在 24h 内进行；紧急手术——几天之内；择期手术——在抗生素治疗至少 1～2 周后

b. 定义为"初次住院期间和抗生素疗程结束前"

4. IE 并发症的高危临床情况

(1) 人工心脏瓣膜。

(2) 左侧感染性心内膜炎。

(3) 金黄色葡萄球菌引起的感染性心内膜炎。

(4) 真菌感染性心内膜炎。

(5) 感染性心内膜炎病史。

(6) 临床症状持续时间长（3 个月或更长）。

(7) 青紫型或复杂先天性心脏病。

(8) 体肺分流术后。

(9) 对抗生素反应较差。

八、预防

ACC/AHA 指南建议对患有心脏疾病的患者进行抗生素预防，这些患者患感染性心内膜炎的风险明显高于普通人群[17]，特别是在因感染而导致发病率和死亡率显著较高的人群中。这些心脏情况分为高、中、可忽略的风险（表 18-18）。

高危情况包括以下几个方面：①工心脏瓣膜，包括经导管植入的假体和同种移植物；②复杂的发绀型先天性心脏病；③既往心内膜炎史，即使没有其他心脏疾病；④外科手术构建的体肺

表 18-18　**ACC/AHA 和 ESC 关于使用抗生素预防 IE 的指南**

	ACC/AHA	级别，证据等级	ESC	级别，证据等级
所有涉及牙龈组织、牙齿根尖区域，以及口腔黏膜穿破的牙科操作[a]	• 有人工心脏瓣膜的患者 • 既往 IE 患者 • 心脏移植受者因瓣膜结构异常导致瓣膜反流 • CHD 患者，包括 　− 未修复的发绀型冠心病，包括姑息性分流术和导管 　− 使用人工材料或器械完全修复的 CHD，无论是通过手术还是介入途径，手术后的前 6 个月内应用抗生素 　− 修复的 CHD，在人工补片或人工器械的部位或邻近部位仍有残余缺损	Ⅱa，B	• 使用任何人工瓣膜（包括经导管瓣膜）的患者，或使用任何人工瓣膜材料进行心脏瓣膜修复的患者 • 既往 IE 患者 • CHD 患者，包括 　− 任何类型的发绀型 CHD 　− 用人工材料修复的任何类型的 CHD，无论是通过外科手术还是经皮技术，术后至少应用 6 个月，若残余分流或瓣膜反流则终身应用抗生素	Ⅱa，C
经阴道分娩[b]	• 使用人工心脏瓣膜或用人工材料进行心脏瓣膜修复的患者[c] • 未修复和姑息性发绀型 CHD 患者，包括手术构建姑息性分流和导管[c]	Ⅱa，C	不推荐；"分娩期间预防的指征一直存在争议，由于缺乏令人信服的证据表明感染性心内膜炎与阴道分娩或剖宫产有关，不建议使用抗生素预防"（145）	Ⅲ，C

CHD. 先天性心脏病；IE. 感染性心内膜炎[22]
经许可，引自 Cahill 等[22]
a. 2014 年 ACC/AHA 瓣膜性心脏病指南和 2015 年 ESC 感染性心内膜炎指南
b. 2008 年 ACC/AHA 成人先天性心脏病的管理（146）；及 2011 年 ESC 妊娠期心血管疾病的管理（145）
c. 在阴道分娩时预防感染性心内膜炎是有争议的，2014 年 ACC/AHA 关于瓣膜性心脏病的指南或 2015 年 ESC 主要指南中都没有列入预防指征

分流管和导管；⑤用于心脏瓣膜修复的人工材料，如瓣膜成形术环和绳索。中危情况包括以下几个方面：①未纠正的先天性疾病，如室间隔缺损、原房间隔口缺损、动脉导管未闭、双瓣主动脉瓣、主动脉缩窄；②获得性疾病，如风湿性心脏病引起的瓣膜性心脏病；③二尖瓣脱垂伴反流；④梗阻性肥厚型心肌病。

一般不需要采用预防措施的可忽略的危险情况包括以下几个方面：①房间隔缺损患者；②接受过冠状动脉旁路移植术的患者；③二尖瓣脱垂而无反流的患者；④生理性或功能性的心脏杂音；⑤既往有风湿热但无瓣膜功能障碍者。

对于已知会诱发菌血症和心内膜炎的操作（包括牙科和口腔操作，以及呼吸、胃肠和泌尿生殖系统手术），建议使用抗生素预防。新的 ACC/AHA 指南明确规定了哪些手术需要使用抗生素预防，哪些不需要（表 18-19）。表 18-20 列

出了牙科手术中所需抗生素的选择，抗生素预防仅限于高危和中危的心脏疾病。在涉及可能导致菌血症的感染组织的外科手术中，也建议使用抗生素预防。接受择期心脏手术的患者应进行牙科评估，以减少术后晚期心内膜炎的风险。最后，在抗生素的选择和任何给定点的给药剂量上，医生应该做出自己的临床判断。

实践要点
• 感染性心内膜炎通常由细菌引起，最常见的三种细菌是草绿色链球菌、金黄色葡萄球菌和肠球菌。
• 感染性心内膜炎患者的治疗是一个多学科的方法，由心脏病专家、感染性疾病专家和心胸外科医生参与。
• 持续发热、新发心脏杂音、血管炎、出血

性瘀点、栓塞现象和迁移性脓肿及心力衰竭的发展都提示急性心内膜炎。金黄色葡萄球菌常与急性心内膜炎有关。

- ACC/AHA 指南建议感染性心内膜炎风险明显高于普通人群的心脏病患者进行抗生素预防。

- 重症患者或免疫功能减退的患者可能不伴发热。

- 现有杂音特征改变、新发杂音或新杂音进展，需提高对感染性心内膜炎的警惕。在某些情况下，唯一的发现可能是"轻微的"主动脉反流。右侧心内膜炎无杂音。

- 仅建议患有以下心脏疾病的患者进行牙科操作（以及呼吸道或受感染皮肤或肌肉骨骼组织的操作）时使用抗生素预防 IE。

   (1) 人工心脏瓣膜。

   (2) 既往感染性心内膜炎史。

   (3) 先天性心脏病，限于未修复的发绀型先心病（包括姑息性分流术和导管），缺损完全修复者术后 6 个月内，缺损修复后人工材料及其邻近部位仍存在缺损。

   (4) 患有心脏瓣膜病的心脏移植受者。

- 适当的患者需使用抗生素预防的牙科操作包括所有涉及牙龈组织、牙根尖周区或口腔黏膜的手术。但不包括通过未感染组织进行常规麻醉注射。

- 牙科手术前的抗生素预防应包括阿莫西林 2g 口服。在青霉素过敏的情况下，其他口服方案是头孢氨苄 2g、克林霉素 600mg、阿奇霉素 500mg 或克拉霉素 500mg。

- 仅用于预防感染性心内膜炎的抗生素不建议用于胃肠道或泌尿生殖系统手术的患者。

表 18-19 AHA/ACC 关于非牙科操作预防心内膜炎的声明

- 我们的结论是，与牙科操作相关的菌血症相比，由日常活动引起的菌血症更有可能引起 IE
- 我们的结论是，即使预防是 100% 有效的，但只有极少量的 IE 病例可以通过抗生素预防得到预防
- 不建议仅根据感染 IE 的终生风险增加程度来进行抗生素预防
- IE 预防仅限于表 18-3 和表 18-4 中列出的情况
- 除了表 18-3 和表 18-4 中列出的情况外，不再建议对任何其他类型的 CHD 使用抗生素预防
- 对存在潜在心脏疾病的患者，所有涉及牙龈组织、牙齿根尖区域，以及口腔黏膜穿破的牙科操作均使用抗生素预防是合理的，因为这些患者因 IE 产生不良预后的风险很高（表 18-3 和表 18-4）
- 呼吸道或感染的皮肤、皮肤结构或肌肉骨骼组织的操作，仅对 IE 不良预后高风险的潜在心脏病患者进行预防性抗生素治疗是合理的（表 18-3 和表 18-4）
- 不建议对行胃肠道手术的患者使用抗生素预防 IE
- 尽管这些指南建议改变特定牙科操作的 IE 预防适应证（见正文），但是编写小组重申，那些在 1997 年声明中被列为不需要 IE 预防的医疗操作仍旧保持不变，并且将这一范围扩大到阴道分娩、子宫切除术和文身。此外，委员会建议患有表 18-3 和表 18-4 所列疾病的患者不要在身体上进行穿孔操作，因为有可能出现菌血症，尽管关于与穿孔操作相关的菌血症或心内膜炎风险的公开数据很少

IE. 感染性心内膜炎

表 18-20 牙科操作心内膜炎的预防方案

方案：手术前 30～60min 单剂量			
情　况	药　剂	成　人	儿　童
口服	阿莫西林	2g	50mg/kg
无法服用口服药物	氨苄西林	2g IM 或 IV	50mg/kg IM 或 IV

（续表）

方案：手术前 30～60min 单剂量

情　况	药　剂	成　人	儿　童
或			
	头孢唑啉或头孢曲松	1g IM 或 IV	50mg/kg IM 或 IV
对青霉素或氨苄西林过敏：口服	头孢氨苄 [ab]	2g	50mg/kg
或			
	克林霉素	600mg	20mg/kg
或			
	阿奇霉素或克拉霉素	500mg	15mg/kg
对青霉素或氨苄西林过敏	头孢唑啉或头孢曲松 [b]	1g IM 或 IV	50mg/kg IM 或 IV
并且无法服用口服药物	或		
	克林霉素	600mg IM 或 IV	20mg/kg IM 或 IV

IM. 肌内注射；IV. 静脉注射
a. 或同等成人或儿科剂量的其他第一代或第二代口服头孢菌素
b. 头孢菌素不应用于有青霉素或氨苄西林过敏、血管性水肿或荨麻疹史的患者

参考文献

[1] Cahill TJ, Prendergast BD. Infective endocarditis. Lancet. 2016;387:882–93.

[2] Pant S, Patel NJ, Deshmukh A, et al. Trends in infective endocarditis incidence, microbiology, and valve replacement in the United States from 2000 to 2011. J Am Coll Cardiol. 2015;65:2070–6.

[3] Bor DH, Woolhandler S, Nardin R, et al. Infective endocarditis in the U.S., 1998–2009: a nationwide study. PLoS One. 2013;8:e60033.

[4] Griffin MR, Wilson WR, Edwards MD. Infective endocarditis Olmsted County, Minnesota, 1950-1981. JAMA. 1985;254:1199.

[5] Tleyjeh IM, Steckelberg JM, Murad HS, et al. Temporal trends in infective endocarditis a population-based study in Olmsted County, Minnesota. JAMA. 2005;293:3022.

[6] Cantrell M, Yoshikawa TT. Infective endocarditis in the aged patient. Gerontology. 1984;30:316.

[7] Fowler VE Jr, Miro JM, Hoen B, et al. Staphylococcus aureus endocarditis: a consequence of medical progress. JAMA. 2005;293:3012.

[8] Durack DT, Lukes AS, Bright DK. New criteria for diagnosis of infective endocarditis: utilization of specific echocardiographic findings: Duke Endocarditis Service. Am J Med. 1994;96:200–9.

[9] Shively BK, Gurule FT, Roldan CA, et al. Diagnostic value of transeophageal compared with transthoracic echocardiography in infective endocarditis. J Am Coll Cardiol. 1991;18:391–7.

[10] Mugge A, Daniel WG, Frank G, et al. Echocardiography in infective endocarditis: reassessment of prognostic implications of vegetation size determined by the transthoracic and the transesophageal approach. J Am Coll Cardiol. 1989;14:631–8.

[11] Shapiro SM, Young E, De Guzman S, et al. Transesophageal echocardiography in diagnosis of infective endocarditis. Chest. 1994;105:377–82.

[12] Roy P, Tajik AJ, Guliani ER, et al. Spectrum of echocardiographic findings in bacterial endocarditis. Circulation. 1976;53:474–82.

[13] Daniel WG, Mugge A, Grote J, et al. Comparison of transthoracic and transesophageal echocardiography for detection of abnormalities of prosthetic and bioprosthetic valves in the mitral and aortic positions. Am J Cardiol. 1993;71: 210–5.

[14] Baddour LM, Wilson WR, Bayer AS, et al. Infective endocarditis in adults: diagnosis, antimicrobial therapy, and management of complications. Circulation. 2015;132: 1435–86.

[15] Vuille C, Nidorf M, Weyman AE, et al. Natural history of veg-

etations during successful medical treatment of endocarditis. Am Heart J. 1994;128:1200–9.

[16] Rohmann S, Erbel R, Darius H, et al. Prediction of rapid versus prolonged healing of infective endocarditis by monitoring vegetation size. J Am Soc Echocardiogr. 1991;4:465–74.

[17] Dajani AS, Taubert KA, Wilson W, et al. Prevention of bacterial endocarditis: recommendations of the American Heart Association. Circulation. 1997;96:358–66.

[18] Venoit JP. Pathologic findings: valvular destruction, perivalvular abnormalities and extracardiac findings. In: Chan K-L, Embil JM, editors. Infective endocarditis: diagnosis and

management. New York: Springer; 2016. p. 9–30.

[19] Wang A, Cabell CH. Infective endocarditis. In: Wang A, Bashore TM, editors. Valvular heart disease: Humana Press; 2009. p. 475–98.

[20] Al-Tubaikh JA. Endocarditis. In: Al-Tubaikh JA, editor. Internal medicine. Berlin: Springer; 2010. p. 173–7.

[21] Li JS, Sexton DJ, Mick N, et al. Proposed mechanisms to the Duke criteria for the diagnosis of infective endocarditis. Clin Infect Dis. 2000;30:633–8.

[22] Cahill TJ, Baddour LM, Habib G, et al. Challenges in infective endocarditis. J Am Coll Cardiol. 2017;69(3):325–44.

第 19 章 二尖瓣关闭不全
Mitral Regurgitation

Jim X. Liu　Viren Patel　**著**

特日格乐　**译**

郭　萌　侯　昌　**校**

一、常见病因

二尖瓣是一个复杂的结构，包括二尖瓣前叶和后叶、左心房和二尖瓣环、瓣下腱索和乳头肌，还包括左心室，由于其对二尖瓣功能有潜在影响[1]。任何涉及这些结构的疾病或几何变化都可能导致二尖瓣关闭不全。一般来说，二尖瓣关闭不全的原因可分为两类：原发性和继发性。原发性或器质性二尖瓣关闭不全是由瓣叶、乳头肌或腱索的解剖结构异常引起的，因此二尖瓣反流可归因于机械异常导致瓣膜功能障碍。相反，继发性或功能性二尖瓣反流是由左心室、左心房和二尖瓣环的大小或形状改变引起的。左心室扩张常导致乳头肌移位和二尖瓣受限，导致解剖上正常或接近正常的瓣叶不完全闭合而导致血液反流。

（一）慢性二尖瓣关闭不全

二尖瓣解剖异常引起的慢性二尖瓣反流可由黏液样变性、风湿性疾病、感染性心内膜炎、结缔组织疾病、先天性疾病或瓣环钙化引起（表19-1）。二尖瓣黏液样变性常发生于二尖瓣脱垂综合征（巴洛综合征和纤维弹性不足），其中多余的瓣叶组织和腱索的过长与瓣膜过早变性和腱索断裂有关。二尖瓣脱垂时，二尖瓣关闭不全可由完全或部分瓣叶粘连或无粘连的病理性脱垂引

起。巴洛综合征指二尖瓣叶大部分或所有瓣叶的黏液样变性，而纤维弹性不足指的是一个有限区域的有限变性——最常见的是二尖瓣后叶的中间尖端。

表 19-1　二尖瓣关闭不全的病因

原发性或器质性慢性二尖瓣关闭不全	继发性或功能性慢性二尖瓣关闭不全	急性二尖瓣关闭不全
黏液样变性	扩张型心肌病	感染性心内膜炎
风湿病	冠心病	黏液样变性伴腱索断裂
感染性心内膜炎		急性心肌梗死伴乳头肌破裂
结缔组织疾病		急性心肌梗死伴梗死范围扩大
先天性		人工瓣膜功能障碍
辐射		
瓣环钙化		
人工瓣膜功能障碍		

二尖瓣是风湿性心脏病最常累及的瓣膜，其瓣叶和瓣膜下组织增厚和硬化，导致二尖瓣狭窄、关闭不全，或两者兼而有之。感染性心内膜炎引起的二尖瓣关闭不全可能是由于赘生物对瓣叶连接处的直接干扰，或者是由于组织破坏伴瓣叶侵蚀、穿孔或腱索断裂伴全部或部分瓣叶连枷

而引起的。与二尖瓣关闭不全相关的结缔组织疾病包括系统性红斑狼疮、类风湿关节炎、强直性脊柱炎和硬皮病。结缔组织疾病对瓣膜的累及是多种多样的。大约一半的系统性红斑狼疮患者有些许二尖瓣关闭不全，而大约 1/4 的患者有明显的关闭不全。先天性前叶破裂通常是心内膜垫缺损的一部分，并伴有原发性房间隔缺损、膜旁室间隔缺损和三尖瓣异常。最后，二尖瓣环钙化常见于老年患者及慢性肾脏病等营养不良性钙化的患者。虽然二尖瓣反流常与二尖瓣环钙化相关，但通常并不严重。虽然有说法称二尖瓣反流与厌食药物的使用有关，但目前没有病例对照研究支持这一相关性。

继发性二尖瓣关闭不全是由于左心室大小和形状改变，或二尖瓣环形状改变（较少见）导致二尖瓣运动受限和二尖瓣不完全关闭造成的。因此，重要的功能性二尖瓣关闭不全通常发生在正常或接近正常的瓣叶上。此外，功能性二尖瓣关闭不全可发生于非缺血性或缺血性心肌病，也可发生在梗阻性肥厚型心肌病患者因收缩期前运动引起的二尖瓣动态移位中。

缺血性二尖瓣关闭不全是由潜在的冠状动脉疾病引起的继发性二尖瓣关闭不全（图 19-1）。缺血性二尖瓣关闭不全可由二尖瓣的机械性破坏引起，如急性心肌梗死合并乳头肌断裂。缺血性二尖瓣关闭不全更常见的是功能性二尖瓣反流，发生在短暂性远端心肌梗死伴左心室重构不良或左心室扩张导致二尖瓣关闭不完全的情况下。即使是梗死面积相对较小的下侧或后外侧心肌梗死也会导致二尖瓣运动受限、二尖瓣关闭不完全和明显的血液反流。缺血性二尖瓣关闭不全可以是动态的，其严重程度随着左心室负荷条件的改变而改变，从而导致左心室大小和形状的动态改变。此外，累及左心室邻近区域乳头肌的短暂性缺血也可引起动态缺血性二尖瓣关闭不全。

最后，机械瓣膜或生物瓣膜功能障碍也可导致二尖瓣关闭不全。轻度二尖瓣反流属于正常现象，许多机械瓣膜或生物瓣膜均会出现这种情况。此外，少量的人工瓣膜旁反流在任何二尖瓣假体中都是常见的。较大的人工瓣膜旁反流可导致严重的二尖瓣关闭不全，因为其对血流动力学或相关溶血的影响而具有重要临床意义。机械瓣膜或生物瓣膜均可能发生病理性跨瓣反流。机械瓣膜出现明显的瓣膜关闭不全，提示闭塞器卡压或功能障碍；与生物瓣膜相关的明显关闭不全，提示瓣叶破裂。

（二）急性二尖瓣关闭不全

急性重度二尖瓣关闭不全可由感染性心内膜炎、黏液样变性伴腱索断裂、急性心肌梗死伴乳头肌断裂或梗死扩展及瓣叶受限或人工瓣膜功能障碍引起。

二、症状和体征

（一）症状

二尖瓣关闭不全导致左心室容量负荷增加，左心室射血既进入高阻力的主动脉又进入低阻力的顺应性好的左心房中。在慢性二尖瓣关闭不全中，左心房扩张以维持较低的左心房压和肺静脉压。代偿性左心室扩张导致左心室舒张末期容积、射血分数和每搏量增加，从而维持前向心排血量[2]。二尖瓣关闭不全的代偿阶段可能持续数年，这期间患者通常没有症状。随着病程延长，最终，左心室长期容量超负荷会导致左心室收缩功能障碍和肺淤血，左心室收缩末期容积增加，射血分数和前向心排血量减少。由于左心室排空并不需要克服主动脉高压，因此尽管左心室进行性收缩功能障碍，但左心室容量仍保持在较高水平，射血分数仍可保持在正常范围内[3-6]。在病程晚期，左心室射血分数低于正常水平。在慢性严重二尖瓣关闭不全的过程中，患者会出现疲乏无力和劳力性呼吸困难的症状，随后出现更明显的充血性心力衰竭症状。然而，这些典型症状在发病时常是隐匿的，患者经常不能意识到逐渐的疲劳和轻

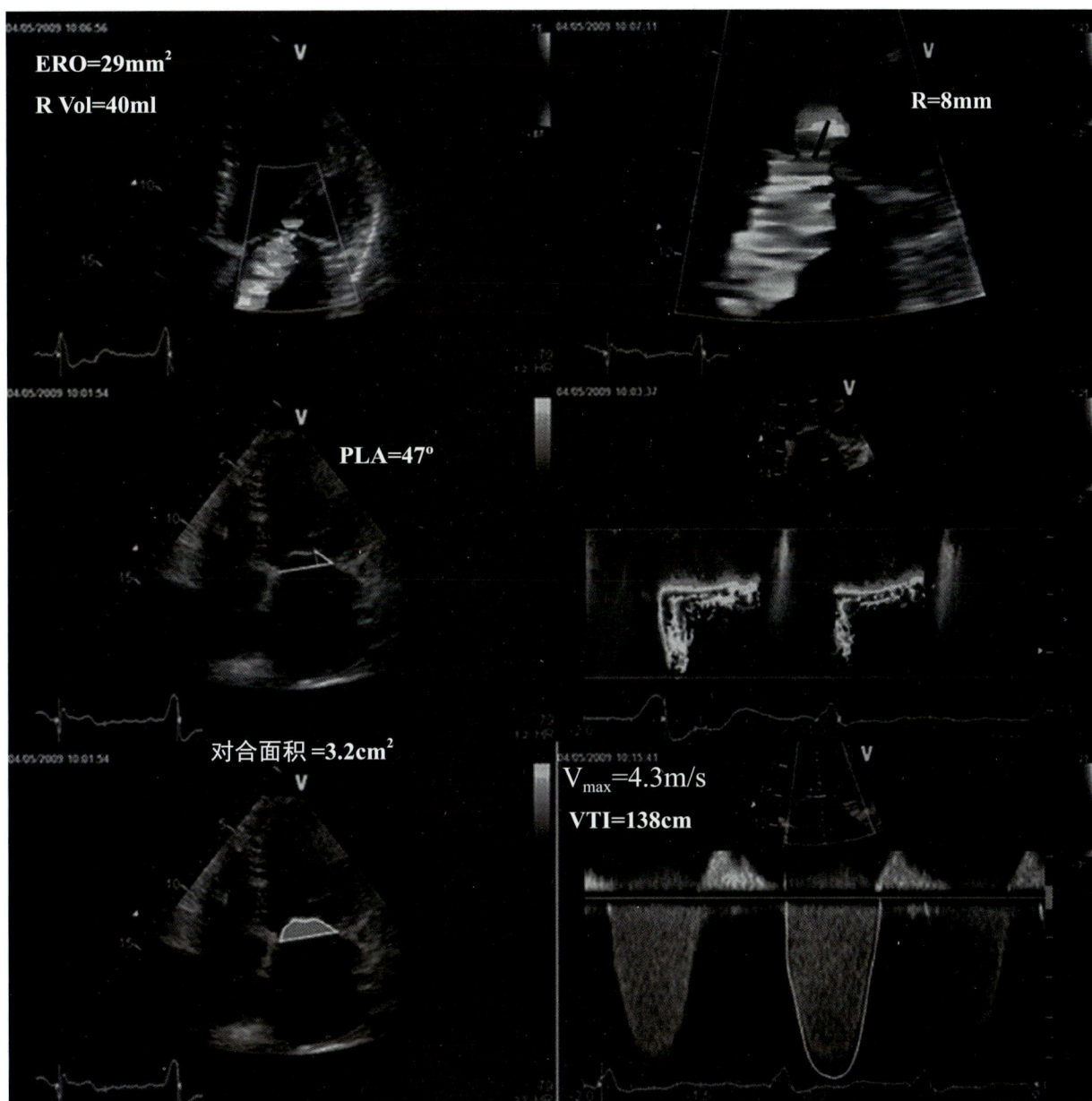

▲ 图 19-1　一例 68 岁患者出现严重缺血性二尖瓣关闭不全；二尖瓣有明显的受限，导致后叶角（PLA）高，前叶有"海鸥"征（此图的彩色版本见书末）

ERO. 有效反流口面积；R. 近端等速表面积半径；R Vol. 反流体积；Vmax. 二尖瓣峰值反流速度；VTI. 速度时间积分

经许可，引自 Unger 等 [66]

微的运动受限与慢性严重二尖瓣关闭不全有关。

在急性重度二尖瓣关闭不全中，左心房容量负荷骤增，左心房来不及扩张会使左心房和肺静脉压力急剧升高，从而导致肺水肿。虽然急性重度二尖瓣关闭不全时前负荷增加，能使左心室的每搏量适度增加，但是由于缺乏代偿性左心室扩张，前向心排血量反而会降低。代偿性心动过速

通常不足以维持前向心排血量。在这种情况下，急性重度二尖瓣关闭不全患者大都有症状，并通常伴有急性肺水肿症状。

（二）体征

慢性严重二尖瓣关闭不全患者的体格检查可见由于心室增大而引起的心尖搏动增强和搏动

点侧移。可能存在由左心房扩张引起的收缩晚期胸骨旁左缘抬举，与心尖隆起一起形成心前区摆动。还可能触及明显的心尖区收缩期震颤。尽管第一心音可能被收缩期杂音所包围并且难以分辨，但它通常是正常的。第三心音（S_3）的出现通常是由于大量的反流量通过固定的二尖瓣口重新进入左心室引起，并不一定提示心力衰竭。二尖瓣关闭不全的典型杂音是一种响亮的全收缩期吹风样杂音，可能会掩盖第一心音（S_1）和第二心音（S_2）。这一杂音通常在心尖区最响，可向左侧腋窝或背部传导，但也可能整个心前区均能闻及。由瓣叶连枷引起的二尖瓣关闭不全通常是偏心的，与后叶连枷相关的杂音可向前传导到左胸骨边缘。由于升主动脉紧邻左心房顶部的前方，前向的二尖瓣反流束的杂音可传导至颈动脉。在严重二尖瓣关闭不全的患者中，尽管没有二尖瓣狭窄，但在舒张期大量血液通过二尖瓣口时引起湍流，会引起舒张期的隆隆样杂音。与此相反，由于左心房和左心室压力早期平衡，急性重度二尖瓣关闭不全患者的收缩期杂音可能减弱而不是全收缩期杂音减弱。在急性严重二尖瓣关闭不全中，心尖左心室搏动不发生移位，且 S_3 和 S_4 是常见的。

（三）二尖瓣脱垂综合征

尽管在二尖瓣脱垂综合征的病程中二尖瓣关闭不全的出现很常见，但是二尖瓣脱垂综合征也可以单独发生。二尖瓣脱垂综合征患者可有心悸或不典型胸痛的症状[7, 8]。体格检查可示典型的收缩中期非射血性咔嗒音，这种杂音在收缩后期随着增加左心室前负荷的动作（如蹲下）而改变。在没有小叶连枷的二尖瓣脱垂患者的收缩期晚期也可发生二尖瓣关闭不全，而伴随的杂音仅发生在收缩期中期咔嗒音后的收缩期部分。

三、辅助检查

一般来说，超声心动图结合多普勒显像是评估二尖瓣关闭不全的存在、病因、严重程度和影响的理想方法（表 19-2）。其中经胸成像通常可以充分评估二尖瓣的解剖结构和二尖瓣关闭不全的严重程度，以及评估左心房和左心室的大小和收缩功能。经胸成像通常能很好地显示二尖瓣前叶、后叶的解剖结构和瓣叶下结构。超声心动还可以评估和量化左心室大小和整体左心室收缩功能，也可显示与冠状动脉疾病相关的左心室壁矛盾运动。超声心动图测定二尖瓣反流的严重程度需要整合几个定性、半定量和定量参数[9]。彩色血流多普勒显像可对二尖瓣关闭不全的严重程度进行半定量评估[9]，以及对有助于确定反流原因的射流特征进行评估[10]。虽然在缺血性二尖瓣关闭不全的情况下也可以看到伴瓣叶受限的偏心反流束，但是明显的偏心反流束通常是瓣叶连枷的标志[11]。同时也可以看到瓣膜疾病或肺动脉高压的证据。应采用定量方法，包括腔静脉收缩、反流体积和有效反流口面积，来对二尖瓣关闭不全的严重程度进行分类[9]。然而，每种方法都有其自身的准确性缺陷，并可能受到不易重复的限制[12, 13]。

表 19-2　二尖瓣关闭不全的超声心动图成像

经胸超声心动图	运动 / 多普勒超声心动图	经食管超声心动图
二尖瓣关闭不全的基线定量评估	评估运动耐量和运动对无症状患者的二尖瓣关闭不全严重程度和右心室收缩压的影响	非诊断性经胸超声心动图对二尖瓣关闭不全的评估
左心室大小和收缩功能、右心室和左心房大小的基线定量评估		二尖瓣修复术可行性的术前评估
二尖瓣关闭不全机制的描述		二尖瓣修复术中评估
左心室收缩功能的年度或半年度监测		疑似人工瓣膜功能障碍的评估
症状改变后建立心脏状态		
二尖瓣替换或修复后的评估		

引自 Nishimura 等[29]

经食管超声心动图能很好地显示二尖瓣的解剖结构，包括二尖瓣叶和瓣下结构[14]。经食管超声心动图可以清楚地看到二尖瓣的解剖结构，从而明确反流的原因，且有助于评估二尖瓣的解剖结构，以预测二尖瓣修复术的可行性。此外，经食管超声心动图可用于评估可疑的人工二尖瓣关闭不全，而经胸超声心动图却无法评估[15]。三维经胸和经食管超声心动图在二尖瓣叶解剖的术前评估中越来越受欢迎；与二维超声心动图相比，三维超声心动图提供了独特的多维成像，但具有较低的时间和空间分辨率，目前应被视为二维成像的辅助手段，而不是替代方法。经食管超声心动图可在术中评估二尖瓣修复术的适用性和结果。

其他对二尖瓣关闭不全患者有用的检查还包括心电图（electrocardiogram，ECG）、胸部 X 线片、心导管检查、负荷试验、心脏磁共振成像（cardiac magnetic resonance，CMR）[16] 和心脏计算机断层扫描（computed tomography，CT）[17]。ECG 和胸部 X 线片可提示慢性二尖瓣关闭不全患者的左心房或左心室增大。随后，ECG 也可提示心房颤动等房性心律失常。虽然心导管检查与左心室造影术可以评估左心室射血分数和半定量评估二尖瓣关闭不全的严重程度，但这两个指标通常更适合用无创成像评估。冠状动脉造影有助于评估接受二尖瓣手术的冠心病患者和怀疑是缺血性二尖瓣关闭不全患者的冠状动脉解剖结构。在患有严重二尖瓣关闭不全的无症状患者中，运动负荷试验有助于客观地评估运动耐量。由于慢性二尖瓣关闭不全的症状是缓慢进展的，因此许多患者无法意识到运动耐量的下降。多普勒运动负荷超声心动图有助于评估运动对右心室收缩压的影响。此外，运动时的多普勒检查有时可提示二尖瓣关闭不全的恶化，而在休息时效果不太明显[18]。CMR 已经成为心脏成像的重要工具，并已成为心室容积和射血分数测量的金标准[19]。使用 CMR 需要通过几种技术来评估二尖瓣关闭不全的严重程度，其中定量反流体积和分数是最为主要的技术[9]。CMR 对二尖瓣关闭不

全的评估已经被证明有极好的重复性，但是在少数几个将其与超声心动图进行比较的研究中，两种方式之间的一致性较低[16]。心脏 CT 还可以量化二尖瓣关闭不全，测得的反流体积和反流分数与 CMR 和超声心动图的结果非常一致[17]。然而，心脏 CT 会受到较低的时间分辨率和较高的辐射暴露的限制，因此被认为是对声窗差或有 CMR 禁忌证患者进行二尖瓣关闭不全定量评估的最后方法[20]。

四、鉴别诊断

乏力和劳力性呼吸困难的症状是非特异性的，可能与一系列心脏和非心脏原因有关。二尖瓣关闭不全的全收缩期杂音和主动脉瓣狭窄杂音的区别在于它的全收缩期性，以及性质为吹风样而非粗糙的。三尖瓣关闭不全的杂音通常在胸骨左下缘最响，且在吸气时增强。尽管二尖瓣关闭不全是动态的，因此不同的负荷条件下严重程度可不同[21]，但是超声心动图可以诊断。在某些情况下，如果患者有创检查前几个小时没有进食，或者有创检查期间使用硝酸甘油使负荷条件发生变化，那么左心室造影可能无法显示功能性二尖瓣关闭不全。最后，如果左心室导管干扰正常的二尖瓣功能，通常是由腱索中的导管缠绕引起，可引发导管诱导的二尖瓣关闭不全。

二尖瓣黏液样变性可以表现为以下三种形式：滚动、脱垂或连枷。二尖瓣滚动是指二尖瓣瓣体在收缩期延伸至环面以上，但保留了瓣叶连合处，通常不伴有反流。二尖瓣脱垂是指心脏收缩期瓣叶的游离缘延伸到瓣环平面上方，通常伴有反流。部分或全部的瓣叶连枷是瓣叶和一个或多个腱索之间的连续性丧失，通常伴有明显的反流。最后，超声心动图对二尖瓣脱垂的诊断应与正常变异相区别，正常变异可能发生在脱水和左心室过度收缩的情况下[22]。此外，右心室的显著增大会影响二尖瓣环的形状，并在没有任何黏液样变性的情况下导致二尖瓣脱垂的发生。

五、并发症

慢性重度二尖瓣关闭不全可导致左心室扩张，最终引起进行性收缩功能障碍，从而导致充血性心力衰竭。随着时间的推移，二尖瓣关闭不全未得到治疗的患者更容易出现包括心房颤动在内的房性心律失常。根据一项报道，经药物治疗的严重二尖瓣关闭不全患者中获得性慢性心房颤动或充血性心力衰竭的线性化率分别约为 2.2% 和 8.2%[23]。与其他瓣膜疾病一样，二尖瓣关闭不全患者有发生感染性心内膜炎的风险。

认识到左心室收缩功能障碍出现早于左心室射血分数的异常是很重要的[3-6]，因为早期收缩功能障碍被左心室向低阻抗的左心房排空血液的能力所掩盖。因此，在出现症状或明显的左心室收缩功能障碍时进行手术干预，可能会导致永久性的左心室收缩功能障碍和充血性心力衰竭，并显著增加手术风险，降低术后生存率[24-27]。

六、治疗

二尖瓣关闭不全的治疗主要取决于其分类是原发性还是继发性。原发性二尖瓣关闭不全是由于二尖瓣结构本身的缺陷导致的瓣膜功能不全。因此，治疗原发性二尖瓣关闭不全更多的是修补或替换异常的二尖瓣。相反，在继发性二尖瓣关闭不全中，二尖瓣本身通常是正常的，关闭不全是左心室重构或环形扩张导致瓣膜不完全对合的结果。因此，治疗继发性二尖瓣关闭不全的重点是治疗潜在的左心室疾病，同时考虑解决二尖瓣本身的异常。

（一）内科治疗

无论原发性还是继发性病因，慢性二尖瓣关闭不全的内科治疗是有限的。与以往不同的是[28]，目前的指南不推荐对大多数患有先天性瓣膜疾病的患者，包括二尖瓣关闭不全，使用抗生素来预防感染性心内膜炎的发生[29]。然而，一些临床医生认

为，在缺乏令人信服的数据的情况下，应该由知情的患者自己决定是否使用抗生素预防[30, 31]。降低后负荷的药物可降低功能性二尖瓣关闭不全的严重程度[32-34]，并且与所有左心室功能不全患者一样，对于心肌病和继发二尖瓣关闭不全患者，应采用标准指南指导的心力衰竭内科治疗[29]。在没有全身性高血压或左心室收缩功能障碍的情况下，原发性二尖瓣关闭不全患者没有使用血管扩张药或其他降低后负荷药物的适应证[29]。

对于急性重度二尖瓣关闭不全患者，内科治疗的目的是降低二尖瓣反流的严重程度，从而增加前向心排血量，减少肺静脉淤血。硝普盐类可单独用于血压正常的急性重度二尖瓣关闭不全的患者[35, 36]，或与正性肌力药联合应用于低血压患者。主动脉内球囊反搏术对于急性重度二尖瓣关闭不全、低血压或肺水肿患者是有效的辅助治疗。

（二）手术治疗

手术治疗是原发性二尖瓣关闭不全的最根本性治疗方法，包括二尖瓣修补术、二尖瓣置换术（保留或不保留瓣下结构）及较新的经导管技术。不保留腱索的二尖瓣置换术可导致心室收缩期的缩短及丧失、术后左心室收缩功能的降低，以及功能分级降低和存活率受损[37-41]，因此几乎不应进行。二尖瓣修补术最大限度地减少了人工材料的使用，避免了长期抗凝血的需要，可能降低了患感染性心内膜炎的风险。与瓣膜置换术相比，修补术可带来更有利的血流动力学改变。瓣膜修补术不存在瓣膜失效的风险，其再手术率与瓣膜置换术相似。此外，与二尖瓣置换术相比，二尖瓣修补术能更好地保留左心室收缩功能，并可能提高生存率[42-46]。尽管二尖瓣修补术在技术上要求更高，还需大量的外科专业知识，但是当二尖瓣适合进行修补且有合适的外科专家时，此时手术方法应当首选二尖瓣修补术，因为其预后良好。目前美国心脏病学会（American college of cardiology，ACC）和美国心脏协会（American heart association，AHA）的指南，建议选择性转诊至有二尖瓣修补经验的手术中心[29]。二尖瓣修补术避免了许多与人工瓣膜相关的不足，可以考虑在病变早期进行干预；因为二尖瓣修复成功的可能性非常高，所以对于有严重二尖瓣关闭不全且左心室大小和收缩功能正常的无症状患者，二尖瓣修补术是最优选择。此外，二尖瓣修补术还可保留左心室的形态和收缩功能，因此对于左心室收缩功能严重受损和功能性二尖瓣关闭不全的患者，可以行二尖瓣修补术[47]。

表 19-3　重度二尖瓣关闭不全的手术治疗

急性重度二尖瓣关闭不全
- 充血性心力衰竭或血流动力学异常
- 无症状（如果能修复）

慢性原发性二尖瓣关闭不全
- 有心力衰竭的症状
- 左心室收缩功能障碍（EF ≤ 60% 或 LVIDS ≥ 40mm）
- 有新发心房颤动或肺动脉高压的证据，修复成功的可能性大
- 因其他适应证而接受心脏手术
- 左心室正常的无症状患者，如果修复成功的可能性很大
- 左心室正常且 LVIDS 进行性升高或 EF 降低的无症状患者
- 二尖瓣修补术优于置换术，可选择转诊至具有二尖瓣修补术经验的手术中心
- 经导管二尖瓣修复术用于手术风险高且最佳药物治疗后仍有严重心力衰竭症状的患者

慢性继发性二尖瓣关闭不全
- 最佳药物治疗后仍存在严重的心力衰竭症状
- 同时进行冠状动脉旁路移植术或主动脉瓣手术的患者
- 缺血性二尖瓣关闭不全的患者二尖瓣置换术优于二尖瓣修补术

EF. 射血分数；LVIDS. 收缩末期左心室内径（引自 Nishimura 等[29]）

二尖瓣手术适用于有严重原发性二尖瓣关闭不全、心力衰竭症状或有左心室收缩功能障碍的患者，标准定为左心室射血分数 ≤ 60% 或左心室收缩末期直径 ≥ 40mm[29]（表 19-3）。尽管术前严重的左心室收缩功能障碍与手术死亡率和后期死亡率的增加有关，但对有症状的患者仍应考虑进行手术治疗。左心室大小和收缩功能正常且瓣膜修补术成功可能性高的无症状患者可受益于早期手术治疗，目的是预防慢性二尖瓣关闭不全的并发症，包括心房颤动、充血性心力衰竭，以及与延迟手术治疗相关的死亡风险[29]。然而，对于

这种"预防性"二尖瓣修复术的益处，目前并没有达成共识[48, 49]。有严重原发性二尖瓣关闭不全和肺动脉高压（静息时肺动脉收缩压 > 50mmHg 或运动时肺动脉收缩压 > 60mmHg）或近期发生心房颤动的无症状患者及有急性重度二尖瓣关闭不全症状的患者，应进行外科手术治疗。

继发性二尖瓣关闭不全的一线治疗包括针对射血分数降低的心力衰竭的内科治疗[29]。然而，对于慢性重度二尖瓣关闭不全患者，如果经最佳的内科治疗后仍有持续的心力衰竭症状，可考虑进行二尖瓣手术[29]。缺血性二尖瓣关闭不全是预后不良的标志[50-52]。同样，外科冠状动脉重建术后残余二尖瓣关闭不全与术后最初几年存活率降低相关[48, 53-55]。许多研究人员和临床医生更倾向于使用限制性二尖瓣成形术，来修复由限制性二尖瓣运动[56]引起的缺血性二尖瓣关闭不全，但是最近的证据表明，对于严重的缺血性二尖瓣关闭不全患者，与二尖瓣修补术相比，二尖瓣置换术后中重度二尖瓣关闭不全的复发率更低[57]。因此，目前 ACC/AHA 指南建议，对于经内科治疗后仍有症状的重度二尖瓣关闭不全患者，更合理的选择是二尖瓣置换术而非修补术[58]。此外，考虑到二尖瓣修补或置换术的可行性及冠状动脉血管重建后残余二尖瓣关闭不全对生活质量的影响，在行冠状动脉旁路移植术时，需要积极干预以解决血流动力学上显著的缺血性二尖瓣关闭不全。

对于二尖瓣修补或替换手术风险较高的患者，经导管治疗已成为治疗二尖瓣关闭不全的可行性替代方案。目前，美国食品药品管理局（FDA）唯一批准的此类设备是 MitraClip（Abbot 血管）。这是一种基于夹子的器械，经皮通过导管传递，用于夹住二尖瓣前瓣和后瓣，从而通过增加接合减少二尖瓣反流，类似于外科 Alfieri 缝合[59]。MitraClip 作为一种微创的干预手段，与手术相比，它的直接不良事件较少，并且用于原发性二尖瓣关闭不全时降低二尖瓣反流严重程度和减少总体死亡率的效果与手术相似[60, 61]。目前的指南

中，该器械最初被批准用于内科治疗后仍有症状且手术风险高的中度原发性二尖瓣关闭不全患者[29]。最近，应用 MitraClip 治疗重度继发性二尖瓣关闭不全患者的试验也取得了较好的临床结果，随后其适应证范围也扩大了[62,63]。除了经导管二尖瓣修补术外，经导管生物人工瓣膜置换术也被认为是二尖瓣关闭不全的一种治疗方法[64,65]。

七、预后

急性重度二尖瓣关闭不全是一种暴发性疾病，通常伴有低血压，充血性心力衰竭和肺水肿。相反，慢性二尖瓣关闭不全的病程是相对缓慢的，典型的患者通常直到疾病晚期才出现症状。然而，症状的发作往往发生在永久性左心室收缩功能障碍之后。由于左心室收缩功能障碍后手术风险、长期发病率和死亡率会增加[24-27]，因此最好在症状出现之前或左心室收缩功能障碍发生前进行干预。如前所述，早期二尖瓣修复术可降低心房颤动、充血性心力衰竭及因延迟手术干预而导致的死亡风险[23,29,48,49]。虽然缺血性二尖瓣关闭不全是预后不良的标志，可能需要在冠状动脉旁路移植术时进行治疗[50-55]，但是否会改变预后尚不清楚。

八、随访

患有轻度二尖瓣关闭不全且左心室收缩功能正常的无症状患者应接受定期评估，应进行每年1 次的症状评估和体检[29]。在初步诊断为轻微二尖瓣关闭不全后，如果有新的症状出现或体检证据表明关闭不全加重，应复查超声心动图。用超声心动图和多普勒成像定期评估二尖瓣关闭不全的严重程度是非常必要的，因为很难在体格检查中准确地评估二尖瓣关闭不全的严重程度。中度二尖瓣关闭不全的患者应每年进行评估，包括两种：其一，病史和体格检查以评估是否出现心力衰竭的新症状或新体征；其二，以超声心动图成

像监测左心室大小和功能。有严重二尖瓣关闭不全的无症状患者应每 6～12 个月进行一次病史、体格检查和超声心动图检查；如果有新症状出现，或超声心动图提示左心室进行性扩张，或有证据表明左心室收缩功能下降，则应更频繁地检查。对于患有慢性二尖瓣关闭不全的患者，应准确定量评估左心室大小和收缩功能作为基线资料，以便未来的检查结果可以与该基线进行比较。

因为术前左心室收缩功能是术后生存率的重要预测因素，所以患者应在左心室收缩功能障碍发生前接受手术干预[32]。如前所述，左心室收缩功能障碍发生后，慢性重度二尖瓣关闭不全患者的左心室射血分数仍保持在正常范围内。因此，在二尖瓣关闭不全患者中，仅射血分数并不能很好地衡量左心室收缩功能，在评估手术干预时机时，关于左心室大小或收缩功能变化的任何证据都应该考虑到。

实践要点

- 二尖瓣关闭不全是一种常见的疾病，有多种潜在病因，包括二尖瓣瓣叶、瓣下结构和左心室。
- 该病病程缓慢，症状出现较晚。
- 超声心动图结合多普勒成像是诊断该病和进一步确定疾病特征的首选检查。
- 如果经胸成像诊断不明，经食管超声心动图或心脏 MRI 可作为替代检查手段。
- 鉴别原发性和继发性二尖瓣关闭不全是确定治疗的必要条件。
- 在出现症状或左心室收缩功能障碍（左心室射血分数≤ 60%）之前，应建议患者进行手术干预。
- 手术干预的目的是保护瓣下结构，如果可行的话，二尖瓣修补术通常是首选的手术方式。
- 手术风险过高的患者可以选择经导管治疗。

参 考 文 献

[1] Perloff JK, Roberts WC. The mitral apparatus. Functional anatomy of mitral regurgitation. Circulation. 1972;46(2):227–39.

[2] Zile MR, Gaasch WH, Carroll JD, Levine HJ. Chronic mitral regurgitation: predictive value of preoperative echocardiographic indexes of left ventricular function and wall stress. J Am Coll Cardiol. 1984;3(2):235–42.

[3] Schuler G, Peterson KL, Johnson A, Francis G, Dennish G, Utley J, et al. Temporal response of left ventricular performance to mitral valve surgery. Circulation. 1979;59(6):1218–31.

[4] Carabello BA, Nolan SP, McGuire LB. Assessment of preoperative left ventricular function in patients with mitral regurgitation: value of the end-systolic wall stress-end-systolic volume ratio. Circulation. 1981;64(6):1212–7.

[5] Carabello B. Mitral regurgitation: basic pathophysiologic principles. Part 1. Mod Concepts Cardiovasc Dis. 1988;57:53–8.

[6] Starling MR, Kirsh MM, Montgomery DG, Gross MD. Impaired left ventricular contractile function in patients with long-term mitral regurgitation and normal ejection fraction. J Am Coll Cardiol. 1993;22(1):239–50.

[7] O'Gara PT, Loscalzo J. Mitral Valve Prolapse. In: Jameson J, Fauci AS, Kasper DL, Hauser SL, Longo DL, Loscalzo J. eds. Harrison's Principles of Internal Medicine, 20e New York, NY: McGraw-Hill; 2018. http://accessmedicine.mhmedical. com/content.aspx?bookid =2129§ionid=192029561. Accessed September 13, 2019.

[8] Fontana ME, Wooley CF, Sparks EA, Boudoulas H. Mitral valve prolapse and the mitral valve prolapse syndrome. Curr Probl Cardiol. 1991;16(5):313–75.

[9] Zoghbi WA, Adams D, Bonow RO, Enriquez-Sarano M, Foster E, Grayburn PA, et al. Recommendations for noninvasive evaluation of native valvular regurgitation: a report from the American Society of Echocardiography Developed in Collaboration with the Society for Cardiovascular Magnetic Resonance. J Am Soc Echocardiogr. 2017;30(4):303–71.

[10] Stewart WJ, Currie PJ, Salcedo EE, Klein AL, Marwick T, Agler DA, et al. Evaluation of mitral leaflet motion by echocardiography and jet direction by doppler color flow mapping to determine the mechanism of mitral regurgitation. J Am Coll Cardiol. 1992;20(6):1353–61.

[11] Levi GS, Bolling SF, Bach DS. Eccentric mitral regurgitation jets among patients having sustained inferior wall myocardial infarction. Echocardiography. 2001;18(2):97–103.

[12] Biner S, Rafique A, Rafii F, Tolstrup K, Noorani O, Shiota T, et al. Reproducibility of proximal isovelocity surface area, vena contracta, and regurgitant jet area for assessment of mitral regurgitation severity. JACC Cardiovasc Imaging. 2010;3(3):235–43.

[13] Thavendiranathan P, Phelan D, Collier P, Thomas JD, Flamm SD, Marwick TH. Quantitative assessment of mitral regurgitation: how best to do it. JACC Cardiovasc Imaging. 2012;5(11):1161–75.

[14] Castello R, Fagan L, Lenzen P, Pearson AC, Labovitz AJ. Comparison of transthoracic and transesophageal echocardiography for assessment of left-sided valvular regurgitation. Am J Cardiol. 1991;68(17):1677–80.

[15] Bach DS. Transesophageal echocardiographic (TEE) evaluation of prosthetic valves. Cardiol Clin. 2000;18(4):751–71.

[16] Uretsky S, Argulian E, Narula J, Wolff SD. Use of cardiac magnetic resonance imaging in assessing mitral regurgitation: current evidence. J Am Coll Cardiol. 2018;71(5):547–63.

[17] Guo YK, Yang ZG, Ning G, Rao L, Dong L, Pen Y, et al. Isolated mitral regurgitation: quantitative assessment with 64-section multidetector CT—comparison with MR imaging and echocardiography. Radiology. 2009;252(2):369–76.

[18] Tischler MD, Battle RW, Saha M, Niggel J, LeWinter MM. Observations suggesting a high incidence of exerciseinduced severe mitral regurgitation in patients with mild rheumatic mitral valve disease at rest. J Am Coll Cardiol. 1995;25(1): 128–33.

[19] Bellenger NG, Burgess MI, Ray SG, Lahiri A, Coats AJ, Cleland JG, et al. Comparison of left ventricular ejection fraction and volumes in heart failure by echocardiography, radionuclide ventriculography and cardiovascular magnetic resonance; are they interchangeable? Eur Heart J. 2000;21(16): 1387–96.

[20] Thavendiranathan P, Phelan D, Thomas JD, Flamm SD, Marwick TH. Quantitative assessment of mitral regurgitation: validation of new methods. J Am Coll Cardiol. 2012;60(16):1470–83.

[21] Bach DS, Deeb GM, Bolling SF. Accuracy of intraoperative transesophageal echocardiography for estimating the severity of functional mitral regurgitation. Am J Cardiol. 1995;76(7): 508–12.

[22] Lax D, Eicher M, Goldberg SJ. Mild dehydration induces echocardiographic signs of mitral valve prolapse in healthy females with prior normal cardiac findings. Am Heart J. 1992;124(6):1533–40.

[23] Ling LH, Enriquez-Sarano M, Seward JB, Tajik AJ, Schaff HV, Bailey KR, et al. Clinical outcome of mitral regurgitation due to flail leaflet. N Engl J Med. 1996;335(19):1417–23.

[24] Phillips HR, Levine FH, Carter JE, Boucher CA, Osbakken MD, Okada RD, et al. Mitral valve replacement for isolated mitral regurgitation: analysis of clinical course and late postoperative left ventricular ejection fraction. Am J Cardiol. 1981;48(4):647–54.

[25] Crawford MH, Souchek J, Oprian CA, Miller DC, Rahimtoola S, Giacomini JC, et al. Determinants of survival and left ventricular performance after mitral valve replacement.

Department of Veterans Affairs Cooperative Study on Valvular Heart Disease. Circulation. 1990;81(4):1173–81.

[26] Enriquez-Sarano M, Tajik AJ, Schaff HV, Orszulak TA, Bailey KR, Frye RL. Echocardiographic prediction of survival after surgical correction of organic mitral regurgitation. Circulation. 1994;90(2):830–7.

[27] Wisenbaugh T, Skudicky D, Sareli P. Prediction of outcome after valve replacement for rheumatic mitral regurgitation in the era of chordal preservation. Circulation. 1994;89(1):191–7.

[28] Dajani AS. Prevention of bacterial endocarditis: American Heart Association Recommendations-Reply. JAMA. 1997;278(15): 1233.

[29] Nishimura RA, Otto CM, Bonow RO, Carabello BA, Erwin JP, Guyton RA, et al. 2014 AHA/ACC guideline for the management of patients with valvular heart disease: a report of the American College of Cardiology/American Heart Association Task Force on Practice Guidelines. J Am Coll Cardiol. 2014;63(22):e57–185.

[30] Bach DS. Perspectives on the American College of Cardiology/American Heart Association guidelines for the prevention of infective endocarditis. J Am Coll Cardiol. 2009;53(20):1852–4.

[31] Bach DS. Antibiotic prophylaxis for infective endocarditis: ethical care in the era of revised guidelines. Methodist Debakey Cardiovasc J. 2010;6(4):48–52.

[32] Schön H-R, Schröter G, Blömer H, Schömig A. Beneficial effects of a single dose of Quinapril on left ventricular performance in chronic mitral regurgitation. Am J Cardiol. 1994;73(11):785–91.

[33] Devlin WH, Starling MR. Outcome of valvular heart disease with vasodilator therapy. Compr Ther. 1994;20:569–74.

[34] Dujardin KS, Enriquez-Sarano M, Bailey KR, Seward JB, Tajik AJ. Effect of losartan on degree of mitral regurgitation quantified by echocardiography. Am J Cardiol. 2001;87(5):570–6.

[35] Chatterjee K, Parmley WW, Swan HJC, Berman G, Forrester J, Marcus HS. Beneficial effects of vasodilator agents in severe mitral regurgitation due to dysfunction of subvalvar apparatus. Circulation. 1973;48(4):684–90.

[36] Yoran C, Yellin EL, Becker RM, Gabbay S, Frater RWM, Sonnenblick EH. Mechanism of reduction of mitral regurgitation with vasodilator therapy. Am J Cardiol. 1979; 43(4):773–7.

[37] David TE, Uden DE, Strauss HD. The importance of the mitral apparatus in left ventricular function after correction of mitral regurgitation. Circulation. 1983;68(3 Pt 2):II76–82.

[38] David TE, Burns RJ, Bacchus CM, Druck MN. Mitral valve replacement for mitral regurgitation with and without preservation of chordae tendineae. J Thorac Cardiovasc Surg. 1984;88(5 Pt 1):718–25.

[39] Hennein HA, Swain JA, McIntosh CL, Bonow RO, Stone CD, Clark RE. Comparative assessment of chordal preservation versus chordal resection during mitral valve replacement. J Thorac Cardiovasc Surg. 1990;99(5):828–36; discussion 36–7.

[40] Rozich JD, Carabello BA, Usher BW, Kratz JM, Bell AE,

Zile MR. Mitral valve replacement with and without chordal preservation in patients with chronic mitral regurgitation. Mechanisms for differences in postoperative ejection performance. Circulation. 1992;86(6):1718–26.

[41] Horskotte D, Schulte HD, Bircks W, Strauer BE. The effect of chordal preservation on late outcome after mitral valve replacement: a randomized study. J Heart Valve Dis. 1993;2(2):150–8.

[42] Duran CG, Pomar JL, Revuelta JM, Gallo I, Poveda J, Ochoteco A, et al. Conservative operation for mitral insufficiency: critical analysis supported by postoperative hemodynamic studies of 72 patients. J Thorac Cardiovasc Surg. 1980;79(3):326–37.

[43] Yacoub M, Halim M, Radley-Smith R, McKay R, Nijveld A, Towers M. Surgical treatment of mitral regurgitation caused by floppy valves: repair versus replacement. Circulation. 1981;64 (2 Pt 2):II210–6.

[44] Goldman ME, Mora F, Guarino T, Fuster V, Mindich BP. Mitral valvuloplasty is superior to valve replacement for preservation of left ventricular function: an intraoperative two-dimensional echocardiography study. J Am Coll Cardiol. 1987;10(3): 568–75.

[45] Tischler MD, Cooper KA, Rowen M, LeWinter MM. Mitral valve replacement versus mitral valve repair. A Doppler and quantitative stress echocardiographic study. Circulation. 1994; 89(1):132–7.

[46] Enriquez-Sarano M, Schaff HV, Orszulak TA, Tajik AJ, Bailey KR, Frye RL. Valve repair improves the outcome of surgery for mitral regurgitation. Circulation. 1995;91(4):1022–8.

[47] Bolling SF, Pagani FD, Deeb GM, Bach DS. Intermediate-term outcome of mitral reconstruction in cardiomyopathy. J Thorac Cardiovasc Surg. 1998;115(2):381–8.

[48] Enriquez-Sarano M, Sundt TM. Early surgery is recommended for mitral regurgitation. Circulation. 2010;121(6):804–12.

[49] Gillam LD, Schwartz A. Primum non nocere: the case for watchful waiting in asymptomatic "severe" degenerative mitral regurgitation. Circulation. 2010;121(6):813–21.

[50] Hickey MS, Smith LR, Muhlbaier LH, Harrell FE, Reves JG, Hinohara T, et al. Current prognosis of ischemic mitral regurgitation. Implications for future management. Circulation. 1988;78(3 Pt 2):I51–9.

[51] Lamas GA, Mitchell GF, Flaker GC, Smith SC, Gersh BJ, Basta L, et al. Clinical significance of mitral regurgitation after acute myocardial infarction. Circulation. 1997;96(3):827–33.

[52] Grigioni F, Enriquez-Sarano M, Zehr KJ, Bailey KR, Tajik AJ. Ischemic mitral regurgitation. Long-term outcome and prognostic implications with quantitative Doppler assessment. ACC Curr J Rev. 2001;10(5):33.

[53] Pinson CW, Cobanoglu A, Metzdorff MT, Grunkemeier GL, Kay PH, Starr A. Late surgical results for ischemic mitral regurgitation. Role of wall motion score and severity of regurgitation. J Thorac Cardiovasc Surg. 1984;88(5 Pt 1): 663–72.

[54] Sheikh KH, Bengtson JR, Rankin JS, de Bruijn NP, Kisslo J.

Intraoperative transesophageal Doppler color flow imaging used to guide patient selection and operative treatment of ischemic mitral regurgitation. Circulation. 1991;84(2):594–604.

[55] Hausmann H, Siniawski H, Hetzer R. Mitral valve reconstruction and replacement for ischemic mitral insufficiency: seven years' follow up. J Heart Valve Dis. 1999;8 (5):536–42.

[56] Bolling SF, Deeb GM, Bach DS. Mitral valve reconstruction in elderly, ischemic patients. Chest. 1996;109(1):35–40.

[57] Goldstein D, Moskowitz AJ, Gelijns AC, Ailawadi G, Parides MK, Perrault LP, et al. Two-year outcomes of surgical treatment of severe ischemic mitral regurgitation. N Engl J Med. 2016;374(4):344–53.

[58] Nishimura RA, Otto CM, Bonow RO, Carabello BA, Erwin JP, Fleisher LA, et al. 2017 AHA/ACC focused update of the 2014 AHA/ACC guideline for the management of patients with valvular heart disease: a report of the American College of Cardiology/ American Heart Association Task Force on Clinical Practice Guidelines. J Am Coll Cardiol. 2017;70(2):252–89.

[59] Maisano F, La Canna G, Colombo A, Alfieri O. The evolution from surgery to percutaneous mitral valve interventions: the role of the edge-to-edge technique. J Am Coll Cardiol. 2011;58 (21):2174–82.

[60] Feldman T, Foster E, Glower DD, Glower DG, Kar S, Rinaldi MJ, et al. Percutaneous repair or surgery for mitral regurgitation. N Engl J Med. 2011;364(15):1395–406.

[61] Mauri L, Foster E, Glower DD, Apruzzese P, Massaro JM, Herrmann HC, et al. 4-year results of a randomized controlled trial of percutaneous repair versus surgery for mitral regurgitation. J Am Coll Cardiol. 2013;62(4):317–28.

[62] Stone GW, Lindenfeld J, Abraham WT, Kar S, Lim DS, Mishell JM, et al. Transcatheter mitral-valve repair in patients with heart failure. N Engl J Med. 2018;379(24):2307–18.

[63] Arnold SV, Chinnakondepalli KM, Spertus JA, Magnuson EA, Baron SJ, Kar S, et al. Health status after transcatheter mitral-valve repair in heart failure and secondary mitral regurgitation: COAPT trial. J Am Coll Cardiol. 2019;73(17):2123–32.

[64] Regueiro A, Granada JF, Dagenais F, Rodés-Cabau J. Transcatheter mitral valve replacement: insights from early clinical experience and future challenges. J Am Coll Cardiol. 2017;69 (17):2175–92.

[65] Muller DWM, Farivar RS, Jansz P, Bae R, Walters D, Clarke A, et al. Transcatheter mitral valve replacement for patients with symptomatic mitral regurgitation: a global feasibility trial. J Am Coll Cardiol. 2017;69(4):381–91.

[66] Unger P, Magne J, Dedobbeleer C, Lancellotti P. Ischemic mitral regurgitation: not only a bystander. Curr Cardiol Rep. 2012;14(2):180–9.

第 20 章　主动脉瓣关闭不全
Aortic Regurgitation

Viren Patel　Jim X. Liu　著

特日格乐　**译**

郭　萌　侯　昌　**校**

一、常见病因

主动脉瓣由三个半月形主动脉瓣叶、主动脉窦和窦管交界区组成。主动脉瓣关闭不全是由主动脉瓣叶的获得性或先天性异常引起的，或者由会影响解剖正常的瓣叶功能的主动脉根部的获得性异常引起。一般来说，主动脉根部疾病引起主动脉反流需要窦管交界区水平的扩张，由于主动脉瓣环周围有致密的纤维组织，因此单纯的主动脉瓣环扩张的发生相对少见。

（一）慢性主动脉瓣关闭不全

慢性主动脉瓣关闭不全可能由先天性或获得性疾病引起（表 20-1）。二叶式主动脉瓣是最常见的导致主动脉瓣关闭不全的先天性主动脉瓣畸形；主动脉瓣穿孔是相对少见的病因。由瓣叶疾病引起的慢性主动脉关闭不全的获得性病因包括钙化变性、风湿性疾病、感染性心内膜炎、黏液样变性和慢性厌食症药物的使用等。由瓣叶异常引起的主动脉瓣关闭不全较少见的病因包括膜周部室间隔缺损引起的不连续的主动脉瓣下狭窄和主动脉瓣脱垂。

导致慢性主动脉关闭不全的主动脉根部疾病可以是原发性的，可与二叶式主动脉瓣相关，或可由动脉粥样硬化、全身性高血压、伴或不伴马方综合征等其他特征的中层囊性坏死或主动脉夹层引起。主动脉根部疾病的其他不太常见的原因包括结缔组织疾病，如 Reiter 综合征、强直性脊柱炎和类风湿关节炎。梅毒性主动脉炎仍然被认为是主动脉根部疾病的潜在原因，但实际上，在美国临床上已经看不到此类情况。

表 20-1　主动脉瓣关闭不全的病因

慢性主动脉关闭不全，瓣膜本身病变	慢性主动脉关闭不全，与升主动脉相关	急性主动脉关闭不全
先天性畸形（二叶式主动脉瓣，主动脉瓣穿孔）	特发性主动脉根部扩张	感染性心内膜炎
钙化变性	与二叶式主动脉瓣相关的主动脉根部扩张	主动脉夹层
风湿性心脏病	继发于高血压的主动脉根部扩张	非穿透性胸部创伤
感染性心内膜炎	主动脉中膜囊性坏死（包括马方综合征）	人工瓣膜功能障碍
黏液样变性	主动脉夹层	
食欲减退剂		
人工瓣膜功能障碍		

最后，人工瓣膜的功能障碍可导致主动脉瓣关闭不全。大多数机械瓣膜都有轻微的瓣膜关闭不全，少量人工瓣膜旁反流在任何人工瓣膜中都

很常见。由于其血流动力学或相关的溶血意义，较大的瓣膜周围反流可能具有重要的临床意义。机械瓣膜出现明显的瓣膜反流表明咬合器卡压或功能障碍，与生物瓣膜相关的严重反流提示瓣叶断裂或撕裂。

（二）急性主动脉瓣关闭不全

急性重度主动脉关闭不全通常由感染性心内膜炎、主动脉夹层、非穿透性（或罕见的穿透性）胸部创伤或人工瓣膜功能障碍引起。

二、临床表现

（一）症状

慢性主动脉瓣关闭不全患者通常长达几年或数十年不出现症状。在此代偿期间，主动脉关闭不全的左心室容量超负荷通过增加左心室容量和心室顺应性，以及离心性或向心性肥大来调节。每搏量的增加维持正常的前向心排血量，而左心室顺应性的增加维持正常的充盈压，同时维持前负荷储备。心室的扩大导致室壁应力增加，并随着后负荷的增加而代偿性肥大。在此期间，心肌收缩力和左心室射血分数保持正常。慢性主动脉瓣关闭不全的代偿阶段的症状可包括胸部搏动感、心悸或头部搏动感，这是由每搏量增加和脉压过大引起的。

最终，持续的容量和压力超负荷会耗尽左心室前负荷储备；此外，心室肥大可能无法承受增加的后负荷。此时，后负荷的进一步增加会导致左心室射血分数的下降。劳力性呼吸困难是左心室失代偿的典型首发表现，随后发展为端坐呼吸和阵发性夜间呼吸困难。

最初，左心室收缩功能障碍是由单纯后负荷过量引起的，可经主动脉瓣置换术逆转。随后，心肌收缩力的下降导致进行性和不可逆性的收缩功能障碍。此外，左心室肥大时冠状动脉的血流储备不足，以及与低舒张压相关的灌注压降低，

可导致冠状动脉功能不全。疾病的晚期症状包括心绞痛（可能夜间发作）和伴有腹水和周围水肿的右侧充血性心力衰竭。

急性重度主动脉关闭不全通常发生在感染性心内膜炎、急性主动脉夹层或更罕见的钝性胸部创伤后。患者通常表现出与基础疾病相关的症状，包括伴有感染性心内膜炎的发热，或伴有主动脉夹层的胸痛或腰背痛。在缺乏慢性主动脉瓣关闭不全的代偿机制的情况下，急性重度主动脉瓣关闭不全的血流动力学耐受性较差，患者经常出现肺水肿或心源性休克。

（二）体征

慢性重度主动脉瓣关闭不全患者的体格检查结果反映了每搏量和脉压增大的联合作用。检查结果可能涉及许多相关的医学名词（表 20-2）。动脉收缩压增高，舒张压降低，脉压增宽，可出现周围血管征。一般来说，患者可以表现出躯干或头部与心跳同步的摆动现象（点头征，de Musset 征）。也可看见悬雍垂的收缩性搏动（Müller 征）。动脉搏动异常明显，触诊时收缩期快速冲击舒张期又快速回落（水冲脉或 Corrigan 脉）。触诊颈动脉时显示双波脉或双峰脉。当轻轻按压远端指甲时，可以在甲床上看到毛细血管搏动（毛细血管搏动征或 Quincke 征）。大动脉听诊可听到一声短暂且响亮的收缩期血管音（枪击音）。股动脉听诊听到收缩期和舒张期杂音增强（Traube 征）；用听诊器在股动脉近端轻压可以闻及收缩期杂音，在远端轻压则闻及舒张期杂音（Duroziez 征）。典型的收缩压升高和舒张压降低，导致脉压增宽。

随着左心室增大，可见心尖搏动范围增大和移位。由左心室搏出量增大引起的收缩性震颤可在心脏底部或颈动脉触及。听诊时，S2 的主动脉成分可能减弱或消失。S3 是常见的，但并不代表充血性心力衰竭。主动脉瓣关闭不全的杂音是一种高调、叹气样的递减型舒张期杂音，在胸骨左侧或右侧上缘处最明显。患者在直立前倾、呼气

表 20-2　与重度慢性主动脉瓣关闭不全相关的部分体征和命名

命　名	体　征
点头征（De Musset 征）	躯干或头部的上下摆动
米勒征（Müller 征）	悬雍垂的收缩性搏动
水冲脉（Corrigan 脉）	动脉搏动收缩期快速冲击，舒张期快速回落
毛细血管搏动征（Quincke 征）	轻压指床末端可见毛细血管搏动
枪击音（Pistol shot）	在四肢大动脉处听诊时发出短暂而响亮的收缩声音
股动脉枪击音(Traube 征)	股动脉听诊时有收缩期和舒张期低沉声音
Duroziez 征	用听诊器在股动脉近端轻压可以闻及收缩期杂音，在远端轻压则闻及舒张期杂音
Austin-Flint 杂音	舒张期杂音并向左心室心尖处传导

末时，将听诊器隔膜紧贴胸壁，有助于听诊主动脉瓣关闭不全的柔和杂音。主动脉反流可引起二尖瓣前叶振动，在心尖处产生低调的舒张期隆隆样杂音（Austin-Flint 杂音），类似二尖瓣狭窄的杂音，但没有收缩前的加重。收缩期射血杂音通常比舒张期杂音更大且更容易听到，这是由搏出量增大引起的，并不表明主动脉瓣狭窄。

许多与慢性主动脉瓣关闭不全相关的典型体征在急性重度主动脉瓣关闭不全患者中并不存在。由于急性主动脉瓣关闭不全时左心室没有扩张，因此每搏量没有增加，脉压也没有增宽，也不会出现相关的周围血管征。心率加快是不增加每搏量时维持前向心排血量的典型代偿机制。二尖瓣过早关闭可能与 S₁ 强度降低有关。急性重度主动脉瓣关闭不全患者的舒张期杂音通常比慢性主动脉瓣关闭不全患者的舒张期杂音更短、更柔和，因为其舒张期升主动脉和左心室之间的舒张压平衡发生的更早。虽然慢性重度主动脉瓣关闭不全通常可以通过体格检查确诊，但急性重度主动脉瓣关闭不全的诊断却没那么简易。

AHA/ACC 指南根据主动脉关闭不全的严重程度、症状轻重、左心室容量和左心室收缩功能，将慢性主动脉关闭不全分为不同分期。A 期代表有主动脉瓣关闭不全风险的患者。A 期患者通常患有以下疾病：二尖瓣或其他先天性瓣膜异常、主动脉瓣硬化、主动脉窦或升主动脉疾病、风湿热或风湿性心脏病或感染性心内膜炎病史等。A 期患者几乎没有主动脉瓣反流，也没有与主动脉瓣相关的血流动力学异常或相关症状。B 期患者（进行性主动脉瓣关闭不全）有轻度至中度主动脉瓣关闭不全。这些患者左心室收缩功能正常，左心室容量正常或轻度扩张。B 期患者通常无症状。C1 期患者为无症状的重度主动脉瓣关闭不全，左心室射血分数（LVEF）> 50%，左心室轻度至中度扩张［左心室收缩末期内径（LVESD）≤ 50mm］的患者。C2 期患者也有无症状的主动脉瓣重度关闭不全，但这些患者通常伴左心室收缩功能异常，LVEF 降低（≤ 50%）或左心室重度扩张（LVESD > 50mm 或 LVESD 指数 > 25mm/m²）。D 期患者是指主动脉瓣关闭不全伴有严重症状、收缩功能正常或异常及中度到重度的左心室扩张的患者。D 期慢性主动脉瓣关闭不全患者通常有劳力性呼吸困难、心绞痛或更严重的心力衰竭症状[1]。对主动脉瓣关闭不全患者的治疗依赖于对主动脉瓣关闭不全的病因和分期的准确诊断。

三、辅助检查

经胸超声心动图（transthoracic echoca-rdiography，TTE）结合多普勒成像是评估主动脉关闭不全的存在、病因、严重程度和影响的理想方法（表 20-3）。TTE 适用于疑似主动脉关闭不全的患者，以确认主动脉反流的存在，确定反流的严重程度和原因，并确定临床结果和瓣膜干预的时机[1]。应确定左心室的大小、质量和收缩功能，以及主动脉根部的大小和解剖结构。由于左心室大小的绝对变化和随后的变化直接影响治疗，因此准确的量化对基线测量和随后的检查都很重要。

表 20-3　主动脉关闭不全的超声心动图成像

经胸超声心动图
- 主动脉关闭不全的存在及其严重程度的基线评估
- 探究主动脉关闭不全的病因和评估近端主动脉根部情况
- 评估左心室大小、质量、体积和收缩功能
- 定期监测无症状重度主动脉瓣关闭不全患者的左心室大小和收缩功能
- 在症状改变后确定心脏状态
- 主动脉瓣置换术后的评估

经食管超声心动图
- 评估经胸超声心动图无法诊断的主动脉关闭不全
- 疑似人工瓣膜功能障碍的评估
- 胸主动脉、主动脉夹层的评估

引自 Nishimura 等 [1]

　　TTE 可以评估主动脉瓣的结构，也可以确定主动脉瓣关闭不全的病因，可以发现先天性畸形、钙化、风湿性疾病或提示感染性心内膜炎的征象。此外，在经胸成像上通常可以看到升主动脉近端 2~3cm 处，从而评估主动脉根部的扩张情况。在没有多普勒成像的情况下，舒张期的二尖瓣前叶颤动可以提示主动脉关闭不全，二尖瓣提前关闭则与急性重度关闭不全有关。多普勒成像可对主动脉关闭不全进行准确的检测和半定量 [2]。主动脉关闭不全的严重程度可通过许多因素来评估，包括与左心室流出道相关的反流量的大小、反流孔下游血流束最窄处的宽度、反流的定性特征、反流的减速特征、左心室大小、反流体积和分数及有效反流口面积等。此外，在舒张期胸降主动脉的血流逆转是重度主动脉关闭不全的标志。经食管超声心动图是对主动脉瓣结构和胸主动脉结构进行明确评估的最佳检查方法。如果怀疑有主动脉夹层 [3, 4] 或有人工瓣膜功能障碍时 [5, 6]，则应进行经食管超声心动图。

　　心脏磁共振成像（MRI）适用于中度或重度主动脉瓣关闭不全的患者，次优于超声心动图，用于评估左心室收缩功能、收缩和舒张容积，以及测量主动脉瓣关闭不全严重程度 [1]。心脏 MRI 也有助于评估主动脉瓣和主动脉根部的解剖结构。超声心动图是评估主动脉瓣关闭不全的首选检查方法，但以下情况应考虑选择心脏 MRI：①超声心动图结果不理想；②超声心动图结果与多普勒成像结果不一致；③超声心动图检查对主动脉瓣关闭不全严重程度的评估与临床评价不一致；④超声心动图对中度或重度主动脉瓣关闭不全患者的左心室容积、收缩功能及主动脉瓣关闭不全严重程度评估不佳；⑤超声心动图对患有二叶式主动脉瓣的患者的主动脉窦、窦管交界区或升主动脉结构的评估不充分 [2]。心脏 MRI 对反流严重程度的测量比超声心动图的变化小，可能更适合单个患者的纵向随访 [1, 2]。

　　心电图和胸部 X 线片都不能准确地检测或估计主动脉瓣关闭不全的严重程度。然而，心电图可显示左心室肥大或心室传导阻滞的证据；胸部 X 线片可显示心脏肥大、主动脉根部扩张或肺静脉淤血的证据。对主动脉瓣关闭不全患者有效的其他检查还包括运动负荷试验和心导管检查。运动负荷试验有助于评估严重主动脉瓣关闭不全但症状不明显患者的心脏功能和症状，也有助于客观评估中度或重度主动脉瓣关闭不全患者的基线和心功能变化。此外，运动负荷试验可有助于慢性主动脉瓣关闭不全患者参加体育活动前的评估。心导管检查和冠状动脉造影术可以评估计划进行外科干预的有冠状动脉疾病风险的患者的冠状动脉解剖结构。主动脉关闭不全的严重程度和主动脉根部的大小可以通过根部血管造影术来评估，尽管这些数据通常可以通过无创检查获得。

四、鉴别诊断

　　与慢性主动脉瓣关闭不全相关的劳力性呼吸困难的早期症状是非特异性的，可能与许多心脏和非心脏原因有关。晚期充血性心力衰竭的症状同样可以有许多心脏原因。心绞痛的症状可以明显提示冠状动脉疾病。

　　如果主动脉瓣关闭不全的舒张期杂音主要局限于左侧或右侧的胸骨上缘，则可与二尖瓣狭窄的舒张期杂音相鉴别。Austin Flint 杂音，传导至

左心尖，可与窦性心律患者的二尖瓣狭窄的杂音区分，因为它没有收缩期前加重。超声心动图可以鉴别二尖瓣狭窄和主动脉瓣关闭不全。

五、并发症

慢性严重主动脉瓣关闭不全可导致左心室扩张，最终导致左心室进行性收缩功能障碍，进而导致充血性心力衰竭。最初，左心室收缩功能障碍是由单纯后负荷过多引起的，在手术干预后是可逆的。在病程的后期，心肌收缩力受损，这种损害导致进行性和不可逆的左心室收缩功能障碍。与其他瓣膜疾病一样，主动脉瓣关闭不全患者有发生感染性心内膜炎的风险。

六、治疗

（一）内科治疗

慢性主动脉关闭不全的内科治疗是有限的。目前的指南不推荐在大多数患有自体瓣膜疾病（包括主动脉瓣关闭不全）的患者中使用抗生素预防感染性心内膜炎[7, 8]。然而，一些临床医生认为，在缺乏令人信服的数据的情况下，应该由患者本人决定是否使用抗生素预防[9, 10]。

血管扩张药可改善主动脉瓣关闭不全患者的血流动力学并改善心排血量。然而，两个小型随机对照试验的数据并不能完全证明血管扩张剂可改变左室收缩功能正常的无症状的重度主动脉瓣关闭不全患者的自然史。对于慢性主动脉瓣关闭不全和左心室收缩功能正常的患者，不建议常规使用血管扩张药治疗[1]。对于有主动脉瓣置换术适应证的有症状患者，内科治疗不能替代主动脉瓣置换术。然而，当由于非心脏或其他心脏原因而存在外科手术的禁忌证时，血管扩张药治疗可能有助于改善慢性、有症状的、严重主动脉瓣关闭不全和左心室收缩功能障碍患者的症状[1]。除此之外，短期使用血管扩张药可改善主动脉瓣置

换术前严重失代偿性心力衰竭患者的血流动力学[1]。目前，对于主动脉瓣关闭不全和左心室收缩功能正常的无症状患者，支持使用慢性血管扩张药的证据相对有限[11, 12]；如果在这种情况下使用，目前的指南建议血管扩张治疗应用于有收缩期高血压的慢性主动脉瓣关闭不全患者。二氢吡啶类钙通道阻滞药或血管紧张素转化酶抑制药（angiotensin converting enzyme inhibitor, ACEI）或血管紧张素 II 受体拮抗药（angiotensin II receptor blocker, ARB）是治疗伴有高血压的慢性主动脉瓣关闭不全患者的首选药物。一项对中度主动脉瓣关闭不全患者的大型回顾性研究表明，肾素—血管紧张素—醛固酮系统拮抗药可能对患者有益。在这项研究中，ACEI 或 ARB 治疗与全因死亡率、心血管事件（心血管死亡或住院）和主动脉瓣关闭不全事件（心力衰竭住院和心力衰竭死亡或主动脉瓣置换术）的减少密切相关[13]。

急性重度主动脉瓣关闭不全患者通常会出现血流动力学异常，同时伴有暴发性肺水肿和心源性休克。药物治疗应静脉注射硝普钠或硝酸甘油积极降低后负荷。正性肌力药，如多巴胺或多巴酚丁胺，也有助于改善前向血流。利尿药对治疗肺水肿是有效的。由于舒张间期更短，反流量随心率的增加而减少。因此，通过临时心脏起搏器或 β 肾上腺素能激动药维持快速心率对于急性重度主动脉瓣关闭不全和血流动力学异常的患者非常有用。禁止使用主动脉内球囊反搏术。

（二）主动脉瓣置换术

主动脉瓣置换术（aortic valve replacement, AVR）是治疗主动脉瓣关闭不全的最终方法。主动脉瓣修复术在一些患者中是可行的，但其应用仅限于主动脉瓣尖或瓣环非钙化性异常的年轻患者，其病变通常是先天性畸形或黏液样变性[14, 15]。大多数需要手术治疗的主动脉瓣关闭不全的成年患者年龄较大，且主动脉瓣环、瓣尖和升主动脉壁有明显的钙化；瓣膜修复对主动脉瓣起的作用比二尖瓣小得多。

对于有严重症状的主动脉瓣关闭不全的患者，无论是否有左心室收缩功能障碍（D 期），均建议进行 AVR。如果不进行 AVR，出现症状的慢性重度主动脉关闭不全患者的死亡风险很高[1]。在 246 名患者中，伴有 NYHA Ⅲ 或 Ⅳ 级症状的严重主动脉关闭不全患者的死亡率为每年 24.6%，而有 NYHA Ⅱ 级症状的患者死亡率为每年 6.3%[16]。对于无症状的重度主动脉瓣关闭不全患者，若 LVEF < 50% 且无其他导致左心室功能障碍的病因，或因其他原因需要进行心脏手术时，则建议行 AVR。对于无症状且左心室收缩功能正常的重度主动脉瓣关闭不全的患者，如果有证据表明左心室重度扩张，也应考虑进行 AVR。对于接受升主动脉手术、冠状动脉旁路移植术或二尖瓣手术的中度主动脉瓣关闭不全的患者，行 AVR 也是合理的[1]（表 20-4）。尽管先前存在的严重左心室收缩功能障碍通过 AVR 可得到改善，但是手术风险会随着左心室收缩功能的进行性下降或晚期症状的出现而增加[17, 18]。

表 20-4 重度主动脉瓣关闭不全的手术治疗

急性重度主动脉瓣关闭不全	慢性重度主动脉瓣关闭不全
有症状或血流动力学异常	任何症状，伴或不伴 LV 收缩功能障碍
	任何 LV 收缩功能障碍（EF < 50%），伴或不伴症状
	接受心脏旁路移植术、主动脉手术或其他心脏瓣膜手术且伴有进行性或重度主动脉瓣关闭不全的患者
	LV 明显扩张的依据（LVIDD > 65mm，手术风险低，或 LVIDS > 50mm，或 LVIDS 指数 > 25mm/m²）

EF. 射血分数；LV. 左心室；LVIDD. 舒张期左心室内径；LVIDS. 收缩期左心室内径（引自 Nishimura 等[1]）

对于严重主动脉瓣关闭不全的患者，推迟行 AVR 的决定需基于干预的风险和益处之间的平衡。干预的益处在本质上等同于避免疾病的进展和延迟干预的风险。如果手术死亡率高，或者术后发病率或死亡率与早期干预相关，对无症状患者延迟干预是有利的。以目前的手术技术，可以在代偿期患者中以较低的手术发病率和死亡率进行主动脉瓣置换。此外，最先进的人工瓣膜材料似乎具有良好血流动力学且术后生存率高的特点[19-21]。虽然尚未提出严格的标准并进行相应的验证，但当存在重度主动脉瓣关闭不全和中度或进行性左心室扩张的证据时，并且有经验丰富的外科医生使用最先进的人工瓣膜进行手术，则考虑尽早进行 AVR。

七、预后

有症状的重度主动脉瓣关闭不全患者只采用药物治疗预后通常较差。根据主动脉瓣置换术时代之前的自然史数据，心绞痛或充血性心力衰竭症状的存在分别与每年超过 10% 和超过 20% 的死亡率相关[22-24]。这表明，如果不进行手术干预，有症状的主动脉瓣关闭不全患者的预后与有症状的主动脉瓣狭窄患者的不良预后一致。左心室收缩功能受损的无症状患者通常在确诊后的 2~3 年内出现症状[25-27]；且每年出现症状的概率 > 25%[1]。

在 ACC/AHA《心脏瓣膜病患者管理指南》中总结的 9 个独立系列（10 篇文献）[11, 12, 28-35]中评估了左心室收缩功能正常的无症状患者的预后[1]。该数据显示，症状、死亡或左心室收缩功能障碍的年进展率为 4.3%。无症状性左心室收缩功能障碍的年发生率为 1.2%。代偿性严重主动脉瓣关闭不全患者的猝死较罕见，死亡率低于每年 0.2%。一般而言，无症状的中度或重度主动脉瓣关闭不全患者可参加正常的体力活动（包括轻度运动），但应避免举重和其他类似强度的运动。

年龄、收缩末期左心室直径或容积、舒张末期左心室直径或容积及运动期间的射血分数是不良结局的预测因素。在一个多因素分析中，左心室收缩末期内径为 > 50mm、40~50mm、

< 40mm 的患者中，确诊后 8 年内发生死亡、症状发展或左心室功能障碍的比例分别为 19%、6%、0%[31]。需注意的是，在之前引用的研究中，出现死亡或左心室收缩功能障碍等不良结局的患者中，超过 25% 的患者没有出现症状 [29-32, 34]。此外，手术风险会随着左心室收缩功能障碍或心室明显扩张而增加。由于该病可在没有症状的情况下进展，预后恶化，因此对于尚未达到常规标准的患者延迟手术干预是存在风险的。

主动脉瓣置换术（AVR）可明显改善患者预后。然而，因主动脉瓣关闭不全行 AVR 后，女性患者的预后不如男性患者 [36]，这可能是因为指南没有将左心室大小与身材的关系标准化，而使得女性的疾病状况在手术干预时更为严重。

八、随访

对于左心室大小和收缩功能正常的无症状的轻度主动脉关闭不全患者，应每隔一年进行一次评估，包括病史和体格检查 [1]。在初次记录到轻度主动脉关闭不全后，如果体格检查显示有新的症状或反流恶化的证据，应重复进行超声心动图检查。由于在体格检查中很难可靠地评估反流的严重程度甚至左心室大小的变化，因此应定期（每 1~3 年）重复多普勒成像和超声心动图检查，以评估其他方面均稳定的患者的病情变化。

在初步诊断为中度或重度主动脉瓣关闭不全时，无症状患者应接受以下诊断措施：①超声心动图定量评估左心室大小和收缩功能；②通过病史或运动负荷试验评估心功能状态；③评估升主动脉大小（如有必要，可通过超声心动图或其他影像学检查评估）。如果无手术指征，则应对患者进行一系列评估，以了解新症状的发展、心功能状态的变化、反流的严重程度，以及左心室大小和收缩功能。如果主动脉反流的稳定性尚不

清楚，则应在 2~3 个月后重新对患者进行评估，包括超声心动图成像。在确定主动脉关闭不全的稳定性后，后续再评估和重复无创检查的频率应基于主动脉关闭不全的严重程度、超声心动图上左心室扩张的存在和严重程度、先前检查进展或变化的证据及心功能稳定性评估的可靠性等。重要的是要认识到，在没有定期进行运动负荷试验的情况下，许多患者久坐的生活方式会影响心功能状态评估的可靠性。一般而言，对于病情稳定且无症状的重度主动脉瓣关闭不全患者，应每年进行一次病情评估，或根据上述标准更频繁地进行评估。最后，除常规检查外，患者如果有出现新的症状或功能状态改变，应重新评估。

实践要点
- 主动脉关闭不全有多种潜在病因，包括主动脉瓣叶或升主动脉疾病。
- 慢性容量超负荷最终会导致左心室扩张和收缩功能障碍。
- 该病病程缓慢，症状出现较晚。
- 症状包括劳力性呼吸困难，随后是明显的充血性心力衰竭或心绞痛，或两者兼有。
- 超声心动图和多普勒成像是确诊、定量评估和进一步确诊关闭不全及其对左心室大小和收缩功能影响的首选检查。
- 如果经胸超声心动图无法诊断，且伴有主动脉根部疾病和人工瓣膜，则可选择经食管超声心动图。
- 无症状、功能良好、左心室大小和收缩功能正常的患者的预后良好。
- 当出现任何症状、左心室收缩功能障碍或明显左心室扩张时，应建议患者进行外科干预。

参考文献

[1] Nishimura RA, Otto CM, Bonow RO, Carabello BA, Erwin JP, Guyton RA, et al. 2014 AHA/ACC guideline for the management of patients with valvular heart disease: a report of the American College of Cardiology/American Heart Association Task Force on Practice Guidelines. J Am Coll Cardiol. 2014;63(22): e57–185.

[2] Zoghbi WA, Adams D, Bonow RO, Enriquez-Sarano M, Foster E, Grayburn PA, et al. Recommendations for noninvasive evaluation of native valvular regurgitation: a report from the American Society of Echocardiography Developed in Collaboration with the Society for Cardiovascular Magnetic Resonance. J Am Soc Echocardiogr. 2017;30(4):303–71.

[3] Nienaber CA, von Kodolitsch Y, Nicolas V, Siglow V, Piepho A, Brockhoff C, et al. The diagnosis of thoracic aortic dissection by noninvasive imaging procedures. N Engl J Med. 1993;328(1):1–9.

[4] Cigarroa JE, Isselbacher EM, DeSanctis RW, Eagle KA. Diagnostic imaging in the evaluation of suspected aortic dissection—old standards and new directions. N Engl J Med. 1993;328(1):35–43.

[5] Bach DS. Transesophageal echocardiographic (TEE) evaluation of prosthetic valves. Cardiol Clin. 2000;18(4):751–71.

[6] Zoghbi WA, Chambers JB, Dumesnil JG, Foster E, Gottdiener JS, Grayburn PA, et al. Recommendations for evaluation of prosthetic valves with echocardiography and doppler ultrasound: a report From the American Society of Echocardiography's Guidelines and Standards Committee and the Task Force on Prosthetic Valves, developed in conjunction with the American College of Cardiology Cardiovascular Imaging Committee, Cardiac Imaging Committee of the American Heart Association, the European Association of Echocardiography, a registered branch of the European Society of Cardiology, the Japanese Society of Echocardiography and the Canadian Society of Echocardiography, endorsed by the American College of Cardiology Foundation, American Heart Association, European Association of Echocardiography, a registered branch of the European Society of Cardiology, the Japanese Society of Echocardiography, and Canadian Society of Echocardiography. J Am Soc Echocardiogr. 2009;22(9):975–1014; quiz 82–4.

[7] Dajani AS. Prevention of bacterial endocarditis. JAMA. 1997;277(22):1794.

[8] Wilson W, Taubert KA, Gewitz M, Lockhart PB, Baddour LM, Levison M, et al. Prevention of infective endocarditis: guide-ines from the American Heart Association: a guideline from the American Heart Association Rheumatic Fever, Endocarditis, and Kawasaki Disease Committee, Council on Cardiovascular Disease in the Young, and the Council on Clinical Cardiology, Council on Cardiovascular Surgery and Anesthesia, and the Quality of Care and Outcomes Research Interdisciplinary Working Group. Circulation. 2007;116(15):1736–54.

[9] Bach DS. Perspectives on the American College of Cardiology/American Heart Association guidelines for the prevention of infective endocarditis. J Am Coll Cardiol. 2009;53(20):1852–4.

[10] Bach DS. Antibiotic prophylaxis for infective endocarditis: ethical care in the era of revised guidelines. Methodist Debakey Cardiovasc J. 2010;6(4):48–52.

[11] Scognamiglio R, Rahimtoola SH, Fasoli G, Nistri S, Volta SD. Nifedipine in asymptomatic patients with severe aortic regurgitation and normal left ventricular function. N Engl J Med. 1994;331(11):689–94.

[12] Evangelista A, Tornos P, Sambola A, Permanyer-Miralda G, Soler-oler J. Long-term vasodilator therapy in patients with severe aortic regurgitation. N Engl J Med. 2005;353(13):1342–9.

[13] Elder DHJ, Wei L, Szwejkowski BR, Libianto R, Nadir A, Pauriah M, et al. The impact of renin-angiotensin-aldosterone system blockade on heart failure outcomes and mortality in patients identified to have aortic regurgitation. J Am Coll Cardiol. 2011;58(20):2084–91.

[14] David TE. Aortic valve repair for management of aortic insufficiency. Adv Card Surg. 1999;11:129–59.

[15] Rao V, Van Arsdell GS, David TE, Azakie A, Williams WG. Aortic valve repair for adult congenital heart disease: a 22-year experience. Circulation. 2000;102(Suppl 3):III-40–I-3.

[16] Dujardin KS, Enriquez-Sarano M, Schaff HV, Bailey KR, Seward JB, Tajik AJ. Mortality and morbidity of aortic regurgitation in clinical practice. A long-term follow-up study. Circulation. 1999;99(14):1851–7.

[17] Bonow RO, Picone AL, McIntosh CL, Jones M, Rosing DR, Maron BJ, et al. Survival and functional results after valve replacement for aortic regurgitation from 1976 to 1983: impact of preoperative left ventricular function. Circulation. 1985;72(6):1244–56.

[18] Bonow RO, Dodd JT, Maron BJ, O'Gara PT, White GG, McIntosh CL, et al. Long-term serial changes in left ventricular function and reversal of ventricular dilatation after valve replacement for chronic aortic regurgitation. Circulation. 1988;78(5):1108–20.

[19] Poirier NC, Pelletier LC, Pellerin M, Carrier M. 15-year experience with the Carpentier-Edwards pericardial bioprosthesis. Ann Thorac Surg. 1998;66(6):S57–61.

[20] David TE, Ivanov J, Armstrong S, Feindel CM, Cohen G. Late results of heart valve replacement with the Hancock II bioprosthesis. J Thorac Cardiovasc Surg. 2001;121(2): 268–78.

[21] Emery RW, Krogh CC, Arom KV, Emery AM, Benyo-Albrecht K, Joyce LD, et al. The St. Jude medical cardiac valve prosthesis: a 25-year experience with single valve replacement. Ann Thorac Surg. 2005;79(3):776–82.

[22] Hegglin R, Scheu H, Rothlin M. Aortic insufficiency.

Circulation. 1968;38(1 Suppl):77–92.

[23] Spagnuolo M, Kloth H, Taranta A, Doyle E, Pasternack B. Natural history of rheumatic aortic regurgitation. Circulation. 1971;44(3):368–80.

[24] Rapaport E. Natural history of aortic and mitral valve disease. Am J Cardiol. 1975;35(2):221–7.

[25] Henry WL, Bonow RO, Rosing DR, Epstein SE. Observations on the optimum time for operative intervention for aortic regurgitation. II. Serial echocardiographic evaluation of asymptomatic patients. Circulation. 1980;61(3):484–92.

[26] McDonald IG, Jelinek VM. Serial M-mode echocardiography in severe chronic aortic regurgitation. Circulation. 1980;62(6): 1291–6.

[27] Bonow RO. Radionuclide angiography in the management of asymptomatic aortic regurgitation. Circulation. 1991;84(3 Suppl):I296–302.

[28] Bonow RO, Rosing DR, McIntosh CL, Jones M, Maron BJ, Lan KK, et al. The natural history of asymptomatic patients with aortic regurgitation and normal left ventricular function. Circulation. 1983;68(3):509–17.

[29] Scognamiglio R, Fasoli G, Dalla Volta S. Progression of myocardial dysfunction in asymptomatic patients with severe aortic insufficiency. Clin Cardiol. 1986;9(4):151–6.

[30] Siemienczuk D. Chronic aortic insufficiency: factors associated with progression to aortic valve replacement. Ann Intern Med.

1989;110(8):587.

[31] Bonow RO, Lakatos E, Maron BJ, Epstein SE. Serial long-term assessment of the natural history of asymptomatic patients with chronic aortic regurgitation and normal left ventricular systolic function. Circulation. 1991;84(4):1625–35.

[32] Tornos MP, Olona M, Permanyer-Miralda G, Herrejon MP, Camprecios M, Evangelista A, et al. Clinical outcome of severe asymptomatic chronic aortic regurgitation: a long-term prospective follow-up study. Am Heart J. 1995;130(2):333–9.

[33] Ishii K, Hirota Y, Suwa M, Kita Y, Onaka H, Kawamura K. Natural history and left ventricular response in chronic aortic regurgitation. Am J Cardiol. 1996;78(3):357–61.

[34] Borer JS, Hochreiter C, Herrold EM, Supino P, Aschermann M, Wencker D, et al. Prediction of indications for valve replacement among asymptomatic or minimally symptomatic patients with chronic aortic regurgitation and normal left ventricular performance. Circulation. 1998;97(6):525–34.

[35] Tarasoutchi F, Grinberg M, Spina GS. Ten-year clinical laboratory follow-up after application of a symptom-based therapeutic strategy to patients with severe chronic aortic regurgitation of predominant rheumatic etiology. ACC Curr J Rev. 2003;12(4):46–7.

[36] Klodas E, Enriquez-Sarano M, Tajik AJ, Mullany CJ, Bailey KR, Seward JB. Surgery for aortic regurgitation in women. Circulation. 1996;94(10):2472–8.

第 21 章　二尖瓣狭窄
Mitral Stenosis

Vincent E. Brinkman　**著**

特日格乐　**译**

郭　萌　侯　昌　**校**

一、常见病因

二尖瓣狭窄最常见的病因是风湿性心脏病[1]，但大多数患者不会报告风湿热病史，且临床上瓣膜的逐渐增厚和融合一般在初次感染后很长一段时间才会出现。二尖瓣狭窄的其他病因比较少见。随着时间的推移，二尖瓣环钙化会使二尖瓣叶活动受限，但这是导致严重二尖瓣狭窄的一种非常罕见的原因。辐射暴露也可能导致瓣膜的增厚和钙化。其他原因包括人工瓣膜退行性改变、功能障碍或患者与人工瓣膜不匹配。最后，还存在多种先天性疾病可以导致狭窄的发生（如瓣膜发育不全和降落伞样二尖瓣）[2]，但这些通常在幼年时就被诊断出来。

二、症状和体征

起初，二尖瓣狭窄通常没有症状。呼吸困难为最常见的症状。随着病程进展，患者可出现右心衰竭的体征。当患者出现左心室衰竭时，应引起注意[3]。因为二尖瓣狭窄的生理学特征是左心室不发生显著的重构且射血分数通常保持正常。因此，症状主要与左心房压力升高及左心室前负荷降低有关。

最终，左心房压力升高会导致肺淤血和右心室高压。患者可表现为活动时疲劳，甚至胸闷。左肺动脉扩张压迫左喉返神经时出现声音嘶哑（Oetner 综合征）较为罕见，还可能因肺水肿、支气管炎或肺梗死而出现咯血的症状[4]。随着左心房扩大和压力的增高，心房颤动并不少见[5]，并可能以血栓栓塞为主要表现。

虽然这些症状许多都是逐渐进展的，但严重二尖瓣狭窄的患者有时会急性发作。因二尖瓣狭窄是一种固定的血流阻塞且与舒张充盈时间有关，所以那些可以引起心率增快的情况（如心房颤动、感染、创伤、手术）均可导致症状的突然改变。由于妊娠时心排血量、容量及心率的增加，可能出现正常生理状态下没有的症状。

体格检查的标志为心尖区可闻及舒张期隆隆样杂音。舒张末期由于心房的收缩，杂音有明显的加重，但心房颤动时杂音可消失。有时可闻及开瓣音，其与二尖瓣狭窄的严重程度有关。开瓣音发生在第二心音之后越早，二尖瓣狭窄程度越重（由于左心房压力的增加）。还应注意右心衰竭的体征（右心室抬举样搏动、颈静脉压升高、P_2 亢进及三尖瓣反流）。

三、辅助检查

心电图是一种简单的初步检查，可能显示左心房增大。长期的二尖瓣狭窄可能会存在右心室肥大的征象。晚期的二尖瓣狭窄胸部 X 线片显示左心房增大（左心缘变直）。单纯性二尖瓣狭窄患者的左心室大小正常。同样，随着病情进展，可出现肺血管淤血，还可能出现右心室和肺动脉增宽。

超声心动图是诊断和监测二尖瓣狭窄的首选检查方法[6]，二维超声心动图可以评估瓣膜疾病的病因，也可以判断瓣叶、腱索、瓣环和乳头肌的增厚和钙化程度。二尖瓣连合处的融合导致当瓣膜打开时呈典型的"曲棍球杆"外观（图21-1）。除了瓣膜本身，二维超声心动图还可以评估左心房和左心室的大小，以及评估是否存在右心室负荷过重或功能障碍。如果仔细评估二尖瓣瓣尖，可以得到二尖瓣口的直接几何平面，测得的面积与解剖面积之间有良好的相关性[7]。

多普勒超声心动图能够测量二尖瓣的压力梯度，并间接估计二尖瓣口的面积。平均压力梯度与二尖瓣狭窄的严重程度有关，但也会受到心率的影响（心率的增加会使平均压力梯度升高，因此超声心动图评估时的心率也应被考虑在内）。压力减半时间也可以测量出来，用以表示压力梯度下降 50% 所需的时间（图 21-2）。其与二尖瓣口面积的相关性可以用以下公式表示[8]。

二尖瓣口面积 =220/ 压力减半时间

其他多普勒方法有时也可用于估计二尖瓣面积，包括近端等速表面积法[9]，但大多数实验室不常规使用。此外，新技术如二尖瓣面积的三维

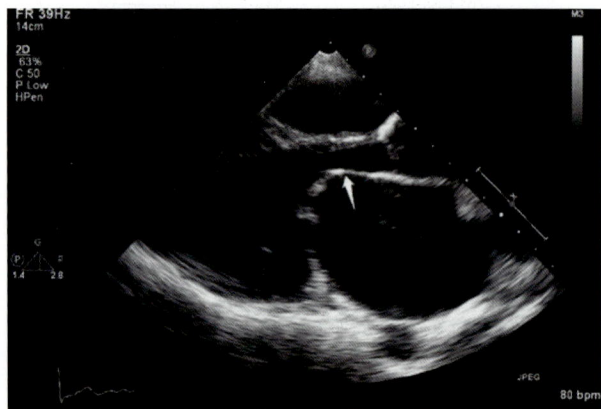

▲ 图 21-1　这是一位风湿性二尖瓣狭窄患者的超声心动图；注意二尖瓣前叶（箭）出现特征性的"曲棍球杆"外观

测量偶尔也会被使用[10]，将来可能会提供更精确的测量结果（图 21-3）。除了二尖瓣的评估，还可以测量三尖瓣反流速度来评估右心室收缩压的大小。

超声心动图检查用于诊断二尖瓣狭窄，或用于已确诊二尖瓣狭窄但症状出现改变的患者。此外，对无症状患者也应进行常规随访。目前的指南建议对极重度二尖瓣狭窄（瓣口面积＜ 1.0cm²）的患者应每年检查 1 次超声心动图；对重度二尖瓣狭窄（瓣口面积＜ 1.5cm²）的患者应每 1～2 年检查 1 次，其余患者每 3～5 年检查 1 次即可。

利用多普勒和二维测量，我们可以评估二尖瓣狭窄的严重程度。据目前指南推荐，瓣口面积≤ 1.5cm²（压力减半时间≥ 150ms）被认为是重度狭窄，而瓣口面积≤ 1.0cm²（压力减半时间≥ 220ms）则被认为是极重度狭窄[11]。虽然平均压力梯度＞ 10mmHg 也提示重度二尖瓣狭窄，但该梯度随心率的变异性使其不能成为理想的测量方法。对狭窄严重程度的全面评估还包括最终对器官的影响（心房尺寸、心室功能和肺动脉高压的体征）（表 21-1）。

如果经胸超声心动图无法确诊，那么经食管超声心动图（TEE）可以增加有价值的信息，但对诊断来说并不总是有必要的。然而，对于伴心房颤动的患者，TEE 是排除左心耳血栓的首选检查。这一检查在二尖瓣球囊成形术前尤为重要。

虽然超声心动图通常是诊断所需的唯一检查，但心导管检查也可以测量瓣膜压力梯度并间接计算瓣膜面积。用左心室压力减去肺毛细血管楔压可评估计二尖瓣压力梯度。极少情况下，也可经房间隔穿刺直接测量左心房压。如果心排血量可被计算（用 Fick 法或热稀释法），那么二尖瓣的面积可通过 Gorlin 公式得到。与往常一样，在这些评估中应注意尽量减少可能出现的错误（心排血量或肺毛细血管楔压测量错误）。

心脏 MRI 还可以显示二尖瓣并估计压力梯度[12]。在经验丰富的中心，这些检查可以很好地与超声心动图测量相关联，但由于超声心动图很

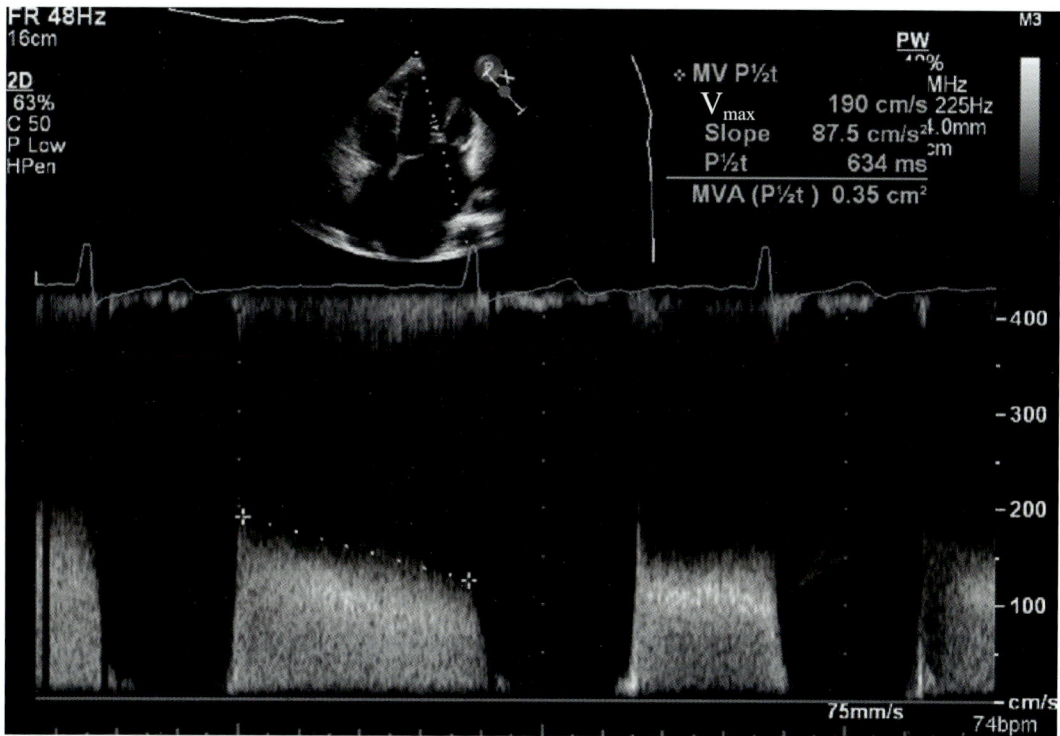

▲ 图 21-2　多普勒血流速度提示重度二尖瓣狭窄；这一病例中，压力减半时间为 **634ms**，而计算出的瓣膜面积则为 **0.35cm²**（此图的彩色版本见书末）

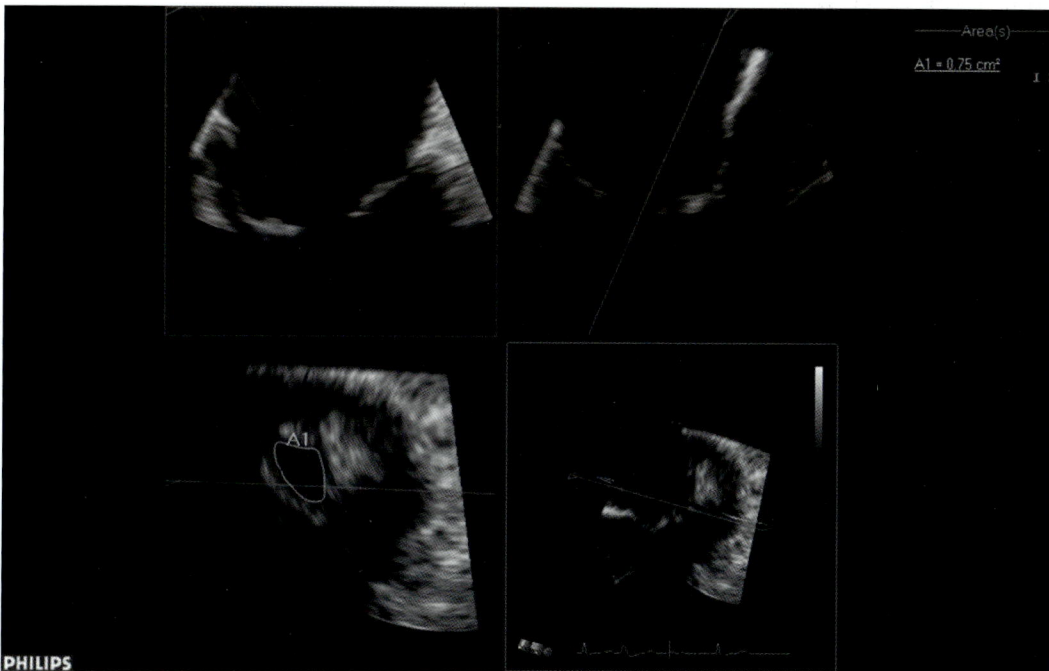

▲ 图 21-3　此为经食管超声心动图显示狭窄二尖瓣的三维图像；利用这种重建方法，我们可以测量二尖瓣的面积并确保它是真正在瓣叶尖端进行测量（此图的彩色版本见书末）

表 21-1　超声心动图检查二尖瓣狭窄严重程度的标准及推荐的随访频率

二尖瓣狭窄严重程度	二尖瓣口面积	压力半衰期	超声心动图随访
轻 – 中度	> 1.5cm²	< 150ms	每 3～5 年
重度	< 1.5cm²	≥ 150ms	每 1～2 年
极重度	< 1.0cm²	≥ 220ms	每年

引自 Nishimura 等 [11]

容易获得，因此它们并不作为常规使用。

最后，运动试验是评估二尖瓣狭窄程度的有价值的测量工具。它可以评估症状不完全一致的患者的心功能。此外，运动时跨二尖瓣平均压力梯度及肺动脉压升高（> 60～70mmHg）可提示二尖瓣狭窄严重程度的增加 [13]。

四、鉴别诊断

在早期症状方面——呼吸困难、胸闷、乏力——鉴别诊断可相当广泛，包括多种心血管疾病。当出现这些症状时，一定要怀疑存在二尖瓣狭窄，而超声心动图可以很容易地做出诊断。左心房梗阻的其他原因还有三房心和心房黏液瘤等心房肿物。这些也很容易用超声心动图进行鉴别。

五、并发症

二尖瓣狭窄的主要并发症最初是由于流入左心室的血液受阻导致左心房压力升高而引起的。压力被传导至肺血管系统，可造成肺淤血和继发性肺动脉高压。二尖瓣狭窄终末期，由于左心室前负荷降低引起心排血量降低，最终导致低输出性心力衰竭。虽然由于早期发现，这种情况在美国已很少见，但在一些欠发达国家仍然存在。

逐渐增加的左心房和心房压也导致心房颤动的发生率和心房血栓形成的风险不断增加 [14]。以血栓栓塞为主要症状的二尖瓣狭窄并不少见，有时在无心房颤动的情况下也会发生（图 21-4）。

和所有的瓣膜疾病一样，二尖瓣狭窄也会增加心内膜炎的风险。然而，根据目前的指南，并不认为预防性使用抗生素对这些患者有益 [15]。

六、治疗

（一）药物治疗

一旦确诊风湿热，患者发生复发性风湿热和发展为风湿性心脏病的风险很高。出于这个原因，建议曾患风湿热的患者接受抗生素预防治疗以避免再感染。如果患者有风湿热而没有心脏炎，该预防性治疗应持续 5 年或直到 21 岁（以

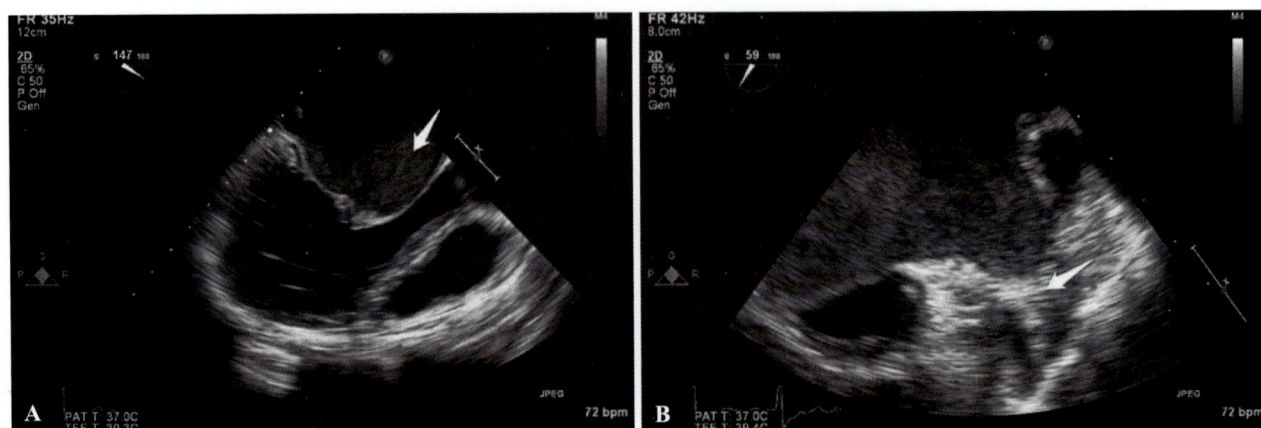

▲ 图 21-4　这是一张对一位患有重度二尖瓣狭窄的患者行经食管超声心动图时拍摄所得的图片，患者左心房中可见明显的自发性回声增强（箭，A），还可见左心耳血栓（箭，B）

较长者为准）。如果患者有心脏炎而没有瓣膜疾病，该治疗应持续 10 年或直到 21 岁（同样以较长者为准）。如果风湿热引起瓣膜疾病，抗生素预防应持续 10 年或直到 40 岁（同样以较长者为准）[15]。再次强调，不建议二尖瓣狭窄患者使用抗生素预防心内膜炎，除非他们有心内膜炎或人工瓣膜置换术病史。

心房颤动患者需要使用华法林或肝素抗凝血，因为这两种情况下发生心房血栓的风险很高。国际标准化比值（INR）的控制目标为 2~3。此外，已知患有心房血栓或既往有栓塞事件合并二尖瓣狭窄的患者即使没有心房颤动也应抗凝血。尽管存在一些争议，但一些组织推荐对严重风湿性二尖瓣狭窄、左心房增大或自发显影的患者进行抗凝血治疗[16]。

心房颤动患者因心率增快使得舒张充盈时间明显缩短，可加重二尖瓣狭窄的症状。控制心率可以改善症状。如果无法将心率控制到适当水平，则可以考虑复律。对于窦性心律的患者来说，降低心律也可能是有益的。一些研究尚未显示 β 受体拮抗药对二尖瓣狭窄患者有任何主要的益处[17]，但对在运动中出现症状的患者尝试应用仍被认为是合理的。

（二）瓣膜成形术

对于有症状的二尖瓣狭窄患者，应考虑经皮或外科手术治疗，其疗效显著优于单纯药物治疗[18]。

经皮二尖瓣球囊成形术治疗有症状的重度二尖瓣狭窄患者已被证明是安全有效的。在此手术过程中，经间隔途径将球囊穿过二尖瓣，然后球囊膨胀以增加瓣口面积（图 21-5）。与外科手术相比，它不需要开胸或心脏转流，所以是一项恢复更快、并发症更少的更经济有效的手术[19]。

由于这个手术本质上是二尖瓣的可控性撕裂，所以瓣膜严重钙化或增厚患者往往效果较差。评分系统已经被开发以用来预测哪些患者在瓣膜成形术中会有更好的效果。传统上，Wilkins

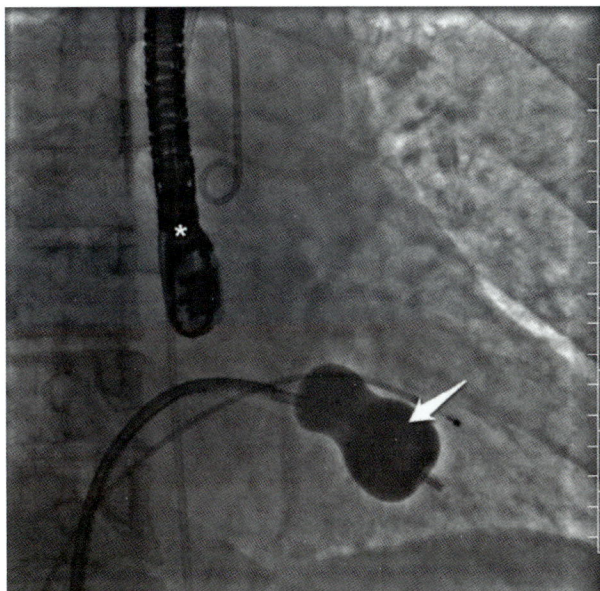

▲ 图 21-5 瓣膜成形术中的透视图；球囊现在已经膨胀（箭），球囊的"颈部"就是二尖瓣所在的位置；这个特殊的手术是在经食管超声心动图（＊）和血流动力学监测的指导下完成的

评分[20] 用于定性的评估二尖瓣活动度、瓣膜下增厚、瓣叶增厚和钙化情况。每项评分为 1~4 分，总分为 8 分或更低者则被认为适合于经皮瓣膜成形术。基线时有中度或更严重的二尖瓣反流的患者则被认为不适合经皮手术。此外，有左心房血栓的患者不适合该手术，并且在尝试瓣膜成形术前需要行 TEE 来排除这一可能性。

瓣膜成形术的主要并发症之一是发生明显的二尖瓣反流，发生率高达 12%[21]。其他并发症包括死亡（很少见）、残留房间隔缺损、栓塞事件、心律失常和心包积液[22]。部分患者在瓣膜成形术后可能发生再狭窄，对于解剖条件良好的患者仍然首选重复瓣膜成形术[23]。

（三）外科手术

外科手术主要适用于不适行瓣膜成形术的患者，可能包括瓣膜连合部切开术或更典型的瓣膜置换术，在伴有明显二尖瓣反流的患者中尤其如此。因为外科手术置换或修复比经皮手术风险更高，也会有长期的影响，所以出现症状的阈值比经皮瓣膜成形术高。

七、管理决策的制订

本节引自 "2014 AHA/ACC 瓣膜性心脏病患者治疗指南"[11]。

（一）无症状患者

1. 极重度二尖瓣狭窄

对于二尖瓣极重度狭窄的患者（瓣口面积 ≤ 1cm²），应评估瓣膜的解剖结构，以确定是否如前面讨论的那样适合经皮二尖瓣球囊成形术（PBMV）。如果无左心房血栓、二尖瓣反流轻微或较少，那么应考虑采用 PBMV。如果瓣膜不适于经皮手术，则应定期监测患者是否出现症状。超声心动图应该每年复查一次，或随症状的发展进行相应的检查。

2. 重度二尖瓣狭窄

一般情况下，对于二尖瓣重度狭窄的患者（瓣口面积 1～1.5cm²）应进行临床随访。在出现症状之前，不建议进行手术（见下文）。而新发心房颤动的患者除外，因为这是血流动力学恶化的典型表现，如果解剖结构条件适宜，应考虑行 PBMV 治疗。如果解剖结构不佳，应控制患者心率，对其进行保守治疗并监测症状的发生。超声心动图应每 1～2 年复查一次。

（二）有症状患者

1. 重度二尖瓣狭窄

如果瓣膜解剖结构条件适宜 PBMV 且患者有症状，那么应进行 PBMV 治疗。如果瓣膜解剖条件不佳，患者则将需要接受外科瓣膜手术治疗。由于比经皮瓣膜成形术的风险更高，应等到患者出现明显症状（NYHA Ⅲ级症状）时再进行手术。偶尔有重度二尖瓣狭窄、NYHA Ⅲ～Ⅳ级症状

且瓣膜形态不适合外科手术。对于这些患者，在讨论了与之相关的潜在增加的风险后，可考虑行 PBMV 治疗。

2. 中度二尖瓣狭窄

部分患者虽然有症状，但他们二尖瓣的评估结果仅显示为中度狭窄（瓣口面积 ≥ 1.5cm²）。对于这些患者，应该对二尖瓣疾病造成的血流动力学后果进行评估。建议评估运动时肺毛细血管楔压，如果超过 25mmHg 且瓣膜解剖条件适宜，则应考虑行 PBMV。如果解剖结构条件不佳，则应定期监测患者的症状是否加重或瓣膜疾病是否恶化。

3. 非风湿性瓣膜疾病

大多数的指南和研究都集中在风湿性二尖瓣疾病。先天性疾病通常可被早期诊断，且瓣膜可通过外科手术得到矫正。对于二尖瓣环严重钙化的病例，资料很少。这些瓣膜不适宜行经皮介入治疗，而需要行在技术上具有挑战性的瓣膜置换术。且只有在出现无法用内科手段治疗的严重症状时才需要进行外科手术。

八、预后

大多数二尖瓣狭窄的患者在数十年里无症状。如果不进行手术，有症状的二尖瓣狭窄患者 10 年生存率为 34%[24]。这通常是由于进行性右心衰竭，但这种情况在现代医疗条件下是相当罕见的。总的来说，接受外科手术或经皮二尖瓣狭窄矫正治疗的患者预后良好[25, 26]。一般情况下，术前有肺动脉高压或右心衰竭的患者预后较差[27]。因此，定期随访患者并尽可能在右侧心力衰发病前监测手术指征是非常重要的。

实践要点

- 二尖瓣狭窄最常见的病因为风湿性心脏病，其他较为少见的病因包括二尖瓣环钙化、放射治疗或先天性疾病。
- 二尖瓣狭窄的症状和体征包括呼吸困难、左心房扩大和舒张期隆隆样杂音，心房颤动也可见到。
- 超声心动图是诊断二尖瓣狭窄的主要方法。如果无法确定，则可以考虑行经食管超声心动图或心导管检查。重度二尖瓣狭窄的定义为瓣口面积＜1.5cm²，极重度二尖瓣狭窄的定义为瓣口面积＜1.0cm²。
- 控制心率有时可以改善二尖瓣狭窄的症状。对于同时患有心房颤动和二尖瓣狭窄的患者应使用华法林抗凝血。
- 推荐对二尖瓣狭窄的患者进行连续超声心动图和临床检查，以监测疾病的进展情况。
- 如果瓣膜在形态学上符合经皮球囊联合切开术的要求，那么该方法则优于二尖瓣置换术。
- 有症状的患者应进行瓣膜手术的评估，如果瓣膜适宜球囊连合部切开术，那么处于任何症状水平都可以考虑该方法。由于外科瓣膜置换术的风险更高，通常只适用于至少有Ⅲ级症状的患者。

参考文献

[1] Olson LJ, Subramanian R, Ackermann DM, Orszulak TA, Edwards WD. Surgical pathology of the mitral valve: a study of 712 cases spanning 21 years. Mayo Clin Proc. 1987;62:22–34.

[2] Ruckman RN, Van Praagh R. Anatomic types of congenital mitral stenosis: report of 49 autopsy cases with consideration of diagnosis and surgical implications. Am J Cardiol. 1978;42: 592–601.

[3] Gash AK, Carabello BA, Cepin D, Spann JF. Left ventricular ejection performance and systolic muscle function in patients with mitral stenosis. Circulation. 1983;67:148–54.

[4] Wood P. An appreciation of mitral stenosis. I. Clinical features. Br Med J. 1954;1:1051–63.

[5] Diker E, et al. Prevalence and predictors of atrial fibrillation in rheumatic valvular heart disease. Am J Cardiol. 1996;77:96–8.

[6] Baumgartner H, et al. Echocardiographic assessment of valve stenosis: EAE/ASE recommendations for clinical practice. J Am Soc Echocardiogr. 2009;10:1–25.

[7] Faletra F, et al. Measurement of mitral valve area in mitral stenosis: four echocardiographic methods compared with direct measurement of anatomic orifices. J Am Coll Cardiol. 1996;28:1190–7.

[8] Thomas JD, Weyman AE. Doppler mitral pressure half-time: a clinical tool in search of theoretical justification. J Am Coll Cardiol. 1987;10:923–9.

[9] Messika-Zeitoun D, et al. Evaluation of mitral valve area by the proximal isovelocity surface area method in mitral stenosis: could it be simplified? Eur J Echocardiogr. 2007;8:116–21.

[10] De Agustin JA, et al. Proximal flow convergence method by three- dimensional color Doppler echocardiography for mitral valve area assessment in rheumatic mitral stenosis. J Am Soc Echocardiogr. 2014;27:838–45.

[11] Nishimura RA, et al. 2014 AHA/ACC guideline for the management of patients with valvular heart disease: a report of the American College of Cardiology/American Heart Association Task Force on Practice Guidelines. J Thorac Cardiovasc Surg. 2014;148:e1–e132.

[12] Helvacioglu F, et al. The evaluation of mitral valve stenosis: comparison of transthoracic echocardiography and cardiac magnetic resonance. Eur Heart J Cardiovasc Imaging. 2014;15:164–9.

[13] Cheriex EC, Pieters FA, Janssen JH, de Swart H, Palmans-Meulemans A. Value of exercise Doppler-echocardiography in patients with mitral stenosis. Int J Cardiol. 1994;45:219–26.

[14] Srimannarayana J, Varma RS, Satheesh S, Anilkumar R, Balachander J. Prevalence of left atrial thrombus in rheumatic mitral stenosis with atrial fibrillation and its response to anticoagulation: a transesophageal echocardiographic study. Indian Heart J. 2003;55:358–61.

[15] Gerber MA, et al. Prevention of rheumatic fever and diagnosis and treatment of acute Streptococcal pharyngitis: a scientific statement from the American Heart Association Rheumatic Fever, Endocarditis, and Kawasaki Disease Committee of

the Council on Cardiovascular Disease in the Young, the Interdisciplinary Council on Functional Genomics and Translational Biology, and the Interdisciplinary Council on Quality of Care and Outcomes Research: endorsed by the American Academy of Pediatrics. Circulation. 2009;119: 1541–51.

[16] Guyatt GH, Akl EA, Crowther M, Gutterman DD, Schuünemann HJ. Executive summary: Antithrombotic therapy and prevention of thrombosis, 9th ed: american college of chest physicians evidencebased clinical practice guidelines. Chest. 2012;141:7S–47S.

[17] Monmeneu Menadas JV, et al. Beta-blockade and exercise capacity in patients with mitral stenosis in sinus rhythm. J Heart Valve Dis. 2002;11:199–203.

[18] Ellis LB, Singh JB, Morales DD, Harken DE. Fifteen-to twenty- year study of one thousand patients undergoing closed mitral valvuloplasty. Circulation. 1973;48:357–64.

[19] Ben Farhat M, et al. Percutaneous balloon versus surgical closed and open mitral commissurotomy: seven-year follow-up results of a randomized trial. Circulation. 1998;97:245–50.

[20] Wilkins GT, Weyman AE, Abascal VM, Block PC, Palacios IF. Percutaneous balloon dilatation of the mitral valve: an analysis of echocardiographic variables related to outcome and the mechanism of dilatation. Br Heart J. 1988;60:299–308.

[21] Kim M-J, et al. Long-term outcomes of significant mitral regurgitation after percutaneous mitral valvuloplasty. Circulation. 2006;114:2815–22.

[22] Block PC, Tuzcu EM, Palacios IF. Percutaneous mitral balloon valvotomy. Cardiol Clin. 1991;9:271–87.

[23] Iung B, et al. Immediate and mid-term results of repeat percutaneous mitral commissurotomy for restenosis following earlier percutaneous mitral commissurotomy. Eur Heart J. 2000;21:1683–9.

[24] Olesen KH. The natural history of 271 patients with mitral stenosis under medical treatment. Br Heart J. 1962;24:349–57.

[25] Dean LS, et al. Four-year follow-up of patients undergoing percutaneous balloon mitral commissurotomy. A report from the National Heart, Lung, and Blood Institute Balloon Valvuloplasty Registry. J Am Coll Cardiol. 1996;28:1452–7.

[26] Cohn LH, et al. Long-term results of open mitral valve reconstruction for mitral stenosis. Am J Cardiol. 1985;55:731–4.

[27] Vincens JJ, Temizer D, Post JR, Edmunds LH, Herrmann HC. Long- term outcome of cardiac surgery in patients with mitral stenosis and severe pulmonary hypertension. Circulation. 1995;92:II137–42.

第 22 章　主动脉瓣狭窄
Aortic Stenosis

Anna M. Booher　Michael J. Shea　G. Michael Deeb　**著**

聂文畅　**译**

杨霖健　孙浩宁　**校**

一、定义

主动脉瓣狭窄（aortic stenosis，AS）是工业化国家成人中最常见的瓣膜病变。在美国，尤其是在老年人群中，主动脉瓣钙化狭窄是瓣膜置换的常见适应证。正常的主动脉瓣有三片瓣叶，面积 $2 \sim 3 cm^2$。患者通常直到瓣膜口面积减少 $\geqslant 50\%$，瓣膜面积 $< 1 cm^2$ 时，才表现出主动脉瓣狭窄的相关症状。其中，未经治疗的患者出现症状与其 2 年生存率低于 50% 相关（图 22-1）。相比之下，无症状的成年主动脉瓣狭窄患者诊断后 2 年存活率与年龄及性别匹配的对照组相似[1]。

二、常见病因

主动脉瓣狭窄绝大部分为获得性病变，并发生于原先正常的主动脉瓣（表 22-1）。约 70% 来自于二叶式或三叶式主动脉瓣膜钙化狭窄，15% 继发于风湿性心脏病，其他形式的狭窄占 15%。获得性主动脉瓣狭窄可由类动脉粥样硬化性炎症引起的主动脉瓣叶钙化导致，通常在 60—80 岁时出现。据赫尔辛基老龄化研究表明，75—86 岁人群中约有 3% 患有严重的主动脉瓣狭窄[2]。

约 1% 患者为二叶式主动脉瓣（图 22-2 和图 22-3）。二叶式主动脉瓣的个体较三叶式更易发生主动脉瓣狭窄，且症状发生更早——通常在 30—40 岁。在年龄 < 65 岁的有症状患者中，二叶式主动脉瓣最为常见。二叶式主动脉瓣的患者中男性约为女性的 4 倍。二叶式主动脉瓣有单个融合连接点，从而导致瓣口偏移。受到血液冲击时，以上解剖学特征更易导致瓣膜小叶增厚和钙化，从而使瓣膜固定、瓣口狭窄[3]。二叶式主动脉瓣患者中约有 1/5 合并有相关的心脏异常，如：主动脉缩窄、各种左心室流出道阻塞性病变、室间隔缺损、动脉导管未闭和冠状动脉解剖学异常等，二叶式主动脉瓣亦与 Turner 综合征相关[4]。据报道，多达 30% 的二叶式主动脉瓣患者可发生主动脉根部扩张和动脉瘤，组织学上通常认为其与主动脉中膜变性有关。主动脉根部扩张程度常与血压或瓣膜功能无关。上述线索可提示这些发育异常存在共同的遗传缺陷和发育异常[5]。

在发展中国家，风湿热是主动脉瓣狭窄的常见原因，其导致的主动脉瓣狭窄常合并瓣膜关闭不全。发病时，正常瓣膜首先表现为融合连接，继之出现小叶和瓣环的继发性钙化及挛缩。并且上述患者的二尖瓣也常受到影响。

三、症状

主动脉瓣狭窄患者通常无症状，只有在

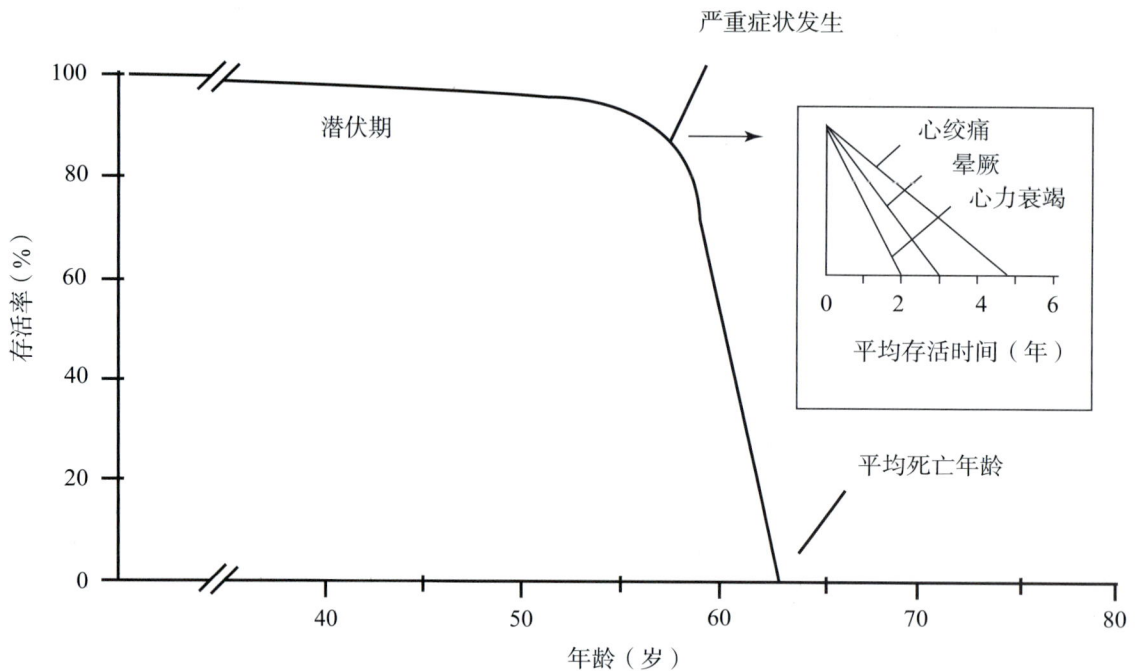

▲ 图 22-1　主动脉瓣狭窄患者的自然病史

在未换瓣的有症状患者中，大约有一半的患者在心绞痛发作后 5 年内死亡，另一半在晕厥发作后 3 年内死亡；并发呼吸困难 / 心力衰竭的患者则多在症状发生 2 年内死亡（经许可引自 Ross 和 Braunwald [24]）

表 22-1　左心室流出道梗阻的常见原因

- 主动脉瓣狭窄
- 动脉硬化及瓣膜钙化
- 先天性（最常见于二叶式主动脉瓣）
- 风湿热
- 动脉粥样硬化：与纯合 II 型高脂血症同样显著的高胆固醇血症可导致粥瘤在瓣膜和冠状动脉内大量沉积

- 主动脉瓣上狭窄（William 综合征）
- 瓣下狭窄

- 左心室流出道
- 分散性室间隔
- 肥厚型心肌病（见前述）
- 离散型肌纤维环
- 主动脉下管状狭窄
- 二尖瓣前叶异常附着

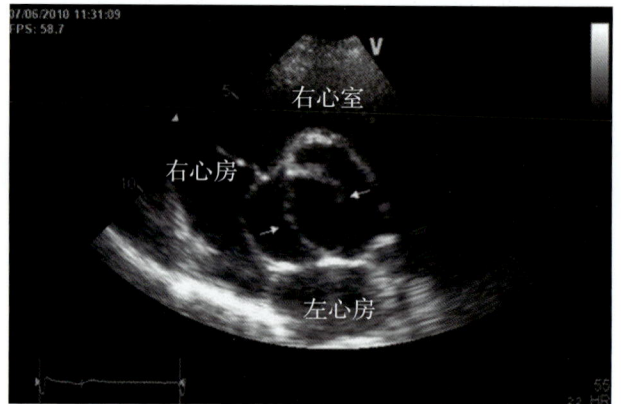

▲ 图 22-2　经胸超声心动图在胸骨旁切面显示二叶式主动脉瓣融合（左右箭）

经许可，引自 Evangelista [26]

瓣膜面积小于正常面积的 50%（正常瓣膜面积＞ 2cm²）或接近 1.0cm² 时才会表现症状。典型症状包括：心绞痛、晕厥和呼吸困难。

约 70% 的主动脉瓣狭窄患者可在无冠状动脉病变时发生心绞痛，主要由左心室增大引起的心肌需氧量增加和冠脉血流储备减少共同导致。但

有研究表明，约有 1/4 的严重主动脉瓣狭窄患者血管造影提示严重冠状动脉病变 [6]。

约 25% 的患者会发生晕厥，通常与运动或劳力有关（见第 5 章）。劳力性晕厥的可能机制如下：运动时周围阻力下降，但心排血量受到狭窄瓣膜的限制；血管减压反应受损、壁内压增加，刺激压力感受器并由此导致的反射性心动过缓和血管

主动脉瓣狭窄

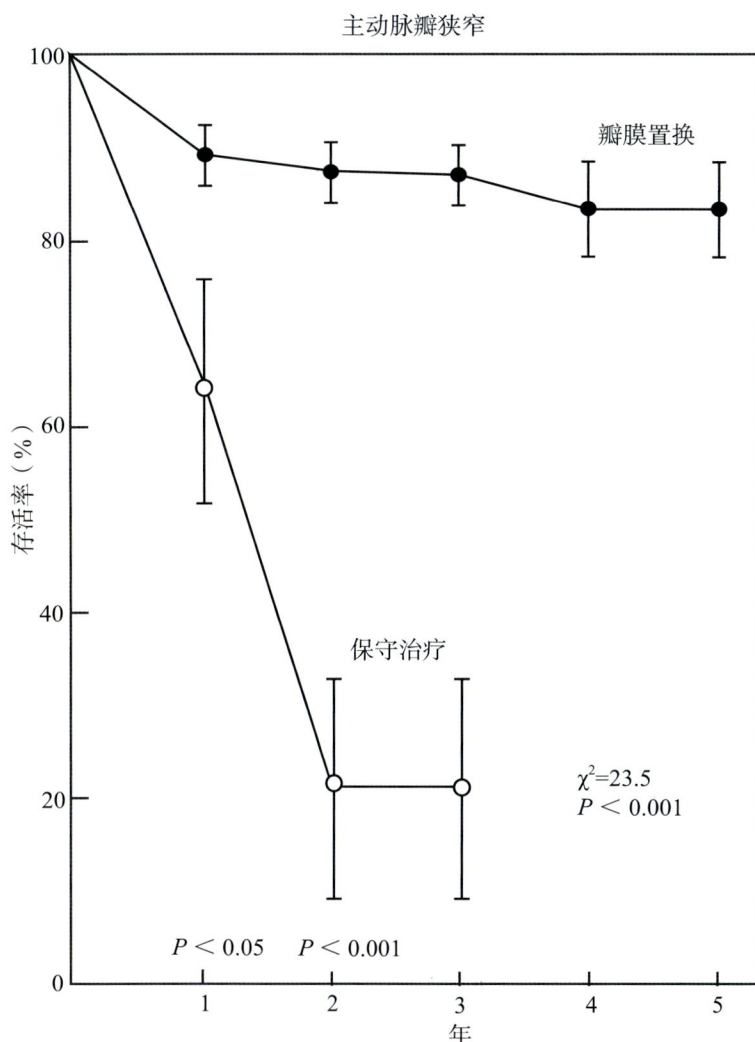

◀ 图 22-3 严重主动脉瓣狭窄患者中，瓣膜置换治疗组生存期优于药物治疗组

经许可，引自 Schwarz [15]

		1	2	3	4	5
瓣膜置换 ●	125	87	51	35	9	0
保守治疗 ○	19	8	2	1	0	0

舒张，也可导致晕厥症状的发生。当主动脉瓣狭窄相关的钙化病变延伸到室间隔的上部时，可发生完全性房室传导阻滞并导致晕厥发作。

呼吸困难和充血性心力衰竭的症状是由左心室舒张末期压力升高引起的，通常在劳力时首先出现。包括夜间阵发性呼吸困难在内的呼吸困难症状均可提示左心功能不全，预后不良。此外，呼吸暂停亦可提示有严重的左心功能不全。主动脉瓣狭窄患者的左心功能不全机制可以为舒张障碍、收缩障碍或两者兼有。收缩功能障碍可由左心室扩大和心肌收缩力降低引起。在早期，常表现为左心室室壁厚度增加和心肌纤维化导致的舒

张功能障碍[7]。因此，尽管心力衰竭是主动脉瓣狭窄的常见表现，许多患者可表现为心排血量减低同时维持正常的射血分数。严重的主动脉瓣狭窄可以充血性心力衰竭为首发表现，由于心排血量减少，此类患者通常存在每搏量减少、心脏扩大并可闻及心脏杂音。

其他症状还包括感染性心内膜炎（见第18章）、猝死及钙化瓣膜引起的急性血栓栓塞（通常导致卒中或一过性黑矇）。有3%～5%的主动脉狭窄患者发生无征兆不明原因猝死，研究表明这可能与患者自身对心脏突发严重梗阻、快速性心律失常或局部缺血的极端不耐受相关。严重主

动脉瓣狭窄患者较少由于瓣膜处存在湍流引起血细胞破坏，而发展为微血管病性溶血性贫血。当主动脉瓣狭窄患者出现无法解释的亚急性疾病时，应考虑可能为感染性心内膜炎。主动脉瓣狭窄患者亦可出现心律失常和传导异常，其中室性心律失常较室上性心律失常更为常见，并可因钙化侵犯房室结而发生房室传导阻滞。

四、体征

轻度主动脉瓣狭窄（压力阶差＜ 50mmHg）者脉搏表现正常，主动脉瓣严重狭窄患者的颈动脉搏动上升支缓慢，搏出量减少，并且上升支存在一个切迹，即折返波。但颈动脉顺应性减低的老年患者可能没有这一异常波形。伴有主动脉瓣关闭不全的患者，可触及水冲脉或闻及双期杂音。心尖搏动增强但未移位提示左心室向心性扩张，而移位的心尖搏动提示左心室扩张，触诊时心底部可触及收缩期震颤。

听诊时可闻及收缩中期递增 - 递减型杂音（菱形杂音），在胸骨右缘第 2 肋间听诊最清楚，杂音强度在呼气相增加。杂音通常放射至颈部和右锁骨处，故在锁骨处听诊似乎比寻找主动脉传导至颈动脉杂音的传统方法更有意义[8]。轻度主动脉瓣狭窄中，杂音的峰值出现在收缩早期，随着狭窄程度进展，杂音的峰值在收缩期的位置延后。杂音响度减低表明左心室功能不全以及心排血量减低。杂音可能显示出 Gallavardin 现象——收缩期喷射性杂音的高频成分传导至心尖区，可被误诊为二尖瓣反流。

当瓣膜钙化时，主动脉瓣第二心音成分可减弱或消失。第二心音中主动脉瓣成分延迟或逆分裂提示存在严重的主动脉瓣狭窄。二叶式主动脉瓣狭窄患者，尤其是年轻患者可在心尖部闻及喷射性咔嗒音。第三心音的出现提示有严重的左心功能不全，而第四心音可提示存在由严重主动脉瓣狭窄导致的心肌肥大及顺应性减低。

五、相关检查

（一）心电图

心电图常可见左心室肥大表现，偶有电轴左偏。左心房肥大者 V_1 导联可显示负性 P 波。一度房室传导阻滞或左束支传导阻滞表明有传导组织钙化。若发生心房颤动，可提示合并有二尖瓣病变或冠状动脉疾病。

（二）胸部 X 线片

胸部 X 线片可显示心脏轮廓扩大，但是，尤其在疾病早期，胸部前后位的心影大小仍可正常。主动脉瓣狭窄患者可在胸部正位片视及主动脉的狭窄后扩张，但其也可能存在于瓣膜下狭窄患者中。主动脉瓣钙化可从侧位片观察到，常见于老年患者。左心衰竭时可出现肺静脉淤血或肺水肿的征象。存在主动脉缩窄时可在胸部 X 线片显示肋骨下缘血管切迹。

（三）超声心动图

超声心动图可用于评估瓣膜解剖结构、瓣膜钙化程度、左心室收缩和舒张功能及左心室肥大程度（表 22-2）。女性发生左心室肥大的概率较高，可导致左心室射血分数偏大（＞ 70%）[9]。超声心动图可用于诊断和评估主动脉瓣狭窄的严重程度。完备的 AS 评估需要采取三种方法：①跨瓣膜血流测定；②平均跨瓣膜压力梯度及跨瓣膜压力峰值测定；③有效瓣口面积计算。主动脉瓣狭窄程度分为轻度（瓣口面积＞ 1.5cm^2），中度（瓣口面积 1.0～1.5cm^2）及重度（面积＜ 1.0cm^2）（表 22-3）。超声心动图还可协助确定梗阻的解剖学位置（即瓣膜处、瓣上或瓣下）。正常的瓣膜外观可除外成年人严重的主动脉瓣狭窄——左心室流出道压力梯度增高可由瓣膜下或瓣膜上阻塞导致。此外，超声心动图检查还可以评估左心室大小、功能和血流。在规律监测已知主动脉瓣狭窄患者症状、体征变化，以及严重主动脉瓣狭窄无症状患者病情时，超声心动图具有重要临床意义。

表 22-2　ACC/AHA 超声心动图推荐建议

I 级：已存在支持超声心动图有效性的证据及共识
- 严重主动脉瓣狭窄患者的诊断和评估
- 左心室大小、功能和血流动力学评估
- 已知主动脉瓣狭窄患者症状体征变化时的再评估
- 已知主动脉瓣狭窄的妊娠期患者血流动力学紊乱程度和心室功能变化评估
- 严重主动脉瓣狭窄的无症状患者每年再评估
- 中度主动脉瓣狭窄的无症状患者每 1~2 年再评估
- 轻度主动脉瓣狭窄的无症状患者每 3~5 年再评估

II a 级：存在支持多巴酚丁胺负荷超声心动图有效性的证据和观点
- 低流量 / 低压力阶差 AS，且左心室功能不全患者的合理评估

ACC/AHA. 美国心脏病学会 / 美国心脏协会（经许可引 Bonow[29]）

表 22-3　主动脉瓣狭窄的严重程度

主动脉瓣狭窄严重程度	主动脉瓣面积(cm²)	平均压力阶差(mmHg)	射流速度(m/s)
正常瓣膜	2~3	—	
轻度	> 1.5	< 25	< 3
中度	> 1.0~1.5	25~40	3.0~4.0
重度	< 1	> 40	> 4

超声多普勒成像可以评估跨瓣压力梯度。瓣膜压力梯度取决于几个因素，包括左心室功能和心排血量；因此，多普勒成像提示疾病严重程度的价值有限。例如，平均跨瓣压力梯度 < 50mmHg 时，瓣膜狭窄可为重度、中度甚至轻度[9, 10]。因此，结合连续性方程算得的有效主动脉瓣面积来确定主动脉瓣狭窄的严重程度更为合理。低排血量、低压力梯度的主动脉瓣狭窄患者需利用多巴酚丁胺负荷超声来评估（图 22-4）。

（四）运动试验

为保证安全性，有症状的 AS 患者禁用运动试验，对无症状成年患者亦不推荐。对于严重狭窄的无症状患者，如果出现异常的血流动力学反应（如低血压）或运动时出现一些隐匿或亚临床的症状表现，应当考虑进行主动脉瓣置换。除衡量严重程度外，在没有诱发症状的特定患者中，运动试验也可用于为体育锻炼提供建议。

（五）心导管介入

心导管检查对确定冠状动脉的解剖结构及证实主动脉瓣狭窄的诊断很有价值（表 22-4）。当使用超声心动图评估瓣膜狭窄严重程度的证据不足时，应使用心导管术进行心脏血流动力学测定。同时测定的左心室和体循环的压力仍是提示 AS 存在和严重程度的标准（图 22-5）。该操作的关键组成部分包括四个方面：①跨瓣血流测定；②跨瓣压力梯度测定；③有效瓣膜面积计算；④主动脉根部的解剖结构确定。二叶式主动脉瓣患者常为左旋支优势型，常有冠状动脉开口位置异常且左主干较短。

六、鉴别诊断

（一）主动脉硬化

主动脉硬化在听诊时可闻及收缩期喷射性杂音，需与主动脉瓣狭窄进行鉴别。其在老年人中更为常见，颈动脉搏动常为正常。超声心动图是确定诊断的必要条件，典型的发现为小叶增厚，无运动受限及跨瓣压力阶差升高[11]。

（二）妊娠期杂音、贫血、甲状腺毒症

这些情况通常表现为心排血量增高，可闻及相关的类主动脉瓣狭窄杂音。超声心动图表现正常，且无明显的主动脉瓣两侧压力阶差。

（三）二尖瓣反流

较短的二尖瓣关闭不全收缩期杂音可被误认为是主动脉瓣狭窄，但二尖瓣反流杂音通常不会传导至颈部。超声多普勒检查是确诊二尖瓣病变的唯一方法。

典型低排血量、低压力梯度的主动脉瓣狭窄，瓣口面积≤1cm²；校正后瓣口面积≤0.6cm²/m²，左心室射血分数＜50%

多巴胺负荷超声心动图［低剂量：上限 20μg/（kg·min）］

负荷超声禁忌或无意义或静息 Q≥250ml/s

负荷情况下平均压力梯度≥40mmHg，射流速度≥4m/s 且 AVA≤1.0cm²，校正后 AVAi≤0.6cm²/m²

负荷情况下平均压力梯度＜40mmHg，射流速度＜4m/s 且 AVA≤1.0cm²，校正后 AVAi≤0.6cm²/m²

负荷情况下平均压力梯度＜40mmHg，射流速度＜4m/s 且 AVA＞1.0cm²，校正后 AVAi＞0.6cm²/m²

AS 严重程度未明

计算预测 AVA（若 ΔQ 变化＞15%）*

主动脉瓣钙化 CT 评分

≤1.0cm²   ＞1.0cm²

假性严重 AS

女性，＜1200AU；男性，＜2000AU

女性，≥1200AU；男性，≥2000AU

真性严重 AS

心力衰竭治疗，并进行临床及超声的密切随访

假性严重 AS

AVR–Ⅰ/ⅡA 级证据适于经股动脉 AVR

符合 TAVR-UNLOAD 临床试验入选标准

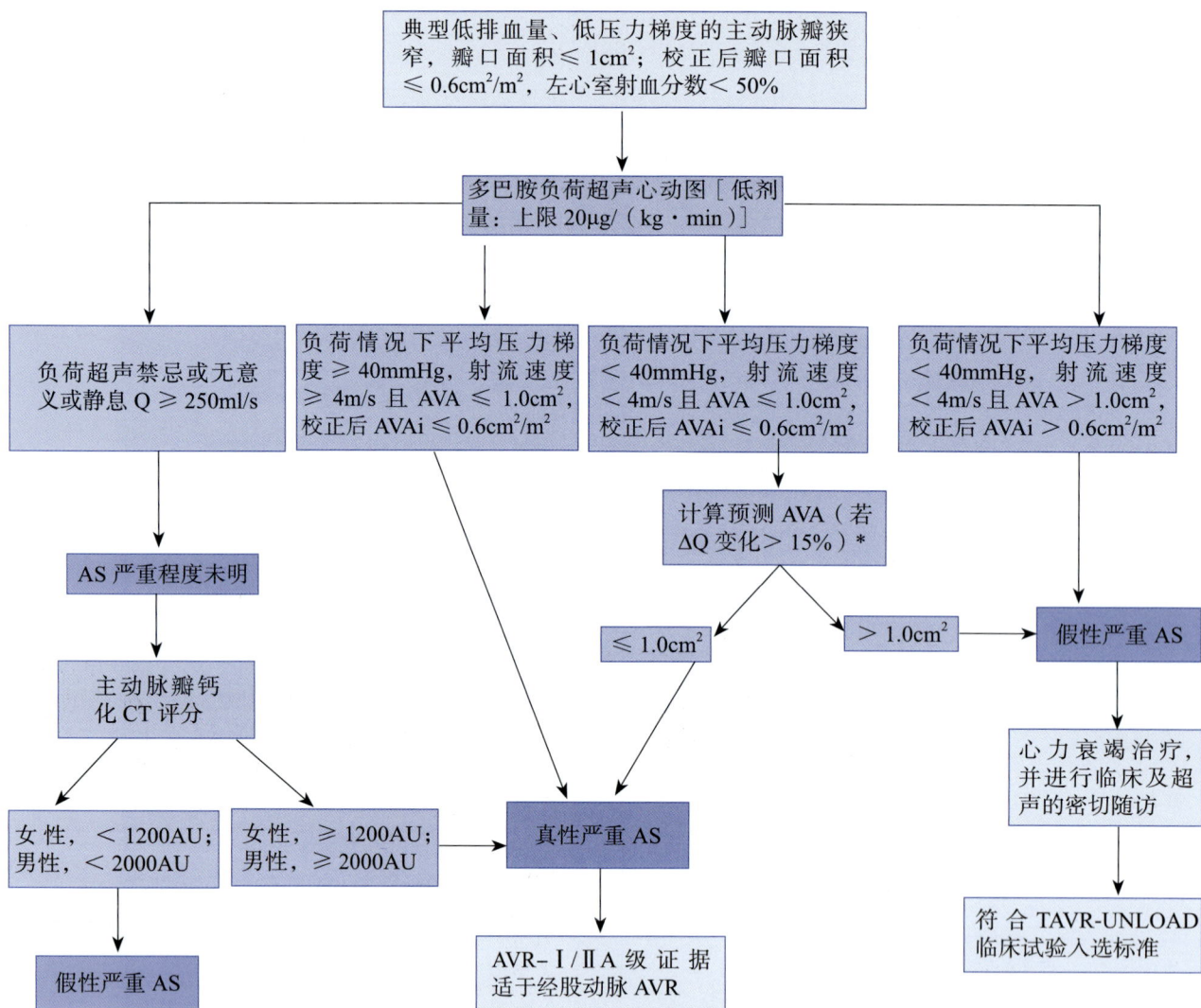

Mohamed-Salah Annabi. Journal of the American Heart Association. Dobutamine Stress Echocardiography in Low-Flow, Low-Gradient Aortic Stenosis: Flow Reserve Does Not Matter Anymore, Volume: 8, Issue: 6, DOI: (10.1161/JAHA. 119.012212)

版权 © 2019 作者 代表美国心脏协会，Wiley Blackwell InC.

▲ 图 22-4　利用多巴酚丁胺负荷超声评估低排血量低压力梯度 AS 患者的临床路径

显示每个亚组在基线和多巴酚丁胺输注后的左心室及升主动脉的压力描记；根据跨瓣压力梯度、心脏指数（收缩储备）及算得的瓣口面积的变化分为三个亚组；Ao. 升主动脉压；AS. 主动脉瓣狭窄；AVA. 瓣口面积；AVR. 主动脉瓣置换；CI. 心脏指数；CO. 心排血量；LA. 左心房（压）；LV. 左心室（压）（经许可引自 Martinez 和 Nishimura [28]）

（四）肥厚型心肌病

肥厚型心肌病也可伴有收缩晚期杂音。鉴别依据是重搏脉、Valsalva 动作可引起杂音增强，以及超声发现室间隔非对称性肥厚、收缩期二尖瓣前叶前移。

（五）室间隔缺损

室间隔缺损可出现胸骨左缘全收缩期杂音伴震颤，并且，超声心动图检查探及跨间隔缺损的射流亦可证实其诊断。

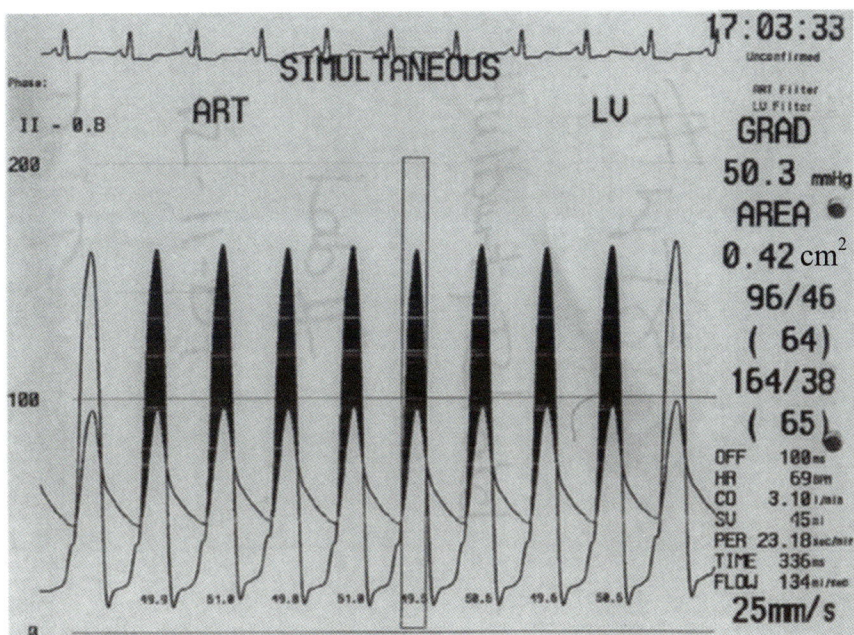

▲ 图 22-5 同时记录左心室和外周动脉压力，并计算跨主动脉瓣的压力梯度（收缩压之间的差异）

七、治疗

（一）生活方式

轻度狭窄的无症状患者的体力活动并不受限。中至重度的无症状患者应避免进行高强度动 / 静态竞技运动。这类患者可安全进行其他形式的运动（低到中等强度的有氧运动），但在开始运动或运动计划之前，建议通过运动试验评估运动能力。

（二）药物治疗

对于需要进行瓣膜置换手术的严重主动脉瓣狭窄患者，暂无药物推荐。而对于非手术指征的患者，常应用药物缓解症状。

患有肺水肿的患者应用利尿药、血管紧张素转化酶抑制药可获益，β 受体拮抗药亦可在排除禁忌后使用。患有心绞痛的患者，合理应用硝酸盐和 β 受体拮抗药可减轻症状。心房颤动患者对严重 AS 耐受程度较低，应进行心脏复律。复律不成功时，应考虑口服胺碘酮及洋地黄治疗。

由于主动脉瓣狭窄的病理过程可与血管动脉粥样硬化相关，因此，降脂治疗等冠心病二级预防被认为可预防主动脉狭窄的进展。几项回顾性研究显示，使用他汀类的患者主动脉狭窄进展有所改善。亦有研究表明，尤其是在较高 LDL 胆固醇水平的患者群体中，他汀类的应用对于减慢

表 22-4 ACC/AHA 关于心导管术的推荐指南

I 级：有证据及共识支持下列指征中心导管术的有效性
- 有冠状动脉疾病风险的 AS 患者 AVR 前进行冠状动脉造影
- 无创检查尚无定论或无创检查结果与严重 AS 的临床表现之间存在差异时，应通过血流动力学测定评估有症状患者的 AS 严重程度
- 若考虑采用自体肺动脉瓣膜替换主动脉术（Ross 手术）且无创性检查未识别出冠状动脉的起源时，应在 AS 患者 AVR 之前进行冠状动脉造影

Ⅱa 级：有观点支持下列指征中心导管术的有效性
- 应用多巴酚丁胺后用于评估低排血量 / 低跨瓣压力梯度 AS 和 LV 功能障碍患者的血流动力学测定

Ⅲ 级：有证据和共识认为下列指征中心导管术对患者无益或有害
- 无创检查充分且与临床表现一致
- 需测定血流动力学指标评估无症状患者的左心室功能和 AS 严重程度

AS. 主动脉瓣狭窄；LV. 左心室；AVR. 主动脉瓣置换

疾病的进展是有益的[12]。然而，最近的一项随机性研究显示，在接受大剂量阿托伐他汀或辛伐他汀联合依折麦布治疗的患者中，主动脉瓣狭窄的进展并未改善[13, 14]。通常情况下，较多主动脉瓣狭窄患者都具备他汀类治疗的传统适应证，应予适当治疗。

（三）主动脉瓣置换

临床上这种疾病的年死亡率可达到 25%，但经 AVR 成功后的存活率接近正常，因此 AVR 是有症状患者的标准治疗方法[15]（图 22-3）。AVR 可促进肥大左心室消退，改善左心室功能，并改善患者的症状及生存质量。单纯高龄不应作为瓣膜置换术的禁忌证。单纯跨瓣压力梯度、瓣膜面积、症状表现等均是 AVR 是否适宜的主要决定因素。人工瓣膜的选择取决于每种材料的已知风险和益处、患者的喜好及患者的个人情况（表 22-5）等。

表 22-5　ACC/AHA 主动脉瓣置换术推荐建议

I 级： 有证据及共识支持下列指征 AVR 的有效性
- 有症状的重度 AS 患者
- CABG 后的重度 AS 患者
- 主动脉或其他瓣膜术后的重度 AS 患者
- 重度 AS 且左心室收缩功能不全（射血分数＜ 50%）

II a 级： 有观点支持下列指征中 AVR 的有效性
- CABG 后，主动脉或其他瓣膜术后的重度 AS 患者

II b 级： 下列指征中 AVR 有效的证据暂不足
- 重度 AS 伴异常运动反应（如低血压）的无症状患者
- 重度 AS 患者有快速进展可能（年龄、钙化和冠状动脉疾病）或曾因症状发作推迟手术的无症状患者
- 有证据（如中至重度瓣膜钙化）表明会快速进展的轻度 AS 患者
- 重度 AS 且瓣膜口面积＜ 0.6cm² 的无症状患者

III 级： 有证据及共识支持下列指征中 AVR 对患者无益或有害
- 无 II a/ II b 级指征发现的无症状患者预防性瓣膜置换术

ACC/AHA. 美国心脏病学会 / 美国心脏协会；AVR. 主动脉瓣置换；AS. 主动脉瓣狭窄；CABG. 冠状动脉旁路移植术（改编自 Bonow 等[29]）

患者的年龄和基础情况可影响预后，包括左心室功能、左心室体积、收缩储备及冠状动脉疾病的存在。一部分平均房室压力阶差较低的主动脉瓣狭窄患者合并有严重的左心功能不全（左心

室射血分数＜ 35%），其手术和围术期的风险明显增高，但总体上仍有良好的 AVR 治疗效果[16-18]。

手术死亡率的预测因素包括人工瓣膜的大小：较小的支架瓣膜（21mm）死亡率为 47%，而较大的支架瓣膜（23mm）死亡率为 15%[19]。如果瓣环较小的患者不可使用 23mm 的人工瓣膜，则应考虑使用同种异体移植物，无支架瓣膜或扩张主动脉根部或瓣环。

尽管无症状的重度主动脉瓣狭窄患者的预期寿命未明显缩短，但并存以下一种或多种特征时建议行 AVR：左心室收缩功能异常，对运动的异常反应（如低血压或心律失常），室性心动过速，瓣膜口面积＜ 0.6cm²。预计行 CABG 或心瓣手术的重度 AS 患者，无论有无症状，均应在手术的同时进行 AVR。在预计行心脏手术的无症状中度 AS 患者中，同时进行 AVR 亦是合理的。对于主动脉瓣狭窄患者来说，进行疾病的预期病程教育并鼓励患者在症状出现后尽快就医非常重要，可促进疾病的及时合理干预。

（四）球囊瓣膜成形术

该方法对婴儿（开放手术效果差）、儿童和年轻人（瓣膜未钙化）适用。

成人钙化性主动脉瓣狭窄的球囊瓣膜成形术有相当高的死亡率。因此，仅推荐球囊瓣膜成形术作为血流动力学不稳定的高危患者 AVR 手术前的"桥梁"，以及有严重并发症或需要紧急非心脏手术的患者的姑息治疗手段[20]。

（五）经皮主动脉瓣置换

非传统开放手术适应证的严重主动脉瓣狭窄患者死亡率很高。近年来，以低有创性方式为高风险患者进行瓣膜置换的治疗手段，因其并不将患者置于与开胸手术和体外循环相关的额外风险中而受到更多关注。经导管经皮主动脉瓣置换术（transcatheter percutaneous aortic valve replacement，TAVR）最早是在 20 世纪 90 年代的动物模型中发现。2002 年，Cribier 等证明了

该疗法在不可手术的重度主动脉瓣狭窄患者中的可行性[21]。早期经验性使用股静脉穿刺经房间隔进入左心。随后的技术发展已开始使用经皮股动脉入路。该技术的第一个大规模临床试验的结果于 2010 年发表。PARTNER B 试验将 TAVR 与药物治疗（药物治疗组 83% 的病例进行球囊主动脉瓣成形术）进行了比较。尽管 TAVR 发生卒中和血管（穿刺部位）事件的风险更高，但其仍具有较低的死亡率及再次住院率，并可缓解症状[22]。随后，PARTNER A 试验入组了符合手术适应证的高危患者，发现 TAVR 与开放 AVR 手术具有相似的 1 年生存率，但 TAVR 组具有更高的卒中和血管并发症风险[23]。PARTNER A 和 B 均使用 Edwards SAPIEN 瓣膜系统（Edwards Lifesciences）。2011 年 11 月，Edwards SAPIEN 瓣膜装置获得了 FDA 批准，可用于高风险患者。其他类型的瓣膜装置目前正在开发中（图 22-6）。

这项技术的早期局限性包括粗径导丝导致股动脉穿刺部位并发症的高发生率；但是，随着技术的发展，细径导丝的应用使此项限制的影响减低。另外，对于无法经股动脉入路的患者，已可使用其他入路方式进行操作，包括锁骨下 / 腋动脉入路及经心尖穿刺方法。在 2019 年，TAVR 的适应证已扩大到包括低危患者，并在某些二叶式主动脉瓣患者中安全性亦得到证明。这种技术在持续快速发展。

八、预后和随访

无症状的主动脉瓣狭窄患者的预期寿命正常（图 22-1）。但是，一旦出现症状，死亡的风险就会大大增加。若不置换主动脉瓣，心绞痛症状发作的患者中约有 50% 在 5 年内死亡，晕厥发作的患者中约有 50% 在 3 年内死亡。呼吸困难或心力衰竭患者多在症状发作后 2 年内死亡[24]。严重先天性主动脉瓣狭窄的患者中有 20% 在儿童时期死亡，其主要死因是进行性心力衰竭。因此，应当监测轻至中度主动脉瓣狭窄的患者瓣膜狭窄的进展或症状的发作，并对需要警惕的症状进行合理宣教。

应监测已进行瓣膜置换术的患者人工瓣膜（尤其是生物瓣膜）的功能，并预防心内膜炎的发生[25]。

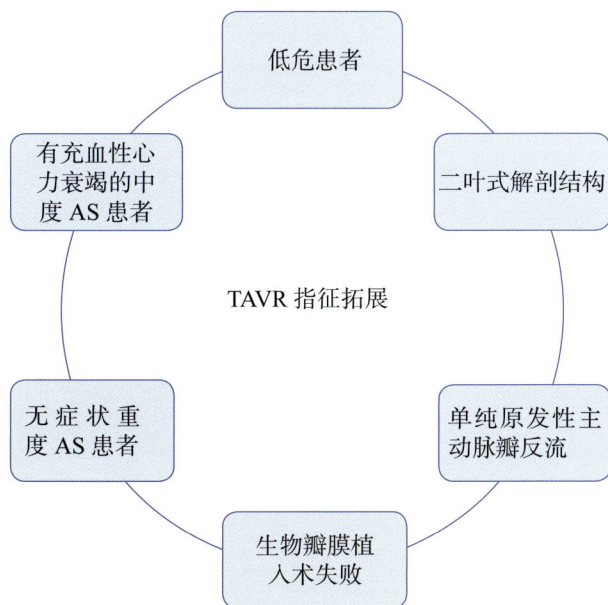

◀ 图 22-6 TAVR 的指征拓展
经许可，引自 Franzone 等[27]

实践要点

- 主动脉瓣狭窄较为常见，并且随年龄增长发病率不断增加。
- 症状发作患者 2 年生存率 < 50%。相比之下，无症状主动脉瓣狭窄的成年患者临床预后良好。
- 重度主动脉瓣狭窄的临床体征包括脉压小、第二心音减弱、第二心音延迟或逆分裂、心尖搏动增强、第四心音及心力衰竭的体征。
- 跨瓣压力阶差取决于包括左心室功能的数个因素；因此，它不能单独指示疾病的严重程度。使用瓣口面积和形态来确定主动脉瓣狭窄的严重程度更为合理。
- 出于安全考虑，不鼓励对无症状的重度 AS 成年患者进行运动试验，并禁忌在有症状患者中进行。在无症状患者中，异常的血流动力反应（如低血压）或运动引起的隐匿症状提示符合 AVR 的适应证。
- 轻度 AS 的成年患者可以参加竞技运动。如果运动试验（处于预期的体力负荷水平）显示出高风险特征，则无症状的中度 AS 患者可以参加较低强度的体育活动。患有重度 AS 或有症状的中度 AS 的患者不应参与竞技类活动。
- 尚未证明药物治疗可有效延迟 AS 进展，并且对于严重症状性狭窄的患者来说，药物治疗不应替代手术治疗。
- 主动脉瓣狭窄的球囊瓣膜成形术可有相当高的死亡率，因此它仅被推荐作为血流动力学不稳定的高危患者 AVR 术前的"桥梁"，及有严重并发症或需要紧急非心脏手术的患者的姑息治疗手段。
- 开放主动脉瓣置换术仍然是重度症状性主动脉瓣狭窄的标准治疗手段；但是，包括经导管主动脉瓣置换术在内的新技术有望治疗非传统开放手术适应证的高危患者。

参考文献

[1] Pellikka PA, et al. The natural history of adults with asymptomatic, hemodynamically significant aortic stenosis. J Am Coll Cardiol. 1990;15(5):1012–7.

[2] Supino PG, et al. The epidemiology of valvular heart disease: a growing public health problem. Heart Fail Clin. 2006;2(4):379–93.

[3] Robicsek F, et al. The congenitally bicuspid aortic valve: how does it function? why does it fail? Ann Thorac Surg. 2004;77(1):177–85.

[4] Siu SC, Silversides CK. Bicuspid aortic valve disease. J Am Coll Cardiol. 2010;55(25):2789–800.

[5] Loscalzo ML, et al. Familial thoracic aortic dilation and bicommissural aortic valve: a prospective analysis of natural history and inheritance. Am J Med Genet A. 2007;143A(17):1960–7.

[6] Green SJ, et al. Relation of angina pectoris to coronary artery disease in aortic valve stenosis. Am J Cardiol. 1985;55(8):1063–5.

[7] Weidemann F, et al. Impact of myocardial fibrosis in patients with symptomatic severe aortic stenosis. Circulation. 2009;120(7):577–84.

[8] Spodick DH, et al. Clavicular auscultation. Preferential clavicular transmission and amplification of aortic valve murmurs. Chest. 1976;70(03):337–40.

[9] Carroll JD, et al. Sex-associated differences in left ventricular function in aortic stenosis of the elderly. Circulation. 1992;86(4):1099–107.

[10] Dumesnil JG, Pibarot P, Carabello B. Paradoxical low flow and/or low gradient severe aortic stenosis despite preserved left ventricular ejection fraction: implications for diagnosis and treatment. Eur Heart J. 2010;31(3):281–9.

[11] Otto CM, et al. Association of aortic-valve sclerosis with cardiovascular mortality and morbidity in the elderly. N Engl J Med. 1999;341(3):142–7.

[12] Moura LM, et al. Rosuvastatin affecting aortic valve endothelium to slow the progression of aortic stenosis. J Am Coll Cardiol. 2007;49(5):554–61.

[13] Cowell SJ, et al. A randomized trial of intensive lipid-lowering therapy in calcific aortic stenosis. N Engl J Med.

2005;352(23):2389–97.

[14] Rossebo AB, et al. Intensive lipid lowering with Simvastatin and Ezetimibe in aortic stenosis. N Engl J Med. 2008;359(13):1343–56.

[15] Schwarz F, et al. The effect of aortic valve replacement on survival. Circulation. 1982;66(5):1105–10.

[16] Monin JL, et al. Low-gradient aortic stenosis: operative risk stratification and predictors for long-term outcome: a multicenter study using dobutamine stress hemodynamics. Circulation. 2003;108(3):319–24.

[17] Quere JP, et al. Influence of preoperative left ventricular contractile reserve on postoperative ejection fraction in low-gradient aortic stenosis. Circulation. 2006;113(14):1738–44.

[18] Pereira JJ, et al. Survival after aortic valve replacement for severe aortic stenosis with low transvalvular gradients and severe left ventricular dysfunction. J Am Coll Cardiol. 2002;39(8):1356–63.

[19] Connolly HM, et al. Severe aortic stenosis with low transvalvular gradient and severe left ventricular dysfunction: result of aortic valve replacement in 52 patients. Circulation. 2000;101(16):1940–6.

[20] Otto CM, et al. Three-year outcome after balloon aortic valvuloplasty. insights into prognosis of valvular aortic stenosis. Circulation. 1994;89(2):642–50.

[21] Cribier A, et al. Percutaneous transcatheter implantation of an aortic valve prosthesis for calcific aortic stenosis: first human case description. Circulation. 2002;106(24):3006–8.

[22] Leon MB, et al. Transcatheter aortic-valve implantation for aortic stenosis in patients who cannot undergo surgery. N Engl J Med. 2010;363(17):1597–607.

[23] Smith CR, et al. Transcatheter versus surgical aortic-valve replacement in high-risk patients. N Engl J Med. 2011;364(23):2187–98.

[24] Ross J Jr, Braunwald R. Aortic stenosis. Circulation. 1968;38(1 Suppl):61–7.

[25] Wilson W, et al. Prevention of infective endocarditis: guidelines from The American Heart Association: a guideline from The American Heart Association Rheumatic Fever, Endocarditis, And Kawasaki Disease Committee, Council On Cardiovascular Disease In The Young, And The Council On Clinical Cardiology, Council On Cardiovascular Surgery And Anesthesia, And The Quality Of Care And Outcomes Research Interdisciplinary Working Group. Circulation. 2007;116(15):1736–54.

[26] Evangelista A. Bicuscip aortic valve and arotic root disease. Curr Cardiol Rep. 2011;13:234–41.

[27] Franzone A, Pilgrim T, Stortecky S, et al. Evolving indications for transcatheter aortic valve interventions. Curr Cardiol Rep. 2017;19:107.

[28] Martinez MW, Nishimura RA. Approach to the patient with aortic stenosis and low ejection fraction. Curr Cardiol Rep. 2006;8:90–5.

[29] Bonow RO, Carabello B, Chaterjee K, et al. ACC/AHA guidelines for the management of patients with valvular heart disease: executive summary. a report of the American College of Cardiology/ American Heart Association task force on practice guidelines (committee on management of patients with valvular heart disease). Circulation. 2006;114:e84–e231.

第23章 三尖瓣/肺动脉瓣疾病
Tricuspid/Pulmonary Valve Disease

Vincent E. Brinkman　著

聂文畅　译

杨霖健　孙浩宁　校

一、常见病因

（一）三尖瓣

三尖瓣关闭不全是右心系统最常见的瓣膜病变。三尖瓣轻度反流可在大多数病例其他疾病诊治过程中偶然发现，较为普遍。一些研究表明，在临床过程中有70%以上的三尖瓣反流是通过超声心动图偶然发现的[1]。在没有任何其他症状时，三尖瓣反流仅提示良性病变。某些"病理性"三尖瓣关闭不全可由三尖瓣变性或功能紊乱所致。任何会增加右心室压力或容积，进而导致三尖瓣环扩张的因素都可能导致功能性反流，这些因素通常来源于左心。某些患者可有左心衰竭、二尖瓣狭窄或关闭不全。除左心疾病外，诸如右心室心肌梗死或肺栓塞等的疾病亦可导致右心室扩张和三尖瓣反流。原发性三尖瓣病变通常是由于风湿性心脏病（几乎总合并二尖瓣和主动脉瓣膜病变），亦可由Epstein综合征等先天性缺陷导致。三尖瓣狭窄相对少见，但也可由风湿性心脏病，先天性疾病或某些系统性疾病如类癌综合征引发[2]。

（二）肺动脉瓣

肺动脉瓣狭窄通常由导致瓣膜小叶融合的先天性缺陷引起，也可由类癌综合征或风湿性心脏病导致。肺动脉瓣关闭不全通常是肺动脉瓣狭窄扩张术后的不良结果，可见于法洛四联症患者中[3]。除此之外，引起主肺动脉扩张的疾病也会导致肺动脉瓣关闭不全，如肺动脉高压或某些结缔组织疾病。

二、临床表现

右心瓣膜病变多继发于左心疾病，常难以确定原发病因。随着右心瓣膜疾病的进展，患者可出现右心衰竭的症状，如乏力、全身水肿、腹胀、腹水、呼吸困难和气促。单纯的右心瓣膜病变常无肺淤血症状，但仍需强调，右心瓣膜病变通常由左心疾病引起。

（一）三尖瓣

轻中度三尖瓣关闭不全通常不会引起明显的症状。重度三尖瓣关闭不全随疾病进展可出现进行性右心衰竭，伴有乏力、气促，以及下肢水肿、腹胀。听诊时，胸骨左缘可闻及全收缩期杂音。杂音响度常随着吸气时三尖瓣处血流增加而增强。随右心衰竭及右心扩张的进行性发展，颈静脉可呈明显的V波搏动，可闻及第三心音奔马律，触及心前区抬举样搏动。合并肺动脉高压会导致第二心音肺动脉瓣成分亢进。周围性水肿可与肝大伴搏动一同出现。

三尖瓣狭窄通常伴有左心瓣膜病变。听诊时，有时可于胸骨左缘闻及低调舒张早期杂音，杂音响度亦会随吸气增加。因为心房收缩时下游三尖瓣狭窄导致血液逆流，颈静脉检查可显示出明显的 "a" 波。与三尖瓣关闭不全类似，三尖瓣狭窄的进展期通常会表现右心衰竭的相关体征。

（二）肺动脉瓣

多数原发性肺动脉瓣病变本质上是先天性的，并可在年幼时发病。对于获得性瓣膜病而言，肺动脉瓣反流的最常见原因是肺动脉高压导致的肺动脉瓣环扩张；因此，其主要前驱症状来自肺动脉高压而不是单纯瓣膜反流。多数单纯性肺动脉瓣反流患者会在相当长的时间内不表现任何症状。在出现症状的患者中，通常表现为由于进行性右心室扩大引起的右心衰竭症状。肺动脉瓣功能不全的杂音通常可在舒张期于胸骨左缘闻及。随着进行性右心室重构，可查及奔马律、右心室心前区膨隆及右心房压力升高。

肺动脉瓣狭窄的典型特征是胸骨左缘可闻及收缩中期渐强 / 渐弱杂音，有时也可闻及喷射性咔嗒音。这种咔嗒音是少数杂音响度随吸气减轻的右心瓣膜病变之一。同样，肺动脉瓣狭窄患者通常在相当长的一段时间内没有症状，症状表现也来自于上述原因导致的进行性右心衰竭。

三、辅助检查

心电图有时可显示与右心瓣膜病相关的非特异性改变。单纯性三尖瓣狭窄患者可观察到右心房扩大，但同时右心室大小正常。而病情进展的孤立三尖瓣反流患者中，可看到右心房和右心室均扩大。肺动脉瓣反流患者有右心室扩大，肺动脉瓣狭窄患者可以观察到肺动脉高压时的右心室肥大特征。

胸部 X 线检查可能显示右侧瓣膜病变导致的房室增大。三尖瓣和肺动脉瓣反流对会增加右心室的容量负荷，从而导致右心室扩大。三尖瓣关闭不全和狭窄的患者可见右心房增大。肺动脉瓣狭窄早期，右心室肥大是向心的。可在 X 线片看到肺动脉主干的狭窄后扩张。如上所述，这些瓣膜病变多继发于左心功能障碍，可见肺淤血的 X 线特征，但在孤立性右心瓣膜病变中常无肺淤血。

超声心动图是诊断和监测心脏瓣膜疾病的主要手段。由于右心结构靠近胸壁，经胸超声心动图检查相比经食管超声的评价性能往往更高。除了评估各种瓣膜疾病的存在和严重程度之外，超声心动图还可以评估其病因及左心瓣膜疾病、右心瓣膜外观。根据右心室容积和功能评估瓣膜对心脏的血流动力学影响尤其重要。可通过右心室的功能和大小进行瓣膜疾病定性判断，但是由于右心室形状的不规则性，此方法的准确性有限。其他包括组织多普勒和角位移参数可用作右心室功能的替代标志[4]。此外，包括室间隔变平在内的右心室压力超负荷的征象可提示右心室压力升高。心脏 MRI 适宜用来评估右心室的大小和功能，在可行的情况下可以作为金标准[5]。

三尖瓣关闭不全时，瓣膜的外观会随彩色多普勒反流束的形状和大小、肝静脉血流反流及多普勒速度测定的形状显现出来（图 23-1）。根据以上因素，分别定义三尖瓣关闭不全为轻度、中度或重度[6]。可利用三尖瓣关闭不全的峰值多普勒速度（图 23-2），使用改良的 Bernoulli 方程估算右心室收缩压（RVSP）。

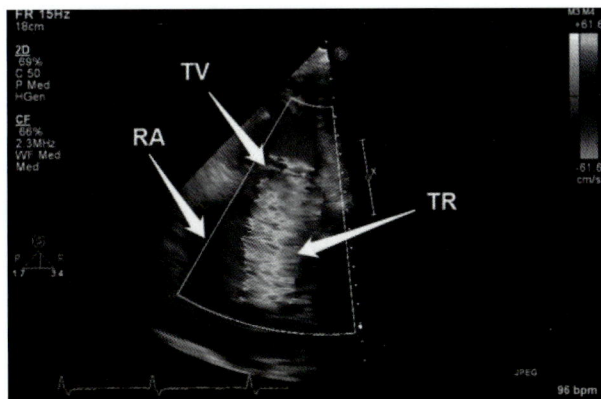

▲ 图 23-1　此图显示超声下中度三尖瓣反流（TR）：彩色多普勒射流经三尖瓣（TV）进入右心房（RA）（此图的彩色版本见书末）

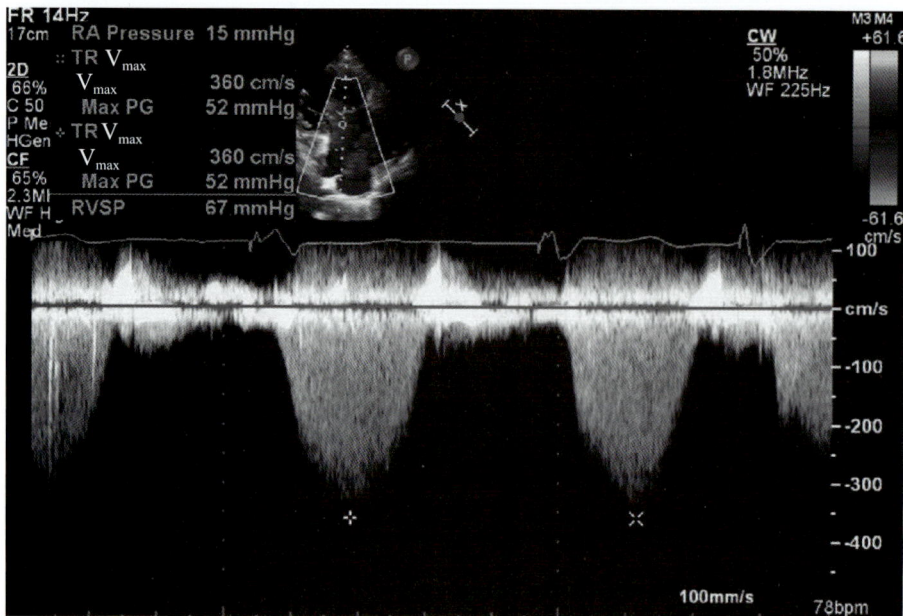

◀ 图 23-2　三尖瓣区域的多普勒速度描迹；跨瓣的峰值速度为 360cm/s；使用校正后的伯努利方程进行计算，可得到最大压力梯度为 52mmHg；估算右心房压力为 15mmHg，将上述两值相加即可得到右心室收缩压为 67mmHg（此图的彩色版本见书末）

$$RVSP = 4 \times （多普勒三尖瓣峰值血流速度）^2 + 右心房压$$

可根据下腔静脉的形状估算右心房压，若无肺动脉狭窄，则可以将右心室收缩压用作肺动脉压的替代指标。

三尖瓣狭窄可来源于瓣膜小叶的增厚和钙化，其严重程度可以通过跨瓣的压力梯度来估计。瓣膜面积 ≤ 1cm² 时即有临床意义。由于三尖瓣两侧的跨瓣压往往很低，平均压力梯度 ≥ 5mmHg 即可认为是重度狭窄[7]。

肺动脉瓣关闭不全较少出现，并较少产生临床影响。与三尖瓣关闭不全一样，要根据瓣膜的外观、彩色多普勒射流，以及其他的定量多普勒参数，来判断关闭不全的严重程度。对于肺动脉狭窄患者，判断狭窄严重程度的首要方法是通过超声多普勒推导的跨瓣压力梯度（图 23-3）。当压力梯度峰值 > 36mmHg 时可认为是跨瓣压升高，> 64mmHg 则为跨瓣压重度升高[7]。上述计算结果仍由校正后的伯努利方程计算得出。超过 36mmHg 的峰梯度即被认为是增高，> 64mmHg 则可判定为重度增高[7]。需要再次使用校正的伯努利方程式进行计算。

心导管检查也可用于评估右心压力及跨瓣膜压力梯度。若声学图像清晰及三尖瓣显著关闭不全时，便不必要使用心导管检查来评估右心室压力。但心导管检查仍然是测量肺动脉压力的金标准，能准确测量三尖瓣不完全反流患者的右心压力。

四、鉴别诊断

（一）三尖瓣狭窄

大多数三尖瓣狭窄继发于风湿性心脏病[8]，常合并二尖瓣和主动脉瓣病变。其他病因包括先天性疾病，嗜酸性心内膜炎（Loffler 心内膜炎），人工瓣膜功能障碍和类癌。除瓣膜形态外，大赘生物或右侧心脏肿瘤（包括延伸至右心房的肾细胞癌）均可导致类似三尖瓣狭窄的症状（表 23-1）。

表 23-1　三尖瓣狭窄的病因

- 先天性疾病
- 风湿性心脏病
- 类癌综合征
- Loffler 心内膜炎
- 人工瓣膜功能障碍
- 心房肿瘤或肾细胞癌
- 心内膜炎

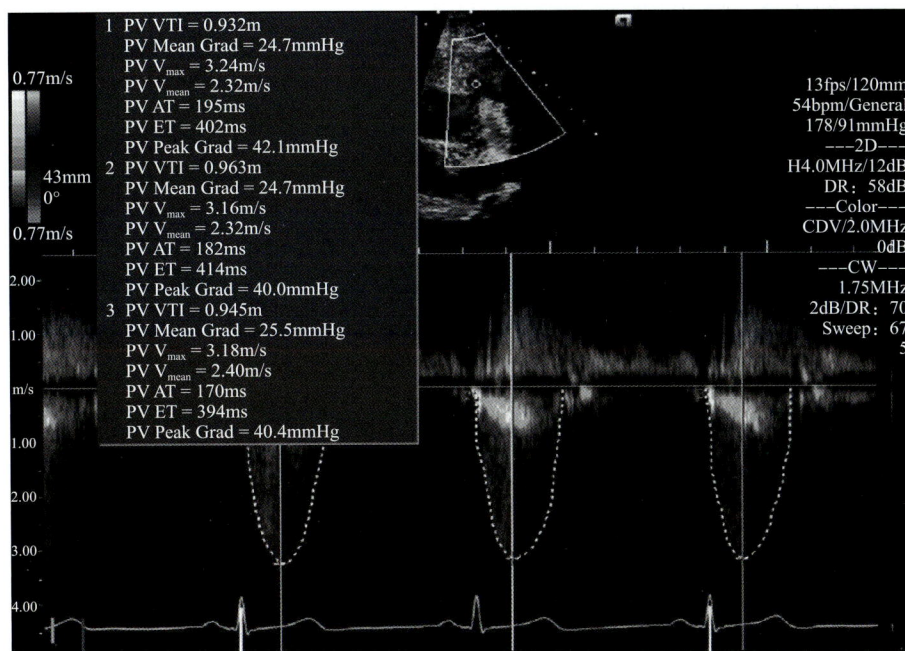

◀ 图 23-3 经肺动脉瓣的完整多普勒速度描迹；本案例中，峰值速度为 3.2m/s，表明压力梯度峰值为 40mmHg（此图的彩色版本见书末）

类癌是一种常累及胃肠道的罕见肿瘤，最初可表现为腹泻和皮肤潮红，并可因尿中 5- 羟吲哚乙酸水平升高发现。肿瘤分泌的血管活性物质会导致右心瓣膜逐渐瘢痕化（图 23-4）。但由于这些血管活性物质可被肺部代谢，因此除非有肺类癌或血流动力学右至左分流（房间隔缺损等），左侧瓣膜通常不发生瘢痕化[9]。

（二）三尖瓣反流

三尖瓣关闭不全可分为原发性（瓣膜病变）和继发性（瓣膜正常）（表 23-2）。其中，原发性三尖瓣疾病是较为少见的[10]。如上所述，类癌瓣膜疾病，Loffler 心内膜炎和风湿性心脏病也可引起三尖瓣关闭不全。有几种先天性缺陷也可引起严重的瓣膜反流，包括 Epstein 病等。在 Epstein 病中，三尖瓣小叶异位于瓣环顶部。患者可在儿童期和成年期发病，并表现为不同程度的三尖瓣关闭不全[11]。除此之外，外伤、心内膜炎、放射疗法或三尖瓣脱垂或假体功能障碍亦可使三尖瓣功能异常。放置起搏器导线、心内膜活检或中心静脉置管也可直接造成瓣膜小叶损伤或被栓系。

继发性三尖瓣关闭不全可由扩张右心室和三尖瓣环的相关因素引起，进而导致小叶闭合不

全，然后导致反流。最常见的病因为左心室疾病，亦可由左心衰竭，舒张性心功能不全或左侧瓣膜疾病（主要是二尖瓣狭窄或反流）引起。除左心疾病外，先天性心脏病引起的肺动脉高压，右心室梗死或右心室容量超负荷还可导致右心室增大，继而引起三尖瓣关闭不全。辨别反流是继发性还是原发性通常很困难。其主要的诊断依据是超声心动图，其能使瓣膜形态可视化，还可评估心室内压力。若心室内压力显著升高，则表明三尖瓣关闭不全为继发性。

（三）肺动脉瓣狭窄

肺动脉狭窄通常由先天性疾病导致，包括法洛四联症或二叶式肺动脉瓣[12, 13]。多在儿童时期被诊断，也可以在成年期发病。其他原因包括类癌瓣膜病、风湿性疾病或人工瓣膜功能障碍（表 23-3）。

（四）肺动脉瓣关闭不全

与三尖瓣关闭不全相似，肺动脉瓣关闭不全可原发性或继发性（引起瓣环扩张的疾病）导致[12]。瓣膜小叶可因类癌综合征、心内膜炎、风湿病或先天性疾病导致结构或功能异常。此外，

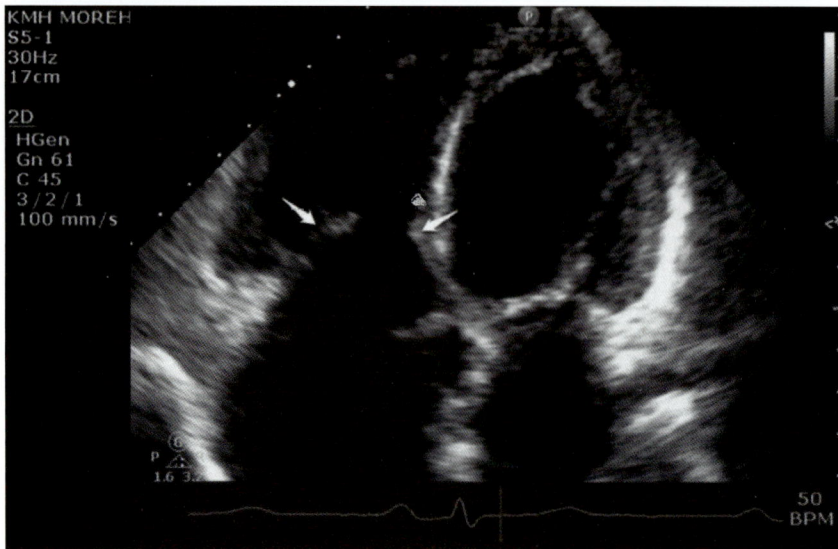

◀ 图 23-4　类癌综合征的三尖瓣超声

有三尖瓣小叶增厚和回缩（箭）；图中心脏处于收缩期，小叶瓣膜顺应性减低导致严重的三尖瓣关闭不全

瓣膜手术（先前心脏手术或瓣膜成形术）或导管的放置（气囊抽出时未排空，主要是 Swan-Ganz 导管）也可导致反流。引起继发性肺动脉瓣关闭不全的疾病包括肺动脉高压或肺动脉瘤（有时可与马方综合征相关）等（表 23-4）。

五、并发症

最终，严重的右心瓣膜疾病导致右心容量和压力负荷进行性升高。主要症状包括活动耐量减低和呼吸困难，并最终导致右心功能不全并伴有水肿、肝大、肝功能不全和腹水。一些患者发展为严重症状，导致顽固性右心衰竭甚至死亡，而部分患有严重原发性瓣膜关闭不全的患者可多年没有症状[14]。

心内膜炎是另一种潜在的并发症。右心心内膜炎通常是由于静脉内注射毒品引起。通常三尖瓣心内膜炎更为常见，但肺动脉瓣内膜炎也可发

表 23-2　三尖瓣反流的病因

原发性
- 风湿性心脏病
- 先天性心脏病
- 三尖瓣脱出
- 心肌梗死后肌纤维环断裂
- 心内膜炎
- 颈动脉窦综合征
- Loffler 心内膜炎
- 外伤
- 起搏器导线
- 中心静脉置管
- 人工瓣膜功能障碍

继发性
- 肺动脉高压
- 左心衰竭
- 右心衰竭
- 左心瓣膜疾病
- 肺动脉瓣关闭不全或狭窄
- 伴有容量超负荷的房间隔缺损
- 右心梗死

表 23-3　肺动脉瓣狭窄的病因

- 先天性瓣膜病
- 风湿性疾病
- 瓣膜下或瓣膜上狭窄
- 类癌综合征
- 心内膜炎
- 人工瓣膜功能障碍

表 23-4　肺动脉瓣反流的病因

原发性
- 先前手术史（瓣膜成形术）
- 先天性
- 心内膜炎
- 外伤
- 类癌综合征

继发性
- 肺动脉瘤（马方综合征或先天性因素）
- 肺动脉高压

生。一篇综述表明，有 12% 的心内膜炎累及三尖瓣，而累及肺动脉瓣膜的仅占 1%[15]。右心瓣膜的结构异常会增加心内膜炎风险，但是许多右心瓣膜心内膜炎患者在感染前瓣膜结构正常。长期留置静脉置管和人工装置（如起搏器）也会增加患内膜炎的风险。金黄色葡萄球菌是最常见的病原体，其他病原体包括草绿色链球菌、肠球菌和凝固酶阴性葡萄球菌[15]。心内膜炎患者常伴发败血症，还可发生栓塞事件或脓肿形成。

六、治疗

（一）三尖瓣狭窄

三尖瓣狭窄的药物治疗主要是使用襻利尿药对容量进行管理，以减轻水肿和肝淤血的症状。由于三尖瓣狭窄的发生率较低；因此，关于三尖瓣狭窄的介入治疗方面的数据很少。通常，如果患者存在严重的三尖瓣狭窄并预计接受左侧瓣膜疾病的手术，应同时进行三尖瓣手术（修复或置换）。经皮球囊瓣膜成形术已证实对其有效，但因大多数三尖瓣狭窄患者也同时伴有关闭不全而较少采用[16]。若患者已进行了最佳的利尿药治疗，但仍存在症状，则可考虑手术[17]。

（二）三尖瓣关闭不全

由于大多数三尖瓣关闭不全继发于左心疾病或肺动脉高压，因此治疗重点在于处理原发疾病。对于单纯的三尖瓣关闭不全，药物治疗的重点是容量管理。利尿药可以减轻水肿和淤血的症状。对于拟行左心瓣膜手术的严重三尖瓣关闭不全患者，应同时进行三尖瓣手术[17]。原发性及继发性三尖瓣关闭不全均应如此。三尖瓣术式应优选瓣膜修复来完成，但有时也可因瓣膜小叶结构异常选择瓣膜置换术。对于仅有中等程度的继发性三尖瓣关闭不全或有左心瓣膜手术史的右心衰竭患者，在可行的情况下，也建议进行三尖瓣修复。

对于单纯的重度原发性三尖瓣关闭不全患者，初始建议进行药物治疗。如果患者在药物治疗期间仍存有症状，且没有肺动脉高压，择期手术可使其获益。虽现存数据匮乏，但有部分研究表明，患有严重的原发性三尖瓣关闭不全且发展为右心衰竭的患者死亡率较高。因此，如果有右心室扩大或运动功能减退的迹象，对无症状或轻症患者手术治疗亦是合理的[18]。

（三）肺动脉瓣狭窄

肺动脉瓣狭窄患者多于儿童时期接受诊治，但也有部分患者成年期才被诊断。在需要对肺动脉瓣进行干预的患者中，球囊成形术是首选方法，通常可获得良好的临床效果。若瓣膜解剖结构良好，且肺动脉瓣反流在中度以下，则建议对跨瓣峰值压力梯度超过 60mmHg 或有症状且跨瓣峰值压力梯度超过 50mmHg 的患者进行球囊瓣膜成形术[19]。若瓣膜不适宜球囊瓣膜成形术（如患者出现重度反流或瓣环发育不良），则建议行外科手术进行瓣膜置换。

（四）肺动脉瓣关闭不全

如果肺动脉关闭不全是由于肺动脉高压引起的，则治疗应侧重于处理肺动脉高压，而非手术干预。对于原发性重度肺动脉瓣关闭不全患者，有症状出现时则建议更换瓣膜。此外，如无症状患者有重度反流，并有中至重度右心室增大或功能障碍的证据，或出现新的心律失常（房性或室性），则应考虑更换瓣膜[19]。目前，经皮瓣膜置换术亦在研究中，在将来或可发挥更大作用[20]。

七、预后与随访

对于所有右心瓣膜疾病，均建议定期检查以评估右心衰竭的症状和体征。此外，患有中重度瓣膜疾病的患者应定期进行超声心动图检查，以评估瓣膜病变的严重程度、心功能和右室压力。

（一）三尖瓣

三尖瓣狭窄很少单独发生，其预后通常与并发的瓣膜疾病（如二尖瓣和主动脉瓣狭窄）或潜在疾病（类癌）相关。与三尖瓣狭窄相关的术后结局数据较少，但总体表明可实现获益[21]。在类癌综合征患者中，术后结局相对更差。一项研究表明，手术死亡率为 35%，且无明显症状改善[22]。近期的研究表明术后死亡率有所上升，但手术的最佳时机仍不清楚[23]。

轻度三尖瓣关闭不全是一种良性表现，在大多数超声心动图研究中可见到，但无任何不良后果。相反，重度三尖瓣关闭不全患者预后较差。在一项研究中，重度三尖瓣关闭不全的患者存活率仅达 64%，而轻度关闭不全的患者存活率高达 90%[24]。重度瓣膜疾病的低存活率可归因于致重度三尖瓣关闭不全的潜在疾病，包括肺动脉高压和心力衰竭。然而，对于单纯原发性三尖瓣反流患者，随着反流程度加重可导致存活率总体趋势恶化[25]。在一个病例系列中，由连枷状瓣叶引起的重度三尖瓣关闭不全的患者的死亡率很高（10 年时为 39%），其中 75% 的患者有主要心血管事件（心律失常、心力衰竭、手术或死亡）发生。在这项研究中，接受瓣膜手术的患者通常症状得到有效改善[18]。

（二）肺动脉瓣

通常，肺动脉瓣轻至中度狭窄的患者预后良好，其向重度狭窄进展相当缓慢。总体而言，接受外科手术治疗（球囊瓣膜成形术或外科手术修复）的患者预后较好。一病例系列表明术后只有 5% 的患者需要再次干预[26]。

肺动脉瓣关闭不全主要针对已接受法洛四联症修复的患者进行研究。几项研究表明，若不进行纠正，重度肺动脉瓣关闭不全可导致右心室功能衰竭进而致死[27]。如果在严重的右心衰竭发生

之前进行瓣膜修复，常可获得良好结局（5 年生存率 92%），并使右心室的容积和功能得到改善[28]。

实践要点

- 三尖瓣关闭不全很常见。常可在超声心动图检查中偶然发现轻度三尖瓣关闭不全，通常结局良好。

- "病理性三尖瓣关闭不全"通常是由右心室压力或容量负荷增加导致，通常是由左心疾病引起。其他病因包括先天性心脏病、肺动脉高压或三尖瓣小叶异常。三尖瓣狭窄通常由风湿性心脏病，先天性缺陷或偶可因类癌综合征引起。

- 肺动脉瓣疾病通常与先天性缺陷有关，在其他情况下较少发现。

- 在大多数情况下，三尖瓣或肺动脉瓣疾病的症状将取决于左心功能（心力衰竭、二尖瓣关闭不全、肺动脉高压等）。与三尖瓣或肺动脉瓣疾病相关的症状可表现为包括腹部充盈，水肿或腹水在内的右心衰竭症状。

- 超声心动图是诊断瓣膜疾病的首选检查。经食管超声心动图和心脏磁共振检查也可协助诊断。

- 利尿药可用于控制右心衰竭症状。由于这些病症中许多是继发于左心疾病的，此类患者治疗伊始应以改善左心功能为主。

- 如已对潜在疾病进行药物治疗但症状仍持续，可采用经皮瓣膜成形或瓣膜置换术治疗三尖瓣狭窄。

- 三尖瓣关闭不全经常在左侧瓣膜手术时修复，对于单纯性三尖瓣关闭不全患者，如果药物治疗后症状仍持续，或有证据表明右心室功能恶化，可考虑进行瓣膜手术（修复或置换）。

参考文献

[1] Klein AL, et al. Age-related prevalence of valvular regurgitation in normal subjects: a comprehensive color flow examination of 118 volunteers. J Am Soc Echocardiogr. 1990;3:54–63.

[2] Waller BF, Howard J, Fess S. Pathology of tricuspid valve stenosis and pure tricuspid regurgitation—Part III. Clin Cardiol. 1995;18:225–30.

[3] Murphy JG, et al. Long-term outcome in patients undergoing surgical repair of tetralogy of Fallot. N Engl J Med. 1993;329:593–9.

[4] Miller D, et al. The relation between quantitative right ventricular ejection fraction and indices of tricuspid annular motion and myocardial performance. J Am Soc Echocardiogr. 2004;17: 443–7.

[5] Kjaergaard J, et al. Evaluation of right ventricular volume and function by 2D and 3D echocardiography compared to MRI. Eur J Echocardiogr. 2006;7:430–8.

[6] Zoghbi WA, et al. Recommendations for evaluation of the severity of native valvular regurgitation with two-dimensional and Doppler echocardiography. J Am Soc Echocardiogr. 2003;16:777–802.

[7] Baumgartner H, et al. Echocardiographic assessment of valve stenosis: EAE/ASE recommendations for clinical practice. J Am Soc Echocardiogr. 2009;22:1–23; quiz 101–102.

[8] Hauck AJ, Freeman DP, Ackermann DM, Danielson GK, Edwards WD. Surgical pathology of the tricuspid valve: a study of 363 cases spanning 25 years. Mayo Clin Proc. 1988;63: 851–63.

[9] Pellikka PA, et al. Carcinoid heart disease. Clinical and echocardiographic spectrum in 74 patients. Circulation. 1993;87:1188–96.

[10] Mutlak D, et al. Echocardiography-based spectrum of severe tricuspid regurgitation: the frequency of apparently idiopathic tricuspid regurgitation. J Am Soc Echocardiogr. 2007;20:405–8.

[11] Celermajer DS, et al. Ebstein's anomaly: presentation and outcome from fetus to adult. J Am Coll Cardiol. 1994;23: 170–6.

[12] Waller BF, Howard J, Fess S. Pathology of pulmonic valve stenosis and pure regurgitation. Clin Cardiol. 1995;18:45–50.

[13] Altrichter PM, Olson LJ, Edwards WD, Puga FJ, Danielson GK. Surgical pathology of the pulmonary valve: a study of 116 cases spanning 15 years. Mayo Clin Proc. 1989;64:1352–60.

[14] Arbulu A, Holmes RJ, Asfaw I. Tricuspid valvulectomy without replacement. Twenty years' experience. J Thorac Cardiovasc Surg. 1991;102:917–22.

[15] Murdoch DR, et al. Clinical presentation, etiology, and outcome of infective endocarditis in the 21st century: the International

Collaboration on Endocarditis-Prospective Cohort Study. Arch Intern Med. 2009;169:463–73.

[16] Orbe LC, et al. Initial outcome of percutaneous balloon valvuloplasty in rheumatic tricuspid valve stenosis. Am J Cardiol. 1993;71:353–4.

[17] Nishimura RA, et al. 2014 AHA/ACC guideline for the management of patients with valvular heart disease: a report of the American College of Cardiology/American Heart Association Task Force on Practice Guidelines. J Thorac Cardiovasc Surg. 2014;148:e1–e132.

[18] Messika-Zeitoun D, et al. Medical and surgical outcome of tricuspid regurgitation caused by flail leaflets. J Thorac Cardiovasc Surg. 2004;128:296–302.

[19] Warnes CA, et al. ACC/AHA 2008 Guidelines for the Management of Adults with Congenital Heart Disease: a report of the American College of Cardiology/American Heart Association Task Force on Practice Guidelines (writing committee to develop guidelines on the management of adults with congenital heart disease). Circulation. 2008;118:e714–833.

[20] McElhinney DB, et al. Short- and medium-term outcomes after transcatheter pulmonary valve placement in the expanded multicenter US melody valve trial. Circulation. 2010;122:507–16.

[21] Roguin A, Rinkevich D, Milo S, Markiewicz W, Reisner SA. Long- term follow-up of patients with severe rheumatic tricuspid stenosis. Am Heart J. 1998;136:103–8.

[22] Robiolio PA, et al. Predictors of outcome of tricuspid valve replacement in carcinoid heart disease. Am J Cardiol. 1995;75:485–8.

[23] Møller JE, et al. Prognosis of carcinoid heart disease: analysis of 20. cases over two decades. Circulation. 2005;112:3320–7.

[24] Nath J, Foster E, Heidenreich PA. Impact of tricuspid regurgitation on long-term survival. J Am Coll Cardiol. 2004;43:405–9.

[25] Lee J-W, et al. Long-term prognosis of isolated significant tricuspid regurgitation. Circ J. 2010;74:375–80.

[26] Hayes CJ, et al. Second natural history study of congenital heart defects. Results of treatment of patients with pulmonary valvar stenosis. Circulation. 1993;87:I28–37.

[27] Shimazaki Y, Blackstone EH, Kirklin JW. The natural history of isolated congenital pulmonary valve incompetence: surgical implications. Thorac Cardiovasc Surg. 1984;32:257–9.

[28] Babu-Narayan SV, et al. Clinical outcomes of surgical pulmonary valve replacement after repair of tetralogy of Fallot and potential prognostic value of preoperative cardiopulmonary exercise testing. Circulation. 2014;129:18–27.

第 24 章　急性心包炎 / 心包积液
Acute Pericarditis/Pericardial Effusion

Elina Yamada　Mani A. Vannan　Mauro Moscucci　**著**

聂文畅　**译**

杨霖健　孙浩宁　**校**

一、急性心包炎

（一）定义

心包是包裹心脏的双层包囊，其外层和内层分别称为壁层和脏层，两者之间的间隙通常有少量（15～50ml）的血浆超滤液，作用是润滑心包表面。心包相关的临床疾病包括急性炎症（急性心包炎）、有或无血流动力学障碍的心包积液（心脏压塞）、缩窄性心包炎、先天性心包缺失和心包囊肿。

急性心包炎常伴有以下临床表现：胸痛、心包摩擦感和典型的心电图（ECG）变化。两个及以上的上述特征可支持急性心包炎诊断。

（二）常见病因

表 24-1 列出的多种情况可影响心包。应用标准评估方案的诊断率很低，约为 16%。特异性病毒感染、新生赘生物、结缔组织疾病和尿毒症是在临床得到诊断的大多数急性心包炎患者的病因。当心脏受累之前有上呼吸道症状表现，最常见的病因是病毒感染后心包炎。柯萨奇 A 或 B 病毒或埃可病毒是最常见的病原体[1]。急性特发性心包炎一词适用于没有明确病因的心包炎，常推测其是病毒性或自身免疫源性。病毒血清学检测的诊断率非常低，且通常不会改变治疗措施。因此在临床中不推荐常规进行该检测。在表 24-1 列出的致病原中，人类免疫缺陷病毒（HIV）是急性心包炎日益增加的病因[2, 3]，急性心包炎是 AIDS 的最常见心血管表现。该表现可由 HIV 本身引起，也可由机会性感染或肿瘤（如淋巴瘤）引起。HIV 综合征中心包积液的存在提示预后不良。

在心脏相关操作后或心脏肥大影像学表现的患者中发现血流动力学恶化时，在鉴别诊断中应考虑急性心包炎。

（三）症状

急性心包炎的主要症状是胸痛。典型疼痛为胸骨后剧烈疼痛，向背部放射，至斜方肌边缘附近。患者仰卧时疼痛剧烈，坐位可略缓解。然而，胸痛的位置、性质、强度和放射方向可各异：有的可位于胸骨后方并放射至左臂，类似缺血性心绞痛；或放射到上腹，类似腹部疾病，抑或在深吸气时加重，类似胸膜炎症性疼痛。急性心包炎患者的全身症状是非特异性的，可有呼吸困难、周身不适、乏力、呃逆和咳嗽等。通常患者会表现为低热，但有时体温可高达 40℃。

（四）体征

心动过速和呼吸急促通常是心包炎症综合征的非特异性体征；但是，它们亦可作为评价心肌炎症和（或）血流动力学的指标。心包炎症的特

表 24-1　急性心包炎的病因

特发性
感染
- 细菌性
- 病毒性
- 分枝杆菌感染
- 真菌性
- 原虫性
- 艾滋病相关

赘生物
- 原发性
- 继发性（乳房、肺、黑素瘤、淋巴瘤、白血病）

免疫炎症
- 结缔组织病（风湿性关节炎、系统性红斑狼疮、硬皮病、急性风湿热、混合型结缔组织病、Wegener 肉芽肿）
- 血管炎（颞动脉炎、结节性多动脉炎、主动脉弓综合征）
- 急性心肌梗死（MI）和 MI 后（Dressler 综合征）
- 心包切开术后
- 创伤后

代谢性
- 肾源性
- 主动脉夹层
- 黏液性水肿
- 淀粉样变

医源性
- 放射损伤
- 操作（心导管、植入式除颤仪、起搏器导线、消融术）
- 药物（肼屈嗪、普鲁卡因胺、柔红霉素、异烟肼、抗凝血药、环孢素、二甲麦角新碱、酚妥英、丹曲林、美沙拉嗪）
- 心脏复苏

外伤性
- 钝挫伤
- 锐器伤
- 手术创伤

先天性
- 心包囊肿
- 先天性心包缺如
- 穆利布瑞侏儒综合征

AIDS. 艾滋病

异体征是心包摩擦音。听诊可闻及短促杂音，在左下胸骨旁最为显著[4]。杂音可能出现在心动周期的一相（15%）、二相（33%）或三相（56%）中，并且，杂音强度可随体位和呼吸变化。此外，它可在 24h 内突然出现或消失。嘱患者屏气可将其与胸膜摩擦音相鉴别。

（五）辅助检查

1. 心电图

除发生新发心律失常外，心包炎患者心电图通常显示正常的窦性心律。如若存在房性心律失常，通常提示伴有心肌炎或其他心脏病。心包炎患者心电图可出现广泛的 ST 段抬高和 PR 段压低（图 24-1），然后经历表 24-2 中列出的典型演变。即使未闻及心包摩擦音，心电图的进行性变化也可作为急性心包炎的证据[5, 6]。由于心包壁层是电惰性的，心电图的改变多反映心肌受累的程度。束支传导阻滞、心室内传导延迟或出现 Q 波可提示心肌受累。

早期复极变异需要与心包炎中急性 ST 段抬高的图形相鉴别。研究表明，在大多数急性心包炎病例中，肢体和胸壁导联常发生 ST 抬高，而早期复极变异病例中，约有一半肢体导联未见 ST-T 改变。

2. 胸部 X 线片

当有心包积液或心肌炎并发心脏扩大时，胸部 X 线片可完全正常或显示有心脏扩大的表现。在急性左心衰竭情况下，可出现肺淤血或肺水肿的征象。

3. 超声心动图

尽管在急性特发性或病毒性心包炎后，仅少数病例发生明显的心包积液，但在所有急性心包炎病例中，存在一定程度的积液者多达 60%。2015 年欧洲心脏病学会指南给出 I 类推荐，建议将超声心动图作为疑有心包疾病患者的检查手段。超声心动图可估算积液量和部位，并综合评估由心包积液引起的血流动力学异常（表 24-3，图 24-2 至图 24-4）。当伴有心肌炎时，左心室收缩功能可降低，超声心动图有助于评估心肌功能障碍的程度。经胸或经食管超声检查可检测到主动脉夹层撕裂引起的心包积液或心包肿瘤。此外，超声心动图可用于检测缩窄性心包炎等心包炎并发症。尽管超声心动图可以诊断心包缩窄，但其并不能精确评估心包增厚。磁共振成像和计算机断层扫描是检测心包增厚的有效技术[7]。对于已知存在有少量心包积液的无症状患者，通常不建议反复行超声心动图检查。

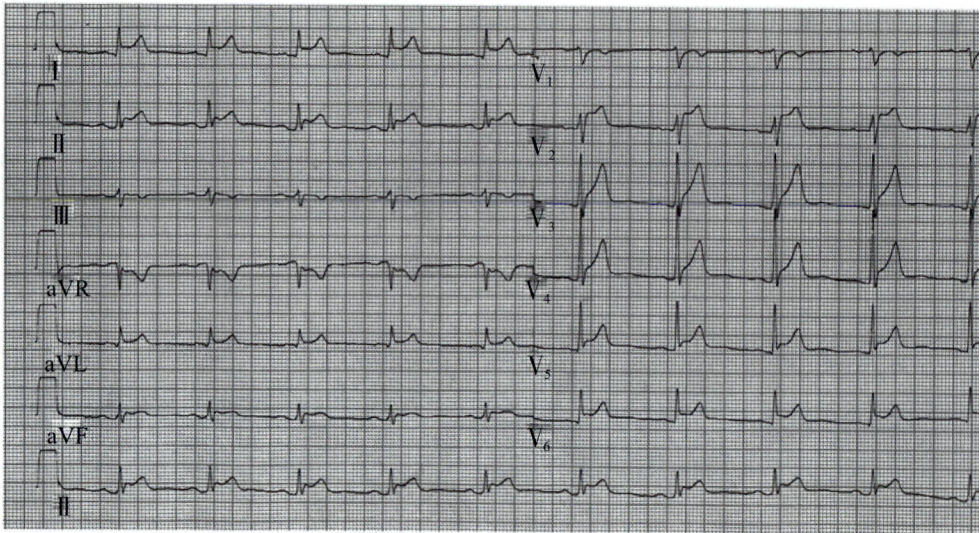

◀ 图 24-1 急性心包炎患者的心电图，显示弥漫性 ST 段抬高和 PR 段压低

表 24-2 急性心包炎的心电图演进

阶 段	时间进程	心电图改变
1	ST 段抬高发生在胸痛发作的几小时内，可持续数天	ST 段弓背向上抬高，通常不超过 5mm；PR 段压低
2	第一阶段后的几小时到几天	ST 段回至基线；T 波正常或显示振幅减小
3	T 波倒置可持续存在（尤其是合并结核病、尿毒症或肿瘤时）	T 波倒置
4	通常在 2 周内结束，但常发生时长变异	心电图趋于正常化

表 24-3 心包积液患者中的超声心动图应用

- 心包脏层和壁层之间存在无回声区
- 在胸骨旁长轴切面中，通常位于降主动脉前，且不超过左心房
- 可确定积液量和周径大小
- 心脏手术、放射治疗和感染后可能会出现局限性积液
- 可识别出部分组织及纤维蛋白
- 右心室舒张早期和晚期舒张功能不全提示心包压力升高（右心室内压升高，如肺动脉高压会掩盖这一征象）
- 右侧心腔塌陷不一定是心脏压塞（阳性预测率为 58%，阴性预测率为 92%）
- 三尖瓣和二尖瓣多普勒血流峰值速度的呼吸变异度分别 > 40% 和 > 25% 提示血流动力学障碍（肥胖、慢性阻塞性肺疾病、左心室功能障碍和大量胸腔积液也会引起呼吸变异）
- 可查及升主动脉夹层为心包积液的可能病因
- 有助于引导心包穿刺

4. 生物标志物及其他实验室检查

根据两项纳入了 187 例急性特发性心包炎患者的研究，肌钙蛋白 I 升高的患者占 8%～22%[8, 9]。心包炎患者的心肌酶常短暂升高，但若持续超过 1 周，可提示存在心肌炎。心肌酶的升高与复发性或缩窄性心包炎等并发症无关。

红细胞沉降率和血清 C 反应蛋白及白细胞计数常升高。此外，急性心包炎的初次血液学检查包括抗核抗体滴度、类风湿因子、HIV 血清学测定，怀疑有感染因素的患者应进行血培养，高危患者应进行结核菌素皮肤试验。由于病毒检测诊断率低且对治疗的意义不大，因此通常不建议常规进行病毒筛查。

（六）鉴别诊断

1. 急性冠脉综合征

急性心包炎和急性冠状动脉综合征常较难鉴别，尤其是当患者的胸痛局限于胸骨后，向左臂放射，或者心肌酶（如肌钙蛋白 I）升高，且没有其他典型的急性心包炎症疼痛症状。肌钙蛋白 I 水平的升高是心肌损伤的标志，在病毒性心肌炎后综合征的年轻患者中，可有肌钙蛋白 I 水平的明显升高[10]。局部心电图 ST 段改变可类似于急性心肌梗死[8]。如果存在节段性室壁运动异常提示心肌缺血，超声心动图检查将有助于鉴别

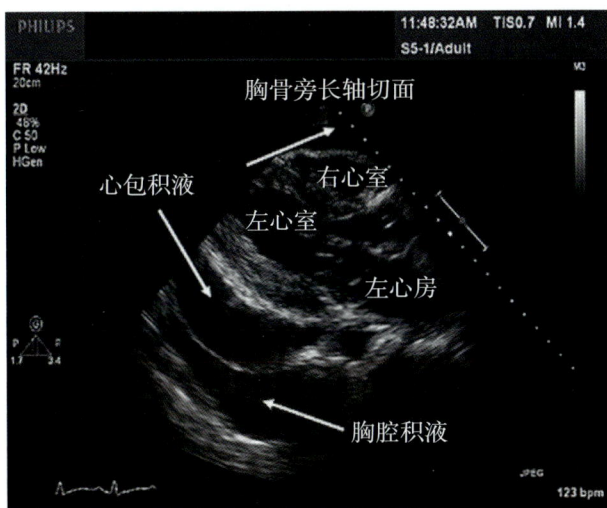

▲ 图 24-2　胸骨旁长轴切面的二维超声心动图显示大量心包积液和胸腔积液

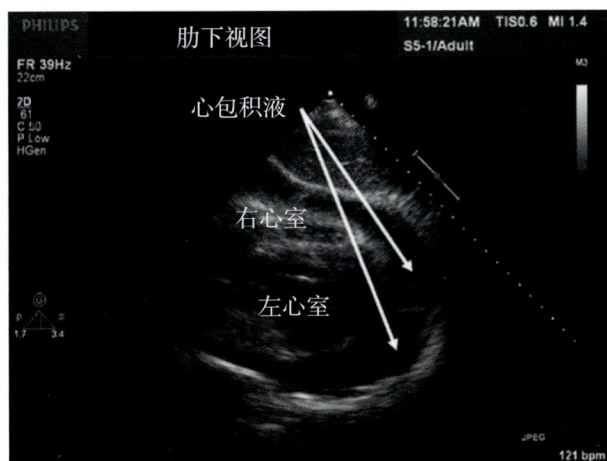

▲ 图 24-3　肋下视图显示了大周径心包积液，内有纤维蛋白束

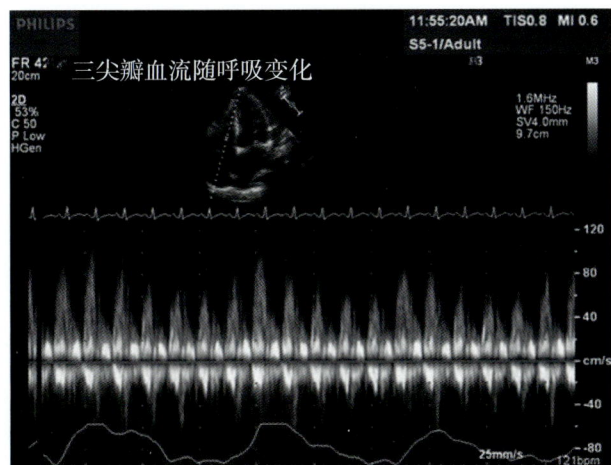

▲ 图 24-4　用多普勒技术可查及心脏压塞患者的三尖瓣血流随呼吸变化

急性心肌梗死和心包炎症。此外，以下体征也支持急性心包炎的诊断：PR 段压低、ST 段弓背向下抬高，同时没有 T 波改变，缺乏 Q 波演变及 T 波倒置的表现等。然而，心肌炎也可表现为局部室壁运动异常，这便使得与心肌梗死的鉴别更困难。但最终患者的临床表现有助于确诊急性心包炎而非心肌缺血。

2. 急性胸膜炎

肺栓塞或肺炎可引起临近胸膜的炎症，引发的胸痛症状与急性心包炎相似。通过其特异的临床表现、心电图表现和胸部 X 线片有助于鉴别诊断。

（七）治疗

1. 入院

多数急性心包炎患者可以在门诊治疗。但如果存在持续性的剧烈胸痛，以及其他提示有心脏压塞、急性冠脉综合征、急性主动脉夹层或心力衰竭的症状或体征，则需入院治疗。并且当患者有高热、白细胞增多、免疫抑制状态、口服抗凝血药治疗史或急性创伤的证据时，也应进行住院评估和治疗。超声心动图若提示有中到大量心包积液时，应建议入院以密切观察并进行心包穿刺准备。

2. 药物治疗

非甾体抗炎药（NSAID）是治疗急性心包炎的常见用药。2015 年欧洲心脏病学会（ESC）指南建议将非甾体抗炎药作为与自身免疫病无关的急性心包炎的一线治疗方案[11]。当心包积液并发急性心肌梗死时，常选用阿司匹林开始治疗，其使用剂量为每 8 小时 500～1000mg。作为急性心包炎首选的非甾体抗炎药，布洛芬的剂量为每 8 小时 600～800mg，吲哚美辛的剂量为 25～50mg，每 8 小时 1 次，并根据症状和 C 反应蛋白水平进行剂量调整。治疗用药的剂量和时间长短取决于症状，但通常亦应考虑 C 反应蛋白水平，胸痛症状会在 1 周内缓解，非甾体抗炎药可在 3～4 周内逐渐减量。应用非甾体抗炎药和激素类药时，应予护胃治疗避免消化道损伤。

在 COPE 和 CORE 试验中，秋水仙碱（0.5mg 每日 2 次，体重 < 70kg 则每日 1 次）连续应用 3 个月可预防复发性心包炎。因此有 C 反应蛋白升高或复发性心包炎的患者应选择秋水仙碱与非甾体抗炎药联合使用 [11-14]。未经秋水仙碱治疗的特发性急性心包炎患者中有 15%～30% 发生复发性心包炎。

尽管同时使用抗凝血药会增加出血性心包炎和心脏压塞的风险，但除医源性心包积液病例外，尚无研究显示出这一情况。

3. 心包穿刺术

约有 15% 的急性心包炎患者会伴发大量积液，并出现心脏压塞的临床表现。当有心包积液引起血流动力学障碍的表现时，必须进行治疗性心包穿刺术。当怀疑有化脓性、结核性或肿瘤性心包炎时，2015 年 ESC 指南对诊断性心包穿刺术给出了ⅠC 类推荐。在上述情况下，应尽可能多的放出心包积液。由于上述病因可导致反复难治性的心包积液，可将引流管留置数日，以进一步延长心包引流时间，直到 24h 内引流量小于 25ml。

4. 心包切除术

急性心包炎患者较少需行心包切除。仅药物治疗失败及特发性或病毒性复发性心包炎症是心包切除术的常见指征。细菌性或真菌性心包积液患者在接受引流术后可能需要行心包切除术以预防缩窄性心包炎。

临床病程大多数急性心包综合征可在 4 周内缓解，无长期后遗症，并可通过非甾体抗炎药、类固醇和秋水仙碱药物治疗使症状完全缓解。约有 25% 的急性心包炎患者发展为难治性或复发性表现，约 10% 的患者在首发症状出现后 4 周经超声心动图检查发现心包缩窄。

二、心包积液

（一）定义

心包积液是心包腔中液体积聚（ > 50ml）。

（二）常见病因

表 24-1 所列的不同病因引起的急性心包炎均可并发心包积液。超声心动图等影像学检查可发现 50ml 及以上的心包积液。长期、大量心包积液的最常见原因是恶性肿瘤、特发性心包炎、尿毒症、感染（包括 HIV）、结缔组织病和肿瘤放射治疗 [15]；但是，心脏外伤、复杂的心脏介入诊疗手段、电生理操作、心脏手术、心肌梗死及各类病因引起的心包炎等也可导致大量的心包积液。

（三）症状

心包积液的临床表现较为多样，可从无症状到威胁生命的危重情况（如心脏压塞）。当有心包积液存在时，患者的症状常不特异，可有迟发性胸骨后疼痛和呼吸困难等。

慢性形成的大量积液可完全没有症状，这反映心包腔可舒张，具有一定的顺应性。但是，快速积聚心包积液，即使仅有 200ml，也可引起血流动力学障碍，例如复杂的急性主动脉夹层破裂时产生的心包积液。

（四）体征

由积液直接引起的体征通常是不敏感且无特异性。左肺下叶疾病或左侧胸腔积液可与心尖外和肩胛下区的浊音（Ewart 征）相混淆 [16]。心动过速、低脉压和奇脉（吸气时收缩压下降超过 12mmHg）反映大量心包积液造成的血流动力学特点，但在大量心包积液伴有左心室收缩功能不全时可无奇脉表现。如果存在潜在的感染或炎症因素，患者可有发热表现。

（五）辅助检查

1. 心电图

液体积聚导致的电信号传导减低，从而导致 QRS 波群电压低，这即是心包积液的特征性心电图表现。心电图中的低电压定义为，肢体导联中

QRS 波的振幅小于 5mm，胸导联的 QRS 波小于 10mm；但是，大量心包积液也可不出现低电压。窦性心动过速的出现可反映血流动力学紊乱，而电交替信号（QRS 主波的周期性往复变化）可表明有大量心包积液引起心脏摆动。

2. 胸部 X 线片

小至中等量积液的患者其胸部 X 线表现可完全正常。大量积液的患者其胸部 X 线片常有心影增大及轮廓改变。

3. 超声心动图

超声心动图是诊断心包积液及评估积液造成的血流动力学影响的确定性（图 24-2 至图 24-4）。超声心动图的诊断发现结果见表 24-3。

（六）心脏压塞

定义

压塞是指一系列的血流动力学紊乱，可分为三期[17]。Ⅰ期的特征是右心房和心包内的压力相等，但低于右心室或肺毛细血管楔压（PCWP）。在Ⅱ期，右心房和右心室压力相等，但仍小于 PCWP，因此心排血量不会受到明显影响。Ⅲ期临床表现为低血压、心动过速、呼吸急促和吸气时收缩压减低（通常压力超过 20mmHg）。在Ⅲ期，心包内压可与右心房压、右心室压和 PCWP 相等，心排血量显著下降。因此，Ⅲ期患者常具有心包积液所导致的最严重的血流动力学异常，以压力和血流量异常为其特征。Ⅱ期的主要特征是压力异常和轻度的流量异常（如果存在奇脉，通常压力 < 20mmHg），而Ⅰ期仅包括压力异常且症状较少（临床表现并不明显）。

超声心动图有助于识别这些阶段。例如，当出现右心衰竭（Ⅱ期）时，患者可能会出现轻微症状（可能出现呼吸急促和心动过速，但常无奇脉）。在以上情况下，多无须进行紧急心包穿刺。但是，一旦出现低血压、奇脉和交替性电活动时，应尽快穿刺放液。因此，是否进行心包穿刺，应结合患者的临床表现和超声心动图检查结果共同决定。

当右心房压力低于 10mmHg 时会发生低压力性心脏压塞，常由血容量过低导致。在这种情况下，较低的心脏内压与心包压相等，引起心排血量不足。尽管有少量病例分析证据表明，低压力性心脏压塞患者可受益于心包穿刺，但通常情况下，合理补液就可使其缓解。

（七）治疗

1. 细针心包穿刺术

心包穿刺的常用方法是在荧光镜或超声心动图引导下从剑突下进行穿刺，并应同时监测血压和心律，以保证操作的安全性。但使用针尖电极进行心电监测并非必要方式。当疑有舒张或收缩功能障碍同时存在时，应使用心包内及心腔内压力监测。建议尽可能排空所有心包积液，以减低心包腔内压力并改善心排血量。在没有心肌功能障碍的情况下，如果心包穿刺术后仍无法恢复正常充盈压，则提示渗出—缩窄性心包炎。如果心包积液复发概率较高，应留置心包引流管数日。引流出的心包积液应及时送检，送检项目包括：红白细胞计数、蛋白质和葡萄糖水平测定、涂片镜检、一般细菌培养等。用于诊断目的时，心包穿刺术和心包活检的诊断阳性率都较低。在一项包括 231 例急性心包炎患者的研究中，两者诊断阳性率分别为 6% 和 5%[1]，而用于大量心包积液的诊治目的时，诊断阳性率均明显升高（分别为 29% 和 54%）。在另一项研究中，分析大量心包积液可明确 26% 患者的诊断，而心包活检的诊断阳性率达 23%[15]。当有大量包裹式心包积液时，细针心包穿刺操作通常是安全的，但仍可能有相关并发症。表 24-4 列举了穿刺术后可发生一系列并发症[18-21]。恶性心包积液患者延长导管留置时间可减少积液复发。

2. 心包切开术

大量心包积液亦可通过剑突下切口或行开胸手术进行外科引流。当积液位于左心室后方、有纤维性粘连或需要获得心包组织进行病因诊断时，常需采用心包切开术。

3. 复发性心包积液

球囊心包切开术或胸膜腔 – 心包开窗术或腹膜腔 – 心包开窗术（后者因具有较大浆膜面积吸收积液因而更为推荐）常被采用以缓解复发性心包积液，如尿毒症和恶性心包积液患者（高达40% 复发）[22]。在上述情况中，有时也需要进行外科心包切除术。

表24–4 细针心包穿刺术的并发症

- 急性右心室或左心室衰竭或休克
- 肺水肿
- 心肌（常为右心室）、血管（冠状静脉或动脉）撕裂
- 肺或肝裂伤
- 反射性低血压
- 心律失常

实践要点

- 急性心包炎通常可根据病史、临床表现和心电图检查结果进行诊断。
- 因心包通常为电惰性，心电图检查结果常反映潜在的心肌炎存在。
- 缺乏心包摩擦音这一体征不可除外急性心包炎诊断。
- 大约 2/3 的病例可由超声心动图发现心包积液。
- 大多数急性心包炎病例可以完全治愈，不遗留长期后遗症。
- 即便很小量的心包积液迅速积聚，也可导致血流动力学的严重损害。
- 心脏压塞是一系列血流动力学的异常表现，并非是"全或无"的表现。
- 心脏压塞的诊断需要结合超声心动图和临床表现共同决定。

参考文献

[1] Permanyer-Miralda G, Sagrista-Sauleda J, Soler-Soler J. Primary acute pericardial disease: a prospective series of 231 consecutive patients. Am J Cardiol. 1985;56:623–30.

[2] Steigman CK, Anderson DW, Macher AM, et al. Fatal cardiac tamponade in acquired immunodeficiency syndrome with epicardial Kaposi's sarcoma. Am Heart J. 1988;116:1105–7.

[3] Heidenreich PA, Eisenberg MJ, Kee LL, et al. Pericardial effusion in AIDS: 4. Incidence and survival. Circulation. 1995; 92:3229–34.

[4] Spodick DH. Pericardial friction. Characteristics of pericardial rubs in fifty consecutive, prospectively studied patients. N Engl J Med. 1968;278:1204–7.

[5] Spodick DH. Differential characteristics of the electrocardiogram in early repolarization and acute pericarditis. N Engl J Med. 1976;295:523–6.

[6] Ginzton LE, Laks M. The differential diagnosis of acute pericarditis from the normal variant: new electrocardiographic criteria. Circulation. 1982;65:1004–9.

[7] Smith WH, Beacock DJ, Goddard AJ, et al. Magnetic resonance evaluation of the pericardium. Br J Radiol. 2001;74:384–92.

[8] Bonnefoy E, Godon P, Kirkorian G, et al. Serum cardiac troponin I and ST-segment elevation in patients with acute pericarditis. Eur Heart J. 2000;21:832–6.

[9] Imazio M, Demichelis B, Cecchi E, et al. Cardiac troponin I in acute pericarditis. J Am Coll Cardiol. 2003;42:2144–8.

[10] Newby LK, Ohman EM. Troponins in pericarditis: implications for diagnosis and management of chest pain patients. Eur Heart J. 2000;21:798–800.

[11] Adler Y, Charron P, Imazi M, et al. European Society of Cardiology guidelines for the diagnosis and management of pericardial diseases. Eur Heart J. 2015;36:2921–64.

[12] Imazio M, Bobbio M, Cecchi E, et al. Colchicine in addition to conventional therapy for acute pericarditis: results of the COlchicine for acute PEricarditis (COPE) trial. Circulation. 2005;112:2012–6.

[13] Imazio M, Bobbio M, Cecchi E, et al. Colchicine as first-choice therapy for recurrent pericarditis: results of the CORE (COlchicine for REcurrent pericarditis) trial. Arch Intern Med. 2005;165:1987–91.

[14] Adler Y, Finkelstein Y, Guindo J, et al. Colchicine treatment for recurrent pericarditis. A decade of experience. Circulation. 1998;97:2183–5.

[15] Corey GR, Campbell PT, van Trigt P, et al. Etiology of large pericardial effusions. Am J Med. 1993;95:209–13.

[16] Ewart W. Practical aids in the diagnosis of pericardial effusion, in connection with the question as to surgical treatment. BMJ. 1896;1:717–21.

[17] Reddy PS, Curtiss EI, O'Toole JD, et al. Cardiac tamponade: hemodynamic observations in man. Circulation. 1978;58: 265–72.

[18] Tsang TSM, Freeman WK, Sinak LJ, et al. Echocardiographically guided pericardiocentesis: evolution and state-of-the-art technique. Mayo Clin Proc. 1998;73:647–52.

[19] Armstrong WF, Feigenbaum H, Dillon JC. Acute right ventricular dilation and echocardiographic volume overload following

pericardiocentesis for relief of cardiac tamponade. Am Heart J. 1984;107:1266–70.

[20] Vandyke WH Jr, Cure J, Chakko CS, et al. Pulmonary edema after pericardiocentesis for cardiac tamponade. N Engl J Med. 1983;309:595–6.

[21] Wolfe MW, Edelman ER. Transient systolic dysfunction after relief of cardiac tamponade. Ann Intern Med. 1993;119:42–4.

[22] Ziskind AA, Pearce AC, Lemmon CC, et al. Percutaneous balloon pericardiotomy for the treatment of cardiac tamponade and large pericardial effusions: description of technique and report of the first 50 cases. J Am Coll Cardiol. 1993;21:1–5.

第 25 章　缩窄性心包炎
Pericardial Constriction

Elina Yamada　Julie A. Kovach　Richard L. Prager　**著**

聂文畅　**译**

杨霖健　孙浩宁　**校**

一、常见病因

心包缩窄患者（缩窄性心包炎）的壁层和（或）脏层心包增厚，围绕部分或全部心腔，并逐渐限制心室充盈。由于心包包裹心脏，这一解剖学特征使得心房压增高，因此，在舒张期的前 1/3 期间，心室得以快速充盈，充盈量占整个舒张期的 75%。缩窄性心包炎患者的心室内压力描记会呈现在舒张早期迅速下降，随后快速升高，继而在舒张中、晚期压力呈平高线的"平方根征"。而在绝大多数缩窄性心包炎病例中，两侧心室的舒张期充盈均受到限制，两者对彼此充盈量的影响逐步增加。随着心室游离壁收缩的受限，两个心室的充盈更多取决于舒张期室间隔的相对运动，这种现象称为心室耦合。

通常认为，"慢性缩窄性心包炎"是进展数月至数年的过程。然而，自 20 世纪 70 年代初以来，在欧美国家，由于结核患者减少，心外科手术风靡，缩窄性心包炎的常见临床进程发生了变化。与形成缩窄的数月甚至数年"慢性"进展从而形成心包纤维化相反，现在大多数病例呈现"亚急性"病程，在心包损伤（如病毒性心包炎症、心外科手术）3～12 个月即可明显受累。但也有不符合以上病程的情况：纵隔恶性肿瘤患者行放射治疗数月至数年内才会出现心包缩窄，这是现存的慢性进展的主要案例。此外，缩窄性心包炎病程还另有两种表现形式。在患有活动性心包炎的患者中，心包炎性反应可使其在几周内迅速增厚，并产生"急性"缩窄症状；而在心脏手术后或偶在伴有急性心包炎时，"短暂性"缩窄进展即可伴有颈静脉压升高和其他心室舒张受限的临床表现。通常在使用非甾体抗炎药或类固醇进行抗感染治疗后，这种心包缩窄症状可快速消失。但这类患者是否会继续慢性进展为缩窄性心包炎尚不清楚。

了解鉴别急性、亚急性或慢性缩窄性心包炎的其他三种不典型临床症状也很重要。在发生节段性纤维化时，增厚的心包局限在部分心腔外层中，常表现为右侧心包增厚、有炎性改变或有赘生物形成，且通常于心脏手术后快速进展。患者可有肺淤血或体循环淤血的表现，但两者常不同时出现。渗出－缩窄性进展在心脏压塞和缩窄性心包炎患者的病程中可有多种表现形式。患者病程中，奇脉较心脏压塞更为常见。在颈静脉搏动图中，心房舒张产生的 x 负性波较心室舒张产生的 y 负性波下降更急骤，提示有渗出－缩窄性心包疾病的存在。心包积液患者 Kussmaul 征阳性提示有渗出－缩窄性心包炎，而非单纯的心脏压塞。若心包穿刺术后颈静脉压力仍持续升高，应考虑渗出－缩窄性心包炎以外的诊断。最后，对于应用大剂量利尿药降低中心静脉压后仍存在持续性呼吸困难、乏力和轻度下肢水肿的患者，应考虑潜在的或"较低程度"的心包缩窄。扩容后即可出现缩窄性心包炎体征。

在现代医学和外科手术时代之前，心包缩窄常由结核引起或被认为是原发性的。从 Mayo 诊所 1936—1982 年通过手术或尸检证实的 231 例心包缩窄患者中可以发现，心包缩窄的首要原因是特发性因素，占 73%；非化脓性心包炎，占 10%；化脓性感染，占 6%；放射治疗损伤占 5%，最少见的是关节炎、心脏外科手术或其他原因，发生率各为 2%[1]。而 1985—1995 年的数据显示，135 名患者中有 45 例（33%）是原发性发病，其他发病因素尚有心脏手术后（18%）、非化脓性心包炎后（16%）、放射治疗后（13%）；此外，其他病因包括肿瘤、创伤和药物等（10%），炎性关节炎（7%），以及在极少数情况下的化脓性感染（3%）。以上病因的变化已被其他研究者证实[2, 3]。其他被较少报道的、能引起心包缩窄的病理状况包括间皮瘤，尿毒症（慢性病程，接受透析过程的患者可累及），创伤、溶栓后或与凝血障碍相关的心包出血，心肌梗死后的 Dressler 综合征，血管炎，包括用于狼疮（肼屈嗪和普鲁卡因胺）和预防偏头痛（二甲麦角新碱）的药物应用，嗜酸性粒细胞增多症，以及淀粉样变性 Whipple 病和结节病（表 25-1）。

二、表现症状和体征

心包缩窄的患者最常出现类似于右心衰竭的静脉淤血体征，但其左心室和右心室的收缩功能可维持正常。最常见的主诉包括活动耐量减低、下肢水肿、呼吸困难，以及与肺静脉淤血和肝脏肿胀引起的腹部不适。合并急性心包炎的患者其首要主诉可为胸痛。一些重度缩窄病例可出现比双下肢水肿更显著的腹水体征，虽然部分患者也可表现为全身水肿。大多数患者无明确的心包炎病史。在考虑心包炎诊断之前，多数患者已进行了对肝硬化性疾病及充血性心力衰竭的评估。由于未采用超声心动图检查除外充血性心力衰竭

表 25-1　缩窄性心包炎的潜在病因

特发性
心脏外科手术
急性心包炎（病毒性）
纵隔部放射治疗
- 霍奇金淋巴瘤
- 乳腺癌
- 肺癌
关节炎或血管炎
- 风湿性关节炎
- 系统性红斑狼疮
- 硬皮病
- 风湿热
感染
- 结核
- 真菌性
- 细菌性
外伤
- 钝挫伤
- 穿透伤
心包积血
- 外伤
- 溶栓后
- 手术后
- 凝血功能障碍
肿瘤
- 间皮瘤
- 转移瘤
药物
- 普鲁卡因胺
- 肼屈嗪
- 二甲麦角新碱
其他
- Whipple 病
- 淀粉样变
- 结节病
- 石棉沉积病

而直接诊断为心包炎，在 1997 年前的 10 年间，Mayo 诊所对 40% 有持续症状的患者进行了心包切除[4]。

即使是轻微的运动量，心包缩窄患者也常出现轻度的心动过速。在这些患者中，每搏量不会随运动而增加，故其主要代偿机制是心率增快。慢性缩窄进程患者可出现心房颤动。患者血压通常在正常范围内，也可出现低血压甚至高血压表现。进行大剂量利尿药治疗的患者可出现直立性低血压。奇脉体征较少见，仅在出现渗出 - 缩窄性心包疾病或合并有慢性阻塞性肺疾病时才可触及。心排血量严重受限的患者可表现为外周发

绀、四肢厥冷。由肝静脉压增高而导致肝衰竭或肝硬化的患者可出现黄疸。此外，眼底镜检查可发现视网膜静脉充血。心包缩窄的标志是颈静脉压力升高，x 负向波和 y 负向波急骤下降，在颈静脉搏动描记图中产生特征性的"W"波。通常，颈静脉压力过高时，患者必须取坐姿甚至站姿检查颈静脉，以确认颈静脉充盈端。在部分应用大剂量利尿药的患者中，颈静脉压可不升高，但经补充血容量后可显现出典型的体格检查结果。缩窄性心包炎患者中，大多数存在有 Kussmaul 征（吸气过程中颈静脉压力反常性增高）。患者的心脏搏动较弱，这使得触诊其心前区时可能触不到心尖搏动，但是偶可检测到舒张早期的心包叩击音。第一心音（S_1）和第二心音（S_2）通常正常。舒张早期的第三心音（S_3）及心包叩击音可与分裂的 S_1 混淆。腹部体格检查可发现肝大、腹水甚至脾大等体征，下肢水肿亦很常见。若心包缩窄局限于右心，则可出现体循环淤血症状，而不伴有肺循环淤血。

三、辅助检查

缩窄性心包炎患者多在心电图表现中显示出广泛的非特异性 T 波改变。电压常为正常，但也可减低或增高。胸部 X 线片显示心界正常，也可显示增宽的上腔静脉或奇静脉，或者两者均增宽，并常提示有双侧胸腔积液。目前很少能通过胸部 X 线片发现心包钙化。

经胸超声心动图和频谱多普勒成像可作为诊断心包缩窄的首要证据。经胸超声心动图检查对于心包增厚的检测存在误差，但经食管超声心动图测量出的心包厚度与计算机断层成像（CT）的测量值相关性很高（$r > 0.95$，$P < 0.0001$），然而，这一技术尚未被广泛接受[5]。二维超声心动图可显示心肌活动受限——两心室靠拢，左心室后壁平坦，舒张期室壁舒张缺失，吸气时室间隔向左心室方向弯曲，收缩早期室间隔发生异常"摆动"。下腔静脉大多扩张，

但这一征象可来自于各种原因引起的中心静脉压升高。多普勒超声心动图可显示随呼吸发生的二尖瓣和三尖瓣的峰值血流速度呈显著的相反变化，其中吸气开始后的第一次心脏搏动中二尖瓣 E 波峰值速度增加了 25% 以上[6, 7]。在心动周期中，E 波的降支时程较短，并随呼吸的变化很大。在一项研究中，有 88% 的患者使用多普勒超声检查时发现了心包缩窄[8]。而在其他经手术证实有心包缩窄的患者中，75% 的患者在接受前倾位或坐姿以减轻前负荷的多次多普勒检查中表现出特征性呼吸相关变异。吸气时肺静脉收缩 / 舒张流量比大于 0.65，从呼气到吸气的峰值肺静脉舒张流量百分比变化超过 40%，可将 86% 的心包缩窄及限制性心肌病患者准确区分[9]。用频谱多普勒成像技术测量肝静脉血流可显示正常多相血流模式的丢失。肝静脉血流是单相的，且主要发生在心脏收缩期。多普勒组织成像有助于区分心包缩窄和限制性心肌病：限制性心肌病较缩窄性心包炎患者相比，心肌纵轴的延伸速度明显降低[10]。室间隔摆动速度高于二尖瓣环的扩张速度时，二尖瓣环处的 e 峰速度可被逆转。

门控计算机断层扫描和磁共振成像对心包增厚的诊断具有极大价值[11, 12]。心包厚度超过 3.5mm 时提示心包缩窄，而当心包厚度超过 6mm 时诊断特异性明显增加（图 25-1）。另外，也可观察到明显扩张的心房及非常小、呈管状的心室。此外，确认心包增厚的分布有助于围术期规划心包切除术（图 25-2）。标记的电影磁共振成像可协助诊断局部或区域性狭窄[13]。

仰卧位和坐位的多普勒超声心动图与计算机断层扫描或磁共振成像相结合，可确诊 90%～95% 的心包缩窄患者，而其余患者需要进行心导管检查进行血流动力学测量才可诊断。所有接受心导管术的患者均应进行冠状动脉造影，因为心包增厚会导致外在压迫，从而使冠状动脉变窄，引起心肌缺血。通常，在缩窄性心包炎患者中，冠状动脉可见于心脏轮廓以内，但常位于

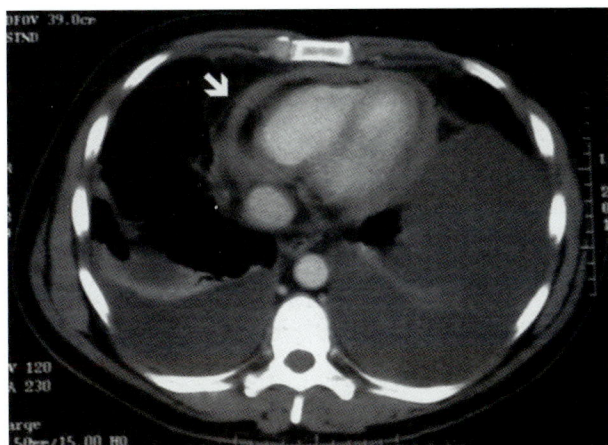

▲ 图 25-1　心包厚度 > 10mm 的计算机断层扫描图像（箭）

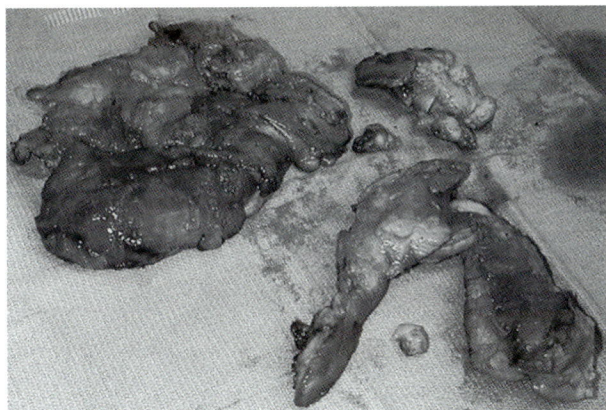

▲ 图 25-2　计算机断层扫描所示（图 25-1）的心包缩窄患者的增厚心包切除标本

心外膜下，而不是通常情况下的心外膜位置，并可视及收缩期运动减低。

　　通常，除非患者血容量急剧减低，患者所有心腔的舒张期腔内压均以近似均等的水平升高（< 5mmHg）。左、右心室的压力描迹可显示出典型的"平方根征"——舒张期为"早期下降后迅速抬高，中、晚期呈平高线"，在限制性心肌病患者中也可有类似表现。缩窄性心包炎患者右心室和肺动脉的收缩压仅轻度升高（< 55mmHg），右心室舒张末期压力约为收缩压的 1/3。对于因容量减少而没有显示这些典型表现的患者，接受心导管检查前应静脉补充血容量以维持中心静脉压力，并进行重复测量。在一项

应用高精度测压导管测量左、右心室压力的研究中，在呼吸过程中左右心室压力之间变化的不一致性（室间隔摆动导致两心室相互影响）可准确地将心包缩窄患者与其他原因导致心力衰竭的患者鉴别开[14]；但是，仍存在部分的患者需要进行开胸探查，切除心包，或行心肌活检才可做出诊断。

四、鉴别诊断

　　心包缩窄的诊断较为困难，通常在症状发作后数月才能明确。一项研究表明，尽管目前在影像学和心导管检查的技术方面已取得了进步，但从症状发作到确诊所需的时间较过去仍未有显著改变。1936—1983 年诊断出的患有心包缩窄的患者队列中，平均确诊时间为 14 个月（1～348 个月），而 1985—1995 年的患者其确诊时间为 11.7 个月（0.1～349 个月）[1]。缩窄性心包炎的鉴别诊断包括静脉阻塞，如肿瘤压迫引起的上腔静脉综合征；低蛋白血症，包括肾病综合征和肝硬化；其他原因所致的腹水，包括腹腔内肿瘤、舒张性心力衰竭等。体格检查、影像学检查及简单的实验室检查可鉴别大多数患者的诊断。通过将多普勒超声心动图和 CT 或 MRI 相结合，可将大多数心包缩窄与限制性心肌病患者鉴别开。用多普勒组织成像获得的舒张初期二尖瓣环速度峰值（e'）可将限制性心肌病与缩窄性心包炎相鉴别，并具有高度灵敏度和特异度[15]。一项小规模研究发现限制性心肌病患者血浆脑利尿钠肽（BNP）浓度显著升高，但在缩窄性心包炎中仅略高于正常水平[16]。应用心导管检查进行详细的血流动力学测量可鉴别并明确其他绝大多数近似疾病患者的诊断，只有极少数患者必须进行开胸探查活检才可鉴别（表 25-2）。

五、并发症

　　除外暂时性且对抗炎药有反应的缩窄性心包

表 25-2　缩窄性心包炎与限制性心肌病的鉴别

评估方法	缩窄性心包炎	限制性心肌病
休格检查	常表现 Kussmaul 征	可有 Kussmaul 征
	心包叩击音	
	少见瓣膜反流	常见二尖瓣及三尖瓣反流
多普勒超声心动图	吸气时二尖瓣及三尖瓣血流速度增加＞ 25%	无吸气相关变化
CT/MRI	心包增厚＞ 3.5mm	心包正常
心导管血流动力学检查	RAP=RVEDP=LEVDP（≤ 5mmHg）	LVEDP 常 较 RVEDP 高 5mmHg 以上，亦可相等
	RVSP ＜ 55mm	RVSP 可＞ 55mmHg
	RVEDP ＞ 1/3RVSP	RVEDP ＜ 1/3RVSP
	吸气时 RVEDP 与 LVEDP 发生相反改变	吸气时 RVEDP 与 LVEDP 无相反改变

CT. 计算机断层扫描；MRI. 磁共振成像；RAP. 右心房内压；RVEDP. 右心室舒张末压；LVEDP. 左心室舒张末压；RVSP. 右心室收缩压

炎，多数患者中心静脉压会渐进性升高，心排血量持续性减低。腹水及周身水肿可进展为下肢肌性水肿、肝硬化、肺淤血、复发性胸腔积液、肾衰竭甚至死亡。

六、治疗

小剂量利尿药可用于控制缩窄性心包炎患者的水肿，但因其可导致低血压和肾衰竭，应谨慎使用。心包切除术是该疾病唯一的根治方法[17]。最早由 Rehn 和 Sauerbruch 于 1913 年进行了心包切除术的报道，接着是 Churchill 在 1929 年的报道[18, 19]，开创了对缩窄限制性心脏病的手术治疗。早期方法需要使用左前外侧入路开胸，而多年来各种手术入路方式已被应用于临床，包括左前外侧、胸骨正中和双侧前外侧。

这些入路均有其获益。胸骨正中切开术在美国医疗机构中常被采纳。患者处于仰卧位，可用动脉导管和肺动脉导管对患者进行血管内监测。通过胸骨切开术进行探查时，应识别膈神经并细致地分离该区域，使得在该区域能够识别出脏层和壁层心包之间的平面，或至少可以进行分离操作。避免损伤冠状动脉、膈神经及心肌非常重

要，当钙化沉积物已浸润心肌时，必须进行合理的切除。一旦完成了脏层和壁层心包之间平面的解剖，首先应进行左心室壁的分离，以防止出现右心室扩张和功能衰竭，若右心室壁分离在左心之前，则可发生此类状况[20]。

切除心包的范围十分广泛，从左膈神经到右膈神经，延大动脉一直到下层膈肌。若心包切除术安全完成，则可完全解除对右心房，上、下腔静脉的压迫。如果累及脏层心包或心外膜时亦应切除，若手术风险较高，则应切开组织以缓解心脏舒张受限。尽管不常在膈神经的后方切除心包，但仍可以通过先前进入的平面从后部解除心包限制。仅当必须切除更大面积心包或血流动力学障碍而无法安全地进行前入路切除时，才考虑进行心肺旁路移植术。

正如 Mayo 诊所的评论文章指出的那样，心包缩窄的病因学已经发展为更多医源性因素，包括先前的心脏手术及肿瘤的后放射治疗[1]。在此趋势下，有三个变量是心包切除术后生存率的独立预测因子，即年龄、术前 NYHA 分级及放射治疗病因。在 Mayo 系列研究中，心包切除术可显著缓解症状；但要注意的是，在随访过程的某个时间点，约有 1/3 的患者复发了Ⅲ级或Ⅳ级症状。

尽管复发机制未明，且复发现象或许与心包缩窄病因及术式相关，但必须对这些患者终生随访。

有关心包缩窄患者进行心包切除术的早期研究表明，其并发症较多，包括早期右心室功能衰竭、出血后死亡及低心排血量状态。在那个时代，心包缩窄常慢性进展，心包钙化和纤维化的发生率很高，极大增加了手术的死亡率。而在最近的一项研究中，手术死亡率从 1936—1982 年的 14% 降至现代的 6%[1]。对于发病早期便接受手术的患者，其手术死亡率较低。因此，心包切除术应在病程早期进行，不应延迟到患者对利尿药无反应后再行心包切除术。

七、预后与随访

如前所述，患者对心包切除术的急性反应良好，通常术后尿量恢复明显，但仍有一些患者存在低输出状态，有 4% 的患者会在围术期死亡[1]。有时，患者对手术的反应不太明显，在数周或数月内尿量改善。有些患者由于心包黏附在心肌上，为避免心脏破裂而不能被完全切除。在术后患者的 10 年随访中，NYHA 功能分级从基线的 2.7 ± 0.7 明显改善到随访时的 1.5 ± 0.8，有 83% 的患者可达无症状生存[1]。然而，当前的最新结果较预期不甚乐观。仍有 42% 的患者在术后仍存在舒张功能异常，以及持续存在舒张功能受限的症状[19]。接受心包切除术的患者的 10 年

生存率显著低于年龄和性别匹配的健康对照组 [（ $57\% \pm 8\%$ ）vs. 81%，$P < 0.001$]。晚期死亡常与年龄、NYHA 心功能分级及肿瘤后放射治疗相关[1]。在极少数情况下，如果再次出现心包缩窄，可能需要再次手术。由于存在后期复发和死亡的风险，接受心包切除术的患者往往需要接受连续的长期随访评估。

实践要点

- 中心静脉压升高且左心室功能正常的患者应考虑心包缩窄。
- 当前，缩窄性心包炎的最常见原因是心脏手术后、纵隔肿瘤放射治疗后，以及可能由病毒性因素导致的"特发性"发病。
- 体格检查、多普勒超声心动图、CT 或 MRI 相结合可对 90% 以上的患者明确缩窄性心包炎的诊断。
- 若未查及吸气使二尖瓣血流峰值 E 波速度增加超过 25% 的典型多普勒超声性心动图发现，则应在坐姿前倾位重复多普勒检查提高缩窄性心包炎的检出率。
- 如果怀疑有潜在的或"低容量性"心包缩窄，静脉输液扩容可有助于诊断。
- 因心包缩窄而接受心包切除术的患者需要长期随访监测。

参考文献

[1] Ling LH, Oh JK, Schaff HV, et al. Constrictive pericarditis in the modern era: evolving clinical spectrum and impact after pericardi- ectomy. Circulation. 1999;100:1380–6.

[2] Spodick DH. Constrictive pericarditis. In: Spodick DH, editor. The pericardium: a comprehensive textbook. New York: Marcel Dekker; 1997. p. 214–59.

[3] Myers RBH, Spodick DH. Constrictive pericarditis: clinical and pathophysiologic characteristics. Am Heart J. 1999;138:219–32.

[4] Oh JK, Tajik AJ. Doppler features of constrictive pericarditis:

response to letter to the editor. Circulation. 1997;96:3799–880.

[5] Ling LH, Oh JK, Tei C, et al. Pericardial thickness measured with transesophageal echocardiography: feasibility and potential clinical usefulness. J Am College Cardiol. 1997;29:1317–23.

[6] Hatle LK, Appleton CP, Popp RL. Differentiation of constrictive pericarditis and restrictive cardiomyopathy by Doppler echocar-diography. Circulation. 1989;79:357–70.

[7] Oh JK, Hatle LK, Seward JB, et al. Diagnostic role of Doppler echocardiography in constrictive pericarditis. J Am Coll Cardiol.

1994;23:154–62.

[8] Oh JK, Tajik AJ, Appleton CP, et al. Preload reduction to unmask the characteristic Doppler features of constrictive pericarditis: a new observation. Circulation. 1997;95:796–9.

[9] Klein AL, Cohen GI, Pietrolungo JF, et al. Differentiation of constrictive pericarditis from restrictive cardiomyopathy by Doppler transesophageal echocardiographic measurements of respiratory variations in pulmonary venous flow. J Am Coll Cardiol. 1993;22:1935–43.

[10] Garcia MJ, Rodriguez L, Ares M, et al. Differentiation of constrictive pericarditis from restrictive cardiomyopathy: assessment of left ventricular diastolic velocities in longitudinal axis by Doppler tissue imaging. J Am Coll Cardiol. 1996;27:108–14.

[11] Oren RM, Grover-McKay M, Stanford W, et al. Accurate preoperative diagnosis of pericardial constriction using cine computed tomography. J Am Coll Cardiol. 1993;22:832–8.

[12] Rienmuller R, Gurgan M, Erdmann E, et al. CT and MR evaluation of pericardial constriction. J Thorac Imag. 1993;8:108–21.

[13] Kojima S, Yamada N, Goto Y. Diagnosis of constrictive pericarditis by tagged cine magnetic resonance imaging. N Engl J Med. 1999;341:373–4.

[14] Hurrell DG, Nishimura RA, Higano ST, et al. Value for dynamic respiratory changes in left ventricular and right ventricular pressures for the diagnosis of constrictive pericarditis. Circulation. 1996;93:2007–13.

[15] Rajagopalan N, Garcia MJ, Rodriguez L, et al. Comparison of new Doppler echocardiographic methods to differentiate constrictive pericardial heart disease and restrictive cardiomyopathy. Am J Cardiol. 2001;87:86.

[16] Leya FS, Arab D, Joyal D, et al. The efficacy of brain natriuretic peptide levels in differentiating constrictive pericarditis from restrictive cardiomyopathy. J Am Coll Cardiol. 2005;45:1900.

[17] Senni M, Redfield MM, Ling LH, et al. Left ventricular systolic and diastolic function after pericardiectomy in patients with constrictive pericarditis: Doppler echocardiographic findings and correlation with clinical status. J Am Coll Cardiol. 1999;22:1182–8.

[18] Glenn F, Diethelm AG. Surgical treatment of constrictive pericarditis. Ann Surg. 1962;155:883.

[19] Churchill ED. Decortication of the heart Delorme for adhesive pericarditis. Arch Surg. 1929;19:1457.

[20] Roberts JR, Kaiser L. Pericardial procedures in mastery of cardiothoracic surgery. In: Kaiser L, Kron I, Spray T, editors. Mastery of cardiothoracic surgery. Philadelphia: Lippincott-Raven; 1998. p. 221–9.

第 26 章　腹主动脉瘤
Abdominal Aortic Aneurysms

Venkataramu Krishnamurthy　David M. Williams　James C. Stanley　Gilbert R. Upchurch Jr　John E. Rectenwald **著**

聂文畅 **译**

杨霖健　孙浩宁 **校**

一、定义

腹主动脉瘤（abdominal aortic aneurysm，AAA）是一种相对常见的高致死性疾病，主要发生于老年人。随人口老龄化，AAA 的发病率和患病率势必会上升。AAA 和主动脉夹层是 2000 年美国 65—74 岁的白种人男性中的第十大死亡原因，每年至少导致 15 000 人死亡[1]。大多数 AAA 患者不表现任何症状，更为危险的是，体格检查对腹主动脉瘤的检出缺乏敏感性[2]。

肾下腹主动脉占所有主动脉瘤发病区域的 80%[3]。50 岁以上人群正常肾下腹主动脉直径为女性 1.5cm，男性 1.7cm。AAA 定义为与正常近端主动脉相比主动脉直径增加 ≥ 50%[4]。然而，在临床经验中，直径 ≥ 3cm 的肾下腹主动脉应考虑为动脉瘤[5]。

二、病理学及发病机制

已有多种针对 AAA 的病理机制被提出（表 26-1）。主动脉壁细胞外基质蛋白（弹性蛋白和胶原蛋白）的蛋白降解被认为是 AAA 发生的主要机制[6, 7]，而基质金属蛋白酶在这一过程中发挥至关重要的作用[8-17]。其他发病因素包括血管壁氧化性和应力性损伤，以及伴随广泛淋巴细胞和单核细胞浸润并在主动脉壁中沉积免疫球蛋白 G 的自身免疫过程[7]。动脉硬化在 AAA 中很常见，被认为是 AAA 进展的继发性病理过程。吸烟可引起主动脉壁内炎症反应上调[18]，可加速 AAA 的发展。

表 26-1　腹主动脉瘤的不同病因

退行性
- 异常的基质（胶原蛋白 – 弹力蛋白）变性
- 动脉粥样硬化

结缔组织疾病
- 囊性中央坏死
- 马方综合征
- 埃勒斯 – 当洛（Ehlers-Danlos）综合征
- 弹性纤维假黄瘤

外伤

手术

血管炎
- 大动脉炎

感染
- 细菌性（沙门菌、结核分枝杆菌）
- 梅毒
- 真菌

遗传易感性对 AAA 的进展很重要。AAA 患者（主要为男性）的一级亲属中有 12%～19% 会形成动脉瘤[19, 20]。迄今为止，还未发现常见的肾下腹主动脉瘤与单一基因突变或蛋白质缺陷相关。但是，与无 AAA 家族史的人相比，具有 AAA 一级亲属的个体主动脉壁 III 型胶原蛋白略有减低[21]。在 AAA 患者中，还发现 Hp2-1 触珠蛋白表型的频率增加，以及 Kell 阳性和 MN 血型增加。对比来看，A 型 Rh 阴性血人群中 AAA 的发生率较低[12]。另有一项研究表明，人类淋巴细胞抗原 DR B1 的多态性改变对于炎症性 AAA 的进展发挥重要作用[22]。对 233 个至少有 2 名确诊 AAA 个体的家庭进行 DNA 连锁分析，明确了两个可能与 AAA 遗传相关的染色体区域（染色体 19g13 和 4q31）[23]。

（一）临床评估

既往史、个人史、家族史对于识别 AAA 的形成、进展和破裂的危险因素尤为重要[24-29]。ADAM 试验发现，老龄、较高身高、冠状动脉疾病（CAD）、动脉粥样硬化、高胆固醇水平、高血压，以及特别是抽烟者，其相关的 AAA 风险均有增加[30]。AAA 通常好发于 70 岁以上的老年男性，男女比例为（4～6）:1[19, 20, 31-36]。在接受 AAA 修复的患者中，有 12%～19% 的人有患有 AAA 的一级亲属[20, 37]。吸烟是本病的一个关键影响因素，吸烟者的 AAA 发病率是不吸烟者的 7 倍，与之相关的重要变量是吸烟的持续时间，而非吸烟的总量[29]。通常，非裔美人和糖尿病患者 AAA 发病风险较低。

除非进行治疗，否则大多数 AAA 都会持续膨胀进展直到破裂，这是 AAA 最严重的并发症。动脉瘤本身的大小是破裂的重要危险因素。根据拉普拉斯定律，随着 AAA 受累区域的长轴长度增加，主动脉壁压力会呈指数倍增。因此，当主动脉直径从 2cm 增加到 4cm 时，主动脉壁压力（$/cm^2$）将增加 4 倍，而非 2 倍。动脉瘤破裂结局与主动脉壁压力成正比。12 个月内动脉瘤扩张进展大于 4～8mm 表明 AAA 不稳定，这是早期干预的指征。

大多数 AAA 没有症状。与动脉瘤进展和破裂风险增加的独立相关因素包括女性性别、大动脉瘤直径、一秒内呼气量（FEV_1）低、未戒断吸烟史和平均血压升高[24, 38, 39]（图 26-1）。女性发生动脉瘤破裂的可能性是男性的 2～4 倍[40]。

AAA 破裂后死亡的风险取决于紧急处理是否及时。不幸的是，近 60% 的 AAA 破裂患者在到达医院之前就已经死亡，仅 20% 在急诊手术后得以存活。因此，AAA 破裂有着 80% 的高死亡率[41-44]。但随着破裂性 AAA 应用血管内主动脉瘤修复（endovascular aortic aneurysm repair,

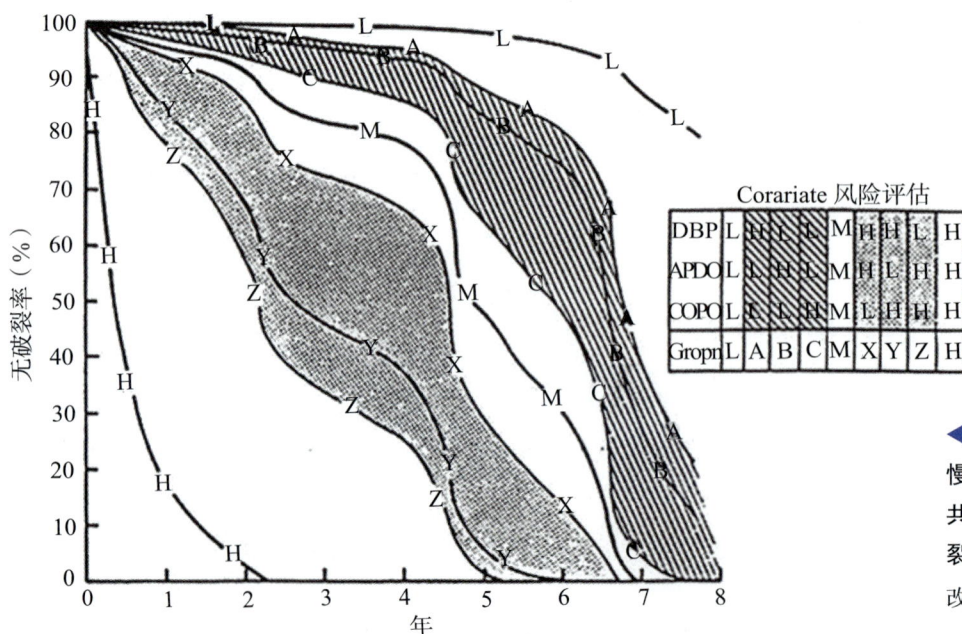

◀ 图 26-1 初始前后直径、慢性阻塞性肺疾病及舒张压共同作用增加腹主动脉瘤破裂的风险

改编自 Cronenwett 等[39]

EVAR）的趋势增加，这种高死亡率可能会有所减低[45, 46]。

进行腹部体格检查时，指尖触诊上腹部的主动脉外侧边界如有异常体征，提示可能存在AAA。偶有 AAA 患者在平卧位时可感知到强烈的腹部搏动；但是，仅前主动脉搏动更有可能是由非动脉瘤性扩张血管而非 AAA 导致。直径在3～3.9cm 范围内的 AAA 患者中，有 29% 可被触及异常搏动，而直径在 5cm 以上的 AAA 患者有76% 可有触诊异常[47]。仅将体格检查作为诊断手段显然不够灵敏，无法除外 AAA 的诊断。

患有 AAA 的患者也可查及股动脉及腘动脉处的动脉瘤。一项来自密歇根大学的 251 例 AAA患者的研究表明，股动脉瘤和腘动脉瘤的发生率为 14%，均发生在男性患者中[48]。四肢动脉瘤的存在也可以作为 AAA 诊断的线索——股动脉和腘动脉瘤患者分别有 85% 和 62% 的概率合并有AAA[49, 50]。

由经验丰富的超声诊断人员进行腹部超声（US）对检测肾下 AAA 具有极高的灵敏度（100%）和特异性（96%）。超声是筛查 AAA 的首选检查手段。美国预防服务工作部[51] 表明，通过超声进行 AAA 筛查可使那些因动脉瘤死亡的风险较高的患者受益。高风险人群包括高龄（≥ 65 岁）、男性、一生吸烟至少 100 支的人群。该指南建议对有吸烟史的 65—75 岁男性进行 AAA 超声检查。相比之下，血管外科学会（society of vascular surgery，SVS）指南建议不论有无吸烟史，≥ 65岁的男性均应进行超声筛查[52]。这些指南还建议对 55 岁以上有 AAA 家族史的男性及 65 岁以上有吸烟史或 AAA 家族史的女性进行超声筛查。

（二）临床决策

有症状性 AAA 的修复效果明显劣于无症状动脉瘤。修复后死亡率，有症状患者为 25%，AAA 破裂患者为 35%，无症状 AAA 为 5%[53]。有症状和动脉瘤破裂的 AAA 的手术死亡率也更高。对于 AAA 破裂及有临床症状的患者，建议进行紧急手术修复。而对于 AAA 呈梭形、直径 > 5.5cm 且无其他重大疾病的无症状患者，建议进行择期修复。

通常，最大直径 < 4.0cm 的小梭状动脉瘤破裂风险低，建议继续对其进行密切监测。但是，对于 4.0～5.4cm 的 AAA 患者，是否应立即治疗还是密切监测尚无共识[54, 55]。该组患者需进行个体化治疗。

动脉瘤大小是对病情稳定的无症状 AAA 患者进行分流的主要因素。随着 AAA 直径的增加，破裂的风险也会增加。直径 5.5～6.0cm 的 AAA1 年破裂发生率为 9%，6.0～6.9cm 的 AAA 破裂为 10%，7.0cm 及以上的 AAA 破裂为 33%[51]。对于 ≥ 5.5cm 的 AAA，建议进行外科手术修复。< 5.5cm 的 AAA 患者行手术修复并未显示出明显的生存优势，对于此类患者，连续应用超声密切监测是更为安全的处理方式[54-56]。

已发布的 SVS 指南[52] 建议对 AAA 直径为3.5～4.4cm 的患者每 12 个月进行一次监测随访影像学检查。对于 AAA 直径在 4.5～5.4cm 的患者，建议每 6 个月进行一次影像学检查。而对于其他直径在 3.0～3.4cm 的无症状患者，建议其在3 年后进行随访检查；对于 2.6～2.9cm 者，建议在 5 年后进行随访检查。当 AAA 直径超过 4.5cm或超声随访每年增长超过 0.6～0.8cm 时，应进行手术修复和相关评估[57, 58]。对患者进行有关AAA 破裂临床表现的宣教也很重要。如果出现背部、腹股沟、睾丸、腿或臀部出现新发或异常疼痛，应建议他们寻求紧急医疗救助。

有症状的 AAA 患者通常会在腹部、背部或腹股沟出现疼痛。目前，已有证据认为低血压、腹部 / 背部疼痛和搏动性腹部肿块是典型的 AAA 三联征，但在部分动脉瘤破裂 AAA 患者中可不出现。应高度警惕这种致死性状况并及时确诊。有症状的 AAA 是急诊手术的适应证，应立即进行外科处理，而不应进行大量耗时的诊断措施。但是，在临床状况稳定的患者中，仍需进行紧急 CT 以明确 AAA 诊断，评估其病情并排除破裂情况。

AAA 可出现慢性背痛的加剧，或继发于急性 AAA 扩张或破裂而放射到腹股沟的腹痛、腰腹或背痛的发作。在没有影像学检查鉴别或没有高度怀疑 AAA 证据时，这种疼痛也可与憩室炎、肾绞痛、肠易激综合征、炎性肠病、卵巢扭转甚至急性阑尾炎相混淆。

三、治疗

受不同 AAA 解剖特征的影响，谨慎选择手术策略及并发症处理手段对于患者获益至关重要。此外，合理的术后监测，及时干预晚期并发症对于减少随后与动脉瘤相关的死亡率也是必要的。随着血管内技术的发展，成本效益已成为 AAA 治疗过程中的关键要素。

及时识别 AAA 患者的常见并发症，尤其是心、肺及肾功能不全，对于患者预后非常重要。美国心脏病学会 / 美国心脏协会实践指南工作组提供了一种适用于术前检测的算法[59]。冠状动脉疾病（coronary artery disease，CAD）在其中尤为重要，它是 AAA 修复后早期和晚期死亡的首要原因[60]。尽管有多项研究表明，与开放式外科手术修复相比，EVAR 围术期心脏事件的发生率较低[61-63]，但 DREAM 试验并未显示出此类益处[64]。一般而言，虽然通常认为开放性 AAA 修补术会带来较高的围术期心血管事件风险，但 EVAR 仍伴随 3%～7% 中至高风险心脏事件的概率。因此，进行术前准备对于降低在开放式修复或 EVAR 过程中发生心脏疾病的风险很重要。

需要评估的活动性心脏危险因素包括：不稳定或严重心绞痛、近期心肌梗死（＜ 1 个月）、心力衰竭（新发、恶化或 NYHA Ⅳ 级）、严重心律失常（房室传导阻滞、心房颤动控制补钾、新发的室性心动过速）或严重的瓣膜性心脏病（症状性、主动脉瓣面积＜ 1cm² 或压力梯度＞ 40mmHg）。这些患者应在处理 AAA 之前进行合理治疗。在没有任何活动性心脏危险因素的情况下，仅当进一步的无创检查可优化治疗方案的情

况下，才需进行这些检查。但是，所有择期手术患者均应在术前进行 12 导联心电图检查。在心脏症状稳定的患者中，在血管外科手术处理 AAA 之前常规进行 CABG 或 PTCA 似乎并不会显著改变术后心肌梗死、死亡或长期预后的风险[65]。

术前肾功能不全已被证明会增加 AAA 修复的失败率和死亡率[66]。在密歇根州对 8125 例完整的腹主动脉瘤手术的回顾中，肾功能衰竭患者的死亡率为 41%，而无明显肾脏疾病的患者为 6%[67]。在 EVAR 术前或术后进行增强 CT 时，对比剂肾病（contrast induced nephropathy，CIN）是另一个需要纳入考虑的肾脏疾病因素[68]。在具有基线肾功能不全和（或）有 CIN 风险的 AAA 患者中，二氧化碳已证实可作为 EVAR 期间的非肾毒性对比剂。对于所有 CIN 风险增加的 AAA 患者，建议在手术前后使用生理盐水或 5% 葡萄糖 / 碳酸氢钠进行水合[69]。

几项研究表明，COPD 是 AAA 修复后手术死亡率的独立预测指标[66, 70]；但是，Upchurch 等认为术前肺功能检查和动脉血气值异常不能作为提示预后较差的因素而延缓动脉瘤的修复[71]。然而，如果 COPD 严重，应进行正式的呼吸内科会诊以优化其最佳药物治疗[69]。

尚未显示糖尿病的存在会增加 AAA 修复后的死亡率，但其与住院时间延长密切相关[72]。因此，应在围术期严格控制血糖，目标为低于 180mg/dL（＜ 10.0mmol/L）。

术前影像：腹部平片或腰骶部 X 线片对 AAA 诊断并不敏感。然而，这些检查可协助排除在紧急情况下类似症状性 / 破裂 AAA 的肠穿孔等疾病。超声作为无创性的低成本检查手段，是明确 AAA 诊断的首选检查，可提供较为准确的主动脉直径测量值（图 26-2）。超声发现与 AAA 的手术方案密切相关，其中 84% 的术中结果提示超声发现与 AP 直径差异小于 5mm[73]。超声诊断错误和局限性常由技术人员缺乏经验、缺乏辨别技巧或过多的肠气干扰所导致；但是，择期进行 AAA 血管内治疗可能需要更详细的解剖学细节，

常需完善 CT 或 MRI 检查。

　　CT 平扫可准确预测 AAA 的大小。91% 的 AAA 患者中 CT 发现与 AP 直径差异小于 5mm；而且，CT 尚可显示其他腹腔内病变[73]。在评估 AAA 壁完整性、血管壁内钙化的位置和数量、静脉异常、腹膜后血肿、主动脉夹层、感染或炎症、动脉瘤的近端和远端情况、是否存在肾动脉变异或共存有其他动脉闭塞性疾病方面，CT 表现优于超声（图 26-3）。而 CT 研究的局限性主要包括需要进行肾毒性碘化对比剂、放射线照射及更高的成本。目前的螺旋 CT 可提供出色的分辨率和多平面重建功能，已成为评估 AAA 患者 EVAR 术前及识别移植术后内漏患者的首选方式（图 26-4 和图 26-5）。

　　钆成像磁共振血管造影（MRA）和屏气技术的使用与 CT 平扫评估 AAA 相当（图 26-6）。密歇根大学较早报道的 43 例 AAA 患者的研究表明，

MRA 能够正确识别最大 AAA 直径，敏感性和特异性分别为 94% 和 98%，可用于识别内脏、肾或髂动脉的明显狭窄[74]。MRA 的局限性包括无法对幽闭恐惧症患者或装有起搏器、除颤器或金属植入物（包括某些血管支架）的患者进行检查。另一个缺点是无法显示钙化斑块，而这一指标在血管内干预方案中非常重要。最后，在肾功能不全的患者中使用钆元素成像有导致严重皮肤纤维化的风险。

　　通常在疑有 AAA 累及肾脏或内脏或怀疑合并有中重度下肢缺血的患者中需进行数字减影导管血管造影（图 26-7）。检查可确定 AAA 头侧的范围、肾动脉的情况、内脏动脉的状态，以及是否存在下肢动脉闭塞性疾病。血管造影术的并发症包括：穿刺部位出血或血栓形成、动脉粥样硬化性栓塞和碘对比剂导致的肾脏损伤。

四、外科手术治疗

　　通过开放性手术修复或血管内移植物植入进行择期手术干预减低了 AAA 破裂导致死亡的可能性。在美国国家住院患者样本数据库中，2000 年时择期进行传统开放手术患者的死亡率为 4.3%[43]。无论是完整或是破裂的动脉瘤切除术后，女性患者的预后均比男性差。实际上，近 11 年间，女性患者的平均死亡率为 10.7%，而男性仅为 6.8%。对此差异尚没有明确解释，或可提示有生物学因素差异及操作的偏倚，这使得女性

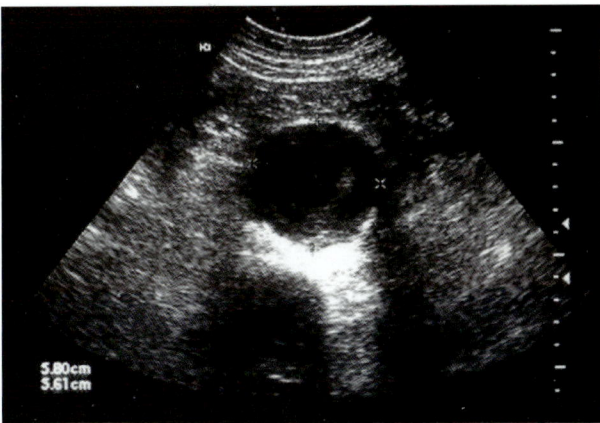

▲ 图 26-2　腹主动脉瘤的二维超声检查

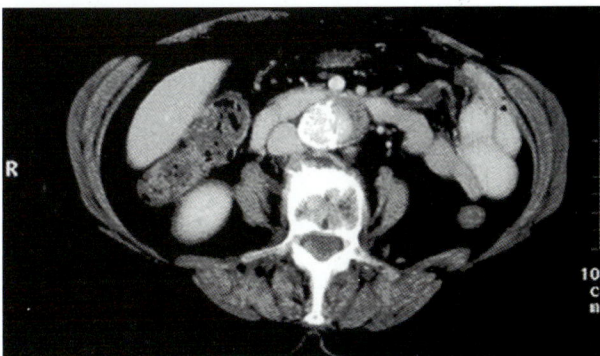

▲ 图 26-3　腹部 CT 平扫，提示有真菌性腹主动脉瘤

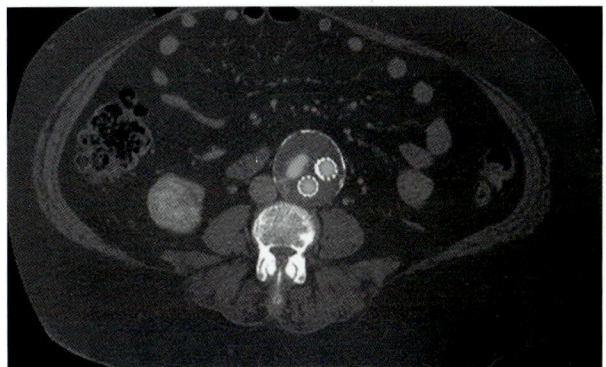

▲ 图 26-4　CT 平扫示二次介入处理 EVAR 后内漏

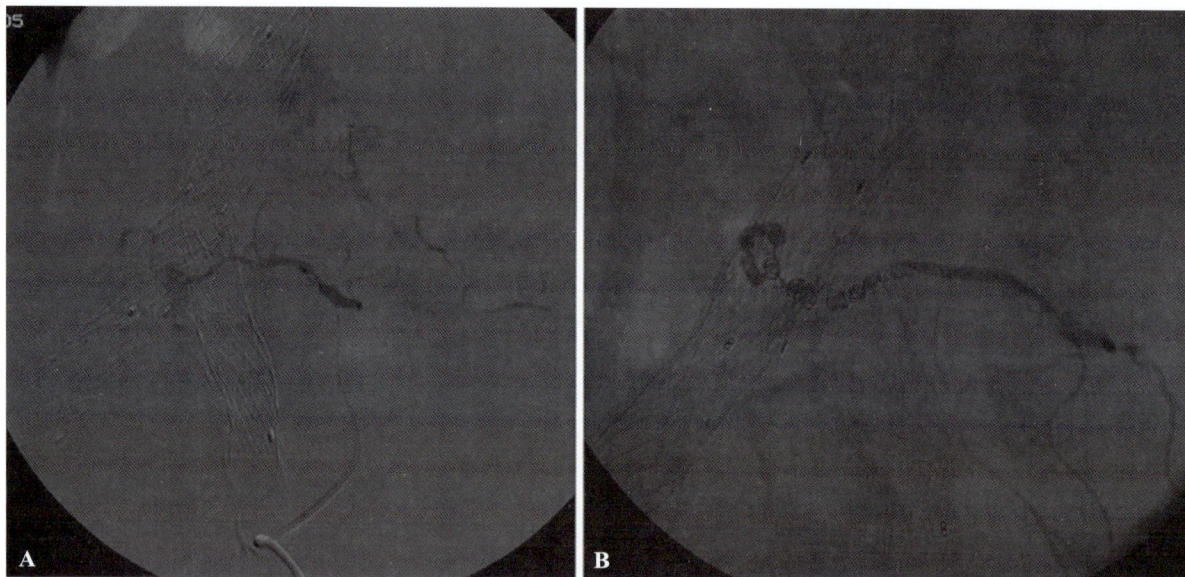

▲ 图 26-5　经左腰升静脉的高选择性血管造影图像：经左腰动脉填充动脉瘤囊以修复 AAA；注意相应左腰动脉的流出血管；成功的右腰动脉、左腰动脉的导管栓塞术是 Ⅱ 型内漏的治疗方案

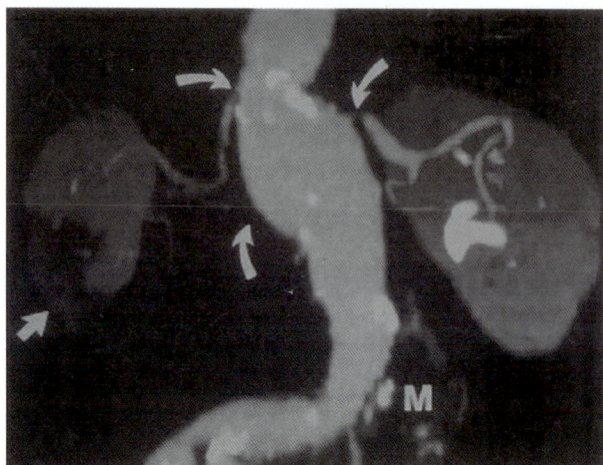

▲ 图 26-6　磁共振血管造影下腹主动脉瘤与肾动脉受累

在常规 AAA 手术治疗中存有更高风险。

（一）完整 AAA 的常规外科治疗

对 AAA 来说，及时进行外科手术修复极为重要[75]。主动脉手术时间超过 5h 与死亡风险及严重的心肺并发症的风险增加独立相关（OR = 5.11，95% CI 1.69～15.52；$P <$ 0.004）。其他与术后不良结局有关的因素包括低体温、失血过多，以及需要使用脊上主动脉交叉钳夹（需要提及有关本手术技术的一些具体评论）。

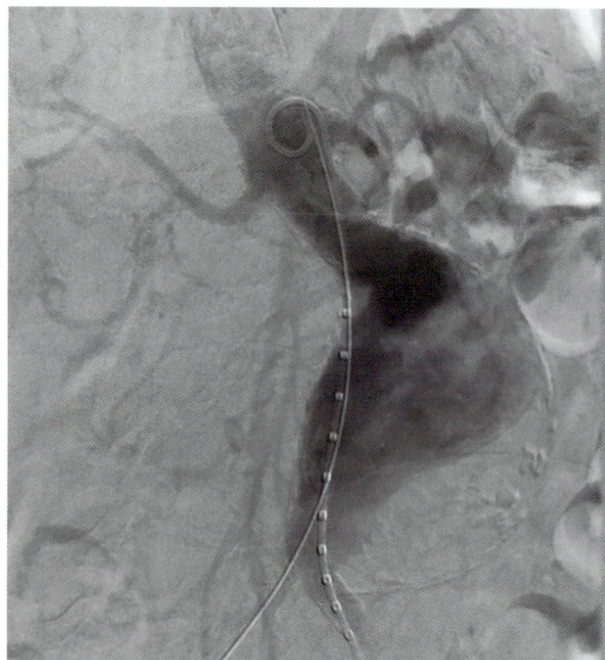

▲ 图 26-7　伴有双侧高度肾动脉狭窄的复杂性近肾腹主动脉瘤患者术前血管造影

每位患者的手术方法是个体化的，患者术中是采用经腹腔或腹膜后主动脉暴露的方法，取决于术者偏好及病变部位的特点。当需要进行右肾血运重建或是动脉瘤扩展到右髂动脉时，建议采用经腹膜入路。若存在肥胖症或有多次既往腹部

手术史疑有腹腔内粘连可能，更建议采用腹膜后入路[76]。尽管腹膜后入路并不能显著降低死亡率或严重心肺疾病发生率，但对于术后肠功能的恢复具备一定的促进作用[77, 78]。

过去，钳夹主动脉的血栓并发症和肾衰竭一直是重要的临床问题。在现今临床实践中，患者在主动脉夹闭之前常用肝素静注进行全身性抗凝血治疗，氮质血症患者常用甘露醇或襻利尿药利尿。术中会切开主动脉瘤，切除所有腔内血栓，并将主动脉移植物缝合到位。当前常使用的移植物类型为梭织或针织涤纶人造血管及致密聚四氟乙烯。移植物置入并恢复主动脉血流后，应将移植物用动脉瘤囊或其他腹膜后组织覆盖，以防止与肠道接触。若有接触可能会导致随后的移植物肠侵蚀，是术后的致死性并发症，需要移除移植物。与预防人工瓣膜患者的细菌性心内膜炎类似，所有主动脉假体置入的患者在包括拔牙、牙齿修复等有创操作前均应预防性使用抗生素。

（二）破裂 AAA 的常规外科治疗

AAA 破裂患者的手术方法关键在于挽救生命。接受紧急手术的患者中，近一半在术后 30d 内死于并发症[44, 79-81]。控制出血、恢复主动脉血流，以及避免对病变较小的血管进行血管重建（如无症状的肾动脉狭窄或边缘性髂动脉瘤）极为重要。

起初通常使用脊上主动脉交叉夹闭术来控制持续性出血，尤其是在腹膜后血肿较大的患者中。一旦将肾下腹主动脉分离出来，就可以将近端主动脉钳夹至肾动脉下方。在这些急诊操作过程中，补足血容量及维持正常体温至关重要。

主动脉重建后，应在患者离开手术室之前评估结肠及下肢供血是否充足。AAA 破裂患者应考虑延迟关腹[82]。多种情况下，此类患者需引流大量积液及腹膜后血肿可能导致腹腔压力增高，导致腹间隔室综合征，引起内脏和肾脏血流灌注减少。在这类患者中，延迟关腹、使用负压引流装置可提高这些患者的生存率。

鉴于血管内修复的 AAA 破裂患者的潜在生存期逐渐改善，这类患者越来越倾向于"优先血管内修复"方法——优先使用主动脉内移植物修复稳定的 AAA 破裂患者，仅解剖学上不适宜放置内移植物的患者进行开腹手术。

（三）AAA 开腹修复后的并发症

多数主动脉修复术后的死亡是由于后续继发的心肌缺血。导致术后心脏事件的常见危险因素包括高龄、男性、需要服药治疗的糖尿病史、既往心肌梗死和充血性心力衰竭病史[83, 84]。自 20 世纪 60 年代以来，优化的术前准备和术后护理逐步降低了择期 AAA 修复术后的死亡率[43, 70]。

与接受急诊手术的 AAA 破裂患者相比，未破裂 AAA 患者的择期手术后并发症更少，死亡率更低。同时处理肾动脉及内脏血管的手术，手术复杂程度增加，相应的发病率和死亡率也会增加。医院及术者的 AAA 修复术经验也对手术的成功率有显著影响[26]。

未破裂 AAA 手术的死亡率为 1.4%～6.5%，平均为 4%（表 26-2）。相较来看，尽管已对术前和术后护理进行优化，破裂 AAA 修复术后的死亡率仍接近 50%，并且自 20 世纪 60 年代以来未有明显改善（表 26-3）。择期 AAA 修复后的早期并发症包括：心血管事件（15%）、肺功能不全（8%）、肾功能不全（6%）、出血（4%）、血栓栓塞（3%）及伤口感染（2%）。其晚期并发症包括移植物感染及主动脉肠瘘（均为 1%）。晚期并发症通常在主动脉重建后的 3～5 年内出现[85]。

（四）AAA 的血管内修复：未破裂 AAA

AAA 的血管内修复（endovascular repair of AAA，EVAR）已迅速成为肾下 AAA 修复的首选方法，占所有此类 AAA 处理方案的一半以上（表 26-4）[86]。

1. 移植物的设计
美国食品药品管理局已经批准了以下几种血管内移植物用于治疗肾下 AAA（图 26-8）。

表 26-2　未破裂 AAA 开放修复术的结局

研　究	发表年份	研究年份	患者例数	死亡数	死亡率（%）
Crawford	1981	1955—1980	860	41	4.8
McCabe	1981	1972—1977	364	9	2.5
Diehl	1983	1974—1978	350	18	5.1
Hertzer	1984	1978—1981	840	55	6.5
Donaldson	1985	1972—1983	476	24	5.0
Reigel	1987	1980—1985	499	14	2.8
Green	1989	1983—1987	379	8	2.1
Johnston	1989	1986	666	32	4.8
Leather	1989	未说明	299	11	3.7
Sicard	1989	1983—1988	213	3	1.4
Golden	1990	1973—1989	500	8	1.6
AbuRahma	1991	1983—1987	332	12	3.6
Ernst	1992	1980—1989	710	25	3.5
总计			6488	260	4.0

改编自 Ernst [85]

表 26-3　破裂 AAA 开放修复术的结局

研　究	发表年份	研究年份	患者例数	死亡人数	死亡率（%）
Crawford	1981	1955—1980	60	14	23
McCabe	1981	1972—1977	73	38	52
Wakefield	1982	1964—1980	116	60	52
Hoffman	1982	1975—1979	152	58	38
Donaldson	1985	1972—1983	81	35	43
Meyer	1986	未说明	97	45	46
Shackleton	1987	1975—1985	106	43	41
Chang	1990	1983—1989	63	16	25
Ouriel	1990	1979—1988	243	133	55
Sullivan	1990	1978—1989	69	24	35
AbuRahma	1991	1983—1987	73	45	62
Harris	1991	1980—1989	113	72	64
Johansen	1991	1980—1989	180	124	69
Gloviczki	1992	1980—1989	214	97	45
Ernst	1992	1980—1989	91	41	45
总计			1731	845	49

改编自 Ernst [85]

表 26-4　未破裂 AAA 腔内修复后的结局

病例分析	患者例数	转为开腹手术者	30d 死亡	永久性内漏	其他并发症
Blum（1997）	154	3（2%）	1（1%）	9（6%）	15（10%）
Moore（1996）	46	7（15%）	0（0%）	7（15%）	27（占比未明）
Balm（1996）	31	1（3%）	1（3%）	3（10%）	23 名患者中共出现 34 例
Zarins（1999）	190	0（0%）	5（2.6%）	17（9%）	23（12%）
Beebe（2001）	258	5（2%）	3（1.2%）	44（1.6%）	轻度 110（47%） 严重 10（3.9%）
Criado（2003）	70	5（7%）	1（1.4%）	5（7%）	未提及

改编自 May 等[166]

这些移植物在设计和实用性上有很大不同。其中有三个组装式覆膜支架移植物，作为有同侧髂动脉分支的主动脉假体，可与对侧髂动脉移植物假体进行连接。继美敦力公司的 AneuRx 内移植物之后，AAA Advantage 主动脉内移植物亦仅依靠近端主动脉支架在肾下主动脉颈处的径向力来固定内移植物[87, 88]。Cook Zenith、Medtronic Talent 和 Endurant 主动脉内移植物使用了带有小倒钩的 Z 形支架，除了在肾下主动脉颈处施加径向力外，它们还用于肾上主动脉移植物的固定[87]。W.L. Gore Excluder 内移植物在近端肾下支架处均采用径向力以及肾下主动脉处的倒钩固定，以将内移植物固定到位[89]。相比之下，Endologix Powerlink 内移植物采用一体式移植物设计，一体化的刚性金属丝支架维持支架强度及达到固定效果[90, 91]。Powerlink 内移植物不仅可通过径向力固定在肾下主动脉颈部，还通过放置在主动脉分叉处防止支架移植物迁移。其他移植物的优化正在通过临床试验评估中。

大多数血管内装置通常需要由外科操作暴露股动脉近端或髂外动脉远端进入。通常需要较大创口（通常＞18F）来进行 EVAR 手术的内移植。近来，已有小型的血管内移植物介入辅助装置，可将这些内移植物利用经皮动脉闭合入路以代替直接动脉暴露[92]。新的经皮闭合装置（如新

型 Prostar XL 闭合装置，Abbott Vascular，Santa Clara，CA）的出现使得这种经皮入路微创操作成为可能[93, 94]。通常认为经皮 EVAR 较外科手术有多项益处，例如减少手术失血量、缩短住院时间，以及减少伤口感染和股神经损伤。有研究证明，两者在研究入组患者中有几乎相同的临床结局[95-97]。

2. 肾下 vs. 肾上固定装置

EVAR 需要足够的非瘤性近端和远端固定部位。近端固定可在肾下或肾上 AAA 处固定。由 FDA 批准的供肾下固定的内膜移植物是 Medtronic AneuRx（Santa Rosa，Calif），Gore Excluder（Flagstaff，Ariz），以及 Endologix PowerLink（Irvine，Calif）。使用肾下固定的内移植物时，肾下腹主动脉颈部的最佳长度至少 15mm，直径＜32mm，角度＜60°。已有相关数据支持了上述内移植物的安全性和有效性[98, 99]。其 30d 死亡率方面从 Gore Excluder 的 1% 到 Guidant Ancure 的 4.2% 不等。在 FDA 的报告中，严重并发症的发生率从 Gore Excluder 的 13.6% 到 Guidant Ancure 的 35.6% 不等[100]。EVAR 术后 30d 内经肾内固定的 EVAR 发生 I 型内漏的发生率为 4.2%，范围为 0.9%~11%[100]。

存在有长度较短、严重成角、倒锥形或桶形颈部、动脉壁血栓形成或广泛钙化等肾下腹主

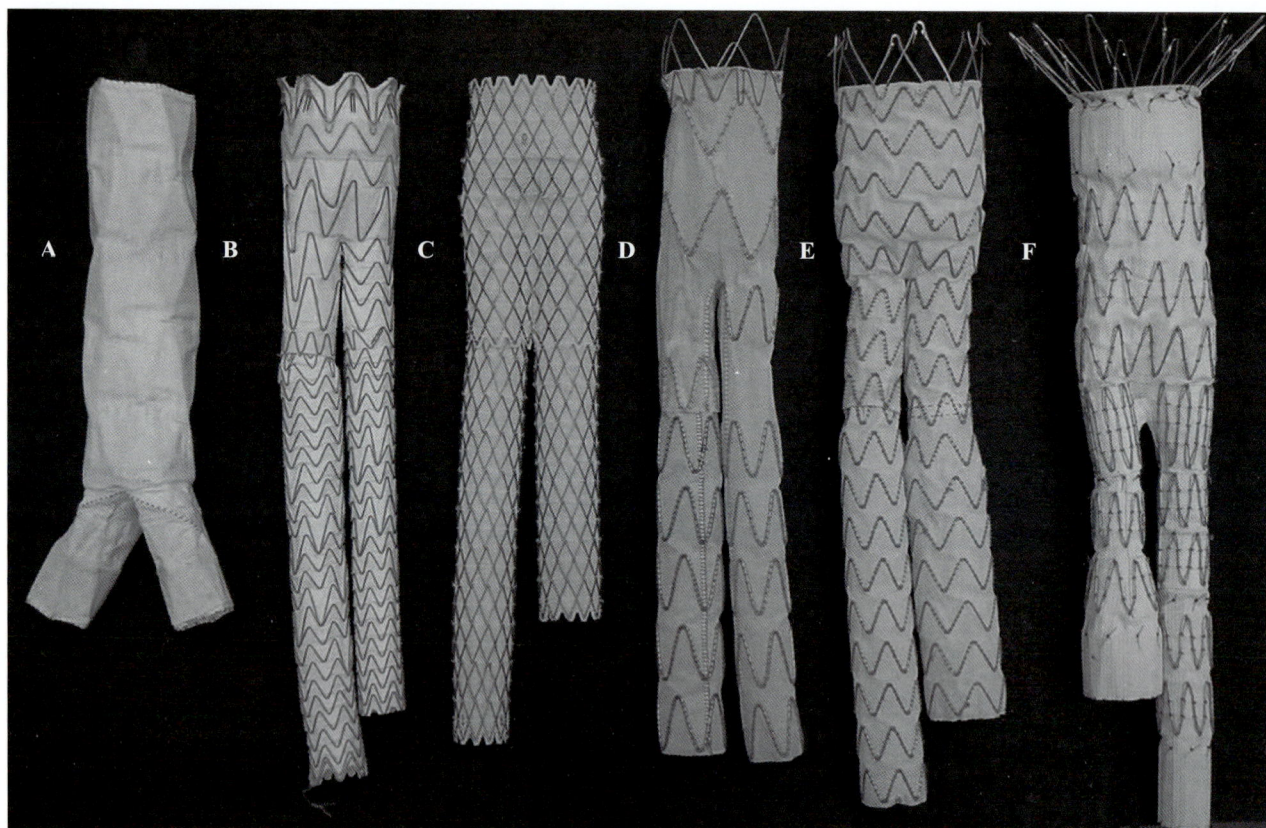

▲ 图 26-8　美国食品药品管理局批准的用于 AAA 的血管内治疗材料

以下为没有髂外动脉的主干部分；从左至右：A. Endologix Powerlink 单体内移植物；B. W.L. Gore Excluder 组装式植入物；C. Medtronic AAA Advantage 组装式植入物；D. Medtronic Talent 组装式植入物；E. Medtronic Endurant 组装式植入物；F. Cook Zenith 组装式植入物

动脉颈部不利条件时，肾上腹主动脉固定可作为有效的内植入物固定方法。临床上有以下几种内移植物采用肾上 AAA 固定，包括 Cook Zenith 和 Medtronic Talent and Endurant 内移植术。在 DREAM 和 EVAR-1 试验中，分别有近 50% 和 87% 的患者是采用肾上 AAA 固定的移植物。有研究已证实肾上腹主动脉内固定的有效性和安全性[101-105]。尽管理论上肾上腹主动脉固定可引起肾脏或肠系膜动脉栓塞及肾上动脉闭塞的风险增加，但已发表的数据并未提供证据支持这一观点[101]。

3. 移植物的尺寸和选择

需要格外谨慎选择与主动脉相匹配长度、直径和锥度的移植物。与天然主动脉和动脉相比，这些内移植物的直径应扩大 10%～20%，以紧密贴合防止血液流入 AAA。当前许多内移植物及输送装置是相对刚性的。因此，确保移植物在目标血管中的定位尤为重要。肾下主动脉段近端和远端，以及髂动脉的成角可使移植物的定位和固定极为困难。仅使用血管造影术很难确定主动脉及其他动脉的大小，即使使用特制的校准导管或血管内超声也是如此。最后，由于存在主动脉分支逆行血流持续灌注动脉瘤（Ⅱ 型内漏），用内移植物覆盖腰动脉及下肠系膜动脉可导致手术失败或二次修复。

4. 分叉及有孔内移植物

据此前估计，AAA 患者中有一半由于主动脉解剖结构不良而使用了不合适的内移植物进行 EVAR。而技术的进步和内移植物的个体化定制已改善了 EVAR 在这些患者中的应用。有孔的内移植物是由 Park 等在 1996 年首次提出的[106]。

如果患者肾下主动脉颈长度较短不足以置入标准的内移植物，并且肾动脉、髂动脉和肠系膜上动脉由正常主动脉发出，则可使用近端正常内径主动脉作定位点，选择有孔或扇形内移植物来维持肾、肠系膜和髂动脉的通畅。多数病例中，裸金属或覆膜支架可通过有孔装置放置在相关的内脏血管中，以确保支架移植物与内脏血管分支向平行。

分叉 EVAR 常在动脉瘤狭窄或内脏主动脉段扩张的患者中使用，将降主动脉远端作为近端定位点。内移植物主体行开窗术时，采用覆膜支架进行的分支动脉支架植入术通常采用镍钛合金环（开窗—分支支架内移植物）进行加固，或者内移植物的主体作为定向分支使用套囊来安装，可以起到连接每个分支血管支架的作用（套囊 – 分支支架内移植物）。同样，对于行分叉型 EVAR 的患者，其主动脉器官动脉近段直径常有异常，并且器官动脉上端的降胸主动脉处直径常为正常。将支架移植物通过开窗术或套囊放置在移植物主体中，可弥合主动脉瘤和主体动脉之间的间隙，同时保持血液的通畅。

使用有孔和分叉的内移植物治疗器官旁、胸主动脉和主髂动脉瘤的中期结局表现良好，并且，尤其是在高风险患者中，亦显示其避免手术创伤和维持内脏灌注的好处[107-110]。但仍然需要长期的结局和更多临床证据，才能进一步证实此类装置的安全性和有效性。

FDA 延迟批准的有孔及分叉内移植物亦促使研发了其他用于管理 AAA 的腔内技术。将外移植物放置在主动脉移植物主体和主动脉壁之间的器官动脉上（也称为烟囱移植物或通气管道）已成功应用于临床（图 26-9）[111, 112]。

5. 髂动脉内部封堵作为 EVAR 的辅助手段

当 AAA 延伸至髂内动脉本身或其远端时，此辅助手术应在 EVAR 之前进行，以防止 II 型内漏[113-116]。该操作通常在单侧执行，仅当动脉瘤累及双侧髂总动脉远端或髂内动脉的高危患者需要双侧封堵。该操作可在 EVAR 期间安全进行而无须分期[115]。与之相关的风险是一侧肢体跛行、结肠缺血和阳痿。在 Mehta 等的病例系列研究中，

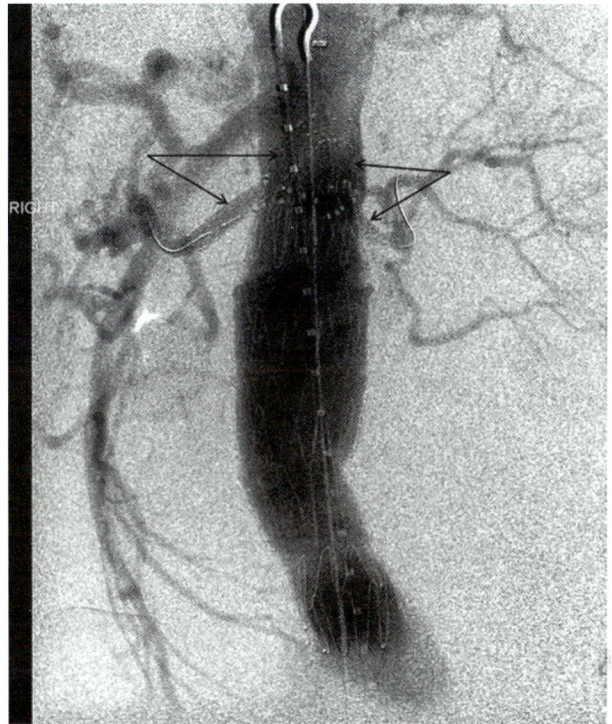

▲ 图 26-9　术中血管造影示将内移植物放置在肾动脉上的双侧肾动脉支架（双侧烟囱移植物，箭），延伸到主动脉壁和主动脉内膜之间的主动脉中，以保持肾动脉的通畅并对不适宜开放修复的血管内近端 AAA 患者进行治疗

12% 的单侧动脉栓塞，以及 11% 的双侧内动脉栓塞患者发生了持续性下肢跛行，而 9% 的单侧栓塞和 13% 的双侧栓塞患者出现阳痿[117]。一般而言，以上潜在风险对于不适宜开放手术修复、而 EVAR 是其唯一可靠治疗选择的患者来说是可以接受的。

6. 髂内动脉分支型支架植入术

这种方法是在 EVAR 期间保留髂内动脉血流的几种技术之一。保留髂内动脉血流的干预手段包括外科手术移位或髂内动脉旁路移植、髂外动脉至髂内动脉内移植物、EVAR 时使用能从延伸至对侧髂内动脉的分叉型支架移植物，同时股 – 股交叉旁路可维持下肢灌注、"喇叭裤形"支架移植物及分支型支架移植物[118]。分支型支架移植的优点是完全通过腔内方法进行，可提供顺行血流到髂内动脉，且不需要额外切口或缝合旁路移植物。现在存在三种髂内动脉分支型内移植装置：组装式多分支系统、Zenith 双分叉侧支血管

及螺旋分支[119-121]。一项大型的多中心试验表明髂内动脉分支型支架植入术可保留髂内动脉血流、降低围术期死亡率、有较高的技术成功率、较低的内漏发生率及极高的动脉瘤缩小率[120]。

7. 有症状和破裂的 AAA 的 EVAR

在 AAA 破裂患者中使用 EVAR 仍存在争议[122-127]。然而，对于破裂 AAA，使用 EVAR 的趋势仍不断增加，死亡率不断降低[45, 46]。已发表的文献表明，由于颈部/近端移植物定位条件不利，不到 40% AAA 破裂的患者具有适合于 EVAR 的主动脉解剖结构[128, 129]。若采用这种方法，建立基于机构的方案，以用于破裂 AAA 的紧急 EVAR 是必不可少的[124]。此方案应要求急诊接诊者在怀疑 AAA 破裂后立即向腔内干预团队及手术室人员做出提醒。血流动力学稳定的患者应进行 CT 血管造影，而其他所有患者则应直接转移至手术室。通过适当的准备、计划，以及合适内移植物的可及性，许多动脉瘤破裂的患者可以用腔内移植物成功治疗。

五、EVAR 与开放手术修复：结果比较

（一）早期（住院期间和 30d）死亡率

与开放手术修复相比，择期 EVAR 在非随机和随机对照试验中的院内死亡率和 30d 死亡率均较低[89, 130-132]。具体来看，EVAR-1 和 DREAM 试验中 EVAR 的院内死亡率分别为 1.7% 和 1.2%，开放手术修复的院内死亡率则为 6% 和 4.6%[64, 133]。

美国国家手术质量提升项目（national surgical quality improvement program，NSQIP）中对于来自退役军人（veteran affairs，VA）的高风险队列分析还显示，接受择期 EVAR 的患者（$n = 788$）的 30d 死亡率比经开放手术修复治疗的患者（$n = 1580$）低得多（3.4% vs. 5.2%，$P < 0.047$）[134]。在 45 000 名经 EVAR 和开放手术修复治疗的匹配

对照分析报告了较低的 EVAR 术后死亡率（1.2% vs. 4.8%；$P < 0.001$），两者中死亡率下降最明显的是高龄患者（80—84 岁：1.6% vs. 7.2%；> 85 岁：2.7% vs. 11.2%；$P < 0.001$）[62]。

（二）主要医疗不良事件

一项总结了 2002 年以前进行的 EVAR 相关的观察性研究的 Meta 分析结果显示，与开放手术修复相比，EVAR 引起主要心血管事件的发生率较低（9% vs. 22%）[135]。尽管所有心血管事件发生率（5.3% vs. 5.7%）和严重心血管并发症（1.8% vs. 5.7%）在两组中表现相当，DREAM 研究仍显示 EVAR 较外科手术修复仍表现出较低的主要医疗不良事件发生率（12% vs. 27%）[64]。一项关于 EVAR 和外科手术修复结局对比的研究还表明，接受 EVAR 的患者肺炎（9.3% vs. 17.4%，$P < 0.001$）、急性肾衰竭（5.5% vs. 10.9%，$P < 0.001$）及需要透析治疗（0.4% vs. 0.5%，$P = 0.047$）的发生率较低[62]。

（三）直接 EVAR 转为外科手术修复

在早期直接 EVAR 患者群体中，有多达 18% 的患者需要转为开外科手术修复[136, 137]。但是，来自随机试验（如 DREAM 和 EVAR-1 研究）已发表数据的显示，仅有 1.8% 的患者由早期 EVAR 改为外科手术修复[64, 133]。根据 FDA 的报告，将早期转为外科手术修复的病例按移植物类型进行分析，其范围从 Excluder 和 Zenith 内移植物的 0% 到 Endologix 类型的 1.6%[100]。Schermerhorn 等在 2001—2004 年对 45 000 名接受 EVAR 治疗的受试者进行了分析。报告显示，转为外科手术修复的比例为 1.6%[62]；因此，在接受择期 AAA 治疗的患者中，EVAR 技术已较为成熟。

（四）内漏

内漏是 EVAR 之后最常见的并发症，定义为内移植物外部动脉瘤囊中仍有持续血流[138]。在 EVAR 术后随访过程中，约 25% 的患者出现内

漏[139, 140]。尽管双功能超声扫描可有效监测[141, 142]，最常见的诊断方法仍是 CT 成像。内漏是后期影像学检查中最常见的异常之一，证明了对 AAA 患者进行终身随访的必要性。共有以下五种不同类型的内漏。

1. Ⅰ型内漏

其产生是由于支架移植物的近端（ⅠA 型）或远端（ⅠB 型）末端完全贴合，通常是由于解剖学障碍，如肾下主动脉颈部较短或成角、定位点钙化、动脉扭曲或沿近端贴合区的主动脉颈直径不均匀。由于主动脉瘤囊直接与主动脉内血流直接连通，Ⅰ型内漏可有囊内压力显著升高，持续存在的Ⅰ型内漏存在破裂风险[143, 144]；因此，一旦查及Ⅰ型内漏，应及时处理。Ⅰ型内漏治疗通常采用顺应性球囊进行内移植物扩张，若在近端或远端由更好的定位点，可放置更大的球囊扩张支架[145]；若Ⅰ型内漏持续存在，尤其是在大动脉瘤患者中，应适时转为外科手术修复。

2. Ⅱ型内漏

Ⅱ型内漏是最常见的内漏类型，由腰动脉分支或肠系膜下动脉的动脉瘤囊逆行充盈引起[139, 140]。因为继发于Ⅱ型内漏的 AAA 破裂很少见，Ⅱ型内漏的治疗仍存在争议。通常，当在 EVAR 时检测到Ⅱ型内漏时，由于其有 50% 自行修复的可能，故不建议对其进行紧急处理[146, 147]。即使是在影像学随访中查及，多数内漏的大小不会进展，甚至可自发消退。常认为肠系膜下动脉发出的内漏比腰动脉起源者自发修复的可能性低，并可伴有更高的进展风险[148]。Ⅱ型内漏的处理原则是中断其与 AAA 的连接。常采用经动脉逆性导管术用线圈或其他栓塞剂栓塞闭塞分支，偶需直接经腰穿刺瘤囊栓塞、腹腔镜结扎甚至再次置入内移植物[149, 150]。

3. Ⅲ型内漏

起因于组装式内移植物连接位置不佳，更常见于各组件的断开和分离[143, 144]。Ⅲ型内漏较少由织物腐蚀造成。Ⅲ型内漏常导致高囊内压，因此应及时处理。因其常有残余动脉瘤未处理，常

需另外的内移植物置入。

4. Ⅳ型内漏

Ⅳ型内漏是由于内移植物的多孔性导致血液自限性流入囊中。这通常是一个自限过程，常不需额外治疗。该型内漏仅在 EVAR 术中内移植物植入后造影发现，因此，在之后的随访影像学检查中发现的内漏不应视为Ⅳ型内漏。

5. Ⅴ型内漏（也称为内压）

可在没有明显的内漏（Ⅰ～Ⅳ型）的情况下导致动脉瘤持续增大[151, 152]。其潜在机制包括检查无法查及的极慢渗出的Ⅳ型内漏，血浆内顺压力梯度在囊内形成超滤液蓄积等。Ⅴ型内漏治疗较为困难。可选择的治疗方案包括选用小孔隙低滤过内移植物，以及进行外科手术修复。

（五）局部并发症

与外科修复术（＜10%）相比，EVAR 后局部血管或器械相关并发症的发生率更高（9%～16%）[64, 100]。腹股沟和伤口并发症是 EVAR 术后最常见的局部并发症。EVAR 术后入路血管损伤、远端动脉粥样硬化栓塞及移植物内分支阻塞较不常见。在伴有动脉闭塞性疾病，远端主动脉狭窄（＜14mm）和小血管迂曲的患者，以及使用无支撑性内移植物的患者中，观察到移植物分支闭塞的发生率更高。来自 FDA 的 Ancure、AneuRx、Excluder、Powerlink 和 Zenith 研究的 Meta 分析显示，入组患者 30d 再干预率为 15.6%[100]。在 EVAR-1 和 EVAR-2 研究中，分别有 9.8% 和 18% 的患者在 EVAR 术后 30d 之内再次介入治疗[133, 153]。在 EVAR-1 研究中，与外科手术修复相比，术后 30d 内或同次住院期间内二次干预者 EVAR 术后患者占比 75%。

（六）长期结局：EVAR vs. 外科手术修复

有充分的证据表明，外科手术 AAA 修复的获益是持续性的[154, 155]；但三项主要的随机试验和比较 EVAR 及外科手术修复 AAA 的大量注册数据均显示，EVAR 在 30d 内术后死亡率方面具

有显著优势[62, 64, 133, 156]。因此，虽然 EVAR 的长期获益直到最近才被证实，但腔内修复已成为普遍的治疗选择[157, 158]。

1. EVAR 1 试验

比较了 1999—2004 年英国 37 所医院的 1252 例大型腹主动脉瘤（≥ 5.5cm）患者的 EVAR 与外科手术 AAA 修复后的结局[158]。患者随访（5～10 年）内容包括死亡率、移植物相关并发症、再干预率和成本效益，随访数据追踪至 2009 年底。EVAR 患者在动脉瘤相关死亡率方面可见早期获益，但在后期随访时表现未明显优于外科手术，其中少量死亡原因源于内移植物破裂（校正危险比 = 0.92，95%CI 0.57～1.49，$P = 0.73$）。随访结束时，两组全因死亡率无显著性差异（校正危险比 = 1.03，95%CI 0.86～1.23，$P = 0.72$）。因此，在具备干预适应证的患者中，尽管 EVAR 手术相关死亡率较低，但长期来看其与外科手术干预对比，总死亡率或动脉瘤相关死亡率无显著差异。与外科手术修复相比，EVAR 中与移植物相关的并发症发生率更高（校正危险比 = 4.39，95%CI 3.38～5.70，$P \leqslant 0.001$），其再介入率也更高（校正危险比 = 2.86，95%CI 2.08～3.94，$P \leqslant 0.001$）。随机分组后的前 6 个月内，移植物相关的并发症和再次介入的发生率最高。EVAR 组在长达 8 年的分组后随访期内仍可出现并发症，这导致了更高的总体成本。在 8 年的随访期间，EVAR 组的与动脉瘤相关手术的平均总费用比外科手术修复组高 4568 美元（平均费用分别为 23 153 美元和 18 586 美元）。

2. EVAR-2 试验

EVAR-2 试验[157] 报告了与 EVAR-1 试验同一时期、但不适合进行外科手术修复的 404 例患者的长期预后。其中 177 例患者接受了 EVAR，207 例患者未进行干预。在两组之间，EVAR 组的动脉瘤相关死亡率较低（校正危险比 =0.53，95%CI 0.32～0.89，$P = 0.02$），但全因死亡率没有显著差异（校正危险比 = 0.99，95%CI 0.78～1.27，$P = 0.97$）。在 EVAR 术后存活的患者中，共有 48% 发生了与移植物相关的并发症，并且有 27% 的患者需要在术后 6 年内再次行介入治疗。与 EVAR 1 试验结论相似，EVAR 比外科手术修复 AAA 花销的成本更高。

六、AAA 治疗后的随访管理

（一）EVAR 后的随访

晚期动脉瘤破裂仍是 EVAR 术后的潜在风险，因此建议对 EVAR 术后患者进行持续监测，以发现由内漏、移植物移动或内移植物的结构变化所致的动脉瘤进展。EVAR 随访的常用方案包括，在首次修复后 1 个月和 12 个月进行增强 CT 成像[159, 160]。如果 EVAR 术后 1 个月时增强 CT 成像观察到Ⅱ型内渗或其他相关异常，则建议术后 6 个月再次行影像学检查。

基于 CT 的随访方案引起了一些担忧，包括与研究相关的额外费用、放射线暴露及潜在的终生癌症风险[161]。对 CT 数据进行的 Meta 分析表明，其敏感性和特异性分别为 69% 和 91%，与Ⅱ型内漏相比，其检测Ⅰ型和Ⅲ型内漏时具有更高的敏感性[162, 163]。已提出将彩色多普勒超声作为 CT 的替代随访影像学检查。如果在 EVAR 后的第一年内既未发现内漏或 AAA 进展，则建议将彩色多普勒超声检查作为随后 CT 成像的替代方法，以进行每年的术后随访检查。对肾功能不全的患者进行 EVAR 后随访监测时，建议以彩色双功能超声和 CT 平扫代替 CT 增强造影，其中 US 的适用性在肥胖患者或有大量肠气及大静脉瘤的患者中受限。

（二）外科手术修复

与 EVAR 相比，外科手术修复具有持续性优势，且不伴有动脉瘤进展风险。随访期间很少见到晚期形成的吻合口周围动脉瘤（在 5 和 10 年时分别为 1% 和 5%）[164, 165]。因此，建议在外科手术修复后每隔 5 年进行一次 CT 检查。

七、结论

AAA 是美国人群中的主要死亡原因之一，约占每年死亡人数的 3%～9%。仅靠体格检查确定 AAA 的存在较为困难，超声可有效诊断 AAA 且具有较高成本效益。建议所有 ≥ 65 岁或 ≥ 55 岁具有 AAA 家族史的男性进行 AAA 超声检查筛查 AAA。

对于患有 AAA 伴有背部或腹部疼痛的患者，建议行限期修复。对于没有明显并发症但呈梭形最大直径 AAA > 5.5cm 的患者，建议进行择期修复。应戒烟以减少 AAA 进展和破裂的风险。

患有活动性心脏病（如不稳定型心绞痛、失代偿性心力衰竭、严重的瓣膜疾病、严重的心律失常）的患者应在进行动脉瘤治疗之前根据美国心脏病学会（ACC）/ 美国心脏协会（AHA）指南进行评估和治疗。对于急性 ST 段抬高心肌梗死、不稳定型心绞痛或稳定型心绞痛伴左主冠状动脉或三支血管病变的患者，建议在行动脉瘤修复之前进行冠状动脉血运重建。拟接受动脉瘤手术治疗且目前正在接受 β 受体拮抗药治疗心绞痛、有症状性心律失常或高血压的患者应继续使用 β 受体拮抗药。舒张期高血压和 COPD 是小型 AAA 破裂高风险的独立预测因子。

AAA 择期外科手术修复的总体死亡率为 4.3%，女性死亡率高于男性。急诊修复破裂 AAA 的手术死亡率接近 50%。破裂 AAA 的总死亡率（包括在住院之前死亡的患者）为 80%。外科手术修复可提供持久获益。特定的 AAA 患者进行择期 EVAR 也是安全可行，死亡率约为 1%。

尽管在接受 EVAR 的患者早期死亡率较低，但从长期来看，EVAR-1 试验并未显示总死亡率或动脉瘤相关死亡率降低。EVAR 与移植相关并发症及再干预的发生率增加相关，总手术成本较高。尽管如此，近年来，较低的早期死亡率和与相似的长期动脉瘤相关死亡率已使 EVAR 成为 AAA 的一线治疗手段。若破裂 AAA 患者的解剖学特点较适宜进行 EVAR，应考虑使用 EVAR 进行紧急修复治疗。

实践要点

- 主动脉疾病是美国的第 14 位死亡原因，占人口死亡原因的 3%～9%。
- 超声可有效诊断 AAA 并具有较高成本效益。
- ≥ 5.5cm 的大型 AAA 可危及生命。
- 3～5cm 的小 AAA 破裂发生率不可预测。舒张压高和 COPD 是导致其破裂的独立预测因子。
- 择期修复的 AAA 患者总体死亡率为 4.3%，女性死亡率高于男性。
- 对破裂的 AAA 进行急诊修复的死亡率约为 50%，女性死亡率高于男性。
- 包括院前死亡的患者在内，破裂 AAA 的总死亡率达 80%。
- 缜密的术前计划及术中快速谨慎操作是改善 AAA 修复术后整体结局的关键因素。
- AAA 的腔内治疗是安全可行的。
- EVAR 腔内技术目前已得到广泛应用，但必须持续监测内移植物，直到内漏问题彻底排除或解决。

参考文献

[1] Anderson RN. Deaths: leading causes for 2000. Natl Vital Stat Rep. 2002;50:1–85.

[2] Minino AM, Heron MP, Smith BL. Deaths: preliminary data for 2004. Natl Vital Stat Rep. 2006;54:1–49.

[3] Cronenwett J. Arterial aneurysms in. Philadelphia: WB Saunders; 2005.

[4] Johnston KW, Rutherford RB, Tilson MD, Shah DM, Hollier L, Stanley JC. Suggested standards for reporting on arterial

aneurysms. Subcommittee on Reporting Standards for Arterial Aneurysms, Ad Hoc Committee on Reporting Standards, Society for Vascular Surgery and North American Chapter, International Society for Cardiovascular Surgery. J Vasc Surg. 1991;13:452–8.

[5] Lederle FA, Johnson GR, Wilson SE, Gordon IL, Chute EP, Littooy FN, Krupski WC, Bandyk D, Barone GW, Graham LM, Hye RJ, Reinke DB. Relationship of age, gender, race, and body size to infrarenal aortic diameter. The aneurysm detection and management (ADAM) veterans affairs cooperative study investigators. J Vasc Surg. 1997;26:595–601.

[6] Thompson RW, Holmes DR, Mertens RA, Liao S, Botney MD, Mecham RP, Welgus HG, Parks WC. Production and localization of 92-kilodalton gelatinase in abdominal aortic aneurysms. An elastolytic metalloproteinase expressed by aneurysm-infiltrating macrophages. J Clin Invest. 1995;96:318–26.

[7] Wassef M, Baxter BT, Chisholm RL, Dalman RL, Fillinger MF, Heinecke J, Humphrey JD, Kuivaniemi H, Parks WC, Pearce WH, Platsoucas CD, Sukhova GK, Thompson RW, Tilson MD, Zarins CK. Pathogenesis of abdominal aortic aneurysms: a multidisciplinary research program supported by the national heart, lung, and blood institute. J Vasc Surg. 2001;34:730–8.

[8] Tamarina NA, McMillan WD, Shively VP, Pearce WH. Expression of matrix metalloproteinases and their inhibi- tors in aneurysms and normal aorta. Surgery. 1997;122:264–71; discussion 271–262.

[9] Thompson RW. Basic science of abdominal aortic aneurysms: emerging therapeutic strategies for an unresolved clinical problem. Curr Opin Cardiol. 1996;11:504–18.

[10] Tilson M, Elefteriades J, Brophy C. Tensile strength and collagen in abdominal aortic aneurysm disease. London: WB Saunders; 1990.

[11] Vine N, Powell JT. Metalloproteinases in degenerative aortic disease. Clin Sci (Lond). 1991;81:233–9.

[12] Webster MW, McAuley CE, Steed DL, Miller DD, Evans CH. Collagen stability and collagenolytic activity in the normal and aneurysmal human abdominal aorta. Am J Surg. 1991;161:635–8.

[13] Busuttil RW, Abou-Zamzam AM, Machleder HI. Collagenase activity of the human aorta. A comparison of patients with and without abdominal aortic aneurysms. Arch Surg. 1980;115:1373–8.

[14] Herron GS, Unemori E, Wong M, Rapp JH, Hibbs MH, Stoney RJ. Connective tissue proteinases and inhibitors in abdominal aortic aneurysms. Involvement of the vasa vasorum in the pathogenesis of aortic aneurysms. Arterioscler Thromb. 1991;11:1667–77.

[15] Irizarry E, Newman KM, Gandhi RH, Nackman GB, Halpern V, Wishner S, Scholes JV, Tilson MD. Demonstration of interstitial collagenase in abdominal aortic aneurysm disease. J Surg Res. 1993;54:571–4.

[16] Kohn EC, Jacobs W, Kim YS, Alessandro R, Stetler-Stevenson WG, Liotta LA. Calcium influx modulates expression of matrix metalloproteinase-2 (72-kDa type IV collagenase, gelatinase

A). J Biol Chem. 1994;269:21505–11.

[17] Menashi S, Campa JS, Greenhalgh RM, Powell JT. Collagen in abdominal aortic aneurysm: typing, content, and degradation. J Vasc Surg. 1987;6:578–82.

[18] Rasmussen TE, Hallett JW Jr, Tazelaar HD, Miller VM, Schulte S, O'Fallon WM, Weyand CM. Human leukocyte antigen class ii immune response genes, female gender, and cigarette smoking as risk and modulating factors in abdominal aortic aneurysms. J Vasc Surg. 2002;35:988–93.

[19] Darling RC III, Brewster DC, Darling RC, LaMuraglia GM, Moncure AC, Cambria RP, Abbott WM. Are familial abdominal aortic aneurysms different? J Vasc Surg. 1989;10:39–43.

[20] van Vlijmen-van Keulen CJ, Pals G, Rauwerda JA. Familial abdominal aortic aneurysm: a systematic review of a genetic back- ground. Eur J Vasc Endovasc Surg. 2002;24:105–16.

[21] Powell J, Greenhalgh RM. Cellular, enzymatic, and genetic factors in the pathogenesis of abdominal aortic aneurysms. J Vasc Surg. 1989;9:297–304.

[22] Rasmussen TE, Hallett JW Jr, Metzger RL, Richardson DM, Harmsen WS, Goronzy JJ, Weyand CM. Genetic risk factors in inflammatory abdominal aortic aneurysms: polymorphic residue 7. in the HLA-DR B1 gene as a key genetic element. J Vasc Surg. 1997;25:356–64.

[23] Kuivaniemi H, Kyo Y, Lenk G, Tromp G. Genome-wide approach to finding abdominal aortic aneurysm susceptibility genes in humans. Ann N Y Acad Sci. 2006;1085:270–81.

[24] Brown LC, Powell JT. Risk factors for aneurysm rupture in patients kept under ultrasound surveillance. UK small aneurysm trial participants. Ann Surg. 1999;230:289–96; discussion 296–287.

[25] Chang JB, Stein TA, Liu JP, Dunn ME. Risk factors associated with rapid growth of small abdominal aortic aneurysms. Surgery. 1997;121:117–22.

[26] Dimick JB, Stanley JC, Axelrod DA, Kazmers A, Henke PK, Jacobs LA, Wakefield TW, Greenfield LJ, Upchurch GR Jr. Variation in death rate after abdominal aortic aneurysmectomy in the united states: impact of hospital volume, gender, and age. Ann Surg. 2002;235:579–85.

[27] Englesbe MJ, Wu AH, Clowes AW, Zierler RE. The prevalence and natural history of aortic aneurysms in heart and abdominal organ transplant patients. J Vasc Surg. 2003;37:27–31.

[28] Rodin MB, Daviglus ML, Wong GC, Liu K, Garside DB, Greenland P, Stamler J. Middle age cardiovascular risk factors and abdominal aortic aneurysm in older age. Hypertension. 2003;42:61–8.

[29] Wilmink TB, Quick CR, Day NE. The association between cigarette smoking and abdominal aortic aneurysms. J Vasc Surg. 1999;30:1099–105.

[30] Lederle FA, Johnson GR, Wilson SE, Chute EP, Hye RJ, Makaroun MS, Barone GW, Bandyk D, Moneta GL, Makhoul RG. The aneurysm detection and management study screening program: validation cohort and final results. Aneurysm detection and management veterans affairs cooperative study

investigators. Arch Intern Med. 2000;160:1425–30.

[31] Huber TS, Wang JG, Derrow AE, Dame DA, Ozaki CK, Zelenock GB, Flynn TC, Seeger JM. Experience in the United States with intact abdominal aortic aneurysm repair. J Vasc Surg. 2001;33:304–10; discussion 310–301.

[32] Johansen K, Koepsell T. Familial tendency for abdominal aortic aneurysms. JAMA. 1986;256:1934–6.

[33] Johnston KW. Influence of sex on the results of abdominal aortic aneurysm repair. Canadian Society for Vascular Surgery Aneurysm Study Group. J Vasc Surg. 1994;20:914–23; discussion 923–916.

[34] Singh K, Bonaa KH, Jacobsen BK, Bjork L, Solberg S. Prevalence of and risk factors for abdominal aortic aneurysms in a populationbased study: the Tromso Study. Am J Epidemiol. 2001;154:236–44.

[35] Steckmeier B. Epidemiology of aortic disease: aneurysm, dissection, occlusion. Radiologe. 2001;41:624–32.

[36] Vardulaki KA, Walker NM, Day NE, Duffy SW, Ashton HA, Scott RA. Quantifying the risks of hypertension, age, sex and smoking in patients with abdominal aortic aneurysm. Br J Surg. 2000;87:195–200.

[37] Larsson E, Granath F, Swedenborg J, Hultgren R. A population-based case-control study of the familial risk of abdominal aortic aneurysm. J Vasc Surg. 2009;49:47–50; discussion 51.

[38] Brown PM, Zelt DT, Sobolev B. The risk of rupture in untreated aneurysms: the impact of size, gender, and expansion rate. J Vasc Surg. 2003;37:280–4.

[39] Cronenwett JL, Murphy TF, Zelenock GB, Whitehouse WM Jr, Lindenauer SM, Graham LM, Quint LE, Silver TM, Stanley JC. Actuarial analysis of variables associated with rupture of small abdominal aortic aneurysms. Surgery. 1985;98:472–83.

[40] Norman PE, Powell JT. Abdominal aortic aneurysm: the prognosis in women is worse than in men. Circulation. 2007;115:2865–9.

[41] Hannan EL, Kilburn H Jr, O'Donnell JF, Bernard HR, Shields EP, Lindsey ML, Yazici A. A longitudinal analysis of the relationship between in-hospital mortality in New York state and the volume of abdominal aortic aneurysm surgeries performed. Health Serv Res. 1992;27:517–42.

[42] Katz DJ, Stanley JC, Zelenock GB. Gender differences in abdominal aortic aneurysm prevalence, treatment, and outcome. J Vasc Surg. 1997;25:561–8.

[43] Wainess RM, Dimick JB, Cowan JA Jr, Henke PK, Stanley JC, Upchurch GR Jr. Epidemiology of surgically treated abdominal aortic aneurysms in the united states, 1988 to 2000. Vascular. 2004;12:218–24.

[44] Wakefield TW, Whitehouse WM Jr, Wu SC, Zelenock GB, Cronenwett JL, Erlandson EE, Kraft RO, Lindenauer SM, Stanley JC. Abdominal aortic aneurysm rupture: statistical analysis of factors affecting outcome of surgical treatment. Surgery. 1982;91:586–96.

[45] Lesperance K, Andersen C, Singh N, Starnes B, Martin MJ. Expanding use of emergency endovascular repair for rup- tured

abdominal aortic aneurysms: disparities in outcomes from a nationwide perspective. J Vasc Surg. 2008;47:1165–70; discussion 1170–1161.

[46] Mureebe L, Egorova N, Giacovelli JK, Gelijns A, Kent KC, McKinsey JF. National trends in the repair of ruptured abdominal aortic aneurysms. J Vasc Surg. 2008;48:1101–7.

[47] Lederle FA, Simel DL. The rational clinical examination. Does this patient have abdominal aortic aneurysm? JAMA. 1999;281:77–82.

[48] Diwan A, Sarkar R, Stanley JC, Zelenock GB, Wakefield TW. Incidence of femoral and popliteal artery aneurysms in patients with abdominal aortic aneurysms. J Vasc Surg. 2000;31:863–9.

[49] Graham LM, Zelenock GB, Whitehouse WM Jr, Erlandson EE, Dent TL, Lindenauer SM, Stanley JC. Clinical significance of arteriosclerotic femoral artery aneurysms. Arch Surg. 1980;115:502–7.

[50] Whitehouse WM Jr, Wakefield TW, Graham LM, Kazmers A, Zelenock GB, Cronenwett JL, Dent TL, Lindenauer SM, Stanley JC. Limb-threatening potential of arteriosclerotic popliteal artery aneurysms. Surgery. 1983;93:694–9.

[51] U.S. Preventive Services Task Force. Screening for abdominal aortic aneurysm: recommendation statement. Ann Intern Med. 2005;142:198–202.

[52] Chaikof EL, Brewster DC, Dalman RL, Makaroun MS, Illig KA, Sicard GA, Timaran CH, Upchurch GR Jr, Veith FJ. The care of patients with an abdominal aortic aneurysm: the Society for Vascular Surgery practice guidelines. J Vasc Surg. 2009;50:S2–49.

[53] Sullivan CA, Rohrer MJ, Cutler BS. Clinical management of the symptomatic but unruptured abdominal aortic aneurysm. J Vasc Surg. 1990;11:799–803.

[54] United Kingdom Small Aneurysm Trial Participants, Powell JT, Brady AR, Brown LC, Fowkes FG, Greenhalgh RM, Ruckley CV, Thompson SG. Long-term outcomes of immediate repair compared with surveillance of small abdominal aortic aneurysms. N Engl J Med. 2002;346:1445–52.

[55] Lederle FA, Wilson SE, Johnson GR, Reinke DB, Littooy FN, Acher CW, Ballard DJ, Messina LM, Gordon IL, Chute EP, Krupski WC, Busuttil SJ, Barone GW, Sparks S, Graham LM, Rapp JH, Makaroun MS, Moneta GL, Cambria RA, Makhoul RG, Eton D, Ansel HJ, Freischlag JA, Bandyk D. Immediate repair compared with surveillance of small abdominal aortic aneurysms. N Engl J Med. 2002;346:1437–44.

[56] Kent KC, Zwolak RM, Jaff MR, Hollenbeck ST, Thompson RW, Schermerhorn ML, Sicard GA, Riles TS, Cronenwett JL. Screening for abdominal aortic aneurysm: a consensus statement. J Vasc Surg. 2004;39:267–9.

[57] Brewster DC, Cronenwett JL, Hallett JW Jr, Johnston KW, Krupski WC, Matsumura JS. Guidelines for the treatment of abdominal aortic aneurysms. Report of a Subcommittee of the Joint Council of the American Association for Vascular Surgery and Society for Vascular Surgery. J Vasc Surg. 2003;37:1106–17.

[58] Gadowski GR, Pilcher DB, Ricci MA. Abdominal aortic aneurysm expansion rate: effect of size and beta-adrenergic blockade. J Vasc Surg. 1994;19:727–31.

[59] Fleisher LA, Beckman JA, Brown KA, Calkins H, Chaikof E, Fleischmann KE, Freeman WK, Froehlich JB, Kasper EK, Kersten JR, Riegel B, Robb JF, Smith SC Jr, Jacobs AK, Adams CD, Anderson JL, Antman EM, Buller CE, Creager MA, Ettinger SM, Faxon DP, Fuster V, Halperin JL, Hiratzka LF, Hunt SA, Lytle BW, Md RN, Ornato JP, Page RL, Tarkington LG, Yancy CW. ACC/ AHA 2007 guidelines on perioperative cardiovascular evaluation and care for noncardiac surgery: executive summary: a report of the American College of Cardiology/American Heart Association Task Force on practice guidelines (writing committee to revise the 2002 guidelines on perioperative cardiovascular evaluation for noncardiac surgery): developed in collaboration with the American Society of Echocardiography, American Society of Nuclear Cardiology, Heart Rhythm Society, Society of Cardiovascular Anesthesiologists, Society for Cardiovascular Angiography and Interventions, Society for Vascular Medicine and Biology, and Society for Vascular Surgery. Circulation. 2007;116:1971–96.

[60] Roger VL, Ballard DJ, Hallett JW Jr, Osmundson PJ, Puetz PA, Gersh BJ. Influence of coronary artery disease on morbidity and mortality after abdominal aortic aneurysmectomy: a populationbased study, 1971-1987. J Am Coll Cardiol. 1989;14:1245–52.

[61] Anderson PL, Arons RR, Moskowitz AJ, Gelijns A, Magnell C, Faries PL, Clair D, Nowygrod R, Kent KC. A statewide experience with endovascular abdominal aortic aneurysm repair: rapid diffusion with excellent early results. J Vasc Surg. 2004;39:10–9.

[62] Schermerhorn ML, O'Malley AJ, Jhaveri A, Cotterill P, Pomposelli F, Landon BE. Endovascular vs. open repair of abdominal aortic aneurysms in the Medicare population. N Engl J Med. 2008;358:464–74.

[63] Schouten O, Dunkelgrun M, Feringa HH, Kok NF, Vidakovic R, Bax JJ, Poldermans D. Myocardial damage in high-risk patients undergoing elective endovascular or open infrarenal abdominal aortic aneurysm repair. Eur J Vasc Endovasc Surg. 2007;33:544–9.

[64] Prinssen M, Verhoeven EL, Buth J, Cuypers PW, van Sambeek MR, Balm R, Buskens E, Grobbee DE, Blankensteijn JD. A randomized trial comparing conventional and endovascular repair of abdominal aortic aneurysms. N Engl J Med. 2004;351:1607–18.

[65] Eagle KA, Guyton RA, Davidoff R, Edwards FH, Ewy GA, Gardner TJ, Hart JC, Herrmann HC, Hillis LD, Hutter AM Jr, Lytle BW, Marlow RA, Nugent WC, Orszulak TA, Antman EM, Smith SC Jr, Alpert JS, Anderson JL, Faxon DP, Fuster V, Gibbons RJ, Gregoratos G, Halperin JL, Hiratzka LF, Hunt SA, Jacobs AK, Ornato JP. ACC/AHA 2004 guideline update for coronary artery bypass graft surgery: summary article: a report of the American College of Cardiology/American Heart Association Task Force on practice guidelines (committee to update the 1999 guidelines for coronary artery bypass graft surgery). Circulation. 2004;110:1168–76.

[66] Hertzer NR, Mascha EJ, Karafa MT, O'Hara PJ, Krajewski LP, Beven EG. Open infrarenal abdominal aortic aneurysm repair: the Cleveland Clinic experience from 1989 to 1998. J Vasc Surg. 2002;35:1145–54.

[67] Katz DJ, Stanley JC, Zelenock GB. Operative mortality rates for intact and ruptured abdominal aortic aneurysms in Michigan: an eleven-year statewide experience. J Vasc Surg. 1994;19:804–15; discussion 816–807.

[68] Criado E, Upchurch GR Jr, Young K, Rectenwald JE, Coleman DM, Eliason JL, Escobar GA. Endovascular aortic aneurysm repair with carbon dioxide-guided angiography in patients with renal insufficiency. J Vasc Surg. 2012;55:1570–5.

[69] Pannu N, Tonelli M. Strategies to reduce the risk of contrast nephropathy: an evidence-based approach. Curr Opin Nephrol Hypertens. 2006;15:285–90.

[70] Johnston KW. Multicenter prospective study of nonruptured abdominal aortic aneurysm. Part II. Variables predicting morbidity and mortality. J Vasc Surg. 1989;9:437–47.

[71] Upchurch GR Jr, Proctor MC, Henke PK, Zajkowski P, Riles EM, Ascher MS, Eagleton MJ, Stanley JC. Predictors of severe morbidity and death after elective abdominal aortic aneurysmectomy in patients with chronic obstructive pulmonary disease. J Vasc Surg. 2003;37:594–9.

[72] Axelrod DA, Upchurch GR Jr, DeMonner S, Stanley JC, Khuri S, Daley J, Henderson WG, Hayward R. Perioperative cardiovascular risk stratification of patients with diabetes who undergo elective major vascular surgery. J Vasc Surg. 2002;35:894–901.

[73] Jaakkola P, Hippelainen M, Farin P, Rytkonen H, Kainulainen S, Partanen K. Interobserver variability in measuring the dimensions of the abdominal aorta: comparison of ultrasound and computed tomography. Eur J Vasc Endovasc Surg. 1996;12:230–7.

[74] Prince MR, Narasimham DL, Stanley JC, Wakefield TW, Messina LM, Zelenock GB, Jacoby WT, Marx MV, Williams DM, Cho KJ. Gadolinium-enhanced magnetic resonance angiography of abdominal aortic aneurysms. J Vasc Surg. 1995;21:656–69.

[75] Cambria RP, Brewster DC, Abbott WM, L'Italien GJ, Megerman JJ, LaMuraglia GM, Moncure AC, Zelt DT, Eagle K. The impact of selective use of dipyridamole-thallium scans and surgical factors on the current morbidity of aortic surgery. J Vasc Surg. 1992;15:43–50; discussion 51.

[76] Williams GM, Ricotta J, Zinner M, Burdick J. The extended retro- peritoneal approach for treatment of extensive atherosclerosis of the aorta and renal vessels. Surgery. 1980;88:846–55.

[77] Cambria RP, Brewster DC, Abbott WM, Freehan M, Megerman J, LaMuraglia G, Wilson R, Wilson D, Teplick R, Davison JK. Transperitoneal versus retroperitoneal approach for aortic

reconstruction: a randomized prospective study. J Vasc Surg. 1990;11:314–24; discussion 324–315.

[78] Sicard GA, Reilly JM, Rubin BG, Thompson RW, Allen BT, Flye MW, Schechtman KB, Young-Beyer P, Weiss C, Anderson CB. Transabdominal versus retroperitoneal incision for abdominal aortic surgery: report of a prospective randomized trial. J Vasc Surg. 1995;21:174–81; discussion 181–173.

[79] Gloviczki P, Pairolero PC, Mucha P Jr, Farnell MB, Hallett JW Jr, Ilstrup DM, Toomey BJ, Weaver AL, Bower TC, Bourchier RG, et al. Ruptured abdominal aortic aneurysms: repair should not be denied. J Vasc Surg. 1992;15:851–7; discussion 857–859.

[80] Ouriel K, Geary K, Green RM, Fiore W, Geary JE, DeWeese JA. Factors determining survival after ruptured aortic aneurysm: the hospital, the surgeon, and the patient. J Vasc Surg. 1990;11:493–6.

[81] Frank SM, Fleisher LA, Breslow MJ, Higgins MS, Olson KF, Kelly S, Beattie C. Perioperative maintenance of normothermia reduces the incidence of morbid cardiac events. A randomized clinical trial. JAMA. 1997;277:1127–34.

[82] Oelschlager BK, Boyle EM Jr, Johansen K, Meissner MH. Delayed abdominal closure in the management of ruptured abdominal aortic aneurysms. Am J Surg. 1997;173:411–5.

[83] Bartels C, Bechtel JF, Hossmann V, Horsch S. Cardiac risk stratification for high-risk vascular surgery. Circulation. 1997;95:2473–5.

[84] Eagle KA, Brundage BH, Chaitman BR, Ewy GA, Fleisher LA, Hertzer NR, Leppo JA, Ryan T, Schlant RC, Spencer WH III, Spittell JA Jr, Twiss RD, Ritchie JL, Cheitlin MD, Gardner TJ, Garson A Jr, Lewis RP, Gibbons RJ, O'Rourke RA, Ryan TJ. Guidelines for perioperative cardiovascular evaluation for noncardiac surgery. Report of the American College of Cardiology/American Heart Association Task Force on practice guidelines (Committee on Perioperative Cardiovascular Evaluation for Noncardiac Surgery). J Am Coll Cardiol. 1996;27:910–48.

[85] Ernst CB. Abdominal aortic aneurysm. N Engl J Med. 1993;328:1167–72.

[86] Chaikof EL, Blankensteijn JD, Harris PL, White GH, Zarins CK, Bernhard VM, Matsumura JS, May J, Veith FJ, Fillinger MF, Rutherford RB, Kent KC. Reporting standards for endovascular aortic aneurysm repair. J Vasc Surg. 2002;35:1048–60.

[87] Tonnessen BH, Sternbergh WC III, Money SR. Mid- and longterm device migration after endovascular abdominal aortic aneurysm repair: a comparison of AneuRx and Zenith endografts. J Vasc Surg. 2005;42:392–400; discussion 400–391.

[88] Zarins CK, White RA, Schwarten D, Kinney E, Diethrich EB, Hodgson KJ, Fogarty TJ. AneuRx stent graft versus open surgical repair of abdominal aortic aneurysms: multicenter prospective clinical trial. J Vasc Surg. 1999;29:292–305; discussion 306–298.

[89] Matsumura JS, Brewster DC, Makaroun MS, Naftel DC. A multicenter controlled clinical trial of open versus endovascular treatment of abdominal aortic aneurysm. J Vasc Surg. 2003;37:262–71.

[90] Carpenter JP. Multicenter trial of the PowerLink bifurcated system for endovascular aortic aneurysm repair. J Vasc Surg. 2002;36:1129–37.

[91] Carpenter JP. Midterm results of the multicenter trial of the powerlink bifurcated system for endovascular aortic aneurysm repair. J Vasc Surg. 2004;40:849–59.

[92] Traul DK, Clair DG, Gray B, O'Hara PJ, Ouriel K. Percutaneous endovascular repair of infrarenal abdominal aortic aneurysms: a feasibility study. J Vasc Surg. 2000;32:770–6.

[93] Lee WA, Brown MP, Nelson PR, Huber TS. Total percutaneous access for endovascular aortic aneurysm repair ("preclose" technique). J Vasc Surg. 2007;45:1095–101.

[94] Lee WA, Brown MP, Nelson PR, Huber TS, Seeger JM. Midterm outcomes of femoral arteries after percutaneous endovascular aortic repair using the preclose technique. J Vasc Surg. 2008;47:919–23.

[95] Arslan B, Turba UC, Sabri S, Angle JF, Matsumoto AH. Current status of percutaneous endografting. Semin Intervent Radiol. 2009;26:67–73.

[96] Eisenack M, Umscheid T, Tessarek J, Torsello GF, Torsello GB. Percutaneous endovascular aortic aneurysm repair: a prospective evaluation of safety, efficiency, and risk factors. J Endovasc Ther. 2009;16:708–13.

[97] Starnes BW, Andersen CA, Ronsivalle JA, Stockmaster NR, Mullenix PS, Statler JD. Totally percutaneous aortic aneurysm repair: experience and prudence. J Vasc Surg. 2006;43:270–6.

[98] Lifeline Registry of Endovascular Aneurysm Repair Steering Committee. Lifeline registry: collaborative evaluation of endovascular aneurysm repair. J Vasc Surg. 2001;34:1139–46.

[99] Lifeline Registry of Endovascular Aneurysm Repair Steering Committee. Lifeline registry of endovascular aneurysm repair: registry data report. J Vasc Surg. 2002;35:616–20.

[100] Wilt TJ, Lederle FA, Macdonald R, Jonk YC, Rector TS, Kane RL. Comparison of endovascular and open surgical repairs for abdominal aortic aneurysm. Evid Rep Technol Assess (Full Rep). 2006:1–113.

[101] Cayne NS, Rhee SJ, Veith FJ, Lipsitz EC, Ohki T, Gargiulo NJ 3rd, Mehta M, Suggs WD, Wain RA, Rosenblit A, Timaran C. Does transrenal fixation of aortic endografts impair renal function? J Vasc Surg. 2003;38:639–44.

[102] Lobato AC, Quick RC, Vaughn PL, Rodriguez-Lopez J, Douglas M, Diethrich EB. Transrenal fixation of aortic endografts: intermediate follow-up of a single-center experience. J Endovasc Ther. 2000;7:273–8.

[103] Malina M, Brunkwall J, Ivancev K, Lindh M, Lindblad B, Risberg B. Renal arteries covered by aortic stents: clinical experience from endovascular grafting of aortic aneurysms. Eur J Vasc Endovasc Surg. 1997;14:109–13.

[104] Marin ML, Parsons RE, Hollier LH, Mitty HA, Ahn J, Temudom T, D'Ayala M, McLaughlin M, DePalo L, Kahn

R. Impact of transrenal aortic endograft placement on endovascular graft repair of abdominal aortic aneurysms. J Vasc Surg. 1998;28:638–46.

[105] O'Donnell ME, Sun Z, Winder RJ, Ellis PK, Lau LL, Blair PH. Suprarenal fixation of endovascular aortic stent grafts: assessment of medium-term to long-term renal function by analysis of juxtarenal stent morphology. J Vasc Surg. 2007;45:694–700.

[106] Park JH, Chung JW, Choo IW, Kim SJ, Lee JY, Han MC. Fenestrated stent-grafts for preserving visceral arterial branches in the treatment of abdominal aortic aneurysms: preliminary experience. J Vasc Interv Radiol. 1996;7:819–23.

[107] Muhs BE, Verhoeven EL, Zeebregts CJ, Tielliu IF, Prins TR, Verhagen HJ, van den Dungen JJ. Mid-term results of endovascular aneurysm repair with branched and fenestrated endografts. J Vasc Surg. 2006;44:9–15.

[108] O'Neill S, Greenberg RK, Haddad F, Resch T, Sereika J, Katz E. A prospective analysis of fenestrated endovascular grafting: intermediate-term outcomes. Eur J Vasc Endovasc Surg. 2006;32:115–23.

[109] Semmens JB, Lawrence-Brown MM, Hartley DE, Allen YB, Green R, Nadkarni S. Outcomes of fenestrated endografts in the treatment of abdominal aortic aneurysm in Western Australia (1997-2004). J Endovasc Ther. 2006;13:320–9.

[110] Ziegler P, Avgerinos ED, Umscheid T, Perdikides T, Stelter WJ. Fenestrated endografting for aortic aneurysm repair: a 7-year experience. J Endovasc Ther. 2007;14:609–18.

[111] Lee JT, Greenberg JI, Dalman RL. Early experience with the snorkel technique for juxtarenal aneurysms. J Vasc Surg. 2012;55:935–46. discussion 945–936.

[112] Bruen KJ, Feezor RJ, Daniels MJ, Beck AW, Lee WA. Endovascular chimney technique versus open repair of juxtarenal and suprarenal aneurysms. J Vasc Surg. 2011;53:895–904; discussion 904–895.

[113] Cynamon J, Lerer D, Veith FJ, Taragin BH, Wahl SI, Lautin JL, Ohki T, Sprayregen S. Hypogastric artery coil embolization prior to endoluminal repair of aneurysms and fistulas: buttock claudication, a recognized but possibly preventable complication. J Vasc Interv Radiol. 2000;11:573–7.

[114] Lee C, Dougherty M, Calligaro K. Concomitant unilateral internal iliac artery embolization and endovascular infrarenal aortic aneurysm repair. J Vasc Surg. 2006;43:903–7.

[115] Lee WA, O'Dorisio J, Wolf YG, Hill BB, Fogarty TJ, Zarins CK. Outcome after unilateral hypogastric artery occlusion during endovascular aneurysm repair. J Vasc Surg. 2001;33:921–6.

[116] Schoder M, Zaunbauer L, Holzenbein T, Fleischmann D, Cejna M, Kretschmer G, Thurnher S, Lammer J. Internal iliac artery embolization before endovascular repair of abdominal aortic aneurysms: frequency, efficacy, and clinical results. AJR Am J Roentgenol. 2001;177:599–605.

[117] Mehta M, Veith FJ, Ohki T, Cynamon J, Goldstein K, Suggs WD, Wain RA, Chang DW, Friedman SG, Scher LA, Lipsitz EC. Unilateral and bilateral hypogastric artery interruption during aortoiliac aneurysm repair in 154 patients: a relatively innocuous procedure. J Vasc Surg. 2001;33:S27–32.

[118] Ziegler P, Avgerinos ED, Umscheid T, Perdikides T, Erz K, Stelter WJ. Branched iliac bifurcation: 6 years experience with endovascular preservation of internal iliac artery flow. J Vasc Surg. 2007;46:204–10.

[119] Abraham CZ, Reilly LM, Schneider DB, Dwyer S, Sawhney R, Messina LM, Chuter TA. A modular multi-branched system for endovascular repair of bilateral common iliac artery aneurysms. J Endovasc Ther. 2003;10:203–7.

[120] Haulon S, Greenberg RK, Pfaff K, Francis C, Koussa M, West K. Branched grafting for aortoiliac aneurysms. Eur J Vasc Endovasc Surg. 2007;33:567–74.

[121] Serracino-Inglott F, Bray AE, Myers P. Endovascular abdominal aortic aneurysm repair in patients with common iliac artery aneurysms—initial experience with the zenith bifurcated iliac side branch device. J Vasc Surg. 2007;46:211–7.

[122] Alsac JM, Desgranges P, Kobeiter H, Becquemin JP. Emergency endovascular repair for ruptured abdominal aortic aneurysms: feasibility and comparison of early results with conventional open repair. Eur J Vasc Endovasc Surg. 2005;30:632–9.

[123] Mastracci TM, Garrido-Olivares L, Cina CS, Clase CM. Endovascular repair of ruptured abdominal aortic aneurysms: a systematic review and meta-analysis. J Vasc Surg. 2008;47:214–21.

[124] Mehta M, Taggert J, Darling RC III, Chang BB, Kreienberg PB, Paty PS, Roddy SP, Sternbach Y, Ozsvath KJ, Shah DM. Establishing a protocol for endovascular treatment of ruptured abdominal aortic aneurysms: outcomes of a prospective analysis. J Vasc Surg. 2006;44:1–8; discussion 8.

[125] Ohki T, Veith FJ. Endovascular grafts and other image-guided catheter-based adjuncts to improve the treatment of ruptured aortoiliac aneurysms. Ann Surg. 2000;232:466–79.

[126] Rayt HS, Sutton AJ, London NJ, Sayers RD, Bown MJ. A systematic review and meta-analysis of endovascular repair (EVAR) for ruptured abdominal aortic aneurysm. Eur J Vasc Endovasc Surg. 2008;36:536–44.

[127] Veith FJ, Ohki T, Lipsitz EC, Suggs WD, Cynamon J. Endovascular grafts and other catheter-directed techniques in the management of ruptured abdominal aortic aneurysms. Semin Vasc Surg. 2003;16:326–31.

[128] Hoornweg LL, Wisselink W, Vahl A, Balm R. The Amsterdam acute aneurysm trial: suitability and application rate for endovascular repair of ruptured abdominal aortic aneurysms. Eur J Vasc Endovasc Surg. 2007;33:679–83.

[129] Peppelenbosch N, Geelkerken RH, Soong C, Cao P, Steinmetz OK, Teijink JA, Lepantalo M, De Letter J, Vermassen FE, DeRose G, Buskens E, Buth J. Endograft treatment of ruptured abdominal aortic aneurysms using the Talent

aortouniiliac system: an international multicenter study. J Vasc Surg. 2006;43:1111–23; discussion 1123.

[130] Carpenter JP. The powerlink bifurcated system for endovascular aortic aneurysm repair: four-year results of the us multicenter trial. J Cardiovasc Surg (Torino). 2006;47:239–43.

[131] Greenberg RK, Chuter TA, Cambria RP, Sternbergh WC III, Fearnot NE. Zenith abdominal aortic aneurysm endovascular graft. J Vasc Surg. 2008;48:1–9.

[132] Greenberg RK, Chuter TA, Sternbergh WC III, Fearnot NE. Zenith AAA endovascular graft: intermediate-term results of the US multicenter trial. J Vasc Surg. 2004;39:1209–18.

[133] Greenhalgh RM, Brown LC, Kwong GP, Powell JT, Thompson SG. Comparison of endovascular aneurysm repair with open repair in patients with abdominal aortic aneurysm (evar trial 1), 30-day operative mortality results: randomised controlled trial. Lancet. 2004;364:843–8.

[134] Bush RL, Johnson ML, Hedayati N, Henderson WG, Lin PH, Lumsden AB. Performance of endovascular aortic aneurysm repair in high-risk patients: results from the Veterans Affairs National Surgical Quality Improvement Program. J Vasc Surg. 2007;45:227–33; discussion 233–225.

[135] Adriaensen ME, Bosch JL, Halpern EF, Myriam Hunink MG, Gazelle GS. Elective endovascular versus open surgical repair of abdominal aortic aneurysms: systematic review of short-term results. Radiology. 2002;224:739–47.

[136] Chuter TA, Risberg B, Hopkinson BR, Wendt G, Scott RA, Walker PJ, Viscomi S, White G. Clinical experience with a bifurcated endovascular graft for abdominal aortic aneurysm repair. J Vasc Surg. 1996;24:655–66.

[137] May J, White GH, Yu W, Waugh R, Stephen MS, Chaufour X, Harris JP. Endovascular grafting for abdominal aortic aneurysms: changing incidence and indication for conversion to open operation. Cardiovasc Surg. 1998;6:194–7.

[138] Hobo R, Buth J. Secondary interventions following endovascular abdominal aortic aneurysm repair using current endografts. A EUROSTAR report. J Vasc Surg. 2006;43:896–902.

[139] Ouriel K, Clair DG, Greenberg RK, Lyden SP, O'Hara PJ, Sarac TP, Srivastava SD, Butler B, Sampram ES. Endovascular repair of abdominal aortic aneurysms: device-specific outcome. J Vasc Surg. 2003;37:991–8.

[140] Sheehan MK, Ouriel K, Greenberg R, McCann R, Murphy M, Fillinger M, Wyers M, Carpenter J, Fairman R, Makaroun MS. Are type II endoleaks after endovascular aneurysm repair endograft dependent? J Vasc Surg. 2006;43:657–61.

[141] AbuRahma AF, Welch CA, Mullins BB, Dyer B. Computed tomography versus color duplex ultrasound for surveillance of abdominal aortic stent-grafts. J Endovasc Ther. 2005;12:568–73.

[142] Sato DT, Goff CD, Gregory RT, Robinson KD, Carter KA, Herts BR, Vilsack HB, Gayle RG, Parent FN III, DeMasi RJ, Meier GH. Endoleak after aortic stent graft repair: diagnosis by color duplex ultrasound scan versus computed tomography scan. J Vasc Surg. 1998;28:657–63.

[143] Buth J, Laheij RJ. Early complications and endoleaks after endovascular abdominal aortic aneurysm repair: report of a multicenter study. J Vasc Surg. 2000;31:134–46.

[144] Harris PL, Vallabhaneni SR, Desgranges P, Becquemin JP, van Marrewijk C, Laheij RJ. Incidence and risk factors of late rupture, conversion, and death after endovascular repair of infrarenal aortic aneurysms: the EUROSTAR experience. European Collaborators on Stent/graft techniques for aortic aneurysm repair. J Vasc Surg. 2000;32:739–49.

[145] Faries PL, Cadot H, Agarwal G, Kent KC, Hollier LH, Marin ML. Management of endoleak after endovascular aneurysm repair: cuffs, coils, and conversion. J Vasc Surg. 2003;37:1155–61.

[146] Maldonado TS, Rosen RJ, Rockman CB, Adelman MA, Bajakian D, Jacobowitz GR, Riles TS, Lamparello PJ. Initial successful management of type I endoleak after endovascular aortic aneurysm repair with n-butyl cyanoacrylate adhesive. J Vasc Surg. 2003;38:664–70.

[147] Sheehan MK, Barbato J, Compton CN, Zajko A, Rhee R, Makaroun MS. Effectiveness of coiling in the treatment of endoleaks after endovascular repair. J Vasc Surg. 2004;40:430–4.

[148] Baum RA, Carpenter JP, Tuite CM, Velazquez OC, Soulen MC, Barker CF, Golden MA, Pyeron AM, Fairman RM. Diagnosis and treatment of inferior mesenteric arterial endoleaks after endovascular repair of abdominal aortic aneurysms. Radiology. 2000;215:409–13.

[149] Baum RA, Carpenter JP, Cope C, Golden MA, Velazquez OC, Neschis DG, Mitchell ME, Barker CF, Fairman RM. Aneurysm sac pressure measurements after endovascular repair of abdominal aortic aneurysms. J Vasc Surg. 2001;33:32–41.

[150] Richardson WS, Sternbergh WC III, Money SR. Laparoscopic inferior mesenteric artery ligation: an alternative for the treatment of type II endoleaks. J Laparoendosc Adv Surg Tech A. 2003;13:355–8.

[151] Gilling-Smith G, Brennan J, Harris P, Bakran A, Gould D, McWilliams R. Endotension after endovascular aneurysm repair: definition, classification, and strategies for surveillance and intervention. J Endovasc Surg. 1999;6:305–7.

[152] van Sambeek MR, Hendriks JM, Tseng L, van Dijk LC, van Urk H. Sac enlargement without endoleak: when and how to convert and technical considerations. Semin Vasc Surg. 2004;17:284–7.

[153] EVAR trial participants. Endovascular aneurysm repair and outcome in patients unfit for open repair of abdominal aortic aneurysm (EVAR trial 2): randomised controlled trial. Lancet. 2005;365:2187–92.

[154] Conrad MF, Crawford RS, Pedraza JD, Brewster DC, Lamuraglia GM, Corey M, Abbara S, Cambria RP. Long-term durability of open abdominal aortic aneurysm repair. J Vasc

Surg. 2007;46:669–75.

[155] Hallett JW Jr, Marshall DM, Petterson TM, Gray DT, Bower TC, Cherry KJ Jr, Gloviczki P, Pairolero PC. Graft-related complications after abdominal aortic aneurysm repair: reassurance from a 36-year population-based experience. J Vasc Surg. 1997;25:277–84. discussion 285–276.

[156] Lederle FA, Freischlag JA, Kyriakides TC, Padberg FT Jr, Matsumura JS, Kohler TR, Lin PH, Jean-Claude JM, Cikrit DF, Swanson KM, Peduzzi PN. Outcomes following endovascular vs open repair of abdominal aortic aneurysm: a randomized trial. JAMA. 2009;302:1535–42.

[157] Greenhalgh RM, Brown LC, Powell JT, Thompson SG, Epstein D. Endovascular repair of aortic aneurysm in patients physically ineligible for open repair. N Engl J Med. 2010;362:1872–80.

[158] Greenhalgh RM, Brown LC, Powell JT, Thompson SG, Epstein D, Sculpher MJ. Endovascular versus open repair of abdominal aortic aneurysm. N Engl J Med. 2010;362: 1863–71.

[159] Hirsch AT, Haskal ZJ, Hertzer NR, Bakal CW, Creager MA, Halperin JL, Hiratzka LF, Murphy WR, Olin JW, Puschett JB, Rosenfield KA, Sacks D, Stanley JC, Taylor LM Jr, White CJ, White J, White RA, Antman EM, Smith SC Jr, Adams CD, Anderson JL, Faxon DP, Fuster V, Gibbons RJ, Hunt SA, Jacobs AK, Nishimura R, Ornato JP, Page RL, Riegel B. ACC/AHA 2005 practice guidelines for the management of patients with peripheral arterial disease (lower extremity, renal, mesenteric, and abdominal aortic): a Collaborative Report from the American Association for Vascular Surgery/Society for Vascular Surgery, Society for Cardiovascular Angiography and Interventions, Society for Vascular Medicine and Biology, Society of Interventional Radiology, and the ACC/AHA Task Force on Practice Guidelines (writing committee to develop guidelines for the management of patients with peripheral arterial disease): endorsed by the American Association of Cardiovascular and Pulmonary Rehabilitation; National Heart, Lung, and Blood Institute; Society for Vascular Nursing; Transatlantic Inter-Society Consensus; and Vascular Disease Foundation. Circulation. 2006;113:e463–654.

[160] Sapirstein W, Chandeysson P, Wentz C. The food and drug administration approval of endovascular grafts for abdominal aortic aneurysm: an 18-month retrospective. J Vasc Surg. 2001;34:180–3.

[161] Brenner DJ, Hall EJ. Computed tomography—an increasing source of radiation exposure. N Engl J Med. 2007;357: 2277–84.

[162] Ashoke R, Brown LC, Rodway A, Choke E, Thompson MM, Greenhalgh RM, Powell JT. Color duplex ultrasonography is insensitive for the detection of endoleak after aortic endografting: a systematic review. J Endovasc Ther. 2005;12:297–305.

[163] Collins JT, Boros MJ, Combs K. Ultrasound surveillance of endovascular aneurysm repair: a safe modality versus computed tomography. Ann Vasc Surg. 2007;21:671–5.

[164] Edwards JM, Teefey SA, Zierler RE, Kohler TR. Intraabdominal paraanastomotic aneurysms after aortic bypass grafting. J Vasc Surg. 1992;15:344–50; discussion 351–343.

[165] Ylonen K, Biancari F, Leo E, Rainio P, Salmela E, Lahtinen J, Satta J, Pokela R, Lepojarvi M, Juvonen T. Predictors of development of anastomotic femoral pseudoaneurysms after aortobifemoral reconstruction for abdominal aortic aneurysm. Am J Surg. 2004;187:83–7.

[166] May J, White GH, Harris JP. Current designs and results in the treatment of aortic aneurysm. In: Yao JST, Pearce WH, editors. Modern vascular surgery. New York: McGraw-Hill; 2000. p. 286–94.

第 27 章 急性主动脉夹层
Acute Aortic Dissection

Anna M. Booher　David M. Williams　Kim Allen Eagle　G. Michael Deeb　**著**

侯　昌　**译**

特日格乐　**校**

一、常见病因

主动脉夹层是最常见的累及主动脉的急性疾病，常需要紧急干预。虽然夹层可能在主动脉瘤内逐渐进展，并且瘤体破裂可能是夹层的并发症，但动脉瘤和夹层是不同的疾病，需要明确区分[1,2]。

急性主动脉夹层分为累及升主动脉的 Stanford A 型（近端）和仅累及左锁骨下动脉以远主动脉的 Stanford B 型（远端）（图 27-1）。主动脉壁各层结构会出现特征性的分离，并导致假腔或假通道的形成。血液进入血管内膜—中膜间隙，夹层可进一步前向、逆向或双向扩展[3]。真腔和假腔可通过一个或多个内膜撕裂口相交通。无内膜撕裂的壁内血肿（intramural hematoma，IMH）现在被认为是一种明显不同的病变，其由滋养血管出血引起，且常发生在远端主动脉[4]。IMH 可能是某些主动脉内在功能减弱患者的始发事件，并因此更容易发生并发症。动脉粥样硬化斑块形成溃疡可导致壁内出血或经典的夹层。典型的穿透性主动脉溃疡是局限在胸主动脉和腹主动脉的病变，但可以扩展为经典的夹层[5]。

在主动脉夹层患者中发现了一些易感因素（表 27-1）。在患有 Stanford B 型夹层的患者中超过 70% 的患者有高血压病史[6]。男性比女性更常见，患病比例约为 2:1，并且主动脉夹层的发病率随着年龄的增长而增加。

主动脉壁内的异常结缔组织使得患有马方综合征和其他结缔组织疾病的患者在年轻时即容易形成动脉瘤和夹层。任何马方综合征患者出现胸痛、背痛或腹痛时应怀疑是否发生了主动脉夹层。同样，许多二叶式主动脉瓣的患者常常合并主动脉壁结缔组织异常，且发生动脉瘤和夹层的风险增加[7,8]。

高达 1/5 的急性夹层患者有既往或近期心脏手术史[6]。在这些患者中，主动脉夹层可能是由共同的危险因素（高龄、高血压、吸烟、血管疾病）引起的，少数情况下也可能由于手术器械或先前的主动脉导管置入造成的创伤引起。继发于胸部外伤或加减速损伤的主动脉夹层或破裂最常位于左锁骨下动脉区，此处主动脉由动脉导管韧带相对固定[9]。据报道，少数急性主动脉夹层可发生在妊娠、某些炎症性和感染性疾病及服用可卡因或苯丙胺的人群中。

二、症状和体征

急性主动脉夹层是一个可累及主动脉任何部位的动态的过程；因此，任何器官系统的灌注均可能受损且患者可表现为不同的症状（表 27-2）。急性主动脉夹层的特征性症状是突发的剧烈疼痛，典型的疼痛位于胸部、背部或胸背部。患者通常能准确描述症状发作。虽然撕裂样疼痛是明

De Bakey Ⅰ型   Ⅱ型   Ⅲ型

◀ 图 27-1　A 型夹层示意

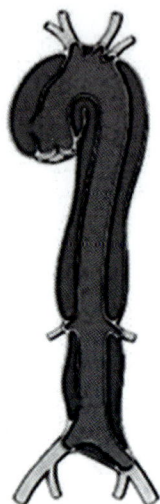
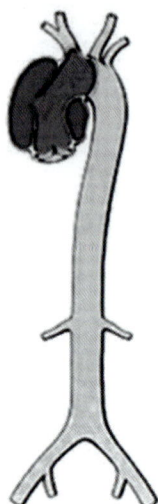
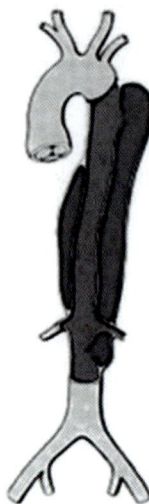

Stanford   A 型   B 型

De Bakey

Ⅰ型　夹层起源于升主动脉，至少扩展至主动脉弓，常超过主动脉弓至其远端

Ⅱ型　夹层起源并局限于升主动脉

Ⅲ型　夹层起源于降主动脉，并沿主动脉向远端扩展，少数情况下可逆向扩展至主动脉弓和升主动脉

Stanford

A 型　所有累及升主动脉的夹层，无论起源于何处

B 型　所有不累及升主动脉的夹层

显的诊断线索，但实际上患者更可能将主动脉夹层疼痛的性质描述为锐痛[6]。疼痛最常位于上背部、前胸或上腹部。通常，疼痛会在最初的症状出现后很快缓解一段时间，从而造成对患者病情是否稳定的误判。反复发作的疼痛可能预示着夹层的扩展或延伸；相反，急性发作的表现可能完全没有疼痛，特别是在继发于卒中出现神经功能缺损的患者[10, 11]。

晕厥是一种较少见但详细描述的主动脉夹层症状。大多数主动脉夹层和晕厥的患者具有其他的神经系统或临床表现，有助于提示诊断。然而，一小部分患者仅表现为晕厥[12]。这意味着在不明原因晕厥的鉴别诊断中应考虑主动脉夹层，特别是在高风险的人群中，如老年人和有高血压病史的人群。如果夹层导致心脏压塞或失血，患者可能表现出休克的临床特征。充血性心力衰竭可能是主要的临床特征，特别是存在主动脉瓣反流或心肌缺血的患者。

主动脉分支血管受损可能是由夹层的内膜片直接阻塞、真腔被假腔移位或血栓栓塞引起。这可能导致胃肠道、肾脏、肢体或脊髓缺血的临床表现。在极少数情况下，扩张的主动脉或动脉瘤向外压迫可导致声音嘶哑、吞咽困难或上腔静脉综合征。

经典的体格检查包括脉搏短绌或主动脉瓣反流杂音，但是患者通常缺乏这些有用的线索[10]。

表 27-1　急性主动脉综合征相关的危险因素

危险因素	详细情况
病史特征	• 服用可卡因 • 高血压、嗜铬细胞瘤 • 举重 • 创伤、减速损伤 • 既往心脏手术史 • 高龄 • 妊娠 • 长期口服糖皮质激素 • 多囊肾
动脉粥样硬化	• 更常见于 Stanford B 型夹层
二叶式主动脉瓣	• > 50% 可能有管状 / 升主动脉瘤，20% 有主动脉窦扩张 • 不论瓣膜功能障碍程度如何，夹层的发生风险约增加 10 倍
由遗传引起的情况	
马方综合征	• 最常见的遗传性结缔组织病 • Fibrillin1 基因突变导致主动脉张力降低 • 约 75% 的患者主动脉根部扩张 • 夹层的发生风险显著增加
Loeys-Dietz 综合征	• 与 TGFBR 1 或 2 突变相关的侵袭性血管病变 • 主动脉夹层发生在较小的位置 • 早期发现和干预是重要的
血 管 Ehlers-Danlos 综合征	• 70% 的成年患者可发生血管破裂或夹层、胃肠穿孔或器官破裂 • COL3A1 突变
家族性主动脉夹层综合征	• 主动脉扩张 • 无其他结缔组织病 • 夹层或动脉瘤的家族史
主动脉炎（罕见）	
感染性	• 梅毒（史） • 沙门菌 • 葡萄球菌 • 分枝杆菌
非感染性 / 炎症性	• 较常见 　- 巨细胞 　- Takayasu 动脉炎 • 相对少见 　- Behcets 动脉炎 　- Cogans 综合征 　- 复发性多软骨炎 • 罕见： 　- 类风湿关节炎 　- 脊柱关节病

表 27-2　近端（A 型）和远端（B 型）急性主动脉夹层患者临床特征的比较

分　类	A 型：百分比	B 型：百分比	P　值
总患者数	289（62.3%）	175（37.7%）	-
平均年龄（岁）	61.2	66.3	< 0.0001
既往高血压史	69.3%	76.7%	0.086
既往心脏手术史	15.9%	21.1%	0.16
现病史			
前胸疼痛	71.0%	44.1%	< 0.001
背痛	46.6%	63.8%	< 0.001
腹痛	21.6%	42.7%	< 0.001
晕厥	12.7%	4.1%	0.002
高血压（SBP ≥ 150mmHg）	35.7%	70.1%	< 0.001
平均住院时间（d）	24.1	22.0	0.19

SBP. 收缩压
改编自 Hagan 等 [6]

少于 20% 的患者可记录到脉搏短绌，且如果夹层的内膜片间歇性阻塞动脉口，脉搏短绌可能呈一过性。少于一半的 Stanford A 型夹层患者有主动脉瓣反流的杂音 [6]。急性主动脉瓣反流的杂音可能较微弱，且通常缺乏慢性重度反流的其他周围血管体征，如脉压增大。胸腔积液可能作为一种反应性现象出现，或由于出血进入胸膜腔。

就诊时的血压存在很大的变异性。高血压在 B 型夹层患者中更常见。低血压或休克则提示出现了严重的并发症，如破裂或心脏压塞，且预后不良。IMH 和穿透性主动脉溃疡的临床表现特征似乎与经典的主动脉夹层相似，并可能进展成有内膜撕裂的经典夹层 [5, 13]。

三、辅助检查

快速确诊并紧急建立恰当的治疗是必要的（表 27-3）。除了是最常遇见的急性主动脉病变，主动脉夹层可迅速导致严重并发症，因此快速识别非常重要。传统上认为胸部 X 线片有助于疑似主动脉夹层患者的初步评估。尽管纵隔增宽和主动脉轮廓异常可能提示诊断，但都是非特异性的且超过 10% 的患者无此表现[11]。随着安全、快速、准确的无创影像技术的广泛应用，胸部 X 线片在疑似急性夹层患者的评估中作用有限。胸部 X 线片正常不应阻止临床医生进行进一步的检查。

区分疼痛是由主动脉夹层还是心肌缺血引起是一种常见的临床难题。急性胸痛发作时心电图正常可能使临床医生更倾向于夹层而非心肌缺血的诊断。然而夹层和心肌缺血可能同时发生，且就诊时心电图最常表现为非特异性 ST/T 波异常；因此，心电图常常在鉴别诊断中作用不大[6, 14]。

在鉴别主动脉夹层与其他引起胸痛的病因时，常规的实验室检查通常不特异。一些免疫分析方法已经被评估是否能提高检测并利于急性夹层的早期治疗。据报道在一小部分日本的急性夹层患者中，抗平滑肌肌球蛋白单克隆抗体是一种快速、准确的标记物[15]。此外，D- 二聚体也可能有助于鉴别急性夹层和其他引起胸部不适的病因。然而，这些检查的作用还需要在更大的患者人群中进一步研究[16]。

有几种影像学方法可以用来证实存在主动脉夹层（表 27–4）。在特定的中心选择何种方法取决于患者的个体化情况、当地的专业知识和检查设备的可获得性。计算机断层扫描血管成像（computed tomography angiography，CTA）、磁共振成像（magnetic resonance imaging，MRI）及超声心动图（经胸或经食管）可提供有关夹层存在、夹层位置和分支血管或主动脉瓣 / 根部受累的详细信息。这些方法是无创或微创的。由于这些原因，有创的主动脉造影的作用已经减弱。曾经作为金标准的主动脉造影现只在不到 5% 的患者中进行且主要作为二线或三线的评估方法或与经皮介入治疗相结合[17]。

虽然 CT、经食管超声心动图（transesophageal echocardiography，TEE）和 MRI 总体的敏感性和特异性都很好，在任何特定的情况下，每种方法都有其优缺点；因此，没有一种方法总是优于其他。了解每种方法的局限性和当地的专业知识是很重要的，以便迅速获得适当的影像学检查（表27-4）。

CT 准确并应用广泛，可以显示整个主动脉，是最常用的初始影像学方法[18, 19]。CT 检测主动脉夹层的敏感性超过 95%，其特异性接近 100%，特别是 ECG 门控限制主动脉根部的运动伪影。CT 可以确定位置、范围和分支血管的受累情况。CT 可以明确内膜撕裂的位置、假腔血栓或主动脉周围出血，这对于复杂夹层的经皮介入治疗是很重要的。然而初始的检查通常不能充分评估心脏和主动脉瓣的功能。

TEE 的敏感性和特异性与 CT 相似，TEE 可以在床旁快速进行，对患者的风险最小[20]。多平面 TEE 的敏感性和特异性均大于 90%。诊断困难典型地发生在远端升主动脉，其可能存在"盲点"或类似于夹层内膜片的回声伪影。可以获得关于夹层的位置和范围、假腔开放、内膜撕裂的部位、瓣膜反流、心包出血和心室功能的信息。相对成本较低，对患者的风险最小。然而需要有意识的镇静，且可能难以在血流动力学不稳定的患者中进行。此外，胃食管（gastroesophageal，GE）连接处以下的成像和主动脉弓血管受累的准确描绘是受限的。一旦决定进行手术干预，TEE

表 27–3　影像学的作用

确认
- 诊断：夹层、IMH、穿透性溃疡
- 位置
- 范围
- 内膜撕裂 / 交通

识别
- 真腔
- 假腔血栓
- 分支血管受累
- 主动脉外延伸
- 心包积液

评估
- 主动脉瓣
- LV 功能

IMH. 壁内血肿；LV. 左心室

表 27–4　用于诊断主动脉夹层的影像学方法

方　法	优　点	缺　点
MDCT 血管成像	• 快速获得图像（20～30s） • 可用于不稳定的患者 • 3D 重建允许多个切面 / 方向观察 • 可进行图像后处理 • 可评估膈肌下的灌注	• 需要使用含碘对比剂 • 放射暴露（10～20mSv） 　– 对需要连续成像的年轻患者应注意 • 图像伪影，尤其主动脉根部 　– 通过 ECG 门控可能会改善 • 由于斜切管腔，在轴位图像上可能高估主动脉大小 　– 3D 呈现可进行准确的测量
MRI/MR 血管成像	• 无辐射 • 无须使用含碘对比剂 • 3D、多平面和高分辨率 • 可提供动态和功能学信息 • 可能适用于多年的连续成像	• 肾衰竭时慎用钆 • 需要屏气 • 消耗的时间取决于检查中心（至少 10～30min） • 不适用于不稳定的患者（复苏设备 / 工作人员与患者的距离）
经食管超声心动图	• 无辐射 • 无须使用含碘对比剂 • 可在床边进行 • 可立即获得信息 • 可对瓣膜功能、心包积液和 LV 功能进行良好的评估 • 可显示根部至 GE 连接处的主动脉 • 多普勒可分辨真假腔	• 不能显示整个主动脉，不能明确腹部器官的灌注状态 • 可能受到技术困难的限制 • 微创性 • 需要有意识的镇静和开放 / 安全的气道

LV. 左心室；MDCT. 多排计算机体层成像；MRI/MR. 磁共振成像；ECG. 心电图

可作为一种选择且通常在手术室中进行用以评估主动脉瓣功能和左心室功能[21]。经胸超声心动图可能有助于在不稳定的患者中评估心包积液的存在、左心室功能和主动脉瓣反流。如果主动脉根部受累偶尔可在经胸超声心动图上看到夹层的内膜片。

尽管 MRI 具有较高的敏感性和特异性，其很少（＜ 2%）被用作初始的诊断方法[20, 22]。相对难以获得、进行检查的时间延迟、成像期间对不稳定的患者监测受限及与金属装置的不兼容性可能是其使用受限的原因。图像可以在任何平面上重排，以评估内膜撕裂的位置和分支血管的受累情况。MRI 可能更适用于稳定的或已修复的主动脉疾病患者的随访。

总之，对于主动脉夹层更高级的影像学诊断检查可选择 CT，尤其是可以显示至髂动脉水平便于制订手术计划。如果无法获得或含碘对比剂禁忌，在稳定的患者中 TEE 或 MRI 可作为一种合理的检查进行替代。

四、鉴别诊断

由于临床表现多种多样，且通常缺乏典型体征，确立诊断需要一项高度怀疑主动脉夹层的临床指标。其鉴别诊断极其广泛，常被漏诊或延误诊断。任何器官系统突然出现不明原因的灌注不足时，鉴别诊断时应考虑主动脉夹层。

主动脉夹层的症状由几种病理生理机制产生。主动脉管壁的分离会引起整个胸部或腹部，甚至颈部和手臂的疼痛。一些患者会出现血管迷走反应的症状。低血压、夹层内膜片的静态或动态阻塞及远端血栓栓塞可能使相应器官的灌注受损。主动脉夹层可能与多种更常见但严重的临床情况相似，如心肌缺血、卒中、肺栓塞和心脏压塞。鉴别主动脉夹层和急性冠脉综合征是常见的临床难题。由于对于后者的恰当治疗（溶栓 / 抗血小板药）在夹层患者中可能是灾难性的，因此准确诊断是必要的。若夹层的内膜片阻塞冠状动脉开口，夹层和心肌梗死则可能同时出现，更常见于右冠状动脉。

五、并发症

由于上述临床诊断中的困难，加上可能造成灾难性并发症的威胁，主动脉夹层是临床实践中遇到的最具挑战性的紧急情况之一。严重并发症进展迅速，最初 24h 内的早期死亡率高达每小时 1%[2]。早期死亡通常是由于主动脉破裂，常发生在入院前。破裂可能破入心包，引起心脏压塞，或破入纵隔或胸膜腔，导致失血[23]。撕裂的内膜片可能在分支发出处阻塞主动脉的任何分支。可能导致冠状动脉缺血，如累及颈动脉可能导致脑灌注不足。其他的分支血管也可能受累，导致腹腔和肠系膜缺血、下肢缺血或肾动脉闭塞，脊髓动脉受累相对少见。多器官系统衰竭和急性主动脉破裂是导致急性死亡的最常见的原因[6]。

六、治疗

（一）初始药物治疗

当疑诊急性主动脉夹层时，必须迅速确诊，采取治疗措施，并紧急转运至专业的主动脉疾病诊治中心。在早期评估中应遵从患者的意愿。由于高龄或存在严重的并发症一些患者可能会拒绝进一步治疗，特别是有创性治疗。

初始药物治疗的目标是在控制血压和血压随时间的变化率（dP/dT）的同时维持外周灌注。短效 β 受体拮抗药（如艾司洛尔）联合硝普钠是重症监护患者的典型用药。建议进行动脉内血压监测，且应监测双臂血压，以避免误导治疗。不稳定的患者可能需要气管插管和机械通气。低血压提示出现了严重的并发症，如心脏压塞或破裂。应在监测下进行适当的容量复苏。存在 A 型夹层导致的心脏压塞时进行心包穿刺可能有害，在无心脏外科保驾的情况下，不应进行[24]。

（二）手术治疗

A 型夹层的患者应进行急诊手术评估。术式的选择取决于主动脉的大小、主动脉瓣的情况，以及是否存在冠状动脉受累。在急性主动脉夹层国际注册研究（International Registry of Acute Aortic Dissection，IRAD）中 28% 的 A 型夹层患者没有进行外科手术治疗，主要是因为高龄、并发症、患者拒绝、IMH，以及在计划的手术日前死亡[6]。夹层发作后存活数日且度过了最初的极高危期的患者，如内脏灌注不良或其他最初手术的高危特征得到解决，可能会进行限期手术[25, 26]。若 IMH 和穿透性溃疡类似于 A 型夹层累及升主动脉，则需采取和急性夹层一样的典型治疗确保急诊手术干预。

大多数 B 型夹层的患者可以使用药物包括严格控制血压得到成功的治疗。B 型夹层药物治疗失败的特征包括主动脉直径增加，器官灌注不良，夹层进展、亚急性破裂或渗漏，以及持续的疼痛和持续的高血压[24]。在这些情况下，可以考虑血管内治疗，极少数患者需开放式手术治疗。

（三）血管内治疗

B 型夹层患者进行传统的开放式手术治疗伴随较高的发病率（包括脊髓缺血）和高达 30% 的死亡率[27]；因此，血管内治疗已经成为 B 型夹层患者初始药物治疗失败的替代治疗。此外，血管内治疗可用于灌注不良和早期外科手术高危且禁忌的 A 型夹层患者[25, 28]。血管内治疗包括夹层内膜片开窗术以改善真腔血流和终末器官灌注、阻塞的分支血管支架植入或降胸主动脉的支架植入术。

血管内开窗术包括在分隔真假腔的内膜片的一个或多个区域打孔，从而平衡压力并可能恢复管腔受损动脉的血流。经皮开窗术的并发症发生率较低[28]。许多患者表现出血流动力学和症状上的反应，可能避免了急诊手术的需要或充分改善临床状况使患者的病情稳定，且将手术风险降低到可接受的水平。在某些情况下，再次手术或植入支架对于完全解除血管的阻塞可能是必要的。

血管内支架植入的目的是通过封闭内膜撕裂的入口和促进假腔血栓形成，使主动脉趋于稳定。血管内支架植入应跨过主要的内膜撕裂入口，用于治疗起源于降主动脉，伴或不伴升主动脉受累的夹层[29, 30]。支架的植入通常伴随假腔血栓形成，可能使随后动脉瘤形成的风险降低，而动脉瘤形成是夹层常见的一种长期并发症[31, 32]。然而，最近的临床研究显示，在最初住院存活的稳定的 B 型夹层患者中，使用胸主动脉血管内修复术（thoracic endovascular aortic repair，TEVAR）似乎并不比药物治疗更有效[33]。在更长期随访的研究中，据报道患者的平均生存期为 47 个月，其中 9.6% 的患者出现常见的并发症内漏且需要再次干预[34]。

七、预后

尽管精准的影像学方法广泛应用，外科手术和经皮介入治疗不断进步，急性主动脉夹层总的院内死亡率仍然较高。

在 IRAD 研究中，未进行手术治疗的 A 型夹层患者（由于患者意愿、年龄或并发症）的院内死亡率为 58%，而进行手术治疗的患者为 26%[6, 35]。最常见的死亡原因是主动脉破裂、由于灌注不良导致的多器官系统衰竭和心脏压塞。不需要手术治疗而接受有效的药物治疗的 B 型夹层患者的院内死亡率约为 10%。通常因为夹层延伸或器官灌注不良需要手术治疗的 B 型夹层患者的死亡率约为 30%。据报道，接受药物治疗、手术治疗或血管内治疗的患者的 3 年生存率分别为 77.6%±6.6%、82.8%±18.9% 和 76.2%±25.2%[36]。

八、随访

急性期后的管理应包括严格的血压监测和控制，目标值低于 120/80mmHg，心率接近 60/min 或患者可耐受的水平。由于夹层复发或进展及主动脉扩张的风险，推荐根据手术修复的情况和状态对所有患者进行常规的影像学随访，通常间隔 1、3、6 和 12 个月[24]。最好在主动脉疾病专业

诊治中心完成。

大多数无并发症的 B 型主动脉夹层患者通过接受最佳药物治疗控制血压和心率并进行密切随访的预后良好；然而，最佳的长期管理策略尚存在争议。大多数临床医生监测提示进展的症状和通过连续的影像（每年＞ 0.5～1cm 或累及的主动脉最大直径＞ 5.5cm）监测主动脉扩张（典型位于降胸主动脉近端）。不幸的是对慢性期的夹层，由于需要重建血管和狭窄的真腔，以及经常遇到的与周围组织的粘连，操作通常复杂且需扩大手术。

研究表明 β 受体拮抗药可降低马方综合征患者主动脉扩张和心血管事件的发生率[37]。基于几项近期在马方综合征人群和马方综合征小鼠模型中进行的研究，血管紧张素受体拮抗药也有利于主动脉疾病的长期管理[38, 39]。对于某些同时具有他汀类治疗传统适应证的主动脉疾病患者他汀类治疗也可能有助于预防疾病的进展[40, 41]。戒烟对这些患者也至关重要。

夹层发生后晚期死亡通常由额外的主动脉事件（如破裂或延伸）引起，但也可能由其他相关的心血管疾病引起。这强调了对所有患者进行冠状动脉危险因素评估和改变的必要性。由于并发症常见，从就诊时即进行多学科诊疗是十分必要的，且对于每位患者需要考虑药物、手术和经皮介入治疗的作用。

实践要点

- 表现多种多样，高度疑诊的临床指标是必要的。
- 通常缺乏经典的症状和体征。
- 应快速确诊并建立治疗。
- 大多数 B 型夹层的患者可行药物或经皮介入治疗。
- 急性期和慢性期严格的血压控制均是必要的。
- 所有患者必须控制心血管危险因素。

参考文献

[1] Clouse WD, et al. Improved prognosis of thoracic aortic aneurysms: a population-based study. JAMA. 1998;280(22):1926–9.

[2] Pretre R, Von Segesser LK. Aortic dissection. Lancet. 1997;349(9063):1461–4.

[3] Larson EW, Edwards WD. Risk factors for aortic dissection: a necropsy study of 161 cases. Am J Cardiol. 1984;53(6):849–55.

[4] Nienaber CA, et al. Intramural hemorrhage of the thoracic aorta. Diagnostic and therapeutic implications. Circulation. 1995;92(6):1465–72.

[5] O'Gara PT, DeSanctis RW. Acute aortic dissection and its variants. Toward a common diagnostic and therapeutic approach. Circulation. 1995;92(6):1376–8.

[6] Hagan PG, et al. The International Registry of Acute Aortic Dissection (IRAD): new insights into an old disease. JAMA. 2000;283(7):897–903.

[7] Fedak PW, et al. Clinical and pathophysiological implications of a bicuspid aortic valve. Circulation. 2002;106(8):900–4.

[8] Vallely MP, Semsarian C, Bannon PG. Management of the ascending aorta in patients with bicuspid aortic valve disease. Heart Lung Circ. 2008;17(5):357–63.

[9] Beel T, Harwood AL. Traumatic rupture of the thoracic aorta. Ann Emerg Med. 1980;9(9):483–6.

[10] Klompas M. Does this patient have an acute thoracic aortic dissection? JAMA. 2002;287(17):2262–72.

[11] von Kodolitsch Y, Schwartz AG, Nienaber CA. Clinical prediction of acute aortic dissection. Arch Intern Med. 2000;160(19):2977–82.

[12] Nallamothu BK, et al. Syncope in acute aortic dissection: diagnostic, prognostic, and clinical implications. Am J Med. 2002;113(6):468–71.

[13] Yamada T, Tada S, Harada J. Aortic dissection without intimal rupture: diagnosis with MR imaging and CT. Radiology. 1988;168(2):347–52.

[14] Suzuki T, et al. Clinical profiles and outcomes of acute type B aortic dissection in the current era: lessons from the International Registry of Aortic Dissection (IRAD). Circulation. 2003;108(Suppl 1):II312–7.

[15] Suzuki T, et al. Novel biochemical diagnostic method for aortic dissection. Results of a prospective study using an immunoassay of smooth muscle myosin heavy chain. Circulation. 1996;93(6):1244–9.

[16] Suzuki T, et al. Diagnosis of acute aortic dissection by D-dimer: the International Registry of Acute Aortic Dissection Substudy on Biomarkers (IRAD-Bio) experience. Circulation. 2009;119(20):2702–7.

[17] Erbel R, et al. Diagnosis and management of aortic dissection. Eur Heart J. 2001;22(18):1642–81.

[18] Hayter RG, et al. Suspected aortic dissection and other aortic disorders: multi-detector row CT in 373 cases in the emergency setting. Radiology. 2006;238(3):841–52.

[19] Moore AG, et al. Choice of computed tomography, transesophageal echocardiography, magnetic resonance imaging, and aortography in acute aortic dissection: International Registry of Acute Aortic Dissection (IRAD). Am J Cardiol. 2002;89(10):1235–8.

[20] Sommer T, et al. Aortic dissection: a comparative study of diagnosis with spiral CT, multiplanar transesophageal echocardiography, and MR imaging. Radiology. 1996;199(2):347–52.

[21] Simon P, et al. Transesophageal echocardiography in the emergency surgical management of patients with aortic dissection. J Thorac Cardiovasc Surg. 1992;103(6):1113–7; discussion 1117–8.

[22] Chughtai A, Kazerooni EA. CT and MRI of acute thoracic cardiovascular emergencies. Crit Care Clin. 2007;23(4):835–53, vii.

[23] Gilon D, et al. Characteristics and in-hospital outcomes of patients with cardiac tamponade complicating type A acute aortic dissection. Am J Cardiol. 2009;103(7):1029–31.

[24] Hiratzka LF, et al. ACCF/AHA/AATS/ACR/ASA/SCA/SCAI/SIR/ STS/SVM guidelines for the diagnosis and management of patients with thoracic aortic disease: a report of the American College of Cardiology Foundation/American Heart Association Task Force on Practice Guidelines, American Association for Thoracic Surgery, American College of Radiology, American Stroke Association, Society of Cardiovascular Anesthesiologists, Society for Cardiovascular Angiography and Interventions, Society of Interventional Radiology, Society of Thoracic Surgeons, and Society for Vascular Medicine. Circulation. 2010;121(13):e266–369.

[25] Deeb GM, et al. Surgical delay for acute type A dissection with malperfusion. Ann Thorac Surg. 1997;64(6):1669–75; discussion 1675–7.

[26] Scholl FG, et al. Interval or permanent nonoperative management of acute type A aortic dissection. Arch Surg. 1999;134(4):402–5; discussion 405–6.

[27] Elefteriades JA, et al. Management of descending aortic dissection. Ann Thorac Surg. 1999;67(6):2002–5; discussion 2014–9.

[28] Williams DM, et al. The dissected aorta: percutaneous treatment of ischemic complications—principles and results. J Vasc Interv Radiol. 1997;8(4):605–25.

[29] Dake MD, et al. Endovascular stent-graft placement for the treatment of acute aortic dissection. N Engl J Med. 1999;340(20):1546–52.

[30] Nienaber CA, et al. Nonsurgical reconstruction of thoracic aortic dissection by stent-graft placement. N Engl J Med. 1999;340(20):1539–45.

[31] Schoder M, et al. Endovascular repair of acute type B aortic dissection: long-term follow-up of true and false lumen diameter changes. Ann Thorac Surg. 2007;83(3):1059–66.

[32] Kusagawa H, et al. Changes in false lumen after transluminal stent-graft placement in aortic dissections: six years' experience. Circulation. 2005;111(22):2951–7.

[33] Nienaber CA, et al. Randomized comparison of strategies for type B aortic dissection: the INvestigation of STEnt Grafts in Aortic Dissection (INSTEAD) trial. Circulation. 2009;120(25):2519–28.

[34] Patel HJ, et al. Long-term results from a 12-year experience with endovascular therapy for thoracic aortic disease. Ann Thorac Surg. 2006;82(6):2147–53.

[35] Tsai TT, et al. Long-term survival in patients presenting with type A acute aortic dissection: insights from the International Registry of Acute Aortic Dissection (IRAD). Circulation. 2006;114(1 Suppl):I350–6.

[36] Tsai TT, et al. Long-term survival in patients present- ing with type B acute aortic dissection: insights from the International Registry of Acute Aortic Dissection. Circulation. 2006;114(21):2226–31.

[37] Shores J, et al. Progression of aortic dilatation and the benefit of long-term beta-adrenergic blockade in Marfan's syndrome. N Engl J Med. 1994;330(19):1335–41.

[38] Brooke BS, et al. Angiotensin II blockade and aortic-root dilation in Marfan's syndrome. N Engl J Med. 2008;358(26):2787–95.

[39] Habashi JP, et al. Losartan, an AT1 antagonist, prevents aor- tic aneurysm in a mouse model of Marfan syndrome. Science. 2006;312(5770):117–21.

[40] Kertai MD, et al. Association between long-term statin use and mortality after successful abdominal aortic aneurysm surgery. Am J Med. 2004;116(2):96–103.

[41] McLoughlin D, et al. Pravastatin reduces Marfan aortic dilation. Circulation. 2011;124(11 Suppl):S168–73.

第 28 章 下肢缺血
Lower Extremity Ischemia

Katherine A. Gallagher   John E. Rectenwald   James B. Froehlich   Peter K. Henke **著**

孙宇彤 **译**

薛子璇 **校**

一、流行病学和常见病因

下肢疼痛是老年患者的常见主诉。当这种情况出现时,我们第一步需要做的是确定下肢疼痛的原因是否为缺血性动脉血管疾病所致。在排除了其他常见的病因,如关节炎、腰痛、肌肉骨骼及神经的原因后,即应对缺血性血管疾病进行检查。外周动脉疾病(peripheral arterial disease,PAD)是除冠心病以外,全身动脉粥样硬化最常见的疾病表现。据估计,在 55 岁以上人群中,这种疾病的发病率在 15% 以上[1]。PAD 的危险因素与冠心病相同,包括高龄、吸烟、高血压、高脂血症、男性、高同型半胱氨酸血症和糖尿病。其他不太常见的造成下肢血管闭塞性疾病症状的病因包括 Buerger 病(吸烟相关的原发性小血管闭塞性动脉病)和全身动脉炎,如大动脉炎。

下肢缺血的病理生理过程是动脉粥样硬化斑块侵占管腔继发的血流减少。血管的直径改变对血流有显著影响,一旦血管的管腔狭窄面积超过 75%,血管功能会显著减退。这个关系可近似地用泊肃叶定律[2]来表示。血管的狭窄程度与这种狭窄或具有因果关系,是影响症状和临床表现严重程度的最重要因素。随着肌肉活动的增加(如走动),组织对氧气的需求增加,机体通过增加心排血量、扩张局部血管和增加肢体血流量以代偿

这种变化。但是在严重肢体缺血的患者中,即使在休息时,组织需氧量也超过了供氧量,这使得机体进行无氧糖酵解并生成乳酸,从而产生疼痛感。腹股沟以下的动脉粥样硬化闭塞性疾病最常见的发生部位是股上动脉远端 / 腘动脉近端收肌管(Hunter 管),其次是髂动脉。不同部位的基本病理生理过程是相似的,但胫动脉的闭塞性血管疾病在糖尿病患者中更常见,且发病年龄较轻。

二、症状和体征

动脉造影术可以清晰地显示潜在的外周动脉疾病,即使在无症状患者中也是如此。闭塞 / 狭窄发生地较为缓慢,在这个过程中,存在侧支血管形成、肌肉单位生理性适应,因此这种缺血性疼痛通常非常轻微。骨盆和下肢处的髂内动脉和股深动脉的侧支循环对维持下肢血流非常重要。一般来说,大多数心血管疾病患者都患有下肢动脉 PAD,除了纠正一般的危险因素并适当运动外,当同一患者存在多个症状时,医生应根据患者的症状和体征决定是否对其进行其他管理。目前已有一系列关于下肢缺血分级较为实用而且详细的指南面市,其内容较为详细,且实用性较高[3]。

跛行是最常见的、对肢体威胁最小的症状,其特点为反复在固定距离行走后出现的肢体疼

痛、沉重或麻木感，休息后可缓解。一旦发现致残的可能性，医生需考虑行侵入性干预。我们需要对患者的症状和生活状况进行严格评估之后决定是否采取干预措施。患者对下肢缺血性疼痛的耐受程度因人而异，通常与年龄和职业有关。因此，对于久坐人群来说，双下肢跛行通常不需要干预。相反，对于一个由于工作原因每天行走数公里的人来说，同样程度的跛行可能会严重损害其健康。静息性疼痛与之相反，这是一种持续不间断的疼痛，其诱因与活动无关。这种症状常发生在夜间，此时患者处于卧位，心排血量减少，活动肢体常可减轻疼痛。其他缺血性疾病的典型临床表现包括脱发、肌肉萎缩和明显的足部触痛。对于静息性疼痛的患者来说，为了减轻疼痛、防止截肢，必须进行干预。

溃疡是 PAD 的常见表现，常伴有严重的跛行和静息性疼痛。此时将缺血性溃疡与静脉溃疡（通常为内踝慢性水肿和色素沉着）和神经性溃疡（继发于感觉神经退行性变，导致行走时足部压力分布异常）相鉴别十分重要。同一个患者可能同时存在这两种类型的溃疡。单纯缺血性溃疡表现为疼痛，通常出现在足部和足趾远端。这些溃疡可进展为严重的组织坏疽，如果继发感染，必须进行紧急截肢。治疗上，组织坏死是进行血运重建的明确适应证。除非患者有全身感染的迹象，否则在清创或截肢之前都应进行血管内科或外科干预，以最大限度地提高组织存活的可能性。

总的来说，任何干预措施都必须在权衡其风险与获益、明确不干预是否可能导致严重生活残疾及截肢的基础上进行综合分析。

蓝趾综合征通常由动脉粥样硬化栓塞所致，需要通过多种的检查方法进行诊断。其典型的表现是单个或多个脚趾呈紫色或黑色，通常为单侧，并伴有患侧脚趾的疼痛。使用镇痛剂缓解症状十分重要。另外，还需要确保患者正在接受抗血小板治疗，并及时确定栓塞来源。一般来说，检查包括超声心动图（经胸或经食管），腹部、股动脉和腘动脉超声检查（评价动脉瘤性疾病）、由主动脉弓至流出道的主动脉造影术（以评估溃疡性动脉粥样硬化）及胸、腹、盆腔段的主动脉 CTA 检查。

另外需要重点鉴别的是患者的下肢缺血为慢性或急性的。急性重症肢体缺血（acute limbthreatening ischemia，ALI）十分危急，可能与外周动脉疾病相关，在这种情况下，医生必须及时确定缺血的程度以避免截肢。提示缺血危及肢体的临床表现可以概括为 6 个 P：无脉（pulselessness）、疼痛（pain）、苍白（pallor）、感觉异常（paraesthesias）、麻痹（paralysis）和皮温改变（poikilothermia）。ALI 最常见的原因是心源性血栓栓塞；其次是原位血栓形成。心房颤动并发的左心房血栓与心肌梗死后合并左心室动脉瘤均是下肢栓子的典型来源，主动脉弓处的斑块或心脏肿瘤导致的栓塞并不常见。除此之外，还需考虑原位血栓形成，例如患者有严重的 PAD 伴显著的侧支闭塞或腘动脉闭塞并伴有未检出的腘动脉动脉瘤。病史与体格检查能够鉴别这两种病因，但治疗方法略有不同，稍后将进行讨论。

三、辅助检查

在心血管疾病患者的问诊、查体中，应评估动脉粥样硬化闭塞性血管疾病的表现，详细询问有无跛行、静息性疼痛、卒中、神经和心脏症状。在进行体格检查时，应关注脉搏情况，并判断有无毛发脱落，皮肤光泽与指甲营养的改变。另外，还需仔细评估足部溃疡及趾间皮肤开裂的情况。根据股动脉是否存在搏动可以判断下肢动脉闭塞性疾病主要为流入性（如髂主动脉，腹股沟韧带上方）、流出性（如股总动脉和远端，腹股沟韧带下方），抑或是两者兼有。

一旦病史和体格检查的结果均提示存在 PAD，应测量患者的节段性肢体压力 / 多普勒波形与踝 / 臂指数（ankle/brachial indice，ABI）。

2011 年美国心脏协会指南建议对有以下一种或多种症状的 PAD 患者测量静息 ABI：①运动时出现腿部症状；②伤口不愈合；③年龄 > 65 岁；④年龄 > 50 岁，且有吸烟史或糖尿病史。此外，踝臂指数协作组[4]发表的研究结果将 ABI 的正常值和异常值修正如下：ABI 1.00~1.40 为正常，ABI < 0.9 为异常，ABI > 1.4 提示动脉无收缩功能[1, 5, 6]。新发 PAD 患者需要测量双下肢基线 ABI[7-9]。ABI 是最高肱动脉收缩压和最佳踝部收缩压之间的压差。目前公认的 PAD 患者的 ABI 标准值是 < 0.9[10]。2005 年美国心脏协会指南特别推荐行节段性测量，而 2011 修订版指南认识到节段压力、多普勒波形分析、双功彩超测量的脉冲量或 ABI 均可用于评估下肢 PAD 患者的病情。

这些简单的测试可提供许多实用的重要信息，用于评估动脉功能不全的解剖结构和程度。通过这些检查，我们可以对疾病的进展进行连续性评估。与症状相关的典型 ABI 数值范围见图 28-1。由于全面的双下肢动脉检查非常耗时，且无法替代作为干预"金标准"的动脉造影术，因此即使在某些医疗机构中常规进行这项检查，但在我们的机构中这并非常规。同样，决定是否进行干预的最重要因素是症状的灵敏度或 PAD 是否导致组织损伤。不能仅凭 ABI 的绝对值决定是否对疾病进行干预，也不推荐将动脉造影术（包括 CTA）作为筛查试验。与足趾血压较高但存在相似的间歇性跛行症状的患者相比，足趾血压 < 40mmHg 的患者组织损伤风险较高，更可能从干预中获益[11]。推荐的治疗流程见图 28-2。

无创检查需要分为两种情况进行讨论：糖尿病患者及有典型缺血症状但 ABI 基本正常的患者。糖尿病患者存在动脉中层钙化倾向，导致动脉无法收缩，ABI 测量不准确。因此，因血管的不可收缩性导致 ABI 数值不可靠的患者需根据趾臂指数进行诊治[12-16]。另外，有些外科医生会对存在组织损伤且无脉的糖尿病患者直接行动脉造

影术。运动后 ABI 有助于识别 ABI 正常但仍怀疑存在有临床意义的 PAD 患者。在完成基线 ABI 的测量后，嘱患者于跑步机上行走 5min，测量每分钟的 ABI，以确定与狭窄程度成正比的压力下降大小与恢复时间。当患者的病史、体格检查与静息 ABI 不完全匹配时，可以根据运动后 ABI 识别由其他原因引起的缺血性肢体疼痛。

虽然 CTA 可以较为准确地评估大、中动脉粥样硬化闭塞性疾病的严重程度[17, 18]，但是动脉造影术仍然是确定这一疾病的解剖部位、严重程度和病变范围的"金标准"。需要再次强调的是由于存在发生并发症的风险，因此不建议对稳定性跛行但没有组织损伤的患者在无干预计划时进行有创检查。我们通过使用血管造影套件与数字减影血管造影技术，获得血管造影图像。这些技术可以使我们在最大限度减少对比剂用量的同时，获得高分辨率的图像。一些医疗机构已经采用了术中血管造影术，一旦动脉造影术中提示 PAD[19]，则立即进行手术治疗。标准的主动脉和流出动脉造影术可用于检查肾以下的主动脉（包括肾动脉、斜行的骨盆动脉和腹股沟动脉），用于确定髂内动脉 / 髂外动脉及股深动脉 / 股浅动脉分叉，还可根据血流量的不同区分腘血管和胫血管。足部平片对确定远端旁路手术的靶点非常重要。需要注意的是，由于在慢性肾功能不全的患者中存在对比剂肾病的风险，因此可以使用钆对比剂在较低的肾功能损害风险下获得更高分辨率的图像[20]。另外，术前输注乙酰半胱氨酸和碳酸氢盐也可以降低对比剂的肾毒性[21]。

磁共振血管造影在评估动脉解剖结构方面十分有用且效果良好。在与传统血管造影的对比试验中，MRA 的敏感性和特异性与动脉造影术基本相同[22, 23]。其优点包括无创、无对比剂肾病风险，还可以同时确定是否存在组织异常。多项研究已经证实 MRA 对极远端的流出血管仍具有较高的敏感性[24]。但是，由于磁共振相关的专业知识在许多医院尚未普及，因此无法取代动脉造影术成为"金标准"。

通常为单节段闭塞 / 狭窄　　　　　　　通常为多动脉段闭塞

ABI

1.10　　0.9　　　0.7　　　0.5　　0.3　　　0.1　　0.0

间歇性跛行

静息性疼痛

组织损伤

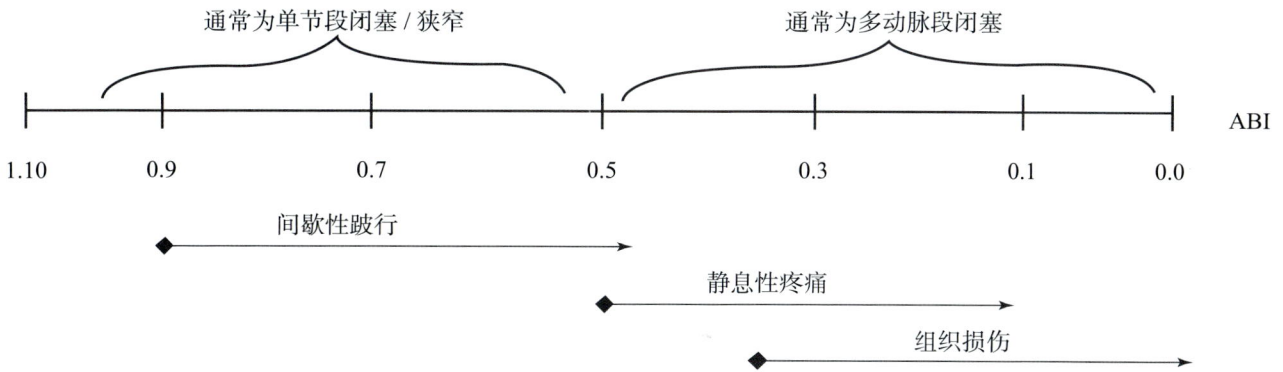

▲ 图 28-1　周围动脉血管闭塞性疾病患者的广义踝 / 臂指数、症状和解剖相关性示意

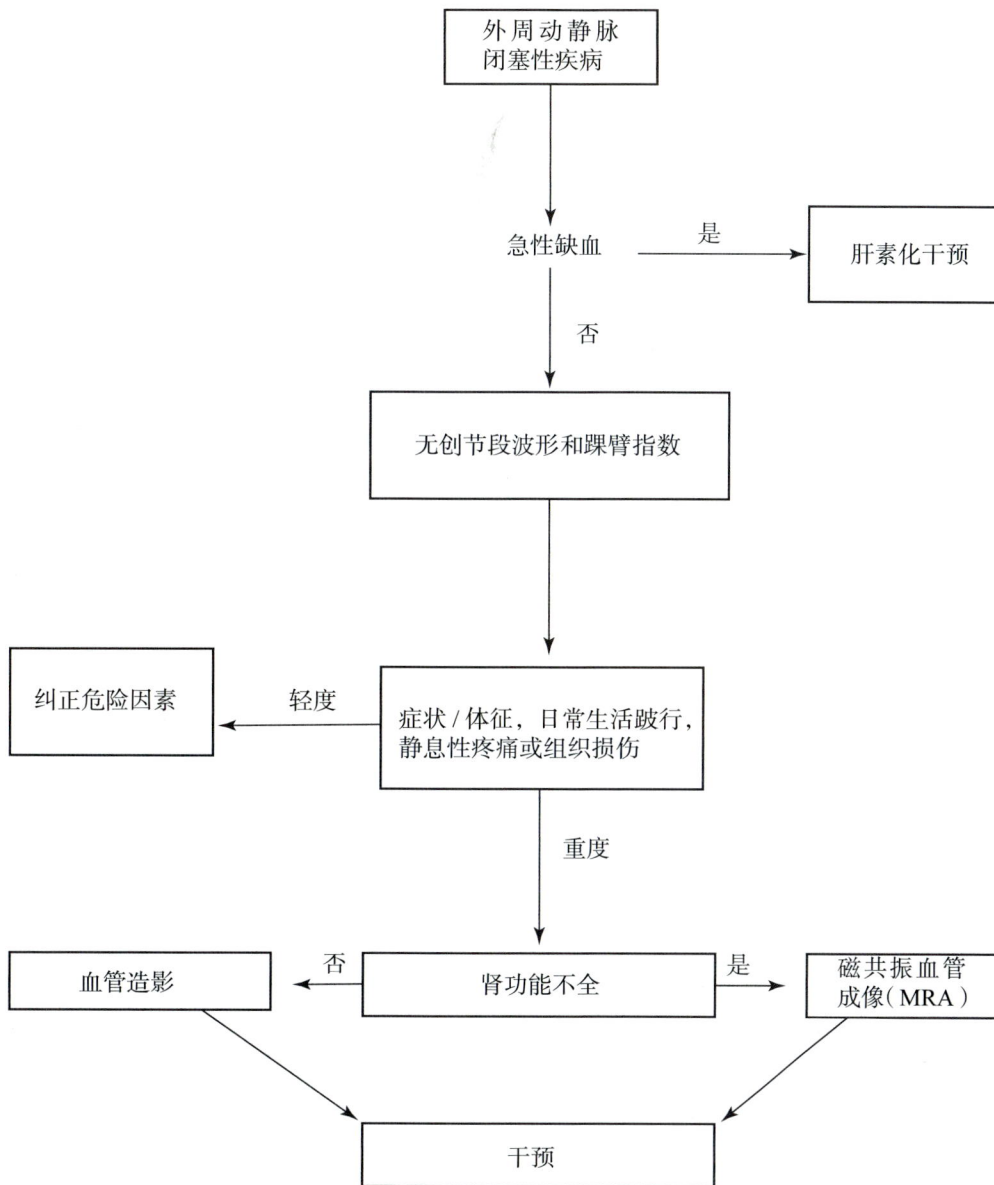

外周动静脉
闭塞性疾病

急性缺血 ——是——→ 肝素化干预

否

无创节段波形和踝臂指数

纠正危险因素 ←—轻度—— 症状 / 体征，日常生活跛行，静息性疼痛或组织损伤

重度

血管造影 ←—否—— 肾功能不全 ——是——→ 磁共振血管成像（MRA）

干预

▲ 图 28-2　周围动脉疾病患者诊断性评估的推荐流程

四、治疗

对于所有外周动脉疾病患者来说，不论是否行有创性手术，都应接受保守治疗与纠正危险因素的治疗。目前已经发布了关于外周动脉疾病诊治的全面共识声明[10]。治疗外周动脉疾病的首要任务是纠正潜在的、可能导致疾病进展且增加心血管病死亡风险的危险因素。另外，还需要向患者宣传运动对治疗跛行的意义。由于心血管保护性治疗十分重要，因此建议患者服用抗血小板药、降压药及 HMG 辅酶 A 抑制剂。只有少数患者需要接受药物、手术或血管成形术等形式的干预。

（一）危险因素管理与治疗

1. 运动康复

有明确的证据表明，运动康复可以实质性地减轻症状并延长患者的步行距离。多个前瞻性对照研究的 Meta 分析表明，经运动康复后，患者的最大步行距离可较前增加 100% 以上（两个或两个街区以上）[25]。以下因素能够预测治疗效果：监督训练、康复过程中出现强烈的跛行疼痛、3个月及以上的训练。另外，使用跑步机可能比力量训练更加有效。图 28-3 为跛行患者的运动治疗指南。

2. 戒烟

所有吸烟的跛行患者都需要有计划地戒烟。观察性研究发现，吸烟的 PAD 患者发生死亡、心肌梗死和截肢的风险比不吸烟患者要大得多[26, 27]。此外，吸烟的 PAD 患者行开放性治疗和血管内治疗的治愈率都明显低于不吸烟者[28]。对于那些无法戒烟的人，我们可以考虑使用口香糖、喷雾剂或贴剂等尼古丁替代疗法，同时进行强化疏导。各类尼古丁替代疗法可以显著减轻吸烟者突然戒烟时的戒断综合征。这些疗法的不同搭配方式为戒烟困难的患者提供了多种替代疗法，它们的作用方式不同，治疗的持续时间也不尽相同。多项 Meta 分析显示，15%～31% 的患者通过使用尼古丁皮贴戒烟成功，但对于高度依赖的患者来说，尼古丁皮贴可能会降低疗效。针对尼古丁口香糖开展的研究也显示出相似的戒烟率；对高度依赖的吸烟者来说，4mg 的口香糖效果最好。鼻喷雾剂的戒烟率为 26%～28%，其对高度依赖的吸烟者的效果同样优秀[29]。限制性吸入器的研究报告显示，其戒烟率与鼻喷雾剂相似。虽然安非他酮最初被作为一种抗抑郁药物投入使用，但是也有助于戒烟，具体的作用机制尚不明确。其推荐剂量是起始每天 150mg，连服 3d，然后增加到每日 2 次，持续服药，该药的戒烟有效率约为 25%。一项公开发表的临床试验[30] 显示，单独使用安非他酮缓释片或与尼古丁贴剂联合使用，它们的长期戒烟率均明显高于单独使用尼古丁贴剂或安慰剂。一些随机对照试验表明，与安非他酮和尼古丁的戒烟率相比，尼

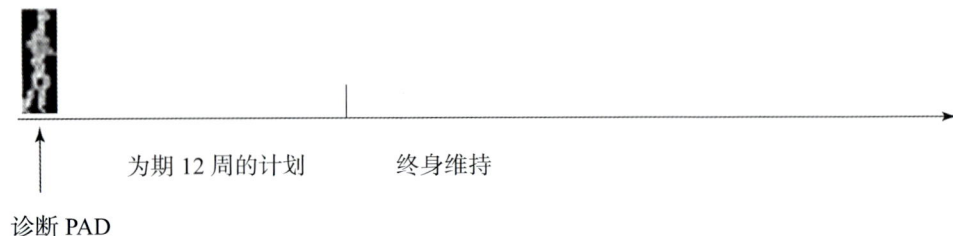

◀ 图 28-3 外周动脉疾病患者的运动治疗指南

PAD. 外周动脉疾病（引自 Stewart 等[93]）

诊断 PAD

为期 12 周的计划　　　终身维持

- 频率：3～5 次监督训练 / 周
- 持续时间：35～50min 的运动 / 次
- 运动类型：跑步机 / 竞走，强度需接近产生最严重跛行疼痛的程度
- 时间：≥ 6 个月

期望结果：最大步行距离较前增加 100%～150%

古丁受体部分激动药瓦伦尼克林（varenicline）的戒烟率稍高[31-33]。虽然联用瓦伦尼克林和安非他酮的戒烟率高于单用安非他酮，但这种差异无统计学意义。

3. 减重

一般认为肥胖会缩短患者的跛行距离，而减重可能减缓这种影响，因此应鼓励有症状性跛行的肥胖患者进行减重。另外，肥胖会增加高血压、血脂异常、代谢综合征及显性糖尿病的风险。通过减重纠正肥胖这项危险因素是跛行保守治疗的一个重要部分。

4. 控制血糖

糖尿病的持续时间与跛行和慢性重症肢体缺血的风险均有很强的相关性。然而，目前证据显示严格控制糖尿病和改善跛行症状是相互矛盾的。一项英国前瞻性糖尿病研究（United Kingdom Prospective Diabetes Study，UKPDS）对2型糖尿病患者使用胰岛素、磺脲类和二甲双胍等多种药物进行干预，其研究终点是积极控制血糖情况下发生了外周血管并发症。本研究发现严格的血糖控制与降低重大血管事件（包括外周血管事件[34]）风险无关。由于周围血管疾病患者存在发生足部并发症的风险，应建议他们定期进行足部检查，选择专门设计的鞋子以避免刺激穴位，并随时关注皮肤上的细小裂口。

5. 治疗高脂血症

调血脂治疗是降低各种心血管疾病发病率和死亡率最有效的干预措施之一，这同样适用于外周动脉疾病的患者。威胁外周动脉疾病患者生命的最大风险是心脏病发作与卒中，通过调血脂治疗可以大大降低这两种风险。目前研究最多的药物是HMG-CoA还原酶抑制药他汀类。心脏保护研究是一项针对PAD患者开展的研究，表明患有任何已知心血管疾病的患者，包括那些仅以PAD为疾病表现的患者，在使用普伐他汀[35]后，死亡和心肌梗死的发生率显著降低。特别是对于外周动脉疾病患者，其心血管事件减少了24%[36]。

国际胆固醇教育项目指南对PAD合并冠状动脉疾病的患者是适用的。当高危患者的低密度脂蛋白胆固醇水平＞100mg/dl时，应积极使用他汀类，其治疗目标应为低密度脂蛋白水平＜100mg/dl。如果需要将其控制在更低的水平，需要进行更加谨慎的考虑，如患有严重或早期心血管疾病患者的低密度脂蛋白水平需降至70mg/dl以下[37]。

目前对于高密度脂蛋白（HDL）控制水平的疗效数据和治疗选择都较为有限。运动和适量饮酒与较高的高密度脂蛋白水平具有相关性。虽然运动对各种心血管疾病的患者都有明显的好处，但是目前还不清楚运动的益处与高密度脂蛋白的水平是否相关。退伍军人事务部高密度脂蛋白胆固醇干预试验（Veterans Affairs High-Density Lipoprotein Cholesterol Intervention Trial，VA-HIT）的研究数据表明，吉非贝齐可提高HDL水平，改善心血管预后[38]，这种影响在高密度脂蛋白较低、甘油三酯较高的糖尿病患者尤其突出[39]。这些患者从贝特类治疗中获益。

6. 控制高血压

高血压是促使各种心血管疾病发展的一个非常重要的危险因素，外周动脉疾病也不例外。虽然还没有血压控制与PAD的病程改善有关的证据，但其总体对心血管的保护作用非常明显，因此高血压控制仍十分重要（也应考虑高血压的继发原因，特别是肾动脉狭窄）。根据UKPDS的数据和高血压最佳治疗（Hypertension Optimal Treatment，HOT）的研究结果，在糖尿病患者中，控制血压似乎远比严格的血糖控制更加重要[34]。

抗高血压治疗的选择应遵循第七版美国国家联合委员会指南的指导[40]。需要强调的是，没有证据表明β受体拮抗药对轻度至中度跛行有不良影响，因此强烈推荐使用β受体拮抗药，特别是对伴有冠状动脉疾病的患者来说。糖尿病合并高血压患者应首选血管紧张素转化酶抑制药，因为这些药物可以保护糖尿病患者的肾功能。由于血管紧张素转化酶抑制药对已确诊动脉粥样硬化患者有益，在无高血压并发症患者的初始治疗中，这类药物可能优于钙通道阻滞药[41]。

7. 纠正高同型半胱氨酸血症

虽然高水平的同型半胱氨酸血症是 PAD 的一个重要的危险因素，但目前尚未证实维生素 B 和叶酸对纠正高同型半胱氨酸水平的临床益处。一些随机试验已经证明了维生素 B 在治疗心血管疾病中的作用。最近大部分研究表明，使用维生素 B 的患者在试验中没有得到获益[42-44]。

（二）跛行的药物治疗

药物治疗跛行并不能取代矫正危险因素或运动康复的作用，而是起到补充作用。目前正在使用的药物如下所述。

1. 西洛他唑

西洛他唑是一种磷酸二酯酶Ⅲ型抑制药，既是一种血管扩张药，也是一种抗血小板药。它对脂蛋白谱有良好的影响，可以使甘油三酯水平降低 15%、高密度脂蛋白水平升高 10%。两项随机对照试验显示，除运动外，西洛他唑也可显著改善步行距离[45, 46]。一项由 8 个独立的双盲试验组成的、涉及 2000 多名患者的 Meta 分析证实了西洛他唑在增加跑步机行走时间和改善生活质量[47]方面的疗效。在用药后的 3 个月内，很难观察到其初始疗效，且药物作用会在停药一个月内有所减弱。西洛他唑在很大程度上是通过 CYP3A4 途径代谢的，但对该酶系统的活性没有影响。能够抑制这些途径的药物可能会增加西洛他唑的血药浓度（表 28-1）。由于磷酸二酯酶抑制药对左心室收缩功能减退患者可能有不良影响，目前禁止将西洛他唑用于充血性心力衰竭和左心室射血分数低于 40% 的患者。

2. 己酮可可碱

己酮可可碱是一种黄嘌呤衍生物替代剂，与茶碱不同的是，它具有血液流变学特性（即一种改变血液黏度的药物）。在早期的临床试验中，己酮可可碱被证明可以在发病初期改善跛行距离和峰值步行时间，但随后的研究未能证明这种作用[45]。

（三）尚在研发过程中的药物

1. 肉碱

已经有研究证实在外周动脉疾病患者中，下肢肌肉的肉碱代谢存在异常。肉碱的代谢中间体与运动性能受损之间存在直接关系，由此，有研究探讨了补充左旋肉碱或其强效类似物丙酰左旋肉碱的作用。两项Ⅱ期双盲安慰剂对照试验表明，与安慰剂相比，丙酰左旋肉碱可改善基线症状更严重的亚组患者的峰值行走时间[48, 49]。为了达到疗效，需要以每日 2 次、每次 1g 的剂量，持续使用该药 1 年。

2. L- 精氨酸

一些小型试验[50]，已经证明了合成一氧化氮的前体——L- 精氨酸对改善峰值步行时间和无痛跛行时间的益处。L- 精氨酸在体内的储存机制比较简单，但其发挥作用的机制却复杂得多。这种药物在小药店即可买到，使用方法及剂量是每日 2 次，每次 1g，口服用药。虽然在生物学角度，增加 NO 的合成是合理的，且一些小型试验已经证明其意义，但最近一项检测 L- 精氨酸作用的试验得到的结果完全相反，甚至指出 NO 合成增加可能是有害的[51]。

表 28-1　治疗跛行的药物

药　物	剂　量	证据水平 [a]	不良反应	相互作用
西洛他唑	50～100mg 每日 2 次	Ⅰ类推荐	头痛、腹泻、心悸、头晕	抑制 CYPA4 或 CYP2C19 的物质，包括大环内酯类抗生素、酮康唑、葡萄柚汁、奥美拉唑等
己酮可可碱	400mg 每日 3 次	Ⅱ类推荐	恶心、腹胀、眩晕	茶碱（提高药物水平）

a. Ⅰ类推荐：普遍认为该疗法有效；Ⅱ类推荐：对药物疗效存在意见冲突 / 分歧；Ⅲ类推荐：无效 / 有害

（四）手术和血管内治疗

药物 / 运动治疗失败的患者和 ALI 患者（疾病危及肢体，推荐类别 IIa 或 IIb [3]），可以选择手术和介入治疗（图 28-4）。如果缺血危及肢体，第一条医嘱应是肝素化治疗（100～150U/kg，静脉滴注）。不论下一步是直接手术抑或是行血管造影，病史采集和体格检查都是决定下一步诊疗措施的关键（表 28-2）。在无显著 PAD 的情况下，如果有证据表明发生了栓塞性疾病，应直接行开放性取栓术 [52]。相反，如果不清楚缺血为栓塞或血栓所致，最好选择是行动脉造影术并进行经导管介入治疗。在两个比较溶栓和直接手术的

对照试验中 [53, 54]，虽然接受溶栓治疗的患者出现了更多的出血性并发症，但 6 个月内发生截肢的概率和死亡率没有显著差异。此外，与手术治疗相比，溶栓后患者对长期血运重建的耐受性也较差。因此，虽然溶栓治疗后通常需要进行外科旁路移植，但是对于亚急性缺血（＜ 14d）的患者来说更推荐溶栓治疗。

血管介入治疗越来越普遍，愿意进行这种干预的医生也越来越多。目前，对于症状较轻的患者，如中度跛行患者来说介入治疗并不比单纯运动治疗与纠正危险因素的治疗更加有效，因此不建议行血管内操作技术 [55]。与开放性手术 [56] 相比，血管介入手术更具吸引力，因为它的有创性

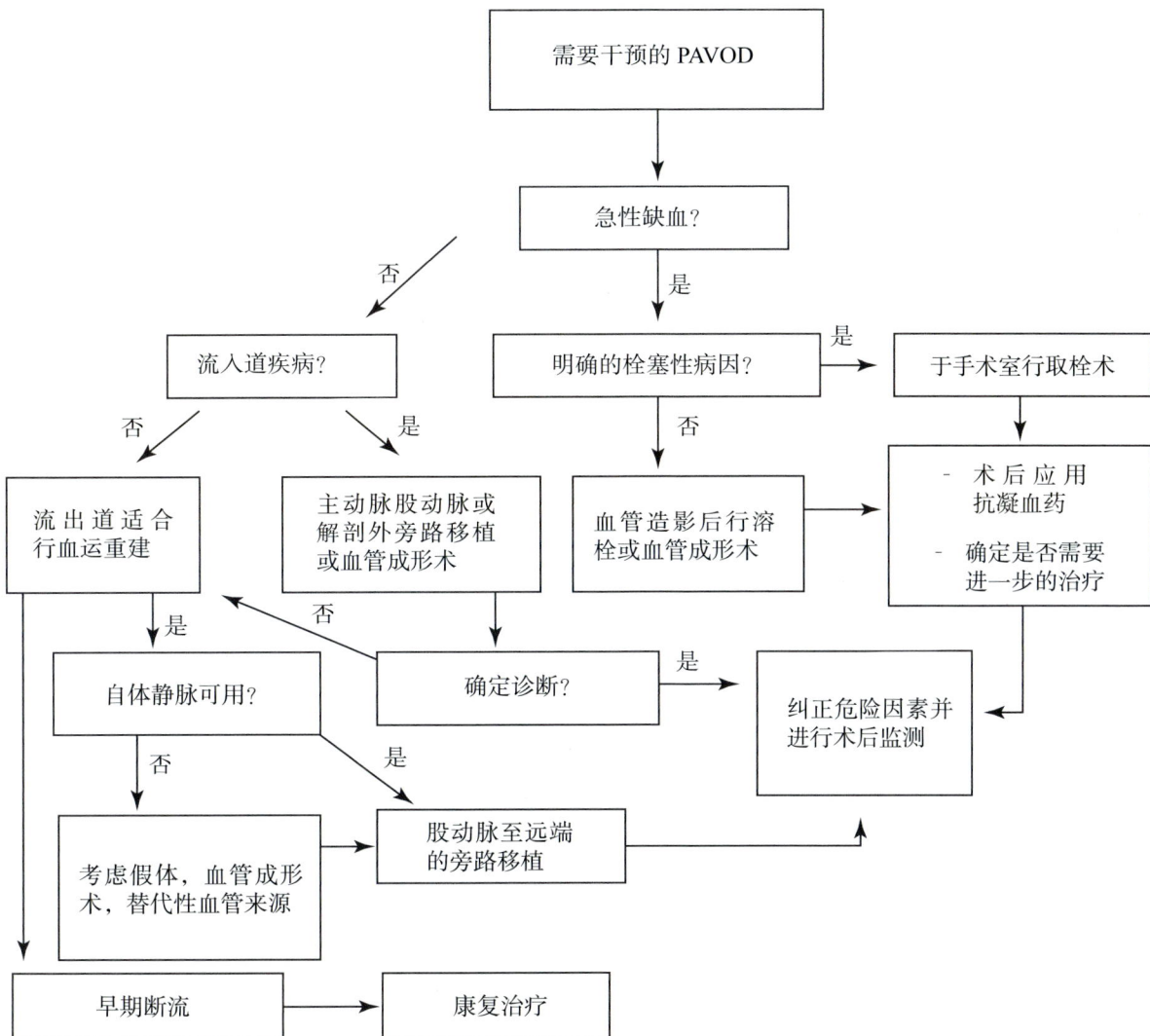

▲ 图 28-4　适合行干预性治疗的对于周围动脉血管闭塞性疾病患者的诊治流程

表 28-2　血管造影术中取栓与溶栓术在治疗急性下肢缺血中的比较

可能的诊断	血栓栓塞	原位血栓形成
术式	手术取栓	血管成形术 + 溶栓
病史和体格检查	急性发作的症状	慢性发作的症状
	之前无 PAD 病史	之前有 PAD 病史
	近期心脏事件	无心脏病病史
	无特定年龄段	老年患者
	有病史	
	对侧肢体检查正常	对侧肢体检查异常
解剖位置	主动脉分叉	弥漫性 / 闭塞性病变或病变位于远端动脉
	股动脉分叉	
	腘动脉疾病	
优势	血流恢复快	于确定的解剖位置行旁路移植术
	较为单一	溶栓可治疗小动脉血栓
	出血风险小	无麻醉风险
缺点	麻醉风险	出血风险
	伤口感染风险	溶栓失败
		对比剂相关风险
		血流恢复慢

PAD. 周围动脉疾病

更小，对人体正常生理过程的刺激更小，还可以缩短住院时间、降低成本。对于大动脉病变来说，最适合的治疗方法是血管成形术、支架植入术或同时进行两种操作，对于血流通畅的主动脉或髂总动脉的较短的向心性狭窄病变，其术后 5 年的血流通畅率几乎与外科手术疗效相同（图 28-5）[57]。对于髂动脉病变来说，虽然支架植入联合血管成形术是目前普遍使用的手段，且介入治疗的再狭窄率往往较低，但是这种操作并不能降低髂动脉狭窄的复发率或提高髂动脉的通畅率[58, 59]。髂外动脉长段、股动脉近端（superior femoral artery, SFA）、腘窝或远端病变均可通过血管介入成功修复；但是该术式的血管长期开放率低于其他部位且显著低于开放性手术旁路移植[60]。经皮腔内血管成形术（percutaneous transluminal angioplasty,

PTA）是当前治疗腹股沟下动脉病变的一线疗法。髂动脉或 SFA 的短段闭塞也更常采用血管内介入，其再通率更佳（图 28-6）。然而，一项研究表明，接受血管介入患者的发病率和死亡率并不明显低于接受开放手术的患者[59, 61]。

通过血管介入治疗腹股沟下动脉疾病的缺点主要在于其耐受性和长期通畅性；而且会增加进一步干预的需要，从而增加成本，造成患者的不适。对于较年轻的长段髂动脉或股动脉病变的患者来说，手术旁路移植的长期耐受性更高，并发症发生率低且死亡率低。因此所有治疗外周血管疾病的医生必须针对患者的具体情况，选择个性化的治疗方式。

旁路移植术首先需要解决流入性动脉疾病。通常，在同时存在流入和流出性疾病的患者中，

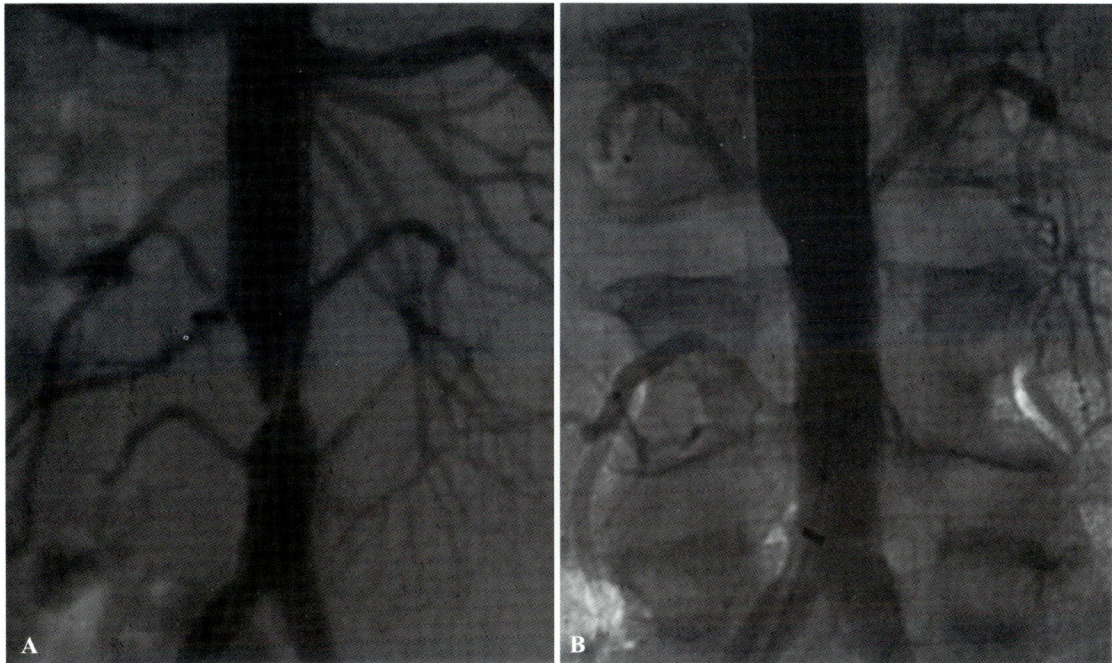

▲ 图 28-5　高位主动脉局灶性狭窄患者的血管造影

这位患者存在活动受限以及跛行；虽然他的静息状态下 ABIs 约为 0.8，但他的运动后 ABIs 显著下降至 0.4；A. 患者存在局灶性的重度主动脉狭窄（80% 以上），其压力梯度差为 45mmHg；B. 对这名患者进行球囊血管成形术和支架植入术，术后血管造影显示良好；术后未测到明显的压力梯度；术后可以触摸到足背动脉脉搏，症状完全缓解

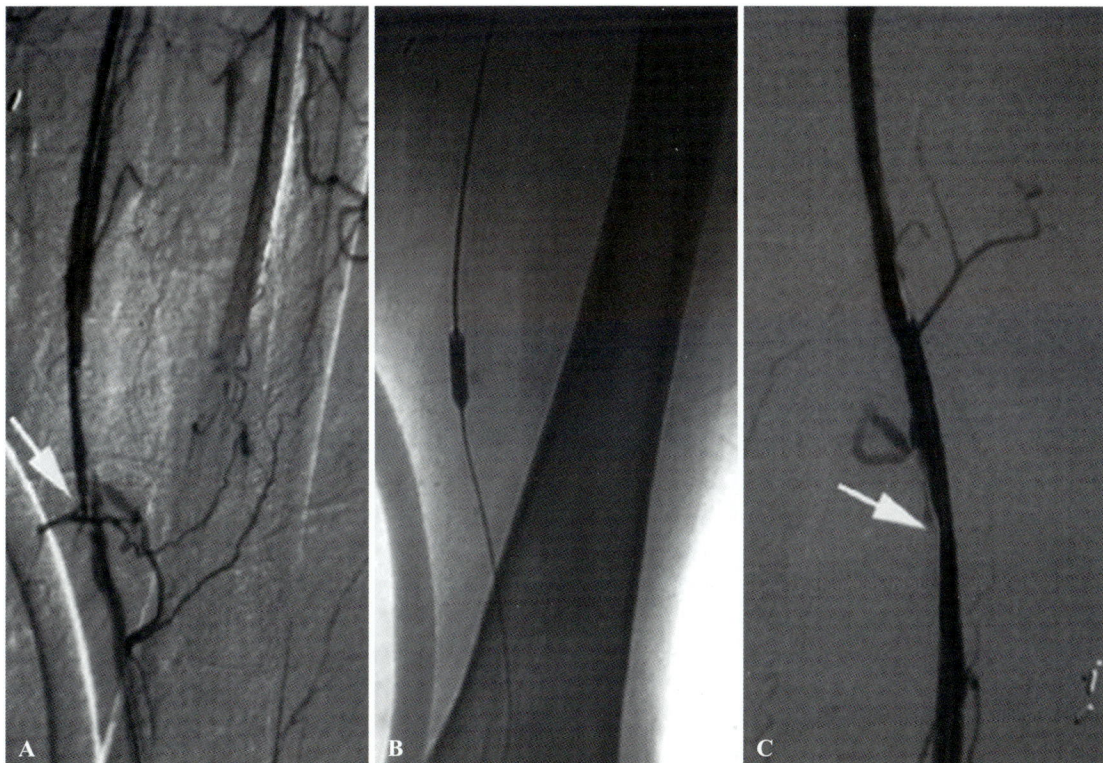

▲ 图 28-6　严重跛行并且没有可供使用的自体血管患者的造影

A. 股上动脉（SFA）的短段闭塞是其主要解剖学表现（箭）；B. 气囊沿着导丝穿过闭塞节段，病变可能位于内膜下水平；C. SFA 再通成功，血管造影结果良好（箭）；手术后，患者的症状完全缓解

仅改善流入性疾病就足以缓解大部分人的症状，无须对更多的远端动脉疾病进一步干预。一般来说，流入道或主动脉—髂动脉疾病的治疗采用主动脉—股动脉血管旁路移植。如有需要，在进行腹股沟下血运重建之前，重建流入道可以获得良好的效果[62]。对于不能接受这种手术的患者（如腹部条件恶劣的患者），我们可以行腋–股动脉或胸–双股动脉旁路移植。腹股沟下或流出道疾病的干预有更多的方法，同时争议也更大。近端动脉通常是股总动脉，远端动脉是指造影显示流出道解剖结构良好且贯穿足部的动脉。例如，SFA闭塞的、跖趾溃疡未愈合的患者，腘动脉病变的患者，胫前动脉未见病变者，都应行股–胫前动脉旁路移植术（图 28-7）。

旁路血管的选择包括自体静脉（通常是同侧的大隐静脉）、假体材料、脐静脉或冷冻保存的静脉。后两个血管不常用，这里暂且不讨论。几项大型试验详细比较了用于腹股沟以下血管旁路移植中自体血管移植和假体血管的效果[63, 64]。这些研究表明：①如果手肘或膝盖以下存在可使用的静脉血管，在行上述部位的血管旁路移植术中，应优先使用上述血管；②如果可用，应使用同侧大隐静脉作为膝盖以上旁路移植术的选择；然而，使用假体材料作为初始血管并非不合理，因为在 2～3 年的随访中，这两种血管在长期通畅性方面没有明显差异。然而，人们普遍对自体静脉的接受度更高。目前的做法是，尽可能使用自体静脉作为第一选择，而将假体血管作为第二选择。当然，也有研究表明在无自体静脉可用且患者肢体受到疾病威胁时，使用带有远端补片结构的假体血管也有比较好的效果[65]。然而，有创性的血管内介入治疗可能是先于移植的首选方法。关于使用原位、反向还是非反向转位静脉旁路移植术仍存在争论，但可以总结为：目前的研究表明，这几种方法不存在显著差异，应该基于外科医生的偏好和患者的最佳结局进行选择[66-68]。

冠状动脉支架相关研究显示，接受血管内支

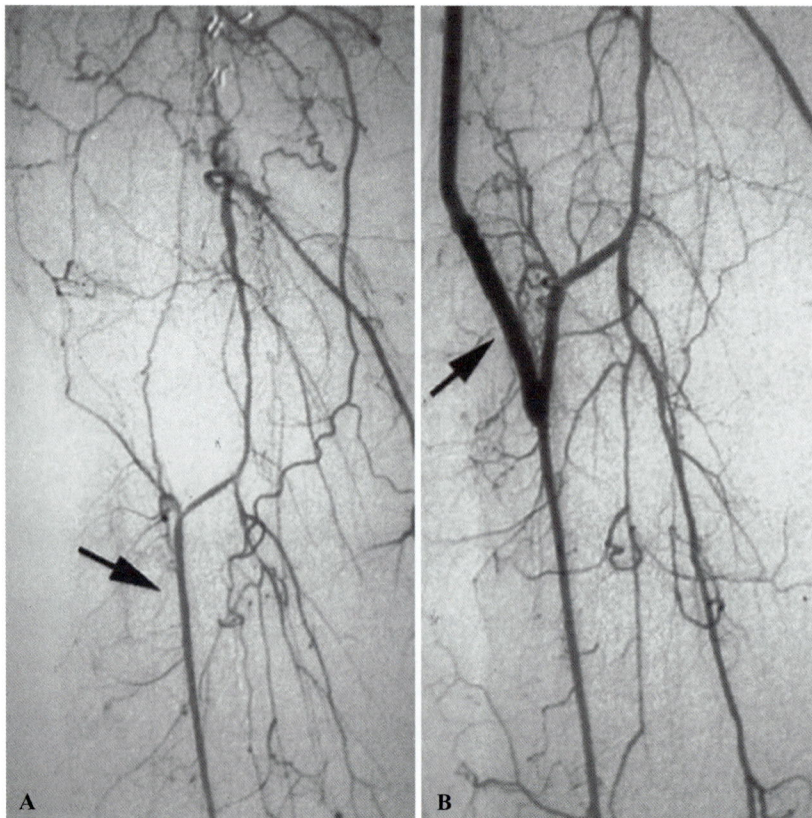

◀ 图 28-7　一名患有外周动脉闭塞性疾病的患者，疾病累及胫–腓动脉伴有静息性疼痛与无法愈合的溃疡；患者有合适的同侧自体静脉，接受了股动脉至足背动脉的反向大隐静脉旁路移植术

A. 术前血管造影显示有合适的胫前动脉靶点（箭）；B. 术后血管造影显示移植物通畅（箭），手术顺利

架或血管成形术的患者术后通常使用 6 个月的阿司匹林联合氯吡格雷的双联抗血小板治疗[69]。氯吡格雷与阿司匹林在有缺血风险的患者中的对比试验（Clopidogrel versus Aspirin in Patients at Risk of Ischemic Events trial，CAPRIE 试验）表明服用氯吡格雷对患者有益。基于这项研究，以及氯吡格雷用于栓塞高危和稳定性缺血患者的治疗管理及事件预防试验（Clopidogrel for High Athero-Thrombotic Risk and Ischemic Stabilization Management and Avoidance trial，CHARISMA trial），推荐对出血风险较低的患者使用阿司匹林联合氯吡格雷治疗[70-72]。基于严重腿部缺血预防研究（Critical Leg Ischemia Prevention Study，CLIPS 试验）的结果，我们推荐患者服用阿司匹林。在该试验中，与安慰剂组相比，服用阿司匹林可显著减少 PAD 患者的心血管缺血事件[73]。根据上述试验，以及其他试验中的研究剂量，阿司匹林的推荐剂量为 75mg。一项研究纳入了接受腹股沟下自体旁路移植术的患者，对这些患者辅助性使用噻氯匹定，结果表明使用这种抗血小板药的患者移植血管通畅率较高，但是仍需要进一步的试验来充分评估这种辅助性药物的作用[74]。对于使用易形成血栓的高危移植物（如膝下水平的假体或复合的移植物）的患者，术后服用华法林等维生素 K 拮抗药抗凝治疗可能是有益的[65]。然而，最近的华法林的抗血小板作用的血管评估试验（Warfarin Antiplatelet Vascular Evaluation，WAVE）提供的证据表明抗凝不能预防 PAD 患者的心血管事件[75]。同样，使用他汀类可以改善移植物的通畅性[76, 77]。

五、预后及临床结局

根据危险因素进行的药物治疗，并联合适度运动的治疗计划能非常有效地增加患者的步行距离。总体而言，腹股沟下旁路移植术后 5 年的血管通畅率和主动脉髂动脉移植的 10 年血管通畅率接近 80%，患肢保留率甚至更高[62-65, 67, 68]。血管内治疗结果更多地依赖于解剖位置和闭塞病变以外的血流量；例如，在一项大型前瞻性试验中，髂总血管成形术的 5 年通畅率为 60%，而股动脉血管成形术的 5 年通畅率仅为 40%[57]。在其他小型研究中，由于解剖因素，髂血管成形术的 2 年血管通畅率在 45%～90%[58, 60]，而 SFA 血管成形术 1 年的通畅率仅为 46%[59]，其围术期死亡率在 1%～3%[62-64]。PAD 是严重的全身性动脉粥样硬化性疾病的先兆，有 30%～50% 的患者在干预后 5 年内死亡[78]。事实上，对于存在多支冠脉病变的患者来说，一旦并发 PAD，其死亡率会提高 5 倍[79]。关于严重肢体缺血（critical limb ischemia，CLI）的治疗，旁路移植术与血管成形术治疗重度腿部缺血（bypass versus angioplasty in severe ischaemia of the leg，BASIL）研究证明血管内介入治疗或开放旁路移植是一线治疗方法。这些试验的结果表明，对于术后生存期＞2 年的患者，首次旁路移植术将总体存活时间和无截肢存活时间分别延长了 7.3 个月和 5.9 个月[56, 80]。这项研究进一步证实了假体血管旁路移植术和球囊血管成形术会对患者产生不良结果，并得出：如果可行，即使患者预期寿命超过 2 年，球囊血管成形术也可能比人工血管成形术更可取[80]。

早期手术失败（30d 内），如支架或旁路闭塞，只出现在少数患者中（不到 10%）。这些患者通常需要尝试更加积极的血运重建，无论是使用溶栓药物、血管成形术与支架植入、移植物血栓切除，还是通过重复移植纠正技术问题。晚期血管成形术失败可再次行血管成形术或改为开放手术治疗，晚期旁路移植术失败通常应再次行上述手术，并且最好避开之前的手术区域。

总体而言，积极的外科手术和血管内介入治疗可有效降低截肢率，提高患者存活率并改善患者的生活质量[81, 82]。只有约 5% 的患者没有流出端动脉的移植靶点，对于这些患者来说，如果持续存在静息疼痛或组织损伤，他们可能需要截肢。而截肢与长期存活率的降低有关，特别是在

终末期肾病患者中 [83]。

六、长期随访

我们需要重视 PAD 患者的几个长期护理问题。首先，即使成功完成了旁路移植或介入手术，这些患者仍可能会出现进一步的肢体感染，并需要进行截肢手术。旁路移植术后的患者偶尔会因持续性感染而需要截肢。这种情况在糖尿病和肾衰患者中更为常见，可能伴有慢性肢体疼痛和肿胀及活动能力的减退。大多数旁路移植术后患者会出现无法避免的下肢水肿，此时物理治疗配合锻炼计划和穿戴弹力袜可以减轻水肿。目前尚未完全确定术后水肿的原因，但可能是由于淋巴管受损、再灌注损伤及静脉瓣功能不全 [84]。Abou-Zamzam 等的一项重要研究结果显示，术前的肢体功能状态是术后活动状态的最佳预测指标，而死亡主要是由于其伴随疾病所致，而非手术原因 [85]。而且，大多数手术患者需要在远期进行与 PAD 相关的二次手术，所以不能草率地对患者进行干预，应与患者及其家人讨论以确认其实际治疗预期 [86]。不仅是手术技术，疗效对于那些功能检查异常的患者来说更加重要 [85-87]。

随访中遇到的另一个重要问题是，在对患者进行干预后，无论是介入还是手术，这些患者都需要由血管专科的专家进行终生监测。作为血管成形术后患者随访的一部分，特别是对腹股沟下病变、高危病变（例如髂外动脉的长段病变）或高危个体（继续吸烟者）来说，建议在第 1 年内每 3 个月进行一次 ABI 检查，此后每 6 个月进行一次。在接受腹股沟下自体静脉旁路移植术的患者中，双功能移植物彩超监测已被证明在提高移植物通畅率和保肢方面有效，而且价格较为低廉 [88-90]。在术中应沿整个移植物进行彩超检查，记录干预前后的血管情况和血流速度 [91]。移植物病变往往发生在逆向移植物的近端和远端吻合口，或原位移植物中保留瓣膜或损伤的部位。在血栓形成前发现明显的移植物狭窄是非常有意义的，因为几乎不可能在血栓形成后对移植物进行挽救。目前推荐狭窄处的收缩期峰值速度与近段血流速度的比值 > 3.5，平均移植血管中血流速度 < 50cm/s 应采取手术干预（图 28-8）[92]。虽然最合适的复查方案尚未完全确定，目前建议在术中进行超声扫描（不论有无之前的血管造影），术后第一年内每 3 个月扫描一次，术后第二年内每 6 个月扫描一次，然后每年扫描一次直到移植物不能使用为止。最后，大约 25% 的患者会在对侧肢体出现明显的 PAD 症状。同样，纠正危险因素及进行功能锻炼通常可以避免对侧肢体行进一步的介入治疗。准备手术或血管内介入治疗时是向患者强调改变生活方式的黄金时机，这对于延长患者的远期寿命至关重要。

实践要点
- 外周动脉疾病在冠心病患者中十分常见，应根据患者的病史和查体结果进行识别。
- 无创性检测应作为查体后的下一步检查，可以定量判断动脉缺血的情况。
- 无论是否实施有创性操作，纠正危险因素、制订锻炼计划与戒烟都是治疗计划中的首要任务。
- 血管成形术 / 支架植入术是长度较短的大血管发生局灶性狭窄的最佳治疗方法，是许多外周病变的首选治疗方法。
- PAD 的外科治疗是把双刃剑，既有极好的长期通畅性，但也可能产生新的并发症。
- PAD 是严重的全身性动脉粥样硬化的标志，患者的 5 年死亡率显著升高。
- PAD 患者需要终生的心血管随访与治疗。

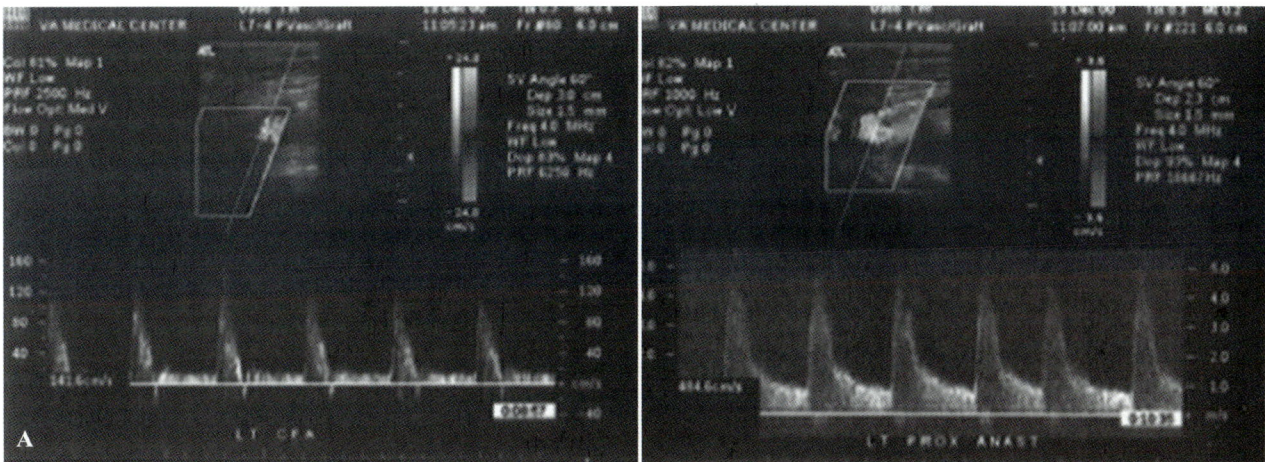

HISTORY:
    THIS IS A FOLLOW-UP EVALUATION POST GRAFT PLACEMENT.
PERIPHERAL ARTERIAL DUPLEX SCAN:

LEFT:

COMMON FEMORAL ARTERY: 141   CM/SEC

PROXIMAL ANASTAMOSIS: 484   CM/SEC

PROXIMAL GRAFT: 162   CM/SEC

DISTAL GRAFT: 76   CM/SEC

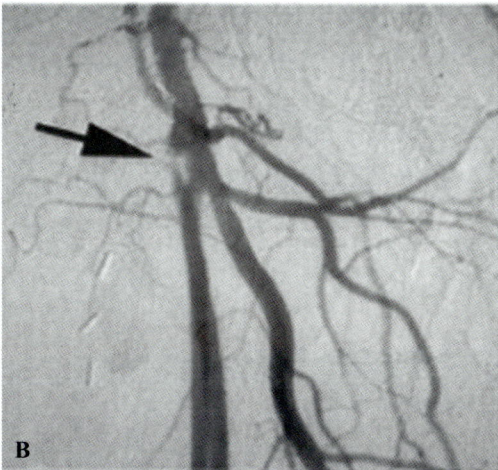

▲ 图 28-8　**A.** 一例左股至膝下静脉旁路移植术后 **3** 个月的双功能扫描病例，超声显示近端静脉移植物吻合口有严重的局灶性病变；PSV 比为 **3.4**；**B.** 血管造影最终确认其为重度局灶性狭窄（箭）；患者接受了成功的静脉补片血管成形术，术中移植物血流速度正常，**ABI** 增加超过 **0.15**；手术判断其可能的病理生理机制是内膜增生

参考文献

[1] Hirsch AT, Criqui MH, Treat-Jacobson D, Regensteiner JG, Creager MA, Olin JW, Krook SH, Hunninghake DB, Comerota AJ, Walsh ME, et al. Peripheral arterial disease detection, awareness, and treatment in primary care. JAMA. 2001;286(11): 1317–24.

[2] Barnes RW. Hemodynamics for the vascular surgeon. Arch Surg. 1980;115(2):216–23.

[3] Rutherford RB, Baker JD, Ernst C, Johnston KW, Porter JM, Ahn S, Jones DN. Recommended standards for reports dealing with lower extremity ischemia: revised version. J Vasc Surg.

1997;26(3):517–38.

[4] Fowkes FG, Murray GD, Butcher I, Heald CL, Lee RJ, Chambless LE, Folsom AR, Hirsch AT, Dramaix M, de Backer G, et al. Ankle brachial index combined with Framingham Risk Score to predict cardiovascular events and mortality: a meta-analysis. JAMA. 2008;300(2):197–208.

[5] Criqui MH, Denenberg JO, Bird CE, Fronek A, Klauber MR, Langer RD. The correlation between symptoms and non-invasive test results in patients referred for peripheral arterial disease testing. Vasc Med. 1996;1(1):65–71.

[6] Diehm C, Allenberg JR, Pittrow D, Mahn M, Tepohl G, Haberl RL, Darius H, Burghaus I, Trampisch HJ. Mortality and vascular morbidity in older adults with asymptomatic versus symptomatic peripheral artery disease. Circulation. 2009;120(21):2053–61.

[7] Fowkes FG. The measurement of atherosclerotic peripheral arterial disease in epidemiological surveys. Int J Epidemiol. 1988;17(2):248–54.

[8] Feigelson HS, Criqui MH, Fronek A, Langer RD, Molgaard CA. Screening for peripheral arterial disease: the sensitivity, specificity, and predictive value of noninvasive tests in a defined population. Am J Epidemiol. 1994;140(6):526–34.

[9] Nassoura ZE, Ivatury RR, Simon RJ, Jabbour N, Vinzons A, Stahl W. A reassessment of Doppler pressure indices in the detection of arterial lesions in proximity penetrating injuries of extremities: a prospective study. Am J Emerg Med. 1996;14(2):151–6.

[10] Hirsch AT, Haskal ZJ, Hertzer NR, Bakal CW, Creager MA, Halperin JL, Hiratzka LF, Murphy WR, Olin JW, Puschett JB, et al. ACC/AHA 2005 Practice Guidelines for the management of patients with peripheral arterial disease (lower extremity, renal, mesenteric, and abdominal aortic): a collaborative report from the American Association for Vascular Surgery/Society for Vascular Surgery, Society for Cardiovascular Angiography and Interventions, Society for Vascular Medicine and Biology, Society of Interventional Radiology, and the ACC/AHA Task Force on Practice Guidelines (Writing Committee to Develop Guidelines for the Management of Patients With Peripheral Arterial Disease): endorsed by the American Association of Cardiovascular and Pulmonary Rehabilitation; National Heart, Lung, and Blood Institute; Society for Vascular Nursing; TransAtlantic InterSociety Consensus; and Vascular Disease Foundation. Circulation. 2006;113(11):e463–654.

[11] Bowers BL, Valentine RJ, Myers SI, Chervu A, Clagett GP. The natural history of patients with claudication with toe pressures of 40 mmHg or less. J Vasc Surg. 1993;18(3):506–11.

[12] Carter SA. Clinical measurement of systolic pressures in limbs with arterial occlusive disease. JAMA. 1969;207(10):1869–74.

[13] Carter SA, Tate RB. Value of toe pulse waves in addition to systolic pressures in the assessment of the severity of peripheral arterial disease and critical limb ischemia. J Vasc Surg. 1996;24(2):258–65.

[14] Carter SA, Tate RB. The value of toe pulse waves in determination of risks for limb amputation and death in patients with peripheral arterial disease and skin ulcers or gangrene. J Vasc Surg. 2001;33(4):708–14.

[15] Brooks B, Dean R, Patel S, Wu B, Molyneaux L, Yue DK. TBI or not TBI: that is the question. Is it better to measure toe pressure than ankle pressure in diabetic patients? Diabet Med. 2001;18(7):528–32.

[16] Ramsey DE, Manke DA, Sumner DS. Toe blood pressure. A valuable adjunct to ankle pressure measurement for assessing peripheral arterial disease. J Cardiovasc Surg (Torino). 1983;24(1):43–8.

[17] Edwards AJ, Wells IP, Roobottom CA. Multidetector row CT angiography of the lower limb arteries: a prospective comparison of volume-rendered techniques and intra-arterial digital subtraction angiography. Clin Radiol. 2005;60(1):85–95.

[18] Edwards AM, Dymock D, Woodward MJ, Jenkinson HF. Genetic relatedness and phenotypic characteristics of Treponema associated with human periodontal tissues and ruminant foot disease. Microbiology. 2003;149(Pt 5):1083–93.

[19] Melliere D, Cron J, Allaire E, Desgranges P, Becquemin JP. Indications and benefits of simultaneous endoluminal balloon angioplasty and open surgery during elective lower limb revascularization. Cardiovasc Surg. 1999;7(2):242–6.

[20] Aliawadi G, Stanley JC, Williams DW, Dimick JB, Henke PK, Upchurch GR. Gadolinium as a non-nephrotoxic contrast agent for catheter-based arteriographic evaluation of renal arteries in patients with azotemia. J Vasc Surg. 2003;37:346–52.

[21] Tepel M, van der Giet M, Schwarzfeld C, Laufer U, Liermann D, Zidek W. Prevention of radiographic-contrast-agent-induced reductions in renal function by acetylcysteine. N Engl J Med. 2000;343(3):180–4.

[22] Baum RA, Rutter CM, Sunshine JH, Blebea JS, Blebea J, Carpenter JP, Dickey KW, Quinn SF, Gomes AS, Grist TM, et al. Multicenter trial to evaluate vascular magnetic resonance angiography of the lower extremity. American College of Radiology Rapid Technology Assessment Group. JAMA. 1995;274(11):875–80.

[23] Owen RS, Carpenter JP, Baum RA, Perloff LJ, Cope C. Magnetic resonance imaging of angiographically occult run-off vessels in peripheral arterial occlusive disease. N Engl J Med. 1992;326(24):1577–81.

[24] Meaney JF, Ridgway JP, Chakraverty S, Robertson I, Kessel D, Radjenovic A, Kouwenhoven M, Kassner A, Smith MA. Stepping-table gadolinium-enhanced digital subtraction MR angiography of the aorta and lower extremity arteries: preliminary experience. Radiology. 1999;211(1):59–67.

[25] Gardner AW, Poehlman ET. Exercise rehabilitation programs for the treatment of claudication pain. A meta-analysis. JAMA. 1995;274(12):975–80.

[26] Faulkner KW, House AK, Castleden WM. The effect of cessation of smoking on the accumulative survival rates of patients with symp- tomatic peripheral vascular disease. Med J Aust. 1983;1(5):217–9.

[27] Jonason T, Bergstrom R. Cessation of smoking in patients with intermittent claudication. Effects on the risk of peripheral vascular complications, myocardial infarction and mortality. Acta Med Scand. 1987;221(3):253–60.

[28] Lassila R, Lepantalo M. Cigarette smoking and the outcome after lower limb arterial surgery. Acta Chir Scand. 1988;154(11–12):635–40.

[29] The Agency for Health Care Policy and Research Smoking Cessation Clinical Practice Guideline [see comment]. JAMA. 1996;275(16):1270–80.

[30] Jorenby DE, Leischow SJ, Nides MA, Rennard SI, Johnston

JA, Hughes AR, Smith SS, Muramoto ML, Daughton DM, Doan K, et al. A controlled trial of sustained-release bupropion, a nicotine patch, or both for smoking cessation. N Engl J Med. 1999;340(9):685–91.

[31] Gonzales D, Rennard SI, Nides M, Oncken C, Azoulay S, Billing CB, Watsky EJ, Gong J, Williams KE, Reeves KR. Varenicline, an alpha4beta2 nicotinic acetylcholine receptor partial agonist, vs sustained-release bupropion and placebo for smoking cessation: a randomized controlled trial. JAMA. 2006;296(1):47–55.

[32] Jorenby DE, Hays JT, Rigotti NA, Azoulay S, Watsky EJ, Williams KE, Billing CB, Gong J, Reeves KR. Efficacy of varenicline, an alpha4beta2 nicotinic acetylcholine receptor partial agonist, vs placebo or sustained-release bupropion for smoking cessation: a ran- domized controlled trial. JAMA. 2006;296(1):56–63.

[33] Nides M, Oncken C, Gonzales D, Rennard S, Watsky EJ, Anziano R, Reeves KR. Smoking cessation with varenicline, a selective alpha4beta2 nicotinic receptor partial agonist: results from a 7-week, randomized, placebo- and bupropion-controlled trial with 1-year follow-up. Arch Intern Med. 2006;166(15):1561–8.

[34] Intensive blood-glucose control with sulphonylureas or insulin compared with conventional treatment and risk of complications in patients with type 2 diabetes (UKPDS 33). UK Prospective Diabetes Study (UKPDS) Group. Lancet. 1998;352(9131):837–53.

[35] Heart Protection Study Collaborative G: MRC/BHF Heart Protection Study of cholesterol lowering with simvastatin in 20,536 high-risk individuals: a randomised placebo-controlled trial [see comment] [summary for patients in Curr Cardiol Rep. 2002;4(6):486–7; PMID: 12379169]. Lancet. 2002;360(9326):7–22.

[36] Heart Protection Study Collaborative G. Randomized trial of the effects of cholesterol-lowering with simvastatin on peripheral vascular and other major vascular outcomes in 20,536 people with peripheral arterial disease and other high-risk conditions. J Vasc Surg. 2007;45(4):645–54; discussion 653–644.

[37] Grundy SM, Cleeman JI, Merz CNB, Brewer HB Jr, Clark LT, Hunninghake DB, Pasternak RC, Smith SC Jr, Stone NJ, National Heart LaBI, et al. Implications of recent clinical trials for the National Cholesterol Education Program Adult Treatment Panel III guidelines.[erratum appears in Circulation. 2004;110(6):763]. Circulation. 2004;110(2):227–39.

[38] Rubins HB, Robins SJ, Collins D, Fye CL, Anderson JW, Elam MB, Faas FH, Linares E, Schaefer EJ, Schectman G, et al. Gemfibrozil for the secondary prevention of coronary heart disease in men with low levels of high-density lipoprotein cholesterol. Veterans Affairs High-Density Lipoprotein Cholesterol Intervention Trial Study Group. N Engl J Med. 1999;341(6):410–8.

[39] Rubins HB, Robins SJ, Collins D, Fye CL, Anderson JW,

Elam MB, Faas FH, Linares E, Schaefer EJ, Schectman G, et al. Gemfibrozil for the secondary prevention of coronary heart disease in men with low levels of high-density lipoprotein cholesterol. Veterans Affairs High-Density Lipoprotein Cholesterol Intervention Trial Study Group. N Engl J Med. 1999;341(6):410–8.

[40] Chobanian AV, Bakris GL, Black HR, Cushman WC, Green LA, Izzo JL Jr, Jones DW, Materson BJ, Oparil S, Wright JT Jr, et al. The Seventh Report of the Joint National Committee on Prevention, Detection, Evaluation, and Treatment of High Blood Pressure: the JNC 7 report. [see comment] [erratum appears in JAMA. 2003;290(2):197]. JAMA. 2003;289 (19):2560–72.

[41] Yusuf S, Sleight P, Pogue J, Bosch J, Davies R, Dagenais G. Effects of an angiotensin-converting-enzyme inhibitor, ramipril, on cardiovascular events in high-risk patients. The Heart Outcomes Prevention Evaluation Study Investigators. [see comment] [erratum appears in 2000;342(18):1376]. N Engl J Med. 2000;342(3):145–53.

[42] Jamison RL, Hartigan P, Kaufman JS, Goldfarb DS, Warren SR, Guarino PD, Gaziano JM. Veterans Affairs Site I: effect of homocysteine lowering on mortality and vascular disease in advanced chronic kidney disease and end-stage renal disease: a randomized controlled trial. [see comment]. JAMA. 2007;298(10):1163–70.

[43] Homocysteine Studies C. Homocysteine and risk of ischemic heart disease and stroke: a meta-analysis [see comment]. JAMA. 2002;288(16):2015–22.

[44] Toole JF, Malinow MR, Chambless LE, Spence JD, Pettigrew LC, Howard VJ, Sides EG, Wang C-H, Stampfer M. Lowering homocysteine in patients with ischemic stroke to prevent recurrent stroke, myocardial infarction, and death: the Vitamin Intervention for Stroke Prevention (VISP) randomized controlled trial [see com- ment]. JAMA. 2004;291(5):565–75.

[45] Dawson DL, Cutler BS, Hiatt WR, Hobson RW II, Martin JD, Bortey EB, Forbes WP, Strandness DE Jr. A comparison of cilostazol and pentoxifylline for treating intermittent claudication. Am J Med. 2000;109(7):523–30.

[46] Beebe HG, Dawson DL, Cutler BS, Herd JA, Strandness DE Jr, Bortey EB, Forbes WP. A new pharmacological treatment for intermittent claudication: results of a randomized, multicenter trial. Arch Intern Med. 1999;159(17):2041–50.

[47] Thompson PD, Zimet R, Forbes WP, Zhang P. Meta-analysis of results from eight randomized, placebo-controlled trials on the effect of cilostazol on patients with intermittent claudication. Am J Cardiol. 2002;90(12):1314–9.

[48] Brevetti G, Diehm C, Lambert D. European multicenter study on propionyl-L-carnitine in intermittent claudication. J Am Coll Cardiol. 1999;34(5):1618–24.

[49] Brevetti G, Perna S, Sabba C, Martone VD, Condorelli M. Propionyl-L-carnitine in intermittent claudication: double-blind, placebo-controlled, dose titration, multicenter study. J Am Coll Cardiol. 1995;26(6):1411–6.

[50] Maxwell AJ, Anderson BE, Cooke JP. Nutritional therapy for peripheral arterial disease: a double-blind, placebo-controlled, randomized trial of HeartBar. Vasc Med. 2000;5(1):11–9.

[51] Wilson AM, Harada R, Nair N, Balasubramanian N, Cooke JP. L-arginine supplementation in peripheral arterial disease: no benefit and possible harm. Circulation. 2007;116(2):188–95.

[52] Eliason JL, Wainess RM, Proctor MP, Dimick JB, Cowan JAJ, Upchurch GR, Stanley JC, Henke PK. A national and single institutional experience in the contemporary treatment of acute lower extremity ischemia. Ann Surg. 2003;238:382–90.

[53] Ouriel K, Veith FJ, Sasahara AA. A comparison of recombinant urokinase with vascular surgery as initial treatment for acute arterial occlusion of the legs. Thrombolysis or Peripheral Arterial Surgery (TOPAS) Investigators. N Engl J Med. 1998;338(16):1105–11.

[54] Weaver FA, Comerota AJ, Youngblood M, Froehlich J, Hosking JD, Papanicolaou G. Surgical revascularization versus thrombolysis for nonembolic lower extremity native artery occlusions: results of a prospective randomized trial. The STILE Investigators. Surgery versus Thrombolysis for Ischemia of the Lower Extremity. J Vasc Surg. 1996;24(4):513–21; discussion 521–513.

[55] Leng GC, Davis M, Baker D. Bypass surgery for chronic lower limb ischaemia. Cochrane Database Syst Rev. 2000;3:CD002000.

[56] Adam DJ, Beard JD, Cleveland T, Bell J, Bradbury AW, Forbes JF, Fowkes FG, Gillepsie I, Ruckley CV, Raab G, et al. Bypass versus angioplasty in severe ischaemia of the leg (BASIL): multicentre, randomised controlled trial. Lancet. 2005;366(9501):1925–34.

[57] Johnston KW, Rae M, Hogg-Johnston SA, Colapinto RF, Walker PM, Baird RJ, Sniderman KW, Kalman P. 5-year results of a prospective study of percutaneous transluminal angioplasty. Ann Surg. 1987;206(4):403–13.

[58] Tetteroo E, van der Graaf Y, Bosch JL, van Engelen AD, Hunink MG, Eikelboom BC, Mali WP. Randomised comparison of primary stent placement versus primary angioplasty followed by selective stent placement in patients with iliac-artery occlusive disease. Dutch Iliac Stent Trial Study Group. Lancet. 1998;351(9110):1153–9.

[59] Gray BH, Sullivan TM, Childs MB, Young JR, Olin JW. High incidence of restenosis/reocclusion of stents in the percutaneous treatment of long-segment superficial femoral artery disease after suboptimal angioplasty. J Vasc Surg. 1997;25(1):74–83.

[60] Powell RJ, Fillinger M, Walsh DB, Zwolak R, Cronenwett JL. Predicting outcome of angioplasty and selective stenting of multisegment iliac artery occlusive disease. J Vasc Surg. 2000;32(3):564–9.

[61] Matsi PJ, Manninen HI. Complications of lower-limb percutaneous transluminal angioplasty: a prospective analysis of 410 procedures on 295 consecutive patients. Cardiovasc Intervent Radiol. 1998;21(5):361–6.

[62] Eagleton MJ, Illig KA, Green RM, Ouriel K, Riggs PN, DeWeese JA. Impact of inflow reconstruction on infrainguinal bypass. J Vasc Surg. 1997;26(6):928–36; discussion 937–928.

[63] Comparative evaluation of prosthetic, reversed, and in situ vein bypass grafts in distal popliteal and tibial-peroneal revascularization. Veterans Administration Cooperative Study Group 141. Arch Surg. 1988;123(4):434–8.

[64] Veith FJ, Gupta SK, Ascer E, White-Flores S, Samson RH, Scher LA, Towne JB, Bernhard VM, Bonier P, Flinn WR, et al. Six-year prospective multicenter randomized comparison of autologous saphenous vein and expanded polytetrafluoroethylene grafts in infrainguinal arterial reconstructions. J Vasc Surg. 1986;3(1):104–14.

[65] Neville RF, Tempesta B, Sidway AN. Tibial bypass for limb salvage using polytetrafluoroethylene and a distal vein patch. J Vasc Surg. 2001;33(2):266–71; discussion 271–262.

[66] Harris PL, Veith FJ, Shanik GD, Nott D, Wengerter KR, Moore DJ. Prospective randomized comparison of in situ and reversed infrapopliteal vein grafts. Br J Surg. 1993;80(2):173–6.

[67] Taylor LM Jr, Edwards JM, Porter JM. Present status of reversed vein bypass grafting: five-year results of a modern series. J Vasc Surg. 1990;11(2):193–205; discussion 205–196.

[68] Donaldson MC, Whittemore AD, Mannick JA. Further experience with an all-autogenous tissue policy for infrainguinal reconstruction. J Vasc Surg. 1993;18(1):41–8.

[69] Tangelder MJ, Lawson JA, Algra A, Eikelboom BC. Systematic review of randomized controlled trials of aspirin and oral anticoagulants in the prevention of graft occlusion and ischemic events after infrainguinal bypass surgery. J Vasc Surg. 1999;30(4):701–9.

[70] Bhatt DL, Fox KA, Hacke W, Berger PB, Black HR, Boden WE, Cacoub P, Cohen EA, Creager MA, Easton JD, et al. Clopidogrel and aspirin versus aspirin alone for the prevention of atherothrombotic events. N Engl J Med. 2006;354: 1706–17.

[71] Cacoub PP, Bhatt DL, Steg PG, Topol EJ, Creager MA. Patients with peripheral arterial disease in the CHARISMA trial. Eur Heart J. 2009;30(2):192–201.

[72] Bhatt DL, Flather MD, Hacke W, Berger PB, Black HR, Boden WE, Cacoub P, Cohen EA, Creager MA, Easton JD, et al. Patients with prior myocardial infarction, stroke, or symptomatic peripheral arterial disease in the CHARISMA trial. J Am Coll Cardiol. 2007;49(19):1982–8.

[73] Catalano M, Born G, Peto R. Prevention of serious vascular events by aspirin amongst patients with peripheral arterial disease: randomized, double-blind trial. J Intern Med. 2007;261(3):276–84.

[74] Becquemin JP. Effect of ticlopidine on the long-term patency of saphenous-vein bypass grafts in the legs. Etude de la Ticlopidine apres Pontage Femoro-Poplite and the Association Universitaire de Recherche en Chirurgie. N Engl J Med. 1997;337(24):1726–31.

[75] Anand S, Yusuf S, Xie C, Pogue J, Eikelboom J, Budaj A, Sussex B, Liu L, Guzman R, Cina C, et al. Oral anticoagulant

and antiplatelet therapy and peripheral arterial disease. N Engl J Med. 2007;357(3):217–27.

[76] Henke PK, Sukheepod P, Proctor MC, Upchurch GR Jr, Stanley JC. Clinical relevance of peripheral vascular occlusive disease in patients with rheumatoid arthritis and systemic lupus erythematosus. J Vasc Surg. 2003;38(1):111–5.

[77] Abbruzzese TA, Havens J, Belkin M, Donaldson MC, Whittemore AD, Liao JK, Conte MS. Statin therapy is associated with improved patency of autogenous infrainguinal bypass grafts. J Vasc Surg. 2004;39(6):1178–85.

[78] Cheng SW, Ting AC, Lau H, Wong J. Survival in patients with chronic lower extremity ischemia: a risk factor analysis. Ann Vasc Surg. 2000;14(2):158–65.

[79] Burek KA, Sutton-Tyrrell K, Brooks MM, Naydeck B, Keller N, Sellers MA, Roubin G, Jandova R, Rihal CS. Prognostic importance of lower extremity arterial disease in patients undergoing coronary revascularization in the Bypass Angioplasty Revascularization Investigation (BARI). J Am Coll Cardiol. 1999;34(3):716–21.

[80] Bradbury AW, Adam DJ, Bell J, Forbes JF, Fowkes FG, Gillespie I, Ruckley CV, Raab GM. Bypass versus Angioplasty in Severe Ischaemia of the Leg (BASIL) trial: an intention-to-treat analysis of amputation-free and overall survival in patients randomized to a bypass surgery-first or a balloon angioplasty-first revascularization strategy. J Vasc Surg. 2010;51(5 Suppl):5S–17S.

[81] Kalra M, Gloviczki P, Bower TC, Panneton JM, Harmsen WS, Jenkins GD, Stanson AW, Toomey BJ, Canton LG. Limb salvage after successful pedal bypass grafting is associated with improved long-term survival. J Vasc Surg. 2001;33(1):6–16.

[82] Hallett JW Jr, Byrne J, Gayari MM, Ilstrup DM, Jacobsen SJ, Gray DT. Impact of arterial surgery and balloon angioplasty on amputation: a population-based study of 1155 procedures between 1973 and 1992. J Vasc Surg. 1997;25(1):29–38.

[83] Dossa CD, Shepard AD, Amos AM, Kupin WL, Reddy DJ, Elliott JP, Wilczwski JM, Ernst CB. Results of lower extremity amputations in patients with end-stage renal disease. J Vasc Surg. 1994;20(1):14–9.

[84] AbuRahma AF, Woodruff BA, Lucente FC. Edema after femoropopliteal bypass surgery: lymphatic and venous theories of causation. J Vasc Surg. 1990;11(3):461–7.

[85] Abou-Zamzam AM Jr, Lee RW, Moneta GL, Taylor LM Jr, Porter JM. Functional outcome after infrainguinal bypass for limb salvage. J Vasc Surg. 1997;25(2):287–95; discussion 295–287.

[86] Nicoloff AD, Taylor LM Jr, McLafferty RB, Moneta GL, Porter JM. Patient recovery after infrainguinal bypass grafting for limb salvage. J Vasc Surg. 1998;27(2):256–63; discussion 264–256.

[87] Dawson I, Van Bockel JH. Outcome measures after lower extremity bypass surgery: there is more than just patency. Br J Surg. 1999;86(9):1105–6.

[88] Calligaro KD, Musser DJ, Chen AY, Dougherty MJ, McAffee-Bennett S, Doerr KJ, Raviola CA, DeLaurentis DA. Duplex ultrasonography to diagnose failing arterial prosthetic grafts. Surgery. 1996;120(3):455–9.

[89] Visser K, Idu MM, Buth J, Engel GL, Hunink MG. Duplex scan surveillance during the first year after infrainguinal autologous vein bypass grafting surgery: costs and clinical outcomes compared with other surveillance programs. J Vasc Surg. 2001;33(1): 123–30.

[90] Lundell A, Lindblad B, Bergqvist D, Hansen F. Femoropoplitealcrural graft patency is improved by an intensive surveillance program: a prospective randomized study. J Vasc Surg. 1995;21(1):26–33; discussion 33–24.

[91] Bandyk DF, Johnson BL, Gupta AK, Esses GE. Nature and management of duplex abnormalities encountered during infrainguinal vein bypass grafting. J Vasc Surg. 1996;24(3):430–6; discussion 437–438.

[92] Gibson KD, Caps MT, Gillen D, Bergelin RO, Primozich J, Strandness DE Jr. Identification of factors predictive of lower extremity vein graft thrombosis. J Vasc Surg. 2001;33(1): 24–31.

[93] Stewart KJ, Hiatt WR, Regensteiner JG, Hirsch AT. Exercise training for claudication. N Engl J Med. 2002;347(24): 1941–51.

第 29 章　肺栓塞

Pulmonary Embolism

John G. Weg　Melvyn Rubenfire　Gbemiga Sofowora　著

周　沛　译

郭　萌　校

一、流行病学和常见病因

肺栓塞（pulmonary embolism，PE）和深静脉血栓（deep venous thrombosis，DVT）是静脉血栓栓塞（venous thromboembolism，VTE）的两种表现。静脉造影发现 80% 的肺栓塞患者存在 DVT[1]。然而，通常只有 35%～45% 的肺栓塞患者可以通过超声或者阻抗血流图发现 DVT[2]，而有 DVT 临床表现的则更少（约 15%）[3]。

美国 PE 年发病率估计达 60 万例[4]，但这个数字可能会低估，因为大部分肺栓塞患者尸检时并未被临床诊断为肺栓塞[5]。肺栓塞导致的死亡率并不低，肺栓塞患者 3 个月内全因死亡率为 8.6%～17%[6]，一项对 1023 例患者的纵向研究发现，肺栓塞患者 4 年死亡率为 36%，而只有 3% 的患者在医院死亡。有 2%～4% 的肺栓塞患者会发展成为慢性血栓栓塞性肺动脉高压，即急性期后 6 个月平均肺动脉压力超过 25mmHg[6]（见第 30 章）。

肺栓塞的诊治对医疗卫生机构带来了很大的负担。综合保健信息服务国家管理保健数据库的一项回顾性分析发现，第一诊断或第二诊断为 DVT/ 肺栓塞的患者，VTE 的医疗总费用达到 7594～16 644 美元，医疗费用与患病类型（肺栓塞或者 DVT）和并发症情况有关。VTE 的费用不仅限于诊断和治疗，VTE 病史本身就是 VTE 复发的独立危险因素，而再发 VTE 的医疗费用会比初次 VTE 费用高 21%（2057 美元）[6]。

VTE 会发生在血流淤滞状态、血管壁受损、凝血系统激活的状态下，特别是存在获得性或遗传性血栓因素时。VTE 可分为特发性（原发性）和继发性，继发性 VTE 指存在特殊的疾病（如癌症）或诱发因素（制动）。80%～90% 的肺栓塞来自下肢静脉，而最初的血栓则来源于小腿静脉。而对于妇科手术、分娩和前列腺手术的患者，血栓起源部位可能更近。上肢 DVT 在肺栓塞的病因中呈现上升趋势，这与中心静脉置管（常伴有败血症）、恶性肿瘤、高凝血状态及既往下肢静脉血栓有关[7]。

对 VTE 易发因素的识别是诊断的基础，包括先天性和获得性因素。获得性因素包括以下方面：①手术，主要是膝关节、髋关节、癌症手术；②近 3～6 个月内髋关节、腿部或骨盆外伤；③既往 VTE 病史，包括浅表静脉血栓[8]；④下肢瘫痪、制动；⑤心脏状况，如充血性心力衰竭及近 3 个月内的心肌梗死[9]；⑥医院或疗养院住院[10, 11]；⑦中心静脉导管或者起搏器植入；⑧肿瘤，约 20% 新发 VTE 与恶性肿瘤有关[12]；⑨超过 4h 或 5000km 的旅行（经济舱综合征）[13]。其他危险因素还包括骨髓增殖性疾病、大气污染、代谢综合征、阵发性夜间血红蛋白尿、妊娠、含雌激素的避孕药、吸烟[3, 14-17]。

VTE 在人群中的年发病率为 0.04%，在有症状的血栓前状态患者的家族成员中，VTE 发病率会升高 0.1%～0.4%。超过 60% 的 VTE 患者存在 1 个及以上的高凝血状态标志物，特别是在特发性 VTE（无相关诱发因素和危险因素）患者中。提示血栓形成倾向的特征包括年龄 < 50 岁、有 VTE 家族史、少见位置的 VTE、VTE 复发、特发性 VTE、致命性 VTE 及华法林导致的皮肤坏死[18]。最常见的是 V 因子 Leiden 突变和活性蛋白 C 抵抗（activated protein C resistance，APCR），这在 11%～21% 的 VTE 中可以发现。V 因子 Leiden 突变杂合子在白种人中占 5%，西班牙裔中占 2.2%，非裔美国人中占 1.2%[19]。APCR 可以是先天性或获得性的。蛋白 C 杂合子在人群中占 0.2%（表 29-1）。据估计，V 因子 Leiden 突变携带者的 DVT 风险会升高 7 倍，而且在妊娠和服用避孕药时风险会进一步增加。凝血酶原 G20210A 突变的杂合子在白种人和西班牙裔中占 1.1%，在非裔美国人中仅占 0.3%[20]，VTE 风险会达到 3～4 倍。携带这种突变的人在妊娠期 VTE 风险将升高 15 倍，当合并 V 因子 Leiden 突变时，风险将超过 100 倍。25% 的特发性 VTE 患者合并高同型半胱氨酸血症，血同型半胱氨酸水平超过 95% 参考值上限（17μmol/L）DVT 风险会升高 2～3 倍，复发风险也会升高近 3 倍（表 29-1）。然而，目前没有证据表明叶酸水平和其他抗凝血治疗对此是有效的，也没有发现低水平的同型半胱氨酸对此的保护作用。合并 V 因子 Leiden 突变的高同型半胱氨酸血症的男性，VTE 风险会升高 20 倍。高水平 XI 因子也是 DVT 的危险因素，人群中有 10% 存在 XI 因子高水平，这些人 DVT 风险会加倍。此外，引起 VTE 风险升高和高凝血状态的其他较为少见的遗传因素还有 VIII 因子水平升高，抗凝血酶 III 缺乏，蛋白 C/S 缺乏，纤溶酶原水平异常。抗磷脂抗体，包括抗心磷脂抗体，以及为体外受精进行的卵泡刺激，是 VTE 的获得性危险因素。血栓形成的遗传性危险因素不影响特发性 VTE 疗程，因此，可进行初步的高凝血状态筛查以提供家庭咨询。对部分特发

性 VTE 患者建议进行下列检查：V 因子 Leiden 突变和 APCR，凝血酶原 G20210A 突变，45 岁以下 VTE 患者，复发 VTE，以及口服避孕药或有妊娠计划的具有 VTE 家族史的患者[17, 21]。

二、体征和症状

肺栓塞患者的临床症状表现没有特异性。在 PIOPED 研究（肺栓塞诊断前瞻性调查）中，90% 的患者会出现呼吸困难或呼吸急促（呼吸频率超过 20/min）；91% 出现呼吸困难、呼吸急促或 DVT 体征（尽管不准确）；97% 出现呼吸困难、呼吸急促或胸膜炎样痛；98% 出现呼吸困难、呼吸急促，或放射检查提示肺不张或肺实变。表 29-2 列出了 PIOPED 研究和尿激酶 / 链激酶研究中各种症状及体征的出现频率[3, 14, 15]。PIOPED 研究显示，既往没有心肺疾病的患者中，大部分只出现了呼吸急促（70%）、呼吸困难（73%）、胸痛（66%）和湿啰音，其中只有湿啰音的发生率与非肺栓塞患者存在统计学差异。这些体征和症状会在许多疾病中出现，在患者中也很常见，重症监护室的患者几乎都会出现。

（一）临床模型

根据易感因素、症状和体征，如果怀疑肺栓塞，建议根据初步的临床模型对肺栓塞可能性进行评估，推荐首选 Wells 模型[22]（表 29-3），而其他临床模型（如 Geneva 评分）或经验评估手段也有较好的效果[23, 24]。一项多中心研究纳入 930 例患者，其中 86 例（15%）患有肺栓塞，急诊科医生使用 Wells 模型进行评估，将患者的验前概率分为高（64 例，占 7%）、中（339 例，占 36%）、低（527 例，占 57%）组，结果发现，验前概率高的患者中有 24 例（40.6%）确诊肺栓塞，验前概率中等的患者中有 55 例（16.2%）确诊肺栓塞，而验前概率低的患者中只有 7 例（1.3%）确诊肺栓塞[22]。近期该研究团队再次公布研究成果，1126 例门诊和住院患者中 VTE 患

表 29–1　遗传性和获得性血栓形成与静脉血栓栓塞

遗传特性	人群患病率	VTE 患者的患病率	VTE 的相对风险	VTE 复发的相对风险 [a]
同型半胱氨酸血症（17μmol/L 以上）	5%	25%	2～3	3
Ⅴ因子 Leiden 突变	白种人 5%	11%～21%	杂合子：7	0～4
	西班牙裔 2%	其他尚不明确	纯合子：80	
	亚裔 0.3%			
	非裔＜ 1%			
凝血酶原 20，210	2%	＜ 5%		0
Ⅴ因子 Leiden 突变合并凝血酶原 20，210	0.1%	3%	3～4	
			～20	～4
同型半胱氨酸血症合并 Ⅴ 因子 Leiden 突变（仅男性）	0.3%	2.7%	任何 VTE：10	
			特发性 VTE：20	不明

VET. 静脉血栓栓塞
a. 停用抗凝血药后

（续表）

表 29–2　肺栓塞的症状和体征

症状和体征	PIOPED（既往无心肺疾病）		UK/SK 试验 PE（N=327）%
	PE（N=117）%	非 PE（N=248）%	
大多数患者会出现			
呼吸＞ 16 次 / 分	—	—	92
呼吸＞ 20 次 / 分	70	68	—
呼吸困难	73	72	84
胸痛	66	59	88
胸膜炎样痛	—	—	74
恐惧感	—	—	59
湿啰音	51	40[a]	58
咳嗽	37	36	53
第二心音增强	23	13[a]	53
常见			
咯血	13	8	30
脉率＞ 100/min	30	24	44
发汗	11	8	27
晕厥	—	—	13
腿疼	26	24	—
体温＞ 37.8℃	7	12	43
大汗	—	—	36
第四心音奔马律	24	14[a]	34
静脉炎	—	—	32
水肿	—	—	24
杂音	—	—	23
发绀	—	—	19
不常见			
心悸	10	18	—
Holman 征	4	2	—
喘息	9	11	—
心绞痛样疼痛	4	6	—
右心室隆起	4	2	—
胸膜摩擦音	3	2	—
第三心音奔马律	3	4	—

PE. 肺栓塞；PIOPED. 肺栓塞诊断前瞻性调查；SK. 链激酶；UK. 尿激酶
改编自 Weg [101]
a. $P ＜ 0.001$

病率为 15.2%。取 4 分为阈值（既往研究以 2 分为阈值），670 例（60%）患者被划分为低验前概率，这些患者中有 5% 确诊肺栓塞[25]。50% 的住院患者和 69% 的门诊患者验前概率较低。住院患者和门诊患者肺栓塞的患病率分别为 20% 和 11%。

表 29-3　根据 Wells 评分判断肺栓塞可能性的临床模型 ª

临床特征	分　数
DVT 的临床症状和体征（客观测量下肢深静脉系统的肿胀和触诊疼痛）	3.0
心率＞ 100/min	1.5
连续制动≥ 3d（除外卧床休息和上厕所）或 4 周内行手术	1.5
既往肺栓塞或 DVT 史	1.5
咯血	1.0
癌症（近 6 个月内接受治疗或当前姑息治疗）	1.0
肺栓塞的可能或可能性大于其他诊断（基于病史、体格检查、胸部 X 线片、ECG 和血的化验等结果）	3.0

＜ 2 分为低度可疑，2-6 分为中度可疑，＞ 6 分为高度可疑
DVT. 深静脉血栓；ECG. 心电图
a. 见 Wells 等[22]

（二）D- 二聚体

使用定量快速酶联免疫吸附法（ELISA）检测 D- 二聚体可在诊断中取得满意的似然比（异常值为＞ 500ng/ml）：诊断 DVT 的敏感性为 0.96，阴性似然比为 0.12，诊断肺栓塞的敏感性为 0.96，阴性似然比为 0.09[26]。其他检测 D- 二聚体的方法也可以取得类似的效果。然而，D- 二聚体也可能会产生误导。有研究纳入 1177 例患者，肺栓塞患病率 17%，D- 二聚体阴性且通气灌注（ventilation-perfusion，V/Q）扫描正常的患者最终确诊肺栓塞的概率为 0.4%（后验概率）。V/Q 扫描未诊断肺栓塞的患者中有 2.8% 的患者最终确诊肺栓塞，而 V/Q 扫描高度怀疑肺栓塞的患者中有 65.4% 的患者确诊肺栓塞。D- 二聚体应与其他检测手段结合使用，但验前概率较低。

D- 二聚体阳性仅代表需要进一步的检查。在癌症、心房颤动、手术后、妊娠或败血症等患者中常常会发现 D- 二聚体升高。

（三）D- 二聚体结合临床模型

初步诊断肺栓塞时应将临床模型与 D- 二聚体结合起来判断。临床模型（表 29-3）提示肺栓塞可能性低或者中等，同时 D- 二聚体阴性，则可基本排除肺栓塞；肺栓塞的后验概率为 0.7%～2.0%[27]，可以不必进行进一步检查。然而，某些情况下还需要进行下肢静脉超声检查。如果临床模型提示肺栓塞风险高，D- 二聚体可不必检测，因为如果 D- 二聚体正常，那么诊断肺栓塞的阴性似然比将超过 15%[26]；如果 D- 二聚体异常，需要进一步行影像学检查。

三、影像学检查

在选择影像学检查时应考虑到医疗机构的经验、检查风险（辐射、含碘对比剂过敏、肾功能）、费用、患者的一般情况等（图 29-1）。

（一）增强 CT

疑诊 PE 时最常用的初步检查为肺动脉CT（CT of the pulmonary arteries，CTA），最好能结合腹部及股—腘静脉 CT（CT venography，CTV）。这些检查创伤小（注射对比剂），还能对肺部其他疾病进行鉴别。有系统综述结果显示，单层 CTA 的敏感性为 53%～100%，特异性为 81%～100%[28]。亚段血栓的检出率不足 30%，但 6%～36% 的 PE 局限在亚段血管水平[29]。在一项纳入 259 例患者的前瞻性研究中，单层 CTA 的敏感性仅为 70%（95%CI 62%～78%），特异性为 91%（95%CI 86%～95%），阴性似然比为 0.3。如果超声为阴性，则单层 CTA 的假阴性率会由 30% 降到 20%，而如果肺部扫描的结果是阴性的，则单层 CTA 的假阴性率会进一步降低到 5%。在肺叶动脉中的假阳性率为 15%，在肺段动脉中则为 38%[30]。

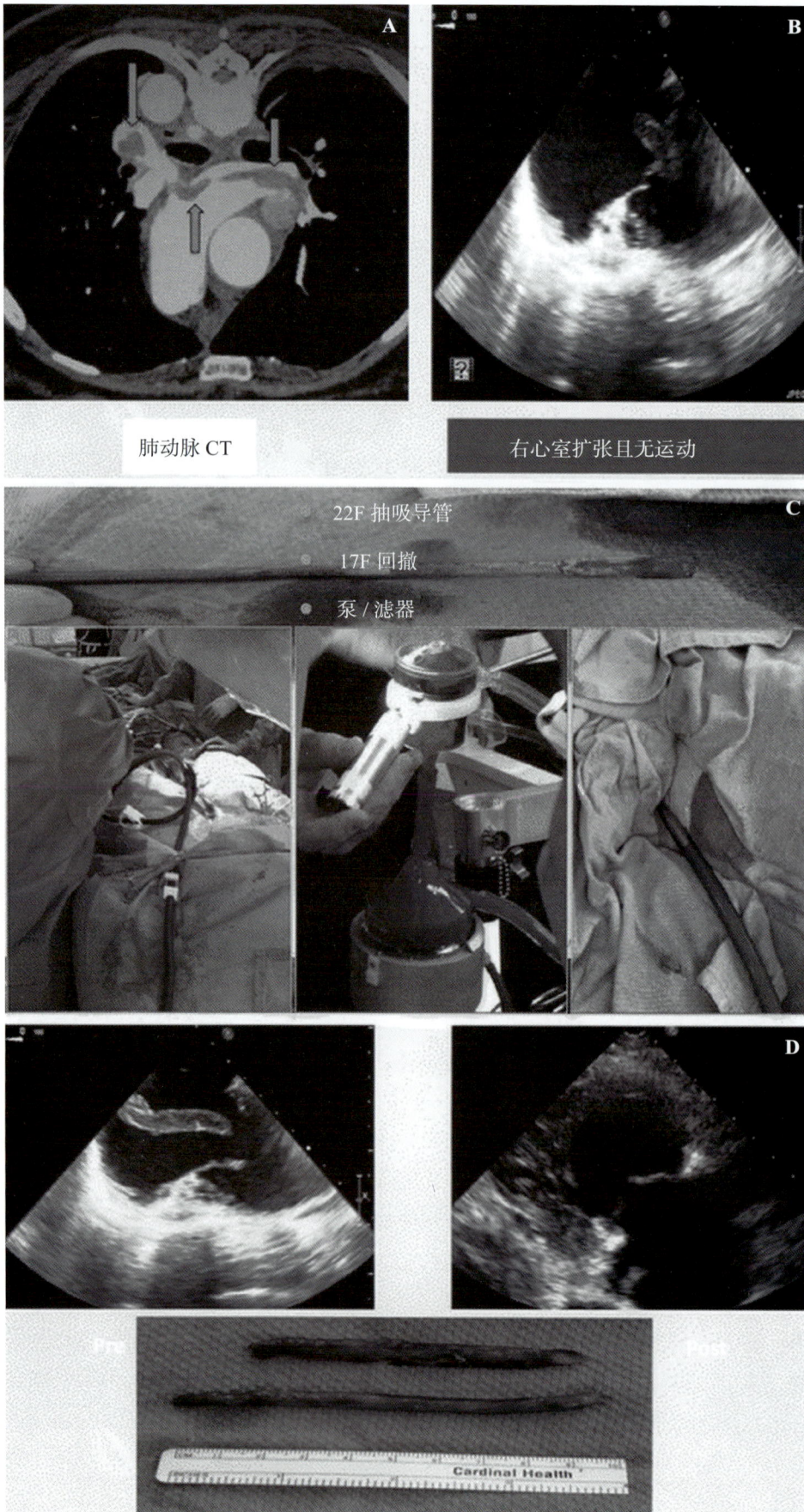

图 29-1　A. 一名患有镰状细胞性贫血、急性气促和低血压 / 呼吸急促的 76 岁女性在急诊科接受肺 CT 血管造影，未有呼吸机时 SaO$_2$ = 86%；双侧近端肺动脉血栓负荷大；B. 经胸超声心动图显示右心室扩张且无运动，从右心房到心室存在"传输中血凝块"；C. AngioVac Vortex 机械血栓抽吸装置的照片，用于这名血流动力学不稳定的急性肺栓塞患者，因为手术取栓的风险太高；D. 经食管超声心动图引导的血栓抽吸术，显示右心室（左）血栓的"尾部"、抽吸前、抽吸后（右），以及通过仪器提取的血栓样本

经许可，引自 Rajachandran 和 Schainfeld[103]

PIOPED-Ⅱ研究是一项前瞻性多中心研究，分析了多探头 CTA 联合 CTV（静脉血管成像）及临床模型（Wells 模型）的诊断价值（表 29-3）[27]。PIOPED-Ⅱ研究通过多种不同检查的联合应用确立 PE 的诊断。23% 的患者（192/824）发现了 PE。CTA 的敏感性为 83%，特异性为 96%，阳性似然比为 19.6（95%CI 13.3～29.0），阴性似然比为 0.18（95%CI 0.13～0.24）。阳性似然比＞ 10，而阴性似然比＜ 0.1，说明联合检查手段可提高后验概率[31]。CTA-CTV 敏感性为 90%，特异性为 95%，阳性似然比为 16.5，阴性似然比为 0.11（表 29-4）。PE 的定位也十分重要。在肺动脉及其主要分支中，其阳性预测值为 97%（116/120），在肺段血管中则为 68%（32/47），在亚段血管中则为 25%（2/8）。表 29-4 显示了检查手段和临床印象不一致的情况。当临床印象与检查结果相差很大时，应考虑使用其他检查手段重新评估。由于不确定因素较多，因此需要对最初的诊断进行回顾。此外，这项研究是在多个临床经验丰富的中心开展的。仅 CTA 阴性无法完全排除 PE 的诊断，但临床评分低且 CTA 阴性，则可排除 PE。

PIOPED-Ⅱ研究将其结果与独立的金标准进行了比较，评估了诊断标准和排除标准的诊断效能[32]。近期 Perrier 等[32, 33]的研究和 Christopher 研究[24]结果肯定了 CTA 的价值。CTA 也可用于筛查慢性血栓栓塞性肺动脉高压患者的支气管阻塞。而对于肺动脉高压患者，需通过 V/Q 扫描检查来排除慢性血栓栓塞性肺动脉高压。

（二）通气 / 灌注肺扫描

对于 20 岁以上患者来说，通气 / 灌注（V/Q）肺扫描可作为首选影像学检查手段。V/Q 肺扫描显示多个节段或大面积灌注缺损而通气正常，提示高度可能为 PE。在 PIOPED 研究中，对于 V/Q 肺扫描结果提示高度可能的患者，其阳性预测值为 87%，而其似然比会超过 96%，然而，只有 74% 的患者有 PE。如果患者既往有肺栓塞病史，即使 V/Q 肺扫描结果为阴性，仍会发现 4% 出现 PE。只有 27% 的患者 V/Q 肺扫描结果提示高度可能（13%）或结果正常（14%）。V/Q 扫描提示 PE 可能性低或可能性为中度是没有诊断意义的。在 V/Q 扫描结果提示可能性为中度的患者中，33% 的患者发现了 PE，可能性低的患者有 14% 发现了 PE[34]。在慢性阻塞性肺疾病患者中，只有 5% 的患者被 V/Q 扫描提示高度可能，且他们都有 PE[35]，肺部扫描对急性呼吸衰竭的患者也没有什么价值[36]。

表 29-4　肺栓塞 Ⅱ 期前瞻性研究的阳性和阴性预测值（PIOPED-Ⅱ）

	CTA			CTA 或 CTV			CTA			CTA 和 CTV		
	阳性预测值						阴性预测值					
	人数	预测值（%）	95%CI	人数	预测值（%）	95%CI	人数	预测值（%）	95%CI	人数	预测值（%）	95%CI
单独的	150/175	86	79～90				567/598	95	92～96	524/543	97	94～97
临床的												
高危	22/23	96	78～99	27/28	96	81～99	9/15	60	32～83	9/11	82	48～97
中危	93/101	92	84～96	100/111	90	82～94	121/136	89	82～93	114/124	92	85～96
低危	22/38	58	40～73	40/72	57	40～72	9/11	82	48～97	146/151	97	92～98

CI. 置信区间
引自 Stein 等[27]

当胸部 X 线检查结果正常时，V/Q 扫描检查可提供更多有价值的信息。PIOPED 研究中，只有 15%（33 例）的患者胸部 X 线检查结果正常。然而，52%（69 例）的患者 V/Q 扫描提示高度可能或正常。在一项连续纳入了 613 例患者的回顾性研究中，胸部 X 线检查正常的占 36%（220 例），其中 81%（179 例）的患者 V/Q 扫描结果正常，10%（22 例）的患者 V/Q 扫描提示高度可能，而 V/Q 扫描结果无诊断意义的占 9%（19 例）。在胸部 X 线检查异常的 393 例患者中，25%（98 例）的患者 V/Q 扫描结果提示高度可能，而 48%（188）的患者 V/Q 扫描结果无诊断意义（可能性小或中等）[34, 37]。单纯的 V/Q 扫描结果提示可能性小是没有诊断意义的，但对于临床考虑可能性低，特别是 D- 二聚体正常的患者，这个结果仍然是有价值的。

（三）下肢检查

对于 DVT 的诊断，无创检查手段已取代传统的静脉造影等检查。然而，约有 20% 以上的 PE 患者接受的下肢检查没有诊断意义，因此，这些检查并不能排除 PE 的诊断。实时 B 型彩超可作为首选，且应包括小腿和髂外静脉。

（四）肺动脉造影

肺动脉造影是诊断和排除 PE 的金标准。在 PIOPED 研究中的 1111 例造影中，经过 1 年的随访，发现有 96% 的患者诊断准确，4% 的检查结果是没有诊断意义或不完整的。有 5 例患者因严重的心肺疾病死亡，而有 1 例患者在 V/Q 扫描后死亡。另外，有 9 例患者发生严重并发症，还有 60 例患者也出现了并发症。这些并发症与肺动脉压无相关性，但在重症监护病房的患者中更常见 [38]。由于 CTA-CTV 获得了验证，肺动脉造影在 PE 诊断中并不常见，用于已有检查无法诊断或排除 PE，而又急需治疗的情况。另外，对于严重心肺疾病情况不稳定患者，肺动脉造影可用于记录和定位，引导血栓抽吸。CTA 也可用于紧急血栓切除术。

（五）磁共振图像

增强磁共振血管成像的敏感性和特异性与增强 CT 类似，均为微创检查，也可使用工作站解读和优化检查结果。在一项研究中，其敏感性和特异性分别为 100% 和 87%，但是所有的血栓均在主要的大血管或肺段血管中 [39]。在其他小型研究中，其敏感性和特异性分别为 85% 和 96%，但漏掉了 4 个亚段血管的血栓 [40]。在一项更大的研究中，该检查的敏感性和特异性分别为 78.7%～84.5% 和 99.1%～100%。近端的敏感性较好，为 97.7%～100%，而肺段血管为 68.0%～91.7%，亚段血管为 31.4%～33.3%。在磁共振静脉造影下，上肢和下肢髂静脉和盆腔（包括卵巢）静脉非常清晰 [42]。最近报道指出，肾源性系统性纤维化或肾源性纤维化性皮肤病与中度至终末期肾病（大多数需要透析）患者在 MRA 中使用钆有关，这可能会限制 MRA 在这些患者中的使用 [43]。

（六）超声心动图和生物标志物

在急性 PE 患者中，经胸超声心动图能识别肺动脉压急剧增加导致的右心室功能障碍，和（或）右心室顿抑、缺血或梗死。在大面积和次大面积 PE 中，还会出现严重的肺动脉高压，这与血栓负荷、低氧血症、血管痉挛有关，也可能与左心衰竭有关。这些结果是非特异的，并不是 PE 的标志物。在一项前瞻性研究中，只有 56% 的 PE 患者出现了上述情况。然而，持续性右心室功能障碍与 VTE 复发风险增加有关。虽然慢性血栓栓塞性肺动脉高压相对少见（2%～4%），但在大面积和次大面积 PE 后 3 个月应进行心脏超声检查，因为慢性血栓栓塞性肺动脉高压可通过药物或手术治疗（见第 30 章）。经食管超声心动图在 24 例伴有颈静脉扩张的休克患者中发现了 12 例肺动脉和心内栓塞 [45]。在几项针对肺心病患者的小型研究中，经食管超声心动图在识别栓子方面的敏感性仅为 58%～65%[46]。心脏生物标志物包括 B 型利尿钠肽（B-type natriuretic peptide，BNP）、NT-pro BNP 和心肌肌钙蛋白 I 和 T，其在 PE 中的意义已被验证，可用于确定高风险队列。虽然它们对高风险患者没有足够的预测价值，但生物标志物阴性及超声心动正常可提示低风险[47]。

（七）非特异性检查

在 PIOPED 研究中，有 80% 的胸部 X 线片出现了一些非特异性异常：65% 出现肺不张或实变，48% 出现胸腔积液。在这些研究中，所谓经典的表现，如楔形浸润、突出的中央肺动脉、肺动脉切断及周围血管减少等仅发生在不到 25% 的研究中，而且这些表现很难在前后位胸部 X 线片上看到。70% 的病例中可看到非特异性心电图改变：常有心动过速、非特异性 ST-T 改变；以及经典的 S1、S2、S3、完全性右束支传导阻滞；S1Q3T3 模式可在 10% 的病例中出现。电轴左偏比右偏更为常见。低氧血症的非特异性表现，如肺泡 – 动脉氧 [P（A–a）O$_2$] 梯度增加、低碳酸血症在患有 PE 或没有 PE 的患者中都会存在。没有出现低氧血症意味着 PE 的可能性较低，但不能除外 PE。PE 患者出现低氧血症的机制是比较复杂的。与肺炎、肺不张和肺水肿时出现的典型的通气不良区域不同，PE 合并低氧血症对吸氧更加敏感。胸部 X 线片、血气分析和心电图可以识别出 PE 导致的其他情况[3]。

四、诊断流程

图 29-2 提供了 PE 诊断的流程（改编自 Stein 等）[27]。这个流程从简单、便宜的检查到复杂、昂贵的检查，同时兼顾了这些检查的诊断效果、可行性，以及对于特殊个体潜在的局限性等。应用经过验证的临床模型，以及定量快速 ELISA 法 D- 二聚体分析（或其等效 D- 二聚体分析法）是诊断的最初手段[27]。临床评分低

和 D- 二聚体阴性可排除 PE 的诊断。如果不能除外 PE，接下来建议进行 CTA 检查，其与临床模型联用的诊断效能与 CTA–CTV 相同。然而，在 PIOPED–Ⅱ 研究中，CTA 的假阴性率为 17%，而 CTA–CTV 则为 11%。当临床概率与 CTA 或 CTA–CTV 不一致时，需要进行额外的检查，如临床概率高而 CTA 阴性时，假阴性率为 48%，而 CTA/CTV 的假阴性率为 18%（表 29-4）。

（一）其他检查

表 29-5 列出了诊断 PE 的其他可供选择的检查方式。一般来说，这些可选的检查临床证据较少，往往是在个体患者出现特殊情况或条件限制时选用。静脉超声相对便宜，而且没有额外的风险。据报道其在确诊 PE 患者中的阳性率为 30%～45%。

（二）特殊情况

对含碘对比剂过敏是比较常见的情况。如果对含碘对比剂过敏的临床表现不严重，可使用激素或 H$_2$ 受体拮抗药预处理。如果静脉超声不能明确诊断，那么可选择 V/Q 灌注扫描。对于肾小球滤过率正常的患者，可以考虑进行钆增强 MRI[48]。也可以考虑连续静脉超声检查。

肾功能异常时对比剂的使用。肌酐 < 15mg/L 时对比剂的使用风险很小，如果肌酐 < 20mg/L（使用对比剂后增加 5mg/L），肾衰竭也是相当少见的（< 5%），需要注意以下几点：①选用非离子对比剂；②检查前后水化；③停用非甾体抗炎药（nonsteroidal anti-inflammatory drug，NSAID）、二甲双胍、血管紧张素转化酶抑制剂；④乙酰半胱氨酸的预处理。

妊娠期间，可以使用临床模型和 D- 二聚体作为初步诊断方式，虽然妊娠可导致 D- 二聚体阳性，但并没有发生 VTE。应首先进行静脉超声检查（在中、晚期使用侧卧位，以避免子宫压迫静脉），必要时进行 CTA 检查。CTA 对胎儿的辐射量和灌注扫描差不多，有些研究则表明 CTA

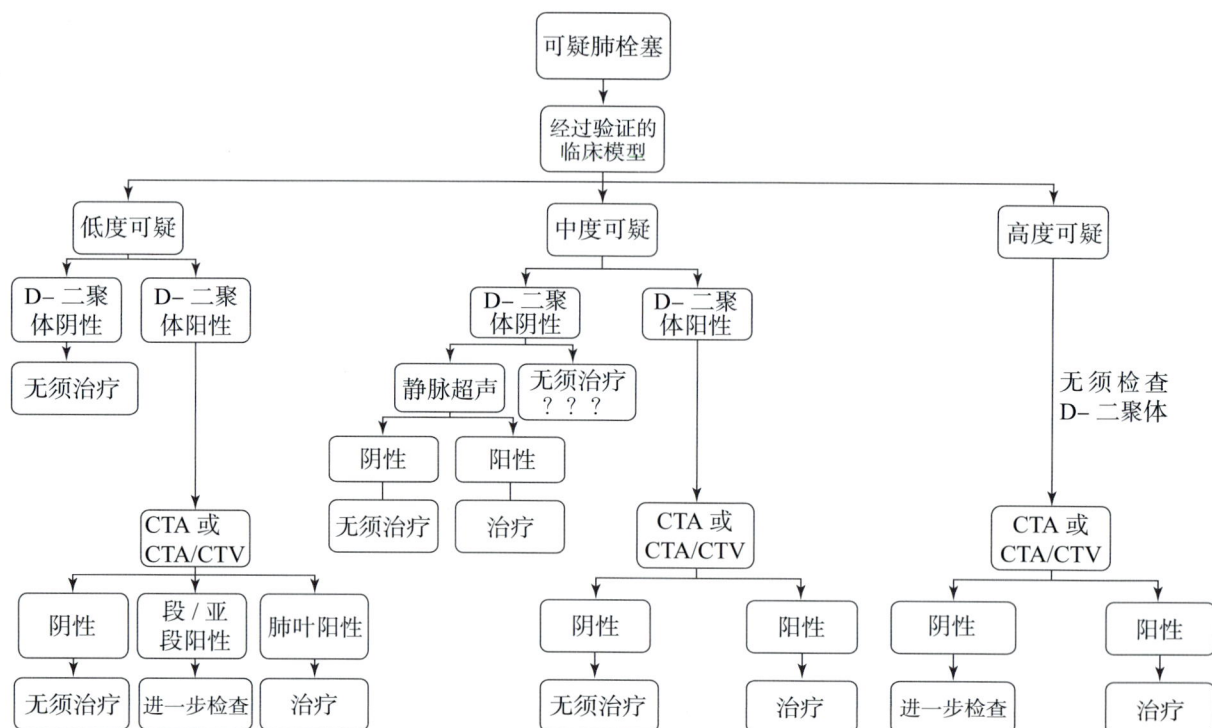

▲ 图 29-2　肺栓塞的诊断流程

从应用经过验证的临床模型（Wells）和 D- 二聚体检查开始；静脉超声则是下肢的首选检查；如果临床模型和辅助检查不一致，需要评估检查结果，如果仍存在不一致，需要进一步检查；CTA. 肺动脉 CT；CTV. 股—腘静脉 CT

表 29-5　可供选择的检查

- 大腿静脉超声（彩色多普勒）
- 肺的灌注、通气 / 灌注
- 数字减影肺血管造影术
- 磁共振血管造影（MRA）
- 磁共振静脉造影（MRV）
- MRA/MRV
- 复查质量差的影像学检查

剂量可能更低。

五、鉴别诊断

　　具有 PE 症状的患者需要鉴别多种疾病。体征、症状、胸部 X 线片、心电图和动脉血气分析不能很容易地将 PE 患者与表 29-6 中的其他诊断区分开来。

六、治疗

　　急性 VTE-PE 治疗策略需要进行风险分层（低危，中危，高危），包括血流动力学，动脉血样

饱和度，相关疾病等。Jimenez 等报道的一种简化的肺栓塞严重指数可指导风险分层[49.50]。出现以下任一条即为高风险：年龄 > 80 岁，癌症病史，心力衰竭或 COPD 病史，心率 > 110/min，收缩压 < 100mmHg，动脉血氧饱和度 < 90%。低风险患者（短期死亡率约为 1%）可以很快出院，甚至可以在门诊治疗。高危患者（约占出现症状的 VTE-PE 的 5%，短期死亡率 15%）应考虑进行溶栓治疗，或手术或导管取栓[6]。目前治疗急性 VTE-PE 和 DVT 的首选方法是皮下注射低分子肝素（low molecular weight heparin，LMWH）5～7d，以及抑制维生素 K 依赖性凝血因子合成的药物（如华法林）至少 3 个月（见下文讨论）。癌症患者和既往肺栓塞患者，如果出血风险为低至中度，可能需要延长治疗时间。这些建议都是基于大型前瞻性、多中心临床随机对照研究的结果而提出的，为 I A 类推荐（风险 / 获益明确，证据充分）[49.50]。妊娠期间首选低分子肝

表 29-6 肺栓塞的鉴别诊断

心血管疾病	胸部疾病	感染性疾病	神经系统疾病	其 他
急性心肌梗死	胸廓内恶性肿瘤	败血症	脑血管意外	胶原血管病
胸主动脉夹层动脉瘤	肺炎	泌尿系统感染（胸、腰、背部疼痛）		移植排斥
充血性心力衰竭	慢性阻塞性肺疾病加重	肺外脓肿		胰腺炎
	弥漫性浸润性疾病加重（如特发性肺纤维化、结节病）	腹膜炎		肌肉骨骼疼痛
	肺不张			过度通气
	呼吸衰竭			叹息样呼吸
	低氧血症（病因未明）			
	胸膜炎			

素，妊娠期间不应使用华法林[17]。近端 DVT 患者还应穿合适的加压袜至少 3 个月，以降低静脉炎后综合征的发生率[51]。适当的抗凝血方案可降低 PE 的死亡率≤ 2.5%，而既往对照组死亡率为 25%～35%[52, 53]。如果强烈怀疑 PE，应立即静脉给予 5000～10 000U 未分离肝素（UFH），除非有较高的风险或抗凝禁药[49, 50, 54]。

（一）低分子肝素

已经证明，在预防血栓事件复发、降低死亡率、减少出血等方面，低分子肝素至少与肝素一样有效。一些研究和 Meta 分析表明低分子肝素优于肝素[55-60]。低分子肝素的第一个主要优点是可以根据体重精确计算起效剂量，通过合适的给药剂量（U/kg）达到抗 Xa 水平，无须像肝素一样通过实验室检查监测抗凝血作用（表 29-7）。然而，对于孕妇、肌酐清除率＜ 30ml/min（也有学者建议肾功能不全者使用肝素[60]）或非常肥胖的患者，需考虑监测血浆抗 Xa 活性[49, 61]。其次，只要有满足条件的门诊保健体系，低分子肝素对于许多下肢深静脉血栓患者的门诊治疗及稳定的肺栓塞患者的早期门诊治疗均是有利的；适当的门诊保健体系应包括三个方面：①低分子肝素的使用；②监测患者的复发及出血并发症；

③华法林治疗的监测。门诊治疗的患者基本标准包括稳定的患者、生命体征（脉搏、呼吸、血压和体温）正常、出血风险低、无严重肾脏疾病，以及其他疾病控制良好[62]。早期出院可提高生活质量。低分子肝素的第三个主要优点则是可以大幅降低花费[62-67]。花费的降低主要是因为住院时间减少，实验室检查监测的费用减少，以及减少了那些 24h 内使用肝素抗凝血不充分的患者静脉血栓栓塞的复发。目前已被美国、欧洲、加拿大批准的低分子肝素的指南见表 29-7。

表 29-7 美国和加拿大批准的低分子肝素指南

药 物	剂 量
达肝素钠	200U/（kg·d）抗 Xa 因子
	应不超过每剂量 18 000U
依诺肝素钠	1mg/kg 每 12 小时皮下注射或 1.5mg/（kg·d）皮下注射
	单次每日剂量应不超过 180mg
磺达肝癸钠	5mg（体重＜ 50kg），7.5mg（体重 50～100kg），或 10mg（体重＞ 100kg）皮下注射每日 1 次
那曲肝素钙（加拿大可用）	86U/kg 抗 Xa 因子 每日 2 次 皮下注射 10d，或 171U/（kg·d）皮下注射 抗 Xa 因子；应不超过每剂量 17 100U
亭扎肝素钠	175U/（kg·d）皮下注射 抗 Xa 因子

（二）肝素

静脉注射肝素是低分子肝素的有效替代。开始肝素治疗后，需要每 4～6 小时监测一次，直至及时有力地调整剂量达稳定的治疗水平（表29-8）。常用的监测方法是活化部分凝血活酶时间（APTT）。然而，试剂和凝血检测系统发生变化时，应采用硫酸鱼精蛋白滴定或氨基溶解试验，以确保 APTT 维持在正常值 1.5～2.5 倍的范围（0.2～0.4 肝素单位）[49]。应优先选择凝血酶凝固时间（TCT），其目标值是 0.2～0.4 肝素单位。TCT 在 0.2～0.6 肝素单位范围内呈线性变化。TCT 预测肝素单位有较好的相关性，且不易受华法林影响[68, 69]。如果 APTT 低于正常值的 1.5 倍或 TCT ＜ 0.2 肝素单位，则复发风险增加。肝素的给药剂量应为 1300U/h 或 ≥ 30 000U/24h，以达到和维持治疗范围。如果静脉通道较差或无静脉通道，可以考虑皮下注射肝素；肝素的常规皮下注射剂量约为 50 000U/24h。

重组水蛭素和阿加曲班是持续输注的直接凝血酶抑制药，美国已批准用于治疗肝素诱导性血小板减少症。临床试验表明，它们和肝素一样有效。

（三）口服抗凝血药

口服抗凝血应在第一天晚上开始，予华法林 5mg 每日 1 次（2.5mg 片剂），并调整剂量使国际标准化比值（INR）控制在 2～3。对于病因明确的首次静脉血栓栓塞，应持续使用华法林将 INR 控制在此范围 3～6 个月。而对于病因不明的首发病例，根据最近的研究，华法林应持续使用至少 6 个月并考虑长期使用。

首次特发性静脉血栓栓塞患者是否需要延长抗凝血时间仍有争议。最近一项对旨在评估静脉血栓栓塞症的最佳抗凝血时间的对照研究的 Meta 分析表明，静脉血栓栓塞患者长期抗凝血确实降低了复发风险[70]。延长抗凝血时间增加的获益随着抗凝血时间的增加而减少，但停止抗凝血后获益至少持续 6 个月。其出血风险，无论是绝对还是相对风险，均非常低，而且在人群中相当稳定。这提示医生应该注意危险分层，高危人群（明显残余的下肢深静脉血栓，肥胖，慢性阻塞性肺疾病，充血性心力衰竭，癌症，相对制动，血栓形成及持续右心室功能不全）可能需终身抗凝血，而低危人群较短的疗程可能就足够了。最近的一项研究中，约 20% 的肺栓塞患者（无充血性心力

表 29-8　基于体重的肝素静脉注射剂量 ^a

APTT（s）^b	剂量改变 [U/（kg·h）]	额外措施	下次 APTT（h）
＜ 35（＜ 1.2× 平均正常值）	+4	单次快速团注（80U/kg）	6
35～45［（1.2~1.5）× 平均正常值］	+2	单次快速团注（40U/kg）	6
46～70^c［（1.5~2.3）× 平均正常值］	0	0	6^d
71～90［（2.3~3.0）× 平均正常值］	−2	0	6
＞ 90（＞ 3× 平均正常值）	−3	停止输注 1h	6

APTT. 活化部分凝血活酶时间
a. 起始剂量：负荷 80U/kg；维持输注：18U/（kg·h）（6h 内 APTT）
b. 硫酸鱼精蛋白滴定法治疗范围的 APTT（s）应对应 0.2～0.4U/ml 的肝素水平，氨基溶解试验则应对应 0.3～0.6U/ml；APTT 稳定至少 6h 可认为达稳态动力学
c. 肝素，25 000U 加入 250ml 5% 葡萄糖注射液（D₅W）；输液速度根据体重计算，并使用低流速校准的输液器（译者注：原著似有误，已修改）
d. 最初 24h 内，每 6 小时测定一次 APTT；此后，每天早上监测 APTT 一次，除非在治疗范围之外
改编自 Weg [50]and Raschke et al. [102]

衰竭和慢性阻塞性肺疾病）出院时存在持续性右心室功能不全；这与未来 5 年近 4 倍的静脉血栓栓塞复发风险相关[71]。长期抗凝血的获益与伴或不伴遗传性易栓症的患者相似。静脉血栓栓塞 1 个月后出现 D– 二聚体异常或下肢静脉存在残留血栓的患者复发风险较高，已证实可从长期华法林治疗中获益。但正常值没有预测价值[52, 72]。

如果静脉血栓栓塞复发或合并未治疗的癌症、抗心磷脂抗体等危险因素，需终生抗凝血。对于癌症患者，长期使用低分子肝素已被证实比华法林更有效。

如果 INR 升高且出血严重，可使用新鲜冷冻血浆逆转华法林的作用；出血较少时，口服维生素 K 有效；仅 INR 升高而无出血时，可以停用华法林 1～3d。

（四）新型口服抗凝血药

新型口服抗凝血药是 Ⅱ 因子抑制药达比加群，或 X 因子抑制药利伐沙班、阿哌沙班和依度沙班。它们与华法林的药动学不同，且无须监测，出血风险较香豆素低，因此是良好的华法林的替代药物[73]。达比加群以酯类的形式口服，在体内转化为活性形式，其生物利用度为 6.5%，起效时间为 1～2h，半衰期为 14～17h。80% 药物经肾脏排泄，其余的结合后由胆道排出。严重肾功能不全者禁用。

阿哌沙班是直接 Xa 因子抑制药，其生物利用度约为 50%，3～4h 内起效，半衰期则为 8～15h 内。50%～55% 经粪便排泄，25% 经肾脏排泄，其余则通过肠道和氧化代谢。其代谢受到细胞色素 P_{450} 抑制药的影响。

利伐沙班也是一种直接 Xa 因子抑制药，其生物利用度约为 80%，2～3h 内起效，半衰期则为 4～9h。65% 药物由肝脏排出，剩余的则以原形经肾脏排泄。

依度沙班是另一种直接 Xa 因子抑制药，其生物利用度为 62%，1～2h 内起效，半衰期约为 12h。50% 药物经肾脏排泄。

最近一项对肝素—维生素 K 拮抗药、低分子肝素—维生素 K 拮抗药、低分子肝素—达比加群、低分子肝素—依度沙班联合利伐沙班、阿哌沙班或单用低分子肝素等不同治疗策略的 Meta 分析表明，与低分子肝素—维生素 K 拮抗药联合治疗组相比，肝素—维生素 K 拮抗药联合治疗随访期间静脉血栓栓塞的复发风险更高；而与低分子肝素—维生素 K 拮抗药联合治疗组相比，使用利伐沙班或阿哌沙班且此前未进行肠外抗凝血与减少主要出血事件风险相关。

（五）溶栓药物

溶栓药物使纤溶酶原活化为纤溶酶，导致血栓溶解；然而，溶栓药物（尿激酶、链激酶、组织纤溶酶原激活药、阿替普酶和瑞替普酶）的作用仍不清楚。尽管自 1970 年以来对 1000 多例患者进行了多项随机对照试验，但临床重要的指标（如存在客观证据的复发性静脉血栓栓塞）或死亡率降低均未被证实[14, 15, 74]。开始治疗的 2～24h 内，与单用肝素相比，溶栓药物更能降低肺血管压力、肺血管阻力、通气 / 灌注扫描和血管造影提示的血栓范围。然而，1d、5～7d、14～30d 的肺扫描没有差异[14, 15, 74]。一些研究发现，溶栓治疗有 8% 的大出血风险；致死性出血发生率略高于 2%，颅内出血发生率相近。这一风险在 70 岁以上的患者中为 4 倍。除了肝素、华法林及并发症的费用，溶栓治疗还会增加约 1160（链激酶）～2750（重组组织纤溶酶原激活物）美元的花费。

最近一项 256 例肺栓塞伴肺动脉高压或右心室功能不全患者的随机试验发现，接受阿普替酶和肝素联合治疗（3.4%）和单用肝素治疗（2.2%）的患者相比，住院死亡率并未降低[75]。最近对国际合作肺栓塞注册队列（International Eooperative Pulmonary Embolism Registry，ICOPER）研究的随访发现，大面积肺栓塞（定义为收缩压 < 90mmHg）占 4.5%。74% 的患者没有接受溶栓治疗或手术干预。进行溶栓治疗的患者与未进

行溶栓治疗的患者死亡率没有明显差异[76]。

溶栓治疗通常用于已经证实的大面积或次大面积肺栓塞伴血流动力学不稳定（休克）以及肝素和正性肌力药物治疗后仍有低氧血症的患者[74, 77, 78]。虽然随机试验未能证实此类患者死亡率降低，但这类患者的死亡率确实为 20%～30%。右心室功能不全在肺栓塞中很常见，而且是风险增加的标志，但其由于肺栓塞导致的死亡率只有 2% 左右，因此使用溶栓药物似乎没有必要[79]。对于伴严重低氧血症，cTnI 和 BNP（高危标志物）升高，以及超声心动图提示右心室功能不全的肺栓塞患者，溶栓治疗的获益仍需对照试验进行评估。

（六）下腔静脉滤器

下腔静脉滤器推荐用于以下情况：①存在抗凝血治疗禁忌证或并发症（如大出血）的静脉血栓栓塞患者或静脉血栓栓塞高危患者；②充分抗凝血治疗后静脉血栓栓塞复发；③慢性或复发性肺栓塞伴肺动脉高压；经静脉肺栓塞抽吸术后；肺动脉栓子切除术后；及主要的中央肺栓塞肺动脉血栓内膜剥脱术后[50, 77, 80]。滤器也用于大面积肺栓塞患者。使用经验最多的是 Greenfield 滤器；其 20 年疗效 95%，通畅率约 96%[81]。最近一项 106 例患者的随机试验比较了下腔静脉滤器联合抗凝血治疗与单用抗凝血治疗相比对于近端深静脉血栓患者（没有上述推荐适应证）的预后，结果显示 12d 时肺栓塞减少，但 2 年时深静脉血栓复发增加[82]。这项小型研究并不能反映临床经验。其滤器有许多未记录的型号，且是多处的不同医生置入的。"鸟巢"滤器也是有效的，但与较高的腔静脉闭塞率有关[83]。滤器也用于出血风险高危患者的一级预防，如内脏癌症、广泛创伤、减肥手术和髋或膝关节手术的患者[84, 85]。

（七）肺动脉血栓切除术和经静脉导管抽吸血栓

这些手术用于肝素、液体复苏、血管升压药

治疗后仍存在的休克的患者，这些患者通常也有溶栓治疗的禁忌证[49, 50, 74, 77]。回顾性病例报告中手术死亡率为 10%～75%[86, 87]。据报道经静脉导管肺栓塞切除术的 30d 生存率为 70%[88]。大面积肺栓塞的治疗需要包括心肺、放射 / 介入和胸外科专家在内的团队的共同努力。

七、静脉血栓栓塞的预防

医生应当重视静脉血栓栓塞的一级预防。静脉血栓栓塞症的许多危险因素和预防的有效性已经得到了很好的证实[89]。

使用低分子肝素、低剂量肝素（每 8～12 小时 5000U）、适当调整肝素剂量和低剂量华法林可显著减少静脉血栓栓塞症[78]。最近一项对非手术患者静脉血栓栓塞预防的随机试验的系统性综述发现，使用肝素预防可减少肺栓塞的发生率，但总体死亡率没有降低，还会导致更多的出血事件[90]。因此，美国医师学会（American college of physicians，ACP）建议开始预防前评估静脉血栓栓塞症患者血栓栓塞和出血的风险，随后再开始药物治疗，除非出血的风险大于治疗的获益。ACP 还建议不要使用分级加压弹力袜，不建议在不考虑风险的情况下进行可能导致静脉血栓栓塞的措施[91]。

八、复发

静脉血栓栓塞症复发的风险差异很大，90d 复发的风险为 0.6%～5.0%，25 年复发风险则为 13%～25%[92]。初次栓塞事件后 6～12 个月内复发风险最高，而且复发风险永远不会降到零。在明尼苏达州奥姆斯特德县的一项基于人群的队列研究中，首次静脉血栓栓塞复发的独立预测因素包括：年龄和体重增加，神经系统疾病伴轻度瘫痪，恶性肿瘤和神经外科手术。伴有短暂性或可逆性因素的静脉血栓栓塞患者风险较小[92]。复发还可能与更高的花费相关，较下肢深静脉血栓但没有肺栓塞的患者高至少 21%[6]，且发生血栓后综合征[93]、慢性血栓栓塞性肺动脉高压[94]的可能更高，还可能是致命的[53]。这就产生了某些患者何时停止抗凝血的难题。越来越多的证据表明，停用口服抗凝血药后 D- 二聚体正常且无残留静脉血栓与较低的复发风险相关[95]。对这些患者保持警惕可能是长期的。延长华法林和口服利伐沙班治疗可降低高达 60%～90% 的静脉血栓栓塞复发风险[96, 97]。利伐沙班组发生大出血的风险为 0.7%[98, 99]。令人惊讶的是，阿司匹林可以作为抗凝血药的替代。WARFASA 研究发现，与安慰剂组相比，停用华法林开始服用阿司匹林的患者，不明原因静脉血栓栓塞的复发率降低了 40%，而且出血风险没有增加[100]。这对出血风险高危的患者尤其有益。

实践要点

- 考虑静脉血栓栓塞症需包括诱因，获得性（如血流淤滞，手术，创伤）和遗传性（凝血因子），以及症状和体征。

- 如果临床模型（如 Wells 模型）评分低，并符合以下条件之一，可排除 VTE：①通过定量快速酶联免疫吸附试验（ELISA）检测的 D- 二聚体（或其等效物）较低；② CTA 或 CTA-CTV 为阴性；③通气 / 灌注或灌注扫描正常。如果临床模型评分为中等或高，并且① CTA 或 CTA-CTV 为阳性，或②通气 / 灌注扫描结果提示高度可能 VTE，或③下肢超声检查呈阳性，则可诊断 VTE。

- 如果 CTA 或 CTA-CTV 显示主肺动脉或肺叶肺动脉有血栓，或者肺血管造影呈阳性，就可以确诊 VTE。如果临床模型和检查结果之间存在差异，则应仔细分析检查结果，必要时进行进一步的检查。

- 标准治疗包括皮下注射低分子肝素 5～7d 和华法林至少 6 个月，从第一天开始，国际标准化比值（INR）需维持在 2～3。新型口服抗凝血药被越来越多地使用以替代华法林。

- 血流动力学不稳定（休克），或严重右心室损伤，或难治性低氧血症（液体复苏、正性肌力药物、血管升压药治疗后）的患者需要进行溶栓治疗。

- 下腔静脉滤器的适应证：①存在抗凝血治疗禁忌证或并发症（如大出血）的静脉血栓栓塞患者或静脉血栓栓塞高危患者；②充分抗凝血治疗后静脉血栓栓塞复发；③慢性或复发性肺栓塞伴肺动脉高压。也适用于经静脉抽吸血栓，肺动脉栓子切除术，或肺动脉血栓内膜剥脱术的患者。

- 直接肺动脉栓子切除术或经静脉取栓适用于液体复苏后仍休克的患者，通常有溶栓治疗的禁忌证。

- 一级预防是静脉血栓栓塞症最有效的治疗。

参考文献

[1] Girard P, Musset D, Parent F, Maitre S, Phlippoteau C, Simonneau G. High prevalence of detectable deep venous thrombosis in patients with acute pulmonary embolism. Chest. 1999;116(4):903–8.

[2] van Rossum AB, van Houwelingen HC, Kieft GJ, Pattynama PM. Prevalence of deep vein thrombosis in suspected and proven pulmonary embolism: a meta-analysis. Br J Radiol. 1998;71(852):1260–5.

[3] Stein PD, Terrin ML, Hales CA, et al. Clinical, laboratory, roentgenographic, and electrocardiographic findings in patients with acute pulmonary embolism and no pre-existing cardiac or pulmonary disease. Chest. 1991;100(3):598–603.

[4]   Prevention of venous thrombosis and pulmonary embolism. NIH Consensus Development. JAMA. 1986;256(6):744–9.

[5]   Stein PD, Henry JW. Prevalence of acute pulmonary embolism among patients in a general hospital and at autopsy. Chest. 1995;108(4):978–81.

[6]   Spyropoulos AC, Lin J. Direct medical costs of venous thromboembolism and subsequent hospital readmission rates: an administrative claims analysis from 30 managed care organizations. J Manag Care Pharm. 2007;13(6):475–86.

[7]   Prandoni P, Polistena P, Bernardi E, et al. Upper-extremity deep vein thrombosis. Risk factors, diagnosis, and complications. Arch Intern Med. 1997;157(1):57–62.

[8]   van Langevelde K, Lijfering WM, Rosendaal FR, Cannegieter SC. Increased risk of venous thrombosis in persons with clinically diagnosed superficial vein thrombosis: results from the MEGA study. Blood. 2011;118(15):4239–41.

[9]   Sorensen HT, Horvath-Puho E, Lash TL, et al. Heart disease may be a risk factor for pulmonary embolism without peripheral deep venous thrombosis. Circulation. 2011;124(13):1435–41.

[10] Heit JA, Melton LJ 3rd, Lohse CM, et al. Incidence of venous thromboembolism in hospitalized patients vs community residents. Mayo Clin Proc. 2001;76(11):1102–10.

[11] Heit JA, O'Fallon WM, Petterson TM, et al. Relative impact of risk factors for deep vein thrombosis and pulmonary embolism: a population-based study. Arch Intern Med. 2002;162(11):1245–8.

[12] Heit JA, Silverstein MD, Mohr DN, Petterson TM, O'Fallon WM, Melton LJ 3rd. Risk factors for deep vein thrombosis and pulmonary embolism: a population-based case-control study. Arch Intern Med. 2000;160(6):809–15.

[13] Lehmann R, Suess C, Leus M, et al. Incidence, clinical characteristics, and long-term prognosis of travel-associated pulmonary embolism. Eur Heart J. 2009;30(2):233–41.

[14] The urokinase pulmonary embolism trial. A national cooperative study. Circulation. 1973;47(2 Suppl):II1–108.

[15] Urokinase-streptokinase embolism trial. Phase 2 results. A cooperative study. J Am Med Assoc. 1974;229(12):1606–1613.

[16] Ferrari E, Chevallier T, Chapelier A, Baudouy M. Travel as a risk factor for venous thromboembolic disease: a case-control study. Chest. 1999;115(2):440–4.

[17] Weg JG. Venous thromboembolism in pregnancy. Semin Respir Crit Care Med. 1998;19(3):231–41.

[18] Emadi A, Streiff M. Diagnosis and management of venous thromboembolism: an update a decade into the new millennium. Arch Iran Med. 2011;14(5):341–51.

[19] Ridker PM, Miletich JP, Hennekens CH, Buring JE. Ethnic distribution of factor V Leiden in 4047 men and women. Implications for venous thromboembolism screening. J Am Med Assoc. 1997;277(16):1305–7.

[20] Chang MH, Lindegren ML, Butler MA, et al. Prevalence in the United States of selected candidate gene variants: Third National Health and Nutrition Examination Survey, 1991-1994. Am J Epidemiol. 2009;169(1):54–66.

[21] Kyrle PA, Minar E, Hirschl M, et al. High plasma levels of factor VIII and the risk of recurrent venous thromboembolism. N Engl J Med. 2000;343(7):457–62.

[22] Wells PS, Anderson DR, Rodger M, et al. Excluding pulmonary embolism at the bedside without diagnostic imaging: management of patients with suspected pulmonary embolism presenting to the emergency department by using a simple clinical model and d-dimer. Ann Intern Med. 2001;135(2):98–107.

[23] Chagnon I, Bounameaux H, Aujesky D, et al. Comparison of two clinical prediction rules and implicit assessment among patients with suspected pulmonary embolism. Am J Med. 2002;113(4):269–75.

[24] van Belle A, Buller HR, Huisman MV, et al. Effectiveness of managing suspected pulmonary embolism using an algorithm combining clinical probability, D-dimer testing, and computed tomography. J Am Med Assoc. 2006;295(2):172–9.

[25] Kearon C, Ginsberg JS, Douketis J, et al. An evaluation of D-dimer in the diagnosis of pulmonary embolism: a randomized trial. Ann Intern Med. 2006;144(11):812–21.

[26] Stein PD, Hull RD, Patel KC, et al. D-dimer for the exclusion of acute venous thrombosis and pulmonary embolism: a systematic review. Ann Intern Med. 2004;140(8):589–602.

[27] Stein PD, Woodard PK, Weg JG, et al. Diagnostic pathways in acute pulmonary embolism: recommendations of the PIOPED II investigators. Am J Med. 2006;119(12):1048–55.

[28] Rathbun SW, Raskob GE, Whitsett TL. Sensitivity and specificity of helical computed tomography in the diagnosis of pulmonary embolism: a systematic review. Ann Intern Med. 2000;132(3):227–32.

[29] Stein PD, Henry JW. Prevalence of acute pulmonary embolism in central and subsegmental pulmonary arteries and relation to probability interpretation of ventilation/perfusion lung scans. Chest. 1997;111(5):1246–8.

[30] Perrier A, Howarth N, Didier D, et al. Performance of helical computed tomography in unselected outpatients with suspected pulmonary embolism. Ann Intern Med. 2001;135(2):88–97.

[31] Jaeschke R, Guyatt GH, Sackett DL. Users' guides to the medical literature. III. How to use an article about a diagnostic test. B. What are the results and will they help me in caring for my patients? The Evidence-Based Medicine Working Group. J Am Med Assoc. 1994;271(9):703–7.

[32] Perrier A, Roy PM, Sanchez O, et al. Multidetector-row computed tomography in suspected pulmonary embolism. N Engl J Med. 2005;352(17):1760–8.

[33] Stein PD, Beemath A, Goodman LR, et al. Outcome studies of pulmonary embolism versus accuracy: they do not equate. Thromb Haemost. 2006;96(2):107–8.

[34] Value of the ventilation/perfusion scan in acute pulmonary embolism. Results of the prospective investigation of pulmonary embolism diagnosis (PIOPED). The PIOPED Investigators. J Am Med Assoc. 1990;263(20):2753–9.

384

[35] Lesser BA, Leeper KV Jr, Stein PD, et al. The diagnosis of acute pulmonary embolism in patients with chronic obstructive pulmonary disease. Chest. 1992;102(1):17–22.

[36] Neuhaus A, Bentz RR, Weg JG. Pulmonary embolism in respiratory failure. Chest. 1978;73(4):460–5.

[37] Forbes KP, Reid JH, Murchison JT. Do preliminary chest X-ray findings define the optimum role of pulmonary scintigraphy in suspected pulmonary embolism? Clin Radiol. 2001;56(5): 397–400.

[38] Stein PD, Athanasoulis C, Alavi A, et al. Complications and validity of pulmonary angiography in acute pulmonary embolism. Circulation. Feb 1992;85(2):462–8.

[39] Meaney JF, Weg JG, Chenevert TL, Stafford-Johnson D, Hamilton BH, Prince MR. Diagnosis of pulmonary embolism with magnetic resonance angiography. N Engl J Med. 1997;336(20):1422–7.

[40] Gupta A, Frazer CK, Ferguson JM, et al. Acute pulmo- nary embolism: diagnosis with MR angiography. Radiology. 1999;210(2):353–9.

[41] Revel MP, Sanchez O, Couchon S, et al. Diagnostic accuracy of magnetic resonance imaging for acute pulmonary embolism: results of the "IRM-EP" study. J Thromb Haemost. 2012;10(5):743–50.

[42] Moody AR, Pollock JG, O'Connor AR, Bagnall M. Lower-limb deep venous thrombosis: direct MR imaging of the thrombus. Radiology. 1998;209(2):349–55.

[43] Grobner T. Gadolinium—a specific trigger for the development of nephrogenic fibrosing dermopathy and nephrogenic systemic fibrosis? Nephrol Dial Transplant. 2006;21(4):1104–8.

[44] Miniati M, Monti S, Pratali L, et al. Value of transthoracic echocardiography in the diagnosis of pulmonary embolism: results of a prospective study in unselected patients. Am J Med. 2001;110(7):528–35.

[45] Krivec B, Voga G, Zuran I, et al. Diagnosis and treatment of shock due to massive pulmonary embolism: approach with transesophageal echocardiography and intrapulmonary thrombolysis. Chest. 1997;112(5):1310–6.

[46] Pruszczyk P, Torbicki A, Pacho R, et al. Noninvasive diagnosis of suspected severe pulmonary embolism: transesophageal echocardiography vs spiral CT. Chest. 1997;112(3):722–8.

[47] Binder L, Pieske B, Olschewski M, et al. N-terminal pro-brain natriuretic peptide or troponin testing followed by echocardiography for risk stratification of acute pulmonary embolism. Circulation. 2005;112(11):1573–9.

[48] Stein PD, Chenevert TL, Fowler SE, et al. Gadolinium-enhanced magnetic resonance angiography for pulmonary embolism: a multicenter prospective study (PIOPED III). Ann Intern Med. 2010;152(7):434–43, W142-433.

[49] Buller HR, Agnelli G, Hull RD, Hyers TM, Prins MH, Raskob GE. Antithrombotic therapy for venous thromboembolic disease: the Seventh ACCP Conference on Antithrombotic and Thrombolytic Therapy. Chest. 2004;126(3 Suppl):401S–28S.

[50] Weg JG. Venous thromboembolism: past, present and future. Semin Respir Crit Care Med. 2000;21(6):575–88.

[51] Brandjes DP, Buller HR, Heijboer H, et al. Randomised trial of effect of compression stockings in patients with symptomatic proximal-vein thrombosis. Lancet. 1997;349(9054): 759–62.

[52] Carson JL, Kelley MA, Duff A, et al. The clinical course of pulmonary embolism. N Engl J Med. 1992;326(19):1240–5.

[53] Douketis JD, Kearon C, Bates S, Duku EK, Ginsberg JS. Risk of fatal pulmonary embolism in patients with treated venous thromboembolism. J Am Med Assoc. 1998;279(6):458–62.

[54] Hyers TM. Venous thromboembolism. Am J Respir Crit Care Med. 1999;159(1):1–14.

[55] Bratt G, Aberg W, Johansson M, Tornebohm E, Granqvist S, Lockner D. Two daily subcutaneous injections of fragmin as compared with intravenous standard heparin in the treatment of deep venous thrombosis (DVT). Thromb Haemost. 1990;64(4):506–10.

[56] Bratt G, Tornebohm E, Granqvist S, Aberg W, Lockner D. A comparison between low molecular weight heparin (KABI 2165) and standard heparin in the intravenous treatment of deep venous thrombosis. Thromb Haemost. 1985;54(4):813–7.

[57] Dolovich LR, Ginsberg JS, Douketis JD, Holbrook AM, Cheah G. A meta-analysis comparing low-molecular-weight heparins with unfractionated heparin in the treatment of venous thromboembolism: examining some unanswered questions regarding location of treatment, product type, and dosing frequency. Arch Intern Med. 2000;160(2):181–8.

[58] Hull RD, Raskob GE, Pineo GF, et al. Subcutaneous low-molecular- weight heparin compared with continuous intravenous heparin in the treatment of proximal-vein thrombosis. N Engl J Med. 1992;326(15):975–82.

[59] Prandoni P, Lensing AW, Buller HR, et al. Comparison of sub-cutaneous low-molecular-weight heparin with intravenous standard heparin in proximal deep-vein thrombosis. Lancet. 1992;339(8791):441–5.

[60] van Den Belt AG, Prins MH, Lensing AW, et al. Fixed dose subcutaneous low molecular weight heparins versus adjusted dose unfractionated heparin for venous thromboembolism. Cochrane Database Syst Rev. 2000;(2):CD001100.

[61] Casele HL, Laifer SA, Woelkers DA, Venkataramanan R. Changes in the pharmacokinetics of the low-molecular-weight heparin enoxaparin sodium during pregnancy. Am J Obstet Gynecol. 1999;181(5 Pt 1):1113–7.

[62] O'Brien B, Levine M, Willan A, et al. Economic evaluation of out- patient treatment with low-molecular-weight heparin for proximal vein thrombosis. Arch Intern Med. 1999;159(19):2298–304.

[63] Dunn AS, Coller B. Outpatient treatment of deep vein throm-bosis: translating clinical trials into practice. Am J Med. 1999;106(6):660–9.

[64] Hull RD, Raskob GE, Rosenbloom D, et al. Treatment of proximal vein thrombosis with subcutaneous low-molecular-weight heparin vs intravenous heparin. An economic perspective. Arch Intern Med. 1997;157(3):289–94.

[65] Koopman MM, Prandoni P, Piovella F, et al. Treatment of venous thrombosis with intravenous unfractionated heparin administered in the hospital as compared with subcutaneous low-molecular- weight heparin administered at home. The Tasman Study Group. N Engl J Med. 1996;334(11):682–7.

[66] Kovacs MJ, Anderson D, Morrow B, Gray L, Touchie D, Wells PS. Outpatient treatment of pulmonary embolism with dalteparin. Thromb Haemost. 2000;83(2):209–11.

[67] Levine M, Gent M, Hirsh J, et al. A comparison of low-molecular- weight heparin administered primarily at home with unfractionated heparin administered in the hospital for proximal deep-vein thrombosis. N Engl J Med. 1996;334(11):677–81.

[68] Delorme MA, Inwood MJ, O'Keefe B. Sensitivity of the thrombin clotting time and activated partial thromboplastin time to low level of antithrombin III during heparin therapy. Clin Lab Haematol. 1990;12(4):433–6.

[69] Penner JA. Experience with a thrombin clotting time assay for measuring heparin activity. Am J Clin Pathol. 1974;61(5): 645–53.

[70] Ost D, Tepper J, Mihara H, Lander O, Heinzer R, Fein A. Duration of anticoagulation following venous thromboembolism: a meta- analysis. J Am Med Assoc. 2005;294(6):706–15.

[71] Grifoni S, Vanni S, Magazzini S, et al. Association of persistent right ventricular dysfunction at hospital discharge after acute pulmonary embolism with recurrent thromboembolic events. Arch Intern Med. 2006;166(19):2151–6.

[72] Palareti G, Cosmi B, Legnani C, et al. D-dimer testing to determine the duration of anticoagulation therapy. N Engl J Med. 2006;355(17):1780–9.

[73] Castellucci LA, Cameron C, Le Gal G, et al. Clinical and safety outcomes associated with treatment of acute venous thromboembolism: a systematic review and meta-analysis. J Am Med Assoc. 2014;312(11):1122–35.

[74] Dalen JE, Alpert JS, Hirsh J. Thrombolytic therapy for pulmonary embolism: is it effective? Is it safe? When is it indicated? Arch Intern Med. 1997;157(22):2550–6.

[75] Konstantinides S, Geibel A, Heusel G, et al. Heparin plus alteplase compared with heparin alone in patients with submassive pulmonary embolism. N Engl J Med. 2002;347(15):1143–50.

[76] Kucher N, Rossi E, De Rosa M, Goldhaber SZ. Massive pulmonary embolism. Circulation. 2006;113(4):577–82.

[77] Opinions regarding the diagnosis and management of venous thromboembolic disease. ACCP Consensus Committee on Pulmonary Embolism. Chest. 1996;109(1):233–7.

[78] Geerts WH, Pineo GF, Heit JA, et al. Prevention of venous throm- boembolism: the Seventh ACCP Conference on Antithrombotic and Thrombolytic Therapy. Chest. 2004;126(3 Suppl): 338S–400S.

[79] Goldhaber SZ, Visani L, De Rosa M. Acute pulmonary embolism: clinical outcomes in the International Cooperative Pulmonary Embolism Registry (ICOPER). Lancet. 1999;353(9162):1386–9.

[80] Hyers TM, Agnelli G, Hull RD, et al. Antithrombotic therapy for venous thromboembolic disease. Chest. 2001;119(1 Suppl):176S–93S.

[81] Greenfield LJ, Proctor MC. Recurrent thromboembolism in patients with vena cava filters. J Vasc Surg. 2001;33(3):510–4.

[82] Decousus H, Leizorovicz A, Parent F, et al. A clinical trial of vena caval filters in the prevention of pulmonary embolism in patients with proximal deep-vein thrombosis. Prevention du Risque d'Embolie Pulmonaire par Interruption Cave Study Group. N Engl J Med. 1998;338(7):409–15.

[83] Dorfman GS. Percutaneous inferior vena caval filters. Radiology. 1990;174(3 Pt 2):987–92.

[84] Emerson RH Jr, Cross R, Head WC. Prophylactic and early therapeutic use of the Greenfield filter in hip and knee joint arthroplasty. J Arthroplasty. 1991;6(2):129–35.

[85] Greenfield LJ, Proctor MC, Michaels AJ, Taheri PA. Prophylactic vena caval filters in trauma: the rest of the story. J Vasc Surg. 2000;32(3):490–5; discussion 496-497.

[86] Leacche M, Unic D, Goldhaber SZ, et al. Modern surgical treatment of massive pulmonary embolism: results in 47 consecutive patients after rapid diagnosis and aggressive surgical approach. J Thorac Cardiovasc Surg. 2005;129(5):1018–23.

[87] Ullmann M, Hemmer W, Hannekum A. The urgent pulmonary embolectomy: mechanical resuscitation in the operating theatre determines the outcome. Thorac Cardiovasc Surg. 1999;47(1):5–8.

[88] Greenfield LJ, Langham MR. Surgical approaches to thromboem- bolism. Br J Surg. 1984;71(12):968–70.

[89] Geerts WH, Heit JA, Clagett GP, et al. Prevention of venous thromboembolism. Chest. 2001;119(1 Suppl):132S–75S.

[90] Lederle FA, Zylla D, MacDonald R, Wilt TJ, et al. Ann Intern Med. 2011;155(9):602–15.

[91] Qaseem A, Chou R, Humphrey LL, Starkey M, Shekelle P, Clinical Guidelines Committee of the American College of P. Venous thromboembolism prophylaxis in hospitalized patients: a clinical practice guideline from the American College of Physicians. Ann Intern Med. 2011;155(9):625–32.

[92] Heit JA, Mohr DN, Silverstein MD, Petterson TM, O'Fallon WM, Melton LJ 3rd. Predictors of recurrence after deep vein throm- bosis and pulmonary embolism: a population-based cohort study. Arch Intern Med. 2000;160(6):761–8.

[93] Prandoni P, Villalta S, Bagatella P, et al. The clinical course of deep-vein thrombosis. Prospective long-term follow-up of 528 symptomatic patients. Haematologica. 1997;82(4):423–8.

[94] Pengo V, Lensing AW, Prins MH, et al. Incidence of chronic thromboembolic pulmonary hypertension after pulmonary embolism. N Engl J Med. 2004;350(22):2257–64.

[95] Zhu T, Martinez I, Emmerich J. Venous thromboembolism: risk factors for recurrence. Arterioscler Thromb Vasc Biol. 2009;29(3):298–310.

[96] Becker RC. Aspirin and the prevention of venous thromboembolism. N Engl J Med. 2012;366(21):2028–30.

[97]　Agnelli G, Prandoni P, Santamaria MG, et al. Three months versus one year of oral anticoagulant therapy for idiopathic deep venous thrombosis. Warfarin Optimal Duration Italian Trial Investigators. N Engl J Med. 2001;345(3):165–9.

[98]　Investigators E-P, Buller HR, Prins MH, et al. Oral rivaroxaban for the treatment of symptomatic pulmonary embolism. N Engl J Med. 2012;366(14):1287–97.

[99]　Investigators E, Bauersachs R, Berkowitz SD, et al. Oral rivaroxaban for symptomatic venous thromboembolism. N Engl J Med. 2010;363(26):2499–510.

[100]　Becattini C, Agnelli G, Schenone A, et al. Aspirin for preventing the recurrence of venous thromboembolism. N Engl J Med. 2012;366(21):1959–67.

[101]　Weg JG. Venous thromboembolism: pulmonary embolism and deep venous thrombosis. In: Irwin R, Cerra F, Tippe J, editors. Intensive care medicine. 4th ed. New York: Lippincott-Raven; 1999. p. 650–72.

[102]　Raschke RA, Reilly BM, Guidry JR, et al. The weight-based heparin dosing nomogram compared with a "standard care" nomogram. A randomized controlled trial. Ann Intern Med. 1993;119:874–81.

[103]　Rajachandran M, Schainfeld RM. Medical and interventional options to treat pulmonary embolism. Curr Cardiol Rep. 2014;16:503.

第 30 章　肺动脉高压
Pulmonary Hypertension

Veronica Franco　著

卢亚辉　译

林海淼　薛子璇　校

一、定义

肺动脉高压（pulmonary hypertension，PH）是一种影响许多慢性心肺疾病患者的重要疾病，是导致上述患者出现呼吸困难和疲劳的重要原因。经验丰富的医师在确定 PH 的诊断、严重程度、预后评估及治疗策略时较有把握。肺动脉高压定义为静息状态下经右心导管测量平均肺动脉压 ≥ 25mmHg[1]。肺毛细血管楔压（pulmonary capillary wedge pressure，PCWP）15mmHg 是用来区分毛细血管前性 PH（≤ 15mmHg）和毛细血管后性 PH（> 15mmHg）的标准。如左心衰竭、主动脉和二尖瓣疾病会引起毛细血管后性肺动脉高压，其特点是肺静脉高压及 PCWP 升高，是引起肺动脉高压和右心衰竭最常见的原因。动脉性肺动脉高压（pulmonary arterial hypertension，PAH）定义为在除外明显的心肺疾病后，肺动脉高压伴 PCWP ≤ 15mmHg。本章将重点介绍 PAH 的评估。

肺动脉高压的确诊及治疗非常具有挑战性。目前来看，肺动脉高压患者从出现症状至确诊通常会延误 2～3 年[2]。但是，尽早识别肺动脉高压才可以在患者出现明显的心力衰竭症状前进行针对性治疗，对患者有较大益处[3]。PAH 患者通常发病隐匿，但疾病进展非常迅速。因此医生需要高度警惕此病的发生，特别是在有相关疾病及暴露风险的高危患者中。PAH 的高危因素包括患有硬皮病相关疾病、狼疮、先心病、门脉高压性肝硬化，具有 HIV 感染史、PAH 家族史，长期使用可卡因及厌食药史[4]。

二、PH 的常见症状及体征

与 PH 相关的症状和体征总结在表 30-1 中，它们是所有类型 PH 共通的症状。PH 的症状与左心衰竭、瓣膜病和肺部疾病相似。下列症状的程度取决于功能受限和血流动力学受损的严重程度。

1. 呼吸困难和疲劳

与每搏量减少（最初只与运动有关，但在疾病严重时也会在静息状态出现）、心排血量和氧气运输相关。

2. 心绞痛样胸痛

与运动时右心室（right ventricular，RV）心肌耗氧量增加和肺动脉压超过主动脉压有关。

3. 晕厥前状态与晕厥

体位性、咳嗽时及运动时出现的系统性低血压与左心室充盈减少和右心室增大所致的左心室体积被压缩有关。

4. 右心衰竭体征

由于胃扩张、肝淤血、颈静脉压力增高和三尖瓣关闭不全所致的腹痛、腹胀、食欲缺乏、水肿和腹水。

体格检查异常体征的发现基于肺动脉高压的成因和严重程度。重度肺部疾病患者通常有中度肺动脉高压，其通常伴随呼吸音降低、胸部畸形、与间质性肺疾病相一致的啰音、异常的颈静脉搏动或压力、三尖瓣关闭不全的杂音，以及常有杵状指（趾）和紫癜。

持续存在的以右向左分流为主的艾森门格综合征（Eisenmenger syndrome）（在严重的肺动脉高压伴先天性心房、心室及肺动脉水平的心内血液分流时出现）的特征是静息时和运动时的发绀、杵状指（趾）、常伴有三尖瓣关闭不全及肺动脉关闭不全的杂音。因为右心室肥大会持续数年，所以直至病程晚期前，患者通常只会存在轻微的症状。约 2% 的房间隔缺损和异常的肺静脉分流可以迅速发展成类似 PAH 的严重肺动脉高压，但却没有杵状指（趾）或发绀。

表 30-1　PH 的常见症状与体征

症状
- 一般症状：乏力、虚弱、全身水肿
- 心脏：心绞痛、不典型胸痛、心悸
- 肺：呼吸困难
- 胃肠道反应：恶心、食欲减退、腹胀和腹部膨胀（由于腹水所致）
- 神经系统：体位改变性头晕，用力、咳嗽或静息时出现的晕厥前状态和晕厥
- 血压：从正常到低血压（偶尔高血压）

体征
- 颈静脉搏动：颈静脉扩张伴明显 V 波，JVP 升高，巨大 V 波伴三尖瓣反流
- 颈动脉搏动：振幅正常或降低
- 肺部：通常正常、啰音（在 PAH 中罕见，但可能出现在肺纤维化和左心室疾病中）
- 心脏：左胸骨旁右心室抬举样搏动、明显的肺动脉瓣闭合音、P₂ 亢进、由于三尖瓣关闭不全所致的左侧第四肋间收缩期杂音，此杂音会随吸气而加强，由于肺动脉反流所致的左侧第三肋间轻柔的舒张期递减性杂音，左侧第二和第三肋间出现的收缩期喷射样杂音，左侧和（或）右侧低位胸骨区域的右心室第四心音和（或）第三心音奔马律
- 腹部：搏动性的增大的肝脏、腹水、脾大伴门脉性肺动脉高压，以及严重的右心室衰竭和扩张
- 四肢：周围性水肿、杵状指（趾）、雷诺现象、硬皮症、指垫消失（硬皮症相关性损害）
- 皮肤：皮肤苍白、多血症、发绀、毛细血管扩张和网状青斑

JVP. 颈静脉压力；PAH. 肺动脉高压

三、肺动脉高压的分类及诱因

如果我们将肺动脉高压看作是某种诱发因素所致的疾病，我们将更好理解此病（表 30-2）。我们建立了一个临床分类，以便将具备相似病理结果、血流动力学特点和治疗方法的不同类型的肺高压进行区分，从而进行个体化治疗[4]。动脉性肺动脉高压是一种排除性诊断，其包括了几种引起肺动脉常见病理改变的疾病，这些病理改变包括内膜肥大、内膜增生和纤维化改变、复杂病变（丛状病变）和血栓病变。动脉性肺动脉高压患者的肺静脉通常不受累。

表 30-2　PH 的诱因

PH 的分类	诱发因素
肺动脉高血压	遗传多态性，疾病易感的表型
左心疾病引起的 PH	左心房压力升高
肺部疾病导致的 PH	缺氧
慢性血栓栓塞的 PH	阻塞 / 血栓
由于不清楚的多重机制所致 PH	多种多样

继发性 PH 一词已被遗弃不再使用。目前引起肺动脉高压的疾病被分类成以下五组：① PAH 动脉性肺动脉高压（WHO 第 1 组）；②左心疾病所致 PH（WHO 第 2 组）；③慢性肺病和（或）缺氧所致 PH（WHO 第 3 组）；④慢性血栓栓塞性 PH（WHO 第 4 组）；⑤多因素机制不明的 PH（WHO 第 5 组）（表 30-3）。

四、肺动脉高压的评估与诊断流程

对 PH 患者进行评估的目的是确定他们是否可以诊断为动脉性肺动脉高压。如果他们有动脉性肺动脉高压，他们将受益于特定的 PAH 血管扩张药。图 30-1 提供了一种肺动脉高压的评估流程。可依据此流程图来排除导致 PH 的其他情

表 30-3　PH 的分类

肺动脉高压（PAH）——WHO 第 1 组
- 特发性 PAH
- 遗传倾向性 PAH
  - BMPR2 基因突变
  - ALK-1、ENG、SMAD9、CAV1、KCNK3 基因突变
  - 未知的基因突变
- 药物和毒物所致 PAH
- 疾病相关性 PAH
  - 结缔组织疾病
  - 艾滋病毒感染
  - 门脉高压
  - 先天性心脏病
  - 血吸虫病
- 1′ 肺静脉闭塞病和（或）肺毛细血管瘤样增生症
- 1″ 新生儿持续性肺高压

左心疾病引起的 PH——WHO 第 2 组
- 左心室收缩功能障碍
- 左心室舒张功能不全
- 瓣膜病
- 先天性 / 后天性左心流入 / 流出道阻塞和先天性心肌病

肺疾病和（或）缺氧导致的 PH——WHO 第 3 组
- 慢性阻塞性肺疾病
- 间质性肺病
- 其他限制性和阻塞性通气功能障碍并存的混合型肺疾病
- 睡眠呼吸障碍
- 肺泡通气障碍
- 长期居住在高原环境
- 肺发育异常

慢性血栓栓塞性肺动脉高压（CTEPH）——WHO 第 4 组

多因素所致 PH——WHO 第 5 组
- 血液疾病：
  - 慢性溶血性贫血
  - 骨髓增生障碍
  - 脾切除术
- 系统性疾病
  - 结节病
  - 肺组织细胞增生症
  - 淋巴管平滑肌瘤病
- 代谢紊乱
  - 糖原贮积症
  - 戈谢病
  - 甲状腺疾病
- 其他
  - 肺肿瘤阻塞
  - 纤维素性纵隔炎
  - 慢性肾功能不全
  - 节段性肺动脉高压

况。可以根据病史和体格检查的结果来考虑成本和治疗意义，从而对该流程进行调整，例如：静脉疾病或肺栓塞、肝硬化、硬皮症证据、毛细血管扩张、肥胖或使用厌食药物、雷诺现象和发绀。引起毛细血管前性肺动脉高压的其他疾病，以及由缺氧所导致的肺动脉高压的临床表现可能

都在正常范围内。此时，则需要运用多学科的思考方法，并转诊至有评估和治疗肺动脉高压经验的医师，以诊断和治疗此病。

五、诊断 PH 的辅助检查方法

（一）心电图

心电图（electrocardiogram，ECG）对检测有症状的重度 PH 患者的右心肥大有着很高的敏感性（75%～80% 以上）（图 30-2）。而在没有临床信息或 ECG 未经编辑和计算机辅助处理时，其敏感性会小于 40%。常见的误诊包括下壁、前壁和室间隔梗死，下壁和前壁的缺血，以及左后支传导阻滞。ECG 在轻微症状或无症状患者中不是一个有效的检查手段。

PH 最常见的心电图类型包括电轴右偏、V_1 导联呈 qR 型和 II 导联呈 p 波高电压（> 2.5mm）（有时也被称为肺性 p 波）。产生肺性 p 波的患者其死亡率会增高 4 倍。房性早搏经常发生，但心房颤动、心房扑动和严重室性心律失常并不常见。

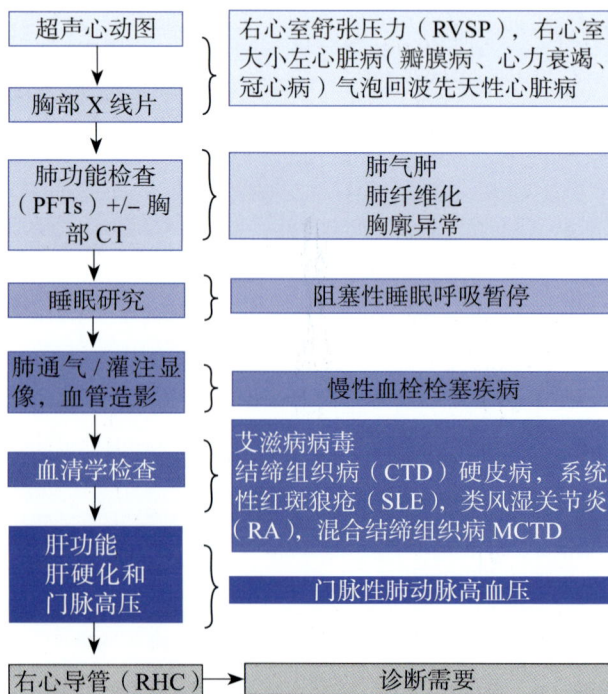

▲ 图 30-1　用于患者评估的方案

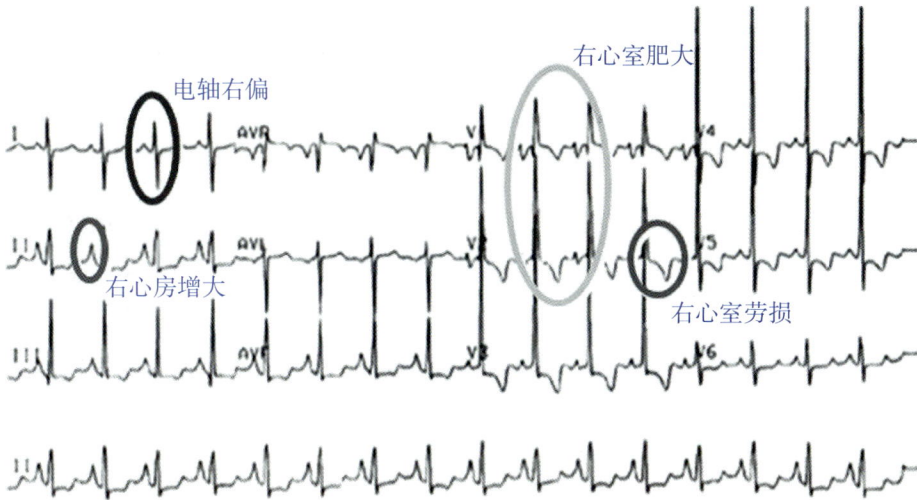

（二）胸部 X 线片

胸部 X 线片可以发现明显诱发 PH 的肺部疾病（肺气肿、肺纤维化、肺部肿块和骨骼畸形），以及判断其严重程度。肺动脉高压的胸部 X 线片特点包括右心室、右心房、上腔静脉、肺动脉主干及其主要分支的增大。持续性肺动脉高压（PPH）的患者 95% 有着典型肺动脉高压的胸部 X 线片特征，而只有 4% 的患者的胸部 X 线片是正常的（根据年龄、性别和体表面积进行匹配）。图 30-3 显示了一例肺动脉高压患者的典型胸部 X 线表现。

（三）超声心动图

多普勒超声心动图是检测肺动脉高压和监测疾病进展——特别是右心室增大和衰竭——的最有效的无创性筛查工具[5, 6]。这是一项必要的检查，因为它是评估右心室功能和估算肺动脉压的最有用的无创性工具。三尖瓣反流速度（tricuspid regurgitant velocity，TRV）与 RV 和 RA 之间的压力梯度成正比，因此可以用伯努利方程计算 RV 收缩压（systolic RV pressure，RVSP，相当于肺动脉收缩压）

$RVSP=4 \times TRV^2 +$ 估算的 RA 压力（mmHg）

一些学者会根据下腔静脉的大小及其对呼吸的反应（吸气时下腔静脉的塌陷）来估算 RA 压力，而另一些学者则使用固定值（范围为 5～15mmHg）。超声科医生应提供 TRV（以 m/s 为单位），以允许临床医生添加 RA 的估计值。也应仔细测量 TRV，以确保三尖瓣反流包络（tricuspid regurgitation envelop）完整，以便正确计算 RVSP。否则，超声心动的准确性会远低于心导管检查，它可能低估或高估真实的肺动脉压力[7]。超声心动图还可以发现左心室的收缩功能异常和舒张功能障碍。左心房增大提示左侧心力衰竭。应使用混合生理盐水对比剂（agitated saline contrast material）来识别心内（如房间隔缺损）或肺内分流。卵圆孔未闭或房间隔缺损可以解释静息和运动时动脉的不饱和（arterial desaturation）。重度肺动脉高压在超声心动图下常见解剖学表现包括右心房和右心室扩张，右心房和右心室变平或 D 形室间隔，并通常伴有小的、受压的左心室[6]。心包积液通常不常见，但无论其多少，都可能预示着患者的不良预后[8]。三尖瓣环平面收缩期位移（tricuspid annular plane systolic excursion，TAPSE）是右心室功能的标志，它的收缩与右心室纵轴缩短有关（从而将三尖瓣环平面拉向心尖部）。在 PH 患者中，TAPSE ≤ 18mm 与较低的心脏指数、更多的右心重构和 PH 患者的不良预后相关[9]。

表 30-4 提出了对肺动脉高压高危人群进行超声心动图检查的建议[1]。在没有其他潜在的

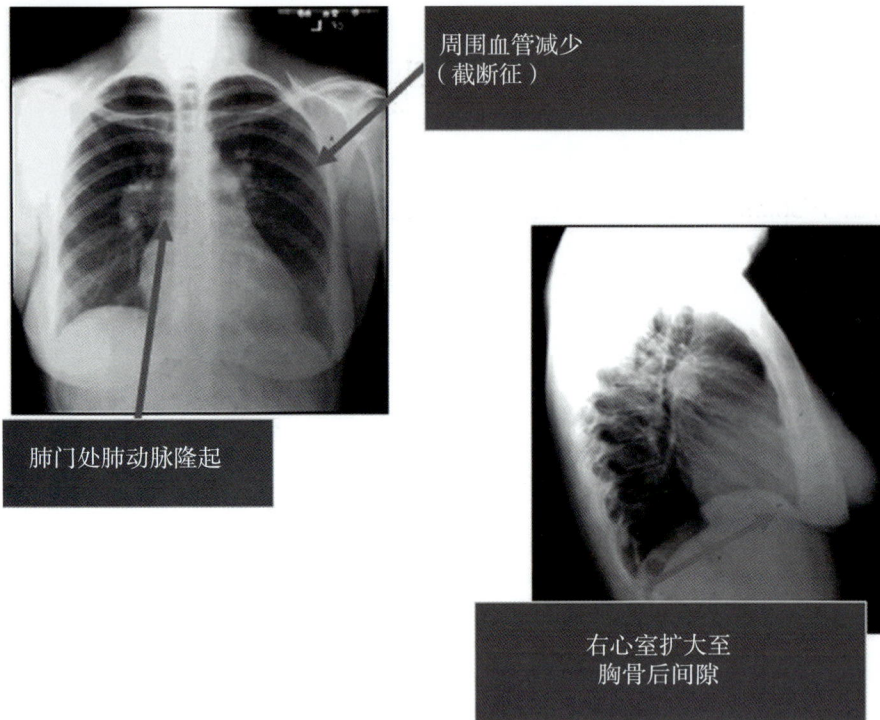

周围血管减少
（截断征）

肺门处肺动脉隆起

右心室扩大至
胸骨后间隙

▲ 图 30-3　PH 患者的胸部 X 线检查
典型的改变包括肺门肺动脉突出、周围血管截断及血管影减少、侧位片可见右心室增大至胸骨后间隙

PH 病因（如左心疾病或晚期肺部疾病）的情况下，一般需要对估算的 RVSP > 40mmHg 的原因不明的呼吸困难患者进行进一步评估。虽然超声心动图在监测右心室大小及疾病进展方面是一种非常有效的筛查工具，但其在监测肺动脉压方面作用较小，特别是在右心室严重功能不全的情况下。重要的是要记住，超声心动图不能诊断肺动脉高压，后者需要进行心导管术才能做出正确的诊断。

表 30-4　发生 PH 的高危人群及其推荐的行超声心动图检查的时机

存在下列高风险条件	行超声检查时间表
一级亲属患特发性肺动脉高压	在诊家系中的首个患者确诊时，以及在亲属出现任何症状时
硬皮病相关谱系疾病	每年（即使无症状）
其他非硬皮病的胶原血管病	当出现症状时
肝脏疾病及门脉高压	当出现症状时或在肝移植评估时
HIV 感染患者	当出现症状时
吸食过可卡因或服用厌食药物患者	当出现症状时

（四）右心导管术

右心导管术（right heart catheterization，RHC）不仅可以明确诊断 PH，而且能在评估右心室功能的同时提供相应的患者预后信息[1]。心导管检查是诊断和鉴别 PAH 以及左心衰竭所致 PH 的必要检查。肺毛细血管楔压升高（> 15mmHg）是左心衰竭的征兆。如果条件允许，也可以考虑做左心导管术来直接测量左心室舒张末期压力，同时可以对怀疑有冠心病的患者行冠状动脉血管造影。在病情严重的 PH 患者中，肺毛细血管楔压的测量可能不准确。肥大或闭塞的小动脉不能传递真正的左心房压力情况。所以如果没有合适的条件测量肺毛细血管楔压时，建议测量左心室舒张末期压力。

部分学者目前建议在导管室使用补液试验（fluid challenge），来明确那些临床疑诊的左心室舒张功能障碍患者[1]。对健康人的研究表明，在 6～8min 内注射 1L 生理盐水最大可使肺毛细血管楔压增加 3mmHg，但不会超过 11mmHg。相反，对于那些舒张功能障碍的高危人群，在 5min

内注射 500ml 生理盐水能使这些患者的肺毛细血管楔压增加 15mmHg 以上。因此，液体冲击试验可以识别肺毛细血管楔压正常的左心衰竭患者，并可能有助于减少左心室舒张功能不全患者误诊为 PAH 的数量。在 5～10min 内给予 500ml 的大剂量液体似乎是安全的，并且可以将 PAH 患者与左心室舒张功能不全患者区分开来。

可以通过测量右心房（right atrium，RA）压力及心脏指数（cardiac index，CI）来明确右心室衰竭的进展程度。右心室衰竭的进展程度对肺动脉高压的患者有重要的预后提示意义[10]。如果 RA 压力 < 8mmHg，CI < 2.5L/（min·m²），则认为患者病情评定，预后较好[6, 8]。即便对于那些治疗有效的患者，RA 压力 > 15mmHg 和 CI < 2.0L/（min·m²）仍旧提示肺动脉高压患者预后不良。肺血管阻力指数（pulmonary vascular resistance，PVR）> 32Wood［Wood 为 PVR 的单位，具体为 mmHg/（L·min）］时，其患者的死亡风险增加 4 倍[8]。相反肺动脉压水平的预后提示意义一般，部分原因是随着右心室衰竭进展进入终末期后肺动脉压会下降。

血管反应性试验也可用于评估肺动脉压力的反应性和可逆性。选择合适的血管扩张药是很重要的，表 30-5 中列出了各种血管扩张药的效用。如果肺毛细血管楔压正常，吸入一氧化氮（inhaled nitric oxide，iNO）、静脉注射腺苷或静脉注射埃前列烯醇可用于评估肺血管扩张的储备

能力。大多数中心会使用 iNO，因其对患者耐受更好、起效更快、半衰期 < 60s、测试过程仅需 5～7min、并且对体循环其他血管压力没有影响，所以使用 iNO 是非常安全的。并不是所有中心都拥有 iNO，但缺少它不应成为不实施 RHC 及延误诊断的限制因素。评价患者是否对钙通道阻滞药有反应的血管反应性试验仅适用于患有特发性肺动脉高压的患者[1]。

（五）CT 及肺通气 / 灌注显像

肺通气 / 灌注显像（下文简称 V/Q 显像）是诊断慢性血栓栓塞性肺动脉高压（chronic thromboembolic pulmonary hypertension，CTEPH）的"金标准"，正常或低的 V/Q 值可以排除慢性血栓栓塞[10]。尽管计算机断层扫描（CT）和磁共振成像（MRI）在评估 CTEPH 方面有一些作用，但肺通气 / 灌注值显像仍然是筛查 CTEPH 的首选检查，应该被视为诊断 CTEPH 的第一步。Tunariu 等在文章中强调了使用 CT 肺动脉造影（computed tomography pulmonary angiogram，CTPA）检测慢性血栓栓塞性疾病的局限性[11]。他们报告说，CTPA 检测慢性血栓栓塞性疾病的敏感度仅为 51%，而 V/Q 显像的敏感度超过 96%。此外，V/Q 显像的辐射暴露较少，没有对比剂引起的肾脏疾病的风险，以及较少出现意外事故使其对患者的成本效益较高，故成为 CTEPH 的首选检查。未充分利用 V/Q 显像筛

表 30-5 肺动脉高压中血管反应性试验的药物使用

药 物	PVR	mPAP	PWCP	CI	SVR	用 处	剂 量
硝普钠	↓↓↓	↓↓	↓↓	↑↑	↓↓↓	左心衰竭	0.5～5μg/（kg·min）
米力农	↓↓↓	↓	↓	↑↑↑	↓↓↓	左心衰竭	50μg/kg 静脉团注
一氧化氮	↓↓↓↓	↓↔	↑↑	↔	↔	PAH	10min 内达到 20（80）ppm*
前列环素（Epo）	↓↓↓↓	↓↓	↑↓	↑↑	↓↓↓	PAH	2～10ng/（kg·min）
腺苷	↓↓↓↓	↓↔	↑	↑	↔	PAH	100μg/（kg·min）

PVR. 肺血管阻力；mPAP. 平均肺动脉压；PWCP. 肺毛细血管楔压；CI. 心脏指数；SVR. 体循环阻力；HF. 心力衰竭；PAH. 动脉性肺动脉高压。*. 译者注：26.8（107.2）mg/m³

查 PH 可能会导致 PAH 的误诊。据报道，有高达 43% 的 PAH 患者从未进行过 V/Q 显像[10]。当考虑到 CTPA 检测 CTEPH 的灵敏度较低时，这些诊断为 PAH 的患者中的一些人其实可能存在 CTEPH。

尽管近几年 CT 和 MRI 取得了这些进展，导管下选择性肺动脉造影（特别是结合数字减影血管造影技术来提高血管的对比度）仍然是诊断和确认慢性血栓栓塞性疾病的金标准，并且也是 CTEPH 中比较其他检查方法的参考标准[12]。导管下肺动脉造影的一个主要优点是能够通过右心导管将造影与血流动力学参数的评估结合起来。对患者进行详细的评估来判断其是否存在 CTEPH 是非常重要的，因为某些 CTEPH 患者的肺动脉高压可能可以通过手术治愈，而 PAH 则无法根治。

建议对伴有胶原血管疾病的 PH 患者进行高分辨率 CT，以检测肺间质纤维化、炎性肺炎（inflammatory pneumonitis）和肺泡炎，因为这些疾病可能适合免疫抑制治疗。CT 可检出肺实质病变引起的肺动脉高压。患者在 CT 下的主肺动脉直径 > 29mm 预测平均肺动脉压 > 20mmHg 的敏感性为 87%，特异性为 89%，阳性预测值为 0.97[13]。

（六）心脏磁共振检查

心脏磁共振检查（cardiac magnetic resonance，CMR）因其准确性、对操作者依赖较低及在各个研究内异质性较低而广受关注。CMR 比超声心动图更有优势，某些学者认为其是 PAH 患者右心成像的金标准[6, 14-16]。它能产生高质量的右心室图像，准确测量右心室大小、功能、容积、质量，判断右心室存活率，观察室间隔结构及左心室—右心室关系。此外，它还可以进行包括每搏量（测量主肺动脉的容积流量）和肺动脉膨胀度在内的无创性的血流流量评估，以上这些变量都是 PAH 并发右心衰竭患者的预后决定因素。

右心室舒张末期容积增加提示进行性右心室衰竭[16]。CMR 中右心室舒张末期容积指数增大（≥ 84ml/m²）和左心室舒张末期容积指数降低（≤ 40ml/m²）是 PAH 患者远期预后不佳、治疗失败和死亡的独立危险因素[17]。左心室容积降低可能是右心室每搏量减少的结果，也可能是右心室容积增加、压缩左心室所产生的。慢性肺动脉压力增高会导致右心室重构及右心室肥大。右心室壁厚度与 PVR 水平成正比，但与病死率无明显相关性。

PAH 患者的标记扫描 CMR 显示，与左心室相比其右心室的收缩时间延长，造成心室间收缩明显的不同步，这个现象可能与右心室的心电传导速度减慢有关[18]。这种心室间不同步收缩可导致室间隔弯曲，导致右心室功能减弱并减少左心室舒张末期容积。CMR 的另一个应用是判断主肺动脉的扩张性，主肺动脉扩张性与其对血管扩张药的反应高度相关。对血管扩张药有阳性反应的 PAH 患者的长期预后明显好于那些无反应者。

虽然 CMR 在确诊 PAH 方面还不能替代右心导管术，但它仍是 RHC 的一种辅助诊断 PAH 的有效手段并可用于患者的长期随访[18]。CMR 是监测右心室的变化及对治疗的反应的理想工具，具有较高的可重复性。进行性的右心室扩张是早期预测右心衰竭的标志，这部分患者的预期治疗效果较差。监测右心室扩张的变化可提醒医生在患者出现右心致命性失代偿或死亡之前改变治疗方案或考虑进行心脏移植[17]。CMR 可以早期识别临床恶化风险较高的患者，从而针对性强化他们的治疗[18, 19]。由于 CMR 的复杂性和高成本，其是否应作为一种常规性的监测手段仍受争议，但在 PAH 患者中没有此种争议。CMR 可以决定继续或更改 PAH 患者的治疗方案，使部分患者避免右心导管术评估，并且可以作为长期监测手段，这些方面都使得 CMR 有较高的成本效益。

（七）血清学和肝功能检查

胶原血管疾病与 PAH 的发病紧密相关，某些研究统计高达 50% 的 PAH 患者合并胶原血管疾病[20]。血清学检查对于筛查患者是否合并胶原血管疾病是必要的，这些检查包括红细胞沉降率、C 反应蛋白、抗核抗体、类风湿因子和抗SCL-70 抗体。从特发性肺动脉高压患者中识别硬皮病相关疾病或其他胶原血管疾病对患者有明显的预后意义，而这种胶原血管疾病通常需要专科会诊来诊断。

在近 1% 的慢性肝病患者和 10% 的行肝移植的患者存在门脉性肺动脉高压，但如果肺动脉高压患者没有酗酒、输血或肝炎的病史，并且肝功能检查正常，基本可以排除门脉性肺动脉高压。由于 HIV 也是导致肺动脉高压的因素，所以应考虑对 PAH 患者行 HIV 筛查。

（八）肺功能检查和动脉血气测定

肺功能检查（pulmonary function study，PFT）对判断呼吸困难的成因十分关键，但不能诊断肺动脉高压[20]。PFT 在 PH 中的主要作用是评估肺动脉压力的升高是否是由严重的肺部疾病或缺氧引起。肺动脉高压患者通常有肺一氧化碳扩散能力（diffusion capacity for carbon monoxide，DLCO）降低至正常值的 40%～80%，肺体积轻度至中度减少，同时伴有轻微的外周气道梗阻。慢性血栓栓塞性肺疾病、间质性肺疾病、阻塞性合并限制性肺病和阻塞性睡眠呼吸暂停等疾病可引起轻度肺动脉压升高，但通常不会引起严重的肺动脉高压。胸部 CT 成像可作为 PFT 的补充，帮助医生做出正确的诊断。在伴有肺动脉高压、肺纤维化和低氧血症的硬皮病相关疾病的患者，其弥散能力通常显著降低，通气功能受到限制。

（九）功能性储备能力评估

PH 患者的运动能力可以用于对患者进行危险分层，选择不同的治疗策略，测量治疗反应，并帮助医生决定是否对患者行更加激进的治疗，所以我们建议对所有肺动脉高压的患者进行运动能力评估[8, 20]。有两种广泛应用的运动能力评估手段，一是标准化的 6min 步行试验（同时进行连续性指脉氧饱和度测量），二是使用运动次极量或可以诱发症状的自行车或跑步机运动试验，这个实验无须直接测量耗氧量。通常难以获得 PAH 患者的峰值耗氧量，因为他们中的大多数人都在接受氧疗。6min 步行试验已经成为 PAH 患者的常规检查，也是大多数临床试验的终点。步行试验的耐受性好，其结果可指导 PAH 患者分级，并且与 PAH 患者的预后高度相关。步行距离＞ 440m 的 PAH 患者死亡率降低，而步行距离＜ 165m 则与患者的不良预后相关。

（十）肺活检

PAH 的患者不需要行肺活检来确认诊断。重度肺动脉高压患者因肺活检所致肺内大出血的发病率显著增高，这部分患者死亡率也同样增高。所以只有在拥有包含了一名经验丰富的胸外科医生和一名对肺部疾病感兴趣的病理学家组成的多学科团队的医院，才可以对轻到中度 PH 的患者进行开胸肺活检。开胸肺活检可以用来诊断活动期血管炎、肺静脉闭塞性疾病（pulmonary venoocclusive disease，PVOD）、肺毛细血管瘤病、罕见的重叠综合征（overlap syndrome）和间质性肺病。这些发现都会对现有的治疗策略产生影响。

六、动脉性肺动脉高压

肺动脉高压是一种排除性诊断（在排除左心衰竭和严重肺部疾病之后），并需要满足血流动力学标准（平均肺动脉≥ 25mmHg，肺毛细血管楔压≤ 15mmHg）[20]。PAH 首次发现于 20 世纪60 年代的一名欧洲的患者，该患者曾使用富马酸氨基甲酯（一种当时流行的厌食药物）来治疗肥胖症[21]。PAH 是一种进展性的致死性疾病，以中膜肥大、内膜增生和纤维化改变、复杂病变（丛状病变）和血栓病变为特点。PAH 患者的肺静脉通常不受影响。疾病进展通常表现为肺血管阻力（pulmonary vascular resistance，PVR）的增加。这部分患者通常死于右心衰竭。

有几种情况和诱因可能与 PAH 的发病相关，其中最常见的是胶原血管疾病，它在专科医院进行随访的 PAH 患者中占到了一半的比例 [4]。有 6%～10% 的病例是散发性或特发性的，而有些则是遗传性的。2 型骨形态发生蛋白受体（bone morphogenic protein receptor type 2，BMPR2）是肿瘤生长因子（tumor growth factor，TGF）β 家族的成员，在 80% 的肺动脉高压高发家系中可以发现此种基因的突变。该病为常染色体显性遗传，且为不全显性。此外，5% 的患者存在其他属于肿瘤生长因子超家族的罕见基因突变，包括激活素样受体激酶 –1（activin-like receptor kinase-1，Alk1）、内啡肽（endoglin，ENG）和 Smad 9 蛋白。大约 20% 的家系不能检测到目前已知的疾病相关的基因突变。由于遗传早现（genetic anticipation）存在，遗传性 PAH 患者出现症状较早。其他公认的丛状动脉病变（plexogenic arteriopathy）的诱因包括食用有毒的菜籽油、可卡因和 L- 色氨酸。在美国，L- 色氨酸现在被作为一种营养补充剂可以在柜台上买到，它过去也曾用于失眠。

表 30-6　可诱导 PAH 的药物和毒物

与 PAH 关系明确的	与 PAH 关系不明确的
阿米雷司	可卡因
芬氟拉明	苯丙醇胺
右芬氟拉明	圣约翰草
有毒的菜籽油	化学治疗药物
苯氟雷司	干扰素 α 和 β
SSRI（用于新生儿）	苯丙胺样
可能导致 PAH	不太可能导致 PAH
苯丙胺类	口服雌激素
左旋色氨酸	雌激素
甲基苯丙胺	吸烟
达沙替尼	

动脉性肺动脉高压在女性中更为普遍 [20, 22, 23]。女性易患此病的原因尚不完全清楚。

但因该病在围生期的表现，与口服避孕药有关联（由于年龄和性别的影响，该关联也可能是巧合），以及已知的雌激素促血栓形成作用，故有人推测雌激素在 PAH 的启动或发展中起着作用。然而动物研究表明，雌激素在实验诱发的 PAH 中也有保护性的作用，那些患有 PAII 雌性动物有着更好的预后，并且在切除卵巢之后 PAH 疾病加重，这样的结果证明了雌激素在 PAH 中有较强的保护作用，上述现象被称为"雌激素悖论" [24, 25]。多器官系统的研究表明，BMPR2 通路与雌激素通路之间存在信号的相互影响 [26]。外源性雌激素的增加会降低细胞培养中 BMPR2 的表达。在人和小鼠中，女性（雌性）的 BMPR2 基因表达相比于男性（雄性）来说是减少的，可能是因为雌激素受体 α 会直接与 BMPR2 的启动子结合，从而抑制 BMPR2 表达。上述 BMPR2 的表达降低可能是导致女性 PAH 患病率增加的原因之一。此外，雌激素对肺血管有以下几个作用：①雌二醇会增加前列环素的释放和一氧化氮的产生；②通过雌激素受体依赖性的途径增加内皮型一氧化氮合酶的 mRNA 的水平和活性 [25]。前列环素和一氧化氮水平降低，以及内皮素 –1 的水平升高会导致肺动脉高压。

早期评估和长期随访动脉性肺动脉高压管理的注册研究（registry to evaluate early and long-term pulmonary arterial hypertension disease management，REVEAL Registry）是目前最大的 PAH 注册研究 [23]。此注册研究包括了多达 55 个位于美国的中心，对包括大约 3500 名新诊断和以前诊断过的 PAH 患者进行观察性及前瞻性的注册登记。这些患者在 2006 年 3 月—2007 年 9 月期间入选，并从入选之日起随访至少 5 年。该研究包括 2318 名女性和 651 名男性。其中女性 PAH 患者合并结缔组织病（$P < 0.001$）和先天性心脏病（$P=0.017$）的比例较高，男性较多患有门脉性肺动脉高压（$P < 0.001$）以及 HIV 相关性肺动脉高压（$P < 0.001$）。在确诊时，男性的平均肺动脉压较高 [（53 ± 14）vs.（51 ± 14.3）mmHg；$P=0.013$]，平均右心房压较高 [（10 ± 6）

vs.（9±6）mmHg；$P=0.031$]。而女性在注册登记后的 2 年内和确诊后的 5 年内都有着更好的生存预期。按年龄分层显示，登记时年龄 < 60 岁的男性和女性的登记存活率相似，而年龄 > 60 岁的男性存活率低于 60 岁以上的女性。大多数女性是在生育年龄被诊断出来的，不幸的是，怀孕给 PAH 患者带来了巨大的风险，所以专家建议育龄期女性 PAH 患者进行避孕措施[20]。分娩后的第一个月是 PAH 患者风险最高的时期。在产后，PVR 会增加而右心室收缩力会降低，这些变化与前负荷降低共同作用，使肺动脉高压患者更易发生循环系统的衰竭。此时发生的猝死也可能由许多其他机制引起，包括肺栓塞、心律失常或心内反常分流引起的卒中。

PAH 患者的一种经典临床场景是一位看起来健康的年轻或中年女性主诉呼吸困难与疲劳，并伴有经常性的不典型胸痛，这些症状通常会被忽视或被认为是焦虑所导致的，直到 PAH 漏诊几个月后患者才会出现水肿及晕厥。PAH 仍然是一种罕见的疾病，尽管近几年该病在治疗取得了一些进展，但大部分患者从出现临床症状到正确诊断仍有不可接受的长时间延误。大多数患者在病程晚期才被诊断出来，此时该病的病理改变已经进展到不可逆转的程度，患者已经发展成右心室衰竭并且心功能分级只有Ⅲ级和Ⅳ级[2, 27]。晚期诊断 PAH 与较差的预后相关[8, 28, 29]。所以早期诊断并积极治疗 PAH 是非常重要的。来自 PAH 注册研究的数据表明，在过去的 20 年里，对 PAH 的早期识别与诊断几乎没有得到改善（表 30-7）。

在 RESHOW 注册研究中，21.1% 的患者从出现症状到诊断 PAH 之间有超过 2 年的延误[2]。最有可能被延误诊断的患者包括以下情况：①年龄在 36 岁以下；②有阻塞性气道疾病和睡眠呼吸暂停的病史；③ 6min 步行距离 < 250m（即严重的功能受限或心功能Ⅳ级）；④右心房压力 < 10mmHg 或 PVR < 10WU（此种多见于进展缓慢的 PAH），所以 PAH 的早期诊断仍是对医生的挑战。临床医师应对出现呼吸困难这种非特异性的症状的患者进行充分的评估，如果其他引起呼吸困难的疾病检查结果为阴性，应考虑进行右心导管以排除肺动脉高压。

此外，来自世界不同地区的多个 PAH 注册机构的数据表明，PAH 的流行病学特征在过去 30 年中发生了显著的变化[30-34]。这些注册机构的 PAH 患者平均年龄为 48—53 岁，与美国国立卫生研究院（national institute of health，NIH）相比明显更高[35]，而性别比（女性 / 男性）的比例也有所增加。在 20 世纪 80 年代，NIH 的报道显示，PAH 患者男 / 女的比例是 1.7 : 1[35]。1982—2006 年美国类似的注册研究显示的比例为 3.3 : 1，而 1998—2001 年的比例为 4.3 : 1，2006—2007 年为 4.1 : 1[23, 33, 36]。法国、苏格兰和中国的国家注册报告显示的比例为 1.9 : 1，2.3 : 1 和 2.4 : 1[30, 32, 37]。PAH 上述的流行病学变化没有明确的解释，一个有趣的问题是，老年人（> 50 岁）的肺动脉高压是否真的是一种 PAH 的表型，还是一种分类漂移（classification drift）。我们是否因为过度依赖静息 PCWP 这一单一测量

表 30-7　注册研究中统计的 PAH 患者从首发症状到确诊的延误时间

注册研究	入选时间	从首发症状到确诊的延误时间	NYHA 分级
NIH-PPH[27]	1981—1985 年	（2.03±4.9）年	71% 是Ⅲ级或Ⅳ级
法国[30]	2002—2003 年	2.25 年	75% 是Ⅲ级或Ⅳ级
REVEAL[33]	2006—2007 年	2.84 年	73.6% 为Ⅲ级或Ⅳ级

指标而将射血分数保留型心力衰竭合并肺动脉高压的患者错误分类为 PAH？之所以提出这个问题是因为根据目前 PAH 的诊断标准（平均肺动脉压 ≥ 25mmHg 和静息 PCWP ≤ 15mmHg）与射血分数保留型心力衰竭继发的 PH 有如下几个相似的特征[34, 38]：①两组患者的高血压、糖尿病、心房颤动和缺血性心脏病等并发症的发生率都是增加的；②两组患者一般都只有中度的肺动脉高压，而不像年轻患者那样有着重度肺动脉高压；③尽管只存在中度升高的肺动脉压，但两组患者的生存率都比年轻患者更差。射血分数保留的心力衰竭患者继发的肺动脉高压和动脉性肺动脉高压的鉴别很重要，因为这两种诊断的治疗和预后有很大的不同。未来的研究应关注于如何更好地区分这两种肺动脉高压亚型，同时评估老年 PAH 患者对 PAH 特异性治疗的反应。

由于治疗 PAH 药物的进展及用于预测疾病预后的预测模型的完善，PAH 的患者预后有了显著的好转，但仍然不令人满意。在当代医疗面前，PAH 的预后相比之前虽有所改善，但它仍然是一种进行性的、致命的疾病。当代的注册研究发现 PAH 患者与 20 世纪 80 年代的 NIH 注册研究相比存活率更高。1981 年的 NIH 注册研究是第一个评估 PAH 患者生存率的注册研究，其 PAH 患者 1 年、3 年和 5 年的生存率分别为 67%、45% 和 37%。但在当时的年代还没有现在的标准治疗方法，因此 NIH 注册研究不能准确反映目前该疾病的准确预后[39]。当代的注册研究，如法国注册研究[30]、PHC 注册研究[40]，以及最近的 REVEAL 注册研究[8, 29]，相比于之前的 NIH 研究相比，都提示当代 PAH 生存率相比 20 世纪有显著改善。这提示 PAH 患者预后较差的因素包括五项：①晕厥；②心功能 IV 级；③严重的右心室功能障碍（右心房压力增高，心排血量降低）；④心包积液（无论多少）；⑤与胶原血管疾病相关的 PAH，这些都是重要的危险因素，其余提示预后较差的因素可见表 30-8。PAH 患者的预后更多与 6min 步行距离、B 型利尿钠肽（BNP）或血流动力学参数等定量的可变性因素有关。因此，PAH 患者的预后改善并不与某一种特定药物有关，而是与患者客观功能性指标的改善有关[8]。

上述这些注册研究中发现的预后因素，结合临床和血流动力学特点，可以预测 PAH 患者在相似人口特征中的相对生存率。如果进一步研究证实这些危险因素在疾病进展中风险模型的预测作用，我们就可以通过这些危险因素确定疾病进展，从而进行及时的医疗干预，以避免疾病的突然进展与死亡事件的发生。应用这种方式，可以对不同的患者进行个性化的管理来提高不同患者的生存效益。然而，我们同样也需要认识到，现代影像学技术和生物标记物可能会成为更准确、更重要的生存预测因素。特别是通过心脏磁共振成像和 PET 评估右心室功能、右心室与肺动脉耦联及右心室的能量动力学，并把这些指标在将来纳入进风险预测模型中，可能会增强风险预测模型的预测能力。鉴于右心室功能在预测死亡率方面的强大能力，发现可识别早期右心室衰竭的新的影像学特征和生物标记物，以及评估新的治疗药物对右心室的影响的研究仍是目前首要的研究重点。

表 30-8　肺动脉高压的不良预后

与不良预后相关的因素
• 男性（特别是 60 岁以上男性）
• 与胶原血管疾病或门脉高压症有关
• 心功能 III 级或 IV 级
• 6min 步行距离测试较差
• 右心衰竭（低心排血量，高右心房压力）
• 肺血管阻力明显升高
• 低收缩压和心动过速
• BNP 增高
• 心包积液

改编自 Benza[8, 29]、Humbert[30]、Thenappan[40]

（一）动脉性肺动脉高压的治疗

由于 PAH 是一种罕见的疾病，其复杂性给医生的治疗选择带来了很大的挑战，因此建议将患者转诊至具有此种疾病管理经验的医院[41, 42]。

表 30-5 列出了可用于改善肺动脉高压患者活动耐量、增加心排血量、降低肺动脉压力和阻力的药物。在对肺动脉扩张药反应良好，即存在较多的肺动脉扩张储备证据的患者中，大约有 6% 的特发性 PAH 患者可以通过口服钙通道阻滞药（硝苯地平、地尔硫草和氨氯地平）来减轻症状及延长生命[43]。由于钙通道阻滞药会引起低血压并增加此种患者不良结局的风险，对于心功能Ⅳ级、体循环血压低、明显右心衰竭及心脏指数 < 2L/（min·m²）的患者，无论对 iNO 或静脉注射前列环素是否有反应，都不应进行口服钙通道阻滞药的试验。即使从小剂量的硝苯地平（10～20mg）开始服用也会导致严重的体循环低血压和死亡。

（二）内皮素受体拮抗药

内皮素 -1（endothelin-1，ET-1）是一种促进平滑肌增殖的内源性血管收缩药，在 PAH 的发病机制和自然病程中起着重要的作用。PAH 患者的肺 ET-1 水平升高[44]。内皮素有两种受体，内皮素受体 A（ET_AR）和内皮素受体 B（ET_BR）[45]。它们在所有类型的细胞中都被同时表达，但有一个例外，即只有 ET_BR 在内皮细胞上表达。ET_BR 这种独特的分布特点会产生不同的临床前效应，这种效应引起了有关于一些阻断内皮素系统的最佳药理学方法的争论。

(1) ET_AR 存在于血管平滑肌组织中，受到 ET-1 的刺激会产生血管收缩和钠离子潴留。

(2) $ET_{B1}R$ 介导血管扩张。当 ET-1 与该受体结合时，释放一氧化氮（也被称为内皮诱导的血管舒张因子），并产生利钠与利尿作用。

(3) $ET_{B2}R$ 介导血管收缩。在正常情况下，内皮的 ET_BR 似乎不对肺血管的张力产生明显作用。

目前有三种在临床应用的内皮素受体拮抗药（endothelin antagonist，ERA）[42]。爱贝生坦（Ambrisentan）是一种选择性的 ERA_B 拮抗药[46]。波生坦（Bosentan）是第一个用于治疗 PAH 的内皮素受体拮抗药[47, 48]。它是 ET_AR 和 ET_BR 双重拮抗药。马西替坦（Macitentan）是 FDA 最新批准的内皮素受体拮抗药，它也是一种双受体拮抗药。目前还没有研究对这些药物进行相互比较。它们都适用于 NYHA Ⅱ～Ⅳ级的患者，并且都可以改善患者的 6min 步行距离[42]。波生坦和马西替坦在改善心血管血流动力学的效果和减少诸如住院等临床恶化表现方面的相关研究也已被发表。

但这些药物都有明显的不良反应，包括致畸（所以女性要每月进行早孕测试）、外周水肿和贫血。波生坦在肝脏中代谢，并与肝的 P_{450} 代谢系统产生相互作用，从而会出现非致死性肝毒性。而马西替坦和爱贝生坦在临床试验中并未发现明显的肝脏毒性。

（三）5- 磷酸二酯酶抑制药

5- 磷酸二酯酶抑制药（phosphodiesterase-5 Inhibitor，PDE5）通过血管扩张性一氧化氮途径发挥作用。一氧化氮（nitric oxide，NO）是一种快速反应性的内源性自由基，其在肺动脉高压的患者体内浓度是减少的。高浓度的 NO 会迅速被氧化成有毒的亚硝酸盐（NO_2^-）和硝酸盐（NO_3^-），然而在低浓度时，NO 会扩散到平滑肌中。一旦进入到平滑肌细胞，NO 就会与鸟苷酸环化酶结合，激活鸟苷酸环化酶，从而提高细胞内的 cGMP 浓度水平。细胞内的 cGMP 可通过多种机制诱导血管扩张。

目前有两种 PDE5 可以用于治疗 PAH，它们是：西地那非（Sildenafil）与他达拉非（Tadalafil）[42]。在临床研究中，西地那非分别以每次安慰剂剂量、20mg、40mg 和 80mg，每日 3 次的剂量用于初治的 PAH 患者，疗程为 12 周。各剂量组的 6min 步行试验均有改善，且各剂量间无显著性差异。因此美国 FDA 只批准了每次 20mg，每日 3 次这一使用剂量。西地那非在临床恶化方面没有差异。他达拉非也被用于初治的患者，它只有在最高剂量（每次 40mg，每日 1 次）时会改善 6min 步行试验并减少临床恶化的发生。

（四）可溶性鸟苷酸环化酶激动药

唯一一种被美国 FDA 批准上市的可溶性鸟苷酸环化酶（soluble guanylate cyclase，sGC）激动药是利奥西呱（Riociguat）[42]。利奥西呱是一种口服 sGC 激动药，具有双重作用模式：①它能不依赖于 NO，直接刺激 sGC；②增加 sGC 对于 NO 的敏感性；因此，利奥西呱可以恢复在肺动脉高压中受损的 NO-sGC-cGMP 途径。利奥西呱被批准用于 PAH 和慢性血栓栓塞性肺动脉高压（仅针对不适合接受手术治疗的该种患者）[42]。使用利奥西呱的患者在 6min 步行速度、PVR 及血流动力学方面均有改善。利奥西呱最严重的不良反应是低血压，因此该药物应从小剂量开始，缓慢加量至血压能耐受的每次 2.5mg，每日 3 次这一治疗剂量。

（五）前列环素

PAH 患者的前列环素水平降低。而前列环素类似物，依前列醇（Epoprostenol）能显著改善 PAH 患者的生存质量，并改变了 PAH 患者自然病程[49-52]。这是第一种被批准用于治疗 PAH 的药物，它能改善这种致死性疾病的存活率。依前列醇通过留置 Groshong 导管和便携式微量泵进行持续静脉输注。它是前列腺素 I_2 的短效（半衰期 3～6min）类似物，而前列腺素 I_2 是一种天然的血管扩张药。依前列醇能显著降低平均肺动脉压（MPA）和肺血管阻力（PVR），并增加二氧化碳和氧气的转运，但如果患者最初使用时对其没有初始反应，则依前列醇并不能预测随后的临床结局或血流动力学的改善。依前列醇长期的血流动力学改善与肺小血管重塑、右心室功能的改善和药物的抗血小板 / 抗血栓作用相关[53]。最初的依前列醇（Flolan）需要依靠冰袋来维持药物稳定性，但现在在室内稳定的依前列醇（Veletri）已经获得了 FDA 的批准，不需要冰袋[54]。

曲前列环素（Treprostinil）是一种半衰期（4h）更长的前列环素类似物，它问世后很快被批准用于静脉和皮下注射治疗肺动脉高压，其适应证与依前列醇相似[55]。与安慰剂相比，曲前列环素对血流动力学的影响与依前列醇相似，但作用较小。它的使用增加了患者的 6min 步行距离，减少了呼吸困难的症状，提高了生活质量。与依前列醇相比，其较长的半衰期使其有更大的安全剂量范围，使得其在意外停药时不会出现急性的心肺衰竭。输注曲前列环素的一个主要问题是输液部位的疼痛。但最近研究证明通过预先用药和延长输注时间可以使患者更好地耐受此药物[56]。也可以使用吸入性曲前列环素，其吸入频率为每 6 小时 1 次。相关临床研究已经证明了吸入性曲前列环素在使用波生坦和西地那非的基础上能提升 6min 步行距离、改善 BNP 并且提高患者的生活质量[41]。口服曲前列环素也已经展开了相应的临床试验探究，并已经被 FDA 批准用于改善 PAH 患者的 6min 步行距离[57, 58]。口服曲前列环素的使用频率为每日 2 或 3 次，滴定剂量受胃肠道不良反应的限制。

伊洛前列素（iloprost）是另一种可以用于静脉、口服和吸入的前列环素类似物[41]。FDA 只在美国批准了其吸入型制剂的使用。伊洛前列素需要每日吸入 6～9 次，可增加患者的运动耐量、改善患者的症状，降低 PVR 并且减少不良临床事件发生。咳嗽和头痛是该吸入型制剂最常见的不良反应。其较大的使用剂量及较多的使用频率限制了它的应用。

所有前列环素类似物的药物不良反应相似，同时应用不同剂型的依前列醇不良反应更大。大多数患者都能耐受其不良反应，包括皮疹、皮肤潮红、下颌跛（jaw claudication，译者注：由于咀嚼肌或颞下颌关节等部位疼痛造成语言或咀嚼运动的停止）和腹泻。血小板减少症（血小板计数 25～75 000/ml [3]）出现在 10%～20% 的患者。其机制并不清楚，可能由于过量的剂量所致心排血量增加，与其所造成的脾脏过度灌注有关，其可能夸大门脉高压患者的脾功能亢进程度。接受静脉用药的患者出现局部皮肤感染、菌血症和败血症的比例为 5%～10%。尽管前列环素类似物存在这些潜在的不良反应，但大多数患者都能耐受，且超过 75% 的患者的生活质量得到了改善，同时这部分患者的死亡率也出现了明显的下降。通常由对本病有经验的医生根据患者症状和对不良反应的耐受性而逐步增加药物剂量。肠外应用前列环素是心功能Ⅳ级和预后较差的心功能Ⅲ级患者的首选用药[41, 42]。

（六）动脉性肺动脉高压患者的联合治疗

在最初的治疗实施后，需要根据患者的临床反应而决定下一步的治疗，我们通常在治疗开始后 3～6 个月对患者进行重新评估。临床反应的评估基于几个不同参数的评估，包括 WHO 功能分级（WHO-FC）、运动耐量、心脏指数、右心房压力、BNP 水平、超声心动图参数，从而评估是否需要额外的治疗或改变目前的药物剂量。临床反应的确切定义尚有争议，但 PAH 相关专家建议我们达到如下的治疗目标：①达到心功能Ⅰ级和Ⅱ级；②达到正常的血流动力学指标，即右心房压力 < 8mmHg，心脏指数 > 2.5～3.0L/（min·m²）；③ 6min 步行距离 > 340～440m；④峰值摄氧量（VO₂）> 15ml/（min·kg）；⑤ BNP 正常；⑥超声心动图或心脏磁共振显示右心室大小及功能正常或接近正常[59]。如果初始治疗的临床反应不达标，我们可以考虑对患者进行联合治疗。联合治疗在 PAH 治疗中是一个非常受欢迎的选择，因为已知有三个独立的信号途径参与了该疾病：前列环素、内皮素和一氧化氮途径，尽管联合治疗策略没有被系统性地应用[41]。

应用联合治疗的模式可以是序贯式的或初始式的（sequential or upfront）[41]。序贯联合疗法是一种以目标为导向的疗法，也是临床试验和临床实践中应用最广泛的疗法。这种方法指的是在临床效果不佳或恶化的情况下，添加第二种或第三种药物。初始联合治疗目前被用于治疗高血压和心力衰竭，也有一些研究表明此种联合治疗方

法对 PAH 有好处。在 Breathe-2 研究中发现初始双重药物联合治疗的治愈潜力较小[60]，Breathe-2 试验表明联合应用依前列醇和波生坦治疗 16 周与单独使用依前列醇相比，未能显示出任何显著性差异。联合用药比单用前列环素相比虽无统计学意义，但有增加用药效益的趋势，这为进一步研究初始联合治疗提供了理论基础。但在目前的指南中仍没有足够多的证据推荐采取此种治疗方案，目前最重要的有关 PAH 患者的联合治疗试验是 AMBITION[61] 和 PACES[62]。

AMBITION[61] 纳入了心功能Ⅱ～Ⅲ级的初治 PAH 患者，患者按 2∶1∶1 的比例随机分组，分别接受初始联合治疗（他达拉非 + 安立生坦）、单用安立生坦及安慰剂。这项包含 500 名受试者的研究显示，与单一药物治疗组相比，初始联合治疗组的临床事件减少了 50%，此种临床事件的改善令人印象深刻。该试验主要临床终点是 PAH 恶化住院，并且该终点也是联合治疗组与单一治疗组之间观察到的结局差异最大的终点事件（4% vs. 12%）。

PACE[62] 将接受静脉注射依前列醇至少 3 个月且最近 1 个月无剂量变动的患者随机分为联合西地那非治疗组和安慰剂治疗组。西地那非治疗组患者在前 4 周服用西地那非 20mg，每日 3 次。并在接下来的 4 周将剂量增加到 40mg，每日 3 次。并在最后的 8 周，将剂量增加至 80mg，每日 3 次。该试验总共持续了 16 周。试验表明，在长期静脉注射依前列醇基础上加用西地那非可改善运动能力、血流动力学指标、延迟临床恶化的时间，并提高生活质量。

最近还有一项纳入 19 名患者的初始即用三联疗法的试验性非随机研究，其纳入患者的心功能分级皆为Ⅲ级和Ⅳ级，并伴有严重的血流动力学障碍［心脏指数 < 2L/（min·m²），和（或）右心房压力 > 20mmHg，和（或）PVR > 12.5WU[63]］。在这项研究中，新诊断的 PAH 患者在治疗初始即接受三种药物联合治疗，即静脉依前列醇、波生坦和西地那非。依前列醇使用静脉滴注，波生坦

的初始剂量 62.5mg，每日 2 次。按此方案，依前列醇滴定到 16ng/（kg·min），波生坦滴定到 125mg，每日 2 次。西地那非在第 5 天开始使用，剂量为 20mg，每日 2 次。患者的 1 年、2 年和 3 年的总体生存率皆为 100%，每隔 1 年的相对无移植生存率为 94%。这项研究同时发现，尽管当代医生对 PAH 的意识不断升高，但大多数 PAH 患者在诊断时心功能只有Ⅲ级和Ⅳ级 [28, 30]。即使是应用当代治疗，这些血流动力学严重障碍的患者生存率仍然很低：例如在法国肺动脉高压统计网络（French Network on Pulmonary Hypertension）注册中心中，上述患者的预计一年存活率为 85.7%，两年的存活率为 69.6%，三年的存活率为 54.9% [28]。上述的研究表明，初始即用双联或三联疗法特别对于重度 PAH 患者有着明显的预后改善作用。但目前还需要进行大型随机对照试验来研究这些接受初始联合治疗的重度 PAH 患者的长期生存及预后。

（七）难治性肺动脉高压的治疗

对那些接受了肠外前列环素和联合治疗仍表现出持续性心功能不全（心功能分级为Ⅲ级和Ⅳ级）的患者，可供选择的高风险决策包括房间隔造口术和肺/心肺移植。房间隔球囊造口术主要用于对移植的桥接治疗。它不应对终末期患者或在患者一般情况危急时使用。右心房平均压力 > 20mmHg 或不吸氧下氧饱和度 < 85% 的患者应避免行此类手术。刀片式房间隔造口术式应用的经验相对较少，但由有经验的团队在心房内超声引导下使用球囊房间隔造口术是安全的 [64, 65]。球囊房间隔造口术通过创建右向左的心房内分流，使得动脉血氧饱和度在 80% 左右，改善了左心室充盈，增加了每搏量并降低了右心室负担。

对于部分 PAH 和右心室衰竭的患者应考虑使用静脉-动脉体外膜氧合（extracorporeal membrane oxygenation，ECMO）[66]。静脉-静脉的 ECMO 可能会改善氧和，但不能降低右心室负担，所以其不能被应用到 PAH 患者中。ECMO 通常被用作移植之前的桥接治疗，尤其对于清醒的患者。

虽然当代特定的血管扩张药的使用减少并推迟了肺移植的需要，但对于那些药物治疗无效且心功能处于Ⅲ级和Ⅳ级的患者而言，肺移植仍是一个重要的选择。此外，对于由硬皮病、肺静脉闭塞性疾病（PVOD）及肺毛细血管瘤病（PCH）等疾病诱发的 PAH 患者也应早期考虑行肺移植。肺移植后的总体生存期为 5.5 年，当生存期至少 1 年时，中位生存期为 7.7 年。尽管右心室收缩功能障碍和（或）左心室舒张障碍无法逆转的具体阈值尚不清楚，但心肺联合移植和双肺移植都曾在 PAH 患者中进行过。目前，根据 ISHLT 注册数据显示，全世界绝大多数患者接受的是双肺移植。

实践要点
- 诊断肺动脉高压时需要进行更加仔细的评估，因为许多心肺疾病都会导致肺动脉压升高。
- 动脉性肺动脉高压（PAH；WHO 第 1 组）是一种排他性诊断，非 PAH 的患者不应接受 PAH 特异性的药物扩张药治疗。
- 对于患有 PAH 的患者，鼓励采取前列环素、内皮素受体拮抗药及一氧化氮的联合治疗。

参考文献

[1] Hooper MM, Bogaard HJ, Condliffe R, et al. Definitions and diagnosis of pulmonary hypertension. J Am Coll Cardiol. 2013;62:D42–50.

[2] Brown LM, Chen H, Halpern S, et al. Delay in recognition of pulmonary arterial hypertension: factors identified from the REVEAL registry. Chest. 2011;140:19–26.

[3] Galie N, Rubin LJ, Hoeper MM, et al. Treatment of patients with mildly symptomatic pulmonary arterial hypertension with bosentan (EARLY study): a double-blind, randomised controlled trial. Lancet. 2008;371:2093–100.

[4] Simonneau G, Gatzoulis MA, Adatia I, et al. Updated clinical classification of pulmonary hypertension. J Am Coll Cardiol. 2013;62:D34–41.

[5] Bossone E, Paciocco G, Iarussi D, et al. The prognostic role of the ECG in primary pulmonary hypertension. Chest. 2002;121:513–8.

[6] Franco V. Right ventricular remodeling in pulmonary hypertension. Heart Fail Clin. 2012;8:403–12.

[7] Fisher MR, Forfia PR, Chamera E, et al. Accuracy of Doppler echocardiography in the hemodynamic assessment of pulmonary hypertension. Am J Respir Crit Care Med. 2009;179:615–21.

[8] Benza RL, Miller DP, Gomberg-Maitland M, et al. Predicting survival in pulmonary arterial hypertension: insights from the Registry to Evaluate Early and Long-Term Pulmonary Arterial Hypertension Disease Management (REVEAL). Circulation. 2010;122:164–72.

[9] Forfia PR, Fisher MR, Mathai SC, et al. Tricuspid annular displacement predicts survival in pulmonary hypertension. Am J Respir Crit Care Med. 2006;174:1034–41.

[10] Kim NH, Delcroix M, Jenkins DP, et al. Chronic thromboembolic pulmonary hypertension. J Am Coll Cardiol. 2013;62:D92–9.

[11] Tunariu N, Gibbs SJ, Win Z, et al. Ventilation-perfusion scintigraphy is more sensitive than multidetector CTPA in detecting chronic thromboembolic pulmonary disease as a treatable cause of pulmonary hypertension. J Nucl Med. 2007;48:680–4.

[12] He J, Fang W, Lv B, et al. Diagnosis of chronic thromboembolic pulmonary hypertension: comparison of ventilation/perfusion scanning and multidetector computer tomography angiography with pulmonary angiography. Nucl Med Commun. 2012;33:459–63.

[13] Bishop JM, Cross KW. Physiologic variables and mortality in patients with various categories of chronic respiratory disease. Bull Eur Physiopathol Respir. 1984;20:495–500.

[14] McLaughlin VV, Badesch DB, Delcroix M, et al. End points and clinical trial design in pulmonary arterial hypertension. J Am Coll Cardiol. 2009;54:S97–107.

[15] Peacock AJ, Naeije R, Galie N, et al. End-points and clinical trial design in pulmonary arterial hypertension: have we made progress? Eur Respir J. 2009;34:231–42.

[16] Torbicki A. Cardiac magnetic resonance in pulmonary arterial hypertension: a step in the right direction. Eur Heart J. 2007;28:1187–9.

[17] von Wolferen SA, Marcus JT, Boonstra A, et al. Prognostic value of right ventricular mass, volume and function in idiopathic pulmonary arterial hypertension. Eur Heart J. 2007;28:1250–7.

[18] Benza R, Biederman R, Murali S, et al. Role of cardiac magnetic resonance imaging in the management of patients with pulmonary arterial hypertension. J Am Coll Cardiol. 2008;52:1683–92.

[19] Paciocco G, Martinez F, Bossone E, et al. Oxygen desaturation on the six-minute walk test and mortality in untreated primary pulmonary hypertension. Eur Respir J. 2001;17:647–52.

[20] Galie N, Hoeper MM, Humbert M, et al. Guidelines for the diagnosis and treatment of pulmonary hypertension. Eur Heart J. 2009;30:2493–537.

[21] Rubin LJ. Primary pulmonary hypertension. N Engl J Med. 1997;336:111–7.

[22] Franco V. Pulmonary hypertension in women: gender matters. In: Gulati M (ed) Atlas cardiovascular disease in women. 2014.

[23] Shapiro S, Traiger GL, Turner M, et al. Sex differences in the diagnosis, treatment, and outcome of patients with pulmonary arterial hypertension enrolled in the registry to evaluate early and long-term pulmonary arterial hypertension disease management (REVEAL). Chest. 2012;141:363–73.

[24] Tofovic SP. Estrogens and development of pulmonary hypertension: interaction of estradiol metabolism and pulmonary vascular disease. J Cardiovasc Pharmacol. 2010;56:696–708.

[25] Umar S, Rabinovitch M, Eghbali M. Estrogen paradox in pulmonary hypertension: current controversies and future perspectives. Am J Respir Crit Care Med. 2012;186:125–31.

[26] Austin ED, Hamid R, Hemnes AR, et al. BMPR2 expression is suppressed by signaling through the estrogen receptor. Biol Sex Differ. 2012;3:6.

[27] Palevsky HI. The early diagnosis of pulmonary arterial hypertension: can we do better? Chest. 2011;140:4–6.

[28] Humbert M, Stitbon O, Chaouat A, et al. Survival in patients with idiopathic, familial, and anorexigen-associated pulmonary arterial hypertension in the modern management era. Circulation. 2010;122:156–63.

[29] Benza RL, Miller DP, Barst RJ, et al. An evaluation of long-term survival from the time of diagnosis in pulmonary arterial hypertension from the REVEAL Registry. Chest. 2012;142:448–56.

[30] Humbert M, Sitbon O, Chaouat A, et al. Pulmonary arterial hypertension in France: results from a national registry. Am J

Respir Crit Care Med. 2006;173:1023–30.

[31] Badesch DB, Raskob GE, Elliott CG, et al. Pulmonary arterial hypertension: baseline characteristics from the REVEAL Registry. Chest. 2010;137:376–87.

[32] Jing ZC, Xu XQ, Han ZY, et al. Registry and survival study in Chinese patients with idiopathic and familial pulmonary arterial hypertension. Chest. 2007;132:373–9.

[33] Thenappan T, Shah SJ, Rich S, et al. A USA-based registry for pulmonary arterial hypertension: 1982-2006. Eur Respir J. 2007;30:1103–10.

[34] Ling Y, Johnson MK, Kiely DG, et al. Changing demographics, epidemiology, and survival of incident pulmonary arterial hypertension: results from the pulmonary hypertension registry of the United Kingdom and Ireland. Am J Respir Crit Care Med. 2012;186(8):790–6.

[35] Rich S, Dantzker DR, Ayres SM, et al. Primary pulmonary hypertension. A national prospective study. Ann Intern Med. 1987;107:216–23.

[36] Walker AM, Langleben D, Korelitz JJ, et al. Temporal trends and drug exposures in pulmonary hypertension: an American experience. Am Heart J. 2006;152:521–6.

[37] Peacock AJ, Murphy NF, McMurray JJ, et al. An epidemiological study of pulmonary arterial hypertension. Eur Respir J. 2007;30:104–9.

[38] Thenappan T, Shah SJ, Gomberg-Maitland M, et al. Clinical characteristics of pulmonary hypertension in patients with heart failure and preserved ejection fraction. Circ Heart Fail. 2011;4:257–65.

[39] D'Alonzo GE, Barst RJ, Ayres SM, et al. Survival in patients with primary pulmonary hypertension: results from a national prospective registry. Ann Intern Med. 1991;115:343–9.

[40] Thenappan T, Sha SJ, Rich S, et al. Survival in pulmonary arterial hypertension: a reappraisal of the NIH risk stratification equation. Eur Respir J. 2010;35:1079–87.

[41] Galie N, Corris PA, Frost A, et al. Updated treatment algorithm of pulmonary arterial hypertension. J Am Coll Cardiol. 2013;62:D60–72.

[42] Talchman DB, Ornelas J, Chung L, et al. Pharmacologic therapy for pulmonary arterial hypertension in adults. CHEST guideline and expert panel report. Chest. 2014;146:449–75.

[43] Rich S, Kaufmann E, Levy PS. The effect of high doses of calcium- channel blockers on survival in primary pulmonary hypertension. N Engl J Med. 1992;327:76–81.

[44] Giaid A, Yanagisawa M, Langleben D, et al. Expression of endothelin- 1 in the lungs of patients with pulmonary hypertension. N Engl J Med. 1993;328:1732–9.

[45] Dupuis J, Hoeper M. Endothelin receptor antagonist in pulmonary arterial hypertension. Eur Respir J. 2008;31:407–15.

[46] Galie N, Olschewski H, Oudiz RJ, et al. Ambrisentan for the treatment of pulmonary arterial hypertension: results of the ambrisentan in pulmonary arterial hypertension, randomized, double-blind, placebo-controlled, multicenter, efficacy (ARIES) study 1 and 2. Circulation. 2008;117:3010–9.

[47] Channick RN, Simonneau G, Sitbon O, et al. Effects of the dual endothelin-receptor antagonist bosentan in patients with pulmonary hypertension: a randomised placebo controlled study. Lancet. 2001;358:1119–23.

[48] Rubin LJ, Badesch DB, Barst RJ, et al. Bosentan therapy for pulmonary artery hypertension. N Engl J Med. 2002;346:896–903.

[49] Barst RJ, Rubin LJ, Long WA, et al. A comparison of continuous intravenous epoprostenol (prostacyclin) with conventional therapy for primary pulmonary hypertension. N Engl J Med. 1996;334:296–301.

[50] Plotkin JS, Kuo PC, Rubin LJ, et al. Successful use of chronic epoprostenol as a bridge to liver transplantation in severe portopulmonary hypertension. Transplantation. 1998;65:457–9.

[51] Badesch DB, Tapson VF, McGoon MD, et al. Continuous intravenous epoprostenol for pulmonary hypertension due to the scleroderma spectrum of disease. A randomized, controlled trial. Ann Intern Med. 2000;132:425–34.

[52] McLaughlin VV, Genthner DE, Panella MM, et al. Compassionate use of continuous prostacyclin in the management of secondary pulmonary hypertension. A case series. Ann Intern Med. 1999;130:740–3.

[53] McLaughlin VV, Genthner DE, Panella MM, et al. Reduction in pulmonary vascular resistance with long-term epoprostenol (prostacyclin) therapy in pulmonary hypertension. N Engl J Med. 1998;338:273–7.

[54] Greig SL, Scott LJ, Plosker GL. Epoprostenol (Veletri, Caripul): a review of its use in patients with pulmonary arterial hypertension. Am J Cardiovasc Drugs. 2014;14:463–70.

[55] Simmoneau G, Barst RJ, Galie N, et al. Continuous subcutaneous infusion of treprostinil, a prostacyclin analogue, in patients with pulmonary arterial hypertension. Am J Respir Crit Care Med. 2002;165:800–4.

[56] Mathier MA, McDevitt S, Saggar R. Subcutaneous treprostinil in pulmonary arterial hypertension: practical considerations. J Heart Lung Transplant. 2010;29:1210–7.

[57] Jing ZA, Parikh K, Pulido T, et al. Efficacy and safety of oral treprostinil monotherapy for the treatment of pulmonary arterial hypertension: a randomized controlled trial. Circulation. 2013;127:624–33.

[58] Tapson VF, Jing ZA, Xu KF, et al. Oral treprostinil for the treatment of pulmonary arterial hypertension in patients receiving background endothelial receptor antagonist or phosphodiesterase type 5 inhibitor therapy (The FREEDOM C2 study). Chest. 2013;144:952–8.

[59] McLaughlin VV, Gaine SP, Howard LS, et al. Treatment goals in pulmonary arterial hypertension. J Am Coll Cardiol. 2013;62:D73–81.

[60] Humbert M, Barst RJ, Robbins IM, et al. Combination of bosentan with epoprostenol in pulmonary arterial hypertension: BREATHE-2. Eur Respir J. 2004;24:353–9.

[61] Galie N, Barbera JA, Frost AE, et al. Initial use of ambrisentan plus tadalafil in pulmonary arterial hypertension. N Engl J Med.

2015;373:838–44.

[62]　Simonneau G, Rubin LJ, Galie N, et al. Addition of sildenafil to long-term intravenous epoprostenol therapy in patients with pulmonary arterial hypertension. Ann Intern Med. 2008;149:521–30.

[63]　Sitbon O, Jaïs X, Savale L, et al. Upfront triple combination therapy in pulmonary arterial hypertension: a pilot study. Eur Respir J. 2014;43:1691–7.

[64]　Sandoval J, Gomez-Arroyo GJ, et al. Interventional and surgical therapeutic strategies for pulmonary arterial hypertension: Beyond palliative treatments. J Cardiol. 2015;66:304–14.

[65]　Chiu JS, Zuckerman WA, Turner ME, et al. Balloon atrial septostomy in pulmonary arterial hypertension: effect on survival and associated outcomes. J Heart Lung Transplant. 2015;34:376–80.

[66]　Galie N, Humbert M, Vachiery JL, et al. ESC/ERS guidelines for the diagnosis and treatment of pulmonary hypertension. Eur Heart J. 2016;37(1):67–119. pii: ehv317.

第 31 章　单纯性先天性心脏疾病
Simple Congenital Cardiac Lesions

Timothy B. Cotts　Albert P. Rocchini　著

卢亚辉　译

林海淼　校

因心脏外科技术的不断发展，以及对年轻的先天性心脏病患者的治疗改善，儿童的先天性心脏病生存率有了显著提高；因此，有越来越多的患有先天性心脏病的儿童能活到成年。据统计，在美国患有先天性心脏病的成年人要比儿童更多。随着介入心脏病学和外科手术的发展，成年人先天性心脏病患者的情况也会随之发生变化。直到 20 世纪 80 年代早期，左心发育不全综合征仍几乎是一种致命的疾病。但现在，通过姑息性手术，患此病的这些孩子有望活到成年，并被纳入到成年先天性心脏病诊所的随访管理中。本章将讨论相对单纯的先天性心脏病，包括常见的左至右分流的病变：房间隔缺损（atrial septal defect，ASD）、室间隔缺损（ventricular septal defect，VSD）、动脉导管未闭（patent ductus arteriosus，PDA）、主动脉缩窄（coarctation of the aorta）。相对更复杂的病变，包括法洛四联症（tetralogy of Fallot）、大动脉转位（transposition of great arteries）和单心室疾病（single ventricle lesions），将在下一章讨论。

一、房间隔缺损

（一）概述

单独的 ASD 占儿童先天性心脏病中的 5%～10%。直至成年阶段才得以确诊 ASD 的情况并不稀奇，在成人阶段诊断先天性心脏病中 ASD 约占 30%。最常见的 ASD 解剖类型是发生在卵圆窝区域的继发性 ASD，其占所有 ASD 的 75%（图 31-1）。原发孔 ASD 通常与二尖瓣裂并发，通常占到房间隔缺损的 15%，原发孔 ASD 发生在房室交叉处的房间隔下部（图 31-2）。静脉窦型房间隔缺损（约占 ASD 的 10%）较多发生在上腔静脉（superior vena cava，SVC）到右心房的入口处，被称为上静脉窦型 ASD。此种 ASD 也会罕见地出现在下腔静脉到右心房的入口处（被称为下静脉窦型 ASD）。上静脉窦型 ASD 通常合并右上肺静脉异常回流至下腔静脉，而下静脉窦型 ASD 可合并右下肺静脉异常回流到下腔静脉。更为少见的一种 ASD 是冠状窦与左心房之间的缺损，被称为冠状窦型 ASD。此种 ASD 的血流从左心房流经冠状窦，再进入右心房，其病理生理与其他类型的 ASD 相似。

卵圆孔未闭（patent foramen ovale，PFO）是由于出生后原发隔的皮瓣无法封住继发隔所致。尸检结果显示，30—80 岁的成年人中，25% 的人患有 PFO[1]。当右心房压大于左心房压（如做 Valsalva 动作）时，PFO 处可能出现反常栓塞。PFO 与多种疾病进程有关联，包括短暂性脑缺血发作、偏头痛和减压病（decompression sickness）[2]。

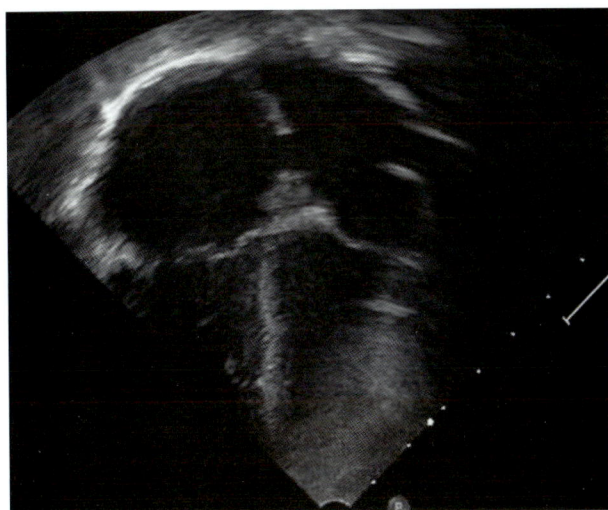

▲ 图 31-1 继发孔 ASD 在心脏超声心尖四腔切面的图像

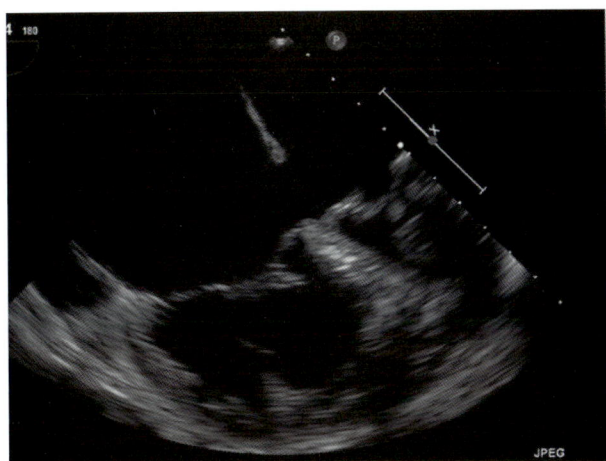

▲ 图 30-2 经食管超声心动图中显示的中度原发性房间隔缺损

（二）症状与体征

许多成年人的房间隔缺损是无症状的，其患者通常因为心脏杂音被转诊行心脏评估与检查。ASD 的病理生理与缺损处的血流从左向右分流有关，右心房血流量的增加最终会导致右心房与右心室的尺寸增大。房间隔缺损的分流量与缺口的大小及左右心室的相对顺应性有关。年龄增加所导致的高血压、缺血性心脏病或其他心肌病带来的左心室顺应性的下降会使得缺损处的分流量增加，从而出现相应的临床症状。运动时出现呼吸困难是 ASD 最为常见的症状，30% 的患者在 30

岁前出现该症状，而 75% 的患者在 50 岁前出现。心房颤动也可能是 ASD 的表现。较少出现的临床表现包括严重的右心室功能不全或低氧血症，以及艾森门格综合征（Eisenmenger syndrome）（即严重的肺高压导致的右向左反常分流）。最后，患者可能会出现由于 ASD 产生的反常栓塞而导致脑血管事件或周围动脉栓塞。

ASD 的诸多特征性体征都是由右心血流增加产生的。在没有严重肺动脉高压的情况下，患者通常不出现发绀。心脏触诊可触及右心室抬举样搏动。在 ASD 中，常见相对性肺动脉狭窄的收缩期杂音。但需要注意的是，当心房间的压力差较小、流速较低时，无法听到穿过缺损处的血流（表 31-1）。ASD 的典型听诊特点是第二心音固定分裂。患者出现 P_2 亢进则提示肺动脉高压。相对性三尖瓣狭窄的舒张期杂音可能提示缺损面积较大。在原发性 ASD 合并二尖瓣瓣裂的患者中也可能会听到二尖瓣反流的杂音。

（三）辅助检查

心电图对 ASD 的诊断很有帮助。ASD 的典型心电图表现为右束支传导阻滞，伴或不伴电轴右偏。一度房室传导阻滞提示存在原发孔缺损，但也可以出现在存在继发孔缺损的老年患者中（图 31-3）。上部导联 QRS 电轴偏倚（如电轴左偏或极度电轴右偏）是原发孔缺损的典型心电图表现。明显的肺动脉高压患者可表现出右心室肥大。

由于右心扩张，胸部 X 线片可出现心影增大。原发孔缺损和显著二尖瓣反流的患者也会出现左心房和左心室的扩大。X 线片中也常出现肺中央动脉扩张和肺纹理增加。

经胸壁超声心动图对房间隔缺损的诊断和评估非常有用。超声心动图可以显示出缺损的大小和位置、心腔大小、缺损处血流方向并判断有无其他合并疾病。右侧心腔增大通常提示房间隔缺损或其他病变，如果经胸壁超声心动图不能确诊，则需要进行进一步的评估。无论是冠状面还

表 31–1　成年人先天性心脏病的临床症状、体征及评估

	常见临床症状	特征性体格检查结果	心电图特点	胸部 X 线特点	其他辅助检查
ASD	呼吸困难 疲劳 心房颤动	第二心音固定分裂	继发孔 ASD：IRBBB 伴 RAD 原发孔 ASD：IRBBB 伴 LAD	心影增大 伴有分流血管	超声心动图，MRI， 心导管检查
室间隔缺损	无症状杂音 艾森门格综合 征出现时有发绀	收缩期杂音	如果存在艾森门格综 合征，则会出现 RAD 及 RVH	心影增大伴有 分流血管	超声心动图， 心导管检查
主动脉缩窄	高血压	上下肢血压差	LVH	"3" 字征 肋骨切迹	MRI 或螺旋 CT
PDA	无症状的杂音	连续性杂音 艾森门格综合征时出 现差异性发绀	艾森门格综合征时出 现 RVH	正常的	超声心动图

ASD. 房间隔缺损；CT. 计算机断层扫描；ECG. 超声心动图；IRBBB. 不完全右束支传导阻滞；LAD. 电轴左偏；LVH. 左心室肥大；MRI. 磁共振成像；PDA. 动脉导管未闭；RAD. 电轴右偏；RVH. 右心室肥大

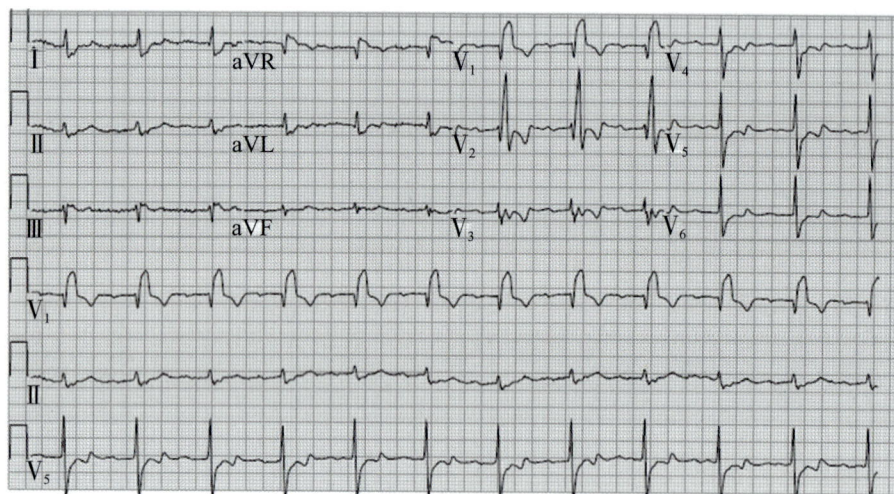

◀ 图 31–3　一位被诊断为大房间隔缺损的 71 岁男性的 12 导联心电图，其存在一度房室传导阻滞和右束支传导阻滞

是矢状面，肋下切面对房间隔的判断都非常有帮助。房间隔与心尖四腔切面的方向是平行的，所以在此切面的房间隔区域出现图像缺失的情况并不少见。对于原发孔缺损的患者，应仔细检查二尖瓣的图像，以判断是否存在二尖瓣瓣裂。胸骨旁短轴切面或许对判断二尖瓣瓣裂有帮助。

空气微泡注射可以用于房间隔缺损的辅助诊断，但当超声心动等检查可以明确诊断缺损时则不必进行此检查。注射空气微泡后，房间隔缺损通常会表现为"对比剂冲洗中的缺损图像（negative contrast wash-out）"，即当房间隔缺损存在左向右分流时，充满气泡的右心房中存在一片未被填充的区域。

经食管超声心动图（transesophageal echocardiography，TEE）可能有助于诊断 ASD，尤其对于那些经胸壁超声成像不理想的患者。TEE 也可以帮助医生判断缺损处是否可以使用装置闭合。TEE 可以在经皮房间隔缺损封堵术期间使用，以确定房间隔区域的解剖结构，并确保装置送达理想的位置。TEE 还可以识别如肺静脉的异常等其他病变。

心脏磁共振成像（magnetic resonance imaging，

MRI）也可以用来诊断及评估房间隔缺损。对于右心室大小处于临界范围的患者，可以准确测量右心室大小。此外心脏 MRI 可以准确判断肺静脉处解剖结构。相位对比成像（phase-contrast imaging）可以用来评估肺循环和体循环血流并确定肺循环血流与体循环血流比值（Qp∶Qs）[3]。

在房间隔缺损的诊断和治疗中，心导管检查并不是常规操作。对于那些存在明显的肺动脉高压或在手术前需要行冠脉造影术的 40 岁以上患者，可考虑进行心导管检查。

（四）鉴别诊断

对于那些存在劳力性呼吸困难、运动耐量下降或新发房性心律失常的成年人应怀疑房间隔缺损。超声心动图或胸部 X 线片提示右心扩张的患者也应怀疑 ASD。右心室扩张的鉴别诊断包括房间隔缺损（包括继发孔缺损及其他少见类型）、肺静脉连接处异常、三尖瓣反流、原发性肺动脉高压和致心律失常性右心室心肌病。查体发现第二心音固定分裂是鉴别诊断的要点，说明该 ASD 患者存在右束支传导阻滞。应对患者行仔细的影像学检查以排除其存在额外的缺损，并需要确认全部的肺静脉连接处是否存在异常。

（五）并发症

未经修补的房间隔缺损的发病率和死亡率随年龄的增长而增长。早期的疾病病程相关研究表明，在超过 40 岁的成年人中，未修补的房间隔缺损的年死亡率高达 6%[4]。成年人房间隔缺损的并发症包括房性心律失常、进行性右心室功能障碍、反常栓子和肺动脉高压（表 31-2）。如前所述，房性心律失常是 ASD 的常见表现。在一个单中心回顾性研究中，19%～26% 的患者（平均年龄 56 岁）中存在心房颤动[5]。早期自然病程研究报告 35% 的患者肺动脉压正常（＜ 25mmHg），43% 的患者轻度升高（25～50mmHg），9.3% 的患者存在中度升高（50～75mmHg），而 13% 的患者存在重度升高（＞ 75mmHg）[6]。75% 的患者存在劳力性呼吸困难，23%～32% 的患者的 NYHA Ⅲ 或 Ⅳ 级，11%～14% 的患者存在反复呼吸道感染，有 4%～8% 的患者存在反常栓子[7]。心内膜炎是未修补的 ASD 患者的罕见并发症。患有 ASD 的女性，无论其是否接受了修补术，其通常都能耐受怀孕的整个过程。但这种女性在围生期又有发生反常栓塞的风险，因此应注意预防深静脉血栓的形成。右心室功能障碍的 ASD 女性在孕期出现心力衰竭的风险会增加。

（六）治疗

目前美国心脏病学会／美国心脏协会指南建议：对于房间隔缺损的患者，如果出现右心房和右心室扩张，无论有或没有症状都应及时关闭缺损的房间隔[8]。如果有反常栓塞或直立性低氧血症综合征（orthodeoxia platypnea），也应进行房间隔缺损封堵术。对于那些存在显著的肺动脉高压，且无左到右分流的迹象时，应避免行封堵术。有明显的肺动脉高压但存在左到右净分流的患者应在一个有经验的中心进行全面的多学科评估以进行封堵术。这个评估包括肺动脉压小于 2/3 的体循环压，或肺血管阻力小于 2/3 体循环阻力。一些患者也许需要行心导管检查以确认肺动脉对血管扩张药的反应或检查缺损处。

继发孔 ASD 首选的闭合方法是经皮介入房间隔缺损封堵术。然而对于原发孔 ASD 或静脉窦型房间隔缺损则不能用经皮封堵术。同时缺损面积过大（缺损直径＞ 34mm）或房间隔边缘不足以支撑封堵装置的展开时也不适合行经皮封堵术。经皮房间隔缺损封堵术经常在经食管超声和经心腔超声的辅助下完成。一位经验丰富的超声心动图医师对于确认房间隔缺损介入修补术的成功与否是非常重要的。据报道，在有经验的心脏中心，房间隔缺损介入修补术的成功率为 95%～99%[9-11]。如果介入修补术不可行，则需行外科手术，通常后者也能取得较好的效果。房间隔缺损修补后的远期并发症与手术时的年龄和手术方式都有关系。心脏侵蚀（cardiac

表 31-2　成年人先天性心脏病的常见并发症、随访时间及心内膜炎预防

疾　病	建议修复的指征	常见并发症	随　访	心内膜炎的预防
ASD	存在症状且 Qp/Qs ≥ 1.5∶1 时出现的原发孔 ASD 或静脉窦型缺损，或	CHF 心房颤动	修补后每 2~5 年 1 次	只需要在术后 6 个月进行预防；不需要在未修补的缺损中预防
	存在无症状的大 RV 时出现的继发孔 ASD			
VSD	Qp/Qs ≥ 1.5∶1 且存在症状	CHF 心内膜炎	修补后每 2~5 年 1 次	只需要在术后 6 个月进行预防；不需要在未修补的缺损中预防
	Qp/Qs ≥ 2.0∶1 的无症状患者	艾森门格综合征		
主动脉缩窄	上肢高血压，梯度差 ≥ 20mmHg	卒中 主动脉瘤 主动脉瓣疾病 心内膜炎和动脉内膜炎	每 2~5 年 1 次主动脉 MRI 或 CT	没有
PDA	可闻及杂音	罕见 艾森门格综合征	定期随访	只需要在术后 6 个月进行预防；不需要在未手术的患者中预防
		罕见动脉内膜炎		

ASD. 房间隔缺损；CHF. 充血性心力衰竭；CT. 计算机断层扫描；MRI. 磁共振成像；PDA. 动脉导管未闭；Qp/Qs. 肺血流量与体循环血流量比值；RV. 右心室；VSD. 室间隔缺损

erosion）是房间隔缺损修补术潜在的灾难性并发症，可表现为胸部不适、晕厥或血流动力学的衰竭。截至目前的文献共报道了 100 例术后侵蚀[12]。心脏侵蚀准确的发生率仍未知，但估计为 0.1%~0.3%[12]。虽然器械选用过大及主动脉后缘组织不足（insufficient retroaortic rim）被认为与术后出现心脏侵蚀有关，但其原因仍有争议。

（七）预后及随访

25 岁前进行房间隔缺损封堵的患者预后很好，与健康对照组相比，行手术后院内存活的患者有着同健康对照组同样的预期寿命。与健康对照组相比，25 岁以上进行房间隔缺损封堵术的患者死亡率更高，其 30 年生存率为 74%，而正常对照组为 85%[7]。在这组患者中，与房性心律失常有关的卒中是死亡的重要原因。

即使在手术或介入封堵后，房性心律失常仍是一个重要的问题。术后房性心律失常在患者接受房间隔缺损修补术后晚年期间更加常见。40 岁或 40 岁以上接受外科手术的患者术后出现房性心律失常的风险最高[13]。在手术或介入封堵术后的 6 个月内需要预防心内膜炎，可以在缺损处没有残存分流时停药。在年纪较小时就进行修复的患者发生并发症的风险低，需要随访的时间也短。而对于修补时间较晚，以及那些伴有房性心律失常，心室功能不全或残余缺损的患者都需要定期进行随访。

二、室间隔缺损

（一）概述

室间隔缺损是除主动脉瓣二瓣畸形以外最常见的先天性心脏病，其占所有先天性心脏病的 15%~20%。对室间隔解剖的基本了解有助于理解室间隔缺损的命名。室间隔的两个主要组成部分是室间隔膜部和室间隔肌部。室间隔膜部是一种纤维结构，位于主动脉瓣正下方的心脏底

部。根据右心室的结构可以将室间隔膜部分为三个部分，即流入道、心尖小梁和流出道。由于存在多种命名系统，描述室间隔缺损的术语通常是让人困惑的。胸外科学会提出了一个基于缺损解剖位置和边缘的分类系统[14]。但许多中心还没有采用这种系统，因此了解缺损发生在哪里是很重要的。室间隔 1 型缺损也被称为嵴上型、动脉下型、肺动脉下型、冠状型或双重缺损，占到西方国家所有室间隔缺损的 5%。嵴上型室间隔缺损位于肺动脉瓣正下方，缺损的上缘由主动脉瓣和肺动脉瓣的连续性纤维结构所构成，故可能会出现主动脉瓣叶脱垂到缺损中，导致主动脉瓣关闭不全。嵴上型缺陷在东亚血统的患者中最常见，占该群体中室间隔缺损的 30%。2 型缺损位于室间隔膜部，其缺损通常延伸至室间隔肌部。这些缺陷通常被称为膜周型室间隔缺损，占所有室间隔缺损的 70%（图 31-4）。膜周型缺损也可能与进行性主动脉瓣关闭不全有关。3 型室间隔缺损或流入道型室间隔缺损发生在房室瓣进入心室的后部，占所有室间隔缺损的 5%～8%。流入道型缺损可孤立存在，或作为完全房室隔缺损（atrioventricular septal defect，AVSD）的一部分。完全性 AVSD 包括流入道型室间隔缺损、原发孔房间隔缺损和房室瓣异常。孤立存在的流入道 VSD 和 AVSD 都可出现在 21 三体（唐氏综合征）的患者中。4 型缺损位于室间隔肌部的小梁部分，占所有室间隔缺损的 5%～20%。室间隔肌部缺损的部位完全被周围心肌所包围，并根据其在小梁间隔中所处的位置（如肌中部、顶端、后部或前部）进行描述。室间隔缺损通常作为孤立的缺损出现，但在复杂性先天性心脏病（如法洛四联症、大动脉转位、右心室双出口和三尖瓣闭锁）中是非常常见的组成部分。其他通常与 VSD 相关的病变包括主动脉缩窄或肺动脉瓣狭窄。

（二）症状

成年人单纯性的 VSD 可分为三大类。第一类是存在显著缺损，且在婴儿期或儿童期进行了

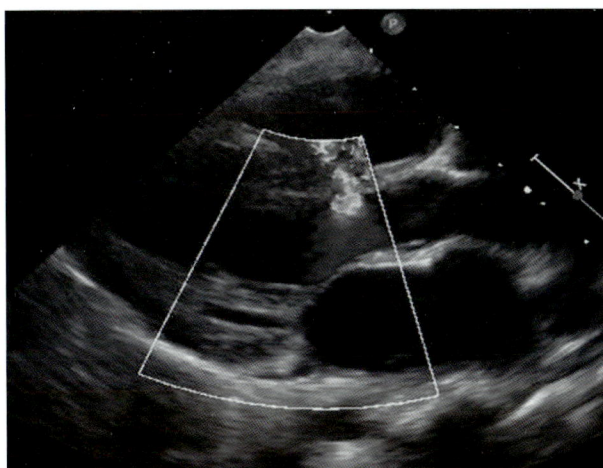

▲ 图 31-4　超声心动图的胸骨旁长轴切面的多普勒彩色血流图显示小到中度膜周室间隔缺损；血流的方向是从左心室到右心室（此图的彩色版本见书末）

修复的患者。第二类是不影响血流动力学的小面积缺损，通常不需要干预。其中一些患者可能存在暂未引起症状的临界病变，随着年龄的增大，这些病变可能会导致一定程度的心室容量超负荷，可能需要在成年后进行封闭。最后，第三类 VSD 指的是巨大的、未修复的缺损，并且已经累及到肺血管，产生了右至左分流（艾森门格综合征）。小的室间隔缺陷的患者通常是无症状的，但可能有明显的心脏杂音病史。小的 VSD 的典型杂音为左胸骨旁的高调的、收缩期反流性杂音。微小的缺陷即可产生相当明显的杂音。心肌收缩时，非常小的室间隔肌部缺损可能会关闭，导致其杂音只出现在收缩早期。体格检查也应关注由主动脉瓣关闭不全而产生的舒张期杂音，特别是对嵴上型 VSD 的患者。感染性心内膜炎可能是 VSD 的罕见表现。

大的、未修复的 VSD 和进展到艾森门格综合征的患者通常会有很严重的症状，如发绀和运动耐力下降。也可能会出现晕厥、心悸或血液黏稠度增高的症状，包括短暂性脑缺血发作、卒中或由脑脓肿引起的神经系统症状。需重点关注咯血这一症状，其可能是由于肺出血所致。此时应进行患者的氧饱和度评估。杵状指（趾）也常会出现。在心脏查体中，右心室搏动可表现为心悸

和 S₂ 亢进。虽然患者可能没有典型杂音，但也许可以听到三尖瓣反流的杂音。左胸骨边缘也可听到肺动脉瓣关闭不全的高亢的舒张期杂音（Graham-Steell 杂音）[15]。

（三）辅助检查

微小的、对血流动力学影响不明显的 VSD 患者，其心电图通常正常。既往修复过的膜周 VSD 患者的心电图常显示右束支传导阻滞，这是因为膜片的下缘通常被固定在右束支区域。VSD 合并肺血管疾病的患者的心电图可存在右心房增大、右轴偏移和右心室增大的征象。流入道 VSD 和房室性室间隔缺损的患者可能存在 QRS 电轴向上。

小面积 VSD 患者的胸部 X 线片通常是正常的。在有较大 VSD 和肺血管疾病的患者，心脏大小也可能是正常的，但存在近端肺动脉扩张和周围肺纹理的减低。

超声心动图在确定 VSD 的解剖位置和局部生理方面是重要的。对于有室间隔手术修复史的患者，应仔细检查室间隔，以评估室间隔的残余缺损。应用超声心动评估双心室大小和功能。三尖瓣的动脉瘤组织也许会部分或完全阻塞膜周型 VSD。由于外科室间隔修补手术要对三尖瓣进行操作，因此应对三尖瓣反流量进行定量评估。对于有肺动脉高压风险的 VSD 修补患者，应利用收缩期时三尖瓣反流速度的峰值速度来估计右心室压力。所有患者都应该进行主动脉瓣关闭不全的评估，特别是那些存在嵴上型或膜周型缺损的患者。对于未修复的缺损和存在艾森门格综合征的患者，应进行双心室功能评估。最近的一项研究表明，三尖瓣瓣环平面收缩偏移（tricuspid annular plane systolic excursion，TAPSE）的降低是患有艾森门格综合征的成年人预后不良的独立预测因子[16]。当经胸壁成像效果欠佳时，经食管超声心动图可能有助于确定 VSD。

心导管介入术很少用于成人 VSD。对于缺损面积处于行封堵术的临界范围的患者，可进行导管术以测量 Qp：Qs 和右心室压。存在明显肺动脉高压的，正在考虑行肺血管扩张治疗的患者，也可以考虑行心导管术。艾森门格综合征的患者行心导管术可能会有一定风险，需要在有经验的中心进行手术。

（四）鉴别诊断

VSD 的鉴别诊断通常包括那些出现反流性收缩期杂音的病变，包括三尖瓣反流和肺动脉瓣反流。然而，VSD 的杂音通常是一种特征性的高亢杂音。对于有发绀症状的成年患者和艾森门格综合征的患者，重要的是排除右心室流出道梗阻的存在。法洛四联症或相关病变的患者可能有一个受保护的肺血管床，使其有机会后续再行相应修补术。这样的患者可表现为喷射性杂音，而不是反流性杂音。

（五）并发症

大多数修复过的 VSD 的患者的临床表现均良好。但存在明显 VSD 的晚期患者可发展为进行性肺血管疾病，则需要密切的随访[17]。此外，膜周型 VSD 患者应注意肺动脉瓣下梗阻（双腔右心室）的发生，其临床症状可能会在成年时出现[18]。虽然 VSD 患者在行手术时可能会发生传导阻滞，且有 1.1% 的患者需要使用起搏器，但在修补后的患者中，很少出现迟发性心电传导阻滞[19]。感染性心内膜炎（infective endocarditis，IE）是未修复的 VSD 的重要并发症，其发病率为 1.9/1000 人年[20]。IE 在未修复的 VSD 合并主动脉瓣功能不全的患者中更为常见（发生率为 3.5/1000 人年），而在已行缺损修复的患者中较少见（发生率为 0.75/1000 人年）。一项对已行 VSD 修补术且术后并发心内膜炎的患者研究表明，上述患者有 22% 存在残余缺损。对于那些存在不明原因发热以及其他疾病不能解释的器质性病变的患者应怀疑心内膜炎。进行性主动脉瓣关闭不全可发生在膜周型或嵴上型 VSD 的患者。最后，一些涉及操作三尖瓣的修补手术可能在晚期会导致三尖瓣功能不全。

（六）治疗

成年的 VSD 很少需要行修补术。如果 Qp：Qs > 2：1，且存在左心室容量超负荷表现，则应进行手术关闭[8]。严重的不可逆肺动脉高压患者不应进行封堵。最近的指南建议，如果患者有过一次感染性心内膜炎发作，则应行 VSD 修补术。这是美国心脏病学会/美国心脏协会指南中的Ⅰ级推荐，也是欧洲心脏病学会指南中的Ⅱa级推荐[8, 21]。外科手术修补是大多数 VSD 的治疗首选。对于肌部缺损或外科医生不易触及的缺损，可以进行器械修补。也有报道称器械封堵可用于膜部室性缺损，但与手术关闭相比，心脏传导阻滞和瓣膜功能不全的风险较高[22, 23]。对于右心室双腔心的患者，当其的多普勒峰值梯度为60mmHg，平均梯度为40mmHg 时，即使没有症状，也应进行手术干预[8]。对于有症状的，心室中峰值梯度 > 50mmHg 或平均梯度 > 30mmHg 的患者应进行修复。需要注意的是，与多普勒信号结合可能比较困难，此时将结果与三尖瓣反流速度峰值相结合可能更有帮助。

对于未修复的大面积 VSD 和艾森门格综合征的患者，使用最低限度的介入治疗是一直以来的诊疗推荐。最近的研究表明，肺血管扩张药对由于多种先天性疾病所致的艾森门格综合征患者的运动能力提升有益处。BREATHE-5 试验证实了与安慰剂相比，艾森门格综合征患者使用肺血管扩张药后 6min 步行试验性能的改善[24]。最近的一项回顾性试验表明，接受肺血管扩张药的患者存在生存受益[25]。这项研究共纳入 229 例患者，其中 68 例接受了肺血管扩张药（部分接受了波生坦，部分接受了西地那非）。使用肺血管扩张药组中有 3% 的患者死亡，而没有使用肺血管扩张药一组则有 31% 患者死亡。艾森门格尔综合征患者应该只在那些具备丰富的复杂先天性心脏病管理经验的中心进行手术，因为这些患者在麻醉中出现并发症的风险显著增加。应仔细监测

患者的血液学指标，监测和治疗缺铁性贫血。避免预防性或常规的静脉切开治疗术，在有症状的高血黏度的患者或在手术干预前需优化止血时可考虑行静脉切开治疗。如果患者出现咯血，应避免支气管镜检查。

（七）预后

大多数未修复的 VSD 患者预后良好，但多达 25% 的患者可能会在晚期出现并发症，包括心内膜炎、进行性主动脉瓣反流、左心室功能不全或房性心律失常[26]。在儿童时期进行 VSD 修补术并且肺动脉压正常的患者有着如常人的预期寿命。而存在肺动脉压升高的患者预后则较差。未修补的 VSD 并发艾森门格综合征的成年人死亡风险尤其高。据报道，成年人艾森门格综合征的预期生存率在 40 岁时为 94%，50 岁时为 74%，60 岁时为 52%[27]。30% 的患者会出现心源性猝死，25% 的患者死于充血性心力衰竭，15% 的患者死于咯血。

对于小的、无症状的 VSD 或已经进行了 VSD 修补术的患者，应定期行体格检查（尤其是听诊）、心电图、胸部 X 线片和超声心动图等检查，以监测可能出现的主动脉瓣关闭不全、新发的肺动脉瓣膜下梗阻，以及左、右心室功能恶化和心律失常。患有艾森门格综合征的患者应该至少每年随访一次，且需要在治疗成人先天性心脏病的中心进行观察[8]。对未修复的 VSD 及艾森门格综合征的患者及已经行修补术但仍有残余缺损的患者，应予其预防性心内膜炎治疗[28]。对于既往有感染性心内膜炎病史的 VSD 患者，也应给予预防用药。

三、主动脉缩窄

（一）概述

大约 20% 的主动脉缩窄是在儿童期或成年期被诊断出来。在成年期，主动脉缩窄的特征是位

于左锁骨下动脉远端，动脉韧带处的降主动脉胸部狭窄。狭窄由不连续的，突出主动脉管腔内的像山脊样的组织构成（图 31-5）。少部分患者可能存在锁骨下动脉近端的主动脉发育不良，并可以向远端延伸。主动脉缩窄在男性的发病率为女性的 2 倍。但它是特纳综合征（Turner syndrome）（染色体表型为 XO）最为常见的先天性心脏疾病。50%～85% 的主动脉缩窄的患者并发主动脉瓣二瓣畸形。其他与主动脉缩窄相关的非心脏异常包括脑 Willis 环上的小动脉瘤（发病率约有 10%）和伴或不伴夹层的升主动脉瘤（通常与高血压和主动脉瓣二瓣畸形合并）[29]。

（二）症状与体征

除上肢高血压外，大多数主动脉缩窄的成年人在 20 岁或 30 岁前无症状。当常规体检发现上肢高血压（见于左锁骨下动脉远端有不连续地脊状突起的主动脉缩窄患者）或仅在右上肢出现高血压（主动脉弓横向发育不全的患者）时，就应怀疑主动脉缩窄。如果高血压严重，患者可能会出现头痛、头晕、鼻出血或充血性心力衰竭的症状。如果主动脉缩窄严重且侧支循环较少，患者

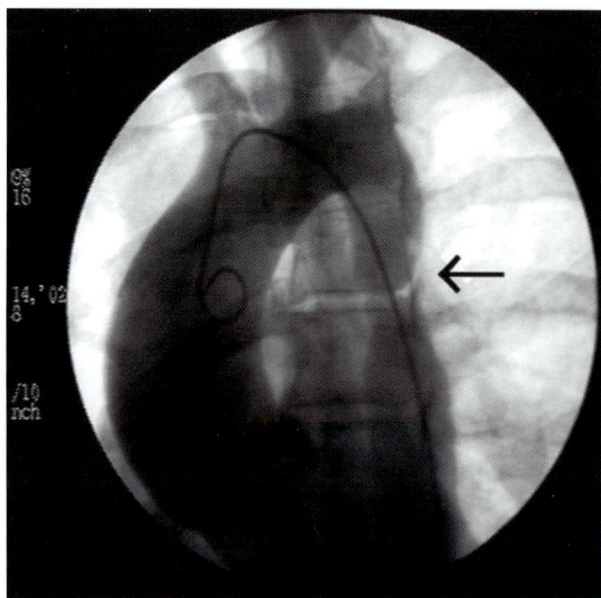

▲ 图 31-5　胸部 X 线后前位投影中显示的主动脉
箭示左锁骨下动脉开口以远处的不连续的山脊样组织

可出现下肢疲劳或跛行。在成人中，不经治疗的主动脉缩窄可能会出现罕见的致死性并发症，如主动脉夹层或破裂、蛛网膜下腔出血、过早出现的由冠状动脉疾病引起的心肌梗死及感染性心内膜炎。体格检查可以发现患者存在右臂或双臂的收缩期高血压，伴脉压增宽。上下肢的舒张压通常相差不大，但下肢的收缩压是减少的。股动脉搏动会出现减弱或消失，肱动脉和股动脉搏动之间有延迟。但是，需要记住的是，主动脉缩窄的患者如果出现侧支血管扩张，那么股动脉搏动可能是相当正常的，而且上臂与下肢之间的收缩压梯度差也不会太大。如果狭窄近端的主动脉明显扩张，则可在胸骨上窝触诊到主动脉搏动，伴收缩性震颤。在心脏查体中，可以出现左心室强烈搏动。如果主动脉瓣狭窄和（或）功能不全，则可听到来自二瓣主动脉瓣的收缩期喷射性杂音和（或）舒张期递减性杂音。从主动脉缩窄处发出的强烈的收缩晚期杂音在左后肩胛间区最为明显，且在左胸骨缘也能听到。如果存在较大的肋间侧支动脉，则可以在整个背部和胸部广泛听到收缩期渐强—渐弱杂音。

（三）辅助检查

主动脉缩窄的心电图可能正常或有左心室肥大和（或）左心房增大的征象。后前位胸部 X 线片可以观察到特征性的"3"字结构，"3"字的上半部分由缩窄前扩张的主动脉或左锁骨下动脉组成，其次是锯齿状的主动脉缩窄区域，它和缩窄区域以下扩张的主动脉共同构成了"3"字的下半部分。肋间动脉血流量增加导致肋骨吸收，形成双侧第 3～8 肋出现特征性的缺损。如果左锁骨下动脉发出在缩窄部位以下，那肋骨缺损只会出现在右侧。因前肋间动脉不在肋沟中走形，所以不会出现前肋的缺损。如果主动脉缩窄位于腹主动脉，则肋缺损会出现在下肋。

使用超声心动图从胸骨上窝切面（此切面并不总在常规超声心动图扫及）观察主动脉缩窄的敏感性可达 87%。在彩色多普勒超声心动图上，

狭窄处的湍流是非常明显的。频谱多普勒超声心动图上显示降主动脉或腹主动脉在舒张期出现持续性血流也符合主动脉缩窄的诊断。通过连续频谱多普勒成像可测量狭窄两端的压力梯度。然而，因为主动脉近段高流速的存在，多普勒成像可能会高估狭窄处的真实压力梯度。此外，当存在较大的侧支血管时，多普勒也会低估缩窄的严重程度。最后，超声心动图可以确定主动脉瓣、左心室质量和功能及升主动脉的情况。

磁共振血管造影或计算机断层扫描是必要的，它们能直观显示整个主动脉情况，确认有无动脉瘤，判断分支血管是否存在异常。在手术干预前应对患者进行主动脉造影术，并测量缩窄两端的血流动力学梯度、评估分支血管情况并识别侧支动脉。对大多数成年人来说，应在手术干预前行冠状动脉造影术，因为主动脉缩窄的患者过早发生冠状动脉疾病是很普遍的。

（四）鉴别诊断

青少年高血压的鉴别诊断包括原发性高血压和其他继发性高血压，但当检测到上、下肢的血压和脉搏差时，就应怀疑主动脉缩窄。在少数病例中，主动脉缩窄可能与屈曲与褶皱的降主动脉胸段相混淆，而后者没有真正的缩窄或梯度。主动脉造影术与缩窄两端的压力测量可明确这些患者的诊断。

（五）并发症

未经治疗的主动脉缩窄有着非常高的死亡率：50 岁的死亡率为 75%，60 岁的死亡率为 90%[30]。30 岁以前，主动脉缩窄的主要死因包括主动脉破裂、主动脉瓣感染性心内膜炎或缩窄部位的动脉内膜炎，或脑动脉瘤破裂引起的脑出血。而在 30 岁以上患者，最常见并发症是充血性心力衰竭，并且在 40 岁以上患者中，会有 2/3 出现心力衰竭的症状[31]。对于未治疗的主动脉缩窄的老年人来说，其高血压可继发其他靶器官受累。在缩窄部位和未缩窄的升主动脉近端出现

主动脉夹层是常见的，其可发生在女性怀孕的过程中。无论是否进行过主动脉缩窄的治疗，大约 10% 的患者在以后的生活中仍需要进行主动脉瓣置换术。主动脉狭窄的患者可能会过早出现冠状动脉疾病。那些受影响的年轻男性患者可能在 20 岁或 30 岁时即可出现心肌梗死。而主动脉缩窄的患者，其出血性卒中的风险即使在治疗后仍会存在。

（六）治疗

所有有上肢高血压的主动脉缩窄患者，若上肢至下肢的血压梯度或直接在缩窄处测到的梯度不低于 20mmHg 时都应进行主动脉修补。在大多数成年人中，治疗缩窄的首选方法是使用球囊扩张、支架植入或手术修复[32, 33]。由于成年人比儿童在缩窄的主动脉处纤维化程度更重且延展性更弱，故单独使用球囊血管成形术的效果远不如儿童。手术修复的死亡率较低（不足 1%），很少会出现由于脊髓缺血所造成的截瘫（0.4%），而后者在侧支血管发育不良患者更常见些[34]。

经皮球囊扩张治疗先天性主动脉缩窄是成人主动脉缩窄的初始介入治疗策略。在一项对 27 名成年人的研究中，23 名患者的即刻球囊扩张术成功[35]。但是球囊血管成形术后发生再狭窄的情况是很常见的，一项研究显示，有 23% 的患者出现了术后的再狭窄[36]。也有文献报道了迟发性动脉瘤形成。使用血管内支架植入治疗血管狭窄具有良好的即刻和中期效果，术后再狭窄情况少，且即刻并发症少[37, 38]。介入治疗主动脉缩窄的并发症包括支架移位、主动脉撕裂、股动脉假性动脉瘤和卒中[37-40]。覆盖支架可以降低潜在的主动脉瘤或主动脉夹层的风险。尽管支架治疗主动脉缩窄仍在研究中，而且其在美国还没有批准用于常规应用，但早期的临床研究仍看好支架在治疗缩窄中的作用[41]。

虽然外科手术是治疗成人主动脉缩窄的经典有效的方法，但在大多数中心，使用血管内支架植入已成为治疗成人主动脉缩窄的首

选方法（图 31-6）。治疗成人主动脉缩窄的外科手术包括如下几种类型：延伸断端吻合术（extended end-to-end anastomosis）、锁骨下动脉垂片成形术（subclavian flap）、Darcon 补片成形术，单独使用自体血管移植及经皮球囊血管成形术（interposition graft percutaneous balloon angioplasty）在大多数成人中并不能获得良好的长期疗效。成人在使用补片材料或支架植入后 6 个月内需要预防心内膜炎 [28]。

（七）预后及随访

主动脉缩窄修复后的晚期生存率受修复时的年龄及是否合并其他疾病影响，这些疾病包括：主动脉瓣疾病、早发冠状动脉疾病、升主动脉或修复部位出现动脉瘤、再狭窄和脑动脉瘤。那些在童年期行修复手术的患者，25 年存活率高达 83%，而那些在 20—40 岁进行手术的患者，25 年生存率为 75%，而 40 岁以上才进行手术的患者，15 年生存率只有 50% [22]。行主动脉缩窄修复手术的患者的远期死亡与以下因素有关：冠脉疾病、不明原因猝死、心力衰竭、升主动脉或手术部位主动脉瘤破裂、卒中、手术时出现的相关心血管损伤及感染性心内膜炎 [42-44]。

尽管许多患者在术后高血压的严重程度有所减轻，但对血压的反应取决于手术时的年龄。在儿童时期行缩窄修复的患者中，术后 5 年血压正常率为 90%，20 年后为 50%，25 年后为 25%。在 40 岁以后才进行修复的患者中，50% 的患者有持续性高血压，其余大多数患者会出现运动时的高血压，但这些患者对于抗高血压药物的需求是减少的 [42, 45]。成人外科手术修复后出现再狭窄的情况很少见，大多数研究报道的再狭窄出现率平均为 3%~5% [46]。一项研究对 891 名接受 Darcon 补片成形术患者随访调查了 24 年，其结果显示有 48 例（2.5%）的患者在手术部位出现了动脉瘤 [47]。其中，30 名患者再次接受了手术，有 4 例死亡。18 例未行动脉瘤修补术的患者均死于动脉瘤破裂。由于远期动脉瘤出现风险较高，Darcon 补片血管成形术目前很少用于主动脉缩窄的外科手术中。但也有报道指出支架植入也会导致主动脉瘤的形成 [37, 38]。

所有主动脉缩窄的成人应每年监测有无并发症或术后后遗症，同时检查有无其他心血管并发症的发生，包括主动脉瓣狭窄或关闭不全、脑动脉瘤破裂和升主动脉动脉瘤，并积极治疗高血压，改善其他冠状动脉粥样硬化的危险因素。由

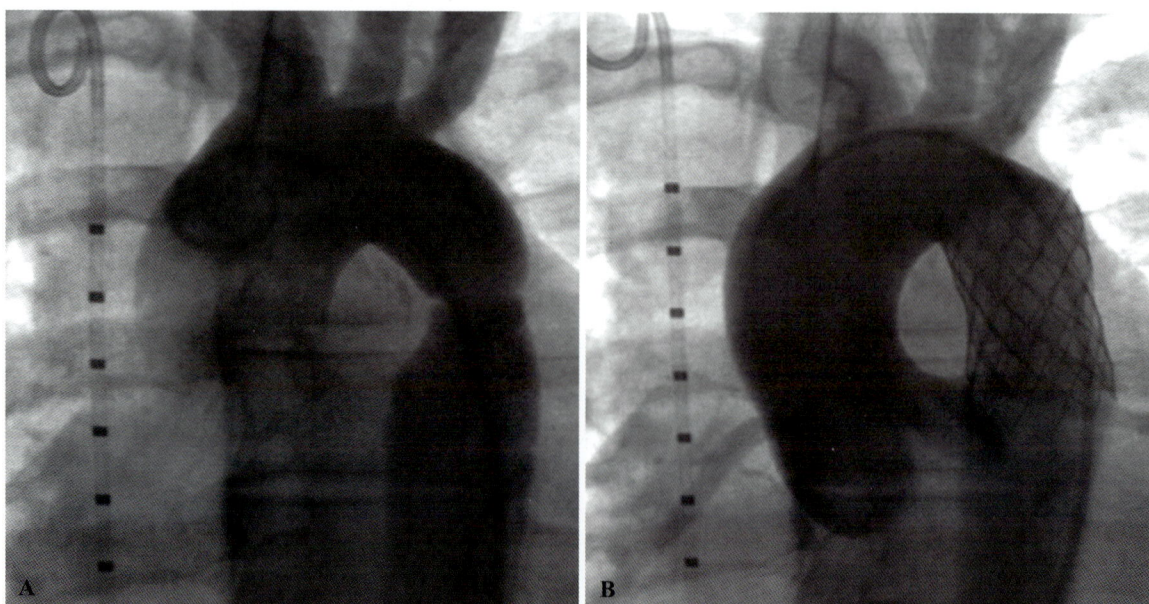

▲ 图 31-6 主动脉缩窄患者在经皮血管成形术和支架植入术之前（A）和之后（B）的血管造影

于存在主动脉夹层和破裂的风险，有怀孕意愿的主动脉缩窄的妇女应在怀孕前进行修补术。需要定期行超声心动图检查以评估主动脉瓣疾病的发生及进展。美国心脏病学会/美国心脏协会指南建议在初始治疗前使用磁共振血管造影术或计算机断层扫描，并每5年对整个胸主动脉进行一次上述检查。所有存在外科手术或支架植入处动脉瘤形成的患者都应密切随访，以考虑是否需要再次进行外科手术修复或放置覆膜支架。

四、动脉导管未闭

（一）概述

动脉导管是宫内胎儿的一种结构，它允许胎儿右心室泵出的血液绕过肺，沿降主动脉向下到达胎盘。在解剖学上，这条导管连接着肺动脉干和降主动脉。出生时，随着动脉氧含量的增加，动脉导管在肺动脉端开始收缩，大多数婴儿在出生后72h内关闭。动脉导管在下列情况下未闭的可能性更大：双胎妊娠、早产和出生低体重婴儿、出生在高海拔地区的婴儿、如唐氏综合征等染色体异常的婴儿，以及产妇有风疹病毒暴露史的婴儿等其他情况。如果在6个月大时动脉导管没有自发闭合，导管很可能将一直保持畅通，除非通过手术或介入干预。

（二）症状及体征

许多成年人由于其他疾病行超声心动图或CT胸部检查中可能会意外发现一个微小的动脉导管未闭（PDA）（图31-7）。这些PDA被称为"沉默型"PDA，不需要随访或治疗。个别人可能会存在轻柔的连续性杂音。解剖学上小的PDA（1.5mm及以下）通常是无症状的，这些患者唯一的长期风险是感染性心内膜炎。如果导管中等大小，并且在童年及以后没有关闭，那么这些人可能会出现左心室容量负荷过重的症状，包括呼

吸困难、运动耐力下降、疲劳、心悸和左心衰竭。如果一个成年人从小就存在一个面积较大的PDA，那么他们将不可避免地发展为不可逆的肺动脉高压，并出现右心衰竭的症状，且最终会发展为艾森门格综合征。

小面积PDA的患者颈静脉压正常，第一和第二心音通常是正常的。在左侧第二肋间隙可听到连续的杂音，在 S_1 之后开始渐强，在 S_2 之后或不久达到峰值，并在舒张期间逐渐减弱。杂音通常被描述为机械性杂音。存在中到大分流和肺血管阻力低的患者会出现周围血管搏动征，脉压增宽。左心室也会出现高动力性搏动。当左向右分流较大时，可以听到主动脉血流的杂音和二尖瓣血流增加产生的舒张期隆隆样杂音。如果出现肺动脉高压，且肺循环压力与体循环压力相等，连续性杂音也许会缩小，并且可能只能在收缩期听到，甚至消失。当肺阻力增大，大于全身血管阻力时，分流方向会转为由右向左。在这种情况下，患者可能会出现下肢发绀和杵状指（趾），但不会出现头部和上肢发绀（称为差异性发绀）。

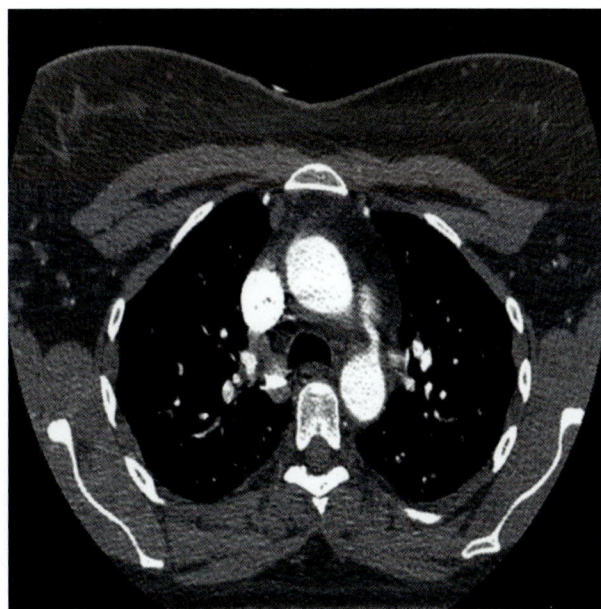

▲ 图 31-7　一个在肺部增强 CT 检查中偶然发现动脉导管未闭的成年患者

动脉导管连接降主动脉与左肺动脉底部

（三）辅助检查

面积较小的 PDA 患者的心电图通常是正常的。而对于中度大小的 PDA 患者，其心电图表现为左心室容量超负荷和左心房扩大。如果患者 PDA 面积较大或出现肺动脉高压、艾森门格综合征患者会出现典型的右心室肥大心电图表现。如果 PDA 面积小，胸部 X 线片通常没有明显变化。中度大小的 PDA 有心影增大，肺纹理增多，左心房增大。如果患者存在艾森门格综合征，其心脏大小反而是正常或轻度增大的，此时也会同时出现肺动脉干突出，周围纹理减少。在老年人的胸部 X 线片上有时也可以观察到未闭的动脉导管钙化影。经胸超声心动图对于微小面积的动脉导管未闭的检测的敏感度和特异度都很高。虽然导管本身并不总是清晰可见的，但在靠近左肺动脉分支起始处的肺动脉干通常可见高速、连续的血流图像（图 31-8）。肺动脉收缩压可以在超声心动图中通过伯努利方程计算出，为：血压计测得的患者收缩压 $-4\times$ 动脉导管峰值血流速度 ^{2}，或估测右心房压力 $+4\times$ 三尖瓣反流峰值速度 ^{2}。在非常罕见的情况下，患有 PDA 的患者可能会发展成为导管动脉瘤，这可以通过胸部 X 线片或磁共振成像或计算机断层扫描发现。

（四）鉴别诊断

动脉导管未闭主要需要与其他连续性心脏杂音的疾病相鉴别，包括冠状动脉至肺动脉瘘、主动脉窦破裂（sinus of Valsalva）、支气管动脉—肺动脉侧支血管血流及静脉哼鸣音（venous hums）。上述疾病通常可以较容易地通过经胸超声心动图鉴别诊断。

（五）并发症

在存在连续性杂音和有超声心动图证据提示小型动脉导管未闭的患者中，感染性动脉内膜炎并不常见，在瑞典有 270 例上述特征的患者随访超过 33 年期间，只有 2 例发生感染性动脉内膜

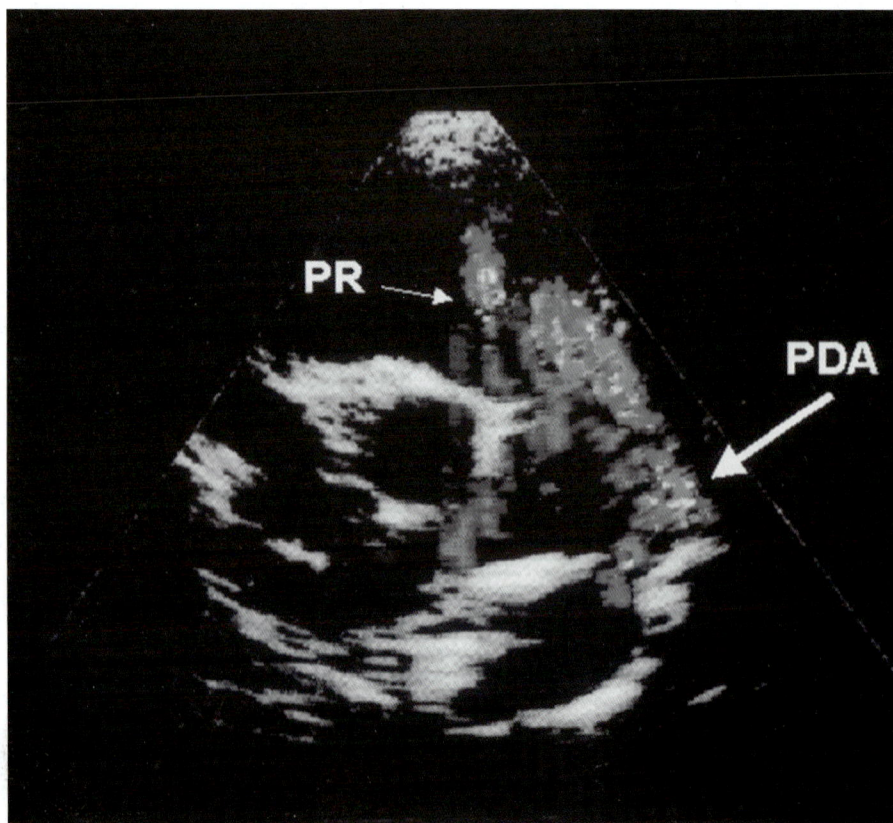

◀ 图 31-8　超声心动图在胸骨旁短轴切面发现的小面积动脉导管未闭

彩色多普勒超声心动图可以在舒张期看到两股血流；第一个是在肺动脉瓣水平处的肺动脉分流（PR）；第二股高速的湍流是在肺动脉干分叉处流入肺动脉干的血流，即从降主动脉胸段经 PDA 从左向右流入肺动脉

炎[48]。在中度到大面积的 PDA 患者中，其主要并发症是发展为进行性肺血管阻塞性疾病伴右心衰竭，以及与艾森门格综合征相关的发绀等。在极少数情况下，大面积的导管动脉可形成动脉瘤，并出现破裂，导致患者出现咯血或死亡。

（六）治疗

无杂音的 PDA 并不需要特殊的治疗。所有存在连续性杂音、超声心动图提示动脉导管未闭的证据（不论大小），在除外存在不可逆的肺动脉高压后，都应考虑对其进行动脉导管关闭。如果患者既往存在感染性动脉炎的病史，也应考虑行动脉导管闭合手术。手术闭合动脉导管是非常有效的，但其在成年人中的死亡率为 1.0%～3.5%[49]。主要手术并发症包括出血和喉返神经损伤。使用各种设备（如 Gianturco 线圈和 Grifka-Gianturco 血管封堵器，产自 Cook, Inc., Bloomington, Indiana；AMPLATZER 导管、封堵器和 AMPLATER 血管封堵器，产自 AGA, Medical, Golden Valley, Minnesota）经皮导管封堵术已被证明对患者的即刻效果和远期预后都非常好，并且对于直径 < 8mm 的动脉导管患者来说是非常安全的[50-52]。目前经皮动脉导管闭合术被认为是所有动脉导管直径 < 8mm 的首选手术方式。器械关闭的主要风险是器械栓塞。

（七）预后及随访

小面积的动脉导管未闭的患者和那些在出现肺动脉高压之前就已经行手术关闭的患者有着正常的预期寿命。在 117 例动脉导管未闭患者中，有 39% 的未关闭的患者在随访期间去世，其平均随访时间为 36 年[53]。只有 34% 的非手术患者在随访结束时没有表现出症状。没有闭合的小面积

PDA 的患者应定期行心脏听诊，可能的话还应做超声心动图检查。对于行器械闭合的患者，应在术后随访 1 年，以确保动脉导管的闭合状态，以免发生可能出现的动脉导管再通的情况。目前的指南不推荐对单纯的动脉导管未闭患者进行抗生素预防。预防应在手术或器械关闭后 6 个月内使用。

> **实践要点**
> - 对于没有持续性肺动脉高压的继发隔型房间隔缺损和右心增大的患者推荐行房间隔缺损封堵术。对于右心室扩大的患者，需要进行彻底的检查，以发现如房间隔缺损或肺静脉异常等解剖层面的病变。
> - 艾森门格综合征是非心脏手术的高危患者，应转诊至有经验的中心治疗。除存在症状性高黏滞血症外，应避免行静脉放血治疗。
> - 主动脉缩窄的患者应该终身随访，以查明包括高血压、再缩窄、修复部位局部并发症、升主动脉瘤或早发冠状动脉疾病等主动脉缩窄常见并发症。
> - 在有经验的中心进行经皮动脉导管闭合术是大多数动脉导管未闭的成年人首选的闭合方式。
> - 对于左向右分流的房间隔缺损或室间隔缺损的患者，当其修补后的补片边缘仍有残留缺损时应进行感染性心内膜炎的预防性用药。而闭合完全的患者则不需要预防性用药。对经皮或手术关闭房间隔缺损和室间隔缺损的患者，在其术后 6 个月内也应需要预防。

参考文献

[1] Hagen PT, Scholz DG, Edwards WD. Incidence and size of patent foramen ovale during the first 10 decades of life: an autopsy study of 965 normal hearts. Mayo Clin Proc. 1984;59:17–20.

[2] Torti SR, Billinger M, Schwerzmann M, et al. Risk of decompression illness among 230 divers in relation to the presence and size of patent foramen ovale. Eur Heart J. 2004;25(12):1014–20.

[3] Hundley WG, Li HF, Lange RA, et al. Assessment of left-to-right intracardiac shunting by velocity-encoded, phase–difference magnetic resonance imaging. A comparison with oximetric and indicator dilution techniques. Circulation. 1995;91:2955–60.

[4] Perloff JK. Ostium secundum atrial septal defect: survival 87–94 years. Am J Cardiol. 1984;53:388–9.

[5] Kostantinides S, Geibel A, Olschewski M, et al. A comparison of surgical and medical therapy for atrial septal defect in adults. N Engl J Med. 1995;333:469–73.

[6] Craig RJ, Selzer A. Natural history and prognosis of atrial septal defect. Circulation. 1968;37:805–15.

[7] Murphy JG, Gersh BJ, McGoon D, et al. Long-term outcome after surgical repair of isolated atrial septal defect: follow-up at 27 to 32 years. N Engl J Med. 1990;323:1645–50.

[8] Warnes CA, Williams RG, Bashore TM. ACC/AHA 2008 guidelines for the management of adults with congenital heart disease: a report of the American College of Cardiology/American Heart Association Task Force on practice guidelines (writing committee to develop guidelines on the management of adults with congenital heart disease). Circulation. 2008;118:e714–833.

[9] Du ZD, Hijazi ZM, Kleinman CS, et al. Comparison between transcatheter and surgical closure of secundum atrial septal defect in children and adults: results of a multicenter non-randomized trial. J Am Coll Cardiol. 2002;39:1836–44.

[10] Walters DL, Boga T, Burstow D, et al. Percutaneous ASD closure in a large Australian series: short and long term outcomes. Heart Lung Circ. 2012;21:572–5.

[11] Knepp MD, Rocchini AP, Lloyd TR, et al. Long-term follow up of secundum atrial septal defect closure with the Amplatzer septal occlude. Congenit Heart Dis. 2010;5(1):32–7.

[12] Crawford GB, Brindis RG, Krucoff MW, et al. Percutaneous atrial septal occluder devices and cardiac erosion: a review of the literature. Catheter Cardiovasc Interv. 2012;80:157–67.

[13] Gatzoulis MA, Freeman MA, Siu SC, et al. Atrial arrhythmia after surgical closure of atrial septal defects in adults. N Engl J Med. 1999;340:839–46.

[14] Jacobs JP, Burke RP, Quintessenza JA, et al. Congenital Heart Surgery Nomenclature and Database Project: ventricular septal defect. Ann Thorac Surg. 2000;69:S25–35.

[15] Cohn KE, Hultgren HN. The Graham-Steell murmur re-evaluated. N Engl J Med. 1966;274(9):486–9.

[16] Van De Bruaene A, De Meester P, Voigt J, et al. Right ventricular function in patients with Eisenmenger syndrome. Am J Cardiol. 2012;109:1206–11.

[17] Moller JH, Patton C, Varco RL, et al. Late results (30 to 35 years) after operative closure of isolated ventricular septal defect from 1954 to 1960. Am J Cardiol. 1991;68:1491–7.

[18] McElhinney DB, Chatterjee KM, Redd VM. Double-chambered right ventricle presenting in adulthood. Ann Thorac Surg. 2000;70:124–7.

[19] Tucker EM, Pyles LA, Bass JL, et al. Permanent pacemaker for atrioventricular conduction block after operative repair of perimembranous ventricular sepal defect. J Am Coll Cardiol. 2007;50(12):1196–200.

[20] Gersony WM, Hayes CJ, Driscoll DJ, et al. Bacterial endocarditis in patients with aortic stenosis, pulmonary stenosis or ventricular septal defect. Circulation. 1993;87:I-121–6.

[21] Baumgartner H, Bonhoeffer P, De Groot NM, et al. ESC guidelines for the management of grown up congenital heart disease (new version 2010). Eur Heart J. 2010;31(23): 2915–57.

[22] Holzer R, de Giovanni J, Walsh JP, et al. Transcatheter closure of perimembranous ventricular septal defects using the Amplatzer membranous VSD occlude: immediate and midterm results of an international registry. Catheter Cardiovasc Interv. 2006;68(4):620–8.

[23] Carminati M, Butera G, Chessa M, et al. Transcatheter closure of congenital ventricular septal defects: results of the European Registry. Eur Heart J. 2007;28:2351–8.

[24] Galiè N, Beghetti M, Gatzoulis MA, et al. Bosentan therapy in patients with Eisenmenger syndrome: a multicenter, double-blind, randomized, placebo-controlled study. Circulation. 2006;114(1):48–54.

[25] Dimopoulos K, Inuzuka R, Goletto S, et al. Improved survival among patients with Eisenmenger syndrome receiving advanced therapy for pulmonary hypertension. Circulation. 2010;121(1):20–5.

[26] Neumayer U, Stone S, Somerville J. Small ventricular septal defects in adults. Eur Heart J. 1998;19:1573–82.

[27] Daliento L, Somerville J, Prebitero P, et al. Eisenmenger syndrome: factors relating to deterioration and death. Eur Heart J. 1998;19:1845–55.

[28] Wilson W, Taubert KA, Gewitz M. Prevention of infective endocarditis. Guidelines from the American Heart Association. A guideline from the American Heart Association Rheumatic Fever, Endocarditis, and Kawasaki Disease Committee, Council on Cardiovascular Disease in the Young, and the Council on Clinical Cardiology, Council on Cardiovascular Surgery and Anesthesia, and the Quality of Care and Outcomes Research Interdisciplinary Working Group. Circulation. 2007;116(15):1736–54.

[29] Connolly HM, Husten J, Brown RD, et al. Intracranial aneurysm in patients with coarctation of the aorta: a prospective magnetic resonance angiography study of 100 patients. Mayo Clin Proc. 2003;78(12):1491–9.

[30] Campbell M. Natural history of coarctation of the aorta. Br Heart J. 1970;32:633–40.

[31] Liberthson RR, Pennington DG, Jacobs ML, et al. Coarctation of the aorta: review of 234 patients and clarification of management problems. Am J Cardiol. 1979;43:835–40.

[32] Padua LM, Garcia LC, Rubira CJ, de Oliverira Carvalho PE. Stent placement versus surgery for coarctation of the thoracic aorta. Cochrane Database Syst Rev. 2012;(5):CD008204.

[33] Kische S, Schneider H, Akin I, Ortak J, Rehders TC, Chatterjee T, Nienaber CA, Ince H. Technique of interventional repair in adult aortic coarctation. J Vasc Surg. 2010;51:1550–9.

[34] Behl PR, Sante P, Blesovsky A. Isolated coarctation of the aorta: surgical treatment and late results: eighteen years' experience. J Cardiovasc Surg. 1988;29:509–17.

[35] de Giovanni JV, Lip YH, Osman K, et al. Percutaneous balloon dilatation of aortic coarctation in adults. Am J Cardiol. 1996;77:435–9.

[36] Fletcher SE, Nihill MR, Grifka RG, et al. Balloon angioplasty of native coarctation of the aorta: midterm follow-up and prognostic factors. J Am Coll Cardiol. 1995;25:730–4.

[37] Forbes TJ, Moore P, Pedra CA, Zhan EM, Nykanen D, Amin Z, Garekar S, Teitel D, Qureshi SA, Cheatham JP, Ebeid MR, Hijazi ZM, Sandu S, Hagler DJ, Sievert H, Fagan TE, Ringwald J, Du W, Tang L, Wax DF, Rhodes J, Johnston TA, Jones TK, Turner DR, Pass R, Torres A, Hellenbrand WE. Intermediate follow-up following intravascular stenting for treatment of coarctation of the aorta. Catheter Cardiovasc Interv. 2007;70:569–77.

[38] Thanopoulos BD, Giannakoulas G, Giannopoulos A, Galdo F, Tsaoussis GS. Initial and six-year results of stent implantantion for aortic coarctation inchildren. Am J Cardiol. 2012;109:1499–503.

[39] Suarez de Lezo J, Pan M, Romero M, et al. Immediate and follow- up findings after stent treatment for severe coarctation of the aorta. Am J Cardiol. 1999;83:400–6.

[40] Harrison D, McLaughlin P, Lazzam C, et al. Endovascular stents in the management of coarctation of the aorta in the adolescent and adult: one-year follow-up. Heart. 2001;85:561–6.

[41] Tanous D, Collins N, Dehghani P, et al. Covered stents in the man- agement of coarctation of the aorta in the adult: initial results and 1-year angiographic and hemodynamic follow-up. Int J Cardiol. 2010;140:287–95.

[42] Perloff JK. Survival patterns without cardiac surgery or interventional catheterization: a narrowing base. In: Perloff JK, Childs JS, editors. Congenital heart disease in adults. 2nd ed. Philadelphia: WB Saunders; 1998. p. 15–53.

[43] Cohen M, Fuster V, Steele PM, et al. Coarctation of the aorta. Long- term follow-up and prediction of outcome after surgical correction. Circulation. 1989;80:840–5.

[44] Salazar OH, Steinberger J, Thomas W, Rocchini AP, Carpenter B, Moller JH. Long term follow up of patients after coarctation of the aorta repair. Am J Cardiol. 2002;89:541–7.

[45] Bhat MA, Neelakandhan KS, Unnikrishnan M, et al. Fate of hypertension after repair of coarctation of the aorta in adults. Br J Surg. 2001;88:536–8.

[46] Thierren J, Thorne SA, Wright A, et al. Repaired coarctation: a "cost-effective" approach to identify complications in adults. J Am Coll Cardiol. 2000;35:997–1002.

[47] Knyshov GV, Sitar LL, Glagola MD, et al. Aortic aneurysms at the site of the repair of coarctation of the aorta: a review of 48 patients. Ann Thorac Surg. 1996;61:935–9.

[48] Thilen U, Astrom-Olsson K. Does the risk of infective endarteritis justify routine patent ductus arteriosus closure? Eur Heart J. 1997;18:503–6.

[49] Sorenson KE, Kristensen B, Hansen OK. Frequency of occurrence of residual ductal flow after surgical ligation by color-flow mapping. Am J Cardiol. 1991;67:653–4.

[50] Goyal VS, Fulwani MC, Ramakantan R, et al. Follow-up after coil closure of patent ductus arteriosus. Am J Cardiol. 1999;83:463–6.

[51] Magee AG, Huggon IC, Seed PT, et al. Transcatheter coil occlusion of the arterial duct: results of the European registry. Eur Heart J. 2001;22:1817–22.

[52] Bilkis AA, Alwi M, Hasri S, et al. The Amplatz duct occluder: experience in 209 patients. J Am Coll Cardiol. 2001;37:258–61.

[53] Fisher RG, Moodie DS, Sterba R, et al. Patent ductus arteriosus in adults—long-term follow-up: nonsurgical versus surgical treatment. J Am Coll Cardiol. 1986;8:280–4.

第 32 章　复杂性先天性心脏病
Complex Congenital Lesions

Timothy B. Cotts　著

卢亚辉　译

林海森　校

自 20 世纪 40 年代以来，心脏外科手术的进步使得复杂性发绀型先天性心脏病患者得以长期存活。本章回顾了三种相对常见的复杂病变：法洛四联症（tetralogy of Fallot）、大动脉转位（transposition of great arteries）和单室心脏病（single ventricle lesions）。表 32-1 总结了这些病变的临床特点与诊断，表 32-2 总结了这些病变的并发症及大概的治疗方法。

一、法洛四联症

（一）概述

法洛四联症（tetralogy of Fallot，TOF）是成人先天性心脏病的典型病变，其是发绀型先天性心脏病中最常见的一种，占所有先天性心脏病的 5%～10%。由于在 20 世纪 40 年代姑息性手术的出现，以及在 20 世纪 50 年代中期完全修补术的出现，法洛四联症患者的预期寿命可达六七十年以上 [1,2]。法洛四联症由四大主要病变构成，即大面积室间隔缺损、右心室流出道梗阻、主动脉骑跨和右心室肥大。从病理学的角度来看，导致四联症的直接病变是室间隔漏斗部向前排列不齐，其直接造成了室间隔缺损，并导致右心室流出道梗阻和主动脉的骑跨，继而出现右心室肥大（图 32-1）。约有 10% 的病例合并房间隔缺

损，此时被称为法洛五联症。约有 25% 的法洛四联症的患者合并右位主动脉弓，其考虑与染色体 22q11 缺失（DiGeorge 综合征）有关。5%～10% 的法洛四联症患者合并冠状动脉起源异常，最为常见的是左前降支起源于右冠状动脉，并穿过右心室流出道，这对于涉及右心室流出道修补手术的操作有重要意义。

（二）症状及体征

绝大多数患有法洛四联症的成年人都曾在先前接受过手术干预。很少会有成年人完全没有做过手术，或只是接受了姑息性分流术后进行就医。未修复或进行姑息性手术的患者通常会出现运动不能耐受及发绀。持续的右向左分流会导致反常栓塞的出现，包括卒中、脑脓肿或其他部位的栓塞。法洛四联症也可能会出现感染性心内膜炎。法洛四联症患者体格检查的特点是长期存在右向左分流，从而出现明显的发绀和杵状指（趾）。实验室检查会发现红细胞增多症。既往有姑息性手术史的患者可能有开胸手术病史，以及上肢脉搏和血压的异常，这是因为经典的 Blalock-Taussig 分流术将锁骨下动脉到肺动脉分流，牺牲了锁骨下动脉的血流。心脏查体可能会出现肺动脉瓣收缩期咔嗒音及由于肺动脉狭窄产生的明显杂音。大多数接受完全性手术修复的患者可能没有症状或仅有轻微的心脏症状。比较重

表 32-1　成人复杂先天性心脏病的临床症状、体征及评估

	常见的表现症状	特征性体格检查	ECG 结果	胸部 X 线特点	其他有用的检查
TOF	未纠正：呼吸困难和发绀 已纠正：呼吸困难	未纠正：第二心音单音，肺血流杂音 已纠正：肺动脉关闭不全杂音	未纠正：RVH 已纠正：RBBB 伴宽 QRS 波	未矫正：RVH、肺纹理减少 已纠正：取决于手术后遗症	超声心动图，MRI，心导管检查
D-TGA	Mustard 或 Senning 术后： 进行性呼吸困难、心悸 动脉术后： 运动耐量下降 胸部不适	Mustard 或 Senning 术后： 右心室抬举样搏动 S₂ 明显 房室瓣反流杂音 动脉术后： 肺动脉流出道杂音	Mustard 或 Senning 术后： RAD RVH 动脉术后： 通常是正常的，可能会出现 ST-T 改变或 Q 波	Mustard 或 Senning 术后：通常为正常可有 RVH 或心影扩大 动脉术后：通常正常	Mustard 或 Senning 术后：超声心动图 MRI 心导管检查 动脉术后：超声心动图 运动耐力测试 心导管检查
单心室病变 Fontan 手术	未行治疗：发绀 Fontan 术后：心悸 运动耐量下降	单一的第二心音	取决于基础解剖结构	取决于潜在的解剖学结构	超声心动图 心导管 MRI

ECG. 心电图；LVH. 左心室肥大；MRI. 磁共振成像；RAD. 心电轴右偏；RBBB. 右束支传导阻滞；RVH. 右心室肥大；TOF. 法洛四联症；D-TGA. D- 大动脉转位

表 32-2　成人复杂先天性心脏病的治疗、并发症及随访情况

疾 病	建议修复的时机	常见的并发症	随访间隔	心内膜炎预防
TOF	所有有症状的之前未行修复术的成年人； 需要根据手术后遗症的需要	肺动脉功能不全，右心室衰竭 心房和室性心律失常	每年	是的，如果患者做过肺动脉瓣置换术则需要
D-TGA	所有的成年人以前都接受过修复术	心房调转术后： 心律失常 右心室功能障碍 三尖瓣反流 板障渗漏或板障狭窄	至少每年	对大多数患者来说不必要
单心室 Fontan 手术	大多数患者以前都接受过手术	房性心律失常 心室功能障碍 心房血栓 蛋白丢失性肠病 肝硬化 慢性静脉淤滞 塑型性支气管炎	至少每年	是的

TOF. 法洛四联症；D-TGA. D- 大动脉转位

要的症状包括不耐受运动、心悸和晕厥。晕厥可能是严重的室性心律失常的征兆，值得进一步去评估。此外，患者可能有右心室衰竭的症状，包括腹胀、下肢水肿或静脉淤血。体格检查应该包括仔细评估胸部是否有手术瘢痕，这有助于临床医生了解手术病史。右心室舒张压升高的患者可能有颈静脉压升高。心脏查体时听到震颤应怀疑严重的右心室流出道梗阻。心脏查体也可能出现右心室体表位置的隆起或抬高，通常也会出现 S₂ 分裂，其原因是右心室容量超负荷或右束支传导阻滞。听诊可以听到肺动脉狭窄的收缩期喷射样杂音。也常听到舒张期低调的杂音，是肺功能

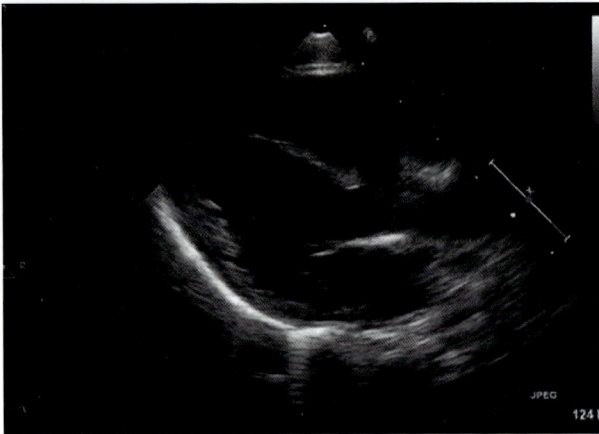

▲ 图 32-1　未修复的法洛四联症患者胸骨旁长轴超声心动图

注意巨大的室间隔缺损和覆盖其上的主动脉

不全的征兆。舒张期高调杂音提示主动脉瓣关闭不全。反流性杂音既可以是三尖瓣反流也可以是残余室缺产生的，而后者通常是一种特征性的高调杂音（表 32-1）。如前所述，如果患者以前做过经典的 Blalock-Taussig 分流术，上肢血压和脉搏可能会降低。

（三）辅助检查

　　未修复的法洛四联症患者心电图典型表现为电轴右偏和右心室肥大。而已经修复的法洛四联症患者的心电图表现为右束支传导阻滞，常伴有非常宽的 QRS 波群，这与右心室扩张程度有关。如果担心患者存在房性或室性心律失常，可行动态心电图监测。

　　法洛四联症在儿童期经典胸部 X 线表现是一颗"靴形"心脏。这是由于肺动脉干变小使上纵隔变窄，以及心尖上翘所共同产生的。已修复的 TOF 的患者的胸部 X 线片可能会出现由右心室或左心室扩张所致的心脏增大，以及升主动脉扩张。在大约 25% 的 TOF 患者的胸部 X 线片上可以看到右位主动脉弓的征象。

　　经胸超声心动图是评估成人 TOF 的重要手段。超声应仔细测量双心室的功能，仔细检查肺动脉瓣是否存在反流。应该注意的是，在严重肺动脉瓣关闭不全的情况下，由于关闭不全而产生

的层流可能是微弱的，不易被发现，此时更应仔细去观察。收缩期和舒张期均应进行脉搏波形多普勒检查。舒张期信号迅速恢复到基线是严重肺功能不全的特征。应该对三尖瓣反流的速度进行量化测量，以估算右心室压力。这应该与肺动脉瓣的狭窄程度相关。也应对法洛四联症患者进行超声心动图的其他评估，包括测量残留室间隔缺损面积，调查是否存在房内分流，以及测量主动脉根部直径。经食管超声心动图（transesophageal echocardiography，TEE）对大多数成人的法洛四联症评估作用有限。在法洛四联症中，如肺动脉瓣或右心室 – 肺动脉流出道等比较重要的结构都位于前部，其在 TEE 上常常看不清楚。

　　心脏磁共振成像（MRI）目前已经被广泛应用于法洛四联症术后患者的评估（图 32-2）。它可以显示右心室大小和并准确测量右心室功能，量化肺动脉关闭不全程度。磁共振血管成像能很好地对右心室流出道和肺动脉分支进行无创成像，还可以准确测量主动脉扩张患者的主动脉大小。当法洛四联症患者考虑再次行外科手术时，可能有必要先进行心导管术，以测量血流动力学指标，评估肺动脉大小和血管阻力，进行心室造影或主动脉造影，并且确定冠状动脉解剖结构。年龄 > 40 岁的再次心脏手术的患者应在手术前接受冠状动脉造影评估。所有法洛四联症患者，特别是打算怀孕的女性和右位主动脉弓患者，都应考虑进行染色体 22q11 缺失的实验室检测。

（四）鉴别诊断

　　除法洛四联症外，许多先天性心脏畸形均可导致成人发绀和收缩期杂音，所以应对出现上述症状的成年人进行鉴别诊断。这些心脏畸形包括严重的肺动脉狭窄、肺动脉闭锁、Ebstein 畸形、未纠正的房室管畸形（atrioventricular canal）、单室心脏病、先天矫正型大动脉转位（congenitally corrected transposition of great arteries，ccTGA）、右心室双腔心（double-chamber right ventricle），以及其他会引起艾森门格综合征的先天性心脏

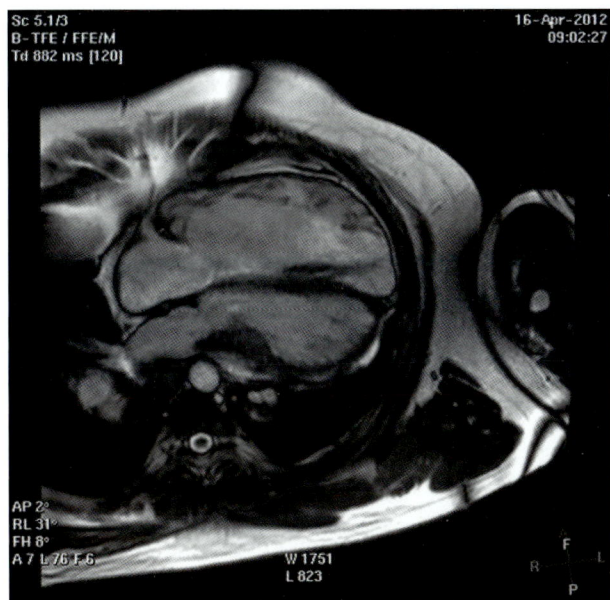

▲ 图 32-2　1 例法洛四联症修复术后患者的舒张期末四腔心磁共振；显示右心室严重扩张，达 236ml/m²

图片由 Jimmy Lu 博士提供

病，如室间隔缺损（VSD）和动脉导管未闭（PDA）。在大多数病例中，体格检查结合心电图、胸部 X 线片和超声心动图即可确诊。

（五）并发症

已修复的法洛四联症患者的病程是多种多样的，与其心脏解剖结构和术后残留病变有关。接受法洛四联症跨瓣环补片修补术（transannular patch repairs）的患者都会出现严重的肺动脉瓣关闭不全。接受肺动脉瓣成形术的患者也可能发展为肺动脉瓣关闭不全。在心脏手术的早期年代，肺动脉瓣关闭不全被认为是良性的病变。但最近发现，肺动脉瓣关闭不全与进行性右心室扩大和右心室功能不全有关，并增加了心律失常的风险。所有患有 TOF 的成人都必须排除肺动脉瓣关闭不全，特别是那些有右心室受损或运动耐量下降症状的人。左心室功能障碍也是一个令人担忧的问题。近期一项对 511 名已经行修补术的 TOF 患者（平均年龄 37.2 岁）进行的多中心研究显示，14.4% 的患者出现了左心室收缩功能轻度下降，5.2% 的患者出现中度下降，1.1% 的患者出现了

严重下降[3]。左心室功能不全与持续性体肺动脉分流、并存的右心室功能不全及心律失常有关。

心律失常是成人 TOF 的常见并发症。一项对 556 名成年 TOF 患者（平均年龄 36.8 岁）进行的多中心研究显示，持续性心律失常或需要干预的心律失常的总患病率为 43.3%[4]。20.1% 的患者会出现房性心律失常，房性心律失常的危险因素包括右心房增大、体循环高血压和心脏手术的次数。室性心律失常的发生率为 14.6%，其危险因素包括心脏手术的次数、QRS 间期延长和左心室舒张功能不全。心房颤动和室性心律失常的患病率在 45 岁以上会显著增加。据报道，修补术后患者有 3% 在术后远期出现猝死，且猝死通常发生在既往有心律失常的患者[5]。触发性持续性室性心动过速和猝死都与 QRS 间期延长相关[6]。一项回顾性研究显示 QRS 持续时间 > 180ms 是猝死和持续性室性心动过速的危险因素[7]。进行性肺动脉瓣反流继发了右心室扩张和功能障碍的患者可能需要再次手术[5, 8]。进行性肺动脉瓣关闭不全是室性心动过速患者最常见的血流动力学障碍，而房性心律失常患者最常发生三尖瓣反流[6]。

在已经修复的法洛四联症成人患者中常见中主动脉扩张，大约 15% 的患者会发生这种情况[9]。主动脉扩张的危险因素包括右位主动脉弓、DiGeorge 综合征和体肺动脉分流的持续时间。主动脉夹层很少见，既往只有 2 例病例报告[10]。

（六）治疗

我们推荐所有先前未修复的成年法洛四联症患者和只接受了姑息性分流手术的患者接受外科修补术治疗，即使是老年人也是如此。对于成年患者来说，该手术死亡率与儿童患者相似（2.5% vs. 3%），但由于红细胞增多和凝血功能缺陷，成年患者更易出现出血相关并发症，一项研究显示有多达 15% 的法洛四联症修补术后的患者需要再次行探查术[11, 12]。TOF 修复后再次手术的指征包括严重的肺动脉瓣反流合并右心功能受损（占到再次手术的 38%），肺动脉导管翻修

（pulmonary conduit revision）（占 22%），室间隔补片漏（占 10%）和三尖瓣反流（占 5%）[13]。

已经行法洛四联症修补术的成人患者的肺动脉瓣置换术适应证仍存在争议。美国心脏病学会 / 美国心脏协会 2008 年指南摘要见表 32-3[14]。目前学界的普遍共识是有症状的严重肺功能不全患者应该接受肺动脉瓣置换术。而对于无症状患者存在右心室增大的体征时，应进行仔细的评估，包括对肺动脉瓣置换物的运动性能的客观评估。对 17 例法洛四联症合并肺动脉瓣关闭不全的成人患者的研究表明，只有右心室收缩末期容量 < $85ml/m^2$、舒张末容量 < $170ml/m^2$ 的患者才有正常的右心室内径[15]。另一项研究表明，较小的右心室大小不会下降超过一个阈值，但证实较大的心室（右心室舒张末期容量 > $160ml/m^2$）大小并不正常[16]。研究表明，如果在右心室射血分数降至 40% 之前若不进行肺动脉瓣置换，将会造成右心室功能的恶化[17]。随着手术适应证的不断发展，患者应该转诊到具有成人先天性心脏病治疗经验的中心进行评估。虽然传统上肺动脉瓣置换术是通过外科手术完成的，但对于一些患者来说，经皮瓣膜置换术可能也是一种选择。经皮肺动脉瓣置换术目前适用于右心室至肺动脉导管或生物补片的尺寸适中的患者。目前相关技术正在开发中，以允许经皮将肺动脉瓣植入到原本的右心室流出道中。

一项纳入了 70 例法洛四联症修补后晚期接受肺动脉瓣置换术的患者的研究显示，肺动脉瓣置换联合术中冷冻消融降低了房性和室性心律失常的发生率[18]。而单靠肺动脉瓣置换并不能降低术后室性心律失常的风险。最近的一项回顾性研究倾向于控制室性心动过速、死亡或室性心动速与死亡的合并终点的风险[19]。但是这项研究是回顾性设计，而且基础状态下的右心室大小和功能在接受肺动脉瓣置换术的患者和对照组之间的存在差异，这是这个实验的局限性。肺动脉瓣置换术通常会导致右心室内径减少和不耐受运动症状，但不会减少运动高峰时的耗氧量[20]。

植入式心律转复除颤器（implantable cardioverter defibrillator，ICD）用于心源性猝死的二级预防，同时可纠正可能会出现的血流动力学异常。一项对 121 名年龄匹配的患者进行的多中心试验，其中 68 名患者将 ICD 作为一级预防，53 名患者将 ICD 作为二级预防[21]。正确电击的年精算率在一级预防组为 7.7%，在二级预防组为 8.8%。左心室舒张末压力升高和非持续性室性心动过速是接受 ICD 一级预防的患者被正确电击的独立预测因素。不恰当的电击每年的发生频率为 5.8%。与起搏器和导线相关的并发症很常见，总体发生率为 29.8%。综上所述，ICD 可以挽救成年法洛四联症患者的生命，但并发症也同样很常见。应在有经验的中心，仔细选择恰当的患者以放置除颤器。

表 32-3　基于 ACC/AHA 2008 成人先天性心脏病治疗指南中肺动脉瓣置换术适应证[14]

法洛四联症修补术后严重肺动脉瓣关闭不全患者肺动脉瓣置换术建议
I 类证据
• 严重的肺动脉瓣关闭不全伴症状出现或有运动耐量下降
• 受过先心病训练并有先天心脏病经验的外科医生应在法洛四联症修复术的基础上进行手术
• 需要在手术干预前确定冠状动脉解剖，特别是冠状动脉前降支穿过右心室流出道的可能异常
IIa 类证据
• 肺动脉瓣置换术对于有下列情况的成年人是合理的
- 中度至重度右心室功能障碍
- 中度至重度右心室扩张
- 症状加重或持续性房性和（或）室性心律失常
- 中度至重度三尖瓣反流

数据来自 Warnes 等[14]

（七）预后及随访

未修复的 TOF 患者的长期预后很差，40 岁时存活率为 3%[22]。手术修复对 TOF 患者的长期预后有很大影响。虽然手术修复后患者心脏并发症的风险增加，且需要终生随访，但患者总体情况及预后比较好。这部分患者手术后 32 年的存活率为 86%，而没有先天性心脏病的同龄对照组的存活率为 96%[23]。在 1967 年前接受手术的

162 例患者中，25 年的累积存活率为 94.4%[24]。一项研究显示，接受法洛四联症修复术的 658 名患者 10 年、20 年、30 年和 36 年的精算存活率分别为 97%、94%、89% 和 85%[5]。多因素相关分析表明，远期存活率下降的危险因素包括进行手术年代较早，术前即出现红细胞增多症，以及使用右心室流出道补片。没有并发红细胞增多症且未使用右心室流出道补片的患者术后预期寿命相对多 36 年。

根据 2007 年美国心脏协会的指南，预防心内膜炎适用于未修复或行姑息性手术的患者，既往有心内膜炎的患者，使用生物瓣膜或人工瓣膜的患者，以及在补片材料附近有残留血流动力学障碍的患者[25]。患者应至少每年由一位在治疗成人先天性心脏病方面经验丰富的心脏病专家进行随诊评估，并判断肺动脉瓣关闭不全的进展、房性和室性心律失常风险，以及修复后的其他后遗症[14]。

二、大动脉转位

（一）概述

大动脉转位是一种相对常见的先天性心脏病，占所有先天性心脏病的 5%～7%[26]。它也是最常见的发绀型先天性心脏病，发绀症状通常在出生第一年内出现，发病率为每 10 000 名活产儿中 2.64 例[27]。一般说来，大动脉转位是指形态学意义上的右心室发育形成主动脉，左心室发育形成肺动脉。与转位相关的术语是非常混杂的。术语 D 型转位（D-transposition）指的是胚胎性球室环（embryologic bulboventricular loop）的右旋，这使得右心室位于左心室的右侧[28]。其导致了主动脉在肺动脉的右前侧与大动脉的方向平行。从肺部返回的含氧血液通过肺动脉再循环到肺部，从体内返回的低氧血液再循环到体循环。与 D 型大动脉转位并发最常见的缺损是室间隔缺损，发生率为 40%～45%[29]。其他病变包括左心

室流出道梗阻（发生率为 10%）和主动脉缩窄（发生率为 5%）。L 型大动脉转位，或被称为"先天矫正的大动脉转位"指的是心室倒置，即右侧的形态学意义的左心室发育形成肺动脉，左侧的形态学意义的右心室发育形成主动脉。结果，含氧血液返回左心房，进入右心室，并通过主动脉进入体循环。因此，右心室起到了体循环心室的作用。关于先天矫正型大动脉转位的详细讨论超出了本文的范围，在此不赘述。

大动脉转位患者的临床状态高度依赖于他们的心脏解剖和手术病史。大多数存活到成人阶段的青少年和年轻人都在之前接受了动脉调转术（arterial switch），而老年人则接受 Senning 或 Mustard 手术的较多。了解患者的手术史是非常重要的，因为它既影响患者的自然病史，也影响医生对他们的治疗方法。

Senning 和 Mustard 修复术包括将肺静脉回流重新定向于右心室，将全身静脉重定向于左心室。1959 年首次报道的 Senning 手术使用患者的内源性组织（房壁和房间隔），而 1964 年首次报道的 Mustard 手术则使用的是合成材料[30, 31]。这些手术有一个共同的生理后果——右心室作为体循环泵。

动脉调转术的步骤包括横断半月瓣上方的大血管，移位冠状动脉起点，并将大血管重新吻合到适当的心室。动脉调转术最早由 Jatene 于 1976 年报道，并于 20 世纪 80 年代初由 Castaneda 推广[32, 33]。尽管动脉调转术在技术上更具挑战性，但它有重要的优势：左心室成为全身心室，且不需要进行大范围的心房手术，从而最大限度地减少了窦房结功能障碍和房性心律失常等长期并发症的发生。

（二）症状及体征

D 型大动脉转位在新生儿期最常见的表现为发绀。大动脉转位的解剖所导致的体循环与肺循环相独立，发绀的程度与两个循环之间有多少残存混合血量有关。动脉血与静脉血的混合可发生

在房间隔缺损、室间隔缺损或动脉导管未闭处。最初对此种患者的姑息治疗旨在增加这种混合血量。历史上曾对此种患者进行过 Blalock-Hanlon 房间隔分离术。目前，这一过程已经被经皮球囊房间隔造口术所取代。其他姑息措施包括用前列腺素维持未闭的动脉导管的通畅。

由于在其第一年未行手术的患儿的存活率极低，故存在 D 型大动脉转位的成年人几乎都在婴儿期接受了手术干预 [34]。故此种成人患者的症状取决于其手术史。

1. Senning 和 Mustard 手术

行心房调转修复术（即 Senning 和 Mustard 手术）的成年患者可能没有症状，常见症状包括进行性呼吸困难和心悸。Senning 和 Mustard 术后体格检查几乎没有特异性的区别。应对患者进行心率和心律的评估以判断其是否存在病态窦房结综合征或房性快速性心律失常。体格检查应重点关注房室瓣的听诊，关注有无三尖瓣关闭不全的收缩期反流杂音。此外，还应对患者进行一般检查，寻找充血性心力衰竭的迹象。

2. 动脉调转术

接受动脉调转术后的患者一般没有症状。其胸部不适可能代表冠状动脉缺血，应进行进一步检查。由于右心室流出道梗阻而导致的进行性运动不耐受也是可能的。经检查，右心室流出性杂音较为常见。此外，还应进行仔细的听诊，以评估是否存在主动脉瓣关闭不全或主动脉瓣狭窄。

（三）辅助检查

1. Senning 和 Mustard 手术

对于 Senning 和 Mustard 手术后的患者，应检查心电图以判断其是否存在窦性心律。心电图可以看到心房扑动，以及存在交界性心律。右心室肥大和电轴右偏是常见的（图 32-3）。心电图上也可见右束支传导阻滞，尤其是那些接受室间隔缺损封堵术的患者。超声心动图对心房调转术后患者的评估有很大帮助。其可以对右心室功能进行评估，也可以对系统性房室瓣关闭不全进行

评估。应评估体静脉和肺静脉通路以判断是否存在阻塞和板障渗漏（baffle leak）。这些细节通常可以通过经胸超声心动图看到，而有些患者可能需要经食管超声心动图检查。由于接受心房调转手术的成年人存在运动能力降低，故运动耗氧量测试对基线测量和后续随访都有帮助 [35]。还应该注意监测此种患者在运动时血压和心率的反应。

心脏 MRI 目前是成人心房调转术后的一种重要的影像检查手段。它可以对右心室功能进行准确评估，并帮助评估心房内挡板的状态（图 32-4）。但因行心房调转术的患者普遍存在起搏器植入病史，故这部分患者的 MRI 检查受到了限制。心导管检查可以提供有价值的血流动力学数据，并对体循环和肺静脉通路的血管进行造影评估。动态心电图监测有助于评估窦房结功能障碍、心脏传导阻滞、房性或室性心律失常。

2. 动脉调转术

动脉调转术后的患者应行心电图检查以观察是否有冠状动脉缺血和右心室肥大的改变，或提示右心室流出道梗阻存在的电轴右偏。经胸超声心动图可用于评估瓣膜和瓣膜上层面流出道的狭窄。需要对主动脉瓣及其根部进行详细的检查以判断患者是否存在主动脉瓣关闭不全或主动脉根部扩张。最后，应使用超声评估心室是否存在室壁运动异常。运动耐量试验也适用于动脉调转术后患者的定期随访，以评估他们是否存在运动负荷下的冠状动脉缺血。心导管术可用于测定患者的右心室流出道的压差。可以通过血管造影术检查肺动脉分支，也可进行冠状动脉造影术以评估冠状动脉异常。

（四）鉴别诊断

如上所述，患有大动脉转位的患者在成年以前就已经被诊断出来了。有几个相关的先天畸形，它们在病程后期可能有相似之处。L 型 - 转位，或叫先天矫正的转位与 D 型 - 转位有相似的病理生理学，而后者已通过心房调转手术缓解。

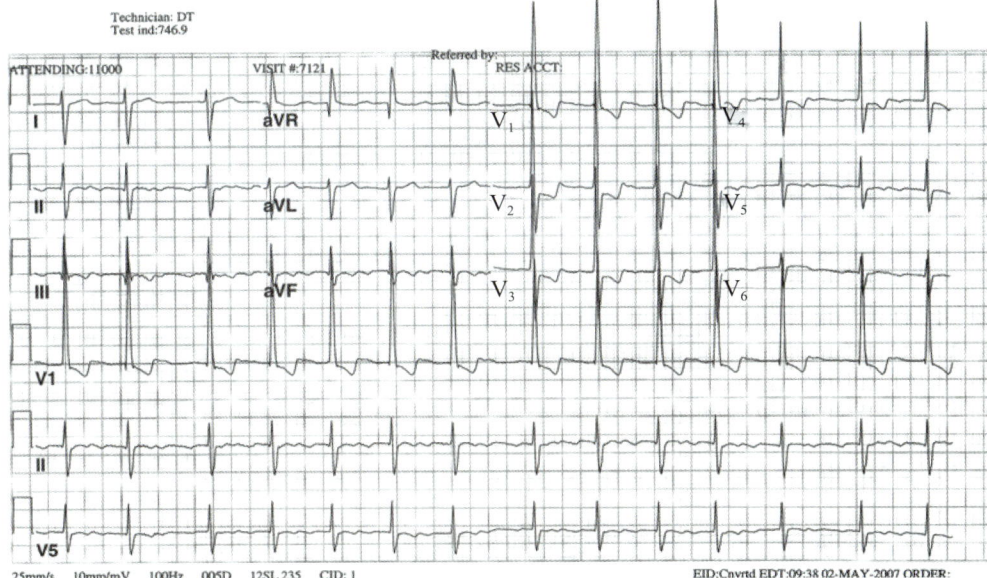

◀ 图 32-3　Mustard 术后患者的特征性 12 导联心电图，表现为心房颤动 / 扑动、电轴右偏和右心室肥大

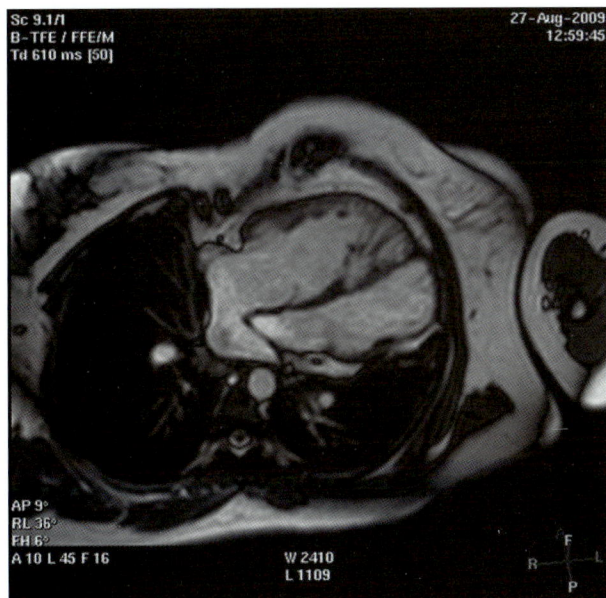

▲ 图 32-4　Mustard 手术后患者的 MRI
显示了右心室（体循环泵）的扩张；左心房和三尖瓣之间可见肺静脉通路（图片由 Jimmy Lu 博士提供）

在上述两种情况下，右心室都充当体循环心室。与先天矫正性大动脉转位常见的合并病变包括室间隔缺损、肺动脉狭窄、房室瓣异常、心脏传导阻滞和室上性心动过速。大动脉转位伴主动脉下室间隔缺损和肺动脉狭窄是 D 型大动脉转位的变种，与 D 型大动脉转位相比，需要不同的手术入路。Rastelli 手术包括封闭室间隔缺损，使来自左心室的血液不通过室间隔缺损而是直接进入主动脉。然后在右心室和肺动脉之间放置一条管道。最后一个合并病变是右心室双出口合并肺动脉下室间隔缺损，这通常被称为 Taussig-Bing 畸形。目前这种病变的治疗方法是动脉调转术和室间隔缺损封堵术。

（五）并发症

Senning 和 Mustard 手术后的晚期并发症是常见的且为进展性的。窦房结功能障碍是极为常见的，随着时间的推移，正常的窦性心律出现频率会逐渐减少。在一项研究中，只有 40% 的患者在手术 20 年后还处于窦性心律[36]。窦房结功能障碍被认为是由于窦房结本身的损害所导致的，一项对 Mustard 手术后 1—8 岁儿童进行的电生理学研究表明，超过 50% 的儿童窦房结自律性出现异常[37]。起源于房性的快速性心律失常也相当常见。在一项对 86 名年龄 > 18 岁的患者的回顾性研究中，48% 的患者经历过室上性心动过速，这其中 73% 是心房扑动 [38]。

Senning 或 Mustard 手术后患者的第二个主要晚期并发症是进行体循环功能不全。一项单中心研究显示，Mustard 手术术后 14 年患者的右心室功能尚可，但其中 65% 的患者在术后 25 年超声心动图仍显示中度至重度功能障碍 [39]。进行性三尖瓣关闭不全也很常见，并且与心功能不全的程度相关。这些患者在晚期的其他并发症包括体循环静脉或肺静脉通路阻塞和板障渗漏。在最近的一项 Meta 分析中，接受 Mustard 手术的患者中更常出现体循环静脉通路受阻，而接受 Senning 手术的患者则有肺静脉阻塞增加的趋势（7.6% vs. 3.8%）。在板障渗漏方面，接受 Mustard 手术的患者患病率为 7%，接受 Senning 手术的患者患病率为 14% [40]。

动脉调转术后的晚期并发症仍在研究中。最近的一项单中心研究发现，17% 的患者在动脉调转术后至少残存一种明显的心脏病变，包括心功能不全、瓣膜疾病或心律失常 [41]。动脉调转术后的主动脉瓣关闭不全很常见，52% 的动脉调转术后成年人存在不同程度的主动脉瓣关闭不全。主动脉根部扩张也很常见，其在成年的发生率为 31%。但上述患者没有因主动脉瓣关闭不全或主动脉扩张而需要接受介入治疗。可能出现的冠状动脉病变也是一个重要的问题。冠状动脉缺血的机制可能包括初始手术时所造成的解剖扭曲、外源性压迫和冠状动脉内膜增生 [42]。1982—2001 年实施动脉调转术后的院内存活患者的回顾性研究显示，7% 的患者后续出现了冠状动脉事件 [43]。另一个并发症是肺动脉瓣膜上或分叉处的肺动脉狭窄，出现这种情况的患者可能需要再次进行手术。不过随着外科技术的发展，这种并发症的发生率可能会逐渐下降。

（六）治疗

几乎所有的患者在此病发病时都接受了手术治疗。所以本章所述治疗的目的是将晚期并发症的影响降至最低。行 Senning 和 Mustard 手术

术后的患者可以进行心房扑动消融，其成功率据报道约为 70% [44]。许多患者因窦房结功能障碍出现心动过缓的症状时需要植入起搏器。双心室起搏器的应用也有所进展，也有研究称双心室起搏对上述患者有益。一项针对 103 名儿童和成人先天性心脏病患者的多中心研究中纳入了 17 名接受体循环右心室再同步化治疗的患者 [45]。这些患者均在术后出现了右心室射血分数的增加及 QRS 间期缩短。在这些患者中，有 13 人的临床症状得到改善。所有考虑行心室再同步化治疗的患者应该先行个体化的全面评估，同时仔细确认患者是否存在心室不同步。植入式心律转复除颤器（ICD）的适应证也在不断发展。一项多中心研究显示，37 名接受 ICD 二级预防植入的患者，其正确电击的年出现率相当高（6%），而在接受 ICD 一级预防的患者中，其适当电击的一年出现率较低（0.5%）[46]。上述患者的电生理学检查和起搏器放置都应在有经验的中心进行 [14]。还应在术前对这些患者进行彻底的解剖评估，以排除通路阻塞或板障渗漏。

在药物治疗方面，将无此病的充血性心力衰竭患者的药物治疗经验外推给此病患者尚存争议。目前尚不清楚体循环右心室是否和体循环左心室对药物治疗的反应相似。一项纳入了 8 名行心房调转术患者的小型非随机试验使用了 β 受体拮抗药，结果显示患者的功能容量（functional capacity）和三尖瓣关闭不全均有改善 [47]。由于使用 β 受体拮抗药会造成心动过缓，加重心脏传导阻滞，故应谨慎用药。对 MUSTARD 术后患者使用血管紧张素转化酶抑制药的回顾性研究显示，这些患者的心肺运动试验结果与之前无显著差异，MRI 显示右心室容量和射血分数较前也无显著差异。但一些个例患者确实表现出峰值耗氧量（peak VO_2）和 MRI 参数的改善，因此该研究的作者认为应行进一步研究明确 [48]。也应考虑对患者使用如利尿药和地高辛等对症治疗的药物。在某些情况下患者可能需要在晚期行手术干预。板障梗阻（baffle obstruction）一般可以通过手术

治疗，在某些情况下也可考虑经皮介入治疗。血流动力学影响显著的板障渗漏也可以通过手术或经皮介入处理。但最终这一人群中的许多患者可能需要心脏移植。

（七）预后及随访

一项关于 Mustard 手术术后长期随访的单中心研究估计，这些患者 5 年存活率为 89%，20 岁存活率为 76%[36]。另外一项涉及 Mustard 患者和 Senning 患者的单中心研究显示，Mustard 手术后患者的 25 年存活率为 75.9%，而 Senning 手术后患者为 90.9%[49]。而 Mustard 手术与 Senning 手术后患者的存活率数据仍有争议，上述研究显示 Senning 手术患者的生存受益，但最近的 Meta 分析表明 Mustard 患者的生存受益[40]。室间隔缺损或心房扑动一直是此病患者死亡的危险因素。房室调转术后的患者应该在有先天性心脏病治疗经验的中心接受随访[14]。应定期使用超声心动图或 MRI 评估体循环心脏功能，并进行动态心电图监测以评估窦房结功能障碍或房性心律失常。

虽然有接受动脉调转修复手术患者的中期存活率数据的相关报道，但还没有长期数据的报道。行动脉调转术患者的中期存活数据令人振奋，一份随访时间最长为 25 年的报告显示，151 名术后存活患者中只有 2 人出现了远期死亡[50]。最近的一项随访时间长达 20 年的研究显示，动脉调转术后患者存活率为 97%[41]。动脉调转术后有 82% 的成年人运动耐量降低。行动脉调转术的患者有必要在有先天性心脏病经验的中心进行终生随访，随访间隔通常为 1～2 年[14]。根据美国心脏协会的最新指南，大动脉转位修复或姑息手术术后的绝大多数患者不需要预防心内膜炎。但有心内膜炎病史、有瓣膜置换史的患者、有阻碍假体内皮化的残留病变的患者，或者在手术或器械植入后 6 个月内的患者，都需要进行感染性心内膜炎的预防[25]。

三、单心室心脏病和 Fontan 手术

（一）概述

Fontan 手术是 40 多年前发展起来的，最初被用于三尖瓣闭锁的姑息治疗[51]。从那时起，Fontan 手术经历了许多改动，但其一直是一系列姑息手术的最后步骤，这些手术的目标是在涉及单心室和（或）单房室瓣的各种先天性心脏病病变中分离体循环和肺循环。它也可以应用于一些不适合行双心室修复术的双心室病变。在 Fontan 手术发展之前出现了许多姑息性手术术式。第一个姑息性手术是 Blalock-Taussig 分流术，它将锁骨下动脉的断端与肺动脉侧壁进行吻合。而后被开发出来的 Potts 和 Waterston 分流术是主动脉和肺动脉之间的直接吻合，但由于存在肺动脉扭转（pulmonary artery distortion）和肺动脉高压的风险而被淘汰。单向 Glenn 分流术是将上腔静脉断端与右肺动脉侧壁吻合，是首次尝试完全绕过心内循环的术式。Fontan 和 Baudet 随后开发了 Fontan 手术，这使得全身静脉的回流都被引导到肺动脉中[51]。

管理这类患者的医生需要对 Fontan 手术修复的过程有一定的了解，因为对这方面知识的了解有助于医师选择治疗方案。图 32-5 显示了常见的 Fontan 手术后的解剖样貌。接受心房 - 肺动脉 Fontan 术（图 32-5A）和全腔静脉 - 肺动脉连接手术（图 32-5B）有着重要的区别。接受心房 - 肺动脉 Fontan 手术的患者通常会出现严重的右心房扩张，因此会显著增加心律失常和血栓形成的风险。这类患者可能需要考虑重新进行侧方通道或心外 Fontan 术。侧方通道 Fontan 术（图 32-5C）流程包括沿右心房侧壁创建外科挡板，引导下腔静脉血流至先前在肺动脉和右心房之间形成的吻合口。心外 Fontan 术（图 32-5D）流程是在下腔静脉和肺动脉之间放置一条体外合成或体内组织自体移植的管道。许多术者还在侧方通道的

挡板上开了一个小窗，作为从肺循环到体循环的"出口"（图 32-5B 和 C）。虽然这可以维持心排血量，但也可能造成体循环血氧饱和度的轻微下降。

（二）症状及体征

单心室先天性心脏病患者的症状一般出现在婴儿期，其症状与其内在的解剖结构有关。即使是像三尖瓣闭锁这样的单个病变，也可能有各种各样的症状，从肺血流量极少而极度发绀到因充血性心力衰竭和肺血流量过多而导致的粉红色面容均可出现。那些依赖动脉导管供给体循环血流的单心室病变通常会在出生后的几天，在动脉导管闭合后出现循环系统的衰竭。很少有患者会在童年后期或成年时才发现单心室先天性心脏病。要做到这一点，这些患者必须有不依赖于动脉导管的体循环或肺循环血流。此外，这些患者还必须有一个"平衡"的循环，使肺血流有足够的限制，以防止充血性心力衰竭的发展，同时还要保证足够多的肺血流，使患者不会出现严重的青紫。

行姑息手术后的患者一般没有症状。患者可能出现的潜在症状包括心悸和进行性运动耐力下降。外周水肿、腹水或胸腔积液的出现可能是蛋白丢失性肠病的征兆，而后者则是姑息手术后的一种严重的并发症，应促使进一步的研究去证明。接受 Fontan 姑息治疗的患者应该有接近正常的氧饱和度。如果患者出现血氧饱和度的降低应及时行进一步检查，特别是寻找导致右向左分流的板障泄漏或从体静脉流向肺静脉或心房的侧支。体格检查可发现由于中心静脉压升高导致的静脉搏动增加。心脏听诊时发现的 S_2 通常是单一且明显的。听诊应着重于关注半月瓣或房室瓣关闭不全

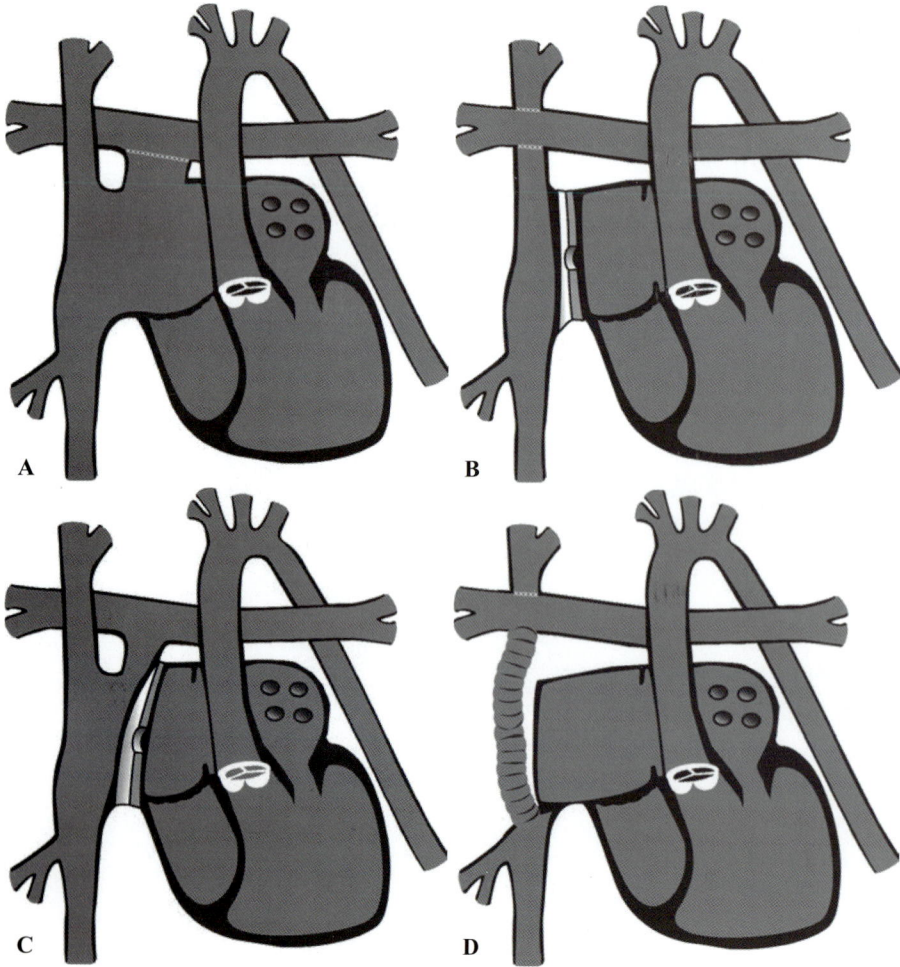

◀ 图 32-5 以三尖瓣闭锁为基本解剖结构的 Fontan 手术的四种常见术式

A. 心房-肺动脉 Fontan；B. 双向 Glenn 分流术，上腔静脉与肺动脉侧面开窗隧道连接；C. Hemi-Fontan 分流术，上腔静脉与肺动脉侧面开窗隧道的连接；D. 双向 Glenn+ 心外 Fontan

的体征。听诊闻及收缩期射血杂音的情况并不少见,杂音强度大于 3/6 可提示明显的房室瓣关闭不全或流出道梗阻,此种情况下应行进一步的检查。腹部查体应关注是否存在肝脾大和腹水。在慢性发绀的患者中可能会出现杵状指(趾)。

(三)辅助检查

心电图有助于明确患者是否存在潜在的心律失常。患者诊断不同,其心电图表现也不尽相同。在三尖瓣闭锁患者中,常有 QRS 轴上移、左心室肥大、右心房或联合心房增大。在左心发育不全综合征患者中,常有右心房增大、右心室肥大和电轴右偏。胸部 X 线检查结果因解剖结构不同而不同,但对于瓣膜功能不全患者随访观察其心脏大小是有用的。超声心动图对这类患者的随访观察很重要,它可以用来评估体循环心室的功能,评估房室瓣或半月瓣关闭不全程度。超声心动图还应尝试去寻找 Fontan 通路和近端肺动脉。医师应使用彩色多普勒来评估板障渗漏程度并观察手术开窗的位置。如果经胸超声获得的图像不理想,可以进行经食管超声心动图检查。经食管超声心动图对评估潜在的血栓和板障渗漏特别有帮助,其通常用于患者并发神经系统事件或房性心律失常的转复。

心脏 MRI 在成年人 Fontan 手术后的作用日趋增加(图 32-6)。它可以用来评估患者的心功能,特别是在有体循环右心室的患者。它还可以清楚地观察到 Fontan 通路和肺动脉的解剖细节,并判断其是否通畅。定期行动态心电图监测有助于诊断窦房结功能障碍和房性心律失常。心导管术在 Fontan 术后患者中仍起着重要作用。对于那些症状恶化或有发绀的患者应考虑行心导管术。心导管术过程中应仔细评估相关血管的血流动力学,包括腔静脉、Fontan 通路、肺动脉和心室的氧饱和度及压力测量。血管造影术可清晰地显示侧支血管并判断有无板障渗漏。其他对本病有帮助的实验室检验包括全血细胞计数和肝功能检查,它们可以评估患者有无肝功能障碍,也会提示白蛋白有无降低,而后者通常作为蛋白丢失性肠病的筛查项目。

(四)鉴别诊断

各种各样的解剖学病变可以导致单心室心脏病的病理生理学。对这些病变命名的详细讨论超出了本文的范围,故不赘述。单心室心脏病的严格定义是由两个房室瓣膜和一个心室腔共同组成的一个整体的解剖结构,或者是患者存在一个优势心腔和一个容积较小的第二心腔[52]。多种病变可导致患者出现单心室病变的生理学特点,其一般都可行 Fontan 手术缓解。通俗的单心室心脏病分类包括房室瓣闭锁、心室发育不良(通常与相关的房室瓣闭锁或发育不良有关),以及由于室间隔缺损或房室瓣跨瓣的特点而不能分离的双心室病变。

三尖瓣闭锁指的是右心房与右心室之间没

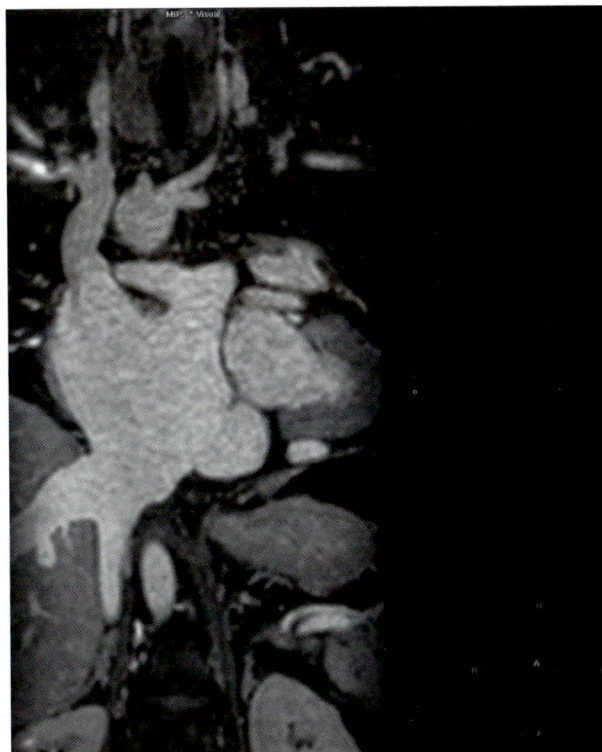

▲ 图 32-6　一例心房 - 肺动脉 Fontan 手术后患者的心脏磁共振

肺动脉起源于右心耳,Fontan 通路严重扩张(图片由 Jimmy Lu 博士提供)

有明显的三尖瓣结构。右心室发育不良可以根据大动脉的方向、室间隔缺损的存在与否和肺动脉狭窄的程度来进一步分类。左心室发育不良综合征包括了左心室发育不良、二尖瓣闭锁或二尖瓣发育不良、主动脉瓣闭锁或主动脉瓣发育不良及主动脉缩窄。左心室双流入道（double inlet left ventricle，DILV）是单心室或共同心室的通俗的描述方法，其指的是两个房室瓣膜都汇入进一个共同的心室腔。DILV 可根据大动脉关系进行细分。DILV 其常见的合并病变包括房室瓣异常、肺流出道梗阻和降主动脉梗阻。

（五）并发症

Fontan 手术后的并发症很常见，并且治疗难度较高。房性心律失常已成为 Fontan 手术后的特征性并发症之一。在对 121 名 Fontan 术后患者进行的一项单中心的回顾性研究显示，患者在术后 20 年内快速性心律失常的发生率为 23%[53]。同时研究发现，与全腔静脉 – 肺动脉吻合术相比，心房 – 肺动脉吻合术患者的心律失常更为常见。出现心律失常的其他危险因素还包括异位综合征（heterotaxy syndrome）和房室瓣膜异常。房性折返性心动过速是房性心律失常最常见的一个机制。窦房结功能障碍也是 Fontan 术后患者的一种常见并发症。在一项 220 名在 Fontan 手术院内存活的患者的研究显示，术后随访时间在 4 年以上的患者（85 例）中有 44% 的患者出现了窦房结功能障碍[54]。

Fontan 术后的患者也可能出现恶性发绀。Fontan 术后患者的动脉血氧饱和度低于 90.04% 的情况相对常见，但当动脉血氧饱和度低于 90% 时需要去进一步检查。恶性发绀的鉴别诊断是非常多的，包括手术开窗处或板障渗漏处的右向左分流，从体静脉向左心房或肺静脉的侧支循环，以及肺动静脉畸形均会导致恶性发绀。当肝静脉未参与 Fontan 环路时，肺动静脉畸形会出现的更为频繁。当然，恶性发绀的患者也应排除原发于肺部的疾病或膈肌麻痹。

最近的一项研究表明，慢性静脉功能不全在 Fontan 手术后的成年人中非常普遍。Fontan 术后人群慢性静脉功能不全的患病率为 60%，而健康对照组的患病率为 32%，这可能是多种因素共同造成的，其中部分原因可能是中心静脉压的升高[55]。

蛋白丢失性肠病和塑型性支气管炎（plastic bronchitis）被认为是与 Fontan 手术相关的并发症，这两种并发症都提示预后不良。蛋白丢失性肠病的主要症状包括慢性腹泻、腹水、胸腔积液和四肢水肿。大便中可发现 α_1 抗胰蛋白酶水平升高，血清学检查中可发现白蛋白水平降低。尽管人们认为蛋白丢失性肠病是由于慢性体静脉压升高所致，但其具体病因尚不完全清楚。在一项纳入 3029 例 Fontan 手术后患者的多中心研究显示，Fontan 术后院内存活的患者蛋白丢失性肠病的发生率为 3.75%。但诊断此病后的患者死亡率相当高，接受内科治疗的患者中有 46%，在接受外科手术治疗的患者中有 62%[56]。目前已经有多种治疗方法尝试治疗此病，但仍没有明显优势的治疗方法。蛋白丢失性肠病的治疗方法包括肝素、低脂饮食、手术或经皮开窗术、类固醇激素的应用、hemi-Fontan 手术或其他等效的吻合的手术切除，或进行心脏移植。最近的研究显示，口服布地奈德使此种患者的症状和血清白蛋白水平均有改善[57, 58]。塑型性支气管炎（plastic bronchitis）是一种罕见的并发症，其特征是呼吸道内管型的产生，它的致残率和死亡率均较高。本病治疗选择非常有限，有一些雾化溶栓剂吸入［如尿激酶或组织型纤溶酶原激活物（tissue plasminogen activator，TPA）］成功治疗本病的报道[59]。

血栓栓塞症也是 Fontan 术后发病率较高的严重并发症。其由多种病理生理因素所致，包括 Fontan 通路的低流速状态、心房节律紊乱，以及开窗术或板障渗漏时的右向左分流。由于 Fontan 术后患者的肝功能受损，其蛋白 C、蛋白 S 和抗凝血酶Ⅲ水平降低，故患者也有可能存在高凝血状态[60]。

（六）治疗

医生需要深入了解患者的手术史和病理生理学情况，以制订患者的最佳治疗方案。常规治疗措施对上述许多并发症，特别是房性心律失常来说，是难以彻底治愈的。出于这个原因，改善此种患者的血流动力学指标并将未来房性心律失常的风险降至最低是目前研究者感兴趣的焦点。因此，目前一些中心主张将心房 – 肺动脉 Fontan 术后的患者再次通过外科手术重建为全腔 – 肺动脉吻合术（通过侧边隧道或心外管道）。此种手术可以与心律失常的外科手术同时进行。最初的报道显示此种手术对于患者获益明显，这些患者的早期死亡率较低，NYHA 心功能分级有显著改善。39 例接受上述 Fontan 重建联合用于治疗房性心律失常的右侧迷宫手术（Maze procedure）的患者中，有 3 例患者再发心律失常。而在 39 例接受 Fontan 重建联合改良 Cox 手术的心房颤动患者中，则无一例再发心房颤动。30 例中有 6 例发展为房性折返性心动过速，但治疗起来较为容易[61]。由于 Fontan 重建术是一个非常复杂的手术，患者需要采取多学科的管理手段并在有经验的中心接受此种手术。

出现房性心律失常的患者应尽快恢复窦性心律。单独使用心脏复律有很高的复发风险，因此经常辅以需要药物治疗。抗心律失常治疗的选择应根据具体情况而定，需根据心律失常的类型、心室功能、窦房结和房室结功能及并发症的情况选择具体治疗方案。在心脏复律时进行经食管超声心动图可用于排除心房血栓。经皮介入消融治疗房性心律失常是可以行的，其手术成功率很高，但随着时间的推移，此种患者存在显著的复发风险[62, 63]。

经皮介入治疗可用于治疗 Fontan 手术后的血流动力学问题。对于有板障渗漏或持续开窗的患者，可以使用心导管术相关的设备将其关闭。狭窄的肺动脉也可以行肺动脉内支架植入术。在蛋白丢失性肠病患者中，一些中心主张使用经皮介入开窗术。

对 Fontan 术后的患者的药物治疗的地位也在发生改变。目前此病的标准治疗包括根据需要使用利尿药、地高辛和血管紧张素转化酶抑制药联合治疗，但少有研究支持单药治疗。最近，在 Fontan 生理状态的患者中应用肺血管扩张药引发了人们的探究兴趣。一项对使用西地那非的 Fontan 术后年轻患者（平均年龄为 14.9 岁）的小型随机、安慰剂对照试验显示，这些患者在用药后运动能力有所改善[64]。也应考虑对 Fontan 术后的患者使用抗凝血药，阿司匹林和华法林都是常用的抗凝血药或抗血小板药，但目前没有令人信服的数据支持某种具体的抗凝血药而非其他药物。一项针对本病患儿的随机研究显示，在两年的随访期内，华法林与阿司匹林相比没有任何益处[65]。抗凝血药的选用应考虑患者的解剖结构、心律失常病史和既往血栓栓塞史。心脏移植通常应用于 Fontan 生理状态衰竭的患者。对于 Fontan 术后的患者，心脏移植的手术过程变得更加复杂，因为大多数患者以前做过多次手术，并且这些患者容易在移植时出现多个系统的器官的损伤，同时本病可能还伴有体静脉或肺静脉回流异常及肺动脉解剖异常。一项研究对 35 名既往接受 Fontan 或 Glenn 手术的患者的心脏移植预后进行了多中心回顾分析，结果显示，这些患者 1 年存活率为 71.5%，5 年存活率为 67.5%[66]。

（七）预后及随访

大多数关于 Fontan 术后患者的长期预后数据来自于三尖瓣闭锁或左心室双入口的患者。但那些体循环右心室患者直到现在才刚成年，所以这部分患者的长期预后数据仍未获得。尽管目前有一种普遍的认知，即那些体循环左心室的患者临床结局会更好，但还没有足够的数据支持这一说法。一项单中心研究显示，Fontan 术后 15 年、20 年和 25 年患者免于死亡或心脏移植的精算率分别为 87%、83% 和 70%[67]。由于这项研究反映的是早期行的 Fontan 手术的患者，随着围术期

开窗手术及心房 – 肺动脉 Fontan 手术的重建的增加，上述数字有望继续得到改善。存在 Fontan 生理状态的患者需要在有先天性心脏病治疗经验的中心进行终生随访[14]。根据最新的指南，应对那些未修复或行姑息治疗的单心室生理状态及接受过 Fontan 手术的患者进行感染性心内膜炎的预防性用药[25]。

> **实践要点**
> - 对法洛四联症患者应仔细评估其是否存在肺功能不全。对于有临床症状的和某些右心室明显扩张、右心室功能不全、三尖瓣

反流或心律失常的患者，应考虑进行肺动脉瓣置换术。
- 因大动脉转位而接受心房调转修复术的患者在晚期有发生多种并发症的风险，这些并发症包括右心室功能不全、心律失常、板障渗漏或梗阻及窦房结功能障碍。
- 单心室心脏病行 Fontan 手术后的患者应在有经验的中心进行终生随访。其并发症包括心律失常、心房血栓、慢性静脉淤滞、蛋白丢失性肠病、肝功能障碍和塑型性支气管炎。

参考文献

[1] Blalock A, Taussig HB. The surgical treatment of malformations of the heart in which there is pulmonary stenosis or atresia. JAMA. 1945;128(3):189–202.

[2] Lillehei CW, Cohen M, Warden HE, et al. Direct vision intracardiac surgical correction of the tetralogy of Fallot, pentalogy of Fallot, and pulmonary atresia defects. Ann Surg. 1955;142(3):418–42.

[3] Broberg CS, Aboulhosn J, Mongeon FP, et al. Prevalence of left ventricular systolic dysfunction in adults with repaired tetralogy of Fallot. Am J Cardiol. 2011;107:1215–20.

[4] Khairy P, Aboulhosn J, Gurvitz M, et al. Arrhythmia burden in adults with surgically repaired tetralogy of Fallot: a multi-institutional study. Circulation. 2010;122(9):868–75.

[5] Nollert G, Fischlein T, Bouterwek S, et al. Long-term survival in patients with repair of tetralogy of Fallot: 36-year follow-up of 490 survivors of the first year after repair. J Am Coll Cardiol. 1997;30:1374–83.

[6] Balaji S, Lau YR, Case CL, et al. QRS prolongation is associated with inducible ventricular tachycardia after repair of tetralogy of Fallot. Am J Cardiol. 1997;80:160–3.

[7] Gatzoulis MA, Till JA, Somerville J, et al. Mechanoelectrical interaction in tetralogy of Fallot. QRS prolongation relates to right ventricular size and predicts malignant ventricular arrhythmias and sudden death. Circulation. 1995;92:231–7.

[8] Harrison DA, Siu SC, Hussain F, et al. Sustained atrial arrhythmias in adults late after repair of tetralogy of Fallot. Am J Cardiol. 2001;87:584–8.

[9] Niwa K, Siu SC, Webb GD, et al. Progressive aortic root dilatation in adults late after repair of tetralogy of Fallot. Circulation. 2002;106(11):1374–8.

[10] Stulak JM, Dearani JA, Burkhart HM, et al. Does the dilated ascending aorta in an adult with congenital heart disease require intervention? J Thorac Cardiovasc Surg. 2010;140:S52–7.

[11] John S, Mani GK, Abraham KA, et al. Intracardiac repair of tetralogy of Fallot in adults. J Cardiovasc Surg (Torino). 1979;20:145–9.

[12] Presbitero P, DeMarie D, Aruta E, et al. Results of total correction of tetralogy of Fallot performed in adults. Ann Thorac Surg. 1988;46:297–301.

[13] Oechslin EN, Harrison DA, Harris L, et al. Reoperation in adults with repair of tetralogy of Fallot: indications and outcomes. J Thorac Cardiovasc Surg. 1999;118(2):245–51.

[14] Warnes CA, Williams RG, Bashore TM. ACC/AHA 2008 guidelines for the management of adults with congenital heart disease: a report of the American College of Cardiology/American Heart Association Task Force on Practice Guidelines (Writing Committee to Develop Guidelines on the Management of Adults with Congenital Heart Disease). Circulation. 2008;118:e714–833.

[15] Therrien J, Provost I, Merchant N, Williams W, Colman J, Webb G. Optimal timing for pulmonary valve replacement in adults after tetralogy of Fallot repair. Am J Cardiol. 2005;95:779–82.

[16] Oosterhoff T, van Straten A, Vliegen HW, et al. Preoperative thresholds for pulmonary valve replacement in patients with corrected tetralogy of Fallot using cardiovascular magnetic resonance. Circulation. 2007;116:545–51.

[17] Therrien J, Siu SC, McLaughlin PR, et al. Pulmonary valve replacement in adults late after repair of tetralogy of Fallot: are we operating too late? J Am Coll Cardiol. 2000;36:1670–5.

[18] Thierrien J, Siu SC, Harris L, et al. Impact of pulmonary valve replacement on arrhythmia propensity late after repair of tetralogy of Fallot. Circulation. 2001;103:2489–94.

[19] Harrild DM, Berul CI, Cecchin F, et al. Pulmonary valve replacement in tetralogy of Fallot: impact on survival and ventricular tachycardia. Circulation. 2009;119:445–51.

[20] Gengsakul A, Harris L, Bradley TJ, et al. The impact of pulmonary valve replacement after tetralogy of Fallot repair: a matched comparison. Eur J Cardiothorac Surg. 2007;32:462–8.

[21] Khairy P, Harris L, Landzberg M, et al. Implantable cardioverter- defibrillators in tetralogy of Fallot. Circulation. 2008;117:363–70.

[22] Bertranou EG, Blackstone EH, Hazelrig JB, et al. Life expectancy without surgery in tetralogy of Fallot. Am J Cardiol. 1978;42:458–66.

[23] Murphy JG, Gersh BJ, Mair DD, et al. Long-term outcomes in patients undergoing surgical repair of tetralogy of Fallot. N Engl J Med. 1993;329:593–9.

[24] Rosenthal A, Behrendt D, Sloan H, et al. Long-term prognosis (15 to 26 years) after repair of tetralogy of Fallot. Survival and symptomatic status. Ann Thorac Surg. 1984;38:151–6.

[25] Wilson W, Taubert KA, Gewitz M. Prevention of infective endocarditis. Guidelines from the American Heart Association. A guideline from the American Heart Association Rheumatic Fever, Endocarditis, and Kawasaki Disease Committee, Council on Cardiovascular Disease in the Young, and the Council on Clinical Cardiology, Council on Cardiovascular Surgery and Anesthesia, and the Quality of Care and Outcomes Research Interdisciplinary Working Group. Circulation. 2007;116(15):1736–54.

[26] Fyler DC. Report of the New England Regional Infant Cardiac Program. Pediatrics. 1980;65(Suppl):377.

[27] Ferencz C, Rubin JD, Loffredo CA, et al., editors. Epidemiology of congenital heart disease: the Baltimore-Washington infant heart study 1981-1989. Armonk: Futura; 1993.

[28] Warnes CA. Transposition of the Great Arteries. Circulation. 2006;114:2699–709.

[29] Wernovsky G. Transposition of the great arteries. In: Allen HD, Gutsgesell HP, Clark EB, Driscoll DJ, editors. Moss and Adams' heart disease in infants, children, and adolescents including the fetus and young adult. 6th ed. Philadelphia: Lippincott Williams and Wilkins; 2001. p. 1033.

[30] Senning A. Surgical correction of transposition of the great arteries. Surgery. 1959;45:966–80.

[31] Mustard WT. Successful two-stage correction of transposition of the great vessels. Surgery. 1964;55:469–72.

[32] Jatene AD, Fontes VF, Paulista PP, et al. Anatomic correction of transposition of the great arteries. J Thorac Cardiovasc Surg. 1969;58:545–52.

[33] Castaneda AR, Trusler GA, Paul MH, et al. The early results of treatment of simple transposition in the current era. J Thorac Cardiovasc Surg. 1988;95:14–28.

[34] Liebman J, Cullum L, Belloc NB. Natural history of transposition of the great arteries: anatomy and birth and death characteristics. Circulation. 1969;40:237–62.

[35] Paul MH, Wessel HU. Exercise studies in patients with transposition of the great arteries after atrial repair operations (Mustard/ Senning): a review. Pediatr Cardiol. 1999;20:49–55.

[36] Gellatt M, Hamilton RM, McCrindle BW, et al. Arrhythmia and mortality after the Mustard procedure: a 30-year single center experience. J Am Coll Cardiol. 1997;29(1):194–201.

[37] Gillette PC, Kugler JD, Garson A, Gutgesell HP, Duff DF, McNarmara DG. Mechanisms of cardiac arrhythmias after the Mustard operation for transposition of the great arteries. Am J Cardiol. 1989;45:1225–30.

[38] Puley G, Siu S, Connely M, et al. Arrhythmia and survival in patients > 18 years of age after the Mustard procedure for complete transposition of the great arteries. Am J Cardiol. 1999;83:1080–4.

[39] Roos-Hesselink JW, Meijboom FJ, Spitaels SEC, et al. Decline in ventricular function and clinical condition after Mustard repair for transposition of the great arteries (a prospective study of 22-29 years). Eur Heart J. 2004;25(14):1264–70.

[40] Khairy P, Landzberg MJ, Lambert J, O'Donnell CP. Long-term out- comes after the atrial switch for surgical correction of transposition: a meta-analysis comparing the Mustard and Senning procedures. Cardiol Young. 2004;14(3):284–92.

[41] Tobler D, Williams W, Jegatheeswaran A, et al. Cardiac outcomes in young adult survivors of the arterial switch operation for transposition of the great arteries. J Am Coll Cardiol. 2010;56:58–64.

[42] Cohen MS, Wernovsky G. Is the arterial switch operation as good over the long term as we thought it would be? Cardiol Young. 2006;16(Suppl 3):117–24.

[43] Legendre A, Losay J, Touchot-Konè A. Coronary events after arterial switch operation for transposition of the great arteries. Circulation. 2003;108(Suppl 1):186–90.

[44] Kanter RJ, Papagiannis J, Carboni MP, et al. Radiofrequency catheter ablation of supraventricular tachycardia substrates after Mustard and Senning operations for d-transposition of the great arteries. J Am Coll Cardiol. 2000;35:428–41.

[45] Dubin AM, Janousek J, Rhee E, et al. Resynchronization therapy in pediatric and congenital heart disease patients. An international multicenter study. J Amer Coll Cardiol. 2005;46:2277–83.

[46] Khairy P, Harris L, Landzberg MJ, et al. Sudden death and defibrillators in transposition of the great arteries with intra-atrial baffles: a multicenter study. Circ Arrhythm Electrophysiol. 2008;1:250–7.

[47] Josephson CB, Howlett JG, Jackson SD, et al. A case series of systemic right ventricular dysfunction post atrial switch for simple D-transposition of the great arteries: the impact of beta-blockade. Can J Cardiol. 2006;22(9):769–72.

[48] Hechter SJ, Fredrisen PM, Liu P, et al. Angiotensin-converting enzyme inhibitors in adults after the mustard procedure. Am J Cardiol. 2001;87:660–3.

[49] Lange R, Horer J, Kostolny M, et al. Presence of a ventricular septal defect and the Mustard operation are risk factors for later mortality after the atrial switch operation: thirty years of follow-up in 417 patients at a single center. Circulation. 2006;114(18):1905–13.

[50] Hytter PA, Kreb DL, Mantel SF, et al. Twenty-five years of experience with the arterial switch operation. J Thorac Cardiovasc Surg. 2002;124(4):790–7.

[51] Fontan F, Baudet E. Surgical repair of tricuspid atresia. Thorax. 1971;26:240–8.

[52] Hagler DJ, Edwards WD. Univentricular atrioventricular connection. In: Allen HD, Gutsgesell HP, Clark EB, Driscoll DJ, ed. Moss and Adams' heart disease in infants, children, and adolescents including the fetus and young adult. 6th ed.Philadelphia: Lippincott Williams and Wilkins; 2001:1129-1149.

[53] Ono M, Boethig D, Goerler H, et al. Clinical outcome of patients 20 years after Fontan operation—effect of fenestration on late morbidity. Eur J Cardiothorac Surg. 2006;30:923–8.

[54] Cohen MI, Wernovsky G, Vetter VL, et al. Sinus node dysfunction after a systemically staged Fontan procedure. Circulation. 1998;98(19 Suppl):II353–8.

[55] Valente AM, Bhatt AB, Cook S, et al. The CALF (congenital heart disease in adults lower extremity venous health in Fontan patients) study. J Am Coll Cardiol. 2010;56(2):144–50.

[56] Mertens L, Hagler DJ, Sauer U, et al. Protein-losing enteropathy after the Fontan operation: an international multicenter study. PLE study group. J Thorac Cardiovasc Surg. 1998;115:1063–73.

[57] Schumacher KR, Cools M, Goldstein BH, et al. Oral budesonide treatment for protein-losing enteropathy in Fontan-palliated patients. Pediatr Cardiol. 2011;32(7):966–71.

[58] Thacker D, Patel A, Dodds K, et al. Use of oral budesonide in the management of protein-losing enteropathy after the Fontan operation. Ann Thorac Surg. 2010;89(3):837–42.

[59] Heath L, Ling S, Racz J, et al. Prospective, longitudinal study of plastic bronchitis cast pathology and responsiveness to tissue plasminogen activator. Pediatr Cardiol. 2011;32(8):1182–9.

[60] Ravn HB, Hjortdal VE, Stenbog EV, et al. Increased platelet reactivity and significant changes in coagulation markers after cavopulmonary connection. Heart. 2001;85:61–5.

[61] Backer CL, Deal BJ, Mavroudis C, et al. Conversion of the failed Fontan circulation. Cardiol Young. 2006;16(Suppl 1):85–91.

[62] Kannankeril PJ, Anderson ME, Rothman JN, et al. Frequency of late recurrence of intra-atrial reentry tachycardia after radiofrequency catheter ablation in patients with congenital heart disease. Am J Cardiol. 2003;92:879–81.

[63] Betts TR, Roberts PR, Allen SA, et al. Electrophysiological mapping and ablation of intra-atrial reentry tachycardia after Fontan surgery with the use of a noncontact mapping system. Circulation. 2000;102:419–25.

[64] Goldberg DJ, French B, McBride MG, et al. Impact of oral sildenafil on exercise performance in children and young adults after the Fontan operation: a randomized, double-blind, placebo-controlled, crossover trial. Circulation. 2011;123(11):1185–93.

[65] Monagle P, Cochrane A, Roberts R, et al. A multicenter, randomized trial comparing heparin/warfarin and acetylsalicylic acid as primary thromboprophylaxis for 2 years after the Fontan procedure in children. J Am Coll Cardiol. 2011;58:645–51.

[66] Jayakumar KA, Addonizio LJ, Kichuk-Chrisant MR, et al. Cardiac transplantation after the Fontan or Glenn Procedure. J Am Coll Cardiol. 2004;44:2065–72.

[67] Khairy P, Fernandes JE, Mayer JE, et al. Long-term survival, modes of death, and predictors of mortality in patients with Fontan surgery. Circulation. 2008;117:85–92.

第 33 章　非心脏手术患者的围术期评估与管理
Perioperative Evaluation and Management of Patients Undergoing Noncardiac Surgery

Ajay Vallakati　Ragavendra R. Baliga　Kim Allen Eagle　**著**

林海森　**译**

杨霖健　**校**

在美国每年有超过 3600 万患者接受外科手术[1]。其中约 1/3 的患者存在心血管疾病的危险因素或明确患有心血管疾病[2]。而围术期发生心脏并发症的风险与患者潜在的心血管疾病风险有关[3]。由于心血管疾病的患病率较高，因此执业医师必须对手术患者进行个体化评价，以提供准确的术前风险评估、危险分层及可能的替代方案。本章概述了利用心血管危险评估的系统评估方法以指导围术期策略，用于改善临床结局。

一、紧急程度及风险的定义

在进行初始评价时，医师应确定手术的紧急程度。手术的紧急程度由患者的临床特点或手术的特定因素决定，在某些情况下，可能没有足够的时间进行全面的心脏评估。美国心脏病学会 / 美国心脏协会（ACC/AHA）围术期临床实践指南根据紧急程度将手术分为紧急手术、急诊手术、限期手术和择期手术四类[4]。患者在 6h 内未被送往手术室会危及生命或肢体时为紧急手术。患者在 6~24h 内未接受手术会危及生命或肢体时将手术为急诊手术。如果手术延迟超过 1~6 周可能导致不良结局时，则被称为限期手术。如果手术可以延迟长达 12 个月，则将其定义为择期手术[4]。根据主要不良心脏事件（major adverse cardiac event，MACE）的风险，可以将手术分为低风险和高风险。MACE 风险 < 1% 的白内障手术等手术为低风险；相反，MACE 风险 > 1% 为高风险[4]。

二、风险预测

临床上，风险预测模型需要综合考虑患者与手术两方面的特异性风险因素以评估围术期风险。常用的风险指数包括改良心脏风险指数（revised cardiac risk index，RCRI）、美国国家外科手术质量改进项目——心肌梗死或心脏停搏评估模型（national surgical quality improvement program-the myocardial infarction or cardiac arrest calculator，NSQIP-MICA）和美国外科医师协会 NSQIP 手术风险计算器[5-7]。

RCRI 包括六种可识别的预测因素，即高风险手术、缺血性心脏病、充血性心力衰竭、脑血管疾病、糖尿病和肾衰竭（表 33-1）。每个 RCRI 预测因素为 1 分，可以根据该评分预测患者发生心脏事件的风险（包括心肌梗死、肺水肿、心室颤动或原发性心脏停搏和完全性心脏传导阻滞）。当危险因素为 0、1、2、3 或 3 个以上时，其发生主要心脏并发症的概率分别为 0.4%～0.5%、0.9%～1.3%、4%～6.6% 和 9%～11%。如果有 2 个或以上预测因素，MACE 风险会大大升高。当存在 3 个或 3 个以上预测因素时，MACE 的风险最高[5]。

NSQIP-MICA 风险预测模型估计了围术期心肌梗死（myocardial infarction，MI）和心脏停搏的风险[6]。该模型包含五个风险预测指标，即手术类型、功能状态、肌酐升高、高龄和美国麻醉医师协会 ASA 分级[6]。该模型的准确性优于 RCRI，特别是对于接受血管手术的患者来说[6]。

表 33-1　RCRI 因素

高风险手术	
缺血性心脏病	• 心肌梗死病史 • 目前考虑为继发于心肌缺血的胸痛 • 需要舌下含服硝酸甘油 • 运动试验阳性 • ECG 显示病理性 Q 波 • PTCA 和（或）CABG 史且目前考虑为继发于心肌缺血的胸痛
充血性心力衰竭	• 体检发现左心衰竭 • 阵发性夜间呼吸困难病史 • 肺水肿病史 • 心脏听诊奔马律 • 肺部听诊双侧啰音 • 胸部 X 线片提示肺水肿
脑血管疾病	• 短暂性脑缺血发作 • 脑卒中
糖尿病	• 接受糖尿病治疗
慢性肾功能不全	• 血肌酐＞ 20mg/dl

数据引自 Lee TH 等[5] "Revise Cardiac Risk Index"

NSQIP 手术风险计算器是一个更全面的模型，包含了患者特异性因素及手术类型等 20 个危险要素[7]。该工具可以评估发生死亡、MACE 和其他 8 种并发症的风险[7]。这些基于 NSQIP 的模型通过使用美国麻醉医师学会的 ASA 分级进行风险预测，但尚未进行外部验证[4]。这种分级在不同的医师间有很大差异，而且除麻醉医师以外的医师可能不熟悉该分级[4]。

三、评估非心脏手术患者的围术期心脏风险 [4, 8]

术前评价的目的是向临床医生和患者提供有关外科手术风险和获益的信息，以帮助其得到知情同意。如果认为围术期并发症风险较高，则应考虑替代方案。通过该评估还可能发现既往未能诊断的问题从而改变管理方案。本章提供了一种围术期心脏风险评估的方法。

评估非心脏手术患者风险时应解决以下问题（图 33-1）。

(1) 是否需要紧急进行非心脏手术？

(2) 患者是否患有急性冠脉综合征？

(3) 围术期 MACE 风险有多高？

(4) 如果 MACE 风险升高（＞ 1%），是否需要进一步检测？

(5) 是否有必要进行无创性心脏检查？

(6) 围术期行冠状动脉血运重建是否有获益？

(7) 需要启动哪些额外的术前、术中和术后风险修正策略？

（一）是否需要进行非心脏手术

确定手术的紧急程度十分重要。根据基于 NSQIP 的风险评估，在急诊和择期手术间存在较大的风险差异[8, 9]。紧急进行手术会使围术期事件的发生风险升高[4]。如果需要行急诊手术时，可能没有足够的时间进行严格的心脏评价。在这种情况下，围术期的药物管理及监测也同样重要。

（二）患者是否患有急性冠脉综合征

如果患者为非急诊手术，下一步需要确定患者是否患有不稳定型心绞痛（unstable angina，UA）、非 ST 段抬高心肌梗死（non-ST elevation myocardial infarction，NSTEMI）或 ST 段抬高心肌梗死（ST elevation myocardial infarction，STEMI）。如果患者患有急性冠脉综合征，应联系心内科团队[4]，根据 UA/NSTEMI 和 STEMI 指南进行管理[10, 11]。

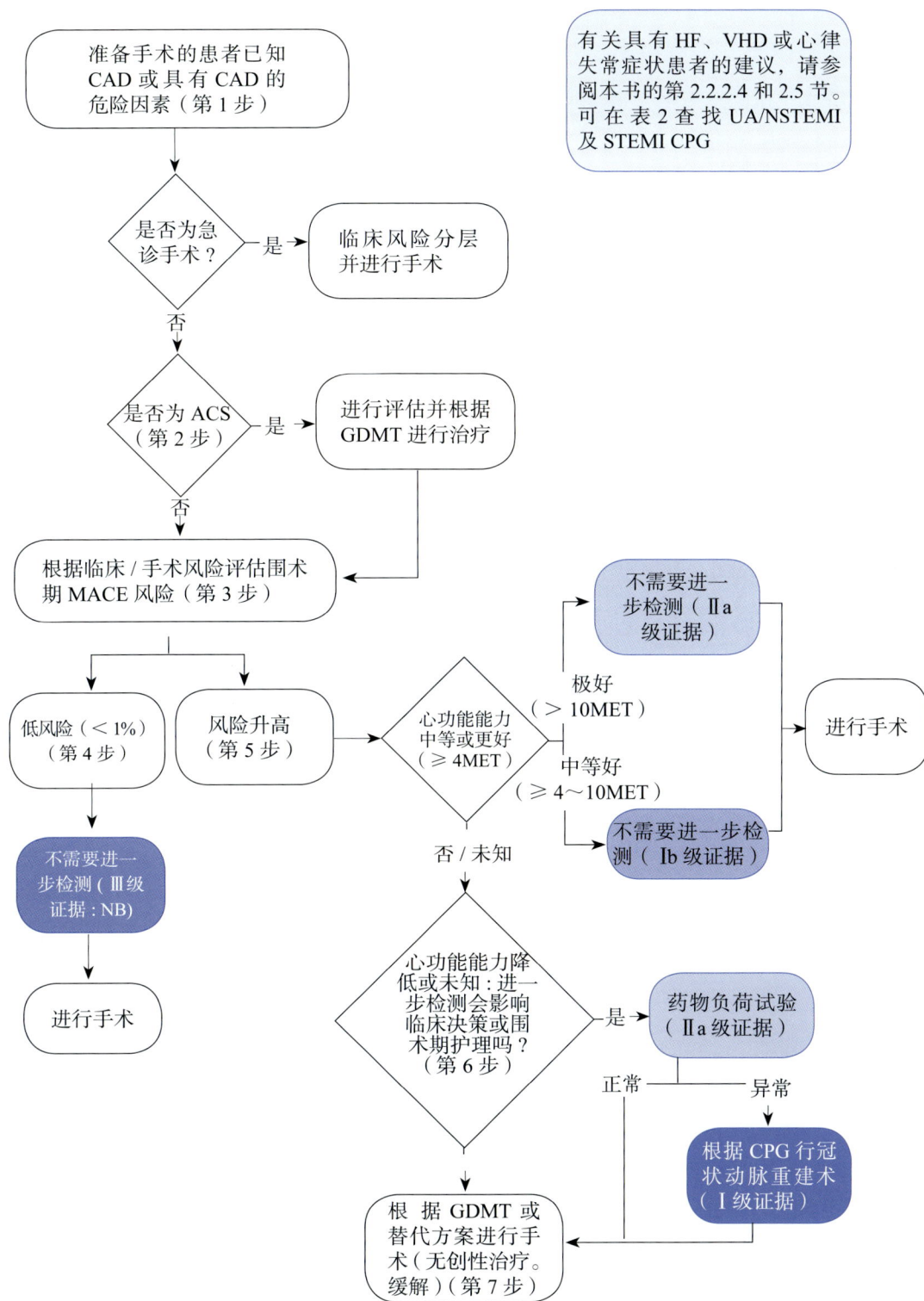

▲ 图 33-1　CAD 围术期心脏评估路径

ACS. 急性冠脉综合征；CAD. 冠状动脉疾病；CPG. 临床实践指南；GDMT. 指南指导的药物治疗；HF. 心力衰竭；MACE. 主要不良心脏事件；MET. 代谢当量；STEMI. ST 段抬高心肌梗死；UA/NSTEMI. 不稳定型心绞痛 / 非 ST 段抬高心肌梗死；VHD. 瓣膜性心脏病（经许可，引自 Fleisher 等 [4]）

（三）围术期 MACE 风险有多高

表 33-2 [12] 所述，患者的病史、体格检查及 12 导联静息心电图（electrocardiogram，ECG）为评估心脏风险提供了重要数据。另外，特定类型的手术也会影响心脏并发症的风险。进行与体液大量转移或大量失血相关的主动脉、外周动脉和其他大血管的手术或操作会增加心脏并发症的风险 [13]。无论是否存在危险因素，这种手术的围术期风险均会升高。相反，即使患者具有 1 个以上危险因素，但是手术为不涉及较多体液转移的极低风险手术时，并不会导致 MACE 风险升高 [14]。ACC/AHA 围术期指南建议使用经验证的风险预测模型来评估 MACE 风险 [15]。如果围术期风险 < 1%，则无须在术前进一步行心血管检查 [16]。

表 33-2 **手术相关的心脏风险（包括心源性死亡与非致死性心肌梗死的心脏风险）**

心脏风险	手术因素
高 （经常 > 5%）	大部分急诊手术，特别是老年患者
	主动脉和其他大血管
	外周血管
	预期中与大量体液转移和（或）丢失相关的手术时间延长
中 （通常 < 5%）	胸腔手术
	腹腔手术
	颈动脉内膜切除手术
	头颈部手术
	整形手术
	前列腺手术
低 （通常 < 1%）	内镜操作
	体表操作
	白内障手术
	乳腺手术

来源于 ACC/AHA 非心脏手术围术期心血管评估指南更新（经许可，引自 Eagle 等 [174]）

（四）如果 MACE 风险升高（> 1%），是否需要进一步检测

如果围术期 MACE 风险 > 1%，需根据心功能能力行进一步的风险分层 [17]。杜克活动状态指数 [18] 和特异活动量表 [19] 等活动量表可以客观评估心功能能力。研究证实，心功能能力可以预测未来的心脏事件 [20, 21]。心功能能力较差的患者围术期风险升高；相反，心功能能力良好或极好的患者围术期风险较低 [22]。

功能容量

功能容量（以 MET 水平表示）分为极好（> 10MET）、良好（7~10MET）、中等（4~7MET）、较差（< 4MET）或未知。表 33-3 列出了对应每个功能分级的活动类型 [18、22、23]。仅根据病史预估得出的运动能力就可用于预测围术期并发症的风险。不能上两层楼梯或走四个街区的患者，发生心脏和神经系统不良事件的概率更高 [24]。NSQIP 数据分析显示，术前功能分级较差与围术期死亡风险较高相关 [25]。ACC/AHA 围术期指南建议，心功能能力极好、良好或中等的患者可以继续手术，无须进一步检查 [21]。

表 33-3 **根据临床病史评估功能能力**

能力分级	具体表现
极佳或良好 （> 7MET）	负重 24 磅（约 10.9kg）行走 8 步
	搬运重 80 磅（约 36.3kg）的物品
	户外工作（铲雪、铲土）
	娱乐 [滑雪、打篮球、壁球、手球、慢跑 / 慢走每小时 5 英里（约 8.0km）]
中等 （4~7MET）	性行为过程中不需要暂停休息
	平地步行每小时 4 英里（约 6.4km）
	娱乐（高尔夫、保龄球、跳舞）
差 （< 4MET）	淋浴 / 穿衣服时不需要暂停休息、脱衣服和铺床、除尘、刷碗
	平地步行每小时 2.5 英里（约 4.0km）
	户外工作（擦玻璃）

MET. 代谢当量（数据源自 Paul 和 Eagle [175]，Mehta 等 [176]，Hiatky 等 [18]）

当心功能能力较差或无法评估时，如果患者仍然愿意接受血运重建，但是将影响围术期护理或患者的手术意愿时，应考虑进一步检测[26]。如果负荷试验正常，可以进行手术。如果负荷试验异常，则应根据心肌缺血的程度考虑血运重建。下一步将进行以下措施之一：①手术联合最佳药物治疗；②其他治疗选择，如放射治疗；③姑息治疗[12]。

（五）是否有必要进行无创性心脏检查

目前的证据不支持广泛开展术前无创性心脏检查。ACC/AHA 围术期指南总结了对非心脏手术患者进行补充术前评估的建议[16]。

1. 围术期评估中无创性心脏检查的循证证据

(1) 心电图：术前 12 导联心电图（ECG）可为已知冠状动脉疾病患者提供有价值的预后数据[27]。在非心脏大手术患者中，术前心电图可预测围术期不良事件[28]。静息 ECG 可以作为比较术后 ECG 的基线标准，接受低风险手术的无症状患者无须进行常规基线 ECG[16]。

(2) 超声心动图：左心室（left ventricular，LV）收缩功能的基线数据可用于预测围术期并发症[29]。即使在无症状的患者中，LV 功能不全也与围术期不良事件增加相关[30]。发生不良事件的风险随收缩功能的降低而增加，LVEF < 30% 的患者风险最高[31]；但是，不建议常规进行 LV 收缩功能评估[32]。对于已知存在 LV 功能障碍但在过去 1 年内未进行评估的无症状患者，可考虑行超声心动图。对于不明原因的呼吸困难或近期临床状态发生变化的心力衰竭患者，建议行超声心动图检查[33]。

(3) 运动试验：已有多项研究验证了运动负荷试验在术前评估中的作用[34-38]。McPhail 等[37] 对 100 例接受血管手术的患者进行了术前运动试验，发现应激性缺血和运动能力差的患者的心脏并发症发生率最高（33%）。Cutler 等[36] 证实，实现 75%～85% 最大年龄预测心率的能力与围术期心脏事件发生率低相关。与缺血相关的心功能能力较差预示着围术期心脏事件的发生率较高[39]。

在无法达到 4 个以上 MET 的患者中，术后并发症的风险升高；相反，在达到 7 个以上 MET 的患者中风险较低[40]。

根据 ACC/AHA 围术期指南的建议，如果试验结果会影响后续治疗，则应对风险升高、心功能能力差或未知的患者进行负荷试验。在可能实现所需负荷的患者中进行运动负荷试验是合理的[39]。

2. 药物负荷试验

对于基线 ECG 异常且继发其他并发症、无法运动的患者，应首选药物负荷试验。多巴酚丁胺负荷超声心动图（dobutamine stress echocardiography，DSE）和药物负荷心肌灌注成像（myocardial perfusion imaging，MPI）对存在围术期心肌梗死或死亡风险的患者具有极好的阴性预测值（> 90%），但阳性预测值较低（< 20%）[41-48]。因此，阴性结果是可靠的，但阳性结果仍是预测围术期心脏事件相对较弱的预测因素。

现有运动负荷试验和药物负荷试验的敏感性和特异性（包括运动心电图、放射性核素心室显像术、心肌灌注显像和多巴酚丁胺负荷超声心动图）已经在几项 Meta 分析中进行了分析，这些研究证实这些无创检测方式对于术前评估的效用[49-52]。不建议对低风险手术的患者常规进行术前药物负荷试验。对于心功能较差的患者，如果试验结果会改变治疗，则可以考虑使用 DSE 或药物负荷 MPI 进行药物负荷应激试验[48]。一项评价负荷超声心动图与铊 MPI 在非心脏手术患者中应用的 Meta 分析表明，两种方式在检测中度至重度灌注缺损方面效果相当，但负荷超声心动图由于其阴性预测值较高而略有优势[53]。在选择无创检查的方式时，应根据哪种检查最可靠以及是否可在当地进行。

3. 心肌灌注成像

Boucher 等[54] 在 1985 年首次报道了术前放射性核素 MPI 在风险分层中的作用，此后此结论在许多研究中得到验证[48, 55-57]。其阳性预测值一直较低，但阴性预测值较高[47, 58]。中度至大面积可逆性充盈缺损所提示的心肌缺血是患者围术期心脏并发症的高风险因素[48, 55]，而固定的充盈缺损可提示患者具有长期心脏事件的风险[44]。

4. 多巴酚丁胺负荷超声心动图

许多研究支持多巴酚丁胺负荷超声心动图（DSE）用于术前评估接受主动脉和血管手术的患者的效用与安全性[41-46]。在这些研究中，围术期事件发生率为 0%～15%。阳性预测值为 0%～37%，而阴性预测值超过 90%。在大多数研究中，DSE 被用作初筛试验，其可识别有高危心血管疾病风险、需要改变治疗计划的患者，包括术前心导管检查和进一步的药物调整[41-46]。如果需要评估瓣膜功能与肺动脉高压，超声心动图是负荷试验的首选影像学方法[59]。一项 46 例重度慢性阻塞性肺疾病患者的研究证实，DSE 可用于这些患者的术前评估[60]。如果影像质量不足以评价室壁运动，可采用静脉对比剂更好地显示心内膜边界[61]。

5. 针对术前冠状动脉造影的风险分层

对非心脏手术术前行冠状动脉造影与疑似或已知冠状动脉疾病患者行冠状动脉造影的建议相似。不支持常规使用有创性冠状动脉造影进行术前评估[62]。计算机断层扫描冠状动脉造影有助于评估冠状动脉钙评分并判断患者是否存在显著的冠状动脉狭窄。与 RCRI 相比，该工具可以提供更多关于风险分层的数据[63, 64]，但是目前只有极少数研究推荐其常规用于术前评价。

（六）术前冠状动脉血运重建是否有益

在冠状动脉血运重建预防（coronary artery revascularization prophylaxis，CARP）试验中评价了术前冠状动脉血运重建的作用。该试验显示，通过冠状动脉旁路移植术（coronary bypass grafting，CABG）或经皮冠状动脉介入治疗（percutaneous coronary intervention，PCI）进行的预防性冠状动脉血运重建术不能提供短期或长期获益[32]，但是这个试验排除了左主干冠状动脉狭窄、重度主动脉瓣狭窄、LV 射血分数 < 20% 的

患者[32]。ACC/AHA 指南不鼓励通过术前常规冠状动脉血重建来减少围术期并发症[32]。如果根据术前检查确定需要进行冠状动脉旁路移植术，而不考虑其他非心脏手术，则应考虑冠状动脉血重建术。术前经皮冠状动脉介入治疗（PCI）可能适用于以下患者：①患有严重左主干疾病且合并其他并发症无法进行旁路移植手术；②急性冠脉综合征；③心肌缺血情况下的室性心律失常[65]。总之，对于旁路移植术和 PCI 的现行临床实践指南中列出的相同适应证，应考虑术前血运重建[65, 66]。

PCI 患者行择期非心脏手术的时机

此时血运重建的干预类型取决于非心脏手术的紧急程度、患者的出血风险与缺血事件的发生风险[67]。如果手术需要限期在 2～6 周内进行，则可考虑行球囊血管成形术[68]。由于双联抗血小板治疗（dual antiplatelet therapy，DAPT）可以在 6 个月后安全中止，因此当非心脏手术可以延迟 6 个月以上且出血风险较低时，适合进行药物洗脱支架植入术[69]。如果可以于 1～3 个月内进行非心脏手术或出血风险较高，则应考虑植入裸金属支架。理想情况下，植入药物洗脱支架和裸金属支架后，应分别给予持续 6 个月和 30d 的 DAPT[69]。如果在支架植入后的 3～6 个月内可以进行非心脏手术，且手术延迟带来的风险大于支架内血栓形成的风险时，可以建议植入过药物洗脱支架的患者停止 DAPT。在所有已行支架植入术的患者中，应该在围术期继续服用阿司匹林。ACC 指南建议近期发生 ACS 的患者接受 12 个月的 DAPT[69]。

（七）其他改善术前、术中和术后风险的策略

1. 药物治疗的作用

(1) β 肾上腺素能拮抗药：一些小型研究证明了围术期给予 β 受体拮抗药可以降低患者的心脏风险[67, 68, 70, 71]，随后的 RCT 也证实了 β 受体拮抗药对中危和高危患者的疗效[72]。因此当时的指南在围术期的治疗中纳入了 β 受体拮抗药[73]。但是，

这些研究的样本量均较小，而且有 Meta 分析和随后的观察性研究显示出围术期使用 β 受体拮抗药具有潜在的危害 [74, 75]。POISE 试验给出了更加有信服力的证据。这是一项大型的随机对照多中心研究。在该研究中，患者在术前 2～4h 开始服用酒石酸美托洛尔，并持续至术后 30d [76]。POISE 试验表明，虽然围术期给予 β 受体拮抗药与围术期心脏事件的减少相关，但是患者的卒中风险有所增加且总体的全因死亡率有所升高 [76]。由于本研究的局限性之一在于在非心脏手术前即开始使用高剂量的长效拮抗药，随后的 Meta 分析显示，术前 1 天内给予 β 受体拮抗药治疗可减少非致死性心肌梗死的发生，但可增加低血压、心动过缓和卒中的发生率 [77]。另外，有研究表明，围术期突然停用 β 受体拮抗药会增加死亡率和不良心脏事件的发生 [78, 79]。

研究表明，滴定 β 受体拮抗药至目标心率对于抗缺血至关重要 [80]。但目前尚不清楚围术期剂量滴定与固定剂量策略相比是否更有益，因为在方案中纳入剂量滴定的研究中，大多数患者在手术当天仍接受起始剂量的 β 受体拮抗药 [72]。

可将 ACC/AHA 关于围术期给予 β 受体拮抗药治疗的建议总结如下 [81]：①长期接受治疗的患者应继续使用 β 受体拮抗药，但应根据围术期的临床情况调整用药；②术前确定为中度至重度缺血的患者可于围术期使用 β 受体拮抗药；③具有多个临床预测因素的高危患者应接受 β 受体拮抗药的治疗；④不应于手术当天给予 β 受体拮抗药，建议在术前 2～7d 开始 β 受体拮抗药的治疗 [82]。

(2) α₂ 肾上腺素能激动药：有两项 Meta 分析表明：预防性使用 α₂ 受体激动药可以减少心肌缺血与围术期心血管并发症的发生 [81, 83]。2004 年的一项安慰剂前瞻性随机对照试验证明了经口服与经皮给予可乐定在降低患者术前缺血的发生率与死亡率方面 [84]，但是这项研究不足以支持在围术期常规使用 α₂ 受体激动药。POISE-2 试验是一项大型多中心 RCT，涉及 10 010 例接受非心脏手术、有动脉粥样硬化的危险因素或已知

患有动脉粥样硬化疾病的患者，评价可乐定相比阿司匹林与安慰剂的获益 [85]。该研究表明，术前使用可乐定会增加非致死性心脏停搏和临床显著低血压的风险，但是对死亡或非致死性心肌梗死无影响 [85]。ACC/AHA 围术期指南不推荐使用 α₂ 肾上腺素能激动药减少手术患者的围术期心脏事件 [86]。

(3) HMG-CoA 还原酶抑制药（他汀类）：目前的证据表明他汀类可降低围术期心脏事件的发生率和患者的死亡率 [87-94]。一项包含 780 591 例患者的回顾性倾向性匹配的病例对照研究表明，他汀类可使死亡率降低 38%（校正 OR = 0.62，95% CI 0.58～0.67）[88]。另外有两项 RCT 和一项 Meta 分析的数据显示，他汀类可减少围术期心脏事件 [92-94]。ACC/AHA 围术期指南建议接受心脏手术的患者继续使用他汀类。行血管手术的患者可于围术期开始服用他汀类。如果患者根据现行指南的指征，有可能出现风险升高的情况，则应考虑使用他汀类 [95]。

(4) 钙通道阻滞药：目前有证据表明，围术期使用钙通道阻滞药对患者是有益的，但其数据仍不确定，需要通过一项大型 RCT 来评价这些药物的作用。11 项研究的汇总分析显示，钙通道阻滞药可以降低心肌缺血、室上性心动过速和死亡 / 心肌梗死复合终点的发生率。其亚组分析显示，大多数获益来自于地尔硫䓬 [96]。ACC/AHA 围术期指南不支持或不鼓励在围术期使用钙通道阻滞药 [97]。

(5) 血管紧张素转化酶抑制药：目前的证据表明，围术期使用血管紧张素转化酶抑制药（ACEI）与较差的临床结局没有相关性。一项纳入 79 228 例患者的大型回顾性研究显示，围术期使用 ACEI 并未升高患者的死亡率 [98]。一项 Meta 分析显示，围术期使用肾素 - 血管紧张素 - 醛固酮拮抗药会升高低血压的发生率，但无法预估其对长期结局的影响 [99]。还有研究显示，围术期使用肾素血管紧张素拮抗药导致患者在麻醉诱导后发生低血压，可能需要使用血管加压药进行调

整[86, 100-102]。很少有研究评估非心脏手术前停用肾素 – 血管紧张素拮抗药的影响[103]。现行指南建议围术期继续使用肾素 – 血管紧张素拮抗药，如果术前已经停药，需要在术后适当时间重新开始服用这类药物[104]。

(6) 抗血小板药：目前没有证据支持非支架植入患者在术前开始服用或继续使用阿司匹林[105, 106]。一项涉及 13 356 例接受骨科手术的患者的肺栓塞预防试验（pulmonary embolism prevention trial，PEP 试验）显示，阿司匹林无法降低心肌梗死、卒中的发生率与患者的死亡率，但与出血增加相关[105]。POISE-2 试验表明，对于行非心脏手术，而且血管事件风险增加的患者来说，围术期使用阿司匹林不会减少死亡或非致死性心肌梗死的发生，但会增加大出血的发生率[106]。

在既往接受过经皮冠状动脉介入治疗且正在接受非心脏手术的患者中，建议根据心肌梗死的病史和植入支架类型进行分析。心肌梗死发生后应维持至少 1 年的 DAPT[107]。支架植入后的最初几周内支架内血栓形成的风险最高[108]。在此期间中断 DAPT，支架内血栓形成的风险极高，特别是在接受手术的患者中[109]。对于因稳定性冠状动脉疾病而接受裸金属支架植入的患者来说，推荐的 DAPT 最短疗程为 1 个月[107]。对于接受药物洗脱支架治疗的患者，应进行 6 个月的 DAPT。但是，如果患者存在高出血风险，可以考虑在 3 个月后停止 DAPT[107]。如果手术需要中断 DAPT，应继续使用阿司匹林，并在可行的情况下尽快恢复 $P2Y_{12}$ 受体拮抗药的治疗[110]。

(7) 口服抗凝血药：口服抗凝血治疗包括维生素 K 拮抗药（华法林）和直接作用的口服抗凝血药（direct-acting oral anticoagulant，DOAC）。口服抗凝血药适用于预防心房颤动患者的卒中事件以及深静脉血栓者的预防与治疗[111]。另外，抗凝也适用于有机械心脏瓣膜的患者。但达比加群与人工瓣膜患者血栓形成风险的增加具有相关性[112]。因此，华法林是唯一推荐用于人工瓣膜患者的口服抗凝血药。是否继续或停止口

服抗凝血治疗取决于手术的出血风险和出血的后果[113]。例如，椎管内麻醉时相对少量的出血可能导致显著的出血[114]，而皮肤科手术的少量出血影响较小。

如果在机械瓣膜患者需要接受较易控制出血的小手术时，ACC/AHA 瓣膜指南建议其在围术期继续接受抗凝血治疗[115]。专家共识概述了非瓣膜性心房颤动围术期抗凝血治疗的治疗路径[113]。在植入人工瓣膜的患者中，根据人工瓣膜的类型和位置，以及血栓栓塞的危险因素采用皮下或静脉内抗凝血药桥接[115]。建议对具有机械主动脉瓣和血栓栓塞的危险因素、机械二尖瓣或老一代主动脉瓣的患者使用桥接抗凝血。在无危险因素的新一代机械主动脉瓣患者中，暂时停止抗凝血治疗是合理的[115, 116]。

紧急手术或急诊手术可能需要抑制抗凝血作用。在接受维生素 K 拮抗药的患者中，可给予新鲜冷冻血浆和凝血酶原复合物浓缩物，以快速逆转抗凝血作用[117]。FDA 最近批准了伊达珠单抗可用于逆转达比加群的抗凝血作用。目前，凝血因子 Xa 抑制药的可逆性药物正在研究中[114]。

2. 其他降低围术期风险的策略

(1) 麻醉策略和术中管理：许多 Meta 分析研究了全麻与椎管内麻醉（硬膜外或脊椎）对心血管结局的影响[97, 118, 119]。Rogers 等对包含 9559 例患者的 141 项试验进行了汇总分析，其结果表明随机接受椎管内麻醉的患者比接受全身麻醉的患者的总死亡率降低了约 1/3（OR = 0.70，95% CI 0.54～0.90）[119]。在接受椎管内麻醉的患者中发现其静脉血栓形成、肺栓塞、肺炎和呼吸抑制的发生率较低[119]。相反，其他研究并未显示这两种麻醉方式在心血管事件方面存在任何显著差异[120, 121]。最近一篇根据 15 项 RCT 撰写的 Cochrane 综述显示，在接受腹主动脉手术的患者中，硬膜外麻醉相比于阿片类更好地缓解了患者的疼痛，并与较低的心肌梗死发生率相关[122]。其他研究也表明，围术期的疼痛管理对于降低心脏风险至关重要[97, 123]；但是，目前评价术前镇

痛对心脏结局获益的数据较为有限。在一项纳入 64 例患者的随机试验中，术前硬膜外镇痛用于缓解髋部骨折的疼痛，降低了术前心血管并发症的发生率，如心力衰竭、心房颤动和心肌梗死[124]。

目前关于接受大型非心脏手术的高风险患者是否使用肺动脉导管（pulmonary artery catheter，PAC）仍存在争议。目前的指南不支持在高危患者中常规使用 PAC[125]。一项大型多中心随机试验表明，在接受高风险手术的老年患者中，经 PAC 指导的治疗与标准治疗相比没有显著获益[126]；但是由于基础疾病（如严重瓣膜病、术前无法改变的重度心肌病）导致血流动力学状态脆弱的患者，可考虑行 PAC。

由于缺血诱导的心肌壁运动异常出现早于缺血诱导的电异常，因此术中行经食管超声心动图（transesophageal echocardiography，TEE）在检测缺血时更加灵敏[104, 127]。对于非心脏手术的术中监测来说，相比于双导联 EKG，TEE 或 12 导联 EKG 无法为围术期缺血提供更多的信息[128]。因此，不建议在非心脏手术术中常规使用 TEE[4]，但是可以考虑对血流动力学不稳定的非心脏手术患者紧急使用 TEE，以了解引起血流动力学紊乱的病因[4]。

从理论上来说，维持术中的正常体温是一种很好的降低风险的策略。通常在麻醉后的第一个小时内核心体温会下降[129]。当体温过低时，体内的去甲肾上腺素水平升高，会触发交感自主神经性高血压，并可能导致全身血管收缩[130]。核心温度降低约 1℃时，会使机体发生颤抖，全身耗氧量会增加，进一步增加对心血管做功的需求[131]。体内的肾上腺素与代谢需求的增加会使得心肌氧供需不匹配，从而导致心肌缺血或梗死[132, 133]，但是目前尚无证据明确支持维持围术期的正常体温。一项在 300 例患者中进行的随机试验比较了环境温度与热空气加热后的正常体温，结果表明围术期的正常体温与心脏事件发生率较低具有相关性[132]。另外，一项多中心研究将 1000 例蛛网膜下腔出血患者随机分配至围术

期常温组或低温组，结果显示两组的心血管结局并无差异[134]。

（2）围术期贫血管理：围术期贫血可导致心肌缺血，尤其是对于冠状动脉疾病患者来说。迄今为止进行的研究试图确定出现缺血症状的患者和无症状患者需要输血的最佳血红蛋白水平。在 2011 年发表的一项大型多中心研究中，将近 2000 例已知患有冠状动脉疾病或有冠状动脉疾病危险因素的患者在术后被随机分配至自由输血方法（血红蛋白＜100g/L）或限制性输血方法（血红蛋白＜80g/L 或有贫血症状）[135]。该研究表明，两组之间在死亡率、心肌梗死和不稳定型心绞痛方面没有差异[135]。美国血库协会临床实践指南建议无冠状动脉疾病的稳定患者采取保守的输血策略（血红蛋白＜70～80g/L）[136]。对于已知患有冠状动脉疾病的患者，当血红蛋白＜80g/L 或出现提示心肌缺血的症状时，可以考虑输血。此时的输血目标是维持术后血红蛋白＞80g/L[136]。

3. 围术期心肌梗死的监测

术后心肌损伤标志物（尤其是肌钙蛋白）升高与未来心脏事件风险升高相关[110, 137]。较高水平的肌酸激酶和心肌肌钙蛋白升高也与死亡率增加相关[138]。在接受非心脏手术的 21 842 例患者的研究中，3904 例患者出现肌钙蛋白升高，3633 例患者未报告缺血症状[139]。虽然这些患者无缺血症状，但是其术后肌钙蛋白升高也与 30d 死亡率升高相关[139]。由于这项试验未专门对死亡原因进行研究，因此对于肌钙蛋白升高患者的管理（尤其是在无心肌缺血症状的情况下）尚不明确。MANAGE（management of myocardial injury after noncardiac surgery trial，非心脏手术后心肌损伤管理试验）研究将进一步阐明了术后监测肌钙蛋白的作用[140]。本研究评估了达比加群和奥美拉唑在非心脏手术后心肌损伤患者中的作用[140]，不建议对没有心肌缺血的患者的肌钙蛋白进行常规监测[4]。

尚不明确心电图对有心血管危险因素但无心肌缺血证据的术后患者的作用[4]。既往研究显示，

ECG 的缺血性变化可预测未来的心血管事件[141]。但最近的研究表明，肌钙蛋白对心肌损伤更加敏感[142]。因此，与 ECG 相比，肌钙蛋白检测可能是更好的筛查工具[4]。

四、特殊心血管疾病患者的非心脏手术

（一）心脏瓣膜病

在对瓣膜病变患者进行术前风险评估时，需要进行特别的考虑。严重的心脏瓣膜病与围术期心脏事件风险增加相关[16]。超声心动图适用于疑似瓣膜病的患者，可以提供关于瓣膜疾病严重程度、左心室收缩功能和右心室收缩压的信息。此时的主要目标是在术前确定瓣膜疾病的类型和严重程度，选择适合瓣膜病理的麻醉方式，并确保在围术期进行密切的血流动力学监测以降低围术期风险[4]。

目前的指南建议对接受非心脏手术的无症状主动脉瓣狭窄患者于术中和术后进行血流动力学监测。对于主动脉瓣狭窄的患者来说，主要的治疗目标是预防可导致心肌损伤、心律失常和死亡的心动过速和低血压[4]。最近的一项研究表明，与非主动脉瓣狭窄患者相比，主动脉瓣狭窄患者的围术期死亡风险增加 2 倍，非致死性心肌梗死风险增加约 3 倍[143]。对于行非心脏手术的主动脉瓣狭窄患者，显著的二尖瓣反流、高风险的非心脏手术和既往心血管疾病的存在均会增加围术期发生死亡和心肌梗死的风险[143]。有严重症状的主动脉瓣狭窄患者应在非心脏手术前行主动脉瓣置换术。之前的研究已经证明了在非心脏手术前行经皮主动脉球囊扩张对重度主动脉瓣狭窄患者的作用[144]。经导管主动脉瓣置入试验（placement of aortic transcatheter valves trial，PARTNER 试验）显示，经导管主动脉瓣置换术（transcatheter aortic valve replacement，TAVR）可改善不适合行手术 AVR 或手术 AVR 风险高的患者

的临床结局[145, 146]。最近，SURTAVI 试验显示，即使在中等风险的重度主动脉瓣狭窄患者中，TAVR 也与 SAVR 的疗效相当[147]。迄今为止，尚无研究评价 TAVR 在接受择期非心脏手术的主动脉瓣狭窄患者中的有效性。如果不能选择主动脉瓣介入术，则应在围术期根据详细的血流动力学监测结果进行非心脏手术，以维持最佳的前后负荷[4]。

重度二尖瓣狭窄患者的管理与主动脉瓣狭窄患者相似，目标是在监测充盈压的同时预防心动过速和低血压[4]。如果有二尖瓣狭窄的指征，建议在非心脏手术前进行瓣膜干预[148]。如果瓣膜解剖结构不利于介入操作，应考虑进行血流动力学监测，以维持最佳的前负荷与后负荷[4]。

术中与术后的血流动力学监测可使主动脉瓣或二尖瓣反流患者受益。左侧反流病变患者的主要目标是保持前负荷并降低后负荷，以确保足够的前向性心排血量。行高风险手术的患者应在重症监护室接受术后监测[4]。

（二）心律失常和传导异常

室性和房性心律失常被认为是围术期心脏并发症的预测因素[149]。Mahla 等认为通过连续心电监护发现的室性早搏复合波、短阵室性心动过速等无症状性围术期心律失常并不能预测不良的心脏事件[150]。然而，术前识别心律失常时，需要详细评价潜在的缺血性心脏病、心肌病、代谢异常或其他可能导致围术期不良结局的情况。

常常需要单独观察围术期无症状性心律失常。三度房室传导阻滞会增加手术风险，需要行起搏治疗[12]。然而，仅有室内传导异常（如左束支或右束支传导阻滞）且既往无晚期高度房室传导阻滞病史的无症状患者发生三度房室传导阻滞的概率较低[151]。

（三）心脏植入式电子设备

心脏植入式电子设备（cardiac implantable electronic device，CIED）包括起搏器和植入式心律转复除颤器（implantable cardioverter-defibrillator，

ICD）。在使用 CIED 的患者中，有时会在手术过程中观察到电凝刀与器械的相互作用[152]。电凝刀产生的电磁干扰会导致患者的起搏器暂时中断[153]。随着器械系统的升级，目前电磁干扰导致器械永久性损坏的风险极低[154, 155]。尽管如此，在行择期手术之前，负责随访 CIED 患者的围术期团队和临床医生应根据患者的潜在心律、器械类型、手术部位和电凝刀电磁干扰的可能性，提前讨论并制订围术期的管理计划。计划包括将器械设置变更为异步起搏模式、禁用 ICD 上的心动过速治疗、在器械上应用磁铁或不进行无重新编程[156, 157]。

读者可参考心律学会和美国麻醉医师学会联合发表的共识文件了解关于 CIED 患者围术期管理的建议[158]。

（四）充血性心力衰竭和左心室功能障碍

充血性心力衰竭（congestive heart failure，CHF）已被确定为非心脏手术心脏风险的重要标志[159]。可以反映心力衰竭的两种体征（术前颈静脉扩张和第三心音）被纳入初始心脏风险指数中，并意味着更差的围术期结局[16]。在一项包含 38 047 例患者的汇总研究中，心力衰竭患者（非缺血性 9.3%；缺血性 9.2%）的围术期死亡率高于冠状动脉疾病患者（2.4%）[160]。与 EF > 29% 的患者相比，EF < 29% 的患者血管手术后 6 个月生存率显著降低[29]。此时，围术期的风险很可能取决于心力衰竭的情况是否稳定。密切监测容量状态对于避免围术期失代偿至关重要。在一项 557 例连续患者的回顾性研究中，稳定型心力衰竭患者择期手术后的短期死亡率与无心力衰竭的对照组相似，但是稳定型心力衰竭患者更有可能再次入院，其长期生存率更差[161]。

（五）肺动脉高压

肺动脉高压增加了接受非心脏手术患者的不良结局风险[162–164]。功能容量的降低、肺动脉高压的严重程度、手术的紧迫性和右心室（right ventricle，RV）收缩功能不全可用以预测术后并发症的发生[163, 165]。应对所有肺动脉高压患者进行全面的术前评价，包括根据超声心动图评估功能容量与 RV 功能。术前右心导管检查有助于确认并进一步评估肺动脉高压的情况[4]，以期在术前优化 RV 负荷条件和肺动脉高压。在围术期，密切监测并预防体循环低血压和缺氧，以及在有指征时使用全身血管活性药物和肺血管扩张药对于尽可能减少并发症的发生至关重要[166]。

（六）肥厚型心肌病

肥厚型心肌病（hypertrophic cardiomyopathy，HCM）患者存在动态左心室流出道（left ventricular outflow tract，LVOT）梗阻加重的风险。全身麻醉或椎管内麻醉可导致外周血管舒张与交感自主神经阻滞，导致静脉回流减少，进一步加剧 LVOT 梗阻。对接受非心脏手术的 HCM 患者的观察性研究表明，代偿性 HCM 患者对大多数手术围术期的耐受性良好。降低围术期心脏风险的策略应包括避免低血容量，使用血管扩张药、磷酸二酯酶抑制药、β 肾上腺素能受体激动药，密切关注容量耗竭，选择性使用 α 肾上腺素能受体激动药[167, 168]。由于肥厚型心肌病患者存在发生围术期低血压、CHF 和心律失常的重大风险，因此应予以严密监测[167]。

（七）先天性心脏病

研究表明，手术修复后存在残留血流动力学异常的左向右心脏分流患者，在应激反应下会表现为心排血量减少[169, 170]。既往接受过主动脉缩窄修复术的患者在随访期间存在显著的猝死风险[171, 172]，其死亡原因包括残余心脏缺陷伴 CHF、大血管破裂、夹层动脉瘤或重度动脉粥样硬化引起相关并发症。对于先天性心脏病患者，尤其是高风险患者来说，应在当地具有先天性心脏病学专业知识的中心接受全面的术前评估[4]。读者可参考 ACC/AHA 2008 ACHD 临床实践指南，了解围术期管理的具体建议[173]。

实践要点

- 约 1/3 接受手术的患者具有心血管疾病的危险因素或已知的心血管疾病。围术期发生心脏并发症的风险与潜在的心血管疾病负担有关。
- 风险预测模型根据患者和手术特定的危险因素评估围术期的风险。常用的风险指数包括 RCRI、NSQIP MICA 和 NSQIP 手术风险计算器。
- 应根据从非心脏手术术前心脏风险系统性分步评估中获得的所有信息来分析围术期心脏事件的风险是否较低。
- 功能能力极佳、良好或中等的患者可以继续手术，无须进一步测试。
- 当功能能力较差或无法评估时，如果患者愿意寻求血运重建策略，并且影响患者的围术期护理或手术意愿时，应考虑进一步检测
- 最佳的术后患者护理包括评估与治疗可纠正的心脏危险因素，包括高血压、高脂血症、吸烟、肥胖、高血糖和缺乏体力活动。

参考文献

[1] Weiser TG, Haynes AB, Molina G, Lipsitz SR, Esquivel MM, Uribe-Leitz T, et al. Size and distribution of the global volume of surgery in 2012. Bull World Health Organ. 2016;94(3):201–9F. https://doi.org/10.2471/blt.15.159293. Epub 2016/03/12. PubMed PMID: 26966331; PubMed Central PMCID: PMCPMC4773932.

[2] Mangano DT, Goldman L. Preoperative assessment of patients with known or suspected coronary disease. N Engl J Med. 1995;333(26):1750–6. https://doi.org/10.1056/nejm199512283332607. Epub 1995/12/28. PubMed PMID: 7491140.

[3] Landesberg G, Shatz V, Akopnik I, Wolf YG, Mayer M, Berlatzky Y, et al. Association of cardiac troponin, CK-MB, and postoperative myocardial ischemia with long-term survival after major vascular surgery. J Am Coll Cardiol. 2003;42(9):1547–54. PubMed PMID: 14607436.

[4] Fleisher LA, Fleischmann KE, Auerbach AD, Barnason SA, Beckman JA, Bozkurt B, et al. 2014 ACC/AHA guideline on perioperative cardiovascular evaluation and management of patients undergoing noncardiac surgery: a report of the American College of Cardiology/American Heart Association Task Force on practice guidelines. J Am Coll Cardiol. 2014;64(22):e77–137. https:// doi.org/10.1016/j.jacc.2014.07.944. Epub 2014/08/06. PubMed PMID: 25091544.

[5] Lee TH, Marcantonio ER, Mangione CM, Thomas EJ, Polanczyk CA, Cook EF, et al. Derivation and prospective validation of a simple index for prediction of cardiac risk of major noncardiac surgery. Circulation. 1999;100(10):1043–9. Epub 1999/09/08. PubMed PMID: 10477528.

[6] Gupta PK, Gupta H, Sundaram A, Kaushik M, Fang X, Miller WJ, et al. Development and validation of a risk calculator for prediction of cardiac risk after surgery. Circulation. 2011;124(4):381–7. https://doi.org/10.1161/circulationaha.110.015701. Epub 2011/07/07. PubMed PMID: 21730309.

[7] Bilimoria KY, Liu Y, Paruch JL, Zhou L, Kmiecik TE, Ko CY, et al. Development and evaluation of the universal ACS NSQIP surgical risk calculator: a decision aid and informed consent tool for patients and surgeons. J Am Coll Surgeons. 2013;217(5):833–42 e1–3. https://doi.org/10.1016/j.jamcollsurg.2013.07.385. Epub 2013/09/24. PubMed PMID: 24055383; PubMed Central PMCID: PMCPMC3805776.

[8] Schouten O, Bax JJ, Poldermans D. Assessment of cardiac risk before non-cardiac general surgery. Heart. 2006;92(12):1866–72. PubMed PMID: 17105895.

[9] Hyder JA, Reznor G, Wakeam E, Nguyen LL, Lipsitz SR, Havens JM. Risk prediction accuracy differs for emergency versus elective cases in the ACS-NSQIP. Ann Surg. 2016;264(6):959–65. https:// doi.org/10.1097/sla.0000000000001558. Epub 2016/01/05. PubMed PMID: 26727094.

[10] Anderson JL, Adams CD, Antman EM, Bridges CR, Califf RM, Casey DE Jr, et al. 2012 ACCF/AHA focused update incorporated into the ACCF/AHA 2007 guidelines for the management of patients with unstable angina/non-ST-elevation myocardial infarction: a report of the American College of

Cardiology Foundation/ American Heart Association Task Force on Practice Guidelines. Circulation. 2013;127(23):e663–828. https://doi.org/10.1161/ CIR.0b013e31828478ac. Epub 2013/05/01. PubMed PMID: 23630129.

[11] O'Gara PT, Kushner FG, Ascheim DD, Casey DE Jr, Chung MK, de Lemos JA, et al. 2013 ACCF/AHA guideline for the management of ST-elevation myocardial infarction: executive summary: a report of the American College of Cardiology Foundation/American Heart Association Task Force on Practice Guidelines: developed in collaboration with the American College of Emergency Physicians and Society for Cardiovascular Angiography and Interventions. Catheter Cardiovasc Interv. 2013;82(1):E1–27. https://doi.org/10.1002/ ccd.24776. Epub 2013/01/10. PubMed PMID: 23299937.

[12] Eagle KA, Berger PB, Calkins H, Chaitman BR, Ewy GA, Fleischmann KE, et al. ACC/AHA guideline update for perioperative cardiovascular evaluation for noncardiac surgery—executive summary: a report of the American College of Cardiology/ American Heart Association Task Force on Practice Guidelines (Committee to Update the 1996 Guidelines on Perioperative Cardiovascular Evaluation for Noncardiac Surgery). J Am Coll Cardiol. 2002;39(3):542–53. PubMed PMID: 11823097.

[13] Mahar LJ, Steen PA, Tinker JH, Vlietstra RE, Smith HC, Pluth JR. Perioperative myocardial infarction in patients with coronary artery disease with and without aorta—coronary artery bypass grafts. J Thorac Cardiovasc Surg. 1978;76(4):533–7. PubMed PMID: 309029.

[14] Hertzer NR, Beven EG, Young JR, O'Hara PJ, Ruschhaupt WF 3rd, Graor RA, et al. Coronary artery disease in peripheral vascular patients. A classification of 1000 coronary angiograms and results of surgical management. Ann Surg. 1984;199(2):223–33. PubMed PMID: 6696538.

[15] Hertzer NR, Young JR, Beven EG, O'Hara PJ, Graor RA, Ruschhaupt WF, et al. Late results of coronary bypass in patients with peripheral vascular disease. II. Five-year survival according to sex, hypertension, and diabetes. Cleve Clin J Med. 1987;54(1):15–23. PubMed PMID: 3494549.

[16] Goldman L, Caldera DL, Nussbaum SR, Southwick FS, Krogstad D, Murray B, et al. Multifactorial index of cardiac risk in noncardiac surgical procedures. N Engl J Med. 1977;297(16):845– 50. https://doi.org/10.1056/ nejm197710202971601. Epub 1977/10/20. PubMed PMID: 904659.

[17] Cooperman M, Pflug B, Martin EW Jr, Evans WE. Cardiovascular risk factors in patients with peripheral vascular disease. Surgery. 1978;84(4):505–9. PubMed PMID: 694738.

[18] Hlatky MA, Boineau RE, Higginbotham MB, Lee KL, Mark DB, Califf RM, et al. A brief self-administered questionnaire to determine functional capacity (the Duke Activity Status Index). Am J Cardiol. 1989;64(10):651–4. Epub 1989/09/15. PubMed PMID: 2782256.

[19] Goldman L, Hashimoto B, Cook EF, Loscalzo A. Comparative reproducibility and validity of systems for assessing cardiovascular functional class: advantages of a new specific activity scale. Circulation. 1981;64(6):1227–34. Epub 1981/12/01. PubMed PMID: 7296795.

[20] Weiner DA, Ryan TJ, McCabe CH, Chaitman BR, Sheffield LT, Ferguson JC, et al. Prognostic importance of a clinical profile and exercise test in medically treated patients with coronary artery disease. J Am Coll Cardiol. 1984;3(3):772–9. PubMed PMID: 6229569.

[21] Weiner DA, Ryan TJ, Parsons L, Fisher LD, Chaitman BR, Sheffield LT, et al. Long-term prognostic value of exercise testing in men and women from the Coronary Artery Surgery Study (CASS) registry. Am J Cardiol. 1995;75(14):865–70. PubMed PMID: 7732991.

[22] Froehlich JB, Eagle KA. Anaesthesia and the cardiac patient: the patient versus the procedure. Heart. 2002;87(1):91–6. PubMed PMID: 11751677.

[23] Fletcher GF, Balady G, Froelicher VF, Hartley LH, Haskell WL, Pollock ML. Exercise standards. A statement for healthcare professionals from the American Heart Association. Writing Group. Circulation. 1995;91(2):580–615. PubMed PMID: 7805272.

[24] Reilly DF, McNeely MJ, Doerner D, Greenberg DL, Staiger TO, Geist MJ, et al. Self-reported exercise tolerance and the risk of serious perioperative complications. Arch Intern Med. 1999;159(18):2185–92. Epub 1999/10/20. PubMed PMID: 10527296.

[25] Tsiouris A, Horst HM, Paone G, Hodari A, Eichenhorn M, Rubinfeld I. Preoperative risk stratification for thoracic surgery using the American College of Surgeons National Surgical Quality Improvement Program data set: functional status predicts morbidity and mortality. J Surg Res. 2012;177(1):1–6. https://doi. org/10.1016/j.jss.2012.02.048. Epub 2012/04/10. PubMed PMID: 22484381.

[26] Kertai MD, Bountioukos M, Boersma E, Bax JJ, Thomson IR, Sozzi F, et al. Aortic stenosis: an underestimated risk factor for perioperative complications in patients undergoing noncardiac surgery. Am J Med. 2004;116(1):8–13. PubMed PMID: 14706659.

[27] Jeger RV, Probst C, Arsenic R, Lippuner T, Pfisterer ME, Seeberger MD, et al. Long-term prognostic value of the preoperative 12-lead electrocardiogram before major noncardiac surgery in coronary artery disease. Am Heart J. 2006;151(2):508–13. https:// doi.org/10.1016/j.ahj.2005.04.018. Epub 2006/01/31. PubMed PMID: 16442922.

[28] Payne CJ, Payne AR, Gibson SC, Jardine AG, Berry C, Kingsmore DB. Is there still a role for preoperative 12-lead electrocardiography? World J Surg. 2011;35(12):2611–6. https://doi.org/10.1007/ s00268-011-1289-y. Epub 2011/10/13. PubMed PMID: 21989644.

[29] Kazmers A, Cerqueira MD, Zierler RE. Perioperative and late outcome in patients with left ventricular ejection fraction of 35% or less who require major vascular surgery. J Vasc Surg.

1988;8(3):307–15. Epub 1988/09/01. PubMed PMID: 3047443.

[30] Flu WJ, van Kuijk JP, Hoeks SE, Kuiper R, Schouten O, Goei D, et al. Prognostic implications of asymptomatic left ventricular dysfunction in patients undergoing vascular surgery. Anesthesiology. 2010;112(6):1316–24. https://doi.org/10.1097/ALN.0b013e3181da89ca. Epub 2010/05/27. PubMed PMID: 20502115.

[31] Healy KO, Waksmonski CA, Altman RK, Stetson PD, Reyentovich A, Maurer MS. Perioperative outcome and long-term mortality for heart failure patients undergoing intermediate- and high-risk noncardiac surgery: impact of left ventricular ejection fraction. Congestive Heart Failure (Greenwich, Conn). 2010;16(2):45– 9. https://doi.org/10.1111/j.1751-7133.2009.00130.x. Epub 2010/04/24. PubMed PMID: 20412467; PubMed Central PMCID: PMCPMC2945730.

[32] McFalls EO, Ward HB, Moritz TE, Goldman S, Krupski WC, Littooy F, et al. Coronary-artery revascularization before elective major vascular surgery. N Engl J Med. 2004;351(27):2795–804. PubMed PMID: 15625331.

[33] Poldermans D, Bax JJ, Schouten O, Neskovic AN, Paelinck B, Rocci G, et al. Should major vascular surgery be delayed because of preoperative cardiac testing in intermediate-risk patients receiving beta-blocker therapy with tight heart rate control? J Am Coll Cardiol. 2006;48(5):964–9. PubMed PMID: 16949487.

[34] Arous EJ, Baum PL, Cutler BS. The ischemic exercise test in patients with peripheral vascular disease. Implications for management. Arch Surg. 1984;119(7):780–3. PubMed PMID: 6610402.

[35] Carliner NH, Fisher ML, Plotnick GD, Garbart H, Rapoport A, Kelemen MH, et al. Routine preoperative exercise testing in patients undergoing major noncardiac surgery. Am J Cardiol. 1985;56(1):51–8. PubMed PMID: 4014040.

[36] Cutler BS, Wheeler HB, Paraskos JA, Cardullo PA. Applicability and interpretation of electrocardiographic stress testing in patients with peripheral vascular disease. Am J Surg. 1981;141(4):501–6. PubMed PMID: 7223937.

[37] McPhail N, Calvin JE, Shariatmadar A, Barber GG, Scobie TK. The use of preoperative exercise testing to predict cardiac complications after arterial reconstruction. J Vasc Surg. 1988;7(1):60–8. PubMed PMID: 3336127.

[38] von Knorring J, Lepantalo M. Prediction of perioperative cardiac complications by electrocardiographic monitoring during treadmill exercise testing before peripheral vascular surgery. Surgery. 1986;99(5):610–3. PubMed PMID: 3704917.

[39] Morris CK, Ueshima K, Kawaguchi T, Hideg A, Froelicher VF. The prognostic value of exercise capacity: a review of the literature. Am Heart J. 1991;122(5):1423–31. PubMed PMID: 1951007.

[40] Sgura FA, Kopecky SL, Grill JP, Gibbons RJ. Supine exercise capacity identifies patients at low risk for perioperative cardiovascular events and predicts long-term survival. Am J Med. 2000;108(4):334–6. Epub 2000/10/03. PubMed PMID: 11014727.

[41] Eichelberger JP, Schwarz KQ, Black ER, Green RM, Ouriel K. Predictive value of dobutamine echocardiography just before noncardiac vascular surgery. Am J Cardiol. 1993;72(7):602–7. Epub 1993/09/01. PubMed PMID: 8362778.

[42] Lalka SG, Sawada SG, Dalsing MC, Cikrit DF, Sawchuk AP, Kovacs RL, et al. Dobutamine stress echocardiography as a predictor of cardiac events associated with aortic surgery. J Vasc Surg. 1992;15(5):831–40; discussion 41–2. Epub 1992/05/01. PubMed PMID: 1578539.

[43] Lane RT, Sawada SG, Segar DS, Ryan T, Lalka SG, Williams R, et al. Dobutamine stress echocardiography for assessment of cardiac risk before noncardiac surgery. Am J Cardiol. 1991;68(9):976–7. Epub 1991/10/01. PubMed PMID: 1927965.

[44] Langan EM 3rd, Youkey JR, Franklin DP, Elmore JR, Costello JM, Nassef LA. Dobutamine stress echocardiography for cardiac risk assessment before aortic surgery. J Vasc Surg. 1993;18(6):905–11; discussion 12–3. Epub 1993/12/01. PubMed PMID: 8264046.

[45] Raux M, Godet G, Isnard R, Mergoni P, Goarin JP, Bertrand M, et al. Low negative predictive value of dobutamine stress echocardiography before abdominal aortic surgery. Br J Anaesth. 2006;97(6):770–6. https://doi.org/10.1093/bja/ael246. Epub 2006/09/16. PubMed PMID: 16973646.

[46] Ballal RS, Kapadia S, Secknus MA, Rubin D, Arheart K, Marwick TH. Prognosis of patients with vascular disease after clinical evaluation and dobutamine stress echocardiography. Am Heart J. 1999;137(3):469–75. Epub 1999/02/27. PubMed PMID: 10047628.

[47] Mangano DT, London MJ, Tubau JF, Browner WS, Hollenberg M, Krupski W, et al. Dipyridamole thallium-201 scintigraphy as a preoperative screening test. A reexamination of its predictive potential. Study of Perioperative Ischemia Research Group. Circulation. 1991;84(2):493–502. Epub 1991/08/01. PubMed PMID: 1860194.

[48] Hendel RC, Whitfield SS, Villegas BJ, Cutler BS, Leppo JA. Prediction of late cardiac events by dipyridamole thallium imaging in patients undergoing elective vascular surgery. Am J Cardiol. 1992;70(15):1243–9. PubMed PMID: 1442573.

[49] Mantha S, Roizen MF, Barnard J, Thisted RA, Ellis JE, Foss J. Relative effectiveness of four preoperative tests for predicting adverse cardiac outcomes after vascular surgery: a meta-analysis. Anesth Analg. 1994;79(3):422–33. PubMed PMID: 8067544.

[50] Shaw LJ, Eagle KA, Gersh BJ, Miller DD. Meta-analysis of intravenous dipyridamole-thallium-201 imaging (1985 to 1994) and dobutamine echocardiography (1991 to 1994) for risk stratification before vascular surgery. J Am Coll Cardiol. 1996;27(4):787–98. PubMed PMID: 8613604.

[51] Kertai MD, Boersma E, Sicari R, L'Italien GJ, Bax JJ, Roelandt JR, et al. Which stress test is superior for perioperative cardiac risk stratification in patients undergoing major vascular surgery? Eur J Vasc Endovasc Surg. 2002;24(3):222–9.

PubMed PMID: 12217283.

[52] Kertai MD, Boersma E, Bax JJ, Heijenbrok-Kal MH, Hunink MG, L'Talien GJ, et al. A meta-analysis comparing the prognostic accuracy of six diagnostic tests for predicting perioperative cardiac risk in patients undergoing major vascular surgery. Heart. 2003;89(11):1327–34. Epub 2003/11/05. PubMed PMID:14594892. PubMed Central PMCID: PMCPMC1767930.

[53] Beattie WS, Abdelnaem E, Wijeysundera DN, Buckley DN. A meta-analytic comparison of preoperative stress echocardiography and nuclear scintigraphy imaging. Anesth Analg. 2006;102(1):8–16. https://doi.org/10.1213/01.ane.0000189614.98906.43. Epub 2005/12/22. PubMed PMID: 16368798.

[54] Boucher CA, Brewster DC, Darling RC, Okada RD, Strauss HW, Pohost GM. Determination of cardiac risk by dipyridamole- thallium imaging before peripheral vascular surgery. N Engl J Med. 1985;312(7):389–94. PubMed PMID: 3871502.

[55] Lette J, Waters D, Cerino M, Picard M, Champagne P, Lapointe J. Preoperative coronary artery disease risk stratification based on dipyridamole imaging and a simple three-step, three-segment model for patients undergoing noncardiac vascular surgery or major general surgery. Am J Cardiol. 1992;69(19):1553–8. PubMed PMID: 1598869.

[56] McEnroe CS, O'Donnell TF Jr, Yeager A, Konstam M, Mackey WC. Comparison of ejection fraction and Goldman risk factor analysis to dipyridamole-thallium 201 studies in the evaluation of cardiac morbidity after aortic aneurysm surgery. J Vasc Surg. 1990;11(4):497–504. PubMed PMID: 2325211.

[57] Shaw L, Miller DD, Kong BA, Hilton T, Stelken A, Stocke K, et al. Determination of perioperative cardiac risk by adenosine thallium-201 myocardial imaging. Am Heart J. 1992;124(4):861–9. PubMed PMID: 1529902.

[58] Kertai MD, Klein J, Bax JJ, Poldermans D. Predicting perioperative cardiac risk. Prog Cardiovasc Dis. 2005;47(4):240–57. PubMed PMID: 15991153.

[59] Brilakis ES, Orford JL, Fasseas P, Wilson SH, Melby S, Lennon RJ, et al. Outcome of patients undergoing balloon angioplasty in the two months prior to noncardiac surgery. Am J Cardiol. 2005;96(4):512–4. PubMed PMID: 16098302.

[60] Bossone E, Martinez FJ, Whyte RI, Iannettoni MD, Armstrong WF, Bach DS. Dobutamine stress echocardiography for the preoperative evaluation of patients undergoing lung volume reduction surgery. J Thorac Cardiovasc Surg. 1999;118(3):542–6. https:// doi.org/10.1016/s0022-5223(99)70194-7. Epub 1999/09/02. PubMed PMID: 10469973.

[61] Wilson SH, Fasseas P, Orford JL, Lennon RJ, Horlocker T, Charnoff NE, et al. Clinical outcome of patients undergoing noncardiac surgery in the two months following coronary stenting. J Am Coll Cardiol. 2003;42(2):234–40. PubMed PMID: 12875757.

[62] Babapulle MN, Joseph L, Belisle P, Brophy JM, Eisenberg MJ. A hierarchical Bayesian meta-analysis of randomised clinical trials of drug-eluting stents. Lancet. 2004;364(9434):583–91. PubMed PMID: 15313358.

[63] Ahn JH, Park JR, Min JH, Sohn JT, Hwang SJ, Park Y, et al. Risk stratification using computed tomography coronary angiography in patients undergoing intermediate-risk noncardiac surgery. J Am Coll Cardiol. 2013;61(6):661–8. https://doi.org/10.1016/j. jacc.2012.09.060. Epub 2013/02/09. PubMed PMID: 23391198.

[64] Fathala A. Coronary computed tomography angiography for risk stratification before noncardiac surgery. Ann Card Anaesth. 2016;19(1):31–7. https://doi.org/10.4103/0971-9784.173017. Epub 2016/01/12. PubMed PMID: 26750671; PubMed Central PMCID: PMCPMC4900383.

[65] Levine GN, Bates ER, Blankenship JC, Bailey SR, Bittl JA, Cercek B, et al. 2011 ACCF/AHA/SCAI guideline for percutaneous coronary intervention. A report of the American College of Cardiology Foundation/American Heart Association Task Force on Practice Guidelines and the Society for Cardiovascular Angiography and Interventions. J Am Coll Cardiol. 2011;58(24):e44–122. https:// doi.org/10.1016/j.jacc.2011.08.007. Epub 2011/11/11. PubMed PMID: 22070834.

[66] Hillis LD, Smith PK, Anderson JL, Bittl JA, Bridges CR, Byrne JG, et al. 2011 ACCF/AHA guideline for coronary artery bypass graft surgery: executive summary: a report of the American College of Cardiology Foundation/American Heart Association Task Force on Practice Guidelines. J Thorac Cardiovasc Surg. 2012;143(1):4–34. https://doi.org/10.1016/j.jtcvs.2011.10.015. Epub 2011/12/17. PubMed PMID: 22172748.

[67] Stone JG, Foex P, Sear JW, Johnson LL, Khambatta HJ, Triner L. Myocardial ischemia in untreated hypertensive patients: effect of a single small oral dose of a beta-adrenergic blocking agent. Anesthesiology. 1988;68(4):495–500. PubMed PMID: 2895596.

[68] Pasternack PF, Grossi EA, Baumann FG, Riles TS, Lamparello PJ, Giangola G, et al. Beta blockade to decrease silent myocardial ischemia during peripheral vascular surgery. Am J Surg. 1989;158(2):113–6. PubMed PMID: 2569274.

[69] Levine GN, Bates ER, Bittl JA, Brindis RG, Fihn SD, Fleisher LA, et al. 2016 ACC/AHA guideline focused update on duration of dual antiplatelet therapy in patients with coronary artery disease: a report of the American College of Cardiology/American Heart Association Task Force on clinical practice guidelines: an update of the 2011 ACCF/AHA/SCAI guideline for percutaneous coronary intervention, 2011 ACCF/AHA guideline for coronary artery bypass graft surgery, 2012 ACC/AHA/ACP/AATS/ PCNA/SCAI/STS guideline for the diagnosis and management of patients with stable ischemic heart disease, 2013 ACCF/AHA guideline for the management of ST-elevation myocardial infarction, 2014 AHA/ACC guideline for the management of patients with non-ST-elevation acute coronary syndromes, and 2014 ACC/

AHA guideline on perioperative cardiovascular evaluation and management of patients undergoing noncardiac surgery. Circulation. 2016;134(10):e123–55. https://doi.org/10.1161/cir.0000000000000404. Epub 2016/03/31. PubMed PMID: 27026020.

[70] Pasternack PF, Imparato AM, Baumann FG, Laub G, Riles TS, Lamparello PJ, et al. The hemodynamics of betablockade in patients undergoing abdominal aortic aneurysm repair. Circulation. 1987;76(3 Pt 2):III1–7. PubMed PMID: 3621532.

[71] Mangano DT, Layug EL, Wallace A, Tateo I. Effect of atenolol on mortality and cardiovascular morbidity after noncardiac surgery. Multicenter study of perioperative Ischemia Research Group. N Engl J Med. 1996;335(23):1713–20. PubMed PMID: 8929262.

[72] Poldermans D, Boersma E, Bax JJ, Thomson IR, van de Ven LL, Blankensteijn JD, et al. The effect of bisoprolol on perioperative mortality and myocardial infarction in high-risk patients undergoing vascular surgery. Dutch Echocardiographic Cardiac Risk Evaluation Applying Stress Echocardiography Study Group. N Engl J Med. 1999;341(24):1789–94. https://doi.org/10.1056/nejm199912093412402. Epub 1999/12/10. PubMed PMID: 10588963.

[73] Fleisher LA, Beckman JA, Brown KA, et al. ACC/AHA 2006 guideline update for perioperative cardiovascular evaluation for noncardiac surgery: focused update on perioperative betablocker therapy—a report of the American College of Cardiology/ American Heart Association Task Force on Practice Guidelines (writing committee to update the 2002 guidelines on perioperative cardiovascular evaluation for noncardiac surgery). J Am Coll Cardiol. 2006;47(11):2343–55.

[74] Devereaux PJ, Beattie WS, Choi PT, Badner NH, Guyatt GH, Villar JC, et al. How strong is the evidence for the use of perioperative beta blockers in non-cardiac surgery? Systematic review and meta-analysis of randomised controlled trials. BMJ. 2005;331(7512):313–21. https://doi.org/10.1136/bmj.38503.623646.8F. Epub 2005/07/06. PubMed PMID: 15996966. PubMed Central PMCID: PMCPMC1183126.

[75] Lindenauer PK, Pekow P, Wang K, Mamidi DK, Gutierrez B, Benjamin EM. Perioperative beta-blocker therapy and mortality after major noncardiac surgery. N Engl J Med. 2005;353(4):349–61. https://doi.org/10.1056/NEJMoa041895. Epub 2005/07/29. PubMed PMID: 16049209.

[76] Devereaux PJ, Yang H, Yusuf S, Guyatt G, Leslie K, Villar JC, et al. Effects of extended-release metoprolol succinate in patients undergoing non-cardiac surgery (POISE trial): a randomised controlled trial. Lancet. 2008;371(9627):1839–47. https://doi. org/10.1016/s0140-6736(08)60601-7. Epub 2008/05/16. PubMed PMID: 18479744.

[77] Wijeysundera DN, Duncan D, Nkonde-Price C, Virani SS, Washam JB, Fleischmann KE, et al. Perioperative beta blockade in noncardiac surgery: a systematic review for the 2014 ACC/AHA guideline on perioperative cardiovascular evaluation and management of patients undergoing noncardiac surgery: a report of the American College of Cardiology/ American Heart Association Task Force on practice guidelines. J Am Coll Cardiol. 2014;64(22):2406–25. https://doi.org/10.1016/j.jacc.2014.07.939. Epub 2014/08/06. PubMed PMID: 25091545.

[78] Shammash JB, Trost JC, Gold JM, Berlin JA, Golden MA, Kimmel SE. Perioperative beta-blocker withdrawal and mortality in vascular surgical patients. Am Heart J. 2001;141(1):148–53. https://doi.org/10.1067/mhj.2001.111547. Epub 2001/01/03. PubMed PMID: 11136500.

[79] Hoeks SE, Scholte OP, Reimer WJ, van Urk H, Jorning PJ, Boersma E, Simoons ML, et al. Increase of 1-year mortality after perioperative beta-blocker withdrawal in endovascular and vascular surgery patients. Eur J Vasc Endovasc Surg. 2007;33(1):13–9. https://doi.org/10.1016/j.ejvs.2006.06.019. Epub 2006/08/29. PubMed PMID: 16935011.

[80] Beattie WS, Wijeysundera DN, Karkouti K, McCluskey S, Tait G. Does tight heart rate control improve beta-blocker efficacy? An updated analysis of the noncardiac surgical randomized trials. Anesth Analg. 2008;106(4):1039–48. https://doi.org/10.1213/ ane.0b013e318163f6a9. Epub 2008/03/20. PubMed PMID: 18349171.

[81] Stevens RD, Burri H, Tramer MR. Pharmacologic myocardial protection in patients undergoing noncardiac surgery: a quantitative systematic review. Anesth Analg. 2003;97(3):623–33. PubMed PMID: 12933373.

[82] Wijeysundera DN, Beattie WS, Rao V, Karski J. Calcium antagonists reduce cardiovascular complications after cardiac surgery: a meta-analysis. J Am Coll Cardiol. 2003;41(9):1496–505. PubMed PMID: 12742289.

[83] Wijeysundera DN, Naik JS, Beattie WS. Alpha-2 adrenergic agonists to prevent perioperative cardiovascular complications: a meta-analysis. Am J Med. 2003;114(9):742–52. PubMed PMID: 12829201.

[84] Wallace AW, Galindez D, Salahieh A, Layug EL, Lazo EA, Haratonik KA, et al. Effect of clonidine on cardiovascular morbidity and mortality after noncardiac surgery. Anesthesiology. 2004;101(2):284–93. PubMed PMID: 15277909.

[85] Devereaux PJ, Sessler DI, Leslie K, Kurz A, Mrkobrada M, Alonso-Coello P, et al. Clonidine in patients undergoing noncardiac surgery. N Engl J Med. 2014;370(16):1504–13. https://doi.org/10.1056/NEJMoa1401106. Epub 2014/04/01. PubMed PMID: 24679061.

[86] Comfere T, Sprung J, Kumar MM, Draper M, Wilson DP, Williams BA, et al. Angiotensin system inhibitors in a general surgical population. Anesth Analg. 2005;100(3):636–44, table of contents. PubMed PMID: 15728043.

[87] Kertai MD, Boersma E, Westerhout CM, Klein J, Van Urk H, Bax JJ, et al. A combination of statins and beta-blockers is independently associated with a reduction in the incidence of perioperative mortality and nonfatal myocardial infarction in patients under- going abdominal aortic aneurysm surgery. Eur J Vasc Endovasc Surg. 2004;28(4):343–52. PubMed PMID:

15350554.

[88] Lindenauer PK, Pekow P, Wang K, Gutierrez B, Benjamin EM. Lipid-lowering therapy and in-hospital mortality following major noncardiac surgery. JAMA. 2004;291(17):2092–9. PubMed PMID: 15126437.

[89] O'Neil-Callahan K, Katsimaglis G, Tepper MR, Ryan J, Mosby C, Ioannidis JP, et al. Statins decrease perioperative cardiac complications in patients undergoing noncardiac vascular surgery: the Statins for Risk Reduction in Surgery (StaRRS) study. J Am Coll Cardiol. 2005;45(3):336–42. PubMed PMID: 15680709.

[90] Poldermans D, Bax JJ, Kertai MD, Krenning B, Westerhout CM, Schinkel AF, et al. Statins are associated with a reduced incidence of perioperative mortality in patients undergoing major noncardiac vascular surgery. Circulation. 2003;107(14): 1848–51. PubMed PMID: 12695283.

[91] Schwartz GG, Olsson AG, Ezekowitz MD, Ganz P, Oliver MF, Waters D, et al. Effects of atorvastatin on early recurrent ischemic events in acute coronary syndromes: the MIRACL study: a randomized controlled trial. JAMA. 2001;285(13):1711–8. PubMed PMID: 11277825.

[92] Schouten O, Boersma E, Hoeks SE, Benner R, van Urk H, van Sambeek MR, et al. Fluvastatin and perioperative events in patients undergoing vascular surgery. N Engl J Med. 2009;361(10):980–9. https://doi.org/10.1056/NEJMoa0808207. Epub 2009/09/04. PubMed PMID: 19726772.

[93] Sanders RD, Nicholson A, Lewis SR, Smith AF, Alderson P. Perioperative statin therapy for improving outcomes during and after noncardiac vascular surgery. Cochrane Database Syst Rev. 2013;7:CD009971. https://doi.org/10.1002/14651858. CD009971. pub2. Epub 2013/07/05. PubMed PMID: 23824754.

[94] Durazzo AE, Machado FS, Ikeoka DT, De Bernoche C, Monachini MC, Puech-Leao P, et al. Reduction in cardiovascular events after vascular surgery with atorvastatin: a randomized trial. J Vasc Surg 2004;39(5):967–75; discussion 75–6. https://doi.org/10.1016/j.jvs.2004.01.004. Epub 2004/04/28. PubMed PMID: 15111846.

[95] Goff DC Jr, Lloyd-Jones DM, Bennett G, Coady S, D'Agostino RB, Gibbons R, et al. 2013 ACC/AHA guideline on the assessment of cardiovascular risk: a report of the American College of Cardiology/American Heart Association Task Force on Practice Guidelines. Circulation. 2014;129(25 Suppl 2):S49–73. https://doi.org/10.1161/01.cir.0000437741.48606.98. Epub 2013/11/14. PubMed PMID: 24222018.

[96] Wijeysundera DN, Beattie WS. Calcium channel blockers for reducing cardiac morbidity after noncardiac surgery: a meta-analysis. Anesth Analg. 2003;97(3):634–41. Epub 2003/08/23. PubMed PMID: 12933374.

[97] Beattie WS, Badner NH, Choi P. Epidural analgesia reduces postoperative myocardial infarction: a meta-analysis. Anesth Analg. 2001;93(4):853–8. PubMed PMID: 11574345.

[98] Turan A, You J, Shiba A, Kurz A, Saager L, Sessler DI.

Angiotensin converting enzyme inhibitors are not associated with respiratory complications or mortality after noncardiac surgery. Anesth Analg. 2012;114(3):552–60. https://doi.org/10.1213/ ANE.0b013e318241f6af. Epub 2012/01/19. PubMed PMID: 22253266.

[99] Rosenman DJ, McDonald FS, Ebbert JO, Erwin PJ, LaBella M, Montori VM. Clinical consequences of withholding versus administering renin-angiotensin-aldosterone system antagonists in the preoperative period. J Hosp Med. 2008;3(4):319–25. https:// doi.org/10.1002/jhm.323. Epub 2008/08/14. PubMed PMID: 18698608.

[100] Brabant SM, Eyraud D, Bertrand M, Coriat P. Refractory hypotension after induction of anesthesia in a patient chronically treated with angiotensin receptor antagonists. Anesth Analg. 1999;89(4):887–8. PubMed PMID: 10512259.

[101] Brabant SM, Bertrand M, Eyraud D, Darmon PL, Coriat P. The hemodynamic effects of anesthetic induction in vascular surgical patients chronically treated with angiotensin II receptor antagonists. Anesth Analg. 1999;89(6):1388–92. PubMed PMID: 10589613.

[102] Bertrand M, Godet G, Meersschaert K, Brun L, Salcedo E, Coriat P. Should the angiotensin II antagonists be discontinued before surgery? Anesth Analg. 2001;92(1):26–30. PubMed PMID: 11133595.

[103] Twersky RS, Goel V, Narayan P, Weedon J. The risk of hypertension after preoperative discontinuation of angiotensin-converting enzyme inhibitors or angiotensin receptor antagonists in ambulatory and same-day admission patients. Anesth Analg. 2014;118(5):938–44. https://doi.org/10.1213/ ane.0000000000000076. Epub 2014/04/01. PubMed PMID: 24681657.

[104] Hauser AM, Gangadharan V, Ramos RG, Gordon S, Timmis GC. Sequence of mechanical, electrocardiographic and clinical effects of repeated coronary artery occlusion in human beings: echocardiographic observations during coronary angioplasty. J Am Coll Cardiol. 1985;5(2 Pt 1):193–7. PubMed PMID: 3155758.

[105] Prevention of pulmonary embolism and deep vein thrombosis with low dose aspirin: Pulmonary Embolism Prevention (PEP) trial. Lancet. 2000;355(9212):1295–302. Epub 2000/04/25. PubMed PMID: 10776741.

[106] Devereaux PJ, Mrkobrada M, Sessler DI, Leslie K, Alonso-Coello P, Kurz A, et al. Aspirin in patients undergoing noncardiac surgery. N Engl J Med. 2014;370(16):1494–503. https://doi.org/10.1056/ NEJMoa1401105. Epub 2014/04/01. PubMed PMID: 24679062.

[107] Levine GN, Bates ER, Bittl JA, Brindis RG, Fihn SD, Fleisher LA, et al. 2016 ACC/AHA guideline focused update on duration of dual antiplatelet therapy in patients with coronary artery disease. A report of the American College of Cardiology/American Heart Association Task Force on Clinical Practice Guidelines. J Am Coll Cardiol. 2016;68(10):1082–115. https://doi.org/10.1016/j.

jacc.2016.03.513.

[108] Wilson SH, Rihal CS, Bell MR, Velianou JL, Holmes DR Jr, Berger PB. Timing of coronary stent thrombosis in patients treated with ticlopidine and aspirin. Am J Cardiol. 1999;83(7):1006–11. Epub 1999/04/06. PubMed PMID: 10190510.

[109] Kaluza GL, Joseph J, Lee JR, Raizner ME, Raizner AE. Catastrophic outcomes of noncardiac surgery soon after coronary stenting. J Am Coll Cardiol. 2000;35(5):1288–94. Epub 2000/04/12. PubMed PMID: 10758971.

[110] Neill F, Sear JW, French G, Lam H, Kemp M, Hooper RJ, et al. Increases in serum concentrations of cardiac proteins and the prediction of early postoperative cardiovascular complications in noncardiac surgery patients. Anaesthesia. 2000;55(7):641–7. PubMed PMID: 10919418.

[111] Charlson ME, MacKenzie CR, Ales K, Gold JP, Fairclough G Jr, Shires GT. Surveillance for postoperative myocardial infarction after noncardiac operations. Surg Gynecol Obstet. 1988;167(5):407–14. PubMed PMID: 3175825.

[112] Eikelboom JW, Connolly SJ, Brueckmann M, Granger CB, Kappetein AP, Mack MJ, et al. Dabigatran versus warfarin in patients with mechanical heart valves. N Engl J Med. 2013;369(13):1206–14. https://doi.org/10.1056/NEJMoa1300615. Epub 2013/09/03. PubMed PMID: 23991661.

[113] Doherty JU, Gluckman TJ, Hucker WJ, Januzzi JL Jr, Ortel TL, Saxonhouse SJ, et al. 2017 ACC expert consensus decision pathway for periprocedural management of anticoagulation in patients with nonvalvular atrial fibrillation: a report of the American College of Cardiology Clinical Expert Consensus Document Task Force. J Am Coll Cardiol. 2017;69(7):871–98. https://doi. org/10.1016/j.jacc.2016.11.024. Epub 2017/01/14. PubMed PMID: 28081965.

[114] Raval AN, Cigarroa JE, Chung MK, Diaz-Sandoval LJ, Diercks D, Piccini JP, et al. Management of patients on non-vitamin K antagonist oral anticoagulants in the acute care and periprocedural setting: a scientific statement from the American Heart Association. Circulation. 2017;135(10):e604–e33. https://doi. org/10.1161/cir.0000000000000477. Epub 2017/02/09. PubMed PMID: 28167634; PubMed Central PMCID: PMCPMC5404934.

[115] Nishimura RA, Otto CM, Bonow RO, Carabello BA, Erwin JP 3rd, Guyton RA, et al. 2014 AHA/ACC guideline for the management of patients with valvular heart disease: a report of the American College of Cardiology/American Heart Association Task Force on Practice Guidelines. Circulation. 2014;129(23):e521–643. https:// doi.org/10.1161/cir.0000000000000031. Epub 2014/03/05. PubMed PMID: 24589853.

[116] Goldman L. Aortic stenosis in noncardiac surgery: underappreciated in more ways than one? Am J Med. 2004;116(1):60–2. PubMed PMID: 14706670.

[117] O'Keefe JH Jr, Shub C, Rettke SR. Risk of noncardiac surgi-cal procedures in patients with aortic stenosis. Mayo Clin Proc. 1989;64(4):400–5. PubMed PMID: 2716354.

[118] Parker MJ, Unwin SC, Handoll HH, Griffiths R. General versus spinal/epidural anaesthesia for surgery for hip fractures in adults. Cochrane Database Syst Rev. 2000;4:CD000521. PubMed PMID: 11034688.

[119] Rodgers A, Walker N, Schug S, McKee A, Kehlet H, van Zundert A, et al. Reduction of postoperative mortality and morbidity with epidural or spinal anaesthesia: results from overview of randomised trials. BMJ. 2000;321(7275):1493. PubMed PMID: 11118174.

[120] Baron JF, Bertrand M, Barre E, Godet G, Mundler O, Coriat P, et al. Combined epidural and general anesthesia versus general anesthesia for abdominal aortic surgery. Anesthesiology. 1991;75(4):611–8. PubMed PMID: 1928770.

[121] Norris EJ, Beattie C, Perler BA, Martinez EA, Meinert CL, Anderson GF, et al. Double-masked randomized trial comparing alternate combinations of intraoperative anesthesia and postoperative analgesia in abdominal aortic surgery. Anesthesiology. 2001;95(5):1054–67. PubMed PMID: 11684971.

[122] Nishimori M, Low JH, Zheng H, Ballantyne JC. Epidural pain relief versus systemic opioid-based pain relief for abdominal aortic surgery. Cochrane Database Syst Rev. 2012;7:CD005059. https:// doi.org/10.1002/14651858.CD005059.pub3. Epub 2012/07/13. PubMed PMID: 22786494.

[123] Beattie WS, Badner NH, Choi PT. Meta-analysis demonstrates statistically significant reduction in postoperative myocardial infarction with the use of thoracic epidural analgesia. Anesth Analg. 2003;97(3):919–20. PubMed PMID: 12933434.

[124] Matot I, Oppenheim-Eden A, Ratrot R, Baranova J, Davidson E, Eylon S, et al. Preoperative cardiac events in elderly patients with hip fracture randomized to epidural or conventional analgesia. Anesthesiology. 2003;98(1):156–63. Epub 2002/12/28. PubMed PMID: 12502992.

[125] James FW, Kaplan S, Schwartz DC, Chou TC, Sandker MJ, Naylor V. Response to exercise in patients after total surgical correction of Tetralogy of Fallot. Circulation. 1976;54(4):671–9. PubMed PMID: 786502.

[126] Sandham JD, Hull RD, Brant RF, Knox L, Pineo GF, Doig CJ, et al. A randomized, controlled trial of the use of pulmonary-artery catheters in high-risk surgical patients. N Engl J Med. 2003;348(1):5–14. PubMed PMID: 12510037.

[127] Haggmark S, Hohner P, Ostman M, Friedman A, Diamond G, Lowenstein E, et al. Comparison of hemodynamic, electrocardiographic, mechanical, and metabolic indicators of intraoperative myocardial ischemia in vascular surgical patients with coronary artery disease. Anesthesiology. 1989;70(1):19–25. PubMed PMID: 2912311.

[128] Eisenberg MJ, London MJ, Leung JM, Browner WS, Hollenberg M, Tubau JF, et al. Monitoring for myocardial ischemia during noncardiac surgery. A technology assessment of transesophageal echocardiography and 12-lead

electrocardiography. The Study of Perioperative Ischemia Research Group. JAMA. 1992;268(2):210–6. PubMed PMID: 1608139.

[129] Sessler DI. Mild perioperative hypothermia. N Engl J Med. 1997;336(24):1730–7. PubMed PMID: 9180091.

[130] Frank SM, Higgins MS, Breslow MJ, Fleisher LA, Gorman RB, Sitzmann JV, et al. The catecholamine, cortisol, and hemodynamic responses to mild perioperative hypothermia. A randomized clinical trial. Anesthesiology. 1995;82(1):83–93. PubMed PMID: 7832339.

[131] Frank SM, Higgins MS, Fleisher LA, Sitzmann JV, Raff H, Breslow MJ. Adrenergic, respiratory, and cardiovascular effects of core cooling in humans. Am J Phys. 1997;272(2 Pt 2):R557–62. PubMed PMID: 9124478.

[132] Frank SM, Fleisher LA, Breslow MJ, Higgins MS, Olson KF, Kelly S, et al. Perioperative maintenance of normothermia reduces the incidence of morbid cardiac events. A randomized clinical trial. JAMA. 1997;277(14):1127–34. PubMed PMID: 9087467.

[133] Frank SM, Beattie C, Christopherson R, Norris EJ, Perler BA, Williams GM, et al. Unintentional hypothermia is associated with postoperative myocardial ischemia. The Perioperative Ischemia Randomized Anesthesia Trial Study Group. Anesthesiology. 1993;78(3):468–76. PubMed PMID: 8457047.

[134] Nguyen HP, Zaroff JG, Bayman EO, Gelb AW, Todd MM, Hindman BJ. Perioperative hypothermia (33 degrees C) does not increase the occurrence of cardiovascular events in patients undergoing cerebral aneurysm surgery: findings from the Intraoperative Hypothermia for Aneurysm Surgery Trial. Anesthesiology. 2010;113(2):327–42. https://doi.org/10.1097/ALN.0b013e3181dfd4f7. Epub 2010/06/24. PubMed PMID: 20571361. PubMed Central PMCID: PMCPMC2910193.

[135] Carson JL, Terrin ML, Noveck H, Sanders DW, Chaitman BR, Rhoads GG, et al. Liberal or restrictive transfusion in high-risk patients after hip surgery. New England J Med. 2011;365(26):2453– 62. https://doi.org/10.1056/NEJMoa1012452. Epub 2011/12/16. PubMed PMID: 22168590; PubMed Central PMCID: PMCPMC3268062.

[136] Carson JL, Grossman BJ, Kleinman S, Tinmouth AT, Marques MB, Fung MK, et al. Red blood cell transfusion: a clinical practice guideline from the AABB*. Ann Intern Med. 2012;157(1):49–58. https://doi.org/10.7326/0003-4819-157-1-201206190-00429. Epub 2012/07/04. PubMed PMID: 22751760.

[137] Landesberg G, Mosseri M, Shatz V, Akopnik I, Bocher M, Mayer M, et al. Cardiac troponin after major vascular surgery: the role of perioperative ischemia, preoperative thallium scanning, and coronary revascularization. J Am Coll Cardiol. 2004;44(3):569–75. PubMed PMID: 15358022.

[138] Rettke SR, Shub C, Naessens JM, Marsh HM, O'Brien JF. Significance of mildly elevated creatine kinase (myocardial band) activity after elective abdominal aortic aneurysmectomy. J Cardiothorac Vasc Anesth. 1991;5(5):425–30. PubMed PMID: 1932646.

[139] Devereaux PJ, Biccard BM, Sigamani A, Xavier D, Chan MTV, Srinathan SK, et al. Association of postoperative high-sensitivity troponin levels with myocardial injury and 30-day mortality among patients undergoing noncardiac surgery. JAMA. 2017;317(16):1642–51. https://doi.org/10.1001/jama.2017.4360. Epub 2017/04/27. PubMed PMID: 28444280.

[140] Duceppe E, Yusuf S, Tandon V, Rodseth R, Biccard BM, Xavier D, et al. Design of a randomized placebo-controlled trial to assess dabigatran and omeprazole in patients with Myocardial Injury after Noncardiac Surgery (MANAGE). Can J Cardiol. 2018;34(3):295–302. https://doi.org/10.1016/j.cjca.2018.01.020. Epub 2018/02/06. PubMed PMID: 29398173.

[141] Rinfret S, Goldman L, Polanczyk CA, Cook EF, Lee TH. Value of immediate postoperative electrocardiogram to update risk stratification after major noncardiac surgery. Am J Cardiol. 2004;94(8):1017–22. https://doi.org/10.1016/j.amj- card.2004.06.057. Epub 2004/10/13. PubMed PMID: 15476615.

[142] Devereaux PJ, Xavier D, Pogue J, Guyatt G, Sigamani A, Garutti I, et al. Characteristics and short-term prognosis of perioperative myocardial infarction in patients undergoing noncardiac surgery: a cohort study. Ann Intern Med. 2011;154(8):523–8. https:// doi.org/10.7326/0003-4819-154-8-201104190-00003. Epub 2011/04/20. PubMed PMID: 21502650.

[143] Agarwal S, Rajamanickam A, Bajaj NS, Griffin BP, Catacutan T, Svensson LG, et al. Impact of aortic stenosis on postoperative outcomes after noncardiac surgeries. Circ Cardiovasc Qual Outcomes. 2013;6(2):193–200. https://doi.org/10.1161/circoutcomes.111.000091. Epub 2013/03/14. PubMed PMID: 23481524.

[144] Roth RB, Palacios IF, Block PC. Percutaneous aortic balloon valvuloplasty: its role in the management of patients with aortic stenosis requiring major noncardiac surgery. J Am Coll Cardiol. 1989;13(5):1039–41. Epub 1989/04/01. PubMed PMID: 2926053.

[145] Leon MB, Smith CR, Mack M, Miller DC, Moses JW, Svensson LG, et al. Transcatheter aortic-valve implantation for aortic stenosis in patients who cannot undergo surgery. N Engl J Med. 2010;363(17):1597–607. https://doi.org/10.1056/NEJMoa1008232. Epub 2010/10/22. PubMed PMID: 20961243.

[146] Smith CR, Leon MB, Mack MJ, Miller DC, Moses JW, Svensson LG, et al. Transcatheter versus surgical aortic-valve replacement in high-risk patients. N Engl J Med. 2011;364(23):2187–98. https://doi.org/10.1056/NEJMoa1103510. Epub 2011/06/07. PubMed PMID: 21639811.

[147] Leon MB, Smith CR, Mack MJ, Makkar RR, Svensson LG, Kodali SK, et al. Transcatheter or surgical aortic-

valve replacement in intermediate-risk patients. N Engl J Med. 2016;374(17):1609–20. https://doi.org/10.1056/NEJMoa1514616. Epub 2016/04/05. PubMed PMID: 27040324.

[148] Reyes VP, Raju BS, Wynne J, Stephenson LW, Raju R, Fromm BS, et al. Percutaneous balloon valvuloplasty com- pared with open surgical commissurotomy for mitral stenosis. N Engl J Med. 1994;331(15):961–7. https://doi.org/10.1056/nejm199410133311501. Epub 1994/10/13. PubMed PMID: 8084354.

[149] Goldman L, Caldera DL, Southwick FS, Nussbaum SR, Murray B, O'Malley TA, et al. Cardiac risk factors and complications in non-cardiac surgery. Medicine (Baltimore). 1978;57(4):357–70. PubMed PMID: 661558.

[150] Mahla E, Rotman B, Rehak P, Atlee JL, Gombotz H, Berger J, et al. Perioperative ventricular dysrhythmias in patients with structural heart disease undergoing noncardiac surgery. Anesth Analg. 1998;86(1):16–21. Epub 1998/01/16. PubMed PMID: 9428844.

[151] Pastore JO, Yurchak PM, Janis KM, Murphy JD, Zir LM. The risk of advanced heart block in surgical patients with right bundle branch block and left axis deviation. Circulation. 1978;57(4):677–80. Epub 1978/04/01. PubMed PMID: 630675.

[152] Heller LI. Surgical electrocautery and the runaway pacemaker syndrome. Pacing Clin Electrophysiol. 1990;13(9):1084–5. Epub 1990/09/01. PubMed PMID: 1700378.

[153] Mangar D, Atlas GM, Kane PB. Electrocautery-induced pacemaker malfunction during surgery. Can J Anaesth. 1991;38(5):616–8. https://doi.org/10.1007/bf03008198. Epub 1991/07/01. PubMed PMID: 1934215.

[154] Cheng A, Nazarian S, Spragg DD, Bilchick K, Tandri H, Mark L, et al. Effects of surgical and endoscopic electrocautery on modern- day permanent pacemaker and implantable cardioverter- defibrillator systems. Pacing Clin Electrophysiol. 2008;31(3):344– 50. https://doi.org/10.1111/j.1540-8159.2008.00996.x. Epub 2008/03/01. PubMed PMID: 18307631.

[155] Guertin D, Faheem O, Ling T, Pelletier G, McComas D, Yarlagadda RK, et al. Electromagnetic Interference (EMI) and arrhythmic events in ICD patients undergoing gastrointestinal procedures. Pacing Clin Electrophysiol. 2007;30(6):734–9. https:// doi.org/10.1111/j.1540-8159.2007.00743.x. Epub 2007/06/06. PubMed PMID: 17547605.

[156] Stone ME, Salter B, Fischer A. Perioperative management of patients with cardiac implantable electronic devices. Br J Anaesth. 2011;107(Suppl 1):i16–26. https://doi.org/10.1093/bja/aer354. Epub 2011/12/22. PubMed PMID: 22156267.

[157] Mahlow WJ, Craft RM, Misulia NL, Cox JW Jr, Hirsh JB, Snider CC, et al. A perioperative management algorithm for cardiac rhythm management devices: the PACED-OP protocol. Pacing Clin Electrophysiol. 2013;36(2):238–48. https://doi.org/10.1111/ pace.12049. Epub 2012/12/21. PubMed PMID: 23252749.

[158] Crossley GH, Poole JE, Rozner MA, Asirvatham SJ, Cheng A, Chung MK, et al. The Heart Rhythm Society (HRS)/American Society of Anesthesiologists (ASA) Expert Consensus Statement on the perioperative management of patients with implantable defibrillators, pacemakers and arrhythmia monitors: facilities and patient management this document was developed as a joint project with the American Society of Anesthesiologists (ASA), and in collaboration with the American Heart Association (AHA), and the Society of Thoracic Surgeons (STS). Heart Rhythm. 2011;8(7):1114–54. https://doi.org/10.1016/j.hrthm.2010.12.023. Epub 2011/07/05. PubMed PMID: 21722856.

[159] Detsky AS, Abrams HB, McLaughlin JR, Drucker DJ, Sasson Z, Johnston N, et al. Predicting cardiac complications in patients undergoing non-cardiac surgery. J Gen Intern Med. 1986;1(4):211–9. PubMed PMID: 3772593.

[160] van Diepen S, Bakal JA, McAlister FA, Ezekowitz JA. Mortality and readmission of patients with heart failure, atrial fibrillation, or coronary artery disease undergoing noncardiac surgery: an analysis of 38 047 patients. Circulation. 2011;124(3):289–96. https:// doi.org/10.1161/circulationaha.110.011130. Epub 2011/06/29. PubMed PMID: 21709059.

[161] Xu-Cai YO, Brotman DJ, Phillips CO, Michota FA, Tang WH, Whinney CM, et al. Outcomes of patients with stable heart failure undergoing elective noncardiac surgery. Mayo Clin Proc. 2008;83(3):280–8. https://doi.org/10.4065/83.3.280. Epub 2008/03/05. PubMed PMID: 18315993.

[162] Lai HC, Lai HC, Wang KY, Lee WL, Ting CT, Liu TJ. Severe pulmonary hypertension complicates postoperative outcome of non-cardiac surgery. Br J Anaesth. 2007;99(2):184–90. https:// doi.org/10.1093/bja/aem126. Epub 2007/06/20. PubMed PMID: 17576968.

[163] Price LC, Montani D, Jais X, Dick JR, Simonneau G, Sitbon O, et al. Noncardiothoracic nonobstetric surgery in mild-to-moderate pulmonary hypertension. Eur Respir J. 2010;35(6):1294–302. https://doi.org/10.1183/09031936.00113009. Epub 2009/11/10. PubMed PMID: 19897552.

[164] Minai OA, Venkateshiah SB, Arroliga AC. Surgical intervention in patients with moderate to severe pulmonary arterial hypertension. Conn Med. 2006;70(4):239–43. Epub 2006/06/14. PubMed PMID: 16768070.

[165] Ramakrishna G, Sprung J, Ravi BS, Chandrasekaran K, McGoon MD. Impact of pulmonary hypertension on the outcomes of noncardiac surgery: predictors of perioperative morbidity and mortality. J Am Coll Cardiol. 2005;45(10):1691–9. https://doi.org/10.1016/j.jacc.2005.02.055. Epub 2005/05/17. PubMed PMID: 15893189.

[166] Minai OA, Yared JP, Kaw R, Subramaniam K, Hill NS. Perioperative risk and management in patients with pulmonary hypertension. Chest. 2013;144(1):329–40. https:// doi. org/10.1378/chest.12-1752. Epub 2013/07/25. PubMed PMID: 23880683.

[167] Thompson RC, Liberthson RR, Lowenstein E. Perioperative anesthetic risk of noncardiac surgery in hypertrophic obstructive cardiomyopathy. JAMA. 1985;254(17):2419–21. PubMed PMID: 4046165.

[168] Haering JM, Comunale ME, Parker RA, Lowenstein E, Douglas PS, Krumholz HM, et al. Cardiac risk of noncardiac surgery in patients with asymmetric septal hypertrophy. Anesthesiology. 1996;85(2):254–9. PubMed PMID: 8712439.

[169] Tikoff G, Keith TB, Nelson RM, Kuida H. Clinical and hemo-dynamic observations after surgical closure of large atrial septal defect complicated by heart failure. Am J Cardiol. 1969;23(6):810–7. PubMed PMID: 5785160.

[170] Lueker RD, Vogel JH, Blount SG Jr. Cardiovascular abnormalities following surgery for left-to-right shunts. Observations in atrial septal defects, ventricular septal defects, and patent ductus arteriosus. Circulation. 1969;40(6):785–801. PubMed PMID: 5387357.

[171] Maron BJ, Humphries JO, Rowe RD, Mellits ED. Prognosis of surgically corrected coarctation of the aorta. A 20-year postoperative appraisal. Circulation. 1973;47(1):119–26. PubMed PMID: 4686589.

[172] Simon AB, Zloto AE. Coarctation of the aorta. Longitudinal assessment of operated patients. Circulation. 1974;50(3):456–64. PubMed PMID: 4278034.

[173] Warnes CA, Williams RG, Bashore TM, Child JS, Connolly HM, Dearani JA, et al. ACC/AHA 2008 guidelines for the management of adults with congenital heart disease: a report of the American College of Cardiology/American Heart Association Task Force on Practice Guidelines (writing committee to develop guide- lines on the management of adults with congenital heart disease). Circulation. 2008;118(23):e714–833. https://doi.org/10.1161/circulationaha.108.190690. Epub 2008/11/11. PubMed PMID: 18997169.

[174] Eagle KA, Berger PB, Calkins H, Chaitman BR, Ewy GA, Fleischmann KE, et al. ACC/AHA guideline update for perioperative cardiovascular evaluation for noncardiac surgery—executive summary a report of the American College of Cardiology/ American Heart Association Task Force on Practice Guidelines (Committee to Update the 1996 Guidelines on Perioperative Cardiovascular Evaluation for Noncardiac Surgery). Circulation. 2002;105(10):1257–67. Epub 2002/03/13. PubMed PMID: 11889023.

[175] Paul SD, Eagle KA. A stepwise strategy for coronary risk assessment for noncardiac surgery. Med Clin North Am. 1995;79(5):1241–62. Epub 1995/09/01. PubMed PMID: 7674693.

[176] Mehta RH, Bossone E, Eagle KA. Perioperative cardiac risk assessment for noncardiac surgery. Cardiologia (Rome, Italy). 1999;44(5):409–18. Epub 1999/07/02. PubMed PMID: 10389344.

第 34 章　补充与替代医学
Complementary and Alternative Medicine

Cynthia Thaik　Mauro Moscucci　Sara L. Warber　Keith D. Aaronson　著

周沛　译

聂文畅　校

补充与替代医学（complementary and alternative medical，CAM）疗法目前并未成为常规医疗干预措施的一部分，因此在美国医学院校没有被广泛教授，也没有在医院大范围应用[1]。从 1990 年起，数项调查表明 CAM 疗法在人群中应用日益广泛，引起了医疗保健单位、企业和保险公司等对这种疗法重要性的关注。1998 年，Eisenberg 等报道，在 1997 年有 43% 的美国人至少使用过 1 种 CAM 疗法[2]。自 1990 年以来，CAM 疗法的用户数量增加了 25%，相关医生的就诊量也增加了 43%[1]。服用处方药的患者中约有 18% 同时使用草药治疗。预计每年 CAM 疗法的市场份额约为 210 亿美元。最近，来自 Josiah Macy，Jr. 基金会的一项调查显示，在 2001 年，超过 50% 的美国人正在使用 CAM 疗法[3]。据估计，CAM 从业者每年的接诊量为 6 亿次，每年的市场价值约为 300 亿美元，其中，草药的市场份额约为 100 亿美元，并且每年都有 20%～30% 的增长。此外，另一项调查在纽约哥伦比亚长老会医学中心展开，调查中对 376 名接受心脏手术的患者进行围术期评估及后续随访，许多患者都采用了某种形式的替代药物，但他们通常抗拒与主管医生就此进行沟通[4]。接受调查的患者中，约有 75% 承认使用了替代药物治疗（其中 44% 采用的是非维生素补充或冥想祷告类的方式），但其中只有 17% 的患者与主管医生沟通了药物使用，48% 的患者拒绝与他们的医生讨论这些内容。

2007 年美国国家健康访问调查的最新统计数据显示，在调查前 12 个月内，有将近 34% 的成年人和 12% 的儿童曾以某种形式使用 CAM[5]。该调查还显示，美国人在 CAM 实践过程及其产品上自费近 430 亿美元[6]。此外，2006 年，美国国家补充和替代医学中心（NCCAM）和美国退休人员协会（AARP）对 50 岁及以上人群进行了调查。调查显示，超过 2/3 的受访者使用过某种形式的 CAM。然而，其中仅有不到 1/3 曾与其主管医生谈论过 CAM。缺乏此方面沟通的主要原因是受访者未意识到与主管医生沟通 CAM 的必要性，而主管医生也从未就此询问过[7]。因此，对医务工作者来说，熟悉各种形式的 CAM，并能具体引导出、记录患者 CAM 的使用史等能力变得愈发重要。

一、补充与替代医学疗法的分类

CAM 疗法可主要分为以下五类（美国国立卫生研究院分类[8]）：①替代医疗体系；②身心干预；③操作及身体疗法；④能量疗法；⑤生物治疗。

（一）替代医疗体系

替代医疗体系通常可以定义为在常规医学系

统建立之前，独立发展的完整医学理论和实践体系[8]。例如，亚洲医疗实践、顺势疗法、自然疗法、阿育吠陀疗法，以及由美洲原住民、澳大利亚土著居民、非洲、中东、中国西藏和中南美洲等文化地区开发的其他传统医疗体系。部分替代医疗体系的特征和本质总结在表 34-1 中。

与传统的对抗疗法相反，替代医疗体系的一般特征是，承认身、心、神的一体性，通过重建失去的平衡及促进自愈来治愈疾病。表 34-2 中，许多替代医疗体系包含草药治疗。心血管治疗中常用的草药疗法将在本章稍后的草药疗法一节中讨论。

（二）身心干预

身心干预旨在通过强化精神力量来影响身体功能和症状的干预措施[8]。身心干预的类型可以包括艺术治疗、生物反馈、舞蹈和运动、催眠治疗、互动引导治疗、冥想、音乐治疗、神经语言治疗、诗歌治疗、放松疗法、精神治疗和祈祷、瑜伽和认知行为疗法。

目前，有广泛的证据支持身心相互作用对心血管疾病发展的重要性。特别是 A 型行为、敌意、压力和低体力活动已被确定为心血管疾病发生发展的重要相关因素[9, 10]。基于这些前提，可设想身心干预可能对心血管疾病的自然病程产生重要影响。一项包含 23 项随机临床试验的 Meta 分析结果证实了这一假设，该 Meta 分析评价了在常规治疗的基础上额外干预情绪和社会心理问题的效果[11]。在该研究中，研究人员发现额

表 34-1　替代医学系统

医疗体系	发源国家 / 地区	本质原理
亚洲医学系统		
中药	中国	以"气"为中心概念的整合系统，气是连接身体、心灵和精神的重要力量，包括针灸、中草药、按摩、呼吸和运动锻炼、食疗、生活方式调整
指压	中国	此体系基于以下原理：疾病是由能破坏机体稳态的应激原引起的；沿着经络按压皮肤表面的穴位，能使得能量流动，刺激身体自我愈合
针灸	中国	类似于指压法；主要使用针具刺激特定穴位而非用手指按压；几个世纪以来，有多个子系统分别在不同文化中演变
太极（太极和太极拳）	中国	基于阴（接纳、暗、负、关、空）和阳（创造、明、正、开、满）原理的体系；两者在运动过程中的顺承转化促成了和谐与平衡；包括协调、均匀的呼吸运动、往复运动和关节活动
气功	中国	通过冥想、运动、自我舒缓和特殊的治疗方式，是基于心理、身体和呼吸整合的体系；属于中医学的主要分支之一，主要遵循气、阴/阳、经络、病机的产生机制等原理
阿育吠陀	印度	印度的传统医疗体系，主要原则为，疾病来源于个人与环境的不适应；其包括草药、冥想、运动、按摩、日光浴、呼吸锻炼等
西方医学系统		
顺势疗法	德国	基于"Similia Similibus curantur"原则的经验医疗体系，即：每个个体都具有自愈能力，在健康人中促使产生症状的药物将在疾病状态下治疗该症状；该体系基于类似的原理，单剂量（一剂药物即可刺激机体），最小或最低剂量，及稀释（药物稀释越多，效果越强）
自然疗法	西方	基于刺激个体内在的愈合能力来治疗疾病的原则，是一种促进健康和愈合的自然方法；其基本原理包括自然界的治愈力量、整体治疗、病因的辨识和治疗、"不伤害"原则、预防为最佳治疗方法及医生作教育作用等；该疗法将标准诊断程序与草药、顺势疗法、物理医学、水疗、临床营养、小手术和心身连接相结合

表 34-2　心血管护理中常用的草药及正分子疗法

草　药	有效成分	作用机制	适应证	临床证据
大蒜	蒜素	抑制血小板聚集、抗高血脂作用、抗高血压作用	高血压病高胆固醇血症	有限
大豆蛋白	大豆蛋白	植物雌激素作用，降低胆固醇吸收	高胆固醇血症	有限
红曲	他汀类化合物	抑制 HMG CoA 还原酶	高胆固醇血症	支持
印度香胶树胶	香胶甾酮	降低胆固醇	高胆固醇血症	支持
银杏	银杏黄酮苷类和萜类化合物	抗血小板作用、抗氧化作用、血管舒张作用（NO 介导）	痴呆认知功能障碍	支持
山楂	多酚化合物（黄酮类、糖苷类）及三萜酸类	正性肌力作用，血管扩张，抗氧化和抗炎作用	充血性心力衰竭	正在进行研究
辅酶 Q_{10}	辅酶 Q_{10}	抗氧化作用（线粒体电子传递链的必要成分）	充血性心力衰竭CAD	无
维生素 E	—	对脂蛋白代谢的抗氧化作用、抗血小板作用	预防 CAD	无
维生素 C	—	抗氧化作用	预防 CAD	无
维生素 A	—	抗氧化作用	预防 CAD	无
叶黄素	—	抗氧化作用	预防 CAD	动物实验
叶酸	—	在 DNA 合成过程中起关键作用	预防 CAD预防经皮冠状动脉介入治疗术后再狭窄	支持

CAD. 冠状动脉疾病；HMG CoA. 3- 羟基 -3- 甲基戊二酰基辅酶 A；NO. 一氧化氮

外的身心干预能显著降低发病率和死亡率。最近，有一项关于心血管疾病治疗中的各种身心干预措施（包括社会支持、瑜伽、宗教关怀、想象和冥想）的综述表明，许多用作补充或单独治疗的干预措施可对疾病进展和长期结局产生有益作用[12]。另一项 2008 年实施的双盲随机试验结果显示，放松训练及生活方式的改变都能够降低收缩压；并且与仅改变生活方式的组别相比，应用放松训练的应答组中停用降血压药后仍可维持正常血压水平的人数更多[13]。此外，一项 2009 年的研究表明，心脏康复联合放松训练可以显著降低血压和血脂水平[14]，但目前仍然缺乏基于随机临床试验的相关科学证据。同时，不良反应的相关事例也较为少见。有证据支持，在某些情况下身心干预可作为一种潜在的心血管疾病补充治疗。

（三）操作及身体疗法

这些疗法基于对身体的操作及相关理疗，包括整脊疗法、按摩疗法和整骨疗法。

整脊疗法基于身体与功能之间的关系，且在有利于身体自行愈合力量的基础上进行。该疗法的目的是改变局部组织的应力，减少机械刺激，使机体恢复。最常见也是最著名的整脊疗法是脊柱推拿。整脊疗法也包括生活方式的咨询、营养管理、康复及其他的理疗方式。脊椎推拿的有益作用已在几项临床试验中得到证实，目前被认为是脊柱及相关疾病的有效治疗方式[15]。值得注意的是，整脊疗法并非完全没有风险，有数篇报道显示，对颈椎的操作可导致卒中和椎动脉、颈动脉夹层；因此，建议对脑血管疾病患者应谨慎采取此类操作。高血压是整脊疗法中应用相对多的心血管疾病之一[16]。

按摩疗法是最古老的医疗保健方式之一；其起源可追溯到公元前 2000 年的中国。按摩疗法可主要分为五类，即传统欧洲按摩、西方现代临床按摩、亚洲按摩（指压按摩、日式按摩、推拿、AMMA 按摩、金善道）、能量按摩，以及将结构、功能、运动整合的按摩。以上每一类疗法都基于不同的原则，但共同点都是促进身体的自愈能力。

（四）能量疗法

能量疗法基于的概念是，通过操纵源于人体内的能量场（生物场）或通过应用其他来源的能量场（电磁场）来治愈疾病[8]。

生物场疗法的例子有极性疗法、气功、灵气治疗（Reiki）及治疗性触摸。极性疗法由 Randolph Stone 开发，结合了基于人体电磁场流动及扰动的哲学治疗。气功通过冥想、动作、自我按摩和其他特殊手法达到治疗目的，将心灵、躯体和呼吸进行整合。它是中医学的主要分支之一，在疾病的发病过程中，气功基于相同的"气"的理论，即气是连接身、心、神的重要力量，以及病机学中的阴阳和经络理论。灵气治疗（Reiki）最早可以追溯到公元前 3000 年的西藏地区，而后于 18 世纪中期在日本发展并实践。灵气（Reiki）是一种能在躯体、心理、情感、精神层面上进行治愈的触摸治疗体系（"用手抚摸头顶"）。操作者通过将手放在患者身体上，引导出"普遍生命能量"的治疗能量。操作者的技能是通过相关培训从 Reiki 大师处获得的，这些大师能将学生与 Reiki 能量连接起来。一项 2010 年对急性冠脉综合征后即刻住院患者的随机对照研究发现，应用灵气治疗可导致迷走神经活动增加、负面情绪状态减少及积极情绪状态增加[17]。即便生物场疗法给心血管系统带来的益处还需要更多的研究来确定，但已有证据表明它们能有效减轻疼痛、压力和焦虑。

其他形式的能量治疗包括情感自由疗法（emotional freedom therapy，EFT）及脑波夹带。情感自由疗法还借鉴了传统中医的相关概念，即：体内的经络能够将能量和"气"输送到重要器官。EFT 操作者轻击这些经络，来刺激"气"的流动，同时重复积极的肯定句和短语。研究表明，手法刺激针灸穴位可以减少杏仁核和大脑其他部位产生恐惧、焦虑、疼痛和压力。EFT 的支持者认为，EFT 通过神经的可塑性对大脑进行重编程，从而使神经重新连接，来减少创伤、疼痛、焦虑和压力。2010 年一项对创伤后应激障碍（post - traumatic stress disorder，PTSD）退伍军人的随机对照试验发现，经过 6 次 1h 的 EFT 后，研究对象的 PTSD 评分显著降低[18]。脑波夹带使用了规则和一致的节律刺激来唤起跟随大脑反应而变化的脑电图（electroencephalogram，EEG）频率，这导致大脑电波同步以匹配节律。通过减慢电波的频率，大脑就能达到自然的冥想状态，同时减慢心率。初步证据表明，脑波夹带可能对治疗压力、焦虑和疼痛有效，但仍需要进一步的研究。

（五）生物治疗

生物治疗是以改变生物学功能和过程为目的的实践、干预和产品[8]，包括草药、饮食、酶和正分子疗法。Robert C. Atkins 博士、Dean Ornish、Nathan Pritikin 和 Andrew Weil 博士提出的螯合疗法和特殊饮食疗法也是这生物治疗的一部分。

二、针灸

在西方国家，针灸已广泛用于治疗许多疾病，包括慢性疼痛、术后疼痛、哮喘、药物成瘾、头痛、恶心、骨关节炎、纤维肌痛、过敏和胃肠动力障碍等。美国国立卫生研究院（NIH）针灸有效性小组对现有证据进行了广泛回顾，并达成共识，认为针灸对疼痛控制和恶心的治疗有效。针灸在其他如哮喘、心肌梗死、支气管炎和卒中的康复等疾病也有应用前景[19]。

然而，有关针灸治疗心血管疾病的数据目前还十分有限。在俄罗斯和中国，针灸已被用于治疗高血压、充血性心力衰竭及心肌梗死。但这些使用尚未经过随机临床试验的验证。在研究原发性高血压大鼠的相关实验中，针灸表现出类似电刺激的作用，能激活中枢阿片类信号通路，降低交感神经活动，使血压降低。因此，针灸在原发性高血压及其他疾病（如充血性心力衰竭，交感神经的激活在发病过程中起到重要作用）的使用应是有药理学基础的。一项由 NIH 资助的随机临床试验目前正在招募高血压患者，来探究针灸治疗原发性高血压的有效性[20]。

三、草药

草药是含有或能产生发挥生物或药理学作用相关化学物质的一类植物，或是植物的一部分。根据 1994 年颁布的膳食补充健康及教育法案，草药或植物性治疗药物作为膳食补充剂出售者，暂不受美国食品药品管理局的监管；因此，这些药物的纯度、药效、标准化及其配方都是未经过监管的。对药效及药物组成缺乏相关法规将会导致不同批次药物之间会有显著的差异，且相同的制剂中可能会有多个活性成分。现行法规允许草药上市售卖，但需要附有相关声明，强调这些药物对人体的结构或功能方面能起到一定的作用，或能促进人整体的健康，但不能用于疾病的诊断、治疗、治愈及预防。表 34-2 列出了最常用于心血管疾病护理的草药。

（一）大蒜

大蒜（allium sativum）的药用可追溯到埃及早期，其被提倡用于许多疾病的治疗和预防。大蒜的主要活性成分是蒜素，一种具有刺激气味的亚硫酸化合物，已被证明具有多种药理作用，包括抑制血小板聚集（可能不可逆）、调血酯及降血压。在动物模型中，大蒜具有抗动脉粥样硬化

的作用，可减少新发动脉粥样硬化病变发生，并减缓现有病变的进展。大蒜目前有新鲜蒜瓣、提取物、粉剂、片剂等形式。一些研究建议，每天至少食用 1/2 个新鲜蒜瓣才能有药效。干粉和片剂可能更加实用，但其活性成分的剂量通常不足。一些研究评估了大蒜对控制血脂及血压方面的作用。近期，两项 Meta 分析显示食用大蒜能降低 9%～12% 的总胆固醇水平，对甘油三酯水平亦有一定的降低作用，高密度脂蛋白水平则无明显相关性[21, 22]。对 8 项降血压临床试验的 Meta 分析显示，使用大蒜平均能降低收缩压 11mmHg、舒张压 6.5mmHg[22]。另一项设计良好的随机临床试验评价了大蒜对外周血管疾病导致的继发性跛行的影响，结果显示其对无痛步行距离或踝/肱指数无显著影响。此外，一项双盲、随机、安慰剂对照临床试验评估了大蒜油对血清脂蛋白水平的影响，及其潜在作用机制。但并未发现其对血清脂蛋白、胆固醇的吸收或胆固醇合成有显著影响[23]。不同制剂中活性化合物浓度的区别或许可以解释临床试验结果之间的部分差异。大蒜最常见的不良反应是对胃肠道系统的影响，包括胃肠胀气、食管痛及腹痛。据报道，大蒜与抗逆转录病毒药物之间存在显著的相互作用。这种相互作用导致服用大蒜补充剂的患者血液中抗人类免疫缺陷病毒药物沙奎那韦的水平显著降低[24]。

（二）大豆蛋白

大豆蛋白已被证明可通过降低胆固醇吸收、减少肠道对胆汁的重吸收及补充植物雌激素作用来有效降低胆固醇。与大豆蛋白相关的 22 项临床试验的 Meta 分析显示，使用大豆蛋白可使总胆固醇水平降低 9%、低密度脂蛋白（low-density lipoprotein，LDL）水平降低 13%、甘油三酯水平降低 10%[25]。最近的一项研究表明，大豆蛋白的调血脂作用在胆固醇正常和高胆固醇血症的男性中均存在。美国食品药品管理局已批准大豆蛋白剂量应为 25g/d 这一健康声明。

（三）红曲

红曲是由生长有红曲霉的大米制成的发酵产品，在我国已有数个世纪的使用历史。红曲包含了淀粉、蛋白质、纤维及至少8种他汀类化合物，可作为3-羟基-3-甲基戊二酰辅酶A还原酶抑制药使用。我国相关研究显示，使用红曲后可使总胆固醇水平下降11%～32%。近期一项随机临床试验显示，使用红曲可使总胆固醇水平降低15%，LDL胆固醇降低22%[26]。因为红曲包含多种他汀类似物，故其使用与处方他汀类有相同的注意事项。

（四）胶脂（香胶树脂）

胶脂是从胶质没药树中提取的天然树脂（香胶）。它在印度被用于降低胆固醇，并在设计良好的临床试验中得到了验证[27-29]。这些研究表明，应用胶脂可使总胆固醇水平降低11%～22%，甘油三酯水平降低12%～25%。有一项研究显示低密度脂蛋白降低了12%。最近，在一项包括103名高胆固醇血症成人患者的随机临床试验中，研究人员比较了每日3次口服香胶脂（1000mg）与高剂量香胶脂（2000mg）及安慰剂的血脂变化。与预期相反，给药标准剂量和高剂量香胶脂可使低密度脂蛋白胆固醇增加4%～5%。在这项研究中，6名服用香胶脂的患者出现了过敏性皮疹[30]。

（五）银杏叶

银杏也被用来治疗记忆丧失和改善循环。高度纯化的EGB761银杏提取物已在欧洲广泛使用。在银杏叶中至少有三种活性成分，即银杏黄酮、糖苷和萜类。银杏具有抗血小板和抗氧化作用，它能降低血小板激活因子，并减少血栓素 A_2 的产生[31]。研究还表明，它可以通过其抗氧化作用来增加一氧化氮合酶活性或减少一氧化氮的分解来增强内皮细胞来源的一氧化氮。欧洲已批准银杏用于治疗痴呆。在一项包含202名患者的研究中，发现银杏叶比安慰剂[32]更能降低阿尔茨

海默病评估量表的认知亚量表得分。两组不良反应发生率差异无统计学意义。

总的来说，银杏叶被认为是一种安全的补充剂；最常见的不良反应是头痛和胃肠道反应。然而，硬膜下血肿和出血的病例也有报道[33-35]。目前认为，出血风险的增加是源于银杏内酯B，一种重要的血小板活化因子抑制剂；因此，目前不建议接受抗凝血药、阿司匹林或非甾体抗炎药治疗或接受手术的患者使用银杏叶。

（六）山楂（山楂属）

山楂作为心脏药物的使用可以追溯到公元1世纪的罗马。从那时起，山楂就被用来治疗充血性心力衰竭。山楂可从生长在林地的一种小型果树上获取。它是日本、中国、欧洲和美国本土的传统药物，被美国的草药师应用。其活性成分包括存在于叶子和花中的两组多酚衍生物，以及在浆果中浓度较低的多酚衍生物。多酚类化合物包括黄酮类化合物及其糖苷和原花青素寡聚物。三萜酸是另一种活性成分[36]。山楂的药理作用包括正性肌力作用、扩张冠状动脉和周围血管、抗氧化和抗炎作用，从而发挥全面的心脏保护活性。山楂的效用已经在一些临床试验中得到了评估，这些研究共纳入了1500名患者，经随访发现，口服山楂可以提高运动效率，增加锻炼时间无氧阈值，增加左心室功能并改善血流动力学，包括降低血压、降低心率、增加心排血量，降低肺动脉压和肺楔压，降低全身血管阻力。这些研究的局限性在于一些是选择偏倚或随机因素的，它们主要限于心功能纽约心脏协会（New York Heart Association，NYHA）分级 Ⅱ 级的患者，背景治疗通常只包括利尿药和部分的地高辛。山楂在当代慢性充血性心力衰竭治疗中的地位已通过两个随机、安慰剂对照临床试验进行了验证，均使用山楂特殊提取物 WS1442（Willmar Schwabe 制药公司，德国卡尔斯鲁厄）。山楂提取物随机盲法慢性心力衰竭（Hawthorn Extract Randomized Blinded Chronic Heart Failure，HERBCHF）研究

纳入 120 例患者，评估其运动能力、左心室功能、生活质量、神经激素水平和氧化应激的变化[37]。结果显示，山楂提取物用于轻中度慢性心力衰竭（heart failure，HF）患者时，对于已经接受标准药物治疗的患者没有任何额外的有益作用[37]。充血性心力衰竭预后研究（Study of Prognosis in Congestive Heart Failure，SPICE）随机分配 2681 例 NYHA Ⅱ～Ⅲ级和 LVEF ≤ 35% 的心力衰竭患者，接受 WS1442（每日 900mg）或安慰剂治疗 2 年。所有参与者都接受了标准药物治疗，其中 85% 的患者服用利尿药，83% 的患者服用 ACEI，64% 服用 β 受体拮抗药，57% 服用糖苷，39% 服用醛固酮受体拮抗药。

主要终点是 24 个月内的心源性猝死、因进展性心力衰竭死亡、致死性或非致死性心肌梗死或因心力衰竭进展住院的复合终点。在这项研究中，WS1442 治疗组和安慰剂治疗组[38]的主要终点发生率没有显著差异（28% vs. 29%）。

（七）姜

姜是生姜（Zingiber officinale）的根或根茎，在亚洲、印度和阿拉伯的传统医学中有着悠久的历史，用于治疗从消化到关节炎、恶心、疼痛和心脏疾病等各种疾病。根茎中所含的油性树脂含有许多具有药理作用的生物活性成分，可产生强大的治疗和预防作用。研究表明，生姜能有效减少与衰老相关的氧化应激标志物和炎症，并抑制一氧化氮的产生。关于生姜治疗心血管疾病各个方面的潜力已经做了很多研究。2008 年的一项双盲对照临床研究显示，每天服用 3 次 1g 的姜粉胶囊，共计 3g 姜粉的志愿者，其甘油三酯和低密度脂蛋白胆固醇水平显著低于安慰剂组[39]。另一项研究显示，与未处理的大鼠相比，喂食生姜的大鼠有明显更好的葡萄糖耐量和更高的血清胰岛素水平，这可能表明生姜具有抗糖尿病的特性。虽然大量动物实验数据支持生姜似乎能降低胆固醇和改善脂质代谢，从而帮助降低心血管病和糖尿病的风险的事实，但在人体试验中还需要进一步的研究。

（八）姜黄素（姜黄）

几千年来，姜黄在传统医学中被用来治疗各种疾病。姜黄素是姜黄中的天然酚类，经研究表明，含有抗氧化，消炎和抗血栓的特性，对心血管有益。研究表明，长期服用姜黄素可以通过降低血浆和肝脏胆固醇，抑制动脉粥样硬化病变来有效预防和治疗动脉粥样硬化[40]。最近的另一项研究表明，姜黄素显著降低了冠状动脉旁路移植术后心肌梗死的风险[41]。此外，研究表明姜黄素可有效预防和逆转心肌肥大，抑制和调节葡萄糖水平，降低低密度脂蛋白胆固醇和甘油三酯。标准姜黄素粉补充剂的推荐剂量为 400～600mg，每日 3 次。美国食品药品管理局认为，姜黄素不良反应相关报道较少，较为安全。

（九）阿江榄仁

印度的阿育吠陀医师使用阿江榄仁（Terminalia Arjuna）的树皮治疗心绞痛、高血压、充血性心力衰竭和血脂异常已有数千年的历史。阿江榄仁提取物，如多酚和类黄酮，具备生物活性，可能有抗炎和抗氧化的心血管作用。各种动物研究表明，阿江榄仁树皮提取物具有促进循环、强化心肌、降低血压、胆固醇和甘油三酯水平、防止心脏缺血 - 再灌注损伤相关氧化应激的作用[42]。在一项针对心绞痛继发心肌梗死和（或）缺血性心肌病患者的人体研究中，阿江榄仁粉被证明可以显著降低心绞痛频率和左心室质量，并改善左心室射血分数[43]。2001 年的一项随机对照试验显示，阿江榄仁有效降低了冠心病患者的总胆固醇和低密度脂蛋白胆固醇，甚至比维生素 E（已知的抗氧化剂[44]）更有效。在临床试验中，阿江榄仁树皮提取物以每 8 小时 500mg 的胶囊给药。到目前为止，尚未发现阿江榄仁产生负面的不良反应或与其他药物的相互作用。

（十）葡萄籽提取物

葡萄籽富含维生素 E、类黄酮、亚油酸、原花青素低聚物（oligomeric proanthocyanidin complexes，OPCs），有助于心血管健康。尽管有证据显示葡萄籽提取物可有效降低血压和心率，但有关葡萄籽提取物对人体心血管健康益处的随机试验却得出了相互矛盾的结果。一项研究观察了葡萄籽提取物对 24 名 50 岁及以上的重度吸烟者的低密度脂蛋白胆固醇和氧化应激的影响。这些男性被分为两组，一组每天接受两粒含有 75mg 的葡萄原花青素提取物和大豆磷脂胆碱，另一组接受安慰剂。4 周后，服用葡萄籽提取物的那组低密度脂蛋白胆固醇水平明显低于安慰剂组[45]。葡萄籽提取物可与肝脏代谢的药物相互作用，影响血液凝集功能，所以不推荐与抗凝血药一起使用。

（十一）绿茶

绿茶（*Camellia sinesis*）在亚洲和印度部分地区已经种植了几个世纪，传统中医和阿育吠陀医生使用绿茶治疗包括心血管疾病在内的多种疾病的历史几乎一样长。绿茶叶子含有高浓度的强抗氧化剂及表没食子儿茶素没食子酸酯（epigallocatechin gallate，EGCG），一种被认为可以防止氧化，降低低密度脂蛋白胆固醇，降低血压，升高高密度脂蛋白胆固醇的多酚类物质。天然药物综合数据库认为绿茶可能对降低胆固醇有效，可能对降低血压和降低冠状动脉疾病的风险有效。中国的一项随机对照试验发现，经常饮用绿茶的人与不饮用绿茶的人相比，患高血压的风险降低了 45%～65%[46]。另一项对日本男性的研究发现，饮用浓度为 3% 的绿茶的人比饮用浓度为 1% 的人空腹血糖和果糖胺的平均值要低。因此，研究人员得出结论，高浓度的绿茶有可能降低血糖水平[47]。天然药物综合数据库认为，适量饮用绿茶对大多数成年人是安全的。然而，据报道，在某些情况下，绿茶会导致胃部不适、便秘，少数情况下会导致肝脏问题。绿茶中的咖啡因也可能导致不良反应。此外，绿茶可能与某些药物，包括抗生素和抗凝药相互作用。

（十二）螺旋藻属

螺旋藻是一种漂浮在碱性水域的蓝绿色藻类，通常被称为超级食物，因为它含有大量的营养物质，包括维生素 B_{12}、C、D、A 和 E、蛋白质、钾、β- 胡萝卜素、锌、铁、硒、钙、必需氨基酸和 γ 亚麻酸。动物和人类临床试验数据表明，螺旋藻具有调血脂、抗氧化和抗炎活性。1998 年的一项研究观察了螺旋藻对 30 名患有高脂血症或轻度高血压的男性志愿者的血脂影响，他们发现服用螺旋藻的患者的血清胆固醇水平显著降低[48]。在一个更近期的研究中，墨西哥大学的研究人员发现，螺旋藻可有效地增加内皮一氧化氮的释放，减少释放使血管收缩的内皮类二十烷酸，并降低血压和血脂水平[49]。螺旋藻即使在高剂量下也是安全的，标准剂量是每天 4 次或 5 次，每次 500mg。

（十三）生可可

历史证据表明，早在 2000 多年前，古玛雅人和阿兹特克人就将生可可用于医疗用途，从那时起，整体治疗者就一直信奉可可对健康的广泛益处。纯可可含有多种基本维生素和矿物质，包括维生素 A、B_1、B_2、B_3、C 和 E、镁、钙、铁、锌、铜、钾和锰。研究表明，可可中的黄酮类化合物具有抗氧化、保护和调节血管稳态[50]等有益活性。此外，类黄酮可以促进一氧化氮的激活，从而提高血管弹性、改善循环、降低胰岛素抵抗。一项对大量研究的系统回顾发现，可可能降低心血管风险，包括降低血压、抗炎、抗血小板、提高高密度脂蛋白胆固醇，降低低密度脂蛋白胆固醇氧化。研究人员还进行了一次更新的关于类黄酮摄入和冠心病（coronary heart disease，CHD）的死亡率的 Meta 分析，发现黄酮类化合物可能降低死于冠心病的风险。荷兰一项涉及 470 名健康老年人的调查研究发现，可可摄入不仅与血压水平呈负相关，可可摄入量最高的男性与可可摄入量最低的男性相比，心血管疾病死亡的风险降低了 50%[51]。

生可可不同于可可和巧克力，它是纯未经烘烤和加工的可可果的一部分。可可是通过高温烘焙可可豆制成的，这会改变可可豆的分子结构，消除生可可中的许多营养素和类黄酮。牛奶巧克力的黄烷醇含量最低，而生可可的黄烷醇含量最高。此外，可可的糖和脂肪含量很低，而大多数商业巧克力的糖和脂肪含量都很高。因此，建议食用生可可，而不是经过深度加工的可可和巧克力。

（十四）卡姆果

卡姆果是一种源于亚马逊的水果，含有高水平的维生素 C。在一项关注卡姆果的抗氧化性质的研究中，参与的 20 位被认为存在加速氧化应激状态的男性吸烟者被随机分配接受每日 70ml 的 100% 卡姆果汁或每日 1050mg 的维生素 C 片。7d 之后卡姆果组的尿 8- 羟基 - 脱氧鸟苷和总活性氧等氧化应激标志物水平以及血清高敏 C 反应蛋白、白介素和 IL-8 等炎症标志物水平显著降低，而维生素 C 组则没有变化[52]。这表明卡姆果具有强大的抗氧化和抗炎特性，这可能有利于心血管健康。

四、分子调整疗法

分子调整疗法是基于这样一种理论，即恢复身体中固有物质的最佳数量可以治愈疾病，特别是精神疾病[53]。他们的目标是用不同浓度的化学物质治疗疾病，如镁、锌、硒、褪黑素、辅酶和大剂量的维生素。

（一）辅酶 Q_{10}（泛醌）

辅酶 Q_{10}，也称为泛醌，是一种强大的抗氧化剂。泛醌的另一个名字是由"ubiquitous"这个词衍生而来的，可以翻译为"无处不在"。辅酶

Q_{10} 是一种线粒体辅酶，存在于每个细胞中，由乙酰辅酶 A 和苯丙氨酸内源性合成而来。辅酶 Q_{10} 最常见的药物用途是用于收缩期充血性心力衰竭。辅酶 Q_{10} 也用于冠心病、舒张性心力衰竭和高血压的治疗，并防止化学治疗药物的心肌毒性作用[54]。

使用辅酶 Q_{10} 治疗充血性心力衰竭的基本原理与心力衰竭的慢性心肌能量消耗和氧化应激增加的特点相关。由于辅酶 Q_{10} 是电子传递链的一个必需组成部分，而且它在氧化磷酸化过程中对腺苷三磷酸的生成至关重要，膳食补充可以促进腺苷三磷酸的生成，恢复心肌能量储备。此外，有人提出，辅酶 Q_{10} 作为一种强效脂溶性抗氧化剂，可以作为自由基清除剂，从而抵消充血性心力衰竭特征性的氧化应激增加。最后，膜稳定特性也可能在预防心律失常死亡中发挥作用。

30 多项研究表明辅酶 Q_{10} 可改善收缩期充血性心力衰竭患者的症状、生活质量、左心室功能和预后。不幸的是，这些研究由于样本量小、缺乏对照、研究设计欠佳（无随机化或盲化）和左心室收缩功能测量不足而存在局限。

最近，Watson 等[55]报道了一项纳入 30 名射血分数＜35% 的充血性心力衰竭患者的双盲随机试验的结果。患者被分为 33mg，每日 3 次的辅酶 Q_{10} 组或安慰剂组，并连续服用 3 个月。尽管血清辅酶 Q_{10} 水平增加了 2 倍以上，但与充血性心力衰竭相关的生活质量和左心室射血分数没有显著差异。此外，基线左心室射血分数、运动耗氧量峰值、在另一项双盲安慰剂对照临床试验中，55 名患者被随机分配接受安慰剂或辅酶 Q_{10}，每日 200mg 的剂量，并进行 6 个月的监测[56]。因此，根据这两个设计精良的随机临床试验结果，辅酶 Q_{10} 对充血性心力衰竭的治疗尚存在疑问。

（二）维生素 D

维生素 D 是一种脂溶性维生素，可在体内起激素样作用。它可以通过饮食吸收和阳光下的皮肤合成。大量研究指出，维生素 D 缺乏可能是心

脏病发作、卒中、充血性心力衰竭和周围性心脏病的危险因素。卫生保健对超过 18 000 名 40 岁以上的健康男性进行了 10 年的随访，发现那些缺乏维生素 D 的男性的心肌梗死或致命冠心病的风险明显高于具备正常水平维生素 D 的男性[57]。一项为期 30 年的研究对 1 万多名芬兰儿童进行从出生到成年的跟踪调查，有证据表明，维生素 D 也可以预防 1 型糖尿病。研究表明，定期补充维生素 D 的儿童患 1 型糖尿病的可能性降低了近 90%[58]。来自 5 项病例对照研究的 Meta 分析也显示，与未补充的婴儿相比，补充维生素 D 的婴儿患 1 型糖尿病的风险显著降低[59]。尽管有证据表明维生素 D 可以强化血管和心脏，降低血压，但还需要进一步的研究。在 2010 年的一份报告中，美国医学研究所建议北美的儿童和成人每天摄入 600U 的维生素 D。该报告还指出，每天摄入 4000U 维生素 D 是安全的[60]。

（三）维生素 K_2

维生素 K_2 是一种脂溶性维生素，由细菌产生，存在于食品，如器官、肉类和发酵食品，大豆和乳制品中。它将钙从动脉壁转移到骨骼并制造凝血蛋白。维生素 K 的两种主要形式是叶醌（维生素 K_1）和甲萘醌（维生素 K_2）。荷兰一项包含 49—70 岁健康女性的研究发现，摄入维生素 K_2，特别是甲萘醌 7、8 和 9 的女性，患冠心病的风险明显降低[61]。维生素 K_2 的两种主要形式是合成的甲萘醌 –4（MK4）和天然存在于食物中的甲萘醌 –7（MK-7）。2011—2012 年美国健康和营养检查调查（National Health and Nutrition Examination Survey，NHANES）的数据显示，在 2—19 岁的儿童和青少年中，食物中平均每日维生素 K 摄入量为 66μg。在 20 岁及以上的成年人中，女性每天从食物中摄入的维生素 K 平均为 122μg，男性为 138μg。如果同时考虑食物和补剂，女性平均每日维生素 K 摄入量为 164μg，男性为 182μg（U. S. Department of Agriculture，Agricultural Research Service. What

We Eat in America，2009—2010）。食物及营养委员会表示，在食物或补剂中发现的维生素 K 对人类或动物没有不良影响。目前还需要更多的研究来确定维生素 K 对冠心病的预防作用。

（四）维生素 E

维生素 E 至少包括 8 种化合物，其中 α 生育酚活性最强。α 生育酚对冠心病风险的潜在有效作用与其对低密度脂蛋白代谢的抗氧化作用有关。另外，维生素 E 有抗血小板作用[62]，且抑制平滑肌细胞的增殖[63]。现有的膳食补充剂含有 200~800U，这一剂量明显高于目前推荐的 30U 的每日摄入量，也明显高于仅通过饮食可以达到的剂量。关于维生素 E 对冠状动脉疾病风险的影响的研究数据是有争议的；一些研究显示了有益的效果，而一些研究则显示无效。部分有争议的结果可能与给药方式、研究设计、临床随访时间，以及其用于"一级预防"还是"二级预防"有关。在护士健康研究中，每天服用维生素 E 补充剂的 1/5 组的女性，经年龄和吸烟校正后的主要不良心脏事件风险（包括心肌梗死和心血管死亡）显著降低（RR = 0.66，95% CI 0.50~0.87）。该组维生素 E 的中位剂量为 208U/d，总随访时间为 679 485 人年[64]。在另一项对 39 910 名男性进行的 139 883 人年随访的大型前瞻性研究中，与膳食维生素 E 摄入量最低的 1/5 的男性相比，最高 1/5 的男性的主要不良心脏事件显著减少（RR = 0.60，95% CI 0.44~0.81）[65]。两项研究都评估了在登记时没有心血管疾病的患者。第三项非随机前瞻性研究还显示，在 34 486 名绝经后妇女中，膳食维生素 E 摄入量与冠心病的死亡风险之间存在反比关系，从低于 5.68U/d 的最低五分位数到高于 35.59U/d 的最高五分位数。在这项研究中，没有发现维生素 E 补充剂的其他益处。然而，关于使用膳食补充剂的时间尚不清楚，只有 12.9% 的妇女报告补充摄入量超过 100U/d[66]。

几项随机对照临床试验评估了维生素 E 在二级预防中的应用。在心脏结局预防评估研究中，患有冠状动脉疾病或因糖尿病史和其他危险因素而处于冠状动脉事件高风险的患者被随机分配接受安慰剂或维生素 E（400U/d），并接受雷米普利或匹配的安慰剂。服用维生素 E 平均 4.5 年并不能减少心血管事件[67]。此外，在 GISSI 试验中报道，维生素 E 补充剂对主要心脏事件的发生率没有显著影响[68]。然而，在该研究中，观察到由心脏原因造成的死亡减少。

剑桥心脏抗氧化剂研究随机分配 2002 例冠状动脉粥样硬化患者服用维生素 E（400U/d 或 800U/d）或安慰剂[69]。在平均 1.4 年的随访中，与安慰剂组相比，维生素 E 组的非致死性心肌梗死发生率显著降低（RR = 0.53），但心血管原因的死亡率没有显著差异。少量事件和基线临床特征的差异是该研究的潜在局限性。在另一项一级预防的随机临床试验中，在高危患者中没有观察到显著效果[70]。针对这一负面证据，在评估长期使用维生素 E 预防结肠癌的妇女健康研究中，发现服用维生素 E 可减少心血管死亡，这在老年妇女中尤为明显[71]。

总之，虽然维生素 E，特别是长期摄入含高维生素 E 的食物，可能在冠心病的一级预防中起作用，但目前研究数据不支持短期使用维生素 E 补充剂进行二级预防。

（五）维生素 C

目前研究数据不支持使用维生素 C 补充剂来预防冠状动脉疾病[72]。一些研究表明，饮食中维生素 C 的摄入量与冠状动脉疾病和胃癌的风险呈反比关系。除了一项没有调整维生素 E 补充摄入量的研究之外，迄今为止没有研究表明增加膳食或补充摄入量能带来益处。高摄入水平下的组织饱和可能解释了补充剂缺乏效果的原因[73]。目前的推荐摄入量是 60mg/d。

（六）维生素 A 和类胡萝卜素

维生素 A 的通称用于表示一族脂溶性化合物，它们与维生素 A 最活跃的形式视黄醇具有相同的生物学特性。通过观察植物中维生素 A 含量随色素沉着程度的变化，发现了类胡萝卜素（维生素 A 原）[74]。类胡萝卜素包括 β 胡萝卜素、α 胡萝卜素、番茄红素、叶黄素和玉米黄素。β 胡萝卜素和 α 胡萝卜素是维生素 A 的重要来源；其他类胡萝卜素不能转化为维生素 A，但具有重要的抗氧化作用。维生素 A 在视网膜功能中起着重要作用，具有抗氧化作用，并调节细胞分化[74]。鉴于这些作用，一些研究人员评估了维生素 A 摄入量与癌症和冠状动脉疾病风险之间的关系。但是，尽管观察性研究表明类胡萝卜素摄入与冠状动脉疾病风险呈反比关系[75]，但随机临床试验始终未能证明补充剂量的 β 胡萝卜素对癌症或冠状动脉疾病风险的有益作用[76-80]。有研究表明观察研究和临床试验之间的这种差异可能是由于临床试验使用 β 胡萝卜素作为补充剂，但膳食摄入维生素 A 的作用可能归因于其他类胡萝卜素[72,81]。

（七）叶黄素

叶黄素是一种类胡萝卜素，存在于深绿色叶的蔬菜和蛋黄中。在一项研究中，对 480 名中年男性和女性进行了 18 个月的监测，发现叶黄素浓度与颈动脉内膜—中膜厚度的进展呈反比关系[82]。在这项研究中，一天只吃一份深绿色叶的蔬菜就能将叶黄素的血浆浓度提高到最高水平。体外实验显示，叶黄素可以抑制低密度脂蛋白诱导的动脉壁单核细胞迁移，在载脂蛋白 E 基因缺失和低密度脂蛋白受体基因缺失的小鼠中，饮食中添加叶黄素可以减少动脉粥样硬化病变的发展[82]。尽管在其他观察性研究中，不能推断叶黄素水平和观察到的内膜—中膜厚度进展之间的直接因果关系，但这些结果是有希望的，支持了在预防动脉粥样硬化性血管疾病中需要进一步研究除 β 胡萝卜素以外的类胡萝卜素。

（八）叶酸

"叶酸"一词是由米切尔及其同事在 1941 年从多叶蔬菜中分离出来后创造出来的。叶酸是这种维生素的合成形式。叶酸 – 钴胺素（维生素 B₁₂）相互作用在嘌呤、嘧啶和脱氧核糖核酸的合成中起到重要作用。叶酸缺乏无疑与神经管缺陷和巨幼细胞性贫血的发生具有密切关系，随机临床试验显示补充叶酸可将神经管缺陷的发生率降低 70%[83]。此外，目前有大量数据表明较少的叶酸摄入量与癌症和冠状动脉疾病风险增加有密切联系。通过确定高同型半胱氨酸水平为冠状动脉疾病的危险因素，进一步加强了叶酸与冠状动脉疾病风险之间的关系。研究证明，高叶酸摄入量与较低的同型半胱氨酸水平相关[84]。此外，随机临床试验显示，在高同型半胱氨酸水平的患者中给予叶酸可使血浆同型半胱氨酸水平降低 25%。添加维生素 B₁₂ 可使水平再降低 7%[85]。绝对下降与处理前的同型半胱氨酸水平有关，在较高水平的患者中观察到较高的降低。目前叶酸的推荐日摄入量为 400μg/d。该剂量足以降低大多数患者的血浆同型半胱氨酸水平，但可能需要更高的剂量。因此，对同型半胱氨酸水平持续升高的患者，建议每日服用 1mg 叶酸和 0.5μg 维生素 B₁₂[86]。由于平均饮食中叶酸的估计日摄入量为 200μg/d，因此建议至少按 RDA 进行常规叶酸补充。

已发现高同型半胱氨酸水平也与冠状动脉成形术后再度狭窄的高风险相关[87]。作为这项发现的后续研究，一项随机安慰剂对照临床试验显示，叶酸（1mg/d）、维生素 B₁₂（400μg/d）和吡哆醇（10mg/d）的联合给药方式显著降低了接受经皮腔内血管成形术患者的同型半胱氨酸水平，减少了再度狭窄和目标病变血运重建的需要[88]。然而，最近的研究未能证明叶酸和 B 族维生素对既往有心肌梗死病史的患者预防进一步心血管事件的作用[89, 90]。此外，一项研究表明联合应用 B 族维生素可能会产生有害影响[90]。

（九）虾青素

虾青素是一种叶黄素类胡萝卜素，天然存在于鲑鱼、虾、龙虾、磷虾、微藻和真菌等中。在许多关于各种物种的实验研究中表明，虾青素已

显示出对心血管有益作用，然而，迄今为止还没有针对人类的结论性的临床试验。在许多实验性研究中，研究人员通过使用大鼠、兔和犬的缺血—再灌注心肌模型，发现在诱导缺血事件发生之前，通过口服或静脉注射虾青素可保护心肌。在另一项针对高血压大鼠的研究中，研究人员发现口服虾青素 14d 后血压有显著下降，而血压正常的 Wistar Kyoto 大鼠未出现这种情况。补充虾青素也能显著降低糖尿病小鼠的血糖水平，显著减少肾脏的相对系膜面积，减少肾小球 8- 羟基脱氧鸟苷抗体的免疫反应细胞[91]。虽然实验研究的结果似乎很有希望，但虾青素对人类心血管的益处还需要进一步的研究。

（十）镁

镁是人体内第四丰富的矿物质，参与体内和酶系统的大量生化反应，包括细胞生长、能量产生、肌肉控制和神经功能。镁还在调节血糖水平、血压、同型半胱氨酸水平和心律方面发挥作用。研究表明，低含量镁与高血压和动脉粥样硬化等心血管危险因素有关，而镁补充剂可以降低血压，降低心脏病、卒中和糖尿病的风险。一项全国健康和营养检查研究发现，血清镁 ＜ 0.8mmol/L 时与缺血性心脏病的高风险相关[92]。最近的一项研究表明，接受冠状动脉旁路移植术患者的低水平血清镁与主要心脏不良事件的发生率有密切关系。他们发现，与镁水平正常的患者相比，即使在术后 1 年内，镁水平低的患者患心脏病的可能性也是前者的 2 倍[93]。有证据支持使用镁补充剂可促进心血管健康。22 项临床试验的 Meta 分析结果表明，补充镁 3～24 周使收缩压降低 3～4mmHg，舒张压降低 2～3mmHg，虽降幅较小，但具有显著性[94]。另一项关于膳食镁摄入量与卒中风险的 Meta 分析发现，镁摄入量与卒中风险之间存在适度且具有统计学意义的负相关。研究结果显示，每天增加摄入 100mg 镁可将总的脑卒中风险降低 8%，镁的摄入与缺血性卒中风险呈负相关，但与脑出血或蛛网膜下腔出血

风险无关联[95]。当镁作为一种食物成分时，其不良影响很小甚至没有；当镁作为一种补充剂服用时，通常是安全的，其毒性很小。然而，镁可与多种药物相互作用后可产生不良反应，尤其是那些影响肾脏滤过的药物。美国食品和营养委员会（FNB）将每天补充镁的可耐受最高摄入量（UL）定为 350mg。

（十一）益生菌

益生菌是以细菌和酵母菌的形式存在的微生物，既存在于人体内，也存在于某些食物和补充剂中。自 20 世纪 90 年代以来，许多医疗专业人员一直推荐将益生菌用于胃肠道疾病，且最新的研究表明益生菌也可能具有心脏保护活性。在一项对 26 项临床研究和两项 Meta 分析的综述中，研究人员发现益生菌株罗伊乳杆菌 NCIMB 30242 可显著降低 LDL 胆固醇和改善其他冠心病风险因素，如炎症标志物[96]。此外，一项研究显示，在高胆固醇血症的成人中补充罗伊乳杆菌可使 25- 羟基维生素 D 的水平提高将近 26%[97]。FDA 将乳杆菌属细菌评定为公认的安全细菌，随机临床试验证明罗伊乳杆菌无不良不良反应，每日 2 次 2.9×10^9 cfu 的剂量在普通人群中是安全且耐受良好的[98]。

五、螯合疗法

螯合作为将金属离子螯合到化合物中的一种方法，最初是由阿尔弗雷德·沃纳（Alfred Werner）提出，他于 1913 年获得诺贝尔奖。摩根（Morgan）在 1920 年从希腊单词"chela"（"claw"）创造了螯合（chelation）一词。在 20 世纪 20—50 年代，天然螯合剂（如酒石酸盐、柠檬酸盐）被用于处理铁超负荷、治疗铅中毒，以及降低含锑抗寄生虫药的毒性。在同一时期，多种合成螯合剂被来发来治疗铅中毒[乙二胺四乙酸（EDTA）]，砷中毒（二巯基己二酸或英国无烟石）和铁超载（去铁胺）。

EDTA 是一种合成螯合剂，它以两种形式存在，即钠盐（Na_2 EDTA）和钙盐（$CaNa_2$ EDTA）。螯合剂的活性和毒性取决于金属离子对螯合剂的亲和力。Na_2 EDTA 与钙结合并可能引起血钙不足，而 $CaNa_2$ EDTA 可用于治疗螯合剂亲和力比钙更高的金属中毒。EDTA 于 20 世纪 50 年代初用于铅中毒的治疗，从那时起它也被用作化验分析工具，并治疗一系列疾病，包括高钙血症、地高辛中毒和钚的放射毒性。1955 年 Clarke 等研究显示，EDTA 治疗期间冠心病患者心绞痛的发生率降低[99]。从那以后，至少有 22 例病例报告和小病例系列研究，以及 5 项临床试验表明，螯合疗法在冠心病或周围血管疾病患者中有显著益处。不幸的是，由于未使用盲法、缺乏药物治疗的标准化、同一项研究中应用的临床终点不统一以及样本量不足，所报告的病例系列和临床试验均存在缺陷。因此，尽管在美国提倡使用螯合疗法来治疗冠状动脉疾病和周围血管疾病，但是目前尚无可靠的科学证据来支持这种用途。

螯合疗法的可能作用机制包括直接螯合动脉粥样硬化斑块中的钙，诱导甲状旁腺激素分泌，通过未知机制降低血清胆固醇，螯合过渡金属并由此减少自由基形成，以及抑制血小板聚集等。当前的螯合疗法方案是反复静脉输注 EDTA，其通常与维生素、微量元素和铁剂合用，标准化方案为每周 2 次治疗，总计至少需要 20～30 次。

螯合疗法具有明显的不良反应（表 34-3），并且已经报道了与该方法明显相关的死亡病例。但是，在应用剂量不超过推荐标准化治疗方案的研究中，没有报道死亡病例，不良事件亦很少见。

现有的临床治疗中螯合疗法很受欢迎，仅在美国，目前每年约有 4000 万美元医疗资金用于螯合疗法。尽管缺乏可靠的科学证据，且大量病例报告和小病例系列引申出众多问题，螯合疗法仍促使 NIH 开展了一项高质量大型随机临床试验[20]。评估螯合疗法的试验（Trial to Assess Chelation Therapy，TACT）是一项大型、多中心的双盲病例对照研究，纳入了年龄在 50 岁以上

表 34-3　螯合疗法的不良反应

- 肾衰竭
- 心律失常
- 手足搐搦
- 低钙血症
- 低血糖
- 低血压
- 骨髓抑制
- 出血时间延长
- 癫痫
- 呼吸窘迫

且有心肌梗死病史的患者。在该试验 28 个月的随访期内，患者首先接受 30 次每周的静脉内治疗，随后每 2 个月进行一次静脉内注射治疗，共进行 10 次。该试验中还评估了高剂量维生素的效益。该研究于 2010 年完成，其结果在 2012 年美国心脏协会科学会议上展示。结果表明，使用 EDTA 螯合疗法后，50 岁以上合并糖尿病的心肌梗死患者心血管事件的发生率显著减低[100]。尽管该研究表明 EDTA 对于 50 岁以上合并糖尿病的心肌梗死患者有心血管获益，仍需要进一步的研究来支持该年龄组所有糖尿病心肌梗死患者常规使用 EDTA 螯合的合理性[100]。

六、鱼油

当前，有大量证据表明 ω-3 脂肪酸和鱼油对心血管疾病患者具有有益作用，包括降低致命性心肌梗死、局部缺血性卒中及猝死的风险。Meta 分析表明，适量食用鱼油（每天摄入 250～500mg EPA 和 DHA）可降低冠心病死亡和猝死的风险。更高的鱼油摄入量似乎并不能进一步降低相对风险，这表明服用鱼油带来的获益具有阈值效应。但服用更高剂量的鱼油似乎能减少甘油三酯的水平。最近的一项研究表明，ω-3 脂肪酸还可以通过降低血栓烷 A_2（一种刺激血小板活化和聚集的化学物质）的水平来防止血液凝固。这项研究将 85 位参与者分为三组，在 30d 内每天给予不同剂量的鱼油。结果表明，每天接受 1600g EPA 至 800mg DHA 组的血栓烷水

平显著下降。这使得研究人员得出结论，在健康个体中，800mg 二十碳五烯酸（EPA）和 400mg 二十二碳六烯酸（DHA）以上的剂量会降低 AA ∶ EPA 的比率[101]。

需要注意，鱼类本身不会产生鱼油。这些油类通过食物链积聚在鱼的组织中，在鲑鱼、鲭鱼、湖鳟和长鳍金枪鱼等掠食性鱼类中含量较高。不幸的是，这些掠食性鱼类还积聚了有毒污染物，如汞、二噁英、多氯联苯和氯丹。目前关于鱼油人们仍有一些顾虑，认为鱼油在预防冠心病死亡中的有益作用可能会被有毒污染物导致的致癌风险增加，以及汞金属等带来的其他不利影响所抵消。但据估计，适度的摄入鱼油利大于弊。几家生产鱼油膳食补充剂的公司已经开发出一种去除污染物的方法。从消费者的角度来看，仅建议摄入认证为"分子蒸馏"的鱼油产品。

七、心血管患者常用草药补品和正分子疗法的不良反应

许多草药具有生物活性物质，这些物质可具有毒性作用，或可与常用药物产生相互作用。如前所述，目前尚未对草药补充剂的纯度、效力、标准和配方进行管理；因此，在不同制造商之间，或在同一制造商的不同批次中，其功效可能存在显著差异[102]。产品标签也可能无法反映其疗效。例如，最初人们认为减肥药的肾毒性来源于其中的粉防己（*Stephania tetrandra*），而后来发现其实是一种含有已知肾毒素的草药，即广防己（*Aristolochia fangchi*）制剂引起的，两个名称之间的相似性给我们带来了一些困惑[103]。《洛杉矶时报》（*Los Angeles Times*）委托对圣约翰蓟草（St. John's wort）产品进行的一项研究充分证明了产品差异性的重要性[104]。研究结果表明，产品的效力与标签上的声明之间存在显著差异。与草药产品有关的其他潜在问题还包括几种亚洲草药产品中的重金属污染，以及向传统的"中草药"产品中添加咖啡因、对乙酰氨基酚、吲哚美辛、

氢氯噻嗪和泼尼松龙等药物[105-108]。

表 34-4 列出了常用草药产品的不良反应和中草药之间的相互作用[24, 33, 34, 109-125]。

八、结论

补充和替代治疗通常由接受过常规培训的医师使用。因此，对于从业人员来说，熟悉 CAM 治疗、作用机制、有效性、不良反应及药物相互作用的潜在风险非常重要。医学界及监管和基金机构对 CAM 治疗关注不断上升，人们对其在心血管护理中的作用将会有更深的理解。

实践要点

- CAM 疗法通常由受过传统训练的医生治疗心血管疾病患者使用。
- CAM 治疗的主要领域包括五个方面：①替代医学系统；②身心干预；③操纵和基于身体的方法；④能量疗法；⑤基于生物学的疗法。
- 关于大蒜或大蒜补充剂功效的数据存在矛盾。制剂中活性成分浓度的变化可解释临床试验之间的某些差异。
- 一项随机临床试验显示，红曲（红米酵母）可有效降低总胆固醇（降低 15%）和低密度脂蛋白胆固醇（降低 22%）。由于红曲中包含几种他汀类化合物，因此使用红曲需要采取与处方他汀类相同的预防措施。

- 根据两项高质量随机临床试验的结果，似乎没有发现辅酶 Q_{10} 可有效治疗充血性心力衰竭。
- 山楂含有几种活性成分，对充血性心力衰竭患者有益。最近有两项随机临床试验（HERB CHF 研究和 SPICE 试验）研究其在充血性心力衰竭中的有效性，但未显示出获益。
- 大豆蛋白已被证明可有效降低脂肪酸含量（轻度降低）。
- 维生素 E，尤其是长期饮食中大量摄入维生素 E，可预防冠状动脉疾病；然而，现有数据不支持短期使用维生素 E 补充剂进行二级预防。
- 随机临床试验未能证明补充剂量的 β 胡萝卜素和维生素 A 可降低患癌症或冠状动脉疾病的风险。
- 有大量证据表明，叶酸摄入不足与癌症和冠状动脉疾病的风险增加有关。此外，一项随机的安慰剂对照临床试验表明，在进行经皮腔内血管成形术的患者中，叶酸、维生素 B_{12} 和吡哆醇的联合给药可显著降低同型半胱氨酸水平，并减少再狭窄和目标病变再血运重建的需求；然而，最近评估叶酸在二级预防中相关作用的临床试验未能显示出其在减少不良心血管事件方面有显著益处。

表 34-4　1998 年十大最受欢迎的草药—药物相互作用

草药产品	使　用	不良反应	药物分类	药物相互作用	证据来源
银杏	–	–	抗糖尿病药	可能增加低血糖的风险	理论
			阿司匹林[26, 64]	血小板聚集减少可能增加出血风险	病例报告
			非甾体抗炎药	血小板聚集减少可能增加出血风险	理论
			曲唑酮[65]	增加镇静风险	病例报告
			华法林[66]	出血风险增加	

（续表）

草药产品	使用	不良反应	药物分类	药物相互作用	证据来源
圣约翰蓟草			环孢素 [67-69]	环孢素水平可能降低，从而导致功效降低（例如，可能的器官排斥）	病例报告
			地高辛 [70-72]	降低地高辛的血浆水平和临床疗效	健康志愿者的对照研究
			铁剂	铁吸收降低	理论
			口服避孕药 [73]	由于肝代谢增加，口服避孕药的功效可能降低	病例报告
			蛋白酶抑制药 [74, 75]	降低血浆水平和蛋白酶抑制药的功效	开放标签研究
			血清素再摄取抑制药 [76, 77]	可能增加镇静作用或血清素综合征	病例报告
			茶碱	降低血浆水平和茶碱功效	病例报告
			三环类抗抑郁药	降低血浆水平和三环抗抑郁药的功效	开放标签研究
			华法林	抗凝血作用可能降低	病例报告
人参	–	–	襻利尿药	襻利尿药的药理作用降低	病例报告
			单胺氧化酶抑制药	失眠，烦躁，幻觉和头痛	病例报告
			抗糖尿病药 [78, 79]	低血糖	
			华法林 [80]	抗凝血作用可能降低	病例报告
大蒜	–	–	华法林	可能增加出血风险	理论
			抗逆转录病毒药 [17]	血浆浓度降低	临床研究
紫锥菊	–	–	皮质类固醇；环孢素	可能会干扰药物的免疫抑制作用	理论
锯棕榈	–	–	雌激素和口服避孕药	可能增加不良反应的风险	理论
			铁剂	铁吸收降低	理论
卡瓦胡椒	–	–	阿普唑仑 [81]	CNS 可能的加性或协同作用，导致嗜睡	病例报告
碧萝芷和葡萄籽	–	–	没有记录的相互作用	N/A	N/A
蔓越莓	–	–	没有记录的相互作用	N/A	N/A
缬草	–	–	巴比妥类；苯二氮䓬类；阿片类	可能延长睡眠或镇静作用	理论
			铁剂	铁吸收降低	理论

CNS. 中枢神经系统；N/A. 无法使用

参考文献

[1] Eisenberg DM, Kessler RC, Foster C, et al. Unconventional medicine in the United States. N Engl J Med. 1993;328:246–52.

[2] Eisenberg DM, Davis RB, Ettner SL, et al. Trends in alternative medicine use in the United States, 1990–1997. JAMA. 1998;280:1569–75.

[3] Hager M. Chairman's Summary of the Conference Education of Health Professionals in Complementary/Alternative Medicine. Fishman AP, Chair. New York: Josiah Macy, Jr. Foundation;

2001.

[4] Liu EH, Turner LM, Lin SH, et al. Use of alternative medicine by patients undergoing cardiac surgery. J Thorac Cardiovasc Surg. 2000;120:335–41.

[5] Barnes PM, Bloom B, Nahin R. Complementary and alternative medicine use among adults and children: United States, 2007. CDC National Health Statistics Report #12; 2008.

[6] Nahin, RL, Barnes PM, Stussman BJ, Bloom B. Costs of Complementary and Alternative Medicine (CAM) and frequency of visits to CAM practitioners: United States, 2007. National health statistics reports; No 18. Hyattsville, MD: National Center for Health Statistics; 2009.

[7] https://nccih.nih.gov/sites/nccam.nih.gov/files/NCCAM_SP_508. pdf

[8] http://nccam.nih.gov/

[9] Hemingway H, Marmot M. Evidence based cardiology: psycho-social factors in the aetiology and prognosis of coronary heart disease. Systematic review of prospective cohort studies. BMJ. 1999;318:1460–7.

[10] Grunbaum JA, Vernon SW, Clasen CM. The association between anger and hostility and risk factors for coronary heart disease in children and adolescents: a review. Ann Behav Med. 1997;19:179–89.

[11] Linden W, Stossel C, Maurice J. Psychosocial interventions for patients with coronary artery disease: a meta-analysis. Arch Intern Med. 1996;156:745–52.

[12] Luskin FM, Newell KA, Griffith M, et al. A review of mind-body therapies in the treatment of cardiovascular disease: part 1; implication for the elderly. Altern Ther Health Med. 1998;3:46–52.

[13] Dusek JA, Hibberd PL, Buczynski B, et al. Stress management versus lifestyle modification on systolic hypertension and medication elimination: a randomized trial. J Altern Complement Med. 2008;14(2):129–38.

[14] Casey A, Chang BH, Huddleston J, Virani N, Benson H, Dusek JA. A model for integrating a mind/body approach to cardiac rehabilitation: outcomes and correlators. J Cardiopulm Rehabil Prev. 2009;29(4):230–8.

[15] van Tudler MW, Koes BW, Bouter LM. Conservative treatment for acute and chronic non-specific low back pain: a systematic review of randomized controlled trials of the most common interventions. Spine. 1997;22:2128–56.

[16] Sandefur R, Coulter ID. Licensure and legal scope of practice. In: Cherkin DC, Mootz RD, editors. Chiropractic in the United States: training, practice and research. Rockville, MD: U.S. Department of Health and Human Services, Agency for Health Care Policy and Research; 1997; AHCPR Pub. No. 98-N002.

[17] Friedman RSC, Burg MM, Miles P, Lee F, Lampert R. Effects of Reiki on autonomic activity early after acute coronary syndrome. J Am Coll Cardiol. 2010;56(12):995–6.

[18] Church D, Hawk C, Brooks A, Toukolehto O, Wren M, Dinter I, Stein P. Psychological trauma in veterans using EFT (Emotional Freedom Techniques): a randomized controlled

trial. Poster session at the 31st Annual Meeting & Scientific Sessions of the Society of Behavioral Medicine, Seattle, April 7–10, 2010; 2010.

[19] http://nccam.nih.gov/health/acupuncture/

[20] http://nccam.nih.gov/clinical-trials/accupuncture.htm

[21] Warshafsky S, Kamer RS, Sivak SL. Effect of garlic on total serum cholesterol: a meta-analysis. Ann Intern Med. 1993;119:599–605.

[22] Silagy C, Neil A. Garlic as a lipid lowering agent—a meta-analysis. J Roy Coll Phys Lond. 1994;28:39–45.

[23] Berthold HK, Sudhop T, von Bergmann K. Effect of a garlic oil preparation on serum lipoproteins and cholesterol metabolism: a randomized controlled trial. JAMA. 1998;279:1900–2.

[24] Piscitelli SC, Burstein AH, Welden N, et al. The effect of garlic supplements on the pharmacokinetics of saquinavir. Clin Infect Dis. 2002;34:234–8.

[25] Anderson JW, Johnstone BM, Cook-Newell ME. Meta-analysis of the effects of soy protein intake on serum lipids. N Engl J Med. 1995;333:276–82.

[26] Heber D, Yip I, Ashley JM, et al. Cholesterol-lowering effects of a proprietary Chinese red-yeast-rice dietary supplement. Am J Clin Nutr. 1999;69:231–6.

[27] Singh RB, Niaz MA, Ghosh S. Hypolipidemic and antioxidant effects of Commiphora mukul as an adjunct to dietary therapy in patients with hypercholesterolemia. Cardiovasc Drugs Ther. 1994;8:659–64.

[28] Ararwal RC, Singh SP, Saran RK, et al. Clinical trial of gugu-lipid—a new hypolipidemic agent of plant origin in primary hyperlipidemia. Indian J Med Res. 1986;84:626–34.

[29] Verma SK, Bordia A. Effect of Commiphora mukul (gum guggula) in patients with hyperlipidemia with special reference to HDL- cholesterol. Indian J Med Res. 1988;87:356–60.

[30] Philippe O, Szapary PO, Wolfe ML, Bloedon LT, et al. Guggulipid for the treatment of hypercholesterolemia: a randomized controlled trial. JAMA. 2003;290:765–72.

[31] Chung KF, Dent G, McCusker M, et al. Effect of a ginkgolide mixture (BN 52063) in antagonising skin and platelet responses to platelet activating factor in man. Lancet. 1987;1:248–51.

[32] Le Bars PL, Katz M, Berman N, et al. A placebo controlled, double blind, randomized trial of an extract of ginkgo biloba for dementia. JAMA. 1997;278:1327–32.

[33] Rowin J, Lewis SL. Spontaneous bilateral subdural hematomas associated with chronic ginkgo biloba ingestion. Neurology. 1996;46:1775–6.

[34] Vale S. Subarachnoid haemorrhage associated with ginkgo biloba [Letter]. Lancet. 1998;352:36.

[35] Benjamin J, Muir T, Briggs K, et al. A case of cerebral haem-orrhage—can ginkgo biloba be implicated? Postgrad Med J. 2001;77:112–3.

[36] Rigelsky JM, Sweet BV. Hawthorn: pharmacology and therapeutic uses. Am J Health Syst Pharm. 2002;59:417–22.

[37] Aaronson K. HERB-CHF (Hawthorn Extract Randomized Blinded Chronic HF Study). Late-Breaking and Recent clinical

Trials. Presented at the 8th Annual Scientific Meeting of the Heart Failure Society of America; September 12-15, 2004; Toronto, ON, Canada.

[38] Holubarsch CJF, Colucci WS, Meinertz T, et al. Crataegus extract WS 1442 postpones cardiac death in patients with congestive heart failure class NYHA II-III: a randomized, placebo-controlled, doubleblind trial in 2681 patients. American College of Cardiology 2007 Scientific Sessions March 27, 2007. New Orleans, LA. Late breaking clinical trials-3, Session 414–5.

[39] http://www.ncbi.nlm.nih.gov/books/NBK92775/#ch7_r190

[40] http://www.ncbi.nlm.nih.gov/pubmed/22058071

[41] http://www.ncbi.nlm.nih.gov/pubmed/22481014

[42] http://www.ncbi.nlm.nih.gov/pmc/articles/PMC4220499/#ref48

[43] http://www.ncbi.nlm.nih.gov/pubmed/9505018

[44] http://www.ncbi.nlm.nih.gov/pubmed/11225136

[45] http://www.ncbi.nlm.nih.gov/pubmed/14564675

[46] Yang CS, Lu FH, Wu JS, et al. The protective effect of habitual tea consumption on hypertension. Arch Intern Med. 2004;164(14):1534–40. https://doi.org/10.1001/archinte.164.14.1534.

[47] http://www.ncbi.nlm.nih.gov/pmc/articles/PMC2613497/

[48] http://agris.fao.org/agris-search/search.do?recordID=US19890065227

[49] http://science.naturalnews.com/pubmed/19298191.html

[50] http://www.ncbi.nlm.nih.gov/pubmed/12589329

[51] http://circ.ahajournals.org/content/119/10/1433.full

[52] http://www.journal-of-cardiology.com/article/S0914-5087%2808%2900150-0/abstract

[53] http://www.healthplusweb.com

[54] Tran MT, Mitchell TM, Kennedy DT, et al. Role of coenzyme Q10 in chronic heart failure, angina, and hypertension. Pharmacotherapy. 2001;21:797–806.

[55] Watson PS, Scalia GM, Galbraith A, et al. Lack of effect of coenzyme Q on left ventricular function in patients with congestive heart failure. J Am Coll Cardiol. 1999;33:1549–52.

[56] Khatta M, Alexander BS, Krichten CM, et al. The effect of coenzyme Q10 in patients with congestive heart failure. Ann Intern Med. 2000;132:636–40.

[57] http://www.ncbi.nlm.nih.gov/pubmed/18541825

[58] http://www.ncbi.nlm.nih.gov/pubmed/11705562?dopt=Citation

[59] http://www.ncbi.nlm.nih.gov/pubmed/18339654?dopt=Citation

[60] Institute of Medicine. Dietary reference intakes for calcium and vitamin D. Washington, DC: National Academies Press; 2010.

[61] http://jn.nutrition.org/content/134/11/3100.full.pdf

[62] Calzada C, Bruckdorfer KR, Rice-Evans CA. The influence of antioxidant nutrients on platelet f unction in healthy volunteers. Atherosclerosis. 1997;128:97.

[63] Boscoboinik D, Szewczyk A, Hensey C, et al. Inhibition of cell proliferation by alpha-tocopherol: role of protein kinase C. J Biol Chem. 1991;266:6188.

[64] Stampfer MJ, Hennekens CH, Manson JE, et al. Vitamin E consumption and the risk of coronary disease in women. N Engl J Med. 1993;328:1444.

[65] Rimm EB, Stampfer MJ, Ascherio A, et al. Vitamin E consumption and the risk of coronary heart disease in men. N Engl J Med. 1993;328:1450.

[66] Kushi LH, Folsom AR, Prineas RJ, et al. Dietary antioxidant vitamins and death from coronary heart disease in postmenopausal women. N Engl J Med. 1996;334:1156–62.

[67] The Heart Outcomes Prevention Evaluation Study Investigators. Vitamin E supplementation and cardiovascular events in high-risk patients. N Engl J Med. 2000;342:154–60.

[68] GISSI-Prevenzione Investigators (Gruppo Italiano perlo Studio della Sopravvivenza nell'Infarto Miocardico). Dietary supplementation with n-3 polyunsaturated fatty acids and vitamin E after myocardial infarction: results of the GISSI-Prevenzione trial. Lancet. 1999;354:447–55 (Erratum, Lancet 2001;357:342.)

[69] Stephens NG, Parsons A, Schofield PM, et al. Randomized controlled trial of vitamin E in patients with coronary disease: Cambridge Heart Antioxidant Study (CHAOS). Lancet. 1996;347:781–6.

[70] Collaborative Group of the Primary Prevention Project. Low dose aspirin and vitamin E in people at cardiovascular risk: a randomized trial in general practice. Lancet. 2001;357:89–96.

[71] Lee IM, Cook NR, Gaziano JM, et al. Vitamin E in the primary prevention of cardiovascular disease and cancer: the women's health study: a randomized controlled trial. JAMA. 2005;294:56–5.

[72] Rimm EB, Stampfer MJ. Antioxidant for vascular disease. Med Clin North Am. 2000;84:239–49.

[73] Food and Nutrition Board, Institute of Medicine. Dietary reference intake for vitamin C, vitamin E, selenium and carotenoids: a report of the Panel of Dietary Antioxidants and Related Compounds. Washington, DC: National Academy Press; 2000. p. 529.

[74] Marcus R, Coulston AM. The vitamins. In: Gilman AG, Rall TW, Nies AS, et al., editors. Goodman and Gilman's: the pharmacological basis of therapeutics. 8th ed. New York: Pergamon Press; 1990. p. 1523–71.

[75] Kritchevsky SB. Beta-carotene, carotenoids and the prevention of coronary heart disease. J Nutr. 1999;129:5.

[76] Greenberg ER, Baron JA, Karagas MR, et al. Mortality associated with low plasma concentration of beta carotene and the effect of oral supplementation. JAMA. 1996;275:699.

[77] Hennekens CH, Buring JE, Manson JE, et al. Lack of effect of long-term supplementation with beta carotene on the incidence of malignant neoplasms and cardiovascular disease. N Engl J Med. 1996;334:1145.

[78] Omenn GS, Goodman GE, Thornquist MD, et al. Effects of a combination of beta carotene and vitamin A on lung cancer and cardiovascular disease. N Engl J Med. 1996;334:1150.

[79] Malila N, Virtamo J, Virtanen M, Pietinen P, Albanes D, Teppo L. Dietary and serum alpha-locopherol, beta-carotone and retinol, and risk for colorectal cancer in male smokers. [Clinical

Trial. Journal Article. Randomized Controlled Trial]. Eur J Clin Nutr. 2002;56(7):615–21.

[80] The Alpha-Tocopherol Beta-Carotene Cancer Prevention Study Group. The effect of vitamin E and beta carotene on the incidence of lung cancer and other cancers in male smokers. N Engl J Med. 1994;330:1029.

[81] Kohlmeier L, Kark JD, Gomez-Gracia E, et al. Lycopene and myocardial infarction risk in the EURAMIC Study. Am J Epidemiol. 1997;146:618.

[82] Dwayer JH, Navab M, Dwyer KM, et al. Oxygenated carotenoid lutein and progression of early atherosclerosis. The Los Angeles atherosclerosis study. Circulation. 2001;103:2922–7.

[83] MRC Vitamin Study R search Group. Prevention of neural tube defects: results of the Medical Research Council Vitamin Study. Lancet. 1991;338:131–7.

[84] Jacques PF, Selhub J, Bostom AG, et al. The effect of folic acid fortification on plasma folate and total homocysteine concentrations. N Engl J Med. 1999;340:1449–54.

[85] Homocysteine Lowering Trialists' Collaboration. Lowering blood homocysteine with folic acid based supplements: meta-analysis of randomised trials. BMJ. 1998;316:894–8.

[86] Tice JA, Ross E, Coxton PG, et al. Cost-effectiveness of vitamin therapy to lower plasma homocysteine levels for the prevention of coronary heart disease effect of grain fortification and beyond. JAMA. 2001;286:936–43.

[87] Schnyder G, Roffi M, Flammer Y, et al. Association of plasma homocysteine level with restenosis after percutaneous coronary angioplasty. Eur Heart J. 2002;23:726–33.

[88] Schnyder G, Roffi M, Pin R, et al. Decreased rate of coronary restenosis after lowering of plasma homocysteine levels. N Engl J Med. 2001;345:1593–600.

[89] Lonn E, Yusuf S, Arnold MJ, et al. Homocysteine lowering with folic acid and B vitamins in vascular disease. N Engl J Med. 2006;354(15):1567–77.

[90] Bonaa KH, Njolstad I, Ueland PM, et al. Homocysteine lowering and cardiovascular events after acute myocardial infarction. N Engl J Med. 2006;354(15):1578–88.

[91] http://www.ncbi.nlm.nih.gov/pmc/articles/PMC3083660/

[92] http://ije.oxfordjournals.org/content/28/4/645.full.pdf

[93] http://www.ncbi.nlm.nih.gov/pubmed/12796771

[94] http://www.ncbi.nlm.nih.gov/pubmed/22318649?dopt=Abstract

[95] http://www.ncbi.nlm.nih.gov/pubmed/22205313?dopt=Abstract

[96] http://www.ncbi.nlm.nih.gov/pubmed/24330093

[97] Jones ML, Martoni CJ, Prakash S. Oral supplementation with probiotic L. reuteri NCIMB increases mean circulating 25. hydroxyvitamin D: a post hoc analysis of a randomized controlled trial. J Clin Endocrinol Metab. 2013;98(7):2944–51.

[98] http://www.ncbi.nlm.nih.gov/pubmed/22561556

[99] Clarke NE, Clarke CN, Mosher RE. The "in vivo" dissolution of metastatic calcium. An approach to atherosclerosis. Am J Med Sci. 1955;229:142–9.

[100] http://circoutcomes.ahajournals.org/content/7/1/15.short

[101] DCHPResearch/mls_2011_12_projects/Grp13_OUR.pdf

[102] Fugh-Berman A. Herb-drug interactions. Lancet. 2000;355:134–8.

[103] But PP-H. Herbal poisoning caused by adulterants or erroneous substitutes. J Trop Med Hyg. 1994;97:371–4.

[104] Monmaney T. Remedy's U.S. sales zoom, but quality control lags. St. John's wort: regulatory vacuum leaves doubt about potency, effects of herb used for depression. Los Angeles Times 1998 Aug 31:xx(col xx).

[105] Chugh SS, McClelland J, Cook J, et al. Fish oil supplementation and risk of ventricular tachycardia and ventricular fibrillation in patients with implantable defibrillators: a randomized controlled trial. JAMA. 2005;293:2884–91.

[106] Brouwer IA, Zock PL, Camm AJ, et al. Effect of fish oil on ventricular tachyarrhythmia and death in patients with implantable cardioverter defibrillators: the Study on Omega-3 Fatty Acids and Ventricular Arrhythmia (SOFA) randomized trial. JAMA. 2006;295:2613–9.

[107] Mozaffarian D, Rimm EB. Fish intake, contaminants, and human health. Evaluating the risks and the benefits. JAMA. 2006;296:1886–99.

[108] Huang WF, Wen K-C, Hsiao M-L. Adulteration by synthetic therapeutic substances of traditional Chinese medicines in Taiwan. J Clin Pharmacol. 1997;37:344–50.

[109] Galluzzi S, Zanetti O, Binetti G, Trabucchi M, Prisoni GB. Coma in a patient with Alzheimer's disease taking low dose trazodone and gingko biloba. [Letter]. J Neurol Neurosurg Psychiatry. 2000;68(5):679–80.

[110] Mohutsky MA, Elmer GW. Inhibition of cytochrome P450 in vitro by the herbal product ginkgo biloba. Presented at the 41st Annual Meeting of the American Society of Pharmacognosy, Seattle, WA; 2000.

[111] Breidenbach T, Kliem V, Burg M, et al. Profound drop of cyclosporin A whole blood trough levels caused by St. John's wort (per- foratum). Transplantation. 2000;69:2229–30.

[112] Breidenbach T, Hoffmann MW, Becker T, et al. Drug interaction of St John's wort with cyclosporin. Lancet. 2000;355:1912.

[113] Barone GW, Gurley BJ, Ketel BL, et al. Drug interaction between St. John's wort and cyclosporine. Ann Pharmacother. 2000;34:1013–6.

[114] Durr D, Stieger B, Kullak-Ublick GA, et al. St. John's wort induces intestinal P glycoprotein/MDR1 and intestinal and hepatic CYP3A4. Clin Pharmacol Ther. 2000;68:598–604.

[115] Cheng TO. St. John's wort interaction with digoxin [Letter]. Arch Intern Med. 2000;160:2548.

[116] Johne A, Brockmoller J, Bauer S, et al. Pharmacokinetic interaction of digoxin with an herbal extract from St. John's wort (Hypericum perforatum). Clin Pharmacol Ther. 1999;66:338–45.

[117] Yue QY, Bergquist C, Gerden B. Safety of St John's wort (Hypericum perforatum). Lancet. 2000;355:576–7.

[118] Piscitelli SC, Burstein AH, Chaitt D, et al. Indinavir concentrations and St John's wort. Lancet. 2000;355:547–8.

[119] Lumpkin MM, Alpert S. Risk of drug interactions with St. John's wort and indinavir and other drugs [Letter]. Washington, DC: U.S. Food and Drug Administration, Center for Drug Evaluation and Research; 2000. www.fda.gov/cder/drug/advisory/stjwort.htm

[120] Gordon JB. SSRIs and St. John's wort: possible toxicity? [Letter]. Am Fam Physician. 1998;57:950–3.

[121] Schneck C. St. John's wort and hypomania [Letter]. J Clin Psychiatry. 1998;59:689.

[122] Vuksan V, Sievenpiper JL, Koo VY, et al. American ginseng (*Panax quinquefolius* L) reduces postprandial glycemia in non- diabetic subjects and subjects with type 2 diabetes mellitus. Arch Intern Med. 2000;160:1009–13.

[123] Sotaniemi EA, Haapakoski E, Rautio A. Ginseng therapy in non-insulin-dependent diabetic patients. Diabetes Care. 1995;18:1373–5.

[124] Janetzky K, Morreale AP. Probable interaction between warfarin and ginseng. Am J Health Syst Pharm. 1997;54:692–3.

[125] Almmeida JC, Grimsley EW. Coma from the health food store: interaction between kava and alprazolam [Letter]. Ann Intern Med. 1996;125:940–1.

第 35 章　肿瘤心脏病学
Cardio-Oncology

Elina Yamada　著

聂文畅　译

卢亚辉　校

最新资料显示，当前，心血管疾病和癌症的发病率均较高，且在不断上升。根据美国国家癌症研究所和疾病控制与预防中心估计，2002 年仅在美国就有超过 1000 万癌症罹患者[1]。据信，美国有超过 200 万乳腺癌幸存者面临药物相关心脏毒性的风险。随着癌症治疗更加有效，患者生存时间延长，心脏相关疾病的发病率增高，同时影响患者生活质量和癌症治疗过程。一项儿童癌症幸存者队列研究的数据显示，在接受蒽环类治疗的所有患者中，有一半以上会在癌症治疗后 10～20 年出现某种程度的心功能障碍，5% 会出现显著的心力衰竭，40% 会出现心律失常[2]。与一般人群相比，该人群的心血管死亡率升高 8 倍[3]。因此，心脏病学家和肿瘤学家联合治疗有潜在心脏并发症的癌症患者可使患者受益最大。

心脏病学与肿瘤学联合的目标是通过以下方式减低阻碍癌症有效治疗的心血管并发症。

(1) 为早期发现有心脏并发症风险的患者提供风险分层。

(2) 及时进行心脏疾病咨询以识别和（或）治疗有风险的患者。

(3) 在临床和细胞水平上监测新化学治疗药的心脏毒性。

(4) 制订预防未来心脏毒性的策略。

许多抗肿瘤药都有心脏毒性，可分为五类，即化学治疗引起的直接细胞毒性作用、心脏缺血、心律失常、心电图 Q-Tc 间期延长、低血压、高血压和心包炎。放射治疗还可导致冠状动脉疾病和瓣膜、心包、心肌的纤维化。

考虑使用潜在心脏毒性药进行癌症治疗的患者，尤其是那些有心血管危险因素或既往心脏病史的患者，应进行详细的心血管评估以优化治疗。可通过筛查并处理危险因素，以及在化学治疗过程中密切监测心脏并发症来预防心脏毒性。应在选定的患者群体中通过超声心动图或放射性核素血管造影连续评估左心室收缩功能、心电图，对高危患者进行应力测试、心脏生物标志物如肌钙蛋白（Tn I）、BNP 和血清电解质等进行治疗前心脏风险评估。

初步研究表明，蒽环类和曲妥珠单抗引起的左心室收缩功能障碍可通过应用血管紧张素转化酶抑制药、血管紧张素受体拮抗药和（或）β受体拮抗药治疗得到改善[4-7]。应及时治疗由化学治疗引起的心肌缺血、长 Q-Tc 间期和低 / 高血压，以避免进一步的心血管并发症。为给予患者最佳治疗，应联合心脏血及肿瘤医生进行医疗决策。

一、癌症治疗药物的心脏毒性

表 35-1 总结了不同类别抗癌药的心脏毒性作用及其发生率。

表 35-1 癌症治疗药物的心脏毒性作用及发生率 （续表）

癌症治疗药物和心脏毒性	发生率
心肌功能障碍	
蒽环类（AC）	3%～26%
米托蒽醌（novantrone）	＜ 5%
环磷酰胺（cytoxan）	7%～28%
丝裂霉素（mutamycin）	1%～5%
异环磷酰胺（ifex）	17%
紫杉醇（taxol）联合蒽环类	5%～15%
紫杉特尔（taxotere）	2.3%～8%
贝伐珠单抗（avastin）	1.7%～3%
曲妥珠单抗（herceptin）	2%～28%
舒尼替尼（sutent）	2.7%～11%
伊马替尼（gleevac）	0.5%～1.7%
心肌缺血	
氟尿嘧啶（5-FU）	1%～68%
卡培他滨（xeloda）	3%～9%
紫杉醇（taxol）	5%
紫杉特尔（taxotere）	1.7%
顺铂（platinol）	1%～5%
贝伐珠单抗（avastin）	0.6%～1.5%
索拉非尼（nexavar）	2.7%～3%
长春花生物碱	1%～5%
高血压	
贝伐珠单抗（avastin）	4%～35%
索拉非尼（nexavar）	17%～43%
舒尼替尼（sutent）	5%～24%
顺铂（platinol）	＞ 10%
低血压	
依托泊苷（vepeside）	1%～5%
利妥昔单抗（rituxan）	1%～10%
白细胞介素 -2（IL-2）	3%
沙利度胺（thalomid）	＜ 1%
干扰素 α	6%～10%

癌症治疗药物和心脏毒性	发生率
维 A 酸（tretinoin）	1%～26%
心律失常	
利妥昔单抗（rituxan）	1%～5%
紫杉醇（taxol）	＜ 1%
异环磷酰胺（ifex）	1%～5%
心动过缓	
沙利度胺（thalomid）	5%～55%
紫杉醇（taxol）	＜ 0.1%～31%
Q-Tc 间期延长	
沃力纳斯塔（zolinza）	3.5%～6%
三氧化砷（trisenox）	26%～93%
德沙替尼（sprycel）	＜ 1%～3%
拉帕替尼（tykerb）	16%
尼罗替尼（tasigna）	1%～10%

数据来源于 Edward 等[33, 34]

二、心肌疾病和心力衰竭

接受潜在心脏毒性药的患者应进行超声心动图监测，如果超声心动图不能明确诊断，则进行 MUGA 扫描，以评估左心室收缩功能。最近的研究表明，使用超声心动图明确心脏纵向收缩可在左心室收缩功能恶化前至少 3 个月提示心肌毒性，研究表明，该技术可用于早期检测和医疗干预，以防止心肌功能的进一步恶化[8]。

Cardinale 等[9, 10] 证明，化学治疗过程中测定 TnI 可在 LVEF 恶化前至少 3 个月检测到心脏毒性，并作为未来左心室功能恢复的预后指标。Sawaya 等[8] 的研究也证实了这一发现。

BNP 已被用于区分癌症相关的呼吸困难与心脏毒性导致后负荷增加引起的呼吸困难。化学治疗后 72h 内 BNP 水平已被证明与左心室功能相关[11]。

小型研究表明，ACEI 和 ARB 及 β 受体拮抗药应在检测到心脏毒性时尽早开始使用，可促进 LV 功能恢复[4-7]。

初步研究表明，停用上述心力衰竭控制药会导致心功能恶化；因此，建议一旦开始使用上述药物治疗心功能恶化，若耐受良好，应终生使用。

（一）蒽环类 / 蒽醌类

蒽环素（多柔比星、柔红霉素、表柔比星）对心血管系统的影响可导致心肌病和心力衰竭，CHF 的发生具有剂量和时间依赖性；在女性、心脏疾病前期和纵隔放射治疗后更常见。同时或在曲妥珠单抗之前联用则会引起心脏毒性风险增加。蒽环类可导致心肌细胞直接损伤、收缩性减低和微血管系统损害。此外，蒽环素对心脏祖细胞和成纤维细胞的影响亦会降低心脏修复能力。

药物累积剂量超过 $500mg/m^2$ 时，心脏毒性的发生率会显著增加（16%～48%）。然而，回顾来自儿童癌症生存研究队列的数据显示，即使是 $250mg/m^2$ 的剂量，也可导致心力衰竭的发生发展。

蒽环类所致的心肌病可分别表现为急性、早发性和延迟慢性进展性。急性发作发生在输液后 24h 内，表现为心肌炎 / 心包炎。早发性通常发生在治疗的第一年内，常与细胞凋亡有关。该药单独使用时发生率 < 5%，但当与曲妥珠单抗联用或在蒽环类治疗后使用时可高达 27%。迟发性 CMP 发生在药物应用 1 年后，常由心肌活检提示肌纤维损伤和液泡变性。

米托沙酮是一种蒽喹诺酮衍生物，在 1%～5% 的患者中发现其可促进自由基产生，从而导致心肌炎和心律失常。

地曲唑烷已被证明可在减少 AC 的心脏毒性的同时具有显著安全性，不会影响小儿恶性肿瘤的疗效[12]。

（二）酪氨酸激酶抑制药

酪氨酸激酶抑制药（TKI）分为两类，即针对酪氨酸激酶受体或其配体的人源化单克隆抗体及小分子的 TKI。它们被用来治疗慢性粒细胞白血病和胃肠道间质瘤（伊马替尼）、肾细胞癌（舒尼替尼），以及其他实体肿瘤。其中一些 TKI 与心脏毒性有关，它们可能会导致患者出现有症状的充血性心力衰竭，而另一些药物可能会导致无症状的左心室功能障碍。与 TKI 相关的心脏毒性发生率尚不清楚，因为此药物大多数临床试验中没有涵盖心脏相关终点事件。心脏毒性和心力衰竭的诊断在很大程度上是基于病史和体格检查，这是不可靠的，因为呼吸困难、疲劳和水肿是癌症治疗和心力衰竭的常见症状和体征，而且 TKI 相关左心室功能不全可能不会出现临床症状。此外，因为心血管疾病患者通常被排除在临床试验外，所以在美国食品药品管理局（FDA）批准药物之前的临床试验中确定的心力衰竭患病率可能会被低估[13-17]。

目前已有部分药物的处方信息中提到了心脏相关不良反应，如伊马替尼（1.7%～10%）、达沙替尼（Sprycel，2%）、舒尼替尼（Sutent，2.7%～8%）、索拉非尼（Nexavar，1.9%）和贝伐珠单抗（Avastin，1.7%）。然而，很明显心脏毒性不是 TKI 这类药物共有的不良反应，某些其他 TKI，如靶向表皮生长因子受体（EGFR）的 TKI，也被称为 ErbB1，则并不常见。虽然在大多数情况下，TKI 治疗的总体心脏风险似乎并不高，但其所导致的明确的临床后果尚不清楚，心脏功能障碍的潜在可恢复性也是未知的。最近，某些研究在确定这些药物心脏毒性的基本机制方面取得了进展。

（三）烷化剂

环磷酰胺可导致 7%～28% 的患者出现心肌病。其心肌损害与剂量相关 [> 150mg/kg 和 $1.5g/（m^2 \cdot d）$]，并在治疗开始后 1～10d 内可被观察到。异环磷酰胺也可能导致多达 17% 的患者出现左心室功能不全，特别是与其他心脏毒性药一起服用时，其心脏毒性可在第一次服药后

6～23d 内出现。

（四）单克隆抗体酪氨酸激酶抑制药

曲妥珠单抗和贝伐珠单抗可能导致左心室收缩功能恶化。曲妥珠单抗相关心肌病的发病率从 2% 到 28% 不等，并且在蒽环类治疗后使用曲妥珠单抗出现心肌损伤的风险更高。但大多数病例在停止靶向治疗并予心力衰竭的治疗（如 ACEI、ARB 及 β 受体拮抗药）后，其心肌损伤大多是可逆的。单克隆抗体酪氨酸激酶抑制药的毒性机制可能与抑制心肌细胞人表皮生长因子受体 2（ErbB2）信号转导，从而损害正常细胞的生长和修复有关。它还可能导致细胞内 ATP 耗竭，继而通过影响线粒体的完整性而心肌导致收缩功能障碍。

三、心肌缺血

（一）抗细胞周期药

氟尿嘧啶（5-FU）可引起 1%～68% 的患者出现心绞痛型胸痛。大剂量（＞800mg/m²）及持续输注的发病率（7.6%）高于团注（2%）。此症状会在治疗开始后 2～5d 内出现。在极少数情况下，它可以导致心肌梗死、心力衰竭和心律失常，但目前也有此药物引起心源性休克和猝死的病例报道[18-20]。

目前有一些的病例报道显示当卡培他滨的使用剂量为 1500～2500mg/（m²·d）时，其心肌缺血 / 心肌梗死的不良反应发生率为 3%～9%，患者一般会在治疗后 3h 至 4d 出现心绞痛症状[21, 22]。但在大多数此种病例中并没有观察到如 ST 段抬高等心电图改变，以及心肌酶升高，并且冠状动脉造影显示没有明显的狭窄。这些发现提示心绞痛症状和心肌缺血性 EKG 改变是由冠状动脉血管痉挛引起的。

如果患者出现心绞痛 / 缺血等症状，应停用上述药物，并在治疗心肌缺血的同时开始抗心绞痛治疗。对于有心血管危险因素的患者，在开始使用上述药物治疗前应排除患者存在冠心病，并在治疗中应仔细观察患者是否有心肌缺血。在发生心肌缺血的患者中是否应重新使用上述药物是有争议的，只有在没有更好的方法治疗其恶性肿瘤时才可以这样做。在这种情况下，应该使用硝酸盐或钙通道阻滞药以防止冠状动脉痉挛发生。此情况下上述药物的使用应该在看护的医院环境中进行，并需要通过遥控心电监测密切监测心肌缺血的情况。

（二）抗微小管药

紫杉醇的心肌缺血相关不良反应发生率为 5%，其中大多数发生在已知存在冠心病或高血压的患者中，该不良反应会在治疗过程中一直持续直到治疗结束后 14d。紫杉特尔引起心肌缺血的情况比较罕见（1.7%）。这些药物引起缺血的机制尚不清楚。

贝伐珠单抗在整个治疗期间及治疗后 3 个月内都可能会引起动脉血栓事件和心肌缺血及心肌梗死，已在 1.5% 的病例中观察到上述情况。该药抗血管内皮生长因子（VEGF）的特性引起的内皮功能障碍被认为是心肌缺血的发生机制。抑制血管内皮生长因子会导致一氧化氮和前列环素的产生减少，同时导致红细胞生成素的过度产生，而后者会增加血细胞比容和血液黏度，使患者更容易发生血栓栓塞事件[23-29]。

四、高血压

高血压是癌症患者治疗中最常见的并发症之一。新的靶向癌症治疗药物，如血管内皮生长因子抑制药（VEGFi），可以干扰新生血管生成以阻止肿瘤生长。高血压是此种药物的常见不良反应。

需要对患者在早期进行积极地降血压治疗，以维持抗肿瘤药治疗方案，并降低心血管并发症的发生风险。尽管有研究表明 VEGF 抑制药通过不同的途径引发高血压，但缺乏关于最有效的降血压治疗方案的前瞻性临床试验数据。血管紧张素转化酶抑制药、血管紧张素受体拮抗药、利尿药和二氢吡啶钙通道阻滞药已被证明是有效的，而且不影响癌症的治疗过程。降血压药的选择应基于每个患者的并发症情况。研究表明，高血压是抗 VEGF 治疗反应的药效学指标。

（一）酪氨酸激酶抑制药单克隆抗体

贝伐珠单抗引起高血压的发生率为 4%～35%[23-26]，在临床试验中有 18% 的患者会出现难以控制的高血压，并且有 1.7% 的患者因出现高血压脑病和颅内出血等并发症需要住院或停止单克隆抗体的治疗。贝伐珠单抗降低内皮一氧化氮合酶活性，可能刺激纤溶酶原激活物抑制物 1 的表达，导致高血压的风险增加。血管内皮生长因子可能对肾素 - 血管紧张素系统有影响[27]，也可能与胆固醇栓塞综合征有关[28]。

（二）小分子酪氨酸激酶抑制药

索拉非尼和舒尼替尼的高血压不良反应发生率分别为 17%～43% 和 5%～24%，高血压发生在治疗开始的 4 周内。其机制被认为是由于 VEGF 的抑制，导致小动脉和其他阻力血管壁上一氧化氮的产生减少[29]。

（三）烷化剂

顺铂可导致迟发性的心血管并发症，如高血压和心肌缺血，即使在转移性睾丸癌缓解后 10～20 年的也是如此[18]。

五、低血压

（一）细胞因子

大剂量的白细胞介素 2 输注可能会引起类似感染性休克的血流动力学改变，并可能导致低血压和血管渗漏综合征，以及呼吸功能不全，可能需要升血压及机械通气治疗。减慢或停止药物输注，以及预先使用类固醇和抗组胺药可以预防这些事件发生。干扰素 α 也会在给药的前 2～8h 内引起低血压[30]。

（二）其他药物

维 A 酸综合征的发生率高达 26%，这种综合征可能发生在治疗的前 21d 内。其症状和体征是低血压合并发热、呼吸困难、心包和胸腔积液[31]。

（三）单克隆抗体

利妥昔单抗被广泛用于非霍奇金淋巴瘤治疗中，其在输液的第 1 个小时内可能会引起低血压、血管水肿、缺氧和支气管痉挛，发生比例高达 10%[32]。

六、心律失常

表 35-1 所示的许多药物可能导致房性或室性心律失常。在接受癌症治疗药物时，应建议患者关注是否有心悸、头晕或晕厥等类似症状，并使用心电图、动态心电图或事件监视器等检查进行心律监测。

七、Q-Tc 间期延长

一些治疗癌症的药物，如三氧化二砷、紫杉醇和某些酪氨酸激酶抑制药，可能会导致 Q-Tc 间期延长，增加发生尖端扭转型室性心动过速（torsade de pointes，TP）等室性心律失常的风险。由于癌症患者通常会服用多种可能导致 Q-Tc 间期延长的药物，如止吐药、抗生素或可能导致低钾或低镁的药物，其出现 TP 的风险会进一步增加。在治疗过程中，应检查所有患者的用药情况，并密切监测 Q-Tc 间期。如果在更换导致 Q-Tc 间期延长的非癌症药物并纠正电解质异常后 Q-Tc 间期仍大于 500ms，医师应在继续使用抗癌药前进行用药风险与收益的评估。

实践要点

- 许多癌症治疗药物具有潜在的心脏毒性，包括心肌功能障碍、心包炎、高血压、低血压、缺血、心律失常和 Q-Tc 间期延长。
- 了解每种药物的潜在心脏不良反应，并对其进行监测是非常重要的。
- 应对肿瘤学家和患者进行有关癌症治疗药物的心脏毒性的症状及体征方面的指导，从而早期发现这些不良反应。
- 当怀疑心脏毒性时，建议立即转诊至肿瘤心脏病科医生。
- 通过适当的检查和治疗及早诊断药物的心脏毒性将阻止心脏问题的进展，从而减少抗肿瘤治疗中断或改变的风险。

参考文献

[1] Carver JR, Shapiro CL, Ng A, et al. American Society of Clinical Oncology clinical evidence review on the ongoing care of adult cancer survivors: cardiac and pulmonary late effects. J Clin Oncol. 2007;25:3991–4008.

[2] Robison LL, Green DM, Hudson M, et al. Long-term outcomes of adult survivors of childhood. Cancer results from the Childhood Cancer Survivor Study. Cancer. 2005;104:2557–64.

[3] Silber JH, Cnaan A, Clark BJ, Paridon SM, Chin AJ, Rychik J, et al. Enalapril to prevent cardiac function decline in long-term survivors of pediatric cancer exposed to anthracyclines. J Clin Oncol. 2004;22:820–8.

[4] Cardinale D, Colombo A, Sandri MT, Lamantia G, Colombo N, Civelli M, Martinelli G, Veglia F, Fiorentini C, Cipolla CM. Prevention of high-dose chemotherapy-induced cardiotoxicity in high-risk patients by angiotensin-converting enzyme inhibition. Circulation. 2006;114:2474–81.

[5] Ewer MS, Vooletich MT, Durand JB, et al. Reversibility of trastuzumabrelated cardiotoxicity: new insights based on clinical course and response to medical treatment. J Clin Oncol. 2005;23:7820–6.

[6] Carver JR, Schuster SJ, Glick JH. Doxorubicin cardiotoxicity in the elderly: old drugs and new opportunities. J Clin Oncol. 2008;26:3122–4.

[7] Kalay N, Basar E, Ozdogru I, et al. Protective effects of carvedilol against anthracyclines-induced cardiomyopathy. J Am Coll Cardiol. 2006;48:2258–62.

[8] Sawaya H, Sebag IA, Plana JC, et al. Early detection and prediction of cardiotoxicity in chemotherapy-treated patients. Am J Cardiol. 2011;107:1375–80.

[9] Cardinale D, Sandri MT, Martinoni A, et al. Left ventricular dysfunction predicted by early troponin I release after high-dose chemotherapy. J Am Coll Cardiol. 2000;36:517–22.

[10] Cardinale D, Sandri MT, Colombo A, et al. Prognostic value of Troponin I in cardiac risk stratification of cancer patients undergoing high-dose chemotherapy. Circulation. 2004;109:2749–54.

[11] Sandri MT, Salvatici M, Cardinale D, et al. N-terminal pro-B-type natriuretic peptide after high-dose chemotherapy: a marker predictive of cardiac dysfunction? Clin Chem. 2005;51:1405–10.

[12] Lipshultz SE, Rifai N, Dalton VM, et al. The effect of dexrazoxane on myocardial injury in doxorubicin-treated children with acute lymphoblastic leukemia. N Engl J Med. 2004;351:145–53.

[13] Force T, Krause DS, Van Etten RA. Molecular mechanisms of cardiotoxicity of tyrosine kinase inhibition. Nat Rev Cancer. 2007;7:332–44.

[14] Albini A, Cesana E, Donatelli F, Cammarota R, Bucci EO, Baravelli M, Anzà C, Noonan DM. Cardio-oncology in targeting the HER receptor family: the puzzle of different cardiotoxicities of HER2 inhibitors. Futur Cardiol. 2011;7(5):693–704.

[15] Khakoo AY, Kassiotis CM, Tannir N, et al. Heart failure associated with sunitinib malate: a multitargeted receptor tyrosine kinase inhibitor. Cancer. 2008;112:2500–8.

[16] Telli ML, Witteles RM, Fisher GA, et al. Cardiotoxicity associated with the cancer therapeutic agent sunitinib malate. Ann Oncol. 2008;19:1613–8.

[17] Schmidinger M, Zielinski CC, Vogl UM, et al. Cardiac toxicity of sunitinib and sorafenib in patients with metastatic renal cell carcinoma. J Clin Oncol. 2008;26:5204–12.

[18] Meinardi MT, Gietema JA, van der Graaf WT, et al. Cardiovascular morbidity in long-term survivors of metastatic testicular cancer. J Clin Oncol. 2000;18:1725–32.

[19] Meyer CC, Calis KA, Burke LB, et al. Symptomatic cardiotoxicity associated with 5-fluorouracil. Pharmacotherapy. 1997;17:729–36.

[20] Van Cutsem E, Hoff PM, Blum JL, et al. Incidence of cardiotoxicity with the oral fluoropyrimidine capecitabine is typical of that reported with 5-fluorouracil. Ann Oncol. 2002;13:484–5.

[21] Ng M, Cunningham D, Norman AR. The frequency and pattern of cardiotoxicity observed with capecitabine used in conjunction with oxaliplatin in patients treated for advanced colorectal cancer (CRC). Eur J Cancer. 2005;41:1542–6.

[22] Saif MW, Tomita M, Ledbetter L, Diasio RB. Capecitabine-related cardiotoxicity: recognition and management. J Support Oncol. 2008;6:41–8.

[23] Pande A, Lombardo J, Spangenthal E, Javle M. Hypertension secondary to anti-angiogenic therapy: experience with bevacizumab. Anticancer Res. 2007;27:3465–70.

[24] Cobleigh MA, Langmuir VK, Sledge GW, et al. A phase I/II dose- escalation trial of bevacizumab in previously treated metastatic breast cancer. Semin Oncol. 2003;30:117–24.

[25] Johnson DH, Fehrenbacher L, Novotny WF, et al. Randomized phase II trial comparing bevacizumab plus carboplatin and paclitaxel with carboplatin and paclitaxel alone in previously untreated locally advanced or metastatic non-small-cell lung cancer. J Clin Oncol. 2004;22:2184–91.

[26] Yang JC, Haworth L, Sherry RM, et al. A randomized trial of bevacizumab, an anti-vascular endothelial growth factor antibody, for metastatic renal cancer. N Engl J Med. 2003;349:427–34.

[27] Sane DC, Anton L, Brosnihan KB. Angiogenic growth factors and hypertension. Angiogenesis. 2004;7:193–201.

[28] Mir O, Mouthon L, Alexandre J, et al. Bevacizumab-induced cardiovascular events: a consequence of cholesterol emboli syndrome? J Natl Cancer Inst. 2007;99:85–6.

[29] Kamba T, McDonald DM. Mechanisms of adverse effects of antiVEGF therapy for cancer. Br J Cancer. 2007;96:1788–95.

[30] Vial T, Descotes J. Immune-mediated side-effects of cytokines in humans. Toxicology. 1995;105:31–57.

[31] Tallman MS, Andersen JW, Schiffer CA, et al. All-trans-retinoic acid in acute promyelocytic leukemia. N Engl J Med. 1997;337:1021–8.

[32] Cersosimo RJ. Monoclonal antibodies in the treatment of cancer. Part 1. Am J Health Syst Pharm. 2003;60:1531–48.

[33] Edward TH, Yeh MD, Courtney L. Bickford, PHARMD, BCPS: cardiovascular complications of cancer therapy. Incidence, Pathogenesis, Diagnosis, and Management. J Am Coll Cardiol. 2009;53:2231–47.

[34] Edward TH, Yeh MD, Ann T, Tong MD, Daniel J, Lenihan MD, Wamique S, Yusuf MD, et al. Cardiovascular complications of cancer therapy. Diagnosis, pathogenesis, and management. Circulation. 2004;109:3122–31.

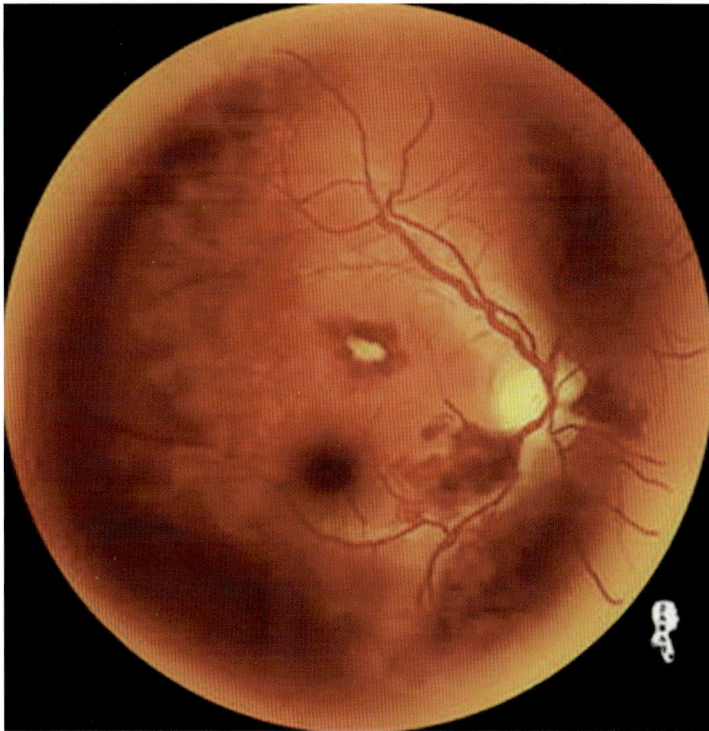

◀ 图 18-3　Roth 斑

经许可，引自 Al-Tubaikh[20]

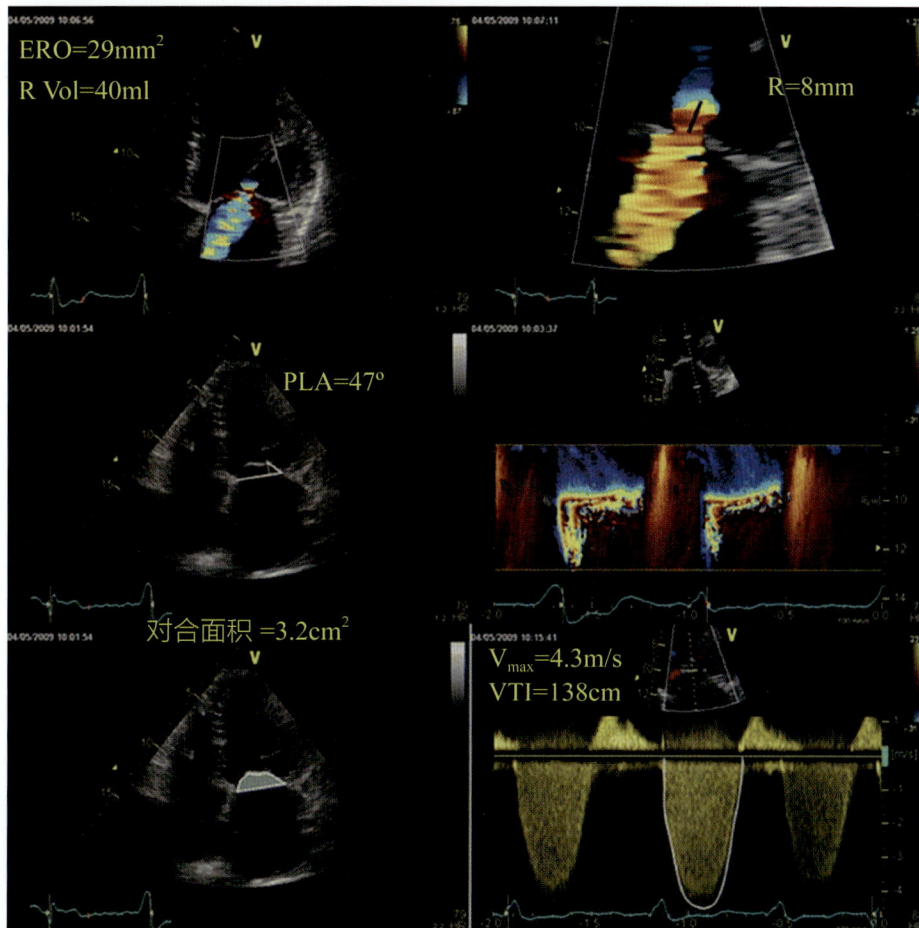

▲ 图 19-1　一例 68 岁患者出现严重缺血性二尖瓣关闭不全；二尖瓣有明显的受限，导致后叶角（PLA）高，前叶有"海鸥"征

ERO. 有效反流口面积；R. 近端等速表面积半径；R Vol. 反流体积；Vmax. 二尖瓣峰值反流速度；VTI. 速度时间积分（经许可，引自 Unger 等[66]）

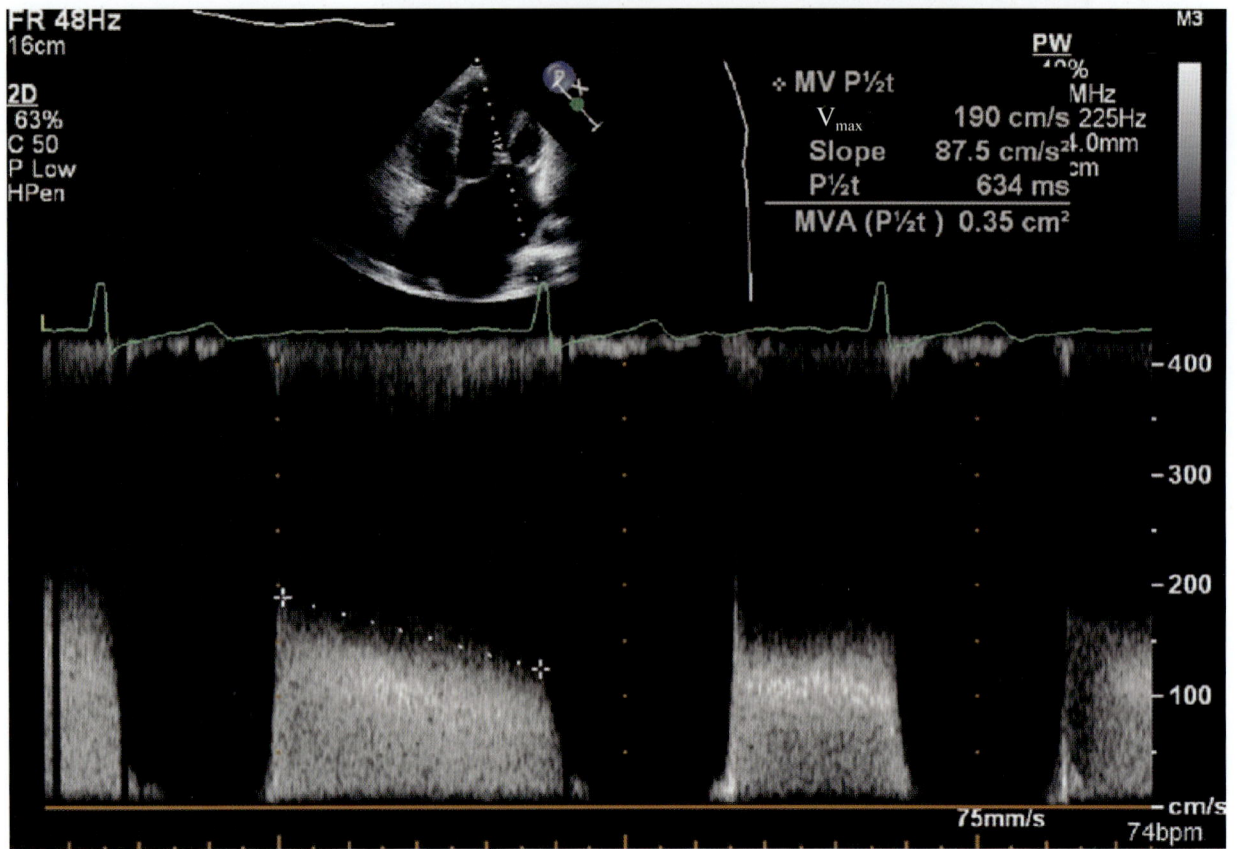

▲ 图 21-2　多普勒血流速度提示重度二尖瓣狭窄；这一病例中，压力减半时间为 634ms，而计算出的瓣膜面积则为 0.35cm²

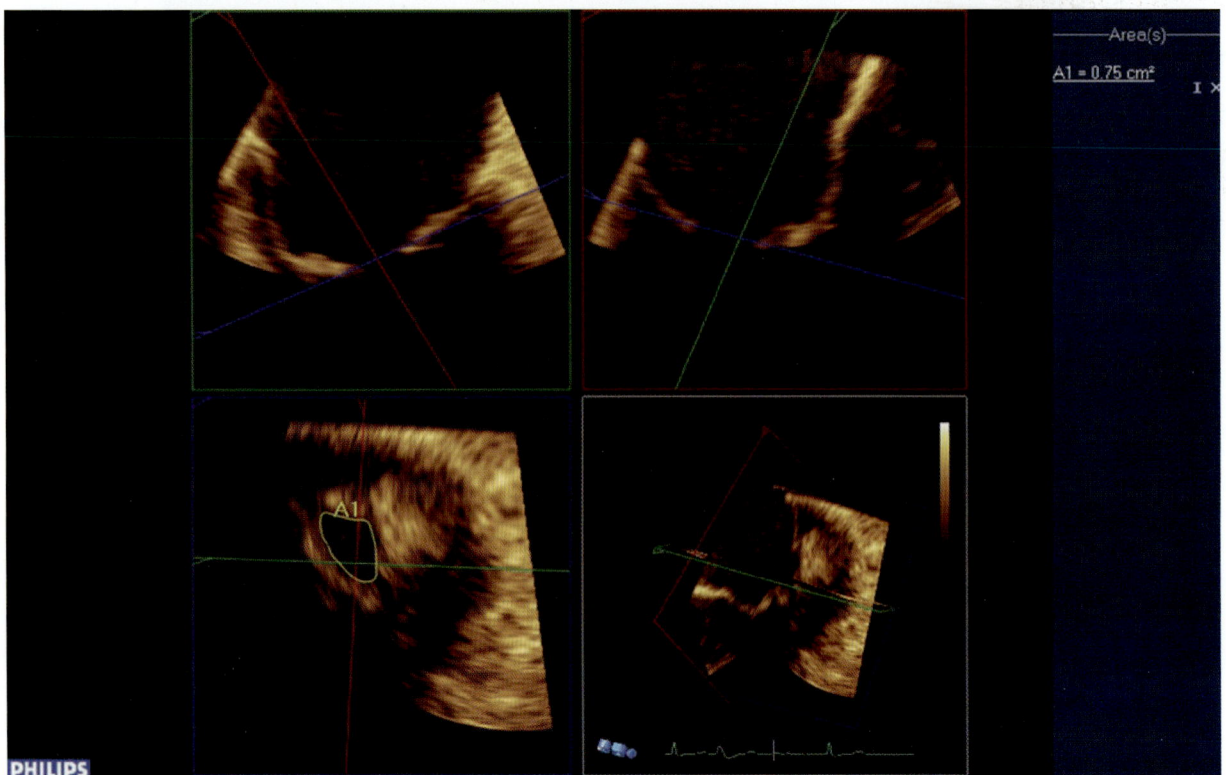

▲ 图 21-3　此为经食管超声心动图显示狭窄二尖瓣的三维图像；利用这种重建方法，我们可以测量二尖瓣的面积并确保它是真正在瓣叶尖端进行测量

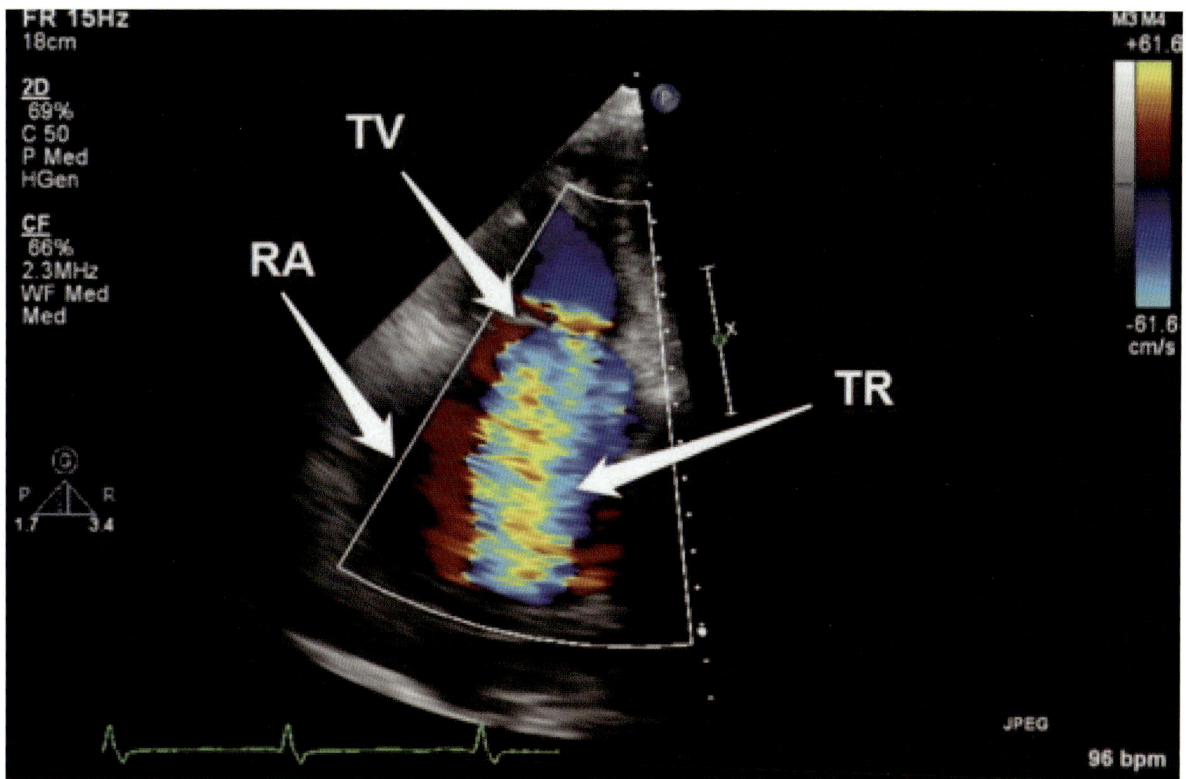

▲ 图 23-1　此图显示超声下中度三尖瓣反流（TR）：彩色多普勒射流经三尖瓣（TV）进入右心房（RA）

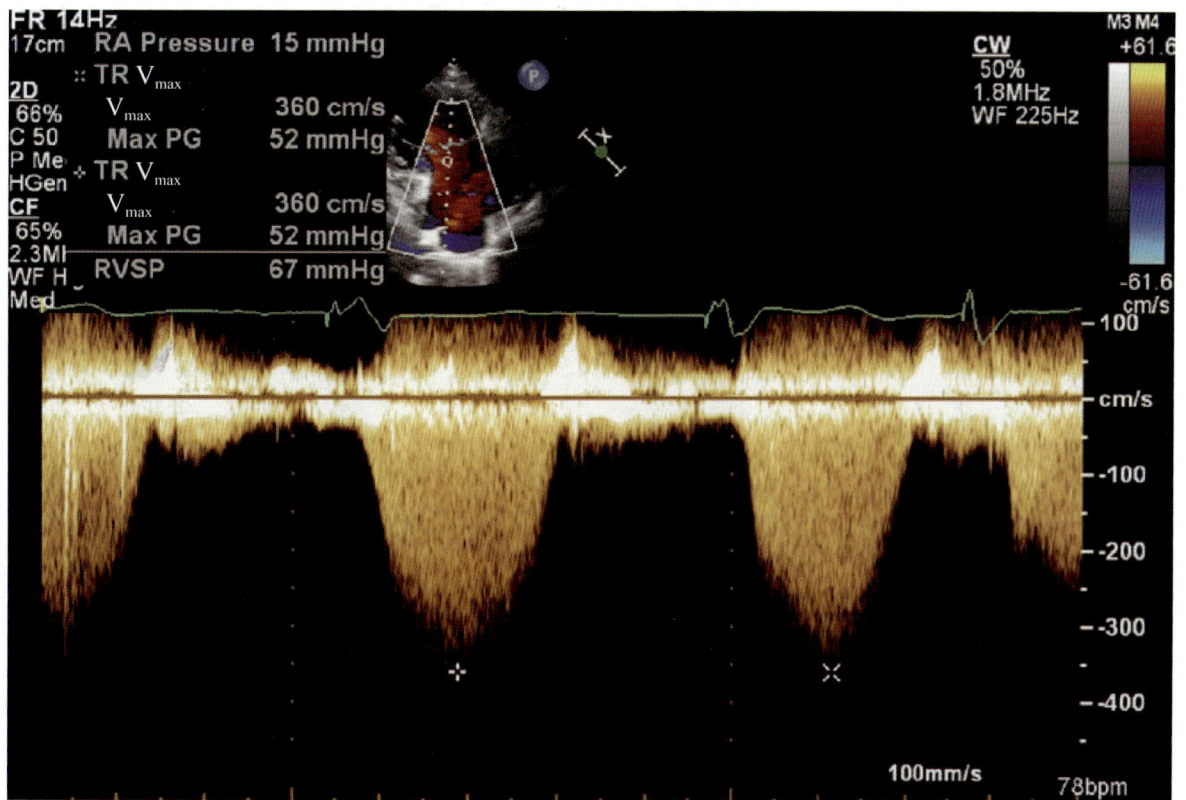

▲ 图 23-2　三尖瓣区域的多普勒速度描迹；跨瓣的峰值速度为 360cm/s；使用校正后的伯努利方程进行计算，可得到最大压力梯度为 52mmHg；估算右心房压力为 15mmHg，将上述两值相加即可得到右心室收缩压为 67mmHg

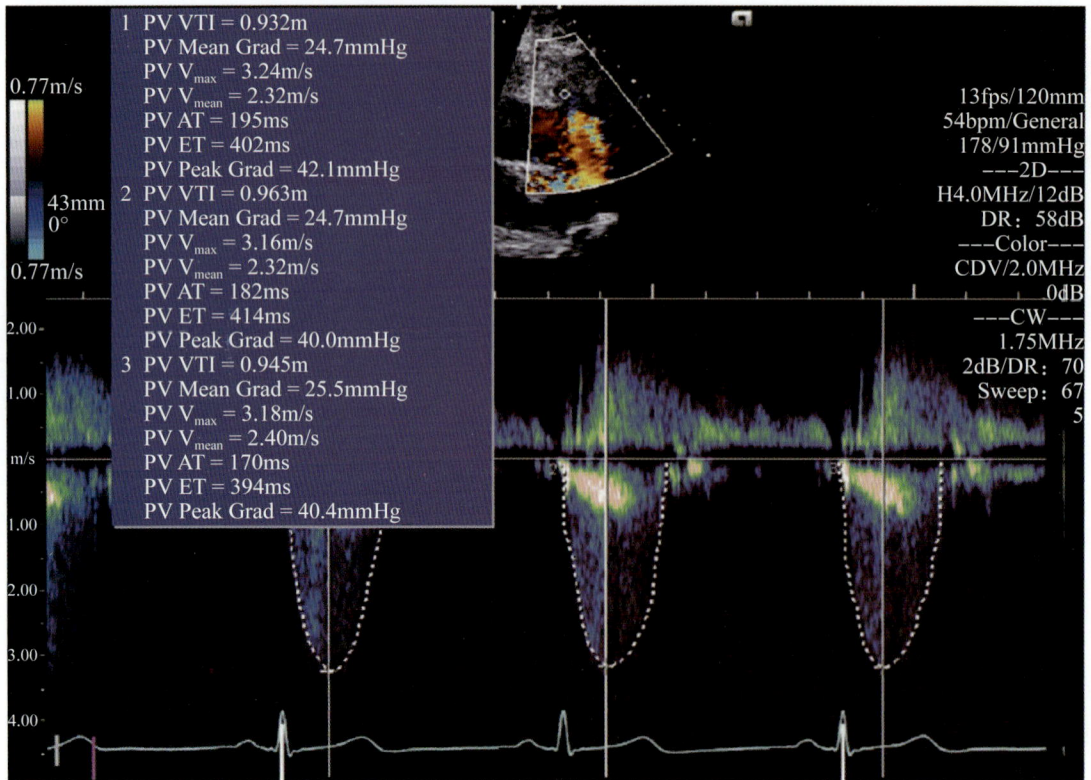

▲ 图 23-3 经肺动脉瓣的完整多普勒速度描迹；本案例中，峰值速度为 **3.2m/s**，表明压力梯度峰值为 **40mmHg**

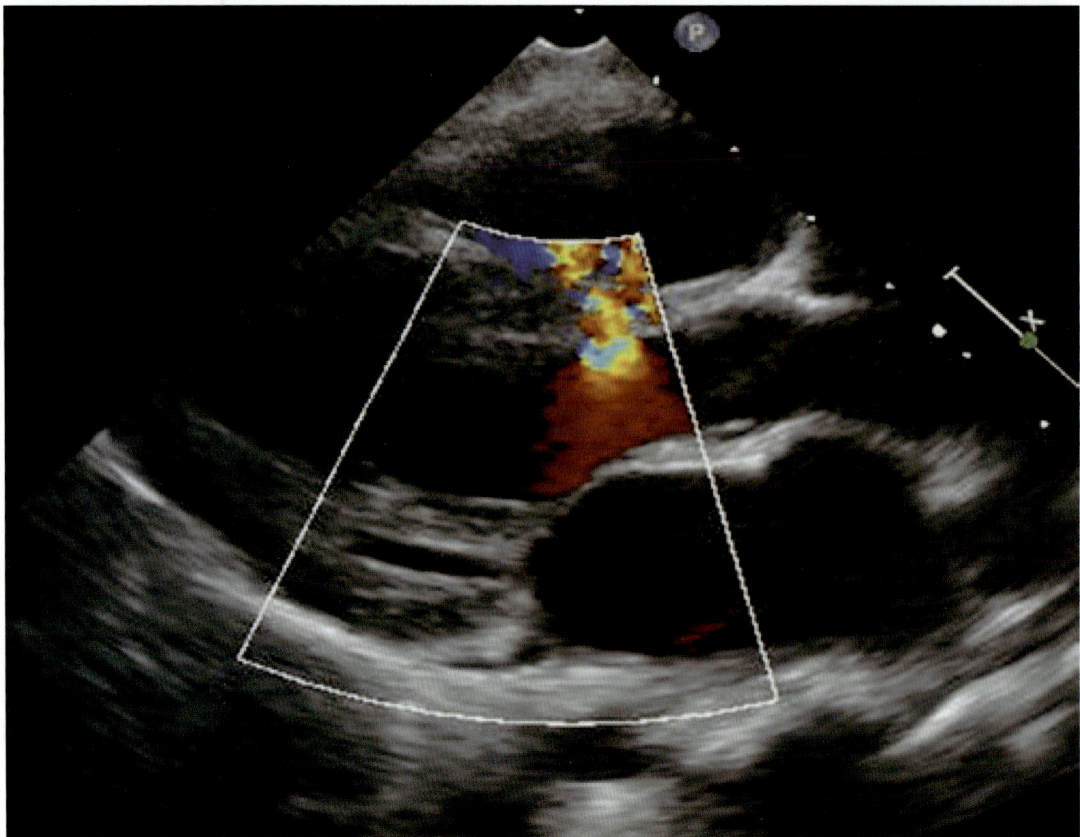

▲ 图 31-4 超声心动图的胸骨旁长轴切面的多普勒彩色血流图显示小到中度膜周室间隔缺损；血流的方向是从左心室到右心室